TRATADO DE MEDICINA ESTÉTICA

SEGUNDA EDIÇÃO

Volume I

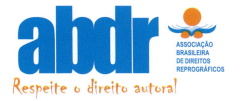

NOTA

O conhecimento e a prática nesta área estão em constante mudança. Devem ser sempre adotadas medidas de segurança padronizadas e, à medida que novas pesquisas e experiências clínicas expandem nossos conhecimentos, pode haver necessidade de mudanças ou de adequação no protocolo terapêutico e no uso de medicamentos. Aconselha-se aos leitores pesquisar as mais recentes informações fornecidas pelo fabricante da droga a ser utilizada, a fim de verificar a dose recomendada, o método e a duração do tratamento, bem como as contraindicações. É responsabilidade do médico, com base em sua experiência e no conhecimento do paciente, determinar a posologia e o melhor tratamento para cada paciente, individualmente. O Editor, o Organizador, os Coordenadores e os Colaboradores não assumem qualquer responsabilidade em relação a qualquer dano e/ou prejuízo às pessoas, decorrente desta publicação.

A Editora

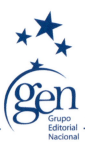

O GEN | Grupo Editorial Nacional – maior plataforma editorial brasileira no segmento científico, técnico e profissional – publica conteúdos nas áreas de ciências da saúde, exatas, humanas, jurídicas e sociais aplicadas, além de prover serviços direcionados à educação continuada e à preparação para concursos.

As editoras que integram o GEN, das mais respeitadas no mercado editorial, construíram catálogos inigualáveis, com obras decisivas para a formação acadêmica e o aperfeiçoamento de várias gerações de profissionais e estudantes, tendo se tornado sinônimo de qualidade e seriedade.

A missão do GEN e dos núcleos de conteúdo que o compõem é prover a melhor informação científica e distribuí-la de maneira flexível e conveniente, a preços justos, gerando benefícios e servindo a autores, docentes, livreiros, funcionários, colaboradores e acionistas.

Nosso comportamento ético incondicional e nossa responsabilidade social e ambiental são reforçados pela natureza educacional de nossa atividade e dão sustentabilidade ao crescimento contínuo e à rentabilidade do grupo.

TRATADO DE MEDICINA ESTÉTICA

SEGUNDA EDIÇÃO

Volume I

MAURÍCIO DE MAIO

Organizador

Médico pela Faculdade de Medicina da Universidade de São Paulo. Cirurgião Plástico pelo Hospital das Clínicas da Faculdade de Medicina da Universidade de São Paulo. Mestre em Medicina pela Faculdade de Medicina da Universidade de São Paulo. Doutor em Ciências pela Faculdade de Medicina da Universidade de São Paulo. Membro Titular da Sociedade Brasileira de Cirurgia Plástica. Membro da International Society of Plastic Surgery (ISAPS)

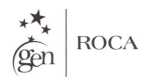

Os autores deste livro e a EDITORA ROCA LTDA. empenharam seus melhores esforços para assegurar que as informações e os procedimentos apresentados no texto estejam em acordo com os padrões aceitos à época da publicação, e todos os dados foram atualizados pelos autores até a data da entrega dos originais à editora. Entretanto, tendo em conta a evolução das ciências da saúde, as mudanças regulamentares governamentais e o constante fluxo de novas informações sobre terapêutica medicamentosa e reações adversas a fármacos, recomendamos enfaticamente que os leitores consultem sempre outras fontes fidedignas, de modo a se certificarem de que as informações contidas neste livro estão corretas e de que não houve alterações nas dosagens recomendadas ou na legislação regulamentadora.

Os autores e a editora se empenharam para citar adequadamente e dar o devido crédito a todos os detentores de direitos autorais de qualquer material utilizado neste livro, dispondo-se a possíveis acertos posteriores caso, inadvertida e involuntariamente, a identificação de algum deles tenha sido omitida.

Copyright © 2011 da 2ª Edição pela Editora Roca Ltda.
ISBN: 978-85-7241-917-8 (obra completa)
ISBN: 978-85-7241-918-5 (volume 1)
ISBN: 978-85-7241-919-2 (volume 2)
ISBN: 978-85-7241-920-8 (volume 3)

EDITORA ROCA LTDA.
Uma editora integrante do GEN | Grupo Editorial Nacional
Travessa do Ouvidor, 11
Rio de Janeiro – RJ – CEP 20040-040
Tels.: (21) 3543-0770/(11) 5080-0770 | Fax: (21) 3543-0896
www.grupogen.com.br | editorial.saude@grupogen.com.br

Reservados todos os direitos. São proibidas a duplicação ou a reprodução deste volume, no todo ou em parte, em quaisquer formas ou por quaisquer meios (eletrônico, mecânico, gravação, fotocópia, distribuição pela Internet ou outros), sem permissão, por escrito, da EDITORA ROCA LTDA.

CIP-BRASIL. CATALOGAÇÃO-NA-FONTE
SINDICATO NACIONAL DOS EDITORES DE LIVROS, RJ.

T698
2.ed.
v. 1

    Tratado de medicina estética / organizador Maurício de Maio.
2.ed. – [Reimpr.] - São Paulo : Roca, 2017.

    Inclui bibliografia
    ISBN 978-85-7241-918-5

    1. Cirurgia plástica. 2. Estética. I. Maio, Maurício de.

11-0625.   CDD: 617.95
                                                           CDU: 616-089.844

Não dormimos jovens e acordamos
velhos no dia seguinte.

Maurício de Maio

Aos meus pacientes, pela confiança que em mim depositaram, e aos meus mestres, sem os quais não poderia ter me desenvolvido profissionalmente.

Agradecimentos da 2ª Edição

Aos colaboradores da primeira edição que disponibilizaram seu tempo na atualização dos capítulos. Aos novos colaboradores que enriqueceram esta segunda edição. Ao dermatologista Dr. Celso Pieralini, pelo auxílio na revisão de diversos capítulos. À Dra. Ivy Magri, pela preciosa colaboração na elaboração de questões, *hot topics* e sumários da presente obra. À Liliann Cristina Amoroso, pelo apoio durante a preparação desta segunda edição.

A Maria del Pilar Payá e Casimiro Payá, pela confiança em mim depositada desde a primeira edição deste Tratado. A toda a equipe da Editora Roca, pelo alto grau de profissionalismo em todas as etapas deste compêndio, meus sinceros agradecimentos.

Agradecimentos da 1ª Edição

Esta obra é fruto do encontro que tive com profissionais que me direcionaram durante minha trajetória acadêmica. Gostaria de conseguir expressar, em breves linhas, a importância dos que me auxiliaram diretamente na realização deste projeto. À Profª Drª Nadir Barbato Valverde de Prates, minha orientadora desde o primeiro ano da faculdade, que me doutrinou sobre o valor do estudo e a preciosidade do conhecimento. À Ana Maria Coelho Dutra, ex-secretária do Departamento de Anatomia da Universidade de São Paulo (USP), que me ensinou a importância do registro e documentação de toda a informação que um dia iria utilizar. À cirurgiã plástica Drª Célia Sampaio Costa Accursio, precursora de Medicina Estética no Brasil, que me instruiu sobre os primeiros passos nessa área. Ao Prof. Dr. Marcus Castro Ferreira, titular da Disciplina de Cirurgia Plástica da USP, que me possibilitou a criação do Setor de Medicina Estética e Laser e que sempre me estimulou a publicar os conhecimentos adquiridos e o desenvolvimento da área no meio acadêmico. À Drª Ignez do Carmo Braga, voluntária do Hospital das Clínicas por quase 50 anos e companheira inseparável durante os anos que me dediquei ao Setor de Medicina Estética da USP, auxiliando-me no registro e controle dos pacientes; aos colegas cirurgiões plásticos Dr. Cesar Isaac e Dr. Rogério Ruiz, no projeto inicial do livro e na coordenação de módulos. À farmacêutica Drª Cláudia Garcia, presente em todas as fases do livro, pela orientação fundamental em cosmecêutica e auxílio na realização desta obra. À Maria del Pilar Payá e à equipe da Editora Roca pela paciência, orientação e operacionalização de todas as etapas deste trabalho. Aos colaboradores, muitos dos quais foram meus professores formais ou informais, sem os quais este livro não existiria, meus sinceros agradecimentos.

Apresentação da 2ª Edição

Esta segunda edição apresenta um formato mais atualizado no conteúdo e na estrutura dos capítulos. Introduzimos sumários e tópicos principais (*hot topics*), que possibilitam uma noção rápida dos aspectos mais importantes que serão discutidos. As perguntas ao final de cada capítulo fornecem as questões mais importantes que o leitor deverá estar apto a responder após a leitura.

Mantivemos a grande maioria dos capítulos da primeira edição, ampliando seu conteúdo devido à necessidade clínica. Contudo, excluímos os assuntos que perderam relevância no tratamento de nossos pacientes.

Apresentação da 1ª Edição

Por não haver um compêndio nessa área de atuação no circuito nacional, nem no internacional, o *Tratado de Medicina Estética* pode ser considerado um marco ao oferecer explanação detalhada e aprofundada sobre aspectos anatômicos desde a embriologia até o envelhecimento do ser humano. Biologia molecular e biomecânica da pele foram incluídas para possibilitar aos estudiosos de cadeira básica e aos clínicos maior compreensão de órgãos e sistemas sobre os quais técnicas são desenvolvidas ou implementadas, além de oferecer maior segurança durante a aplicação de técnicas específicas nos pacientes.

Diferenças étnicas, cronológicas e estados especiais, como o gestacional, promovem subsídios para a fundamentação da cosmecêutica, área que vem se desenvolvendo em ampla escala. A cosmiatria e a cosmecêutica foram desenvolvidas por médicos e farmacêuticos, respectivamente. Um dos pontos interessantes desta obra é o mesmo tema ser apresentado sob a óptica de profissionais de diversas áreas, decisão que possibilitou maior aprofundamento e enriquecimento dos tópicos importantes para atuação em Medicina Estética.

Peelings químicos, dermabrasão, *laser*, inclusões, toxina botulínica e intradermoterapia são descritos com informações sobre aspectos básicos, características fisicoquímicas, imunologia e biocompatibilidade, indicação e seleção de pacientes, técnica e complicações desses métodos amplamente utilizados. Anestesia e analgesia foram incluídas para auxílio dos profissionais que atuam diretamente na área ou necessitam de tais conhecimentos para complementação dos procedimentos.

Condições inestéticas como celulite, microvarizes, acne, alopecia, hirsutismo e cicatrizes patológicas foram definidas e tratamentos tradicionais e atuais apresentados de forma minuciosa, porém com alta praticidade. Incluímos também as terapias antienvelhecimento, que estão cada vez mais presentes e são foco de preocupação de nossos pacientes e de grande interesse médico. Vários procedimentos surgidos no decorrer da elaboração deste livro serão abordados em próxima edição.

A interação multidisciplinar é tendência mundial e recebeu espaço especial nesta obra. Enfermeiros, fisioterapeutas, fonoaudiólogos, cirurgiões-dentistas, psicólogos e esteticistas apresentaram seus conhecimentos nos tópicos de interação com a Medicina Estética.

Finalmente, para fomentar a singularidade deste livro, incluímos aspectos administrativos, éticos, jurídicos e de mídia desenvolvidos por especialistas que auxiliaram a tornar esta obra percussora em Medicina Estética.

Prefácios da 2ª Edição

Os procedimentos não cirúrgicos têm ganhado popularidade e um avanço vertiginoso dentro das especialidades de Cirurgia Plástica e Dermatologia no mundo todo. Esse crescimento fica evidente no número de procedimentos estéticos não cirúrgicos realizados nos Estados Unidos, cujo número saltou de 5.550.446 no ano de 2000 para 10.424.595 no ano de 2008, significando um aumento de 90%.

Atualmente, tais procedimentos são considerados padrão-ouro para muitas lesões e adjuvantes a outros procedimentos cirúrgicos. Esse campo tem permitido o enorme avanço de novas tecnologias e táticas e, consequentemente, uma forte integração da pesquisa com as empresas privadas que atuam nessa área.

Além do impacto social, esses procedimentos têm gerado questões acerca de seu impacto econômico, tal a dimensão que ocupam no cenário mundial. O imediato resultado e o elevado retorno financeiro têm atraído muitos profissionais e, paralelamente, resultados insatisfatórios têm sido observados, o que é mais um motivo para a importância desta obra em concomitância com a formação profissional adequada destes profissionais.

O dinamismo e a liderança do mestre Dr. Maurício de Maio têm sido as características que acompanham sua iniciativa na criação de serviços, na formação de recursos humanos e na produção e divulgação do conhecimento na área de cosmiatria, *peelings*, *laser*, toxina botulínica, inclusões, acne, alopecia e cicatrizes.

Essa nova empreitada de seu *Tratado de Medicina Estética* traz à comunidade médica e paramédica a sua experiência ímpar nesses temas, assim como a experiência de outros profissionais que abrilhantam esta obra. Mostra ao leitor a situação atual desses procedimentos e suas perspectivas, passando pela morfofisiologia da pele até aspectos éticos, jurídicos e de *marketing*.

Congratulo o Dr. Maurício de Maio por essa iniciativa e estendo meus cumprimentos a todos os autores e à Editora Roca. Estou convencida de que o trabalho será de grande valia e continuará a inspirar a todos nesse campo promissor.

LYDIA MASAKO FERREIRA
Professora Titular da Disciplina de Cirurgia Plástica da Universidade Federal de São Paulo.
Chefe do Departamento de Cirurgia da Universidade Federal de São Paulo.
Pesquisadora do Conselho Nacional de Desenvolvimento Científico e Tecnológico 1B.
Representante Adjunta Med III Coordenação de Aperfeiçoamento de Pessoal de Nível Superior.

Meu contato mais constante com Maurício de Maio começou na enfermaria de Cirurgia Plástica do Hospital das Clínicas, quando precisei de ajuda para testar aparelhos de *laser*.

Prontamente, o jovem Maurício se dispôs a me ajudar encarregando-se de tudo, desde a seleção dos pacientes, exames, cirurgia e até o acompanhamento de todo o pós-operatório, o que implicava perder seu repouso de sábados, domingos e tudo mais.

Ganhou, no entanto, meu maior respeito ao se interessar pela aparência do paciente mais sofrido e esquecido do mundo, que é o queimado. A ordem na época era fechar as feridas e dar alta o mais rapidamente possível para poder atender mais. Maurício de Maio colocou todo o seu empenho em melhorar não apenas os rostos, mas toda a aparência, trazendo os queimados de volta ao convívio social, recuperando a autoestima e, principalmente, a dignidade humana. Mostrou, dessa maneira, sua verdadeira vocação: pensar nos outros antes de pensar em sua carreira pessoal. Cresceu não só como Médico, com M maiúsculo, mas como pesquisador e cientista.

Sua maior virtude foi não esconder o que lhe custou anos de trabalho árduo, mas compartilhar, ensinar e dividir tudo aquilo que tinha conquistado, a duras penas, com seu próprio esforço.

A primeira edição, planejada para ser uma obra simples, não pôde ser resumida, necessitando logo de início de três grandes volumes.

Esta nova edição, que conta com 138 capítulos, mostra o sucesso alcançado. É uma honra e satisfação escrever um prefácio para uma obra de tal porte, de utilidade não só para estudantes e médicos jovens, mas também para especialistas.

O tempo irá provar que serão exigidas novas e novas publicações. Tenho certeza de que este jovem e brilhante cientista, que me dá a honra de figurar na sua lista de amigos, não irá fugir de seu destino de trabalho árduo nos campos de pesquisa, ensino e divulgação, sem, com isso, esmorecer no atendimento de todos aqueles que necessitarem de sua ajuda.

WALTER SOARES PINTO
Cirurgião Plástico. Doutor em Medicina pela FMUSP.
Ex-diretor do Serviço de Cirurgia Plástica do Hospital das Clínicas da FMUSP.
Ex-professor Titular de Cirurgia Plástica da Faculdade
de Medicina da Universidade de Santo Amaro.
Perito judicial.

Prefácios da 1ª Edição

O *Tratado de Medicina Estética*, organizado pelo Dr. Maurício de Maio, apresenta ao leitor, num texto didático e bem ilustrado, os diversos procedimentos cirúrgicos e dermato-cosméticos que possam ser de valia no tratamento do processo de senescência. Esta obra conta com vários colaboradores, todos conhecidos pela experiência que têm nas suas respectivas áreas de interesse e apresenta uma oportunidade ao leitor de se informar e se atualizar no campo cada vez mais abrangente da medicina estética.

É, portanto, com prazer que prefacio este livro, que representa uma contribuição significativa para aqueles interessados no tratamento dermato-cosmético, associado ou não à cirurgia estética.

Prof. Ivo Pitanguy
Professor Titular do Curso de Pós-Graduação em Cirurgia Plástica da PUC-Rio e do Instituto de Pós-Graduação Médica Carlos Chagas. Chefe da 38ª Enfermaria da Santa Casa da Misericórdia do Rio de Janeiro. Membro Titular da Sociedade Brasileira de Cirurgia Plástica. Membro Titular da Academia Nacional de Medicina e da Academia Brasileira de Letras. FACS, FICS, TCBC.

Prefácios da 1ª Edição

Vemos, com prazer, vir à luz este livro *Tratado de Medicina Estética*, resultado do trabalho coletivo de seus autores mas representando, sem dúvida, a experiência adquirida por seu editor, o Dr. Maurício de Maio, em sua atuação no Setor de Medicina Estética, na Disciplina de Cirurgia Plástica do Hospital das Clínicas de São Paulo.

Ele terminava sua residência em Cirurgia Plástica, ao final de 1995, quando surgiu a ideia de se iniciar clínica específica para procedimentos de Medicina Estética, dentro da Divisão de Cirurgia Plástica no Hospital das Clínicas.

A Medicina Estética, embora praticada de longa data, recebeu grande impulso na década de 1990, graças à introdução de alguns novos tratamentos como os com ácidos retinoico e glicólico, a toxina botulínica, o *laser* e outros. Tem sido divulgada abundantemente na mídia, de forma até exagerada, segundo alguns.

De qualquer forma, não era ensinada em Faculdades de Medicina, não fazia parte do universo considerado tradicional da medicina curativa. Relacionava-se com a Cirurgia Estética, parte mais conhecida da Cirurgia Plástica.

À época, sentimos a necessidade de reunir informações mais confiáveis sobre os novos procedimentos, pesquisar sua eventual ação em pacientes com problemas cutâneos, associados ou não à cirurgia estética pura, criar critérios para capacitar os profissionais que a utilizariam.

Foi criado grupo de Cirurgia Estética junto ao ambulatório de Cirurgia Plástica, com vários profissionais médicos e não médicos que se associaram sob a liderança do Dr. Maurício.

Pacientes com alterações estéticas da aparência iniciaram tratamento ao lado de outros com sequelas de queimaduras, paralisia facial e outras. Protocolos de pesquisa foram elaborados.

Houve interesse na parte didática, com cursos para alunos de graduação em medicina, liga acadêmica específica de medicina estética, *workshops* para capacitação de profissionais nessa nova área.

Vários trabalhos de pesquisa puderam ser feitos e só não foram mais numerosos pela dificuldade conhecida na avaliação de resultados estéticos. Esses trabalhos foram apresentados em eventos médicos e um deles, sobre o *laser*, propiciou dissertação de mestrado defendida pelo Dr. Maurício.

Este livro representa essa atividade, juntamente com a experiência de vários colaboradores. O cerne do livro mostra vivência significativa e pioneira, relatada de forma acadêmica. Em boa hora vem a público e já constitui a referência mais importante sobre a Medicina Estética em nosso meio.

PROF. DR. MARCUS CASTRO FERREIRA
Professor Titular da Disciplina de Cirurgia Plástica da FMUSP
Chefe da Divisão de Cirurgia Plástica e Queimaduras do Hospital das Clínicas da FMUSP

A busca do rejuvenescimento à custa de tecnologias mais simples empregadas pela Medicina Estética tem tido maior receptividade nos últimos anos. Neste mercado, o Brasil apresenta-se como a nação que disponibiliza o maior número de tratamentos e procedimentos para atender uma demanda de pacientes em franca expansão, que buscam, além da melhoria corporal, também uma vida mais saudável. Para tal, não medem esforços para atenuar ou retardar o envelhecimento utilizando-se das múltiplas terapias disponíveis no mercado da beleza, muitas efetivas e algumas absolutamente ineficazes.

Os avanços alcançados pela Medicina Estética foram mais evidentes nesta última década, chegando mesmo a interessar várias especialidades como cirurgia plástica, dermatologia, endocrinologia e cirurgia vascular, visando tratar problemas como manchas da pele, estrias, preenchimento de rugas, fotoenvelhecimento, queda de cabelos, obesidade, reposição hormonal e celulite, dentre outros.

Nossa era caracteriza-se pela extraordinária produção de novos conhecimentos que crescem de forma exponencial, chegando mesmo a considerar-se a medicina como ciência das verdades transitórias. A globalização derruba fronteiras e aproxima cada vez mais os profissionais independentemente das distâncias. A medicina baseada em evidências ganha espaço importante no cenário da produção científica no qual a divulgação dos resultados tornou-se obrigatória em todas as especialidades médicas. Assim, a procura do limite claro entre os procedimentos comprovadamente eficazes e aqueles ineficientes é de fundamental importância para a segurança da sua utilização e para evitar eventuais riscos à saúde dos pacientes.

O lançamento do *Tratado de Medicina Estética* vem, de forma pioneira na literatura médica, difundir conhecimentos atuais adquiridos por profissionais altamente capacitados e agregar novas conquistas a essa recente área médica, além de discutir assuntos correlatos importantes. Além de vasto armamental terapêutico, a obra também relata alguns procedimentos cirúrgicos de forma responsável e séria, apresentados exclusivamente por cirurgiões qualificados e com a devida formação para executá-los, transmitindo, assim, inestimáveis conhecimentos.

Com base na experiência adquirida no período de 1996 a 2002, quando foi responsável pelo setor de Medicina Estética e Cosmiatria da Divisão de Cirurgia Plástica e Queimaduras do Hospital das Clínicas da Faculdade de Medicina da Universidade de São Paulo, o Dr. Maurício de Maio reuniu todas as condições para, com o auxílio de outros profissionais da instituição e pesquisadores convidados, levar avante, com tenacidade e determinação, a ideia de lançar este importante compêndio com abordagem multidisciplinar que, certamente, contribuirá sobremaneira para o aprimoramento dessa área de atuação profissional.

PROF. DR. HENRI FRIEDHOFER
Cirurgião Plástico, Professor Livre-docente da FMUSP
Membro Titular da Sociedade Brasileira de Cirurgia Plástica e do Colégio Brasileiro de Cirurgiões
Membro Titular da Federação Ibero-latino-americana de Cirurgia Plástica

A Medicina Estética é um ramo importante da Medicina e cuja procura aumentou drasticamente na última década, graças à disponibilidade de novas substâncias e métodos efetivos, maior consciência de beleza e ao envelhecimento tardio de grande parte da população.

O aumento na demanda faz com que um número cada vez maior de médicos se dedique à especialidade. Contudo, como a maioria de substâncias e métodos não previamente estabelecidos pode se associar a eventos adversos, é necessário que haja fundamentação científica nesta área. Obras como esta são a base dessa educação formal, aliadas a cursos específicos.

A Medicina Estética não deve mais ser considerada apenas mera especialização de cirurgiões plásticos ou dermatologistas. Para atender às necessidades dos pacientes, a melhor solução é uma abordagem multidisciplinar, com a aplicação dos melhores métodos de todas as especialidades. Não obstante, o melhor médico não é o que conhece todas as técnicas e produtos, mas aquele que compreende o que o paciente deseja e de que realmente necessita.

Prof. Dr. Berthold Rzany
*Professor Titular de Medicina Baseada
em Evidência – Charité – Berlim, Alemanha*

Introdução da 2ª Edição

Desde a publicação da primeira edição do *Tratado de Medicina Estética*, muito se compreendeu sobre a importância dos métodos estéticos não cirúrgicos ou minimamente invasivos no tratamento da face e do corpo. Muitas dúvidas foram sanadas e técnicas incipientes tornaram-se consagradas.

O mais surpreendente, no entanto, foi a modificação da solicitação de nossos pacientes por tratamentos com recuperação mais rápida ou de resultado imediato, que culminaram com a redução de métodos cirúrgicos em detrimento dos métodos menos invasivos. Lipoaspiração e colocação de implantes mamários deixaram de ser os tratamentos estéticos mais realizados nas clínicas médicas. A aplicação de toxina botulínica se tornou o procedimento número 1 no mundo, seguido dos preenchimentos com ácido hialurônico. A cirurgia do terço superior da face foi quase completamente substituída pelo uso da toxina botulínica nessa região. Os implantes de silicone sólido na região malar praticamente desapareceram com a introdução de substâncias de preenchimento biodegradáveis à base de ácido hialurônico de alta viscosidade.

Verificamos também que, nos últimos anos, o avanço dos tratamentos faciais foi muito maior que os corporais, tanto em técnicas quanto na eficiência dos equipamentos. O resultado clínico e a satisfação de nossos pacientes comprovam essa tendência.

Hoje é possível falar sobre prevenção, correção e embelezamento para todas a pessoas que não nasceram geneticamente no padrão estético vigente na época. Finalmente, podemos melhorar a autoestima de nossos pacientes com métodos mais rápidos e menos onerosos. A medicina estética está democratizada e acessível às diferentes camadas sociais.

E o futuro? Já estamos vivendo nele. Atualmente, já é possível lentificar o processo de envelhecimento e até evitá-lo em algumas áreas do corpo e da face. O processo de envelhecimento é contínuo e progressivo. Sinais de envelhecimento são qualitativos e quantitativos. As alterações avançam de leves a moderadas, de moderadas a graves e de graves a muito graves. Já que se trata de problema progressivo, como teremos, por exemplo, um sulco nasogeniano profundo e grave se nunca o deixarmos se tornar leve? Tomemos esse exemplo e o apliquemos a todas as regiões do corpo e da face. Desta forma, atuaremos ativamente contra o processo de envelhecimento e trabalharemos na prevenção, pois, como dissemos no início desta obra, "não dormimos jovens e acordamos velhos no dia seguinte".

Maurício de Maio

Introdução da 1ª Edição

Meu interesse em Medicina Estética iniciou-se antes da conclusão da residência em Cirurgia Plástica. A possibilidade de realizar procedimentos minimamente invasivos com recuperação mais rápida dos pacientes e de complementar procedimentos cirúrgicos estéticos era realmente tentadora. Entrei em contato com a área em 1990, quando várias técnicas e produtos estavam sendo introduzidos no Brasil. Frequentei cursos, palestras, *workshops* destinados somente a pequenos grupos, vistos pelo meio acadêmico com certa reserva, pela ausência de comprovação científica e publicações em revistas indexadas. A rigorosidade para com essa *nova área* era tão grande que o cirurgião plástico em formação nas entidades mais tradicionais era repreendido se frequentasse *esse tipo de curso*. Minha curiosidade e interesse eram maiores do que qualquer pressão sofrida na época. Comecei a aplicar os *novos peelings de ácido glicólico* que aqui chegaram inclusive com indicação no verão; como conclusão, apareciam as manchas hiperpigmentadas. Era verdade, a falta de publicações em nosso meio propiciava o aparecimento de complicações. Havia necessidade de pesquisas clínicas para validar os métodos e produtos que entravam no mercado brasileiro. Comecei a estudar farmacologia, histologia e as interações biológicas entre tecido e produto. A literatura específica na área de Medicina Estética era superficial ou escassa.

Concluída a residência em Cirurgia Plástica no Hospital das Clínicas da FMUSP, em 1995, iniciei como médico colaborador da Disciplina de Cirurgia Plástica naquela instituição em 1996. A proposta estabelecida pelo Prof. Dr. Marcus Castro Ferreira era disseminar essa área no meio acadêmico. Foi criado o ambulatório de Cosmiatria onde, inicialmente, com recursos limitados, atendíamos pacientes para tratamento tópico e *peelings* químicos como coadjuvantes dos procedimentos cirúrgicos estéticos faciais. O afluxo de pacientes cresceu de forma exponencial. Os capítulos do *Tratado de Medicina Estética* destinados à *Cosmiatria e Cosmecêutica* trazem informações valiosas para quem deseja atuar nesta área. A experiência com cosmecêuticos e *peelings* químicos resultou no convite do Instituto Magistral para ministrar palestras sobre o assunto, primeiro no eixo Rio-São Paulo e, após curto período, nas principais capitais do país. Foram cinco anos de palestras, quase todos os finais de semana. O intercâmbio com outros profissionais foi enriquecedor. Na época, dois aspectos chamaram minha atenção: a necessidade de os médicos encontrarem literatura específica, em especial de cadeira básica e o fato de que alguns *peelings* químicos não deveriam ser aplicados em todos os tipos de pele e em qualquer lugar do país, devido ao clima e hábitos. Na Parte *Fundamentos*, os leitores encontrarão dados compilados de cadeira básica, para a realização de procedimentos com maior segurança. O que hoje parece óbvio, não o era, absolutamente, naquela época. Percebi a importância dos biotipos e da regionalização climática, o que veio reforçar a necessidade de adaptação das técnicas e dos produtos estrangeiros ao nosso meio. Os capítulos sobre *Aspectos Cronológicos, Étnicos e Estados Específicos* fundamentam a percepção dessas diferenças.

No início de 1997, a promessa de os sistemas a *laser* substituírem o *bisturi* criou expectativa tão grande e tão efêmera entre pacientes e médicos que muitos rejeitam o método até hoje, mesmo nas indicações mais precisas. Com minha dissertação de Mestrado na FMUSP, concluída em 1999, sobre tratamento de rugas com *laser*, aprendi a importância da adequação entre técnica e indicação clínica específica. Não são todos os métodos *miraculosos* que se aplicam a todos os pacientes. O que hoje é claro para o *laser*, ainda não o é para a toxina botulínica e substâncias de preenchimento para a grande maioria dos profissionais, o que resulta em decepções para médicos e pacientes. Percebi isso nos últimos cinco anos, ao ministrar cursos sobre substâncias de preenchimento e toxina botulínica. Há certa ingenuidade da comunidade médica e, principalmente, dos pacientes, em acreditar que uma seringa de preenchimento e outra de toxina botulínica sejam capazes de solucionar toda a complexidade do envelhecimento facial. Com os capítulos destinados aos *Peelings Químicos, Dermabrasão, Laser, Inclusões e Toxina Botulínica*, esperamos que os leitores possam solucionar dúvidas pertinentes a cada método.

Em 1998, foi criado o Setor de Medicina Estética e *Laser* e iniciaram-se as parcerias com entidades, indústrias farmacêuticas e distribuidoras de produtos importados. Gostaria de ressaltar a parceria HC-SENAC, cujo objetivo, na época, era associar o trabalho multidisciplinar de esteticistas, sob a orientação de Denise Ribeiro, ao atendimento de pacientes com sequelas de queimaduras, com micromassagens em enxertos e cicatrizes. O conhecimento da aplicação de cosmecêuticos para fotoenvelhecimento culminou com o convite para a coordenação médica desse projeto. Foi incrível: descobrimos a total ausência de produtos específicos para higienização, fotoproteção, hidratação, clareadores e pigmentantes, que foram desenvolvidos em conjunto com a farmacêutica Drª Cláudia Garcia, a qual exerceria papel fundamental na elaboração deste livro. O impacto do projeto foi tal que fomos agraciados com o *Prêmio Nelson Piccolo*, pela Sociedade Brasileira de Queimaduras, em 1999. Há capítulos destinados a *Cicatrizes Inestéticas*.

Com a introdução de injetáveis para preenchimento no Hospital das Clínicas em 1998 e pela experiência adquirida com vários produtos, fui convidado a relatar o que havia aprendido nas diversas capitais do país. Pude perceber que a realidade da região sudeste é muito diferente daquela das regiões sul e, principalmente, nordeste no que se diz respeito ao elevado custo de materiais importados. No meu modo de ver, existe uma *regionalização econômica* que apresenta papel decisório na escolha de produtos, suplantando até as indicações médicas formais. A questão de produtos biodegradáveis *versus* não biodegradáveis ainda não está solucionada e se encontra nos capítulos sobre *Inclusões*, para apreciação dos leitores.

Por se tratar de um Hospital-Escola associado à Faculdade de Medicina da USP, somei a experiência assistencial à educacional e fundei a "Liga de Medicina Estética e *Laser*" destinada a acadêmicos de medicina, farmacologia, enfermagem, fisioterapia, odontologia e física. Pela primeira vez na história acadêmica, o tema Medicina Estética entrava na graduação médica. O contato multidisciplinar estimulou-me a incluir seção específica sobre *Interação Multidisciplinar*. A mudança, na FMUSP, para currículo nuclear e optativo possibilitou a criação da Disciplina Optativa "Fundamentos em Medicina Estética e *Laser*", em 1999, a qual tive a oportunidade de coordenar e que me possibilitou preparar parte do material encontrado neste livro. Por curiosidade e pelo apelo da mídia quanto ao tema, tínhamos alunos do primeiro ao terceiro ano, sendo a disciplina mais frequentada do currículo optativo, preenchendo todas as vagas disponíveis. Graças ao interesse dos alunos e à restrição do número de vagas e após ler, casualmente, sobre educação médica virtual, criei, em 2000, a primeira Disciplina Optativa Virtual na Faculdade de Medicina da USP. Atingimos 180 alunos num curso de 2 meses, com disponibilidade 24 horas por dia e 7 dias por semana. Mas faltava ainda um livro de referência sobre o assunto, no qual se pudesse aprofundar os assuntos de maior interesse. A força da *Mídia* e *Marketing* é tão surpreendente na Medicina Estética que os incluí em capítulos especiais, em conjunto com *Aspectos Administrativos, Éticos e Jurídicos*.

Ao receber o convite da Editora Roca para escrever um manual sobre Medicina Estética com base na experiência adquirida até então, tive a presunção de realizar um sonho e transformá-lo no *Tratado de Medicina Estética*. Editar este livro foi tarefa árdua, pois queria reunir os nomes de maior expressão no país, sem esquecer os profissionais que ainda não tiveram espaço, até o momento, para publicar seus conhecimentos. Estão todos aqui reunidos. Espero que os leitores apreciem o trabalho dos colaboradores, pois dedicaram seu precioso tempo para auxiliar-me nesta obra. Sinto-me honrado e privilegiado, pois muitos deles foram meus professores e orientadores que exerceram influência de forma direta ou indireta no meu percurso profissional e pessoal.

Muitos profissionais de renome nacional e internacional não puderam participar desta primeira edição devido a compromissos profissionais. Espero que possam abrilhantar esta obra na segunda edição.

Maurício de Maio

Coordenadores da 1ª Edição

Cláudia Rivieri Castellano Garcia
Farmacêutica-bioquímica pela Faculdade de Ciências Farmacêuticas da Universidade de São Paulo. Especialista em Alopatia pela ANFARMAG e Conselho Federal de Farmácia.

Cesar Isaac
Cirurgião Plástico Doutor em Ciências pela FMUSP. Especialista e Membro Titular da Sociedade Brasileira de Cirurgia Plástica. Membro da Sociedade Brasileira de Queimaduras, da Sociedade Brasileira de Laser em Medicina e da Sociedade Brasileira de Cirurgia Craniomaxilofacial.

Rogério de Oliveira Ruiz
Cirurgião Plástico. Preceptor da Cadeira de Cirurgia Plástica da Pontifícia Universidade Católica de São Paulo (PUC-SP). Responsável pelo Ambulatório de Cosmiatria da PUC-SP. Membro Titular da Sociedade Brasileira de Cirurgia Plástica e da Sociedade de Queimaduras.

Colaboradores

Ada Regina Trindade de Almeida
Dermatologista Assistente e Preceptora de Ensino da Clínica Dermatológica do Hospital do Servidor Público de São Paulo.

Adriana de Cerqueira Leite
Dermatologista Pós-graduada em Dermatologia Clínica e em Cirurgia Dermatológica pela Faculdade de Medicina do ABC. Especialista pela Sociedade Brasileira de Dermatologia. Membro da Sociedade Brasileira de Cirurgia Dermatológica, da Academy of Dermatology e da International Society of Dermatologic Surgery.

Adriana Mello
Farmacêutica-bioquímica pela Faculdade Oswaldo Cruz. Membro da American Medical Writers Association.

Alberto Keidi Kurebayashi
Farmacêutico-bioquímico pela USP. Especialização em Fármaco-medicamentos. Especialização em Dermatocosmética pela Vrije Universiteit Brussel – Bélgica.

Aldo Toschi
Dermatologista. Coordenador de Dermatologia do Instituto Brasileiro de Controle do Câncer. Membro-fundador da Sociedade Brasileira de Cirurgia Dermatológica. Membro do Grupo Brasileiro de Melanoma. Sócio efetivo da Sociedade Brasileira de Dermatologia.

Alessandra Grassi Salles
Cirurgiã Plástica. Mestre e Doutora pela FMUSP. Coordenadora do Grupo de Cosmiatria e Laser da Divisão de Cirurgia Plástica e Queimaduras do Hospital das Clínicas da FMUSP. Membro Titular da Sociedade Brasileira de Cirurgia Plástica.

Alessandra Haddad
Cirurgiã Plástica. Mestre pela UNIFESP-EPM. Chefe do Setor de Cosmiatria e Laser da UNIFESP. Membro Titular da Sociedade Brasileira de Cirurgia Plástica. Membro da Academia Internacional de Dermatologia Cosmética, da Sociedade Brasileira de Laser em Medicina e Cirurgia e da International Society of Aesthetic Plastic Surgery.

Alexandros Spyros Botsaris
Clínico Geral. Consultor da Área de Biodiversidade da Natura Cosméticos. Diretor do Instituto Brasileiro de Plantas Medicinais.

Alfredo Luiz Jacomo
Professor Doutor da Disciplina de Topografia Estrutural Humana do Departamento de Cirurgia da FMUSP.

Álvaro Luiz Gomes
Químico pela USP e Master of Business Administration em Economia e Finanças pela Fundação Instituto de Pesquisas Econômicas – USP.

Amâncio Ramalho Jr.
Ortopedista e Traumatologista. Professor da Disciplina de Anatomia Descritiva e Topográfica da UNIFESP.

Ana Carolina Oliveira Carvalho de Nadai
Cirurgiã Plástica. Membro da Sociedade Brasileira de Cirurgia Plástica.

Ana Cláudia de Agostine Schor
Dermatologista. Especialista em Cosmiatria pelo Hospital das Clínicas da Faculdade de Medicina de Ribeirão Preto – USP.

Ana Maria Auricchio
Enfermeira. Mestre pela Escola de Enfermagem da USP. Docente do Curso de Enfermagem do Centro Universitário São Camilo.

Ana Zulmira Eschholz Diniz Badin
Cirurgiã Plástica. Mestre pela Universidade Federal do Paraná. Membro Titular da Sociedade Brasileira de Cirurgia Plástica e da Sociedade de Laser em Medicina e Cirurgia. Membro da International Society of Aesthetic Plastic Surgery.

Andréa Bernardo Mapeli
Dermatologista. Membro Titular da Sociedade Brasileira de Dermatologia.

Angela Leal Chichierchio
Presidente Regional da Sociedade Brasileira de Medicina Estética – Rio de Janeiro.

Anna Maria de Souza Toledo Farias
Professora Doutora do Departamento de Histologia e Embriologia do Instituto de Ciências Biomédicas da USP.

Audrey Katherine Worthington
Cirurgiã Plástica. Especialista e Membro da Sociedade Brasileira de Cirurgia Plástica. Diretora da Sociedade Brasileira de Laser. Coordenadora da Pós-graduação em Medicina Estética da Fundação de Apoio à Pesquisa e Estudo na Área da Saúde.

Bogdana Victoria Kadunc
Professora Doutora em Dermatologia pela Faculdade de Medicina da Universidade de São Paulo. Chefe da Clínica Dermatológica do Hospital do Servidor Público Municipal de São Paulo.

Camila Millani Oba
Cirurgiã Geral e Vascular da FMUSP.

Camile L. Hexsel
Médica Residente do Serviço de Dermatologia do Hospital Henry Ford.

Carla Sanctis Pecora
Dermatologista. Colaboradora na Unidade de Cosmiatria, Cirurgia e Oncologia do Departamento de Dermatologia da UNIFESP-EPM.

Cecília Valentim
Musicista e Psicoterapeuta Corporal pelo Instituto de Análise Bioenergética de São Paulo (*Certified Bioenergetic Therapist* – CBT). Membro do International Institute of Bioenergetics Analysis.

Cesar Isaac
Cirurgião Plástico. Doutor em Ciências pela FMUSP. Médico Especialista e Membro Titular da Sociedade Brasileira de Cirurgia Plástica. Membro da Sociedade Brasileira de Queimaduras, da Sociedade Brasileira de Laser em Medicina e da Sociedade Brasileira de Cirurgia Craniomaxilofacial.

Charles Yamaguchi
Cirurgião Plástico. Membro Titular da Sociedade Brasileira de Cirurgia Plástica. Membro da American Laser Society in Medicine and Surgery.

Cilene Gomes Pereira Ciochetti
Jornalista. Editora de Medicina e Bem-estar da Revista *IstoÉ*.

Cinthia Roman Monteiro Sobral
Nutricionista. Especialista em Nutrição Clínica e Mestre em Nutrição Humana Aplicada. Professora do Centro Universitário São Camilo.

Cláudia Rivieri Castellano Garcia
Farmacêutica-bioquímica pela Faculdade de Ciências Farmacêuticas da USP. Especialista pela Associação Nacional de Farmacêuticos Magistrais e pelo Conselho Federal de Farmácia. Docente em Cosmetologia do Centro de Tecnologia em Beleza, Serviço Nacional de Aprendizagem Comercial – São Paulo.

Cláudio Paiva
Engenheiro Naval pela Universidade Federal do Rio de Janeiro. Master of Business Administration em Administração pelo Instituto Brasileiro de Mercado de Capitais.

Cristiane Stecca Dente
Fisioterapeuta e Educadora Física. Técnica Esteticista pelo Serviço Nacional de Aprendizagem Comercial – Jundiaí. Especialista em Acupuntura pela Faculdade de Ciências da Saúde.

Cristina Pires Camargo
Cirurgiã Plástica pelo HCFMUSP. Membro Associado da Sociedade Brasileira de Cirurgia Plástica. Membro da Sociedade Brasileira de Medicina Estética.

Dacio Broggiato Júnior
Dermatologista Assistente do Departamento de Dermatologia do HCFMUSP.

Daniel Vasconcellos Regazzini
Cirurgião Plástico. Cocoordenador da Cirurgia Plástica na Comissão de Especialidades Associadas e Membro da Sociedade Brasileira de Cirurgia Bariátrica e Metabólica. Membro Titular da Sociedade Brasileira de Cirurgia Plástica. Membro Ativo da International Society of Aesthetic Plastic Surgery.

Daniela de Fátima Teixeira da Silva
Doutora em Ciências pela USP.

Daniela Graff
Dermatologista. Ginecologista Obstetra. Membro da Sociedade Brasileira de Medicina Estética.

Daniela Guedes Pellegrino
Dermatologista. Membro Titular da Sociedade Brasileira de Dermatologia.

Daniele Pace
Cirurgiã Plástica. Membro Especialista da Sociedade Brasileira de Cirurgia Plástica.

Danielle M. Bertino
Dermatologista. Membro da Sociedade Brasileira de Dermatologia e da American Academy of Dermatology.

Débora Cristina Sanches Pinto
Cirurgiã Plástica. Mestre pela FMUSP. Assistente da Divisão de Cirurgia Plástica e Queimaduras do Hospital das Clínicas da FMUSP.

Deborah Cara Oliveira
Farmacêutica Especialista em Análises Clínicas.

Denise Maria Zezell
Mestre e Bacharel em Física pela UNICAMP. Doutora em Ciências pelo Instituto de Física da UNICAMP. Pesquisadora Titular do Centro de Lasers e Aplicações do Instituto de Pesquisas Energéticas e Nucleares – Comissão Nacional de Energia Nuclear – São Paulo (IPEN – CNEN – SP). Coordenadora do programa de Mestrado Profissional em Lasers em Odontologia do IPEN (2009-2011).

Dirceu Henrique Mendes Pereira
Ginecologista e Obstetra. Doutor pela FMUSP. Secretário Executivo da Sociedade Brasileira de Reprodução Humana.

Doris Maria Hexsel
Dermatologista. Especialista pela Sociedade Brasileira de Dermatologia. Professora da Disciplina de Dermatologia da Faculdade de Medicina da Universidade de Passo Fundo. Preceptora do Departamento de Dermatologia e Responsável pelo Setor de Cosmiatria da Pontifícia Universidade Católica do Rio Grande do Sul – Porto Alegre.

Ediléia Bagatin
Dermatologista. Professora Adjunta do Departamento de Dermatologia da UNIFESP-EPM.

Edith Kawano Horibe
Cirurgiã Plástica. Doutora pela FMUSP. Professora de Pós-graduação da Universidade Cruzeiro do Sul. Membro Titular da Sociedade Brasileira de Cirurgia Plástica. Vice-presidente da Academia Brasileira de Medicina Antienvelhecimento. Presidente da Iberoamerican Confederation of Antiaging Medicine. Membro Titular e Diretora Científica da Sociedade Brasileira de Laser em Medicina e Cirurgia. Membro da International College of Surgeons e da International Confederation of Plastic Reconstructive Aesthetic Surgery.

Edson Hilgert
Pós-graduando em nível de Doutorado em Prótese da Faculdade de Odontologia de São José dos Campos – UNESP.

Eduardo Cunha Farias
Professor Associado do Departamento de Histologia e Embriologia do Instituto de Ciências Biomédicas da USP.

Emiro Khury
Farmacêutico-bioquímico. Professor da Disciplina de Toxicologia e Protetores Solares do Curso de Pós-graduação da Associação Brasileira de Cosmetologia.

Fabia Oppido Schalch
Dermatologista. Especialista pela Sociedade Brasileira de Dermatologia. Mestranda em Ciências Médicas pela Faculdade de Medicina do ABC (FMABC). Colaboradora do Ambulatório de Cabelos e Unhas da FMABC.

Fabio Antonio Naccache
Cirurgião Plástico. Membro Titular da Sociedade Brasileira de Cirurgia Plástica.

Fábio J. D. Carvalho
Advogado. Especialista pela FMUSP. Pós-graduado em Administração Hospitalar e Gestão em Saúde pela Universidade de Santo Amaro. Membro efetivo da Comissão de Direito Médico da Ordem dos Advogados do Brasil – São Paulo.

Fabio Paganini
Cirurgião Plástico. Membro Associado da Sociedade Brasileira de Cirurgia Plástica.

Fernando César Maiorino
Cirurgião Plástico pela UNIFESP-EPM. Especialista pela Sociedade Brasileira de Cirurgia Plástica.

Fernando César Ribeiro
Otorrinolaringologista. Mestre em Medicina pela Universidade Federal do Rio de Janeiro. Doutor em Medicina pela USP.

Flávia Alvim S. Addor
Dermatologista. Mestre em Dermatologia pela FMUSP. Professora Associada da Universidade de Santo Amaro. Diretora Técnica do MEDCIN – Instituto da Pele.

Flávia Emi Akamatsu
Professora Doutora da Disciplina de Topografia Humana do Departamento de Cirurgia da FMUSP.

Flávio Augusto Flório Stilantano Orgaes
Cirurgião Plástico. Especialista pela Sociedade Brasileira de Cirurgia Plástica.

Flávio Henrique Duarte
Cirurgião Vascular. Especialização no HCFMUSP. Cirurgião Vascular da Clínica Miyake – São Paulo. Membro da American Society for Laser Medicine and Surgery e da Sociedade Brasileira de Angiologia e Cirurgia Vascular.

Francisco Leite
Dermatologista. Especialista pela Sociedade Brasileira de Dermatologia. Cirurgião Dermatológico pela Sociedade Brasileira de Cirurgia Dermatológica. Membro Internacional da American Academy of Dermatology.

Gessé Eduardo Calvo Nogueira
Engenheiro Eletrônico pela Fundação Paulista de Tecnologia e Ensino. Mestre em Ciências pela Universidade Federal do Rio de Janeiro. Doutor em Tecnologia Nuclear pela USP.

Gláucia Zeferino
Cirurgiã Plástica pela FMUSP. Doutoranda pela FMUSP. Membro Titular da Sociedade Brasileira de Cirurgia Plástica.

Guilherme O. Olsen de Almeida
Dermatologista. Especialista pela Sociedade Brasileira de Dermatologia. Membro Titular da Sociedade Brasileira de Cirurgia Dermatológica, da American Academy of Dermatology e da American Society for Laser in Medicine and Surgery.

Hamilton Aleardo Gonella
Professor Titular de Cirurgia Plástica da Pontifícia Universidade Católica de São Paulo. Membro Titular da Sociedade Brasileira de Cirurgia Plástica.

Hamilton Takata Costa
Cirurgião-dentista com Aperfeiçoamento em Estética Dental, Periodontia e Endodontia pela Associação Paulista de Cirurgiões-dentistas.

Henrique Cerveira Netto
Cirurgião-dentista. Doutor em Ciências pela Faculdade de Odontologia de São José dos Campos – UNESP. Professor Titular de Prótese Dental da Faculdade de Odontologia da Universidade Metropolitana de Santos.

Henry Okigami
Farmacêutico pela Universidade Federal de Goiás com Especialização em Homeopatia e Farmácia Hospitalar.

Isabel Cristina Pedro Martinez
Dermatologista. Especialista pelo Hospital Ipiranga. Membro da American Society for Laser Medicine and Surgery, da European Academy of Dermatology and Venereology, da International Society of Dermatology e da International Academy of Cosmetic Dermatology.

Ivy Magri
Médica pela Faculdade de Medicina do ABC.

Izabel Coelho
Farmacêutica-bioquímica pela USP. Especialista em *Marketing* pela Escola Superior de Propaganda e Marketing.

Jaime Finazzi
Publicitário com ênfase em *Marketing* pela Universidade Anhembi Morumbi.

Jean-Luc Gesztesi
Farmacêutico-bioquímico. Cientista-chefe de Pesquisa e Desenvolvimento da Natura Inovação e Tecnologia.

Joan Schneider
Economista pela Universidade Federal do Paraná com atuação na Área de Marketing.

Joice Helena Armelin
Ginecologista e Obstetra pela FMUSP.

José Carlos Greco
Médico e Farmacêutico-bioquímico pela USP. Especialista pela Associação Médica Brasileira. Membro da American Academy of Dermatology e da European Academy of Dermatology and Venerealogy. Membro Efetivo da Sociedade Brasileira de Dermatologia. Sócio Efetivo Fundador da Sociedade Brasileira de Cirurgia Dermatológica.

José Carlos Prates
Professor Honorário da UNIFESP-EPM. Membro-representante do Brasil na Comissão Federativa Internacional de Terminologia Anatômica.

José Carlos Prates Filho
Otorrinolaringologista. Especialista pela UNIFESP-EPM.

José Fabio Saad
Cirurgião Plástico pela FMUSP. Mestre pela FMUSP. Membro Titular da Sociedade Brasileira de Cirurgia Plástica.

Karime Marques Hassun
Dermatologista. Mestre pela UNIFESP.

Kazuko Uchikawa Graziano
Enfermeira Livre-docente do Departamento de Enfermagem Médico-cirúrgica da Escola de Enfermagem da USP.

Kose Horibe
Cirurgião Plástico. Doutor em Ciências Médicas pela FMUSP.

Léa Mara Moraes
Cirurgiã Plástica. Membro Titular da Sociedade Brasileira de Cirurgia Plástica e da Sociedade Brasileira de Laser em Medicina e Cirurgia.

Lecy Marcondes Cabral
Cirurgiã Plástica. Mestre pela UNIFESP. Membro Titular da Sociedade Brasileira de Cirurgia Plástica e do Colégio Brasileiro de Cirurgiões. Membro da International Society of Aesthetic Plastic Surgery e da Federação Ibero-latinoamericana de Cirurgia Plástica.

Leny Toma
Professora Associada da Disciplina de Biologia Molecular e do Departamento de Bioquímica da UNIFESP.

Leonardo Buso
Mestre e Doutor em Prótese Dentária pela Faculdade de Odontologia de São José dos Campos – UNESP. Professor do Curso de Especialização em Implantologia e Prótese Dentária da Associação Paulista de Cirurgiões-dentistas.

Lia Mayumi Shinmyo
Cirurgiã Plástica. Especialista e Membro Titular da Sociedade Brasileira de Cirurgia Plástica.

Luciana Archetti Conrado
Dermatologista. Mestre e Doutora pela FMUSP. Especialista e Membro da Sociedade Brasileira de Dermatologia. Membro da Sociedade Brasileira de Cirurgia Dermatológica e da American Academy of Dermatology.

Luciane Hiramatsu Azevedo
Professora Doutora do Mestrado Profissionalizante de Laser em Odontologia – Instituto de Pesquisas Energéticas e Nucleares da Faculdade de Odontologia da USP.

Luiz Gustavo Leite de Oliveira
Cirurgião Plástico. Especialista pela Sociedade Brasileira de Cirurgia Plástica.

Luiz Gustavo Martins Matheus
Farmacêutico-bioquímico pela USP. Pós-graduado e Especialista pela Vrije Universiteit Brussel – Bélgica. Pós-graduado e Doutor em Envelhecimento e Imunologia da Pele pela Universidade de Paris – França. Master of Business Administration Executivo pela Faculdade Getúlio Vargas – São Paulo.

Luiza Kassab Vicencio
Dermatologista. Especialista pela Sociedade Brasileira de Dermatologia. Membro-fundador da Sociedade Brasileira de Laser em Cirurgia e Medicina.

Malba Bertino
Dermatologista. Mestre em Dermatologia pela USP. Membro da Sociedade Brasileira de Dermatologia, da Sociedade Brasileira de Cirurgia Dermatológica e da American Academy of Dermatology.

Marcelo Giovannetti
Cirurgião Plástico. Graduado e Pós-graduado pela FMUSP. Doutor pela Faculdade de Medicina da Universidade de Colônia – Alemanha. Membro Titular da Sociedade Brasileira de Cirurgia Plástica.

Marcia Ramos-e-Silva
Dermatologista. Professora Associada e Chefe do Serviço de Dermatologia do Hospital Universitário Clementino Fraga Filho – Universidade Federal do Rio de Janeiro (UFRJ) e da Faculdade de Medicina da UFRJ – Rio de Janeiro.

Márcia Salhani do Prado Barbosa
Dermatologista. Membro da Sociedade Brasileira de Laser em Medicina e Cirurgia, da Sociedade Brasileira de Dermatologia e da Sociedade Brasileira de Medicina Estética.

Marco Antonio Bottino
Cirurgião-dentista. Professor Titular de Prótese Parcial Fixa da Faculdade de Odontologia de São José dos Campos – UNESP. Professor Titular de Prótese Dentária da Faculdade de Odontologia da Universidade Paulista. Coordenador da Especialidade de Prótese Dentária do Programa de Pós-graduação em Odontologia Restauradora da Faculdade de Odontologia de São José dos Campos – UNESP.

Marcos Duarte
Mestre e Doutor em Física pela USP. Professor Livre-docente da Escola de Educação Física e Esportes da USP.

Maria Aparecida Salinas Ortega
Cirurgiã-dentista. Especialista em Implantodontia. Professora Assistente do Curso de Especialização em Implantodontia da Universidade de Uberaba e da Universidade Camilo Castelo Branco.

Maria Fernanda Demattê Soares
Cirurgiã Plástica. Doutora pelo Departamento de Cirurgia da USP. Membro Titular e Especialista pela Sociedade Brasileira de Cirurgia Plástica.

Maria Helena Sant'Ana Mandelbaum
Enfermeira. Mestre em Gerontologia. Especialista pela Sociedade Brasileira de Enfermagem em Dermatologia (SOBENDE). Esteticista pelo Serviço Nacional de Aprendizagem Comercial. Coordenadora Científica da SOBENDE. Membro da Dermatology Nursing Association.

Maria Inês Nogueira de Camargo Harris
Bacharel em Química e Doutora em Química Orgânica pela UNICAMP. Especialização Pós-doutorado em Toxicologia Celular e Molecular de Radicais Livres pela UNICAMP. Professora de Cosmetologia das Faculdades Oswaldo Cruz.

Mariângela Amato Vigorito
Mestre em Imunologia pela FMUSP.

Marina Emiko Yagima Odo
Dermatologista pela Sociedade Brasileira de Dermatologia. Responsável pela Cosmiatria e Cirurgia Dermatológica Cosmiátrica da Faculdade de Medicina da Universidade de Santo Amaro.

Marina Stella Bello-Silva
Cirurgiã-dentista. Doutoranda pelo Departamento de Dentística da Faculdade de Odontologia da USP.

Mario Grinblat
Dermatologista. Coordenador do Setor de Dermatologia do Hospital Israelita Albert Einstein. Membro-fundador da Sociedade Brasileira de Laser em Medicina e Cirurgia. Membro da Sociedade Brasileira de Dermatologia, da American Society for Laser Medicine and Surgery, da American Academy of Dermatology, da Sociedade

Brasileira de Cirurgia Dermatológica e da European Academy of Dermatology and Veneorology.

Marisa Roma Herson
Cirurgiã Plástica Assistente da Divisão de Cirurgia Plástica do HCFMUSP. Membro Titular da Sociedade Brasileira de Cirurgia Plástica e do Victorian Institute of Forensic Medicine – Donor Tissue Bank of Victoria.

Martha Katayama
Cirurgiã Plástica. Especialista pela Sociedade Brasileira de Cirurgia Plástica.

Martha Simões Ribeiro
Doutora em Ciências pela USP. Pesquisadora do Centro de Lasers e Aplicações do Instituto de Pesquisas Energéticas Nucleares – Comissão Nacional de Energia Nuclear – São Paulo.

Mauro Figueiredo Carvalho de Andrade
Cirurgião Vascular. Professo Doutor do Departamento de Cirurgia da FMUSP (Disciplina de Cirurgia Geral e Topografia Estrutural Humana).

Mauro Yoshiaki Enokihara
Dermatologista. Mestre e Doutor pela UNIFESP. Colaborador na Unidade de Cosmiatria, Cirurgia e Oncologia do Departamento de Dermatologia da UNIFESP-EPM.

Meire Brasil Parada
Dermatologista. Colaboradora da Unidade de Cosmiatria, Cirurgia e Oncologia do Departamento de Dermatologia da UNIFESP-EPM. Membro da Sociedade Brasileira de Dermatologia, da Sociedade Brasileira de Cirurgia Dermatológica e da American Academy of Dermatology.

Mônica Iunes Fernandes Spirandelli
Anestesiologista Assistente da Disciplina de Anestesiologia da FMUSP.

Mônica Zechmeister
Acadêmica de Medicina da Fundação Faculdade Federal de Ciências Médicas de Porto Alegre – Rio Grande do Sul.

Munir Miguel Curi
Cirurgião Plástico. Doutor pela FMUSP.

Murilo Gattass Ayub
Acadêmico de Medicina da FMUSP.

Nadir Eunice Valverde Barbato de Prates
Professora Doutora do Departamento de Anatomia do Instituto de Ciências Biomédicas da USP. Secretária Geral da Associação Panamericana de Anatomia. Membro Representante do Brasil na Comissão Panamericana da Terminologia Anatômica.

Niklaus Ursus Wetter
Físico pelo Instituto Federal de Tecnologia de Zurique – Suíça. Doutor em Ciências pelo Instituto de Pesquisas Energéticas e Nucleares (IPEN). Pesquisador Titular do IPEN.

Otávio R. Macedo
Dermatologista. Membro da American Academy of Dermatology, da European Academy of Dermatology e da Sociedade Brasileira de Dermatologia. Membro Efetivo e Fundador da Sociedade Brasileira de Medicina e Cirurgia a Laser.

Pascale Mutti Tacani
Fisioterapeuta pela Universidade Cidade de São Paulo (UNICID). Mestre em Ciências pelo Programa de Pós-graduação em Cirurgia Plástica da UNIFESP. Membro da Associação de Fisioterapia Dermato-funcional do Estado de São Paulo e da Associação Brasileira de Fisioterapia Dermato-funcional.

Patricia Jaqueline Erazo
Cirurgiã Plástica. Membro da Sociedade Brasileira de Cirurgia Plástica.

Patricia Rizzo Credidio
Médica. Pós-graduada pela Union Internationale de Médicine Esthétique da Universidade Argentina John F. Kennedy e pela Asociación Médica Argentina.

Paula Nunes Toledo
Fonoaudióloga. Mestre pela Pontifícia Universidade Católica de São Paulo e Especialista pelo Conselho Federal de Fonoaudiologia. Docente do Centro de Especialização em Fonoaudiologia Clínica e do Centro Universitário das Faculdades Metropolitanas Unidas.

Raul Mauad
Cirurgião Plástico. Pós-graduado pelo Serviço do Professor Ivo Pitanguy. Doutor em Cirurgia pela Disciplina de Técnica Cirúrgica e Cirurgia Experimental da FMUSP.

Raul Telerman
Cirurgião Plástico. Especialista pela Associação Médica Brasileira e pelo Conselho Regional de Medicina – São Paulo. Mestre pela UNIFESP-EPM. Membro Titular da Sociedade Brasileira de Cirurgia Plástica e da Sociedade Brasileira de Queimaduras.

Roberto Kasuo Miyake
Cirurgião Vascular. Especialista pela Sociedade Brasileira de Angiologia e Cirurgia Vascular. Doutor em Cirurgia pela USP. Membro-fundador e da Diretoria Executiva da Sociedade Brasileira de Laser em Medicina e Cirurgia. Membro da American Society for Laser Medicine and Surgery.

Roberto Rovigatti
Cirurgião Geral pela USP. Pós-graduado em Administração pela Fundação Getúlio Vargas.

Rodrigo Achilles
Cirurgião Plástico. Especialista pela Sociedade Brasileira de Cirurgia Plástica. Médico Pesquisador da FMUSP.

Rodrigo de Faria Valle Dornelles
Cirurgião Plástico. Mestre em Cirurgia Plástica pela USP. Coordenador do Curso de Pós-graduação *lato sensu* em Cirurgia Craniofacial do Hospital São Joaquim da Real e Benemérita Sociedade de Beneficência Portuguesa. Membro Titular da Sociedade Brasileira de Cirurgia Plástica e da Sociedade Brasileira de Cirurgia Craniomaxilofacial.

Rodrigo Gimenez
Cirurgião Plástico. Mestre pela FMUSP. Doutorando pela Faculdade de Ciências Médicas da UNICAMP. Membro Titular da Sociedade Brasileira de Cirurgia Plástica.

Rodrigo Kikuchi
Cirurgião Vascular pela FMUSP. Membro da American Society for Laser in Medicine and Surgery, do American College of Medicine, do American Venous Forum e da Sociedade Brasileira de Laser em Medicina e Cirurgia.

Rogério de Oliveira Ruiz
Cirurgião Plástico. Preceptor da Cadeira de Cirurgia Plástica da Pontifícia Universidade Católica de São Paulo (PUC-SP). Responsável pelo Ambulatório de Cosmiatria da PUC-SP. Membro Titular da Sociedade Brasileira de Cirurgia Plástica e da Sociedade de Queimaduras.

Rogério Eduardo Tacani
Fisioterapeuta pela Universidade Cidade de São Paulo (UNICID). Mestre em Ciências do Movimento pela Universidade de Guarulhos. Doutorando em Engenharia Biomédica pela Universidade de Mogi das Cruzes. Membro da Associação de Fisioterapia Dermato-funcional do Estado de São Paulo e da Associação Brasileira de Fisioterapia Dermato-funcional.

Rolf Lucas Salomons
Cirurgião Plástico. Coordenador do Curso de Pós-Graduação *lato sensu* em Cirurgia Craniofacial do Hospital São Joaquim da Real e Benemérita Sociedade de Beneficência Portuguesa. Membro Titular da Sociedade Brasileira de Cirurgia Plástica.

Rômulo Mêne
Cirurgião Plástico. Membro Titular da Sociedade Brasileira de Cirurgia Plástica, da Sociedade Brasileira de Laser em Medicina e Cirurgia, da Sociedade Americana de Laser em Medicina e Cirurgia e da Sociedade Europeia de Laser em Medicina e Cirurgia.

Rosane Orofino-Costa
Dermatologista. Doutora pela Universidade Federal do Rio de Janeiro. Professora Adjunta da Disciplina de Dermatologia da Faculdade de Ciências Médicas da Universidade do Estado do Rio de Janeiro.

Rosemari Mazzuco
Dermatologista. Especialista pela Sociedade Brasileira de Dermatologia. Secretária do Departamento de Cosmiatria da Sociedade Brasileira de Dermatologia.

Ruth Graf
Cirurgiã Plástica. Professora Adjunta da Disciplina de Cirurgia Plástica da Universidade Federal do Paraná. Membro Titular da Sociedade Brasileira de Cirurgia Plástica. Membro Efetivo da International Society of Aesthetic Plastic Surgery. Membro Internacional da American Society for Aesthetic Plastic Surgery.

Sabrina Guimarães
Dermatologista. Pós-graduanda pelo Serviço de Dermatologia do Hospital da Gamboa – Rio de Janeiro. Membro da Sociedade Brasileira de Laser em Medicina e Cirurgia.

Samira Yarak
Dermatologista. Mestre pela UNIFESP. Doutoranda da UNIFESP – Departamento de Patologia. Professora e Coordenadora da Disciplina de Dermatologia da Universidade Federal do Vale do São Francisco. Membro da Sociedade Brasileira de Dermatologia, da Sociedade Brasileira de Cirurgia Dermatológica e da American Academy of Dermatology.

Sandra Faragó Magrini
Psicóloga. Doutora em Ciências pela FMUSP. Mestre em Psicologia Clínica pelo Instituto de Psicologia da USP.

Sandra Mayumi Assami
Enfermeira. Especialista em Enfermagem pela Escola de Enfermagem da USP.

Selma Fukushima
Técnica Esteticista pelo Serviço Nacional de Aprendizagem Comercial de São Paulo.

Serafim Vincenzo Cricenti
Professor Responsável pelo Laboratório Morfofuncional da Universidade Cidade de São Paulo. Membro Titular da Disciplina de Anatomia Descritiva e Topográfica da Universidade de Santo Amaro.

Sheila Gouw-Soares
Professora Doutora do Mestrado Profissionalizante de Laser em Odontologia – Instituto de Pesquisas Energéticas e Nucleares, Faculdade de Odontologia da USP.

Shirlei Schnaider Borelli
Dermatologista pela Sociedade Brasileira de Dermatologia e pela American Academy of Dermatology. Pesquisadora do Centro de Estudos do Envelhecimento da UNIFESP.

Silvia Cristina Núñez
Doutora em Ciências pela USP.

Silvia Regina Pierotti
Fonoaudióloga. Especialista em Motricidade Orofacial pelo Conselho Federal de Fonoaudiologia. Mestre em Distúrbios da Comunicação pela Pontifícia Universidade Católica de São Paulo. Supervisora do Ambulatório de Fonoaudiologia Estética da Face do Instituto do Centro de Especialização em Fonoaudiologia Clínica (CEFAC). Coordenadora e Docente do Curso de Aprimoramento em Motricidade Orofacial com Enfoque em Estética do CEFAC.

Silvio Previde Neto
Cirurgião Plástico Especialista pela Sociedade Brasileira de Cirurgia Plástica.

Su Chao
Cirurgião Vascular. Médico Assistente do Instituto de Câncer Octávio Frias de Oliveira – HCFMUSP.

Sueli Coelho da Silva Carneiro
Dermatologista. Professora Adjunta de Dermatologia do Hospital Universitário Pedro Ernesto – Universidade do Estado do Rio de Janeiro (HUPE-UERJ) e da Faculdade de Medicina da UERJ. Docente dos Programas de Pós-graduação (Mestrado e Doutorado) em Ciências Médicas da UFRJ e em Medicina da UFRJ. Livre-docente em Dermatologia pela USP.

Suzana Cutin Schainberg
Dermatologista. Especialista pela Sociedade Brasileira de Dermatologia. Membro-fundador da Sociedade Brasileira de Laser em Cirurgia e Medicina.

Tania Aparecida Meneghel
Dermatologista. Membro Efetivo da Sociedade Brasileira de Dermatologia, da Sociedade Brasileira de Cirurgia Dermatológica, da Sociedade Brasileira de Laser, da Academia Americana de Dermatologia e da American Society for Laser Medicine and Surgery.

Teresa Makaron Passarelli
Dermatologista. Mestre pelo Departamento de Dermatologia da USP. Membro das Sociedades Brasileira, Americana e Espanhola de Laser e Sociedades Brasileira e Americana de Dermatologia.

Thaís Mauad
Professora Doutora do Departamento de Patologia da FMUSP.

Vera Lúcia Kögler
Cirurgiã-dentista. Especialista em Implantodontia pela Faculdade de Odontologia da USP. Mestre em *Lasers* em Odontologia pelo Instituto de Pesquisas Energéticas e Nucleares de São Paulo e pela Faculdade de Odontologia da USP.

Vera Lúcia Nocchi Cardim
Cirurgiã Plástica. Doutora em Medicina pela Faculdade de Medicina da Santa Casa de Misericórdia de São Paulo. Chefe do Núcleo de Plástica Avançada do Hospital São Joaquim da Real e Benemérita Sociedade de Beneficência Portuguesa (HSJRBSPB) – São Paulo. Professora Responsável pelo Curso de Pós-graduação *lato sensu* em Cirurgia Craniofacial do HSJRBSPB. Diretora do Capítulo Cirurgia Craniomaxilofacial da Federação Ibero-latinoamericana de Cirurgia Plástica. Membro Titular da Sociedade Brasileira de Cirurgia Plástica e da Sociedade Brasileira de Cirurgia Craniomaxilofacial. Membro Associado da International Society of Craniofacial Surgery.

Vera Regina Ferraz de Laurentiis
Psicóloga e Psicoterapeuta do Movimento Interdisciplinar de Psicossomática, do Programa Psicofísico de Reeducação Alimentar e da EQUIPSI – Tratamentos Psicodinamicamente Orientados.

Walter Soares Pinto
Cirurgião Plástico. Doutor em Medicina pela FMUSP. Ex-diretor do Serviço de Cirurgia Plástica do Hospital das Clínicas. Ex-professor Titular de Cirurgia Plástica da Faculdade de Medicina da Universidade de Santo Amaro. Perito Judicial.

Young Sinn Lee
Cirurgião Plástico e Membro Associado à Sociedade Brasileira de Cirurgia Plástica.

Yuri de Souza Lima Mêne
Dermatologista. Pós-graduando pelo Serviço de Dermatologia do Hospital da Gamboa – Rio de Janeiro. Membro da Sociedade Brasileira de Laser em Medicina e Cirurgia.

Índice

VOLUME I

PARTE I – FUNDAMENTOS 1

SEÇÃO 1: Morfologia e Fisiologia 3

Capítulo 1
Embriologia 3
Eduardo Cunha Farias

Capítulo 2
Pele e seus Anexos 16
Anna Maria de Souza Toledo Farias

Capítulo 3
Aspectos Moleculares da Pele 30
Leny Toma

Capítulo 4
Imunologia da Pele 46
Débora Cristina Sanches Pinto
Martha Katayama
Mariângela Amato Vigorito

Capítulo 5
Propriedades Biomecânicas da Pele 54
Maria Inês Nogueira de Camargo Harris

Capítulo 6
Tecido Adiposo e Tela Subcutânea 61
Nadir Eunice Valverde Barbato de Prates
José Carlos Prates Filho
José Carlos Prates

Capítulo 7
Sistema Muscular 106
Serafim Vincenzo Cricenti
Amâncio Ramalho Jr.

Capítulo 8
Sistema Ósseo 122
Marcelo Giovannetti

Capítulo 9
Sistema Linfático 131
Alfredo Luiz Jacomo
Mauro Figueiredo Carvalho de Andrade
Flávia Emi Akamatsu

Capítulo 10
Sistema Estomatognático 143
Maria Aparecida Salinas Ortega
Hamilton Takata Costa

SEÇÃO 2: Classificação, Cronologia e Etnia 157

Capítulo 11
Classificação da Pele 157
Maurício de Maio
Ivy Magri

Capítulo 12
Pele do Neonato 171
Maurício de Maio

Capítulo 13
Pele e Gestação 177
Joice Helena Armelin

Capítulo 14
Envelhecimento 185
Maurício de Maio

Capítulo 15
Aspectos Étnicos 200
Alessandra Haddad
Daniel Vasconcellos Regazzini

PARTE II – COSMECÊUTICOS E COSMIATRIA 219

SEÇÃO 3: Cosmecêutica 221

Capítulo 16
Retinoides 221
Adriana Mello
Deborah Cara Oliveira

Capítulo 17
Alfa-hidroxiácidos 235
Cláudia Rivieri Castellano Garcia

Capítulo 18
Despigmentantes 254
Cláudia Rivieri Castellano Garcia

Capítulo 19
Filtros Solares e Fotoprotetores 291
Emiro Khury

Capítulo 20
Excipientes e Sistemas de Veiculação 309
Álvaro Luiz Gomes

Capítulo 21
Fitocosmecêutica 335
Alexandros Spyros Botsaris
Jean-Luc Gesztesi

Capítulo 22
Cosmecêutica Capilar 367
Alberto Keidi Kurebayashi

SEÇÃO 4: Cosmiatria ... 405

Capítulo 23
Terapia Tópica com Retinoides ... 405
Maurício de Maio

Capítulo 24
Terapia Tópica com Alfa-hidroxiácidos ... 413
Karime Marques Hassun

Capítulo 25
Terapia Tópica com Despigmentantes ... 417
Adriana de Cerqueira Leite

Capítulo 26
Fotoproteção ... 431
Audrey Katherine Worthington
Maurício de Maio

Capítulo 27
Cosmiatria da Pele Étnica ... 450
Flávia Alvim S. Addor

Capítulo 28
Terapia Tópica das Hipocromias ... 460
Dacio Broggiato Júnior

Capítulo 29
Cosmiatria na Gestação ... 472
Patricia Rizzo Credidio

Capítulo 30
Cosmiatria no Climatério ... 482
Ana Cláudia de Agostine Schor

Capítulo 31
Cosmiatria no Idoso ... 495
Marcia Ramos-e-Silva
Sueli Coelho da Silva Carneiro

Capítulo 32
Cosmiatria Masculina ... 506
Maurício de Maio

Capítulo 33
Cosmiatria da Unha ... 518
Alessandra Haddad

Índice Remissivo ... i

VOLUME II

PARTE III – TÉCNICAS E PROCEDIMENTOS TERAPÊUTICOS ... 529

SEÇÃO 5: *Peelings* Químicos ... 531

Capítulo 34
Indicação e Seleção de Pacientes ... 531
Mauro Yoshiaki Enokihara
Carla Sanctis Pecora

Capítulo 35
Processo de Cura das Feridas ... 539
Marisa Roma Herson

L – Índice

Capítulo 36
Peeling de Ácido Retinoico 550
Alessandra Grassi Salles

Capítulo 37
Peeling de Alfa-hidroxiácidos 559
Meire Brasil Parada
Samira Yarak

Capítulo 38
Peeling de Ácido Salicílico 568
Ediléia Bagatin

Capítulo 39
Peeling de Jessner 578
Francisco Leite

Capítulo 40
Peeling de Ácido Tricloroacético 584
Edith Kawano Horibe

Capítulo 41
Peeling de Fenol 605
Maurício de Maio
Ivy Magri

Capítulo 42
Peelings Químicos Combinados 615
Rômulo Mêne
Yuri de Souza Lima Mêne
Sabrina Guimarães

Capítulo 43
Cuidados Pré e Pós-*peeling* 638
Marina Emiko Yagima Odo
Angela Leal Chichierchio

Capítulo 44
Complicações de *Peelings* Químicos 649
Bogdana Victoria Kadunc

SEÇÃO 6: Dermabrasão 663

Capítulo 45
Indicação e Seleção de Pacientes 663
José Carlos Greco

Capítulo 46
Dermabrasão Clássica 675
Maurício de Maio

Capítulo 47
Microdermabrasão 681
Rogério de Oliveira Ruiz
Flávio Augusto Flório Stilantano Orgaes

Capítulo 48
Cuidados Pré e Pós-dermabrasão 689
Alessandra Haddad

Capítulo 49
Efeitos Adversos da Dermabrasão 698
Hamilton Aleardo Gonella

SEÇÃO 7: *Laser* 701

Capítulo 50
Princípios do *Laser* 701
Niklaus Ursus Wetter

Capítulo 51
Interação do *Laser* com Tecidos Biológicos 720
Maurício de Maio
Denise Maria Zezell

Capítulo 52
Indicação e Seleção de Pacientes para Tratamento Ablativo 731
Maurício de Maio

Capítulo 53
***Laser* de Dióxido de Carbono** 740
Ana Zulmira Eschholz Diniz Badin
Léa Mara Moraes

Capítulo 54
***Laser* Fracionado de Dióxido de Carbono** 762
Tania Aparecida Meneghel

Capítulo 55
***Laser* de Érbio Ítrio Alumínio Granada** 779
Edith Kawano Horibe
Fernando César Maiorino

Capítulo 56
***Laser* Fracionado de Érbio** 792
Isabel Cristina Pedro Martinez

Capítulo 57
Tratamento Combinado: Cirurgia e *Laser* 805
Ruth Graf
Daniele Pace

Capítulo 58
Complicações dos *Lasers* Ablativos 826
Maurício de Maio
Rodrigo Gimenez

Capítulo 59
Tratamento de Lesões Vasculares Cutâneas 834
Mario Grinblat
Luciana Archetti Conrado

Capítulo 60
***Laser* no Tratamento das Varizes** 853
Roberto Kasuo Miyake
Rodrigo Kikuchi
Flávio Henrique Duarte
Camila Millani Oba

Capítulo 61
Tratamento a *Laser* de Lesões Pigmentadas 873
Luiza Kassab Vicencio
Suzana Cutin Schainberg

Capítulo 62
Epilação a *Laser* 885
Teresa Makaron Passarelli

Capítulo 63
Remoção de Tatuagem a *Laser* 904
Suzana Cutin Schainberg
Luiza Kassab Vicencio

Capítulo 64
Pele Pigmentada e *Laser* 917
Otávio R. Macedo

Capítulo 65
Rejuvenescimento Cutâneo não Ablativo 936
Ruth Graf
Daniele Pace

Capítulo 66
***Laser* em Baixa Intensidade** 945
Martha Simões Ribeiro
Daniela de Fátima Teixeira da Silva
Silvia Cristina Núñez
Denise Maria Zezell

Capítulo 67
***Laser* em Odontologia** 954
Sheila Gouw-Soares
Luciane Hiramatsu Azevedo
Marina Stella Bello-Silva

Capítulo 68
Normas de Segurança do *Laser* 976
Gessé Eduardo Calvo Nogueira

SEÇÃO 8: Inclusões 993

Capítulo 69
Características Físico-químicas 993
Izabel Coelho

Capítulo 70
Imunologia e Biocompatibilidade 1001
Rodrigo Achilles
Thaís Mauad

Capítulo 71
Indicação e Seleção de Pacientes para Preenchimento Dérmico Facial 1013
Cesar Isaac
Maurício de Maio

Capítulo 72
Substâncias não Biodegradáveis 1021
Charles Yamaguchi

Capítulo 73
Substâncias de Preenchimento Biodegradáveis: Conceito e Técnica 1034
Cesar Isaac

Capítulo 74
Gordura Autógena 1049
Cesar Isaac

Capítulo 75
Materiais Aloplásticos 1054
Vera Lúcia Nocchi Cardim
Rodrigo de Faria Valle Dornelles
Rolf Lucas Salomons

Capítulo 76
Complicações nos Procedimentos de Inclusão 1064
    Maurício de Maio
    Luiz Gustavo Leite de Oliveira

SEÇÃO 9: Toxina Botulínica 1069
Capítulo 77
Mímica Facial 1069
    Maurício de Maio

Capítulo 78
Farmacologia e Imunologia 1077
    Fernando César Ribeiro
    Maurício de Maio

Capítulo 79
Indicação e Seleção de Pacientes para Toxina Botulínica 1085
    Rogério de Oliveira Ruiz
    Silvio Previde Neto
    Paula Nunes Toledo

Capítulo 80
Aplicações Estéticas da Toxina Botulínica 1089
    Maurício de Maio
    Luiz Gustavo Leite de Oliveira

Capítulo 81
Aplicações Extrafaciais da Toxina Botulínica 1099
    Rodrigo Gimenez

Capítulo 82
Aplicação de Toxina Botulínica em Paralisia Facial 1104
    Maurício de Maio
    Maria Fernanda Demattê Soares

Capítulo 83
Complicações da Toxina Botulínica 1113
    Doris Maria Hexsel
    Rosane Orofino-Costa
    Rosemari Mazzuco
    Camile L. Hexsel

SEÇÃO 10: Analgesia 1123
Capítulo 84
Anestesia e Analgesia 1123
    Mônica Iunes Fernandes Spirandelli

Índice Remissivo i

VOLUME III
PARTE IV – CONDIÇÕES INESTÉTICAS E CRONOLÓGICAS .. 1159

SEÇÃO 11: Celulite e Microvarizes 1161
Capítulo 85
Etiologia e Fisiopatologia da Celulite 1161
    Maurício de Maio

Capítulo 86
Aspectos Gerais da Terapêutica da Lipodistrofia Ginoide 1166
    Shirlei Schnaider Borelli
    Daniela Guedes Pellegrino
    Andréa Bernardo Mapeli

Capítulo 87
Tratamento Tópico da Celulite 1173
Cláudia Rivieri Castellano Garcia
Maurício de Maio

Capítulo 88
Intradermoterapia 1182
Cristina Pires Camargo

Capítulo 89
Princípios Físicos da Eletroterapia 1187
Marcos Duarte

Capítulo 90
Aplicação do Ultrassom na Lipodistrofia Ginoide 1199
Gláucia Zeferino

Capítulo 91
Eletrolipoforese 1207
Daniela Graff
Cesar Isaac

Capítulo 92
Vácuo-rolamento 1216
Raul Mauad

Capítulo 93
Radiofrequência no Tratamento da Celulite 1225
Luiz Gustavo Leite de Oliveira

Capítulo 94
Carboxiterapia 1229
Ana Carolina Oliveira Carvalho de Nadai
Luiz Gustavo Leite de Oliveira
Patricia Jaqueline Erazo

Capítulo 95
Subcision® 1245
Doris Maria Hexsel
Rosemari Mazzuco
Mônica Zechmeister
Camile L. Hexsel

Capítulo 96
Esclerotepia 1252
Su Chao
Murilo Gattass Ayub

SEÇÃO 12: Acne, Alopecia e Hirsutismo 1257

Capítulo 97
Acne Ativa 1257
Márcia Salhani do Prado Barbosa

Capítulo 98
Alopecia 1275
Lia Mayumi Shinmyo
Lecy Marcondes Cabral

Capítulo 99
Calvície... 1290
Young Sinn Lee
José Fabio Saad
Munir Miguel Curi

Capítulo 100
Transplante Capilar 1296
Munir Miguel Curi
José Fabio Saad
Young Sinn Lee

Capítulo 101
Transplante Capilar: Conduta nos Casos Desfavoráveis. 1302
José Fabio Saad
Fabio Antonio Naccache
Fabio Paganini

Capítulo 102
Transplantes Capilares não Convencionais 1308
Lia Mayumi Shinmyo
Lecy Marcondes Cabral

Capítulo 103
Transplante de Cabelo a *Laser* 1318
Rodrigo Gimenez

Capítulo 104
Hirsutismo 1325
Guilherme O. Olsen de Almeida
Fabia Oppido Schalch

SEÇÃO 13: Cicatrizes Inestéticas 1335

Capítulo 105
Sequelas de Acne... 1335
Ada Regina Trindade de Almeida

Capítulo 106
Estrias e Cicatrizes 1349
Aldo Toschi

Capítulo 107
Sequelas de Queimaduras.. 1356
Maurício de Maio

Capítulo 108
Dermopigmentação... 1375
Alessandra Grassi Salles

SEÇÃO 14: Lábios, Colo e Mãos 1385

Capítulo 109
Lábios 1385
Maurício de Maio

Capítulo 110
Colo Senil.. 1390
Cesar Isaac

Capítulo 111
Tratamento da Mão Senil 1396
Malba Bertino
Danielle M. Bertino

SEÇÃO 15: Terapias Antienvelhecimento 1405

Capítulo 112
Nutracêuticos 1405
Luiz Gustavo Martins Matheus
Henry Okigami

Capítulo 113
Medicina Antienvelhecimento 1414
Kose Horibe

Capítulo 114
Reposição Hormonal Masculina e Feminina 1422
Dirceu Henrique Mendes Pereira

PARTE V – INTERAÇÃO MULTIDISCIPLINAR 1435

SEÇÃO 16: Introdução 1437

Capítulo 115
Importância da Interação Multidisciplinar em Medicina Estética 1437
Maurício de Maio

SEÇÃO 17: Enfermagem 1441

Capítulo 116
Funções Gerenciais 1441
Maria Helena Sant'Ana Mandelbaum

Capítulo 117
Funções Assistenciais 1453
Maria Helena Sant'Ana Mandelbaum

Capítulo 118
Materiais e Equipamentos 1461
Kazuko Uchikawa Graziano

Capítulo 119
Nutrição 1483
Cinthia Roman Monteiro Sobral

SEÇÃO 18: Fisioterapia 1511

Capítulo 120
Técnicas Manuais nas Condições Inestéticas 1511
Rogério Eduardo Tacani
Pascale Mutti Tacani

SEÇÃO 19: Fonoaudiologia 1551

Capítulo 121
Terapia Estética Muscular e Funcional 1551
Silvia Regina Pierotti

Capítulo 122
Sequelas Cicatriciais 1559
Paula Nunes Toledo
Rogério de Oliveira Ruiz

SEÇÃO 20: Estética 1567

Capítulo 123
Drenagem Linfática Facial 1567
Cristiane Stecca Dente

Capítulo 124
Drenagem Linfática Corporal 1578
Selma Fukushima

SEÇÃO 21: Psicologia 1589

Capítulo 125
Realidade e Expectativa dos Pacientes 1589
Maurício de Maio

Capítulo 126
Psicologia e Estética 1597
Sandra Faragó Magrini

Capítulo 127
A Construção Emocional do Corpo 1603
Vera Regina Ferraz de Laurentiis
Cecília Valentim

SEÇÃO 22: Odontologia 1621

Capítulo 128
Odontologia Estética 1621
Marco Antonio Bottino
Edson Hilgert
Leonardo Buso

Capítulo 129
Estética Facial na Odontologia 1642
Henrique Cerveira Netto

Capítulo 130
Clareamento Dentário 1675
Vera Lúcia Kögler
Maurício de Maio

PARTE VI – ASPECTOS ADMINISTRATIVOS, ÉTICOS E JURÍDICOS, MÍDIA E *MARKETING* 1695

SEÇÃO 23: Temas Complementares 1697

Capítulo 131
Documentação Fotográfica 1697
Francisco Leite

Capítulo 132
Aspectos Administrativos 1717
Roberto Rovigatti
Cláudio Paiva

Capítulo 133
Marketing 1727
Joan Schneider
Jaime Finazzi

Capítulo 134
Mídia. 1738
Cilene Gomes Pereira Ciochetti

Capítulo 135
Aspectos Éticos da Assistência Multidisciplinar. 1745
Ana Maria Auricchio
Sandra Mayumi Assami

Capítulo 136
Implicações Jurídicas na Documentação Médica. 1755
Fabio J. D. Carvalho

Capítulo 137
Implicações Jurídicas nos Procedimentos Estéticos. 1775
Walter Soares Pinto

Capítulo 138
Perícia Médica Judicial. 1784
Raul Telerman

Índice Remissivo i

FUNDAMENTOS

PARTE I

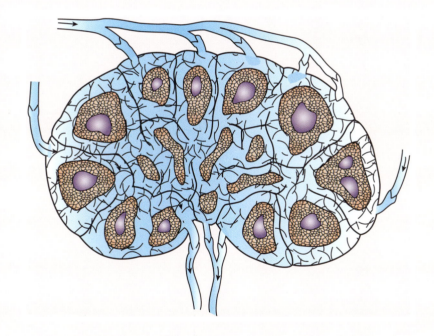

Seção 1
Morfologia e Fisiologia

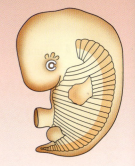

Capítulo *1*

Embriologia

Eduardo Cunha Farias

SUMÁRIO

A pele e os anexos cutâneos derivam embriologicamente dos folhetos ectodérmicos e mesodérmicos. A ectoderme irá diferenciar-se em epiblasto e neuroblasto. O epiblasto originará a epiderme e seus anexo. O neuroblasto originará o sistema nervoso e os melanoblastos. Os neuroblastos destacam-se da crista neural diferenciando-se em melanócitos.

A mesoderme forma o mesênquima ou tecido conectivo embrionário, o qual originará os tecidos conectivos fibroelásticos, os tecidos adiposos, o tecido muscular liso, o tecido muscular estriado e as paredes dos vasos sanguíneos dérmicos.

HOT TOPICS

- A mesoderme forma o mesênquima ou tecido conectivo embrionário.
- As glândulas apócrinas surgem antes das glândulas sudoríparas.
- A derme tem origem mesenquimal.
- As células mesenquimais se diferenciam em fibroblastos e mioblastos.
- Os mioblastos dão origem às células da musculatura lisa e às fibrocélulas musculares estriadas.
- Ossos, cartilagens e articulações têm origem mesenquimal.
- A distribuição do tecido adiposo amarelo é semelhante em ambos os sexos durante a infância.
- As glândulas mamárias são derivadas das glândulas sudoríparas.
- Dermátomo dorsal origina a derme e a hipoderme.
- A musculatura esquelética origina-se do mesênquima.

DESENVOLVIMENTO DA PELE E DOS ANEXOS CUTÂNEOS

A pele e seus anexos derivam embriologicamente dos folhetos ectodérmico e mesodérmico. A ectoderme, durante a 3ª semana do desenvolvimento humano, diferencia-se em epiblasto e neuroblasto. O epiblasto é constituído de uma única camada de células cúbicas, que originará a epiderme e suas posteriores diferenciações – anexos cutâneos ou fâneros, a saber: pelos; glândulas sebáceas, sudoríparas, apócrinas e mamárias; unhas.

O neuroblasto originará o sistema nervoso e os melanoblastos. Essas células destacam-se das cristas neurais, a partir do final do 3º trimestre do desenvolvimento; migram e invadem a epiderme, diferenciando-se em melanócitos. Sintetizando melanina, a transferem para células epidérmicas e dos pelos, colorindo-os de castanho a preto.

A mesoderme forma o mesênquima ou tecido conectivo embrionário (Fig. 1.1), o qual originará os tecidos conectivos fibroelásticos (tecidos conectivos frouxo e denso, tendões elásticos da musculatura mímica), os tecidos adiposos (amarelo e pardo), o tecido muscular liso (músculo eretor do pelo), o tecido muscular estriado cutâneo (musculatura mímica e músculo platisma, dartos escrotal e peniano) e a parede dos vasos sanguíneos dérmicos.

Desenvolvimento da Epiderme

A ectoderme define-se na 2ª semana de desenvolvimento, aproximadamente no decorrer da implantação do embrião na mucosa uterina. Durante a 3ª semana, na fase de gastrulação, o folheto ectodérmico diferencia-se em epiblasto e neuroblasto. O epiblasto apresenta-se como epitélio cúbico simples e assim permanecerá até o final da 4ª semana.

Iniciando-se o 2º mês, surge uma segunda camada de células epiblásticas. Essas novas células são achatadas ou pavimentosas. Essa camada celular superficial é denominada periderme ou epitríquio.

A partir do 3º mês, começo da fase fetal, o revestimento epiblástico gradualmente aumenta o seu número de estratos celulares, configurando-se a epiderme tipicamente multiestratificada (Fig. 1.2).

Entre o 4º e o 5º mês são iniciadas a queratinização e a descamação das primeiras células queratinizadas no líquido amniótico. A intensidade desse processo é, individualmente, muito variável.

Desenvolvimento dos Anexos Cutâneos

No transcurso do 3º mês de desenvolvimento, cordões de células epidérmicas aprofundam-se na derme e em suas células mais centrais, queratinizando-se e morrendo; constituirão os primeiros eixos pilosos (Fig. 1.2). Essa pilosidade precoce, finíssima e sedosa denomina-se lanugo

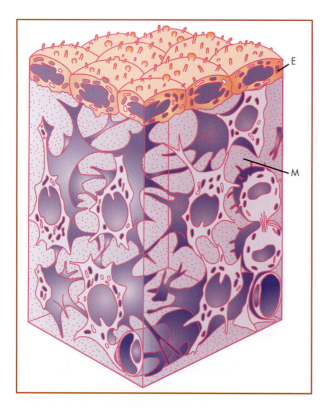

Figura 1.1 – Esquema do tegumento de embrião humano de quatro semanas. O epiblasto (E), que originará a epiderme, apoia-se sobre uma camada de mesênquima (M) que se diferenciará em derme e hipoderme.

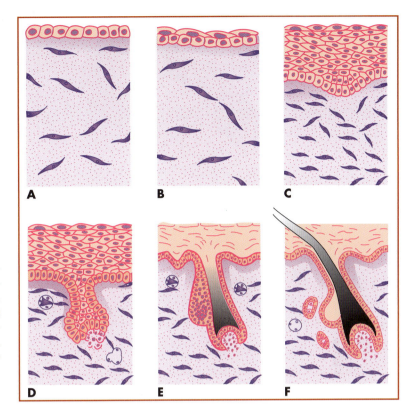

Figura 1.2 – (*A* a *F*) A sequência de esquemas ilustra o desenvolvimento do tegumento entre o 2º e o 9º mês de gestação. O epiblasto multiplica-se, estratifica-se e diferencia-se em epiderme, pelos e glândulas, sustentado pelo mesênquima que, simultaneamente, origina os tecidos conectivos característicos da derme.

e persistirá até o parto. Após o nascimento, o lanugo será substituído pelo velame, a pilosidade definitiva. Por estímulo hormonal sexual, o velame tende a se tornar mais exuberante na puberdade, principalmente no sexo masculino. Dependendo da constituição étnica, o velame dos rapazes tem desenvolvimento máximo nos membros inferiores, antebraços e, com maior variabilidade, na face ventral do tórax. Paralelamente desenvolve-se a barba.

Em gorilas, chimpanzés e seres humanos recém-nascidos, além da extensa e delicada cobertura de lanugo, já estão caracteristicamente formados os pelos do couro cabeludo, os supercílios, os cílios e os labiais.

À medida que o período fetal progride, os brotos celulares, que geraram os folículos do lanugo, se degeneram e novos brotamentos epidérmicos originam os folículos definitivos do velame. Essa substituição do lanugo pelo velame é denominada muda e, no homem, inicia-se no período fetal. Em muitas espécies de mamíferos, a muda ocorre semanas ou meses após o nascimento.

As glândulas cutâneas, à semelhança dos folículos do lanugo, iniciam a sua formação a partir de brotamentos epidérmicos no curso do 3º mês de desenvolvimento. As glândulas apócrinas surgem do esboço polissebáceo e precedem as sudoríparas (Fig. 1.2).

Durante a segunda metade da gravidez, lanugo desprendido, células epidérmicas e epiteliais amnióticas descamadas, bem como secreção sebácea depositam-se sobre o tegumento fetal como um unto esbranquiçado, que se assemelha a leite coagulado. É o verniz caseoso.

As unhas, espessamentos laminares e queratinizados da epiderme, igualmente crescem durante o período fetal.

Desenvolvimento da Derme

A derme tem origem mesenquimal. No paquímero dorsal, o mesênquima deriva do dermátomo, componente dorsal da mesoderme somítica ou paraxial. No paquímero ventral, origina-se do folheto parietal da mesoderme lateral (Fig. 1.3). Na face e nas porções ventrolaterais do pescoço, possivelmente derive, pelo menos em parte, das células das cristas neurais, que se diferenciam em ectomesênquima e mesectoderme.

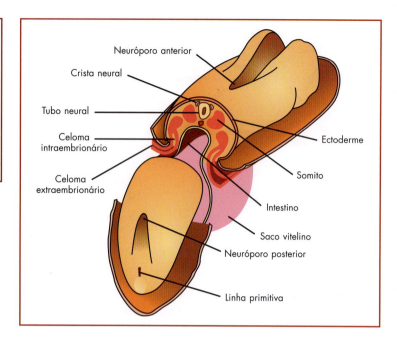

Figura 1.3 – Esquema de embrião de três semanas, no qual estão representadas as primeiras diferenciações da mesoderme.

Dependendo da região considerada, as células mesenquimais diferenciar-se-ão, basicamente, em fibroblastos e mioblastos. Estes últimos darão origem a fibrocélulas musculares lisas (músculos eretor do pelo, mamiloareolar, dartos escrotal, peniano e perineal) e a fibrocélulas musculares estriadas esqueléticas (musculatura mímica, músculo platisma). Entre o 3º e o 4º mês de desenvolvimento há intensa síntese de colágeno e elastina pelos fibroblastos dérmicos.

No começo do 5º mês, esboçam-se os dermatoglifos, reflexos superficiais das duplas filas de papilas tríficas que constituem a derme papilar. Os dermatoglifos compõem as impressões digitais das palmas, plantas e polpas. Esses microrrelevos são determinados geneticamente e, em algumas doenças de caráter hereditário, há dermatoglifia caracteristicamente alterada.

Os cornos típicos do focinho dos rinocerontes são densos aglomerados de dermatoglifos e pelos fundidos. Embora considerados afrodisíacos desde a Antiguidade, basicamente são apenas queratinas.

Desenvolvimento da Hipoderme

A hipoderme ou tela subcutânea conceitualmente não faz parte da pele, mas tem origem semelhante à da derme. O mesênquima que a forma se diferencia em tecido conectivo frouxo ou areolar, tecido adiposo e vasos. Em algumas regiões bem definidas – pálpebras, nariz, pavilhões auriculares, pequenos lábios, pênis e escroto – a hipoderme é constituída quase exclusivamente por tecido conectivo frouxo. Em outras regiões, ao contrário, pode haver extensos acúmulos de tecido adiposo.

O feto humano acumula gordura subcutânea que lhe confere o aspecto roliço característico

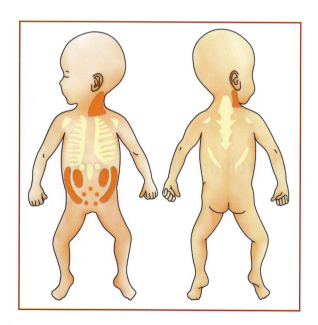

Figura 1.4 – Distribuição das áreas de tecido adiposo pardo ou multilocular em feto humano a termo.

ao nascimento. A maior quantidade dessa gordura apresenta-se como tecido adiposo amarelo ou unilocular, mas no pescoço e no tórax diferencia-se também o tecido adiposo pardo ou multilocular, com função termogênica (Fig. 1.4).

Adipogênese

As células adiposas, adipócitos, lipócitos ou esteatócitos têm origem mesenquimal. Células mesenquimais, semelhantes a fibroblastos, iniciam a sua diferenciação acumulando gotículas de gordura no citoplasma. Nessa fase são chamadas de adipoblastos ou lipoblastos. À medida que os depósitos lipídicos aumentam e as gotículas coalescem para formar uma única e grande gota, a célula vai se tornando um adipócito ou lipócito (Fig. 1.5).

Essas células adiposas diferenciadas não se dividem e os adipoblastos parecem surgir por curto período após o nascimento, em função de estímulos nutricionais. A predisposição à obesidade estaria no aumento dessa adipogênese pós-natal. Passado esse período hiperblástico, o aumento de gordura seria apenas hipertrófico, isto é, em consequência do acréscimo das reservas lipídicas em população estável de células adiposas.

O tecido adiposo pardo também deriva do mesênquima, porém, as células se tornam poliédricas, epitelioides e conservam múltiplas gotículas de gordura no citoplasma. O tecido adiposo pardo forma-se apenas durante a vida fetal, não se transforma em tecido adiposo amarelo e, praticamente, desaparece durante a infância. Apenas nos animais hibernantes – ursos, marmotas, etc. – o tecido adiposo amarelo se conserva durante toda a vida, com a finalidade de reaquecer o organismo no final do período de hibernação.

Na espécie humana, a distribuição de tecido adiposo amarelo é semelhante em ambos os sexos durante a infância. A partir da puberdade, por estímulos hormonais sexuais, estabelece-se o dimorfismo. A distribuição de gordura sexualmente diferenciada modelará caracteristicamente os corpos masculino e feminino.

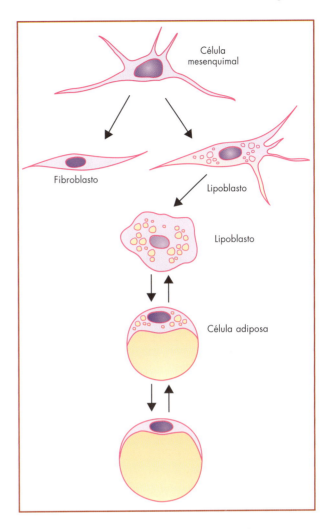

Figura 1.5 – Diferenciação das células adiposas amarelas ou uniloculares a partir das células mesenquimais.

Mamas

As glândulas mamárias são, evolutivamente, derivadas das glândulas sudoríparas e, portanto, são anexos cutâneos ou fâneros. No ornitorrinco, mamífero ovíparo australiano com características muito primitivas, as glândulas mamárias estão dispersas na pele ventral do animal. Não existem mamas, que são agrupamentos de glândulas mamárias típicas dos mamíferos mais evoluídos.

Nos embriões, durante o 2º mês de desenvolvimento, formam-se duas linhas paramedianas, desde as axilas até a face interna das coxas, ao longo das quais, dependendo da espécie, espessamentos ectodérmicos gerarão pares de mamilos e mamas. No homem, essas linhas ou cristas mamárias normalmente só desenvolverão um par de mamas torácicas.

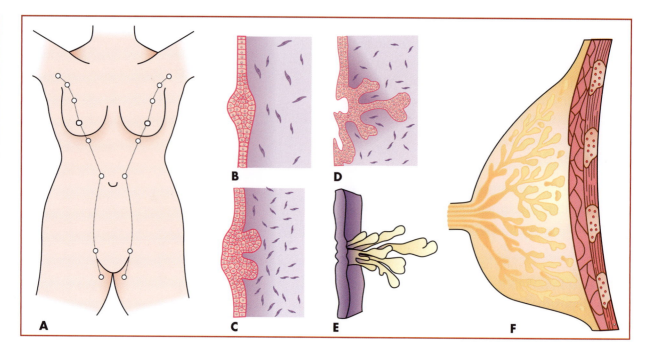

Figura 1.6 – Mastogênese. (*A*) Disposição das linhas mamárias. (*B* a *F*) Representação da histogênese mamária.

Os botões epidérmicos proliferam durante o período fetal, ramificando-se na derme infrajacente, formando de 20 a 24 glândulas mamárias que se abrirão independentemente na papila mamária. Durante a infância permanecem quiescentes e semelhantes em ambos os sexos. Na adolescência, no sexo feminino, reiniciam o seu crescimento, ramificando-se na espessura dos tecidos conectivo e adiposo também em proliferação, para configurar as mamas (Fig. 1.6). O desenvolvimento pleno das mamas, no entanto, só ocorre após a gravidez, quando se diferenciam os alvéolos mamários. Essas extremidades secretoras das ramificações das glândulas mamárias regridem após o período de amamentação e só tornarão a aparecer em uma próxima gestação. As mamas, portanto, só atingem o máximo desenvolvimento se houver gravidez.

DESENVOLVIMENTO DO SISTEMA ESQUELÉTICO

Ossos, cartilagens e articulações são derivados mesenquimais. No 19º dia de desenvolvimento, a mesoderme que ladeia a neurocorda e a notocorda começa a se estruturar em pares de somitos. A segmentação dessa mesoderme paraxial corre em sentido craniocaudal e termina no final da 5ª semana, originando 42 a 44 pares somáticos. Cada somito forma uma cavidade central, a miocele, e suas células, topograficamente, destinam-se ao dermátomo, ao miótomo e ao esclerótomo. O dermátomo dorsal originará a derme e a hipoderme; o miótomo lateral diferenciar-se-á em musculatura dorsal; o esclerótomo medial formará os tecidos esquelético, ósseo e cartilaginoso, da coluna vertebral (Fig. 1.7).

Cada esclerótomo tem uma parte craniana de mesênquima menos celular e uma parte caudal com células em rápida multiplicação. Cada vértebra será formada por quatro metades de esclerótomos. A parte craniana de um par de esclerótomos originará a metade caudal de uma vértebra, enquanto sua parte caudal formará a metade craniana da vértebra seguinte. Entre as vértebras, o mesênquima diferenciar-se-á em disco vertebral (Fig. 1.8). Nesse processo, a notocorda fragmenta-se em massas discoidais de tecido cordoide, as quais constituirão os núcleos pulposos dos discos intervertebrais, circundados pelos ânulos fibrosos, de fibrocartilagem (Fig. 1.9).

As costelas derivam de expansões laterocentrais dos esclerótomos e o esterno estrutura-se a partir da fusão de duas barras cartilaginosas.

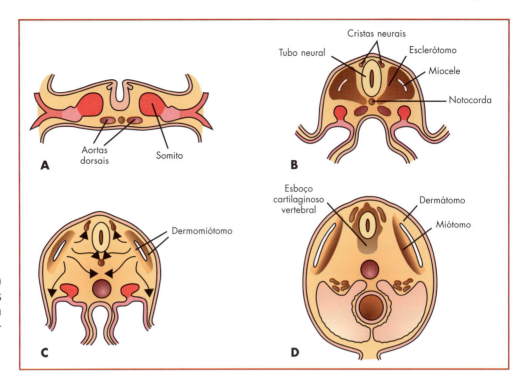

Figura 1.7 – (*A* a *D*) Diferenciação dos somitos durante a 4ª semana de desenvolvimento.

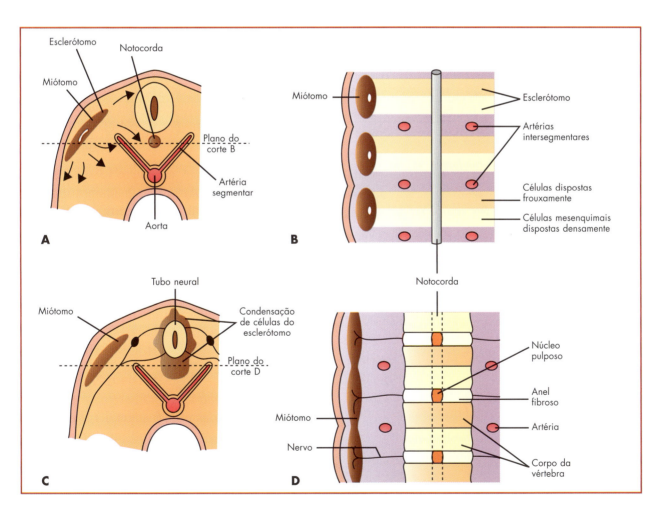

Figura 1.8 – (*A* a *D*) Esquemas de cortes transversais de embriões de quatro semanas ilustrando a diferenciação do esclerótomo e a estruturação inicial da coluna vertebral.

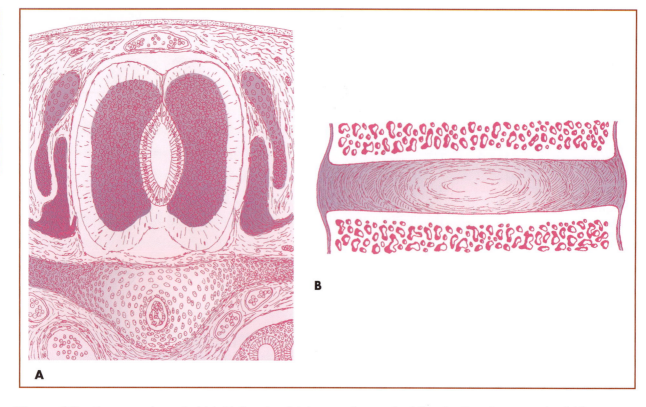

Figura 1.9 – Esquema de corte histológico de vértebra em formação (*A*) e de disco intervertebral (*B*).

Tabela 1.1 – Derivados do neurocrânio e do esplancnocrânio

	Tipo de ossificação	Peças e partes ósseas
Neurocrânio	Intramembranácea	Frontal
		Parietais
		Occipital (apenas a porção interparietal)
	Endocondral	Occipital (exceto a porção interparietal)
		Temporais (porções petrosa e mastoide)
		Esfenoide (corpo, asas menores e raízes das asas maiores)
		Etmoide
Esplancnocrânio	Intramembranácea	Nasais
		Pré-maxilar
		Maxilar
		Lacrimais
		Vômer
		Zigomáticos
		Palatinos
		Esfenoide (placas pterigoides e a maior parte das asas maiores)
		Temporais (porções escamosa e timpânica)
		Mandibular
	Endocondral	Ossículos da audição
		Hioide
		Processo estiloide

Vértebras, costelas e esterno sofrem ossificação endocondral.

O crânio, do ponto de vista embriogenético, é dividido em neurocrânio e viscerocrânio. Forma-se a partir do mesênquima local, dos esclerótomos occipitais (o par mais cranial se degenera e os três inferiores contribuirão para a formação da base do osso occipital) e do mesênquima (ectomesênquima ou mesectoderme) dos arcos branquiais.

Esses contingentes mesenquimais originarão o esqueleto cefálico pela ossificação intramembranácea ou endocondral, de acordo com a Tabela 1.1.

Os brotos dos membros superiores aparecem no 24º dia do desenvolvimento, na altura dos seis últimos metâmeros cervicais e dos dois primeiros torácicos. Os brotamentos dos membros inferiores surgem no 26º dia, no nível dos quatro últimos metâmeros lombares e dos três primeiros sacrais. Inicialmente, são apenas expansões de mesênquima, derivadas do folheto parietal da mesoderme lateral, recobertas por ectoderme (Fig. 1.10). À medida que os brotos se alongam, surge em suas extremidades um espessamento epitelial denominado crista ectodérmica apical. Na 6ª semana, essas massas celulares epiteliais induzem o mesênquima a se diferenciar no esboço cartilaginoso do esqueleto dos membros. Na 8ª semana, com o esqueleto esboçado em cartilagem, o jovem organismo perde a sua configuração embrionária e adquire a fetal (Fig. 1.11).

Os centros de ossificação primários aparecerão a partir da 12ª semana. Os secundários, só após o nascimento. As clavículas têm ossificação do tipo intramembranáceo e são as primeiras peças esqueletais a se ossificar.

O esqueleto relaciona-se com duas transições entre as fases do desenvolvimento. Na 8ª semana,

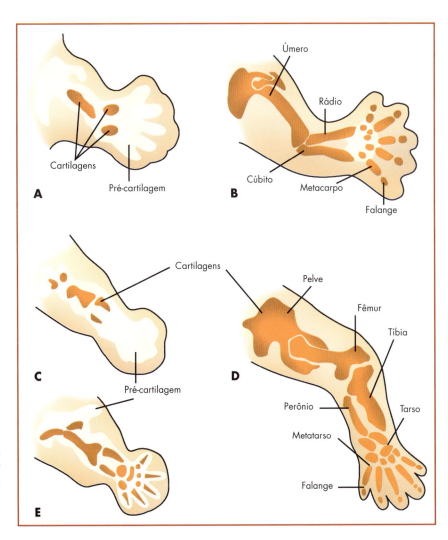

Figura 1.10 – (*A* a *E*) Diferenciação dos componentes esqueléticos de membros superior e inferior no decorrer da 6ª e da 7ª semana do desenvolvimento.

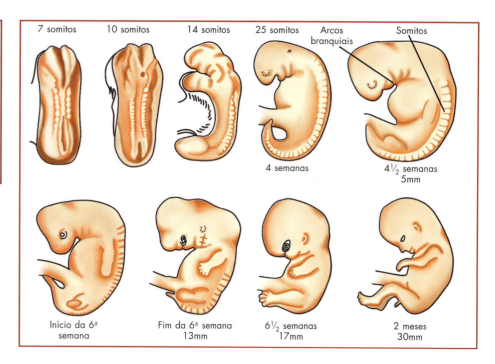

Figura 1.11 – Morfologia de embriões humanos da 4ª à 8ª semana de desenvolvimento.

quando o sistema esquelético se esboça em cartilagem, ocorre a transição do período embrionário para o período fetal. Entre 20 e 25 anos de idade, quando se ossificam completamente os discos cartilaginosos epifisários dos ossos longos, finda a adolescência e inicia-se a maturidade.

As articulações se desenvolvem concomitantemente às extremidades das peças esqueléticas, a partir do mesênquima local, que poderá se diferenciar com tecidos fibroso, cartilaginoso, sinovial e ósseo (Fig. 1.12).

A diferenciação e o condicionamento adequado das articulações móveis dependem da movimentação fetal no líquido do saco amniótico. Diminuição do líquido amniótico pode restringir os movimentos fetais e retardar o desenvolvimento das junções móveis.

DESENVOLVIMENTO DO SISTEMA MUSCULAR

A musculatura esquelética origina-se do mesênquima. Os miótomos, os folhetos parietais da mesoderme lateral e outras células mesenquimais podem diferenciar-se em músculos estriados esqueléticos. A musculatura derivada dos miótomos, no início, é segmentar. Desse arranjo metamérico original remanescem definitivamente apenas a musculatura intercostal e a associada às vértebras (Fig. 1.13). No final do 2º mês de desenvolvimento a musculatura já está suficientemente diferenciada para permitir a movimentação fetal.

Os miótomos alongam-se em direção ventral, formando três porções interligadas: epímero

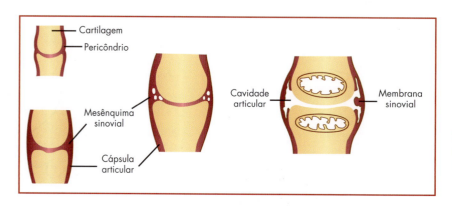

Figura 1.12 – Sequência esquemática da gênese de uma articulação sinovial.

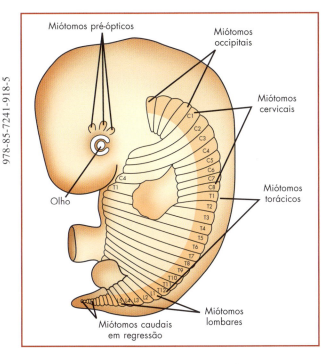

Figura 1.13 – Esquema de embrião de seis semanas com os miótomos representados.

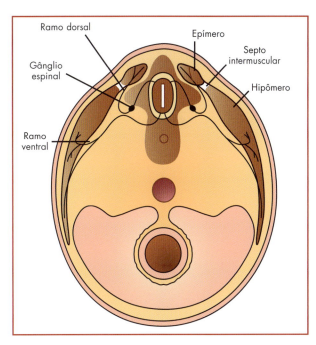

Figura 1.14 – Esquema de corte transversal de embrião de cinco semanas ilustrando a diferenciação inicial dos miótomos.

dorsal, septo intermuscular e hipômero lateroventral (Fig. 1.14).

O hipômero lamina-se em três camadas, as quais, no tórax, geram os músculos intercostais internos e externos e o transverso do tórax. No abdome originam-se os músculos oblíquos interno e externo e o transverso do abdome.

O músculo reto do abdome estrutura-se a partir de células mioblásticas que migram da margem ventral do hipômero (Fig. 1.15).

A musculatura dos membros é derivada do mesênquima da parede do corpo. À medida que os brotos dos membros crescem, fibras nervosas oriundas da medula espinal os invadem e induzem as células mesenquimais a se diferenciar em mioblastos. Essas células vão surgindo e se agrupando em duas grandes massas, uma dorsal e outra ventral, as quais, posterior e respectivamente, se subdividirão em musculaturas extensora e flexora (Fig. 1.16).

A musculatura da cabeça tem origem complexa, parte somítica (mesodérmica), parte de natureza branquial (neurectodérmica). As musculaturas extrínseca dos olhos e extrínseca da língua são originárias dos três pares de miótomos occipitais (ver Fig. 1.13). A musculatura lisa da íris, dilatadora e constritora, diferencia-se das células do cálice óptico. As musculaturas mímica, mastigatória, faríngea e laríngea são derivadas do ectomesênquima dos arcos branquiais.

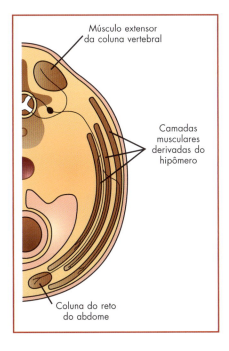

Figura 1.15 – Esquema de corte transversal de embrião de sete semanas representando a diferenciação posterior dos miótomos.

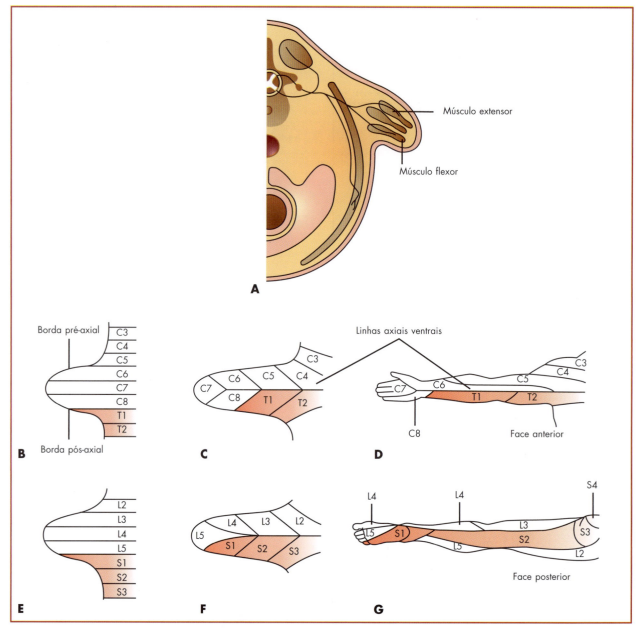

Figura 1.16 – (*A* a *G*) Esquemas ilustrando o padrão dos dermátomos nos membros durante a 5ª semana e a disposição no adulto.

Os miótomos agregados de células mesenquimais, derivados dos somitos, são seriados e simétricos, constituindo miomeria primordial, típica do período embrionário. Porém, com a transição para o período fetal, essas massas de células miogênicas podem sofrer alguns tipos de modificações para constituir a musculatura definitiva, a saber:

- *Fusão*: dois ou mais miótomos podem se unir para formar um músculo, como acontece com o músculo reto do abdome.

- *Mudança de direção*: a orientação das fibrocélulas musculares originalmente é paralela ao eixo maior do corpo. Porém, os mioblastos podem se reposicionar diagonalmente para formar, por exemplo, a musculatura oblíqua abdominal.

- *Divisão*: miótomos podem sofrer divisão tanto no plano transversal, quanto no longitudinal, como ocorre, respectivamente, com a musculatura intercostal e o músculo trapézio.

- *Migração*: células mioblásticas podem deslocar-se de seus locais de origem, indo diferenciar-se em miócitos em outro local. O músculo diafragma origina-se no nível cervical e migra, provocando a inervação frênica.
- *Transformação*: células miotômicas podem não se diferenciar em mioblásticas, mas sim em fibroblásticas, que constituirão fáscias, aponeuroses e ligamentos.

A musculatura lisa e a estriada cardíaca também são de natureza mesenquimal. As células mioepiteliais associadas às glândulas exócrinas e a musculatura lisa da íris são consideradas de origem neurectodérmica.

QUESTÕES

1. Qual é a origem dos melanócitos?
2. Como é chamada a pilosidade definitiva?
3. O que é muda? Quando ocorre seu início?
4. O que é o verniz caseoso?
5. Qual é a origem das células adiposas?

LEITURA COMPLEMENTAR

DREWS, U. *Color Atlas of Embryology*. New York: Thieme, 1995.
FITZGERALD, M. J. T. *Embriologia Humana*. 1. ed. São Paulo: Harper & Row, 1980.
LANGMAN, J. *Embriologia Médica*. 3. ed. São Paulo: Atheneu, 1982.
LARSEN, W. J. *Human Embryology*. New York: Churchill Livingstone, 1993.
MOORE, K. L.; PERSAUD, T. V. N. *Embriologia Clínica*. 5. ed. Rio de Janeiro: Guanabara-Koogan, 1994.

Capítulo 2

Pele e seus Anexos

Anna Maria de Souza Toledo Farias

SUMÁRIO

Todos os organismos possuem um envoltório, que serve para protegê-los, delimitando sua forma e controlando a entrada e a saída de várias substâncias. As funções da pele incluem proteção contra agressões físicas, químicas e biológicas; proteção contra radiação danosa ultravioleta (UV) dos raios do sol; formação da vitamina D; termorregulação e perda de água; secreção de ferormônios; percepção e sensibilidade; e defesa imunológica. As células da epiderme incluem: *melanócitos* – originados de células das cristas neurais, sintetizam a *melanina*, um pigmento marrom-escuro que protege a pele da ação dos raios UV do sol; *células de Langerhans* – células ramificadas, com citoplasma claro, núcleo de perfil irregular e muitas organelas citoplasmáticas, que possuem grânulos semelhantes a bastonetes e não apresentam desmossomos ou outras estruturas de adesão; *células de Merkel* – células epiteliais modificadas e localizadas na camada basal, apresentando ramificações e desmossomos.

HOT TOPICS

- Epiderme: camada contínua que se estende por toda a superfície do corpo, com 0,1mm de espessura média, definida como um epitélio estratificado pavimentoso com queratina, que cresce continuamente de dentro para fora.
- Tecido conectivo: constitui a *derme*, na qual distinguimos duas camadas, uma logo abaixo do epitélio e outra mais profunda contínua à *hipoderme*, camada que não é considerada como parte da pele e em que a gordura é acumulada.
- Queratinização: o citoplasma das células da camada granulosa contém organelas relacionadas com a síntese de proteínas, grânulos lamelares, filamentos e grânulos de queratoialina e lisossomos.
- A síntese da melanina ocorre no interior dos melanócitos graças à ação da *tirosinase*. A tirosinase é uma enzima que contém cobre, sintetizada no retículo endoplasmático rugoso e no aparelho de Golgi, ficando armazenada em vesículas no citoplasma dos melanócitos.

ESTRUTURA DA PELE HUMANA: CONSTITUIÇÃO BÁSICA

Quatro Tecidos: Epitelial, Conectivo, Muscular e Nervoso

A *pele*, estruturalmente, é uma combinação dos quatro tecidos fundamentais, em proporções adequadas, associada a outras estruturas denominadas *anexos da pele*, que são diferenciações dos tecidos constituintes da pele:

- *Tecido epitelial*: recebe o nome de *epiderme*, camada contínua que se estende por toda a superfície do corpo, com 0,1mm de espessura média, definida como um epitélio estratificado pavimentoso com queratina, que cresce continuamente de dentro para fora. Durante o ciclo de crescimento, as células morrem por se impregnarem de *queratina*, um tipo de proteína que torna a pele resistente, mas flexível. Existe um equilíbrio entre as células que morrem e as que são produzidas.
- *Tecido conectivo*: constitui a *derme*, em que distinguimos duas camadas, uma logo abaixo do epitélio e outra mais profunda contínua à *hipoderme*, camada que não é considerada como parte da pele e em que a gordura é acumulada. Constitui o tecido adiposo subcutâneo e fica entre a derme e a fáscia geral do organismo.
- *Tecido muscular*: a pele e a hipoderme repousam sobre camadas de músculo estriado esquelético que, por sua vez, se ligam aos ossos. Na derme encontramos, também, músculo liso associado ao pelo: músculo eretor do pelo.
- *Tecido nervoso*: na pele encontramos desde terminações nervosas livres (dor, calor, pressão), até estruturas especializadas, como os corpúsculos de Meissner e Paccini, que são receptores de tato e de pressão.

Funções da Pele

Proteção contra agressões físicas, químicas e biológicas: a queratina desempenha um papel fundamental neste caso. A camada córnea funciona também como uma barreira contra poluentes químicos do ar, contra a invasão de microrganismos e contra as radiações eletromagnéticas.

Proteção contra radiação danosa ultravioleta dos raios do sol: graças à melanina, cuja síntese será descrita posteriormente.

Formação da vitamina D: por ação dos raios ultravioleta (UV) do sol.

Termorregulação e perda de água: variando as condições externas de temperatura e umidade, nosso meio interno é mantido equilibrado graças a mecanismos de controle, como a produção de *suor*, uma solução hipotônica derivada do plasma, em cuja composição encontramos água, sódio, potássio, cloretos, ureia, ácido úrico e amônia. Quando a temperatura externa aumenta, as glândulas sudoríparas secretam maior quantidade de suor, que se evapora na superfície do corpo fazendo diminuir a temperatura da pele; ao mesmo tempo, como os vasos sanguíneos da derme estão dilatados, o sangue circulante é resfriado. A quantidade de tecido adiposo subcutâneo também é importante, pois a gordura age como isolante. No feto e no recém-nascido humano existe um tecido adiposo especial, chamado de multilocular, que ajuda o bebê a manter a temperatura corporal.

Secreção de ferormônios: em certas áreas do corpo, como nas axilas, na região perianal, no púbis e na aréola mamária, existem glândulas sudoríparas modificadas (do tipo apócrinas) e ligadas a pelos. Essas glândulas produzem ferormônios, substâncias odoríferas que funcionam como um sistema químico de sinalização, podendo ser responsáveis por comportamentos de agressividade e ansiedade em ambientes onde se aglomeram muitas pessoas. Bactérias da superfície do corpo podem entrar em contato com a secreção das glândulas apócrinas, cuja degradação produz mau odor.

Percepção e sensibilidade: a pele recebe informações do meio ambiente através de vários tipos de terminações nervosas especializadas, localizadas por toda a sua superfície.

Defesa imunológica: os linfócitos da derme e as células de Langerhans (células apresentadoras de antígenos) constituem uma barreira imunológica e tomam parte nos mecanismos das alergias cutâneas.

A estrutura da pele varia conforme a região do corpo (Fig. 2.1). As estruturas classicamente descritas para a *epiderme* são encontradas na *pele espessa* da palma das mãos, da planta dos pés e das polpas digitais.

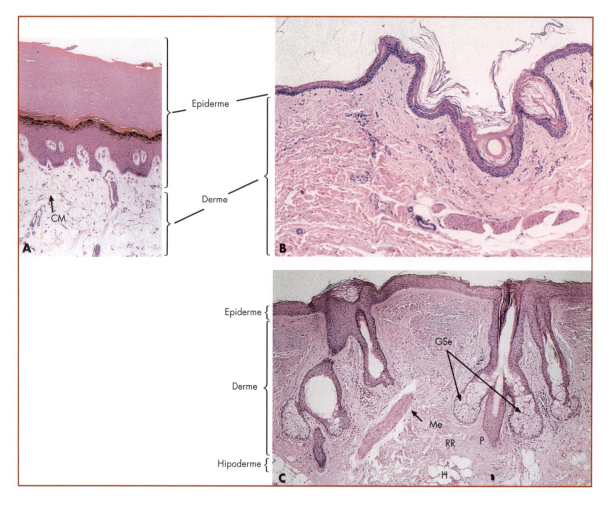

Figura 2.1 – Comparação entre os três tipos de pele. (*A*) Pele espessa. Corte longitudinal (100×). (*B*) Pele fina. Corte longitudinal (40×). (*C*) Couro cabeludo. Corte longitudinal (40×). CM = corpúsculo de Meissner na papila dérmica; GSe = glândulas sebáceas; H = hipoderme; Me = músculo eretor do pelo; P = pelos; RR = derme reticular.

EPIDERME

Epitélio estratificado pavimentoso, queratinizado (com maior ou menor quantidade de queratina), formando uma camada contínua que se estende por toda a superfície do corpo.

Na *pele espessa*, da camada mais interna para a superfície, temos (Fig. 2.2; ver Fig. 2.1, *A*):

- *Camada basal ou estrato germinativo*: constitui-se de uma camada de células cúbicas, com núcleos grandes, pouco citoplasma, intensa atividade mitótica, responsável pelo crescimento contínuo da epiderme, permitindo sua renovação a cada 20 a 30 dias, dependendo da região do corpo. As células da camada basal também possuem retículo endoplasmático, aparelho de Golgi, ribossomos, muitos tonofilamentos (filamentos de 10nm) e vesículas de pinocitose. As membranas das células basais que se apoiam na derme apresentam hemidesmossomos que contribuem para a aderência entre o epitélio e o tecido conectivo subjacente.

- *Camada espinhosa*: formada por vários estratos de células poliédricas, que vão se achatando à medida que se aproximam da superfície. Recebe o nome de camada espinhosa porque, vista ao microscópio óptico, as células parecem estar conectadas umas às outras por estruturas semelhantes a "espinhos", que formam pontes entre as células. Ao microscópio eletrônico, porém, fica evidente que os espinhos são formados por feixes de tonofilamentos, as tonofibrilas, que se inserem em desmossomos, estruturas responsáveis pela coesão entre células. As tonofibrilas não atravessam duas células adjacentes, mas reforçam esta coesão, sendo muito importantes nos mecanismos de proteção ao atrito. As células da camada espinhosas contêm grânulos lamelares, de perfis ovoides e recobertos por membrana, contendo no seu interior lamelas de fosfolipídeos e enzimas hidrolíticas. Esses grânulos se fundem com a membrana plasmática e as lamelas são liberadas para os espaços intercelulares, formando uma camada extra de proteção contra a perda de água e de outras moléculas.

- *Camada granulosa*: caracteriza-se por apresentar células achatadas com grânulos arredondados de queratoialina. Essas células possuem poucos lisossomos e filamentos de tonofibrilas, as quais podem ser vistas ao redor ou mesmo aderidas aos grânulos. O processo de diferenciação da queratina será descrito separadamente.
- *Camada lúcida*: muito fina e transparente, visível somente na pele espessa. Na literatura quase não encontramos informações a respeito dessa camada: apresenta eosinofilia, tonofibrilas e material amorfo. Suas células são desprovidas de núcleos ou organelas, já digeridos por lisossomos. Sua translucidez é atribuída à presença de uma citoqueratina – eleidina. Algumas áreas de pele modificada, como a área vermelha dos lábios, a aréola dos mamilos, a glande do pênis e os pequenos lábios, são ricas em eleidina, responsável pela translucidez dessas regiões.
- *Camada córnea*: constituída por células mortas, impregnadas de filamentos envolvidos por uma matriz amorfa e de grânulos grosseiros de queratina; é a camada mais resistente a mudanças de pH do meio ambiente. Sofre descamação das células superficiais, que são perdidas para o meio ambiente. Os desmossomos ainda são conservados e a membranas dessas células é reforçada pelo depósito de material lamelar, sintetizado nas células da camada granulosa. Ao microscópio de polarização, a camada córnea mostra birrefringência, indicando que a queratina se dispõe numa estrutura molecularmente ordenada. Nas regiões de grande atrito, pode atingir até 1,5mm de espessura.

Queratinização

O citoplasma das células da camada granulosa contém organelas relacionadas com a síntese de proteínas, grânulos lamelares, filamentos e grâ-

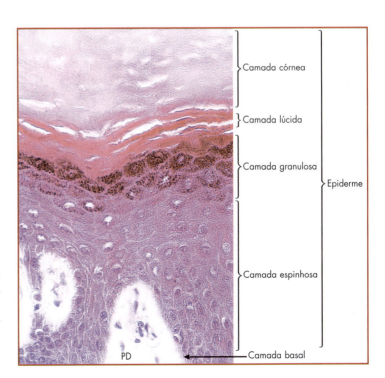

Figura 2.2 – Pele espessa. Corte longitudinal (400×). Nesta figura é possível distinguir as diferentes camadas da epiderme da pele espessa, conforme descritas no texto. PD = papila dérmica com vasos.

nulos de queratoialina e lisossomos. Os grânulos de queratoialina, característicos dessa camada, não são envolvidos por membrana e variam de tamanho e de forma. Juntamente com os filamentos, são sintetizados pelos ribossomos. Existem cerca de 30 tipos diferentes de citoqueratinas, quimicamente identificadas pela sua composição molecular e propriedades imunológicas, que constituem os tonofilamentos dos epitélios. Durante o processo de queratinização, esses grânulos são formados em grande número, sendo visualizados ao microscópio eletrônico como massas de uma substância amorfa, à qual se aderem filamentos, que podem até atravessá-los. À medida que as células se enchem de grânulos de queratoialina, os grânulos lamelares são liberados no espaço intercelular, graças a modificações da estrutura da membrana plasmática. Subsequentemente, as organelas envolvidas na síntese de proteína são degradadas por enzimas específicas. No final do processo, as células da camada granulosa são constituídas por filamentos e massas de queratoialina mergulhados numa substância amorfa, envolvidas por uma membrana celular espessada. Nessa etapa, passam a formar a camada córnea. As queratinas são insolúveis e estáveis graças à presença de enxofre nas suas moléculas. Esse enxofre se apresenta inicialmente sob a forma de radicais sulfidrila (S-H) que se transformam em dissulfetos (S-S), formando ligações covalentes entre as cadeias polipeptídicas. A associação de uma proteína fibrosa com uma amorfa confere flexibilidade, elasticidade e estabilidade estrutural às células da camada córnea. Toda a camada córnea funciona como uma barreira impermeável à passagem de material através da pele, nos dois sentidos. A perda de fluidos corporais ou de água é impedida pelos depósitos de fosfolipídeos dos grânulos lamelares, que permanecem entre as células da camada córnea.

A superfície da epiderme é entrecortada por sulcos delgados, muitas vezes invisíveis a olho nu, formando longas e estreitas cristas. Esses sulcos, dependendo da idade, da espessura da pele e da camada adiposa, podem se acentuar e formar rugas visíveis. Porém, as marcas mais evidentes se encontram nas palmas das mãos, nas plantas dos pés e nas polpas digitais. Nestas últimas, as cristas se dispõem em linhas curvas, distribuídas num padrão único de detalhes, as *impressões digitais*, as quais propiciaram a criação de um sistema de identificação pessoal.

CÉLULAS ASSOCIADAS À EPIDERME

Melanócitos

Originados de células das cristas neurais, sintetizam a *melanina*, um pigmento marrom-escuro que protege a pele da ação dos raios UV do sol. São encontrados nas camadas basal e espinhosa, ou abaixo da camada basal. Possuem um corpo celular globoso de onde se originam prolongamentos que se dirigem à superfície da epiderme, penetrando por entre as células da basal e da espinhosa. Esses prolongamentos têm a capacidade de transferir a melanina para o interior das células epiteliais, em que o pigmento se acumula na região supranuclear. Os grânulos de melanina, assim depositados, formam uma barreira de proteção contra a ação danosa dos raios UV sobre o ácido desoxirribonucleico (DNA, *deoxyribonucleic acid*) do núcleo (Fig. 2.3).

A síntese da melanina ocorre no interior dos melanócitos graças à ação da *tirosinase*. A tirosinase é uma enzima que contém cobre, sintetizada no retículo endoplasmático rugoso e no aparelho de Golgi, ficando armazenada em vesículas no citoplasma dos melanócitos. Essas vesículas são chamadas de *pré-melanossomos*; dentro delas se inicia a síntese de melanina, quando a tirosinase transforma a tirosina em dopa (3,4-di-hidroxifenilalanina) e, em seguida, dopa em dopaquinona, que é posteriormente convertida em *melanina*. A melanina começa a se acumular no interior dos pré-melanossomos, que se transformam em *melanossomos*. Durante certo tempo, dentro do melanossomo pode haver, concomitantemente, tirosinase e melanina. Em seguida, cessa a atividade da tirosinase e, em consequência, a síntese da melanina, por acúmulo de melanina dentro do melanossomo. Nesse estágio, o melanossomo se transforma em *grânulo de melanina*. Esses grânulos migram pelos prolon-

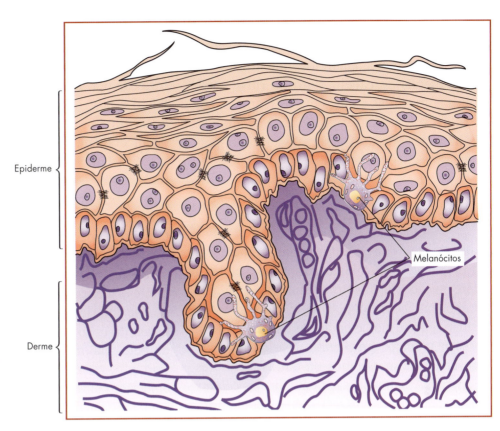

Figura 2.3 – Melanócitos e sua localização na camada basal da epiderme.

gamentos dos melanócitos e são transferidos para as células epiteliais. Calcula-se que cada melanócito faça contato com 36 células da camada granulosa, às quais transfere seus melanossomos. A melanina dispersa a luz, absorve UV e serve de depósito de radicais livres formados pela interação da energia radiante com os componentes celulares (Fig. 2.4).

A radiação UV do sol pode ativar os melanócitos, promovendo o bronzeamento inicial da pele. A exposição crônica aos raios solares pode causar danos permanentes, até câncer. Hormônios podem, também, estimular a produção de pigmentos, como a hiperpigmentação que ocorre durante a gravidez. Porém, o UV converte o 7-di-hidrocolesterol da pele em vitamina D, essencial para a absorção do cálcio no intestino delgado e sua consequente mobilização para os ossos.

A cor da pele depende de vários fatores, sendo a melanina um dos principais. Os melanossomos dos indivíduos de pele branca são menores, contêm menos melanina e ficam agrupados no centro do melanócito. Os indivíduos de pele escura possuem melanossomos maiores, com mais

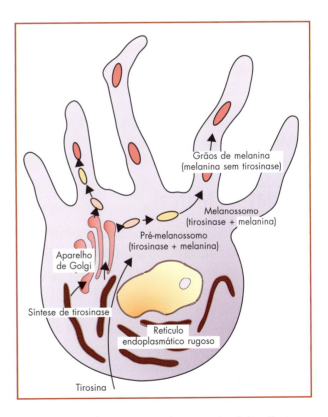

Figura 2.4 – Ultraestrutura de um melanócito, ilustrando a síntese de melanina. Reproduzido com permissão dos Profs. Drs. José Carneiro da Silva Filho e Luiz Carlos Junqueira. *Histologia Básica*. 9ª ed., Rio de Janeiro, Guanabara-Koogan, 1999.

melanina, dispersos por todo o melanócito. Indivíduos cujos melanócitos produzem *eumelanina* são brancos, amarelos, mulatos ou negros. Pessoas de cabelo claro ou ruivo, pele branca com sardas e olhos claros têm melanócitos que produzem *feomelanina*. Nos albinos, não há síntese de tirosinase, não havendo, portanto, síntese de melanina.

Células de Langerhans

Mais frequentes na camada espinhosa, aparecem em preparações histológicas especiais, como a impregnação por cloreto de ouro. São células ramificadas, com citoplasma claro, núcleo de perfil irregular e muitas organelas citoplasmáticas. Possuem grânulos semelhantes a bastonetes e não apresentam desmossomos ou outras estruturas de adesão. Atualmente são denominadas *células apresentadoras de antígenos*, pois possuem receptores para imunoglobulinas, podendo acumular antígenos na sua superfície e passá-los aos linfócitos T, participando das reações de hipersensibilidade a antígenos por contato cutâneo. Têm origem mesodérmica, derivadas de células da medula óssea. Constituem a primeira linha de defesa imunológica contra substâncias nocivas à pele. Juntamente com os linfócitos da epiderme, reforçam essa barreira imunológica.

Células de Merkel

São células epiteliais modificadas e localizadas na camada basal, apresentando ramificações e desmossomos. Parecem estar associadas a pequenos nervos cutâneos, cujas terminações nervosas em forma de disco podem ser vistas em contato com a base das células. A maioria dos autores as considera mecanorreceptores.

Pele delgada. Neste tipo de pele encontramos a camada basal, a camada granulosa muito reduzida, sem camada lúcida e estrato córneo muito delgado (ver Fig. 2.1, *B*).

Couro cabeludo. Constituído por pele delgada com muitos pelos em vários estágios de desenvolvimento (ver Fig. 2.1, *C*).

Região de contato epiderme-derme. Na superfície de contato, encontramos uma estrutura característica dessa região, a *lâmina basal*, formada por colágeno, laminina (uma glicoproteína) e proteoglicanos. A lâmina basal se fixa ao tecido conectivo da derme por meio de fibrilas de ancoragem, que reforçam esta adesão. Além disso, a lâmina basal controla a passagem de moléculas na junção epiderme-derme, pois a nutrição da epiderme se dá por difusão de nutrientes a partir dos vasos sanguíneos da derme. O limite epiderme-derme é muito irregular. Nos preparados histológicos, essa irregularidade se apresenta como uma linha sinuosa constituída por muitas saliências da derme, as *papilas dérmicas*, que se imbricam em depressões da epiderme. Quanto maior o atrito e/ou a pressão em uma região da pele, maior o número de papilas dérmicas. Portanto, essa disposição auxilia a coesão da epiderme com a derme. Nas papilas encontramos capilares sanguíneos e linfáticos, corpúsculos de Meissner e fibras elásticas (ver Figs. 2.1, *A* e 2.2).

DERME

Constituída por tecido conectivo não modelado, com muitas fibras colágenas e elásticas, linfócitos, fibroblastos e macrófagos mergulhados numa substância fundamental amorfa, constituída por mucopolissacarídeos (glicosaminoglicanos) cuja espessura varia conforme a região considerada. Na derme podemos distinguir duas regiões, embora de limites imprecisos (Fig. 2.5; ver Fig. 2.1):

- *Região papilar*: é a camada mais superficial, que fica logo abaixo da epiderme, contínua às papilas dérmicas. É constituída por tecido conectivo frouxo, com fibras elásticas e fibrilas de colágeno que ajudam a prender a derme na epiderme. Cada papila tem uma alça capilar sanguínea, com um ramo arterial ascendente, proveniente do plexo arterial intradérmico. Os ramos venosos descendentes dessas alças também formam um plexo venoso no limite intradérmico. Os capilares linfáticos se apresen-

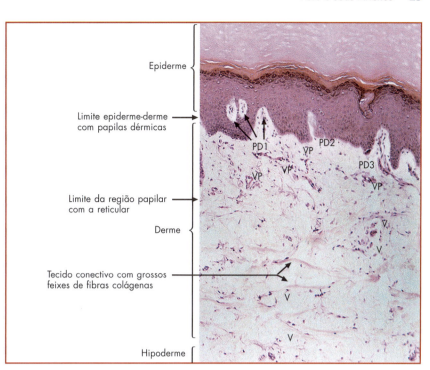

Figura 2.5 – Pele espessa. Epiderme, derme e hipoderme. Corte longitudinal (100×). Nesta figura é possível acompanhar, em sequência, as três camadas da pele: epiderme, derme papilar, derme reticular e a hipoderme com tecido adiposo. No limite da região papilar com a reticular existem muitos vasos de pequeno calibre, identificados por VP. PD1 = papilas dérmicas; PD2 = papila dérmica, provavelmente com uma estrutura no seu interior, possivelmente um vaso; PD3 = papila dérmica com um vaso e células da parede de um duto de uma glândula sudorípara; V = vasos de vários calibres.

tam como túbulos em fundo de saco, que, partindo das papilas, se dirigem a um plexo entre as camadas papilar e reticular.

- *Região reticular*: é a camada mais profunda, de tecido conectivo denso com grossos feixes de fibras colágenas, fibras elásticas e reticulares, vasos sanguíneos e linfáticos, corpúsculos de Pacini, nervos, folículos pilosos e glândulas sudoríparas e sebáceas.

Além dos plexos sanguíneos e linfáticos, encontramos na derme anastomoses arteriovenosas, chamadas glomos, que ajudam a regular o fluxo de sangue local, sendo importantes no controle da temperatura e na conservação do calor.

No limite da derme com a hipoderme existem plexos venosos, arteriais e linfáticos.

Portanto, são três os plexos vasculares da derme: papilar; entre as regiões papilar e reticular; e no limite derme-hipoderme.

HIPODERME

Constituída por tecido conectivo frouxo. Não faz parte da pele, mas serve de apoio, permitindo a mobilidade da pele em relação aos órgãos subjacentes. Sua espessura varia, pois nela pode se acumular maior ou menor quantidade de gordura, dependendo da região e do estado de nutrição do indivíduo. Esse tecido adiposo constitui o *panículo adiposo*, que age como isolante térmico protetor contra o frio e amortecedor, especialmente nas palmas das mãos e plantas dos pés. O acúmulo de gordura é diferente nos dois sexos, contribuindo para a modelagem do corpo (dimorfismo sexual).

Vasos sanguíneos. A pele tem um suprimento sanguíneo considerado maior do que o necessário para suas atividades metabólicas. Porém, variações no fluxo de sangue permitem controlar a temperatura corporal e a pressão sanguínea. A cor rósea dos lábios, das bochechas e das unhas é decorrente dos capilares superficiais destas regiões. Medo e frio podem causar contração dos músculos lisos das arteríolas, por liberação de adrenalina e consequente diminuição do fluxo de sangue. A pessoa, nesse caso, fica pálida. Álcool, drogas e estímulos emocionais, ao contrário, causam vasodilatação.

Nervos. A pele é ricamente inervada e nela encontramos estruturas nervosas especializadas em receber informações do ambiente e transmiti-las ao sistema nervoso central: são denominadas *receptores*. Os receptores são constituídos por terminações nervosas livres ou encapsuladas,

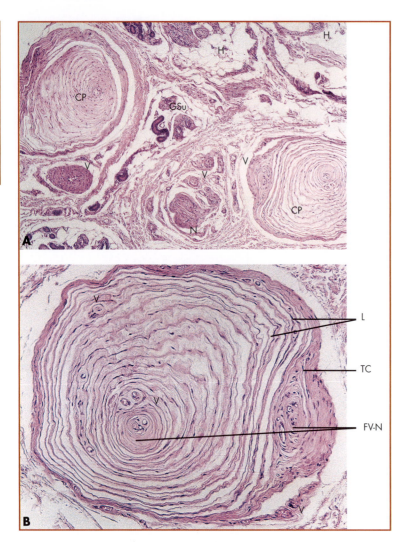

Figura 2.6 – Corpúsculos de Vater-Pacini. (*A*) Hipoderme com células adiposas e várias estruturas. Corte transversal (40×). (*B*) Detalhes de um corpúsculo de Vater-Pacini. Corte transversal (100×). As fibras nervosas são muito finas e apenas com coloração especial podem ser identificadas. Acompanham o trajeto dos vasos. É possível distinguir os núcleos dos fibroblastos das lamelas. Externamente, o corpúsculo tem um revestimento de tecido conectivo (TC) bem espesso. CP = corpúsculo de Vater-Pacini; FV-N = feixes vasculonervosos; GSu = glândulas sudoríparas; H = hipoderme; L = lamelas concêntricas de tecido conectivo entre as quais existe líquido; N = fibra nervosa, identificada pelas túnicas conjuntivas; V = vasos de vários calibres.

de neurônios sensoriais periféricos, distribuídas por todas as camadas da pele. Na epiderme existem *terminações nervosas livres*, responsáveis pela sensação de dor, frio e calor. Na palma da mão e planta dos pés, existe um grande número de receptores para tato e pressão denominados, respectivamente, *corpúsculos de Meissner* e *corpúsculos de Vater-Pacini*. Os de Meissner, encontrados nas papilas dérmicas, são estruturas alongadas, em forma de fuso ou de cilindro, formadas por uma ou mais terminações nervosas envolvidas por várias camadas de tecido conectivo. A porção terminal das terminações nervosas não tem mielina. Os corpúsculos de Vater-Pacini localizam-se na hipoderme ou no limite derme-hipoderme; são constituídos por uma terminação nervosa envolta por lamelas concêntricas de tecido conectivo, entre as quais existe líquido. Em cortes histológicos, esse corpúsculo adquire o formato de uma cebola. Além desses, encontramos outros receptores encapsulados, os corpúsculos de Krause e Ruffini, também relacionados com tato e pressão. Possuem a mesma estrutura histológica básica dos anteriores, diferindo na forma e na localização (Fig. 2.6). Os folículos pilosos da derme, as glândulas sudoríparas e o músculo eretor do pelo são, também, inervados por terminações nervosas livres.

ANEXOS DA PELE

Pelos

São estruturas alongadas e queratinizadas, encontradas em quase toda a superfície do corpo, com exceção de lábios, glande, região urogenital (face interna dos grandes lábios e nos pequenos lábios), palmas das mãos e plantas dos pés. Existem dois tipos de pelos: os *velos*, pelos curtos, não pigmentados e muito finos, distribuídos por toda a superfície do corpo; e os *pelos terminais* longos, grossos e pigmentados, encontrados em regiões específicas como púbis, face, axila, pálpebras, couro cabeludo, braços e pernas. No homem, por ocasião da puberdade e sob a ação de hormônios sexuais, começam a se desenvolver pelos faciais espessos e pigmentados da barba, bigode, abdome, coxas, peito e nádegas. Pelos pubianos e axilares, que também se desenvolvem na mesma ocasião, existem em ambos os sexos. Os pelos apresentam ciclos de crescimento que variam muito, dependendo da região considerada. No couro cabeludo, por exemplo, os pelos crescem durante anos para, em seguida, entrarem numa fase de repouso que dura apenas alguns meses.

Os pelos são formados a partir de uma invaginação da epiderme, o *folículo piloso*, que se aprofunda na derme. Num pelo em crescimento, o folículo piloso apresenta dilatação na sua extremidade terminal, o *bulbo piloso*, em cujo centro existe uma papila dérmica, na qual se encontram capilares sanguíneos que vão nutrir o bulbo. As células epiteliais que recobrem a papila formam *a raiz do pelo*. As células do centro da raiz dão origem a células grandes, queratinizadas e com vacúolos, que vão formar a *medula do pelo*. As células laterais da raiz formam o *córtex do pelo* constituído por células queratinizadas e compactadas. As células mais periféricas da raiz formam a *cutícula do pelo*, cujas células queratinizadas se dispõem como escamas ao redor do córtex. A cutícula mantém as células coesas e ancora o pelo dentro do folículo. As células mais periféricas do bulbo piloso formam duas bainhas epiteliais. A bainha interna persiste até a região em que o duto das glândulas sebáceas desemboca no folículo. A bainha externa é contínua ao epitélio.

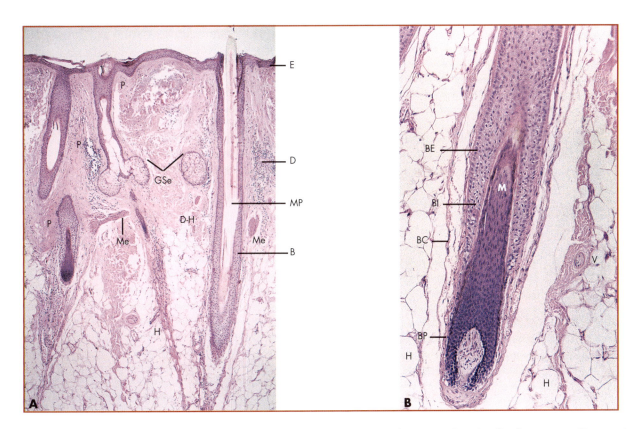

Figura 2.7 – Couro cabeludo. (*A*) Pelos e glândulas sebáceas associadas. Corte longitudinal. Hematoxilina-eosina (HE) (40×). À direita, percebe-se a porção livre do pelo. (*B*) Papila do pelo. Corte longitudinal. HE (100×). B = bainhas do pelo; BC = bainha conectiva do folículo; BE = bainha externa; BI = bainha interna; BP = bulbo piloso com a papila dérmica central; D = derme; D-H = limite derme-hipoderme; E = epiderme; GSe = glândulas sebáceas; H = hipoderme com células adiposas; M = medula; Me = músculo eretor do pelo; MP = medula do pelo; P = pelos; V = vaso (arteríola).

Ambas ficam envolvidas por tecido conectivo da derme, porém, entre a bainha externa e o tecido conectivo adjacente encontramos uma estrutura denominada *membrana vítrea*, a qual, provavelmente, é uma lâmina basal muito desenvolvida. Esse tecido conectivo que envolve a bainha externa é muito espesso e constitui a *bainha conectiva do folículo piloso*. Os feixes musculares do músculo eretor do pelo se inserem nas papilas dérmicas, numa das extremidades, e na bainha conectiva na outra. Quando o músculo se contrai, desloca o folículo e o pelo para uma posição mais perpendicular à superfície da pele (Fig. 2.7; ver Fig. 2.1, *C*).

No homem a ereção do pelo é pouco importante, mas nos animais pode ter inúmeros propósitos, como, por exemplo, mostrar agressividade.

Os pelos são pigmentados devido à presença de melanócitos, que se localizam entre as células epiteliais da raiz do pelo e produzem melanina, como ocorre na epiderme. Com a idade, os melanócitos dos folículos podem ser danificados e morrer, ou parar de produzir melanina, aparecendo, então, os pelos brancos.

A queratina do pelo é diferente da queratina da epiderme. As células queratinizadas formam uma massa compacta, córnea e muito dura, que não se descama. No pelo em repouso, não encontramos o bulbo piloso com sua respectiva papila dérmica central. Os folículos pilosos são envolvidos por uma rica rede de terminações nervosas livres. A porção livre do pelo que sai da epiderme é constituída por medula, córtex e cutícula.

Funções do Pelo

Os pelos que cobrem o corpo dos animais ajudam a protegê-los do calor do sol ou do frio. Entre os pelos formam-se bolsas de ar que são particularmente úteis nos climas frios. O homem possui pelos longos apenas na cabeça e estes são ornamentais. Os cílios protegem os olhos; as sobrancelhas, também, principalmente do suor que corre pela testa; os pelos das narinas filtram o ar e impedem que partículas grosseiras de pó entrem nas vias respiratórias superiores. Outros pelos têm papel nitidamente ornamental ou de atração sexual.

Glândulas Sebáceas

A pele é recoberta por uma camada muito fina de uma substância oleosa, o *sebo*, secretado pelas glândulas sebáceas, as quais estão sempre associadas a um pelo, exceto em algumas regiões, como na borda dos lábios, nos mamilos e aréola mamária, face interna do prepúcio, glande e pequenos lábios. Não há glândulas sebáceas nas palmas das mãos e nas plantas dos pés. Essas glândulas se originam da bainha interna do pelo e vão se diferenciando à medida que o folículo piloso vai se formando. Podem existir várias glândulas por pelo. São do tipo holócrinas e secretam uma substância composta de ácidos graxos, lipídeos e colesterol. Formam alvéolos que desembocam num duto curto e único. Na base dos alvéolos existe uma camada de células germinativas que estão sempre se dividindo e dando origem às outras células alveolares. Estas acumulam lipídeos no seu interior sob a forma de grandes gotas, que comprimem as organelas celulares remanescentes para a periferia da célula. Num dado momento, a célula se rompe e seus restos são expulsos juntamente com a secreção. Os dutos se abrem na parte superior do folículo piloso, eliminando o sebo para a superfície da pele (Fig. 2.8; ver Fig. 2.1, *C*). O sebo

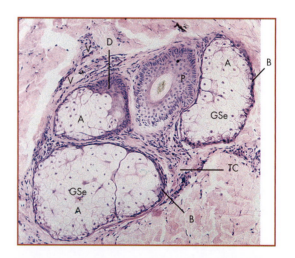

Figura 2.8 – Glândulas sebáceas associadas a um pelo. Corte transversal. Hematoxilina-eosina (HE) (100×). A = células alveolares dilatadas pelo acúmulo de lipídeos; B = células germinativas da camada basal; D = provável emergência do duto da glândula sebácea; GSe = glândulas sebáceas; P = pelo; TC = tecido conectivo revestindo o pelo e as glândulas, com vasos (V).

lubrifica o pelo dando brilho e flexibilidade aos cabelos que, quando secos, se tornam quebradiços. O orifício dilatado do canal folicular de um velo constitui um *poro*. Na puberdade, por ação dos hormônios andróginos circulantes, há um aumento na produção de sebo e os poros podem ficar entupidos. Bactérias da superfície da pele podem degradar esse sebo, dando origem à acne.

Glândulas Sudoríparas

Muito importantes por produzirem o suor, desempenham papel fundamental na regulação da temperatura corporal. As glândulas sudoríparas são tubulosas simples, cuja porção distal enovelada se localiza na derme e constitui a parte secretora da glândula, sendo formada por células

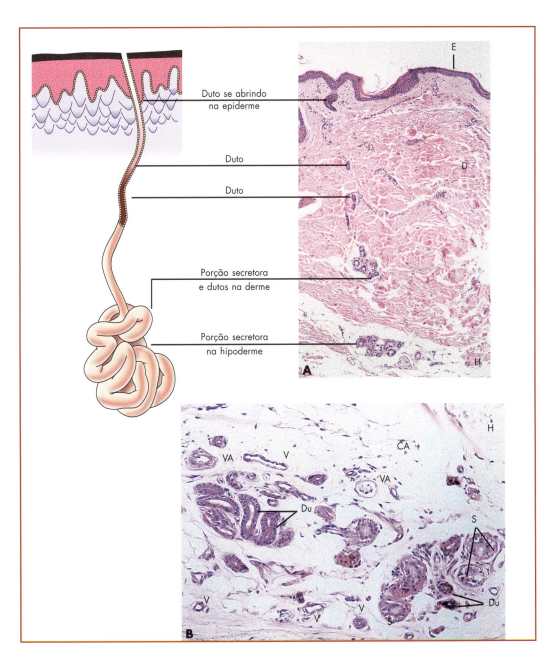

Figura 2.9 – Glândulas sudoríparas. (*A*) Pele fina. Corte longitudinal. Hematoxilina-eosina (HE) (40×). Trajeto da glândula da hipoderme até a epiderme; acompanhar pelo esquema. (*B*) Porção secretora da glândula sudorípara na hipoderme. Corte transversal. HE (100×). CA = células adiposas; D = derme; Du = dutos da glândula sudorípara; E = epiderme; H = hipoderme; S = porção secretora da glândula sudorípara; V = vasos de vários calibres; VA = arteríola. Reprodução com permissão dos Profs. Drs. José Carneiro da Silva Filho e Luiz Carlos Junqueira. *Histologia Básica*. 9ª ed., Rio de Janeiro, Guanabara-Koogan, 1999.

que transportam íons e água. São glândulas do tipo merócrinas ou écrinas. Não estão associadas a pelos e se distribuem por todo o corpo, com exceção de lábios, glande do pênis, superfície interna do prepúcio e pequenos lábios. Aparecem em grande quantidade nas palmas das mãos e plantas dos pés. Seus dutos longos e sinuosos, constituídos por duas camadas de células epiteliais, levam o suor até a superfície (Fig. 2.9). A quantidade de suor varia conforme região do corpo, idade e raça. Sob estímulo emocional, pode haver aumento da produção de suor nas mãos, pés, axilas e face. Outras condições patológicas, como febres, diabetes, obesidade e aumento da função tireoidiana, podem causar transpiração excessiva. As glândulas sudoríparas são circundadas por capilares e terminações nervosas livres.

Glândulas Sudoríparas Apócrinas

No homem, são encontradas nas axilas, na região perianal, no púbis e na aréola mamária. As glândulas de Moll das pálpebras e as glândulas ceruminosas do meato acústico externo também são consideradas sudoríparas apócrinas. Essas glândulas são maiores do que as sudoríparas merócrinas, formando estruturas secretoras tubulosas e ramificadas, que se abrem no folículo piloso por um duto curto e reto, acima do ponto de abertura das glândulas sebáceas. Desenvolvem-se na puberdade pela ação de hormônios sexuais e secretam um líquido leitoso que contém proteínas. Juntamente com a secreção, parte do citoplasma apical da célula é eliminada. A porção secretora está circundada por células mioepiteliais. Na mulher, a secreção varia conforme

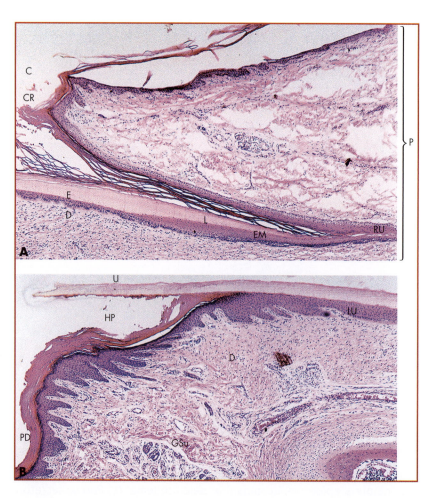

Figura 2.10 – Unha. (*A*) Eponíquio. Corte longitudinal. Hematoxilina-eosina (HE) (40×). (*B*) Hiponíquio. Corte transversal. HE (40×). C = cutícula; CR = camada córnea da cutícula; D = derme; EM = epitélio da matriz da unha; GSu = glândulas sudoríparas; HP = hiponíquio; L = lúnula; LU = leito ungueal; P = prega cutânea formando a cutícula; PD = polpa digital com pele espessa; RU = raiz da unha; U = margem livre da unha.

o ciclo menstrual. As substâncias presentes na secreção funcionam como atrativo sexual: são os ferormônios. As glândulas mamárias também são sudoríparas modificadas e apócrinas. Por sua importância e características especiais, não serão descritas neste capítulo.

As glândulas sudoríparas merócrinas respondem a estímulos colinérgicos (via sistema nervoso parassimpático) como calor e estresse agudo. As sudoríparas apócrinas respondem a estímulos adrenérgicos, como medo e dor, mas não ao calor.

Unhas ou Placas Ungueais

São placas córneas, muito duras, translúcidas, de formato aproximadamente retangular e ligeiramente curvo, localizadas na face dorsal das falanges distais dos dedos das mãos e dos pés. São circundadas por pregas cutâneas contínuas, que cobrem as margens laterais e distais da unha. Dessas pregas cresce uma lâmina estreita e córnea, a *cutícula* ou *epôniquio*, que ajuda a firmar a unha nas pregas circundantes (Fig. 2.10, *A*). Na base da unha aparece uma estrutura clara, em forma de semilua, a *lúnula*, que é uma região mais espessada e menos queratinizada do que o resto da unha. A porção posterior da unha fica protegida dentro da dobra de pele: é a *raiz da unha*. Sob a raiz existe um epitélio que constitui a *matriz da unha*. Esse epitélio e a derme subjacente formam o *leito ungueal*. As células da matriz sofrem diferenciação produzindo queratina, sendo responsáveis pelo crescimento da unha que, enquanto cresce, vai deslizando sobre o leito ungueal. Na extremidade anterior, sob a margem livre da unha, existe uma epiderme mais espessada, o *hipôniquio*, contínuo à base da unha (Fig. 2.10, *B*). As unhas dos polegares são as que mais crescem: 0,1mm por dia. Em geral, as unhas crescem mais rapidamente nos jovens e mais lentamente nas pessoas de idade. Há, também, variações sazonais: crescem mais no verão do que no inverno.

QUESTÕES

1. Quais são os tecidos que participam da constituição da pele?
2. Quais as funções da pele?
3. Quais as camadas da pele grossa?
4. Quais as camadas da derme?
5. Em qual camada se inicia o processo de queratinização e como evolui?
6. Quais as estruturas nervosas encontradas na pele e onde se localizam?
7. O que são e quais são os anexos da pele?
8. Qual a estrutura do pelo?
9. Como se constituem as unhas?

LEITURA COMPLEMENTAR

JUNQUEIRA, L. C.; CARNEIRO, J. *Histologia Básica*. 9. ed. São Paulo: Guanabara-Koogan, 1999. cap. 18, p. 303-314.

MONTAGNA, W. Human skin. In: *Carolina Biology Readers*. North Carolina: Carolina Biological Supply, v. 159, p. 1-15, 1986.

ROSS, M. H.; REITH, E. J.; ROMRELL, L. J. *Histologia, Texto e Atlas*. 2. ed. São Paulo: Panamericana, 1993. cap. 14, p. 347-376.

STRAUSS, J. S.; MATOLSKY, A. G. Skin. In: WEISS, L.; GREEP, R. O. *Histology*. 4. ed. New York: McGraw-Hill, 1977. cap. 16, p. 575-613.

Capítulo 3

Aspectos Moleculares da Pele

Leny Toma

SUMÁRIO

A pele é o maior órgão do sistema tegumentar, formado por múltiplas camadas de tecido epitelial, que protege músculos e órgãos adjacentes. Por causa da interface com as adjacências, a pele desempenha importante função de proteção contra patógenos, radiação ultravioleta (UV), variação de temperatura e desidratação e mediação de sensações por meio das terminações nervosas. É composta de três camadas principais: epiderme, derme e hipoderme. A epiderme é dividida em várias camadas e as células são formadas por mitose nas camadas mais profundas. Movem-se pelos diversos estratos – basal, espinhoso, granuloso e córneo –, mudando forma e composição, à medida que diferenciam e sintetizam queratina. Quando atingem o estrato córneo, são descamadas. Esse processo chama-se queratinização e ocorre em semanas. As camadas mais externas consistem em 25 a 30 camadas de células mortas. A derme localiza-se logo abaixo da epiderme e consiste em tecido conectivo, que amortece as forças de estresse e tensoras. É conectada estreitamente à epiderme pela membrana basal. Contém terminações nervosas que dão sensação de calor, tato e dor. Contém ainda folículos pilosos, glândulas sudoríparas e sebáceas e vasos sanguíneos e linfáticos. A hipoderme consiste basicamente em uma camada adiposa subcutânea.

HOT TOPICS

- A pele não é uma entidade estrutural única. Divide-se em epiderme, uma camada externa, e derme, uma camada externa e de origem mesenquimal.
- A epiderme contém duas zonas de células principais: o estrato germinativo, constituído principalmente de queratinócitos, e uma camada externa de células anucleadas, denominada estrato córneo.
- O estrato germinativo subdivide-se em três grupos celulares distintos que vão originar as camadas: basal, espinhosa e granular.
- A queratina é uma proteína insolúvel que faz parte do citoesqueleto celular presente em maior quantidade nas células mais superficiais da epiderme.
- O estrato basal é constituído por apenas uma camada de células cúbicas fixadas à lâmina basal. As células-tronco localizadas nesta camada serão responsáveis pela renovação da camada epidérmica.
- O estrato espinhoso forma a camada mais espessa da epiderme. A aparência espinhosa das células origina-se da presença dos desmossomos, responsáveis pela aderência das células epidermais.
- As células do estrato granuloso, por possuírem maior número de grânulos com conteúdo lipídico, vão formar uma barreira à prova d'água sobre a membrana plasmática.

- O estrato córneo forma uma barreira impermeável que evita a perda de fluidos corporais essenciais e protege a pele contra microrganismos.
- Além dos queratinócitos, a epiderme é formada por mais três tipos celulares que estão em menor quantidade e se localizam entre eles. Essas células são os melanócitos, as células de Langerhans e células de Merkel.
- Os melanócitos são células dendríticas produtoras do pigmento melanina, responsável pela coloração da pele.
- As células de Langerhans localizam-se principalmente no estrato espinhoso e possuem grânulos característicos denominados de Birbeck. Atuam na resposta imune, na apresentação de antígenos nos nódulos linfoides.
- As células de Merkel são abundantes nas pontas dos dedos e possuem contato com nervos sensoriais amielínicos, formando complexos que atuam como mecanorreceptores.
- A derme localiza-se abaixo da epiderme e consiste em uma matriz de tecido conectivo frouxo composto de colágeno e elastina.
- A epiderme e a derme são separadas por uma unidade anatomofuncional de membranas complexas e lamelas entrelaçadas que agem como um filtro para a transferência de materiais e células entre estas camadas.
- As principais funções da pele são: barreira contra perda de água e agentes nocivos, anteparo contra a radiação solar, termorregulação e função sensitiva.

INTRODUÇÃO

A pele, com suas estruturas acessórias, representa um órgão com funções variadas e importantes que incluem proteção contra lesão mecânica, regulação do conteúdo de água e temperatura do corpo, troca de metabólitos, entre outras. A pele não é entidade estrutural única, mas consiste em duas partes, epiderme e derme, intimamente unidas, diferindo em estrutura e origem.

A *epiderme* é externa e superficial em termos de localização, sendo essencialmente um epitélio celular; a *derme*, mais interna, é derivada mesenquimal e contém células do tecido conectivo e seus produtos biossintéticos. Ambas estão assentadas sobre tecido subcutâneo contendo lipídeo, o *panículo adiposo* ou hipoderme[1] (Fig. 3.1).

EPIDERME

A *epiderme* celular é estratificada e contém duas zonas de células principais: o *estrato germinativo*, região interna constituída de células viáveis, principalmente queratinócitos ($\approx$ 15 a 30µm), e uma camada externa de células anucleadas conhecida como *estrato córneo* ou *camada cornificada*. No *estrato germinativo* três tipos celulares são reconhecidos, constituindo as camadas *basal*, *espinhosa* e *granular* (Fig. 3.2), cada uma representando estágios progressivos de diferenciação e queratinização das células epidermais[1].

A epiderme é derivada da divisão mitótica das células basais que se assentam sobre a *membrana basal* (*lâmina basal*) com as células-filhas se movendo para a superfície, na qual se tornam poliédricas à medida que sintetizam quantidades crescentes de proteína insolúvel intracelularmente, a queratina (K). Assim que evoluem ao estrato córneo, as células tornam-se mais estreitas e empacotadas, até se desprenderem da superfície da pele.

A queratina pertence à família de proteínas que faz parte do citoesqueleto das células, conhecida como filamento intermediário. Aproximadamente 30 queratinas de dois diferentes tipos são coexpressas como pares nas células, nos vários estágios de diferenciação e desenvolvimento (Tabela 3.1). Essas proteínas se associam inicialmente aos pares, formando dímeros (Fig. 3.3); estes formam tetrâmeros, protofilamentos e, finalmente, filamentos em forma de corda, numa estrutura extremamente organizada. A estrutura final possui um diâmetro de aproximadamente 10nm e é coletivamente denominada filamentos intermediários. Estes desempenham função basicamente estrutural, conferindo força mecânica às células e aos tecidos.

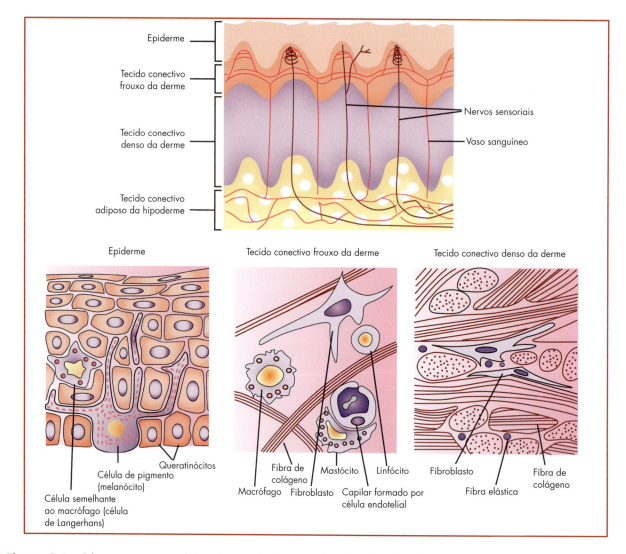

Figura 3.1 – Diagrama esquemático da arquitetura celular da pele. A pele representa um órgão composto de dois tecidos principais: tecido epitelial (epiderme), que se localiza mais externamente, e tecido conectivo, que consiste na derme e na hipoderme subjacente. Cada tecido é composto de uma variedade de tipos celulares. A derme e a hipoderme são ricamente supridas por vasos sanguíneos e nervos. Algumas fibras nervosas também se estendem para dentro da epiderme.

Estrato Basal (Estrato Germinativo)

O estrato basal é constituído por uma única camada de células cúbicas ou cilíndricas. Assim como outros tecidos de *turnover* rápido (por exemplo, revestimento do intestino e tecidos formadores de sangue), a camada epidérmica da pele é renovada por meio das células-tronco (*stem cells*), localizadas na camada basal, fixadas à lâmina basal. As células-tronco têm a capacidade de se dividir por toda a existência do organismo, originando progênies que se diferenciam e outras que permanecem como células-tronco. Somente uma minoria das células basais é de células-tronco[2]. O destino das filhas da célula-tronco é controlado, em parte, pelas interações com a lâmina basal e, em parte, por outros fatores ainda desconhecidos. Esses fatores possibilitam que duas células-tronco sejam geradas de uma, durante o processo de reparação, e regulam a velocidade de proliferação de acordo com a espessura da pele. A progênie das células-tronco se diferencia ao deixar essa camada. Assim que as células iniciam a diferenciação terminal há uma jornada para a superfície da pele. No trânsito, sofrem uma série de alterações

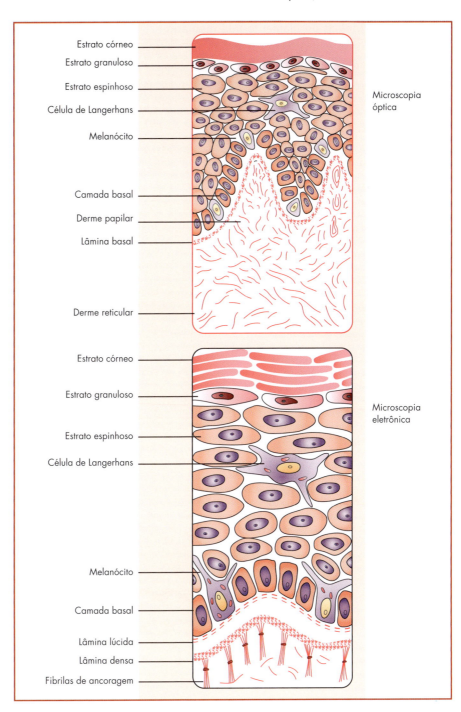

Figura 3.2 – Representação esquemática da anatomia da pele sob microscopias óptica e eletrônica.

bioquímicas e morfológicas, culminando na produção de escamas mortas, achatadas, sem núcleo, que são esfoliadas da superfície e constantemente substituídas pelas células internas em diferenciação.

As células basais apresentam uma rede de queratina do tipo K5 (58kDa) e K14 (50kDa) (ver Tabela 3.1), estando os filamentos dispersos (Fig. 3.4). Essas queratinas constituem 15 a 25% da proteína da célula basal. À medida que essas células basais se diferenciam, diminuem a expressão de K5/K14 e induzem à expressão de uma série de outras queratinas específicas.

Estrato Espinhoso

O estrato espinhoso é a camada mais espessa da epiderme, sendo constituído de células poliédricas e pavimentosas. Os queratinócitos do estrato espinhoso contêm mais feixes de filamento

Tabela 3.1 – Proteínas do filamento intermediário

Proteínas do filamento intermediário	Subtipo	Massa molecular	Número aproximado de proteínas	Distribuição tecidual
Queratinas ácidas	I	40 – 63	15 (K9 – K20; Ha1 – Ha4)	Epitélio
Queratinas neutras ou básicas	II	53 – 67	15 (K1 – K8; Hb1 – Hb4)	Epitélio
Vimentina	III	57	1	Células mesenquimais
Desmina	III	53 – 54	1	Células miogênicas
Proteína ácida fibrilar glial	III	50	1	Células gliais e astrócitos
Periferina	III	57	1	Neurônios periféricos
Proteínas do neurofilamento	IV	67	4-NF-L	Neurônios dos nervos centrais e periféricos
		150	NF-M	
		200	NF-H	
		66	α-internexina	
Proteínas da lâmina nuclear	V	60 – 70	3	Todos os tipos celulares
Nestina	VI	240	1	Células-tronco neuronais

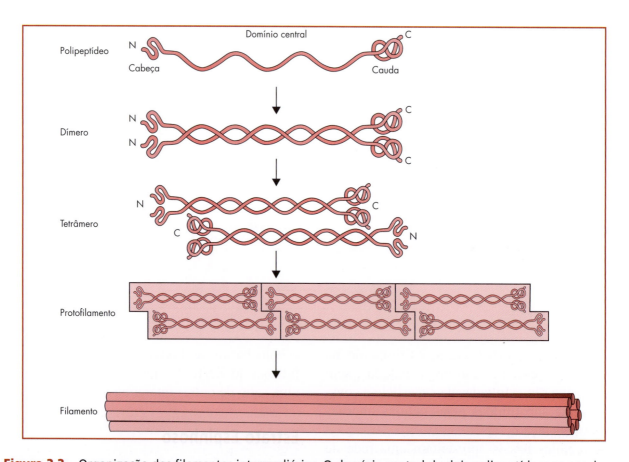

Figura 3.3 – Organização dos filamentos intermediários. O domínio central de dois polipeptídeos se enrola em estrutura espiralada, formando dímeros. Estes, por sua vez, se associam de maneira antiparalela e descompassada formando tetrâmeros, que se associam terminal com terminal, formando protofilamentos, e lateralmente, formando filamentos. Cada filamento contém aproximadamente oito protofilamentos entrelaçados numa estrutura semelhante a uma corda.

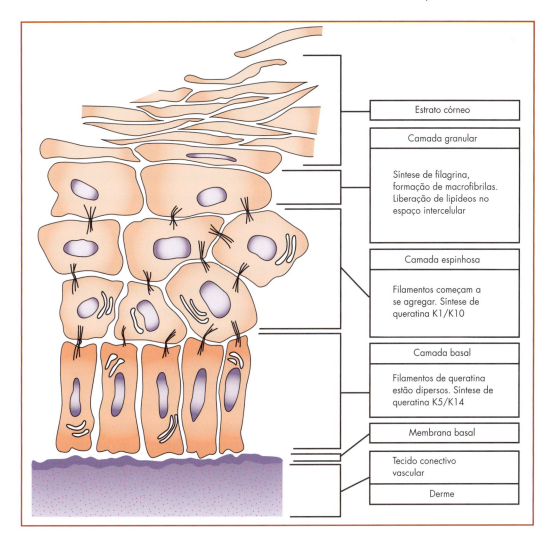

Figura 3.4 – Representação esquemática dos estágios progressivos de diferenciação celular dos queratinócitos e expressão diferencial da queratina.

intermediário (tonofilamentos de queratina) do que as células do estrato basal. Na camada espinhosa predomina a síntese de queratina K1 (67kDa) e K10 (56,5kDa) (ver Fig. 3.4), representando mais de 85% da proteína total, e os filamentos começam a se agregar em feixes mais grossos que nas células basais[3]. Esses feixes se dispõem radialmente, a partir da região perinuclear, em direção aos processos celulares altamente interdigitados e que ligam células adjacentes umas às outras pelos desmossomos.

Os desmossomos são modificações complexas da membrana celular, que conferem aparência espinhosa às células e desempenham papel crucial na manutenção da aderência das células epidermais.

As células desse estrato também contêm grânulos secretores em seu citoplasma (0,1 a 0,4μm de diâmetro), chamados grânulos revestidos por membrana (grânulos lamelares). Essas vesículas achatadas abrigam substâncias de natureza lipídica.

Estrato Granuloso

Com o deslocamento para o exterior, as células em diferenciação da *camada espinhosa* se tornam achatadas e grânulos refráteis aparecem no citoplasma, contribuindo para a designação de *camada granular*, que se assentam logo abaixo do *estrato córneo*. Assim que as células espinhosas alcançam a camada granular, começam a sintetizar filagrina (ver Fig. 3.4), uma proteína básica, rica em histidina, que pode estar envolvida na transformação de feixes de tonofibrilas em cabos macrofibrilares de queratina. Esse processo pode proteger os filamentos de queratina contra a fase destrutiva que logo se segue no estrato córneo.

As células do estrato granuloso contêm maior número de grânulos revestidos por membrana do que as do estrato espinhoso. O conteúdo desses grânulos é liberado por exocitose, formando uma camada de substância rica em lipídeos sobre membranas plasmáticas. Essa cobertura atua como uma barreira à prova d'água, uma das funções da pele. Além disso, impede que as células localizadas acima dessa região recebam nutrientes, apressando, assim, a sua morte.

Estrato Córneo

A transformação das células granulares viáveis em células cornificadas, anucleadas e não viáveis é abrupta. A camada cornificada consiste em até 25 camadas de células altamente empacotadas e achatadas[1].

Várias outras alterações ocorrem nos estágios tardios da diferenciação. Grânulos revestidos de membrana, sintetizados precocemente se fundem com a membrana e liberam lipídeos no espaço intercelular das células granulares e do estrato córneo. Além disso, proteínas ricas em glutamina e lisina são depositadas na superfície interna da membrana plasmática. Algumas dessas proteínas, como a involucrina, são sintetizadas antes, durante a diferenciação. Outras, como a loricrina, são sintetizadas depois. Como cada célula em diferenciação se torna permeável durante a fase destrutiva, influxo de cálcio ativa transglutaminase epidérmica, que catalisa a formação de ligações isopeptídicas ε-(γ-glutamínica)-lisina. Proteínas do envelope sofrem reações cruzadas, formando uma rede de macrofibrilas de queratina. Como as enzimas líticas são liberadas, todo vestígio de atividade metabólica termina e as escamas achatadas resultam em mero esqueleto celular, cheio de macrofibrilas de queratina. O estrato córneo, composto de escamas unidas por lipídeos, constitui barreira impermeável, mantendo fora os microrganismos e dentro os fluidos corporais essenciais[3].

A *camada basal* da epiderme tem, portanto, população permanente de células germinativas (células-tronco), cuja progênie sofre padrões específicos de diferenciação descritos anteriormente. Suas células são mitótica e metabolicamente ativas, produzindo os componentes dessa membrana extremamente especializada e capaz de liberar citocinas e mediadores inflamatórios em resposta a eventuais lesões toxicológicas. O controle apropriado da proliferação das células basais e sua diferenciação subsequente e ordenada em células do estrato córneo queratinizado produzem uma superfície de pele macia e flexível. Alterações no estado homeostático da divisão celular, defeitos na diferenciação ou mudanças na esfoliação da superfície podem provocar irregularidades na superfície da pele, caracterizadas por espessamento e hiperqueratose (acúmulo de camadas excessivas do estrato córneo). Os queratinócitos novos precisam de 14 dias para evoluir em células do estrato granuloso e outros 14 dias para alcançar a superfície do estrato córneo e ser descamados[1].

A epiderme possui uma espessura de 0,07 a 0,12mm na maior parte do corpo, com aumento localizado nas regiões palmares (0,8mm) e plantares (1,4mm). Embora a pele mais espessa nas palmas e solas seja evidente no feto, o uso, a pressão e a fricção, com o passar do tempo, resultam no aumento contínuo de sua espessura nessas áreas.

A epiderme é constituída por quatro populações de células: queratinócitos, melanócitos, células de Langerhans e de Merkel. Os queratinócitos formam a população majoritária e estão dispostos em camadas distintas, como já descrito; os outros três tipos celulares estão espalhados entre os queratinócitos, em locais específicos.

Melanócitos

Os melanócitos são células dendríticas com braços citoplasmáticos que se esticam para contatar os queratinócitos na sua vizinhança. São células produtoras do pigmento melanina, que estão arranjadas na camada basal epidérmica e nos folículos de cabelo. Os melanócitos se originam da crista neural do embrião e migram para a pele no início da vida embrionária (Fig. 3.5)[3]. Essas

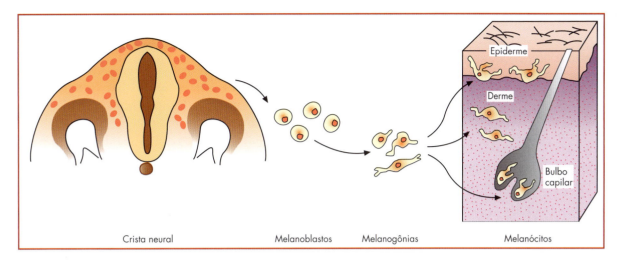

Figura 3.5 – Representação esquemática da origem embrionária dos melanócitos.

células sintetizam pigmentos de melanina marrons, vermelhos e amarelos, que dão coloração distinta de pele. Os melanócitos contêm organelas submicroscópicas distintas (melanossomos) dentro das quais a melanina é sintetizada. Enzima específica, tirosinase, encontrada dentro dos melanossomos, oxida a tirosina em di-hidroxifenilalanina (dopa) e depois em dopaquinona. Oxidação não enzimática adicional e polimerização ocorrem para formar o produto final, melanina. Dois tipos de melanina são reconhecidos: eumelanina (biocromo marrom-preto) e feomelanina (biocromo amarelo-vermelho, que contém grande quantidade de cisteína). O produto genético individual determina qual melanina será produzida, assim gerando as várias cores e tonalidades de nossa pele e cabelo. Uma vez que os melanossomos estão cheios de melanina, os grânulos de melanina resultantes são transportados para fora dos processos dendríticos dos melanócitos e transferidos às células epidérmicas adjacentes (ou ao cabelo, no caso dos folículos capilares).

Células de Langerhans

As células de Langerhans encontram-se espalhadas pela epiderme, mas localizadas principalmente no estrato espinhoso. São também chamadas de células dendríticas por causa de seus numerosos e longos prolongamentos. Essas células também podem ser encontradas na derme e no epitélio pavimentoso estratificado da cavidade oral, do esôfago e da vagina. Entretanto, prevalecem na epiderme, na qual seu número pode alcançar até 800 por milímetro quadrado. As características mais marcantes dessas células são os grânulos envolvidos por membrana, os grânulos de Birbeck que, ao corte, são semelhantes à raquete de pingue-pongue. A função destes grânulos é desconhecida.

Essas células são originadas de precursores da medula óssea, ao contrário do que se pensava (serem derivadas das células das cristas neurais). Embora capazes de sofrer mitose, essa atividade é restrita; deste modo, são continuamente substituídas por células precursoras, que abandonam a corrente sanguínea para migrar para a epiderme e se diferenciar em células de Langerhans.

Atuam na resposta imune (ver Fig. 3.2). Essas células possuem receptores Fc de superfície celular (anticorpo) e C3 (complemento), fagocitam e processam antígenos estranhos. Migram para os nódulos linfoides na vizinhança, nos quais apresentam epítopos de antígenos estranhos processados para linfócitos T; deste modo, são células apresentadoras de antígenos.

Células de Merkel

As células de Merkel estão espalhadas entre os queratinócitos do estrato basal da epiderme e são especialmente abundantes nas pontas dos dedos. Sua origem ainda não foi esclarecida.

O núcleo das células de Merkel possui invaginações profundas. A característica diferencial dessas células é a presença de grânulos densos localizados na zona perinuclear e nos prolongamentos e cuja função é desconhecida. Nervos sensoriais amielínicos atravessam a lâmina basal e se aproximam das células de Merkel, formando complexos nervo-célula de Merkel. Esses complexos podem atuar como mecanorreceptores.

Ácido Hialurônico na Epiderme

O ácido hialurônico (HA, *hialuronic acid*) é um componente *extracelular* bastante importante na pele. O epitélio estratificado da epiderme humana contém HA no espaço intercelular[4,5] e a capacidade de os queratinócitos sintetizarem HA foi observada em culturas de células[6,7] e órgão[8]. Na epiderme humana, HA foi encontrado nas lâminas basal e espinhosa, mas não nos estratos córneo e granuloso. Padrão semelhante de distribuição também foi encontrado para seu receptor, CD44[9].

O HA é um polissacarídeo ácido constituído de dissacarídeos repetitivos de ácido glicurônico e N-acetilglicosamina, pertencente à família dos glicosaminoglicanos (GAG). Distingue-se dos outros GAG por não apresentar resíduos de sulfato em sua molécula; no entanto, a presença da carboxila no ácido glicurônico confere carga negativa a esse composto, responsável por grande parte da função biológica a ele atribuída. Possui alto peso molecular e é o único GAG que não está associado a uma proteína. Seu papel biológico na derme será descrito mais adiante, na qual sua concentração é mais abundante.

DERME

A derme está localizada logo abaixo da epiderme (ver Fig. 3.1) e consiste basicamente em uma matriz tridimensional de tecido conectivo frouxo composto de proteínas fibrosas (colágeno e elastina) embebidas em uma série de outras glicoproteínas e proteoglicanos, provavelmente sintetizadas por fibroblastos dérmicos.

Colágeno e Elastina na Derme

O colágeno é a proteína mais abundante dos tecidos animais. Representa cerca de 25% de todas as proteínas. Os colágenos formam fibras insolúveis, que são encontradas na forma de estruturas extracelulares por toda a matriz dos tecidos conectivos.

Uma molécula típica de colágeno consiste em uma hélice tripla de polipeptídeos denominados cadeia α (Fig. 3.6), que, por sua vez, são construídos de repetições múltiplas da sequência Gly-X-Y característica. A cada três aminoácidos, um é glicina em tais sequências. Prolina (Pro) é frequentemente encontrada na posição X ou Y, enquanto a posição Y é frequentemente ocupada por 4-hidroxiprolina (4Hyp). Algumas vezes, também ocorre 3-hidroxiprolina (3Hyp) ou 5-hidroxilisina (5Hyl). Esses aminoácidos hidroxilados são característicos do colágeno. Sua síntese ocorre pós-tradução. Os resíduos de prolina ou lisina sofrem hidroxilação quando já incorporados na cadeia peptídica.

Há pelo menos 28 variedades de colágeno. Cada tipo tem uma combinação particular de diferentes tipos de cadeias α (α1 a α3 e subtipos adicionais) (Tabela 3.2). O colágeno do tipo I mais comum tem a estrutura $[\alpha 1 (I)]_2 \alpha 2 (I)$. É uma molécula longa e filamentosa, com massa molecular de 285kDa.

Os colágenos tendem a se associar espontaneamente, formando estruturas maiores e mais complexas. A maioria forma fibrilas cilíndricas (20 a 500nm de diâmetro) com bandeamento característico que se repete a cada 64 a 67nm. Em ambos os terminais, as moléculas individuais de colágeno são ligadas por cadeias laterais de lisina modificadas. O número de tais ligações cruzadas aumenta com o envelhecimento.

A elastina é uma proteína altamente hidrofóbica, com 750 aminoácidos, e o principal componente das fibras elásticas. Como o colágeno, é rica em prolina e glicina; não é glicosilada e contém pouca hidroxiprolina e hidroxilisina. As moléculas de elastina são secretadas para o espaço extracelular e se agrupam em fibras elásticas próximas à membrana plasmática, em

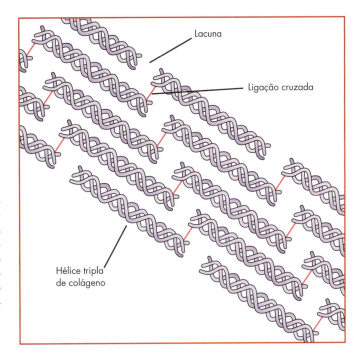

Figura 3.6 – Fibrilas de colágeno. As moléculas de colágeno se organizam em arranjo regular e descompassado, formando fibrilas. As moléculas se sobrepõem um quarto do seu comprimento e há um intervalo entre o N-terminal de uma e o C-terminal da próxima molécula. O arranjo é reforçado por ligações cruzadas entre resíduos de lisina ou hidroxilisina das cadeias laterais, principalmente nas extremidades das moléculas.

invaginações da superfície celular. Depois de secretadas, as moléculas de elastina são altamente entrecruzadas, gerando extensa rede de fibras e camadas (Fig. 3.7). As ligações cruzadas são formadas entre duas lisinas por mecanismo semelhante ao do colágeno. Vários tecidos de vertebrados, como pele, vasos sanguíneos e pulmões precisam ser fortes e elásticos para exercerem sua função. Uma rede de fibras elásticas, na matriz extracelular desses tecidos, fornece a elasticidade, de modo que possam voltar à forma original após distensão temporária.

A matriz fibrilar da derme é composta primariamente de colágeno do tipo I. Em nível micros-

Tabela 3.2 – Alguns tipos de colágeno e suas propriedades

	Tipo	Fórmula molecular	Forma polimerizada	Distribuição tecidual
Formadores de fibrilas	I	$[\alpha1\,(I)]_2\alpha2\,(I)$	Fibrila	Ossos, pele, tendões, ligamentos, córnea, órgãos internos (constituem cerca de 90% do colágeno do corpo)
	II	$[\alpha1\,(II)]_3$	Fibrila	Cartilagem, disco intervertebral, notocorda, humor vítreo
	III	$[\alpha1\,(III)]_3$	Fibrila	Pele, vasos sanguíneos, internos
	V	$[\alpha1\,(V)]_2\alpha2\,(V)$	Fibrila (com tipo I)	Igual à do tipo I
	XI	$\alpha1\,(XI)]\alpha2\,(XI)\alpha3\,(XI)$	Fibrila (com tipo II)	Igual à do tipo II
Associados a fibrilas	IX	$\alpha1\,(IX)]\alpha2\,(IX)\alpha3\,(IX)$ com algumas fibrilas tipo I	Associação lateral	Cartilagens
	XII	$[\alpha1\,(XII)]_3$ com algumas fibrilas tipo I	Associação lateral	Tendões, ligamentos, outros tecidos
Formadores de rede	IV	$[\alpha1\,(IV)]_2\alpha2\,(IV)$	Rede em forma de camada	Lâmina basal
	VII	$[\alpha1\,(VII)]_3$	Fibrilas ancoradouras	Abaixo do epitélio escamoso estratificado

Observar que os tipos I, IV, V e XI são compostos de dois ou três tipos de cadeia α, enquanto os tipos II, III, VII e XII são compostos apenas de um tipo de cadeia α. Apenas nove colágenos são mostrados, mas cerca de 19 tipos de colágenos e 25 tipos de cadeias α foram definidos até agora.

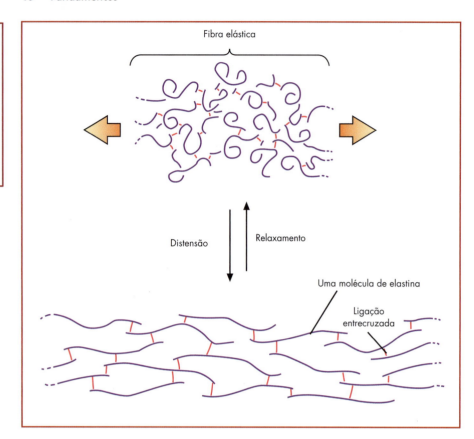

Figura 3.7 – Distensão de fibra elástica. Diversas moléculas de elastina são unidas por ligações covalentes, indicadas em *vermelho*, produzindo uma rede entrecruzada. No modelo mostrado, cada molécula de elastina pode expandir-se e contrair-se aleatoriamente, como uma mola, de modo que toda a estrutura possa ser distendida e retornar à forma original, como uma fita elástica.

cópico, as fibras de colágeno lembram uma rede irregular orientada paralelamente à epiderme. Fibras elásticas grossas são entrelaçadas em fibras colagenosas, sendo particularmente abundantes na face e no pescoço. Essa matriz fibrosa e elástica serve como arcabouço, dentro do qual uma rede de vasos sanguíneos, nervos e linfáticos se entrecruzam e apêndices epidérmicos, como glândulas sebáceas e unidades pilossebáceas, se assentam (Fig. 3.8)[1].

Além de fibroblastos, existem na derme macrófagos, mastócitos e linfócitos (ver Fig. 3.1), que produzem citocinas e outros produtos capazes de interagir com a epiderme e também liberar mediadores inflamatórios em resposta a danos toxicológicos.

Glicosaminoglicanos Presentes na Derme

Glicosaminoglicanos (GAG) são polissacarídeos lineares, compostos de unidades dissacarídicas repetitivas e alternadas de uma hexosamina e um ácido urônico. Os principais GAG encontrados na natureza são HA, condroitim sulfato, dermatam sulfato, heparam sulfato, heparina e queratam sulfato (Tabela 3.3). A presença de grupamentos sulfato, aliados à carboxila do ácido urônico, confere alta densidade de cargas negativas a esses compostos, atraindo uma nuvem de cátions, como o Na^+, que são osmoticamente ativos, resultando na incorporação e retenção de grandes quantidades de água na matriz. Isso gera pressão ou turgor, que faz com que a matriz resista às forças compressoras, em contraste com as fibrilas de colágeno, que resistem às forças tensoras. Com a formação de géis hidratados no espaço extracelular, os GAG fornecem suporte mecânico aos tecidos e também permitem rápida difusão de moléculas hidrossolúveis e a migração celular. Com exceção do HA, nos tecidos todos os GAG encontram-se covalentemente ligados a proteínas na forma de proteoglicanos (Tabela 3.4).

Sabe-se que fibroblastos de pele em cultura sintetizam proteoglicanos de dermatam sulfato como principal produto secretório[10]. Foi demonstrado ainda que esse proteoglicano de dermatam sulfato está associado não covalentemente às fibrilas de colágeno do tipo I na pele, em arranjo

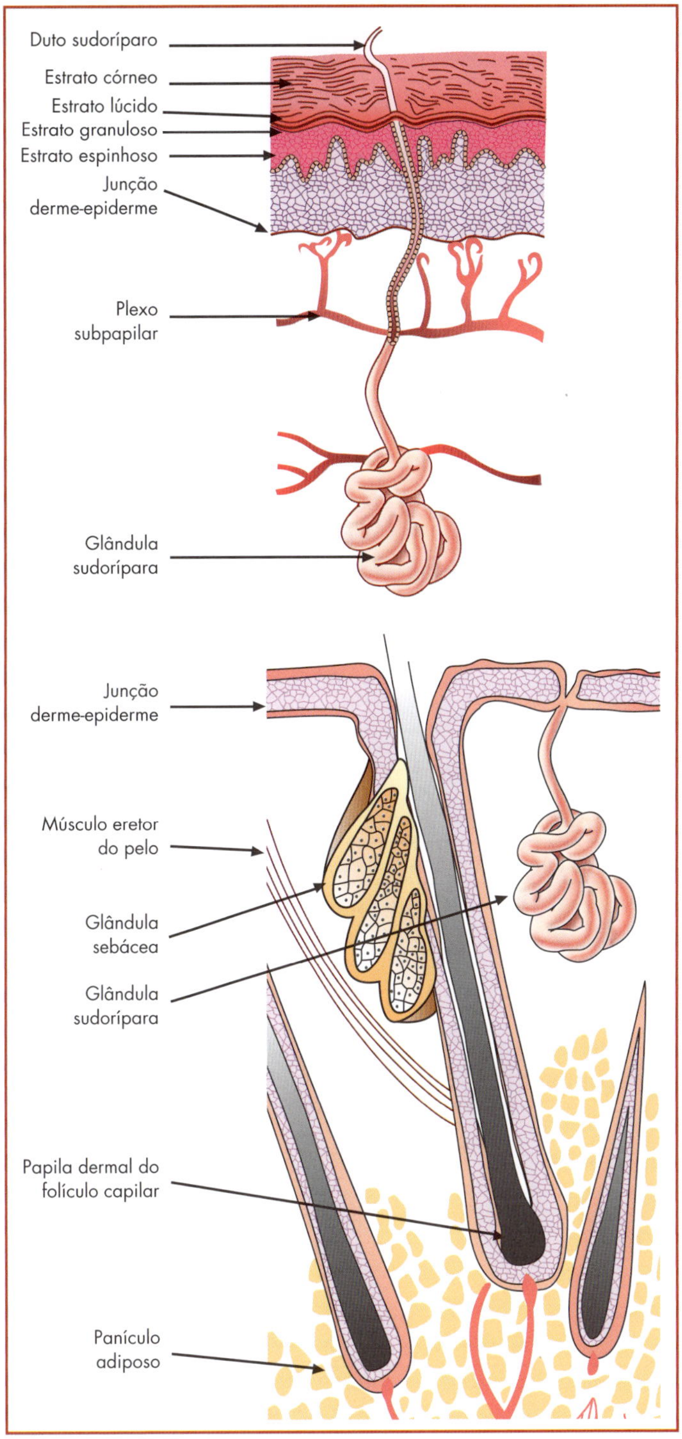

Figura 3.8 – Representação esquemática da estrutura da pele.

regular e ortogonal à superfície da fibrila[11]. Situa-se em locais específicos ao longo das fibras de colágeno, interagindo por intermédio de sua porção proteica. São denominados decorim, por "decorar" ou interagir com o colágeno.

Um possível papel funcional desse proteoglicano seria a regulação da formação de colágeno, uma vez que *in vitro* inibe a fibrilogênese[12]. Experimentos com animais transgênicos, que não expressam decorim, mostraram que os animais são viáveis, porém, apresentam pele extremamente frágil e com baixa elasticidade. Análise estrutural dos tendões e da pele revelou forma anormal do colágeno, cujas fibrilas não se organizam corretamente nos tecidos, indicando papel fundamental do decorin na regulação da fibrilogênese[13].

Tabela 3.3 – Características estruturais dos glicosaminoglicanos

Glicosaminoglicanos	Açúcares	Posição do sulfato	Ligação glicosídica
Ácido hialurônico	N-acetilglucosamina	–	β-(1→4)
	Ácido glicurônico	–	β-(1→3)
Condroitim 4-sulfato	N-acetilgalactosamina	4	β-(1→4)
	Ácido glicurônico	–	β-(1→3)
Condroitim 6-sulfato	N-acetilgalactosamina	6	β-(1→4)
	Ácido glicurônico	–	β-(1→3)
Dermatam sulfato	N-acetilgalactosamina	4	β-(1→4)
	Ácido idurônico	–	α-(1→3)
	Ácido glicurônico	–	β-(1→3)
Queratam sulfato	N-acetilglicosamina	6	β-(1→3)
	Galactose	–/6	β-(1→4)
Heparam sulfato	Glicosamina	2/6	α-(1→4)
	N-acetilglicosamina	6	α-(1→4)
	Ácido glicurônico	–	β-(1→4)
	Ácido idurônico	–	α-(1→4)
Heparina	Glicosamina	2/6	α-(1→4)
	Ácido glicurônico	–	β-(1→4)
	Ácido idurônico	2	α-(1→4)

Tabela 3.4 – Proteoglicanos mais comuns

Proteoglicano	Tipo de cadeias de GAG	Número de cadeias de GAG	Localização	Funções
Agrecam	Condroitim sulfato e queratam sulfato	≈130	Cartilagem	Suporte mecânico; forma grandes agregados com ácido hialurônico
Betaglicam	Condroitim sulfato/ dermatam sulfato	1	Superfície celular e matriz	Liga TGF-β
Decorim	Condroitim sulfato/ dermatam sulfato	1	Todos os tecidos conectivos	Liga-se a fibrilas de colágeno tipo I e TGF-β
Perlecam	Heparam sulfato	2 – 15	Lâmina basal	Funções estruturais e filtrantes
Serglicim	Condroitim sulfato/ dermatam sulfato	10 – 15	Vesículas secretoras	Auxilia na montagem e no armazenamento de moléculas secretoras
Sindecam-1	Condroitim sulfato e heparam sulfato	1 – 3	Superfície celular	Adesão celular, liga FGF

FGF = fator de crescimento dos fibroblastos; GAG = glicosaminoglicano; TGF-β = fator de crescimento tumoral beta.

O HA também está presente na derme, em concentração maior que na epiderme[4]. É o principal componente da matriz extracelular da pele e esta constitui o maior reservatório de HA do corpo, representando mais de 50% do total[14]. É requerido quando ocorre proliferação tecidual rápida, regeneração e reparo. Está envolvido na estrutura e organização da matriz extracelular. Picos de deposição de HA correlacionam-se com atividade mitótica[8,9]. Níveis elevados aumentam o deslocamento celular e a migração em tecidos proliferantes[10]; diminuição de HA coincide com o início da diferenciação[11]. O HA também é importante no transporte de solutos iônicos e no espaçamento das fibrilas de colágeno.

Com o envelhecimento há um declínio na qualidade do tecido conectivo humano e seu processo de reparo. Essa deterioração não é mais evidente do que na pele. Inicialmente, postulou-se que o HA diminuía na pele com o envelhecimento. No entanto, alguns trabalhos têm mostrado que a quantidade de HA não se altera; com a idade, o HA fica mais retido no tecido, dificultando a sua difusão neste[15].

JUNÇÃO DERMOEPIDÉRMICA

As estruturas localizadas na interface entre epiderme e derme constituem unidade anatomofuncional de membranas complexas e lamelas entrelaçadas por tipos diferentes de filamentos que, juntos, servem de suporte para a epiderme, conectam a epiderme à derme, e agem como filtro para a transferência de materiais e células inflamatórias ou neoplásicas através dessa zona de junção.

A coloração de ácido periódico-Schiff (PAS, *periodic acid-Schiff*) revela uma zona fina e uniforme de reação intensa, que representa a membrana basal. Na microscopia eletrônica, a membrana ou lâmina basal é vista como estrutura fibrilar contínua e densa correndo em paralelo com as ondulações, mas separada da superfície dérmica das células epidérmicas basais por um espaço fino claro e amorfo (lâmina lúcida) (ver Fig. 3.2). Diversos elementos subestruturais fibrosos incluem colágeno, microfibrila elástica e fibrilas especializadas em ancoragem. As membranas plasmáticas das células epidérmicas basais são salpicadas de numerosos hemidesmossomos, que formam adesão firme à lâmina basal; esta, por sua vez, está ligada ao tecido conectivo dérmico por fibrilas de ancoragem. A membrana basal da pele contém um tipo especial de colágeno, do tipo IV. Outras proteínas incluem laminina, antígeno do penfigoide bolhoso (identificado na lâmina lúcida da pele normal por reatividade com anticorpos do penfigoide bolhoso, derivados de pacientes com essa doença) e fibronectinas. Muitas doenças mediadas imunologicamente (lúpus eritematoso, penfigoide bolhoso, dermatite herpetiforme) envolvem deposição de imunoglobulinas e complemento na zona de junção, causando reações inflamatórias; doenças hereditárias do tipo epidermólise bolhosa também causam reações patológicas acima e abaixo da lâmina basal[1].

APÊNDICES CUTÂNEOS

A termorregulação é controlada concomitantemente pela vasculatura cutânea e pelas glândulas sudoríparas (ver Fig. 3.8). Dois a três milhões de glândulas são encontradas distribuídas por toda a superfície do corpo. A termorregulação ocorre por meio da produção de solução hipotônica (suor), que fornece esfriamento por evaporação em tempos de tensão por calor. A produção combinada dessas glândulas pode chegar a 1,5L por hora. Cada glândula é um túbulo simples com um segmento secretório espiralado, profundo na derme, e um duto reto estendendo-se para a superfície da pele (ver Fig. 3.8). Essas glândulas respondem à estimulação térmica e à tensão emocional.

Glândulas sudoríparas apócrinas são localizadas na axila, áreas circum-anal e perineal, canal auditivo externo e aréolas das mamas. Secretam material leitoso e viscoso, responsável pelo odor axilar quando a bactéria degrada a secreção. Secreções apócrinas ocorrem com estimulações adrenérgica e colinérgica. A função exata dessas glândulas sudoríparas não é clara, mas podem representar vestígios evolucionários do passado, uma vez que secreções odoríferas funcionam como comunicadores químicos cutâneos em outros primatas.

APÊNDICES PILOSSEBÁCEOS

Cabelos ou apêndices pilossebáceos estão por toda a superfície da pele, exceto nas palmas das mãos, solas dos pés e glande do pênis. O folículo piloso consiste em uma haste de cabelo rodeada por revestimento epitelial, contínuo à epiderme, a glândula sebácea e o músculo liso eretor do pelo (ver Fig. 3.8). A raiz do cabelo é a parte mais grossa do folículo no terminal inferior e contém um *pool* de células não diferenciadas proliferativas, que dá origem a várias camadas que compreendem o cabelo e o folículo. As células proliferativas da raiz do cabelo se diferenciam em cabelo, que consiste em células corticais, queratinizadas, duras, imbricadas e chatas ao redor de um espaço medular central. As glândulas sebáceas são glândulas multilobulares holócrinas, que conectam o canal pilossebáceo (canal do cabelo) com o duto sebáceo (ver Fig. 3.8).

Células sebáceas, germinativas e indiferenciadas, na periferia de cada lóbulo da glândula, dão origem a células-filhas que se movem para áreas centrais de cada ácino à medida que se diferenciam e formam sebo (substância oleosa e complexa composta de tri e diglicerídeos, ácidos graxos, ceras de ésteres, esqualeno e esteróis). As glândulas sebáceas geralmente estão associadas ao folículo de cabelo, apesar de algumas se abrirem diretamente na superfície da pele. São encontradas normalmente também na mucosa bucal, ao redor da aréola da mama, no prepúcio e nas pálpebras. As glândulas sebáceas e certos folículos de cabelo são órgãos-alvo dependentes de andrógenos[1].

FUNÇÕES DA PELE

Diversas estruturas na pele, incluindo estrato córneo, melanina, nervos cutâneos e tecido conectivo dérmico, fornecem funções de proteção importantes para a sobrevivência[1]:

- O estrato córneo serve como barreira com baixa permeabilidade, que não só retarda a perda de água das camadas internas epidérmicas, mas também bloqueia contra danos do meio ambiente, entrada de agentes tóxicos e microrganismos. O estrato córneo abriga ainda um número de organismos residentes aeróbicos e anaeróbicos (como *Staphylococcus epidermidis*, difteroides, *Proprionibacterium acnes* e *Pityrosporum*).
- Outro componente estrutural que provê proteção é o melanócito, que produz o pigmento melanina. Esse pigmento é um polímero grande que tem a capacidade única de absorver luz em intervalo de 200 a 2.400nm de comprimento de onda. Serve como excelente anteparo contra efeitos adversos da radiação solar ultravioleta, como envelhecimento, enrugamento da pele e desenvolvimento de neoplasma cutâneo. A pele negra contém o mesmo número de melanócitos que a de caucasianos, mas a pigmentação é mais intensa como resultado da síntese maior de melanina, que é dispersa por todo o melanócito e queratinócitos adjacentes. Assim, a pele negra é menos suscetível a desenvolver câncer de pele e envelhece mais lentamente que a pele branca.
- Outros componentes estruturais da pele com desempenho na proteção são os nervos dérmicos. Terminações nervosas são extensivamente distribuídas na pele em dois tipos morfológicos gerais: terminações nervosas livres e especializadas (corpúsculo de Pacini e Meissner), que medeiam muitas sensações, incluindo dor, pressão e coceira. A dor é importante para a sobrevivência, pois ao se fugir da fonte de dor, evitam-se mais lesões. A coceira é outra sensação importante mediada por nervos cutâneos. É o sintoma mais comum em dermatologia e pode ser indicativo de uma série de doenças dermatológicas ou, ainda, ocorrer sem qualquer doença de pele evidente.
- O tecido conectivo dérmico com suas propriedades viscoelásticas das proteínas fibrosas (colágeno e elastina), somadas aos outros componentes como proteoglicanos e ácido hialurônico, conferem maciez pela hidratação, permitindo, assim, o amoldamento do tecido quando forças tensoras são aplicadas à pele.

QUESTÕES

1. Quais as principais funções da pele?
2. Quais os principais tipos celulares que compõem a epiderme?
3. Quais as camadas que compõem a epiderme?
4. Qual a função da queratina?
5. Qual o papel do ácido hialurônico e do colágeno na derme?

REFERÊNCIAS

1. WYNGAARDEN, J. B.; LLOYD JR., H. S.; BENNET, J. C. *Cecil Text Book of Medicine*. 19. ed. Philadelphia: W. B. Saunders, v. 2, 1992.
2. ALBERTS, B. *Molecular Biology of the Cell*. 4. ed. New York: Garland, 2002.
3. SCRIVERS, C. R.; BEUADET, A. L.; SLY, W. S.; VALLE, D. *The Metabolic and Molecular Bases of Inherited Disease*. 7. ed. New York: McGraw-Hill, 1995. v. 3.
4. MIER, P. D.; WOOD, M. Acid mucopolysaccharides in mammalian skin. *Br. J. Dermatol.*, v. 81, p. 528-533, 1969.

5. TAMMI, R.; RIPELLINO, J. A.; MARGOLIS, R. U. et al. Hyaluronate accumulation in human epidermis treated with retinoic acid in skin organ culture. *J. Invest. Dermatol.*, v. 92, p. 326-332, 1989.
6. ROBERTS, G. P.; JENNER, L. Glycoproteins and glycosaminoglycans synthesized by human keratinocyte in culture. *Biochem. J.*, v. 212, n. 355-363, 1983.
7. LAMBERG, S. I.; YUSPA, S. H.; HASCALL, V. C. Synthesis of hyaluronic acid is decreased and synthesis of proteoglycans is increased when cultured mouse epidermal cells differentiate. *J. Invest. Dermatol.*, v. 85, p. 659-667, 1986.
8. TAMMI, R.; TAMMI, M. Influence of retinoic acid on the ultrastructure and hyaluronic acid synthesis of adult human epidermis in whole skin organ culture. *J. Cell Physiol.*, v. 126, p. 389-398, 1986.
9. WANG, C.; TAMMI, M.; TAMMI, R. Distribution of hyaluronan and its CD44 receptor in the epithelia of human skin appendages. *Histochemistry*, v. 98, p. 105-112, 1992.
10. GLOSSL, J.; BECK, M.; KRESSE, H. Biosynthesis of proteodermatan sulfate in cultured human fibroblasts. *J. Biol. Chem.*, v. 259, p. 14144-14150, 1984.
11. SCOTT, J. E.; ORFORD, C. R.; HUGHES, E. W. Proteoglycan-collagen arrangements in developing rat tail tendon. An electron microscopical and biochemical investigation. *Biochem. J.*, v. 195, p. 573-581, 1981.
12. VOGEL, K. G.; PAULSSON, M.; HEINEGARD, D. Specific inhibition of type I and II collagen fibrilogenesis by the small proteoglycan from tendon. *Biochem. J.*, v. 223, p. 587-597, 1984.
13. DANIELSON, K. G.; BARIBALT, H.; HOLMES, K. E.; GRAHAM, H.; KADLER, K. E.; IOZZO, R. V. Targeted disruption of decorin leads to abnormal collagen fibril morphology and skin fragility. *J. Cell Biol.*, v. 136, p. 729-743, 1997.
14. REED, R. K.; LILJA, K.; LAURENT, T. C. Hyaluronan in the rat with special reference to the skin. *Acta Physiol. Scand.*, v. 134, p. 405-411, 1988.
15. MEYER, L. J. M.; STERN, R. Age-dependent changes of hyaluronan in human skin. *J. Invest. Dermatol.*, v. 102, p. 385-389, 1994.

Capítulo 4

Imunologia da Pele

Débora Cristina Sanches Pinto ♦ Martha Katayama
Mariângela Amato Vigorito

SUMÁRIO

A pele é um dos sistemas mais importantes de defesa do organismo, consistindo em uma barreira física com funções metabólicas e imunológicas, com a ativação de células de defesa presentes na epiderme e derme.

Na epiderme, o sistema imunológico envolve citocinas, queratinócitos e células de Langerhans, que vão iniciar a resposta imune através do reconhecimento e da apresentação de antígenos para os linfócitos T. Todas essas células vão controlar a presença de substâncias estranhas ao organismo que poderiam atravessar a camada córnea e desencadear um processo inflamatório ou uma reação alérgica.

Na derme, além das células imunocompetentes do sistema imunológico há células específicas denominadas dendrócitos. Essas células dendríticas possuem como função apresentar antígenos, realizar a fagocitose e estimular células T inativas.

O processo de envelhecimento e a radiação ultravioleta provocam a redução do número das células de defesa na pele, comprometendo a eficácia da resposta imunológica do tecido cutâneo, que fica suscetível a algumas afecções.

HOT TOPICS

- A pele constitui o maior órgão imunológico do corpo humano. As células que desempenham função imune são: queratinócitos, mastócitos, células endoteliais, células dendríticas e linfócitos.
- Além de células locais, a epiderme produz citocinas que vão induzir e regular uma resposta imunológica.
- Os queratinócitos são células apresentadoras de antígenos e secretam vários mediadores da resposta inflamatória e da resposta imune, como as citocinas. Entre elas, as interleucinas são as principais.
- As células de Langerhans são responsáveis por iniciar a resposta imunológica na derme. Suas duas funções prioritárias são reconhecer e apresentar antígenos para os linfócitos T e, assim, induzir respostas primária e secundária destas células.
- Os linfócitos T (LT) são encontrados na camada basal e dividem-se em dois grupos principais: os citotóxicos (LTc) e os auxiliares (LTh, linfócitos T *helper*). Diferem uns dos outros por apresentarem diferentes antígenos de superfície, no que conhece como grupo de diferenciação (CD, *cluster of differentiation*).
- Os LTc possuem CD8 em sua superfície e são ativados pela interleucina 2 (IL-2). Já os LTh apresentam CD4 em sua superfície e são ativados pela interleucina 2 (IL-2).
- Além de células imunocompetentes, a derme possui células dendríticas específicas localizadas nas áreas perivasculares, os dendrócitos. Estes apresentam antígenos, realizam fagocitose e estimulam células T inativas.

INTRODUÇÃO

O tegumento cutâneo foi considerado um órgão de proteção passiva por muito tempo. Nas últimas três décadas, no entanto, o conhecimento do real papel da pele foi sendo alcançado, devido às descobertas relacionadas ao desempenho funcional das células ali presentes, no que diz respeito à resposta imune. São elas: queratinócitos, mastócitos, células endoteliais, linfócitos e células dendríticas.

A pele passou, então, a ser considerada o nosso maior órgão imunológico[1].

Neste capítulo temos como objetivo descrever e discutir alguns aspectos importantes relacionados à vasta complexidade da imunologia da pele, começando pelos elementos celulares ali contidos.

EPIDERME

Anatomicamente, a primeira barreira entre o meio externo e o meio interno do organismo é a epiderme, a qual possui células capazes de induzir e regular uma reação imunológica. Para essa função, concorrem não só as células locais imunocompetentes, mas também as citocinas lá produzidas[2].

A população de células da epiderme compreende, além dos melanócitos e das células de Merkel, que não têm função imunológica conhecida, os queratinócitos e as células de Langerhans, ambos com importante papel na resposta imune[3].

QUERATINÓCITOS

Os queratinócitos constituem cerca de 95% das células da epiderme e normalmente expressam apenas antígenos de superfície do complexo principal de histocompatibilidade (MHC, *major histocompatibility complex*) classe I e, ocasionalmente, podem expressar os antígenos do MHC classe II[1].

O MHC humano está codificado geneticamente no braço curto do[4] cromossomo 6. Essa fração do cromossomo corresponde a 0,1% do genoma humano e é responsável pela síntese das moléculas de classe I e classe II do sistema de antígenos leucocitários humanos (HLA, *human leukocyte antigens*) (Fig. 4.1).

Análises estruturais das moléculas dos antígenos de classe I e II mostram semelhança com as moléculas de imunoglobulinas e com o receptor de superfície do linfócito T. Essas semelhanças fazem com que todas essas moléculas sejam classificadas como parte da superfamília das imunoglobulinas (Fig. 4.2).

Os queratinócitos também são capazes de produzir e secretar fatores de crescimento, hormônios e vários mediadores da resposta inflamatória e da resposta imune, tais como as citocinas, proteínas de baixo peso molecular, capazes de participar da regulação e da manutenção da resposta imunológica. São agrupadas em seis famílias, das quais as principais são as interleucinas (IL-1, IL-6; IL-7; Il-8; IL-10, IL-12)[5]. As IL agem na diferenciação das células imunológicas, na quimiotaxia e no reconhecimento celular,

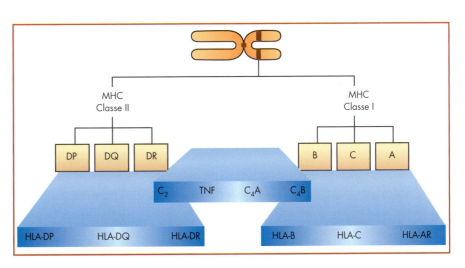

Figura 4.1 – Representação esquemática da localização dos genes HLA no cromossomo 6[4]. C_2, C_4A, C_4B = proteínas do complemento; HLA = antígeno leucocitário humano; MHC = complexo principal de histocompatibilidade; TNF = fator de necrose tumoral.

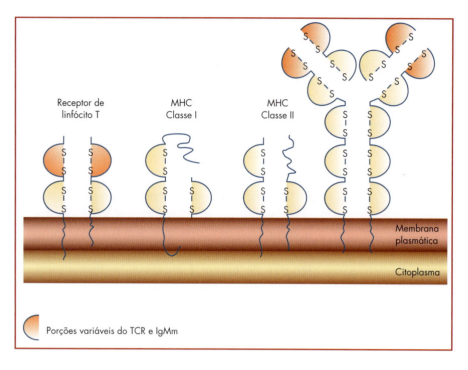

Figura 4.2 – "Superfamília" das imunoglobulinas. Análises estruturais das moléculas dos antígenos de classe I e II mostram semelhança com as moléculas de imunoglobulinas G (IgG) e com receptor da superfície de linfócito T (LT) → classificadas como parte da superfamília das IgG[4]. MHC = complexo principal de histocompatibilidade; S–S = pontes dissulfeto; TCR = receptor de célula T.

algumas tendo função estimuladora e outras com função supressora[2].

Também são produzidos os seguintes fatores: interferons (IFN); fator estimulante de colônias de granulócitos-macrófagos (GM-CSF, *granulocyte-macrophage colony-stimulating factor*); fator de necrose tumoral (TNF, *tumor necrosis factor*). Além desses, são produzidos fatores que regulam o crescimento de certas células epiteliais e mesenquimais, tais como fator das células-tronco, fatores de crescimento tumoral alfa e beta (TGF-alfa e TGF-beta, *tumor growth factor alpha/beta*), fator de crescimento derivado das plaquetas (PDGF, *platelet-derived growth factor*) e fator de crescimento dos fibroblastos (FGF, *fibroblast growth factor*). No entanto, devemos lembrar que, à exceção de IL-1, IL-7 e TGF-beta, a maioria desses mediadores só é produzida após estímulo nocivo como: hipóxia, trauma, radiação ultravioleta, alguns produtos químicos, etc.[6].

CÉLULAS DE LANGERHANS

A resposta imunológica que acontece na epiderme se inicia pelas células de Langerhans (LC, *Langerhans cells*), que são células dendríticas. Essas células, associadas a queratinócitos, mastócitos, células endoteliais e linfócitos T, configuram o que se conhece como sistema imunológico da pele[6,7].

As LC compreendem 3 a 5% da população das células epidérmicas. Originam-se da medula óssea e são identificadas pelo seu conteúdo, os grânulos de Birbeck, envolvidos na endocitose. Ao nível da pele são essas células capazes de captar, tratar e apresentar os antígenos aos linfócitos. Nos últimos anos ficou claro que o fenótipo das LC é determinado pela quantidade de mediadores presentes no microambiente. As LC expressam antígenos HLA de classe I e também marcadores pan-hemopoiéticos CD45.

Em condições normais, são as únicas células na epiderme que exprimem em sua membrana os antígenos HLA de classe II. As LC fazem parte de um grupo de células dendríticas especializadas na apresentação antigênica através dos fagócitos mononucleares[2,6,8].

As duas funções prioritárias das LC na epiderme são, portanto, o reconhecimento e a apresentação antigênica para os linfócitos T e a indução de resposta primária e secundária das células T diante dos aloantígenos, haptenos e proteínas solúveis, incluindo os antígenos microbianos[9]. Aparentemente, as LC ligam-se ao antígeno em questão, processando-o na pele, e adquirem a capacidade de emigrar e deflagrar o gatilho para a estimulação das células T em órgãos linfoides.

Além disso, as LC promovem a detecção de novos antígenos, como, por exemplo, antígenos tumorais.

LINFÓCITOS T

Os linfócitos, na pele dos mamíferos, pertencem quase que exclusivamente às linhagens de células T definidas pela expressão do CD3 associado ao receptor de célula T (TCR, *T cell receptor*).

Na pele humana, os linfócitos T compreendem cerca de 1% de todas as células epidérmicas e são encontrados na camada basal[10]. Os LT derivam da mesma célula pluripotente que dá origem a todas as linhagens sanguíneas (célula-tronco), que migra para o timo na fase de célula precursora linfoide, em que o microambiente fornece condições e o sinal para o seu desenvolvimento (Fig. 4.3).

A partir da periferia cortical do timo ocorre multiplicação, diferenciação e migração para a camada medular. O desenvolvimento dos LT é caracterizado por aquisição e perda sequencial de diversas moléculas intracelulares e de superfície. Uma das fases importantes da diferenciação dos LT é a expressão do seu TCR, um complexo proteico formado por várias cadeias peptídicas, com uma parte voltada para o meio extracelular e uma parte para o meio intracelular[11].

Caracteristicamente, o LT não é uma célula de linha de frente da resposta imune. Após o processo de maturação, somente será ativado se o antígeno estranho lhe for apresentado por outra célula do sistema imunológico.

Foram identificados dois subgrupos principais de LT: os LT citotóxicos (LTc) e os LT auxiliadores (LTh). Durante a maturação e a diferenciação, os LT apresentam diferentes antígenos de superfície, conhecidos como grupo de diferenciação (CD, *cluster of differentiation*). Existe correspondência entre o subgrupo de LT e o antígeno de superfície por ele apresentado. Sendo assim, enquanto os LTc apresentam caracteristicamente CD8 em sua superfície, o CD4 é encontrado nos LTh. A ativação do LT depende da presença do antígeno estranho associado a uma molécula de identificação (que pertence ao MHC) e esta apresenta o antígeno ao LT, recebendo o nome de célula apresentadora de antígenos (CAA) (Fig. 4.4).

Apenas a ativação do LT, no entanto, não deflagra sua função. É necessário um segundo sinal que é diferente para os subgrupos de LT. No caso do LTh, a ativação definitiva é dada pela liberação de IL-1, a partir da CAA. O LTc é ativado pela produção de IL-2 e outras citocinas, tais como IL-4, IL-6 e IFN, provenientes do LTh ativado.

A ativação do LT deflagra também a proliferação e a maturação da linhagem ativada, gerando,

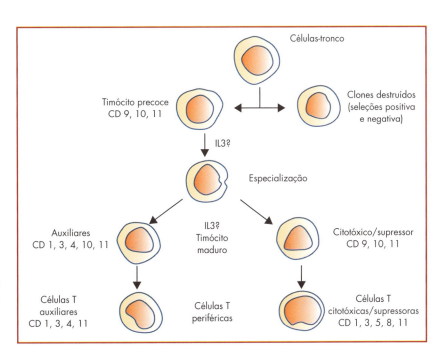

Figura 4.3 – Desenvolvimento dos linfócitos T[4]. CD = grupo de diferenciação; IL = interleucina.

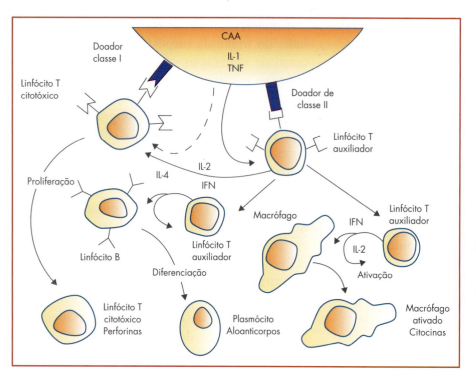

Figura 4.4 – Esquema da ativação dos linfócitos T diante de um antígeno apresentado pela célula apresentadora de antígenos (CAA)[4]. IL = interleucina; IFN = interferon; TNF = fator de necrose tumoral.

desta forma, um clone de LT específico para aquele antígeno apresentado inicialmente. Algumas dessas células têm a função de "células de memória", prontas para iniciar uma resposta mais rápida em encontro subsequente com o mesmo antígeno. As células efetoras LTh secretam citocinas essenciais para o desenvolvimento e a maturação de LTc, linfócito B (LB) e plasmócitos.

Os LTc, após serem ativados, agem de duas formas na destruição da célula-alvo, sempre por meio do contato membrana-membrana. Secretam perforinas que vão se polimerizar e produzir poros na membrana da célula-alvo, acarretando desequilíbrio osmótico incompatível com a sua sobrevivência. A outra forma de destruição da célula-alvo é a secreção de uma toxina para o interior desta, provocando ativação de endonucleases endógenas, fragmentação do ácido desoxirribonucleico (DNA, *deoxyribonucleic acid*) e morte celular. Esses processos podem se repetir várias vezes, ou seja, um único LTc pode agir sequencialmente sobre várias células-alvo[3,4] (Fig. 4.5).

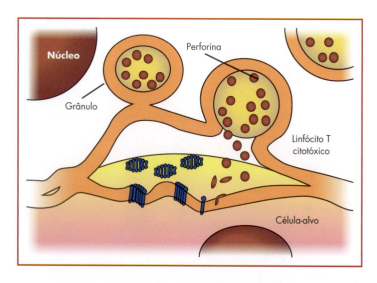

Figura 4.5 – Mecanismos de citotoxicidade dos linfócitos T: ação das perforinas[4].

Quando os linfócitos T estão em estreito contato com os queratinócitos, produzem citocinas, ou seja, referindo-se a todas as moléculas solúveis produzidas pelo sistema imunológico ou mediadores da interação celular. Estão incluídos nesse grupo, além das IL, o INF, o TNF e o fator de crescimento tumoral (TGF, *tumor growth factor*). A partir da produção de citocinas pode haver a indução da expressão do HLA-DR, derivado dos genes de classe II do MHC, nos queratinócitos[12]. Ocorre ainda o aparecimento de moléculas de adesão intercelular (ICAM, *intercellular adhesion molecules*), favorecendo a ligação entre as células efetoras do sistema imunológico e os queratinócitos[13].

DERME

Uma vez entendido o papel da epiderme, temos que, na derme, além das células imunocompetentes do sistema imunológico, existem células específicas chamadas dendrócitos. Essas populações de células dendríticas localizam-se primariamente nas áreas perivasculares. Morfologicamente apresentam núcleo de aspecto dobrado e crespo, de superfície irregular. Seu citoplasma é escuro e contém as organelas necessárias para manter um metabolismo ativo, mas não há grânulos de Birbeck[14]. A sua correlação com as LC da epiderme ainda não está determinada com precisão definida.

Os dendrócitos representam 80% da população celular da derme papilar. Originam-se da medula óssea e estão intimamente associados à microvascularização cutânea, sendo também células apresentadoras de antígenos, além de realizarem fagocitose[1] e, sob estímulo de citocinas, serem capazes de estimular as células T inativas.

RESPOSTA IMUNE CUTÂNEA

Com base nas descrições apresentadas até agora, acreditamos que os leitores possam vir a ter a percepção de que a pele humana é um microcosmo imunológico, contendo todos os elementos celulares e moleculares necessários para iniciação, regulação e expressão da resposta imune.

Os dados experimentais mostram que, aparentemente, a presença de um antígeno na epiderme ou na derme, provoca mudanças em vários sistemas celulares da pele.

As células apresentadoras de antígenos (LC e células dendríticas) ligam-se a estes antígenos para processá-los e reexpressá-los em forma de peptídeos do MHC. Outras células, como queratinócitos, mastócitos, células endoteliais e fibroblastos, reagem ao estímulo antigênico com mudanças no seu padrão secretório no que diz respeito aos mediadores solúveis, alguns dos quais podem afetar o fenótipo e a função das células dendríticas apresentadoras de antígenos. Como consequência, essas células dendríticas deixam a derme e/ou epiderme e migram, via vasos linfáticos dérmicos, para as áreas paracorticais de drenagem dos linfonodos. Nesses locais, apresentam o antígeno de forma a ativar os LT ali presentes.

Com o intuito de completar essa tarefa, os LT são clonados e encontram-se no caminho de volta à pele, de forma a, idealmente, neutralizar o antígeno primário em questão. A finalização dessa tarefa só será possível mediante a interação dos receptores linfocitários e a atuação das citocinas ativadas a partir das células endoteliais da microvascularização dérmica, as quais estão presentes no processo inflamatório em andamento.

Uma vez estimulados, esses LT sensibilizados são agora capazes de promover sua clonagem, de forma a otimizar os mecanismos de proteção contra os patógenos ali presentes. A regulação inadequada desses eventos pode provocar anergia, redução do potencial de proteção antitumoral e antimicrobiano, bem como reações de hipersensibilidade e autorreatividade[5].

É fundamental que o médico que atua no campo das queimaduras reconheça a importância do entendimento dos aspectos imunológicos relativos à pele humana, pois é a partir da compreensão dos princípios e mecanismos imunológicos ali contidos que se poderá atuar vigorosamente na prevenção da falência imune do paciente grande queimado, em especial no que diz respeito à escarectomia mecânica precoce com cobertura imediata e à "escarectomia química", visando à neutralização máxima do complexo lipoproteico (LPC, *lipoproteic complex*)[1].

Uma vez entendidos os aspectos da imunologia da pele no que diz respeito às queimaduras, atualmente é imprescindível comentar alguns aspectos fisiológicos relacionados à exposição solar crônica, pois sabemos que o trauma decorrente da exposição solar está muito relacionado ao envelhecimento cutâneo. Para tanto, precisamos discorrer rapidamente sobre as *aquaporinas*.

A partir de 2003, quando o Prêmio Nobel da Química foi atribuído a Peter Agre pela descoberta das aquaporinas e a Roderick MacKinnon pelo seu trabalho sobre a estrutura e o funcionamento de canais iônicos[15], verificou-se que um grande passo poderia ser dado em direção ao combate do envelhecimento cutâneo. Trata-se de uma classe de proteínas que formam poros na membrana celular das células biológicas. As aquaporinas conduzem seletivamente as moléculas de água para dentro e para fora da célula, prevenindo a passagem de íons e outros solutos. São também denominadas *canais de água*, com um canal. As moléculas de água atravessam os canais em fila. Muitas dessas aquaporinas relacionam-se a várias doenças, como o diabetes insípido e a disfunção[16] de aquaporina 2. A presença desses canais aumenta a permeabilidade das membranas à água. Existem 13 tipos conhecidos de aquaporinas em mamíferos e seis deles podem ser encontrados nos rins. Funcionam deixando a água passar (carga neutra) e barrando os prótons (carga positiva), conforme mostrado na Figura 4.6.

A água atravessa a membrana celular, quer por difusão através da bicamada fosfolipídica, quer através de canais de água especializados. A maioria das aquaporinas parece desempenhar somente o papel de transportar água, impedindo a passagem de íons e de outras pequenas moléculas. Algumas aquaporinas, conhecidas como aquagliceroporinas, transportam água e glicerol, juntamente com outras pequenas moléculas.

Dentre as aquaporinas, ou seja, as proteínas facilitadoras de transporte de água através das membranas celulares, a aquaporina 3 (AQP3) está envolvida com a expressão de outras proteínas epidérmicas relacionadas à manutenção da água (CD44, claudina-1, filagrina, entre outras). A expressão de AQP3 nos canais de água é fortemente afetada pela idade e por exposição crônica ao sol e assim pode ocorrer uma alteração no equilíbrio osmótico da epiderme, responsável pela pele seca nos mais idosos, em especial nas

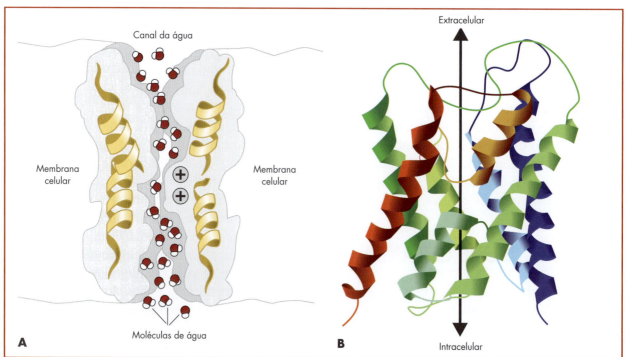

Figura 4.6 – (*A* e *B*) Difusão da água através do canal proteico[17].

áreas de maior exposição solar. A busca por elementos que aumentem os níveis de AQP3 visa melhorar os níveis de hidratação dos queratinócitos da pele humana. Alguns trabalhos utilizam um extrato de *Ajuga turkestanica*, uma planta da Ásia Central, demonstrando bons resultados *in vitro* quanto ao aumento da expressão da AQP3.

A água é transportada através tanto das aquaporinas como das aquagliceroproteínas e o glicerol através apenas das aquagliceroproteínas, ambos importantes para a hidratação da pele. A distribuição e a variabilidade das aquaporinas sugerem que estas apresentam importante papel na fisiologia da pele. As aquaporinas parecem ser a chave para melhorar a qualidade e a resistência da pele, minimizando os danos causados pela exposição solar e o ressecamento cutâneo[18].

Os cientistas buscam atualmente as melhores estratégias para tentar prolongar a atuação das AQP3, bem como aumentar a sua quantidade. Quando isso ocorrer de modo efetivo, a indústria cosmética auxiliará em muito o médico especialista no tratamento do envelhecimento cutâneo.

QUESTÕES

1. Quais são as células da epiderme fundamentais para a resposta imune?
2. Qual é o papel dos queratinócitos na resposta imune da epiderme?
3. Quais são as células da epiderme responsáveis por desencadear a resposta imune e qual sua principal função?
4. Quais são os subgrupos de LT e quais são as principais diferenças entre eles?
5. Quais são as células da derme responsáveis pela função imunológica?

REFERÊNCIAS

1. ALLGOWER, M.; SCHOERNENBERGER, G. A.; SPARKES, B. G. Burning the largest imune organ. *Burn*, v. 21, p. S7-S47, 1995.
2. SCHIMITT, D. La presentation antigenique au niveau da la peau. Rôle dês cellules de Langerhans. *Ann. Dermatol. Vénéréol.*, v. 117, p. 405-413, 1990.
3. PINTO, D. C. S. *Uso do Nitrato de Cério Associado a Sulfadiazina de Prata no Tratamento do Grande Queimado*, 1998. Dissertação (mestrado) – Departamento de Cirurgia da Faculdade de Medicina da Universidade de São Paulo.
4. BAÍA, C. E. S.; MIES, S. Transplantes de órgãos – bases imunológicas. In: GOFFI, F. S. *Técnica Cirúrgica: bases anatômicas, fisiopatológicas e técnicas da cirurgia*. São Paulo: Atheneu, 1996. Cap. 20, p. 143-157.
5. HEUFLER, C.; TOPAR, A.; GRASSEGER, U. et al. Interleukin 7 is produced by murine and human keratinocytes. *J. Exp. Med.*, v. 178, p. 1109-1114, 1993.
6. STINGL, G.; HAUSTER, C; WOLFF, K. The epidermis: an immunologic microenvironment. In: FITZPATRICK, T. B. et al. (eds.). *Dermatology in General Medicine*. 4. ed. p. 172-197, New York: McGraw-Hill, 1993.
7. BOS, J. D.; ZONNEVELD, I.; DAS, P. K. et al. The skin immune system (SIS): distribution and immunophenotype of lymphocyte subpopulations in normal human skin. *J. Invest. Dermat.*, v. 88, p. 569-573, 1987.
8. KATZ, S. I.; TAMAKI, K.; SACHS, D. H. Epidermal Langerhans cells are derived from cells originating in the bone marrow. *Nature*, v. 282, p. 324, 1979.
9. STINGL, G. E. M. Shevach: Langerhans cells as antigen-presenting cells. In: SCHULER, G. (ed.). *Epidermal Langerhans Cells*. Boca Raton: CRC Press, 1991. p. 159-190.
10. DUPUY, P.; HESLAN, M.; FRAITAG, S. T-cell receptor-gama/delta bearing lymphocytes in normal and inflammatory human skin. *J. Invest. Dermatol.*, v. 94, p. 764-770, 1990.
11. BOHEMER, H.; KISIELOW, I. Self-nonself discrimination by T cells. *Science*, v. 248, p. 1369-1373, 1990.
12. BASHAM, T. Y.; NICKOLOFF, T. C.; MERIGAN, V. B. M. Recombinant gamma interferon induces HLA-DR expression on cultured human keratynocytes. *J. Invest. Dermatol.*, v. 83 1984.
13. NICKOLOFF, B. J.; LEWINSOHN, D. M.; BUTCHER, E. C. et al. Recombinant gamma interferon increases the binding of peripheral blood mononuclear leukocytes and Leu 3 + T lymphocytes clone to cultured keratynocytes and to malignant cutaneous squamous carcinoma cell line that is blocked by antibody against LFA1 molecule. *J. Invest. Dermatol.*, v. 90, p. 17-22, 1988.
14. SONTHEIMER, R. D. Perivascular dendritic macrophage as immunobiological constituents of the human dermal microvascular unit. *J. Invest. Dermat.*, v. 3, p. 965-1015, 1989.
15. MCKUSICK, V. A. Karl Landsteiner Award. From Karl Landsteiner to Peter Agre: 100 years in the history of blood group genetics. *Transfusion*, v. 44, n. 9, p. 1370-1376, Sep. 2004.
16. GADE, W.; ROBINSON, B. CLS meets the aquaporin family: clinical cases involving aquaporin systems. *Clin. Lab. Sci.*, v. 19, n. 2, p. 80-89, 2006.
17. CIÊNCIA HOJE, Dezembro de 2003, pg. 17.
18. DUMAS, M.; SADICK, N. S.; NOBLESSE, E. et al. Hydrating skin by stimulating biosynthesis of aquaporins. *J. Drugs Dermatol.*, v. 6, 6 Suppl., p. s20-s24, Jun. 2007.

LEITURA COMPLEMENTAR

Participação do 3-β-Adiol, um Metabólito da DHT, na Regulação da Expressão da Aquaporina 9 nos Dúctulos Eferentes do Rato, 2003 – Departamento de Morfologia do Instituto de Ciências Biológicas da Universidade Federal de Minas Gerais.

Capítulo 5

Propriedades Biomecânicas da Pele

Maria Inês Nogueira de Camargo Harris

SUMÁRIO

A biometrologia cutânea é um ramo da ciência que se baseia na medida de propriedades biomecânicas e físico-químicas da pele, fornecendo informações sobre sua estrutura e estado de conservação através de técnicas não invasivas. Pelo uso apropriado dessas técnicas, podem-se alcançar conhecimentos sobre a origem de manifestações cutâneas, o efeito que produtos de uso tópico ou sistêmico podem ter sobre a pele, assim como avaliar quantitativamente as agressões percebidas na exposição ao ambiente ou a agentes exógenos. As principais características e informações oriundas dessas análises são descritas com o objetivo de permitir ao leitor compreender seu significado, usufruindo das informações disponibilizadas pelas mais recentes publicações.

HOT TOPICS

- O efeito barreira é determinado pela integridade do estrato córneo (organização e atividade bioquímica).
- As avaliações de barreira incluem avaliação de nível de hidratação, perda de água transepidérmica, descamação, oleosidade e pH.
- Redes de colágeno e elastina determinam o comportamento viscoelástico, a aparência e o relevo da pele.
- A corneometria – medida da capacidade elétrica cutânea – é utilizada na determinação da hidratação e na quantificação do efeito hidratante de produtos cosméticos.
- A perda de água transepidérmica (TEWL, *transepidermal water loss*) tem por objetivo assegurar o resfriamento contínuo do organismo.
- Aumentos nos valores de TEWL indicam alterações na integridade da barreira devido a processos patológicos ou irritativos.
- O peso seco da derme é representado principalmente por colágeno (72%), elastina (4%) e substância fundamental amorfa (20%).

INTRODUÇÃO

A biometrologia cutânea é o ramo da ciência dedicado às avaliações quantitativas das propriedades biomecânicas da pele, tendo como importante aplicação, através de técnicas sensíveis e validadas, a comprovação da eficácia e a substanciação de apelos mercadológicos dos produtos destinados aos cuidados com a pele[1].

A combinação das diferentes técnicas de biometrologia permite, ainda, a detecção quantitativa de alterações nas propriedades da pele nos estados iniciais desses processos, muitas vezes antes mesmo de serem perceptíveis a olho nu.

Para facilitar o entendimento sobre as técnicas empregadas nessas avaliações, dividem-se didaticamente estas técnicas em três categorias: as avaliações envolvendo os efeitos de barreira, as propriedades mecânicas e estruturais e as propriedades espectroscópicas[2].

O efeito de barreira da pele é realizado essencialmente pelo estrato córneo, de forma que essas técnicas nos informam, principalmente, sobre o nível de preservação dele: sua organização e atividade bioquímica. Incluem-se aqui as propriedades relativas à produção de sebo e transpiração, que influenciam o comportamento e a qualidade do manto hidrolipídico. Nesse grupo temos as avaliações de conteúdo hídrico (hidratação), TEWL, avaliações de descamação, oleosidade e pH.

As propriedades mecânicas e estruturais da pele são determinadas essencialmente pela derme. As estruturas da rede de colágeno e elastina da membrana basal, derme papilar e derme reticular determinam não somente o comportamento viscoelástico deste tecido como um todo, mas também sua aparência e relevo. Nesse grupo, temos as avaliações de propriedades viscoelásticas, de relevo e as dimensionais.

Além disso, na superfície da pele estão diversas substâncias capazes de absorver ou refletir a radiação. Os fenômenos de absorção de radiação nos fornecem informações importantes sobre a bioquímica da pele, o nível de organização das moléculas e a concentração de determinadas moléculas na superfície. Além disso, podemos obter informações sobre o comportamento de substâncias exógenas quando aplicadas sobre a pele. Nesse grupo, encontram-se os métodos colorimétricos de refletância e a absorção de radiação luminosa.

Sendo a pele suscetível às condições do ambiente e as medições experimentais facilmente influenciadas por fatores externos que gerariam artefatos de medição, é necessária rigorosa padronização das condições experimentais para que sejam obtidos resultados reprodutíveis e confiáveis[2]:

- *Controle ambiental*: temperatura, umidade, fontes de luz, circulação de ar.
- *Variáveis instrumentais*: calibração de equipamentos, ajuste de zero, propriedades da sonda de leitura, posição de leitura.
- *Voluntários*: faixa etária, sexo, raça, local de leitura, padronização de procedimentos de limpeza da área, estabelecimento de controles intraindivíduos.
- *Produtos*: diluição, formulações galênicas, quantidade por área, frequência e modo de aplicação.

AVALIAÇÃO DAS PROPRIEDADES DE BARREIRA

Os lipídeos encontrados no estrato córneo estão finamente organizados, resultando na formação de bicamadas lipídicas resistentes à água. Nas camadas mais externas do estrato córneo, encontram-se também presentes lipídeos oriundos das secreções das glândulas sebáceas, desordenados, em associação com os lipídeos do manto hidrolipídico, altamente organizado. Esse nível de organização interfere na retenção de água no interior desse sistema multilamelar, responsável pela manutenção do equilíbrio homeostático, influenciando processos como a plasticidade dos corneócitos da superfície e a descamação, além de controlar a permeabilidade cutânea[3].

A avaliação do processo de descamação pode ser feita pela técnica denominada *escamometria*, que se baseia na aplicação de fita adesiva sobre a pele, sob pressão, que é posteriormente removida e analisada. Os corneócitos do estrato disjunto se fixam no adesivo e pode-se então observar o padrão de descamação da região, analisando-se o tamanho das placas e sua espessura[4].

Em função da técnica utilizada para a análise das fitas, podem-se obter resultados qualitativos – no caso de avaliações subjetivas – ou quantitativos – através de técnicas gravimétricas ou por análise de imagem. A principal vantagem do uso da escamometria é a possibilidade de se realizar o registro de evolução de casos clínicos de acordo com tratamentos ou acompanhamentos a longo prazo, sem que seja perdido o referencial, uma vez que as lâminas obtidas (ou suas imagens) podem ser arquivadas para comparação posterior.

Um segundo importante fator determinante da qualidade do manto hidrolipídico, principalmente em áreas ricas em glândulas sebáceas, como rosto e couro cabeludo, é a medida do teor de sebo presente.

A técnica fotométrica para avaliação do teor de sebo na superfície é baseada na alteração da opalescência de uma superfície de vidro, safira ou polímero que se torna translúcida quando recoberta com lipídeos. Muitas vezes, essas avaliações são associadas também ao uso de fitas sensíveis a lipídeos – fita hidrofóbica absorvente de lipídeos, que permite relatar detalhes sobre a produção de sebo de folículos individuais[2]. A maior dificuldade na padronização dessas leituras, porém, é o tratamento prévio da área, pois o processo de deslipidização empregado, assim como as condições ambientais, pode interferir na precisão e na exatidão[5].

Ainda considerando-se apenas a superfície da pele, deve-se observar o pH cutâneo. Este deve ser mantido tanto para assegurar a estrutura lamelar dos lipídeos como também para a proteção imunológica, exercendo o papel de um manto ácido que impede a proliferação microbiana. As medições de pH cutâneo são realizadas através do uso de eletrodos de membrana de vidro com superfície plana e, durante a medição, um eletrodo de pH é acoplado à superfície a pele através de uma interface aquosa.

A organização do manto hidrolipídico, conforme mencionado anteriormente, assegura a existência de camadas multilamelares contendo em seus interstícios ambientes hidrofílicos. A forte constante dielétrica da pele está em parte ligada ao teor de água do estrato córneo: a água no interior do estrato córneo altera a passagem de corrente alternada de baixa frequência através do tegumento e a medida das propriedades elétricas da pele permite avaliar o estado de hidratação das camadas superiores da epiderme[6]. Assim, pode-se mensurar o nível de hidratação da pele por medida direta da capacitância ou pela medida de condutância da pele.

A pele troca água espontaneamente com o ambiente externo, sendo esta troca denominada perda de água transepidérmica (TEWL, *transepidermal water loss*), cuja principal função é assegurar o resfriamento contínuo do organismo. Esse processo não deve, contudo, ser confundido com a transpiração, que ocorre através da produção do suor por glândulas sudoríparas e ocorre por estímulos específicos. No caso da TEWL, o principal controle é exercido pelo estrato córneo, de forma que alterações nos valores de TEWL nos forneçam informações sobre a integridade dessa barreira. Seguindo a lei de difusão de Fick, o processo de transporte da água através do estrato córneo e a posterior evaporação são influenciados pelos componentes da barreira e pelo nível de umidade do ambiente externo, sendo a sua medição uma técnica delicada, porém valorosa. Com essa técnica é possível avaliar a qualidade da barreira, assim como quantificar e comparar níveis de agressão por ela sofridos quando, por exemplo, do uso de produtos tópicos ou solventes.

AVALIAÇÃO DAS PROPRIEDADES MECÂNICAS E ESTRUTURAIS

As propriedades mecânicas da pele humana dependem principalmente da organização das redes de colágeno e elastina, da membrana basal na junção derme-epiderme, do teor de água, proteínas e outras macromoléculas inseridas na matriz extracelular, com alguma contribuição da epiderme e do estrato córneo[7].

Com a avaliação objetiva funcional dessas propriedades é possível inferir de maneira não invasiva sobre as alterações anatômicas e bioquímicas operantes na derme, principalmente.

As principais alterações estruturais observadas na pele com o envelhecimento são a formação de rugas e a flacidez. A avaliação dessa perda de tônus e das alterações morfológicas pode ser feita através de análise fotográfica, desde que se disponha de condições reprodutíveis de tomada de imagem e avaliação por observadores treinados.

O relevo da pele pode também ser avaliado utilizando-se técnicas de análises topográficas de superfície, através da análise direta sobre a pele ou através da análise de réplicas[2]. Vários são os parâmetros utilizados para descrever a superfície e sua rugosidade, contudo, embora tradicionalmente os parâmetros industriais sejam utilizados, novos parâmetros que incluem efeitos binários e ternários têm sido desenvolvidos e aplicados nessas avaliações.

Sendo a pele um sistema vivo e composto de várias camadas heterogêneas e anisotrópicas, cada qual com suas próprias características mecânicas, não apresenta um comportamento elástico ideal. Após contínuos estresses, os níveis de deformação aumentam lentamente e a maior alteração observada está na extensão viscosa da pele. Por outro lado, quando o estiramento é aliviado, a pele não retorna imediatamente ao seu estado original, permanecendo levemente deformada, fenômeno denominado histerese. A pele de diferentes partes do corpo apresenta diferentes graus de elasticidade e plasticidade, que também sofrem variação sensível com o envelhecimento.

A maioria dos dados experimentais de propriedades biomecânicas da pele é baseada em relações de tensão e estiramento: a pele é submetida à ação de uma força (estresse) e a deformação resultante (estiramento) é medida, sendo o método mais comumente empregado o que realiza a avaliação por sucção.

Como os parâmetros viscoelásticos são funções da espessura da pele[8], não é válido comparar os valores absolutos obtidos entre áreas ou sujeitos diferentes. Em vez disso, os valores experimentais podem ser padronizados para a espessura da pele. Quando a avaliação de espessura não for realizada, pode-se ainda assim fazer comparações, desde que sejam feitas observações entre as proporções dos valores obtidos, considerando-se áreas de controle no próprio indivíduo, preferencialmente contralaterais ou próximas.

A técnica mais empregada na avaliação da espessura das camadas cutâneas é a ultrassonografia. Nesta técnica, a imagem obtida depende da composição do tecido e, à medida que as ondas passam de uma categoria à outra, são refletidas diferentemente. Com o uso dessa técnica, podem-se realizar medições com resolução entre 0,07 e 0,1mm, o que permite avaliar quantitativamente as variações sofridas na espessura da pele.

AVALIAÇÃO DAS PROPRIEDADES ESPECTROSCÓPICAS

A pele apresenta diferentes respostas a estímulos radiantes, que fornecem importantes informações sobre sua composição, sua estrutura e também sobre o nível de atividade e o grau de irrigação. Pode-se assim avaliar o efeito de produtos cosméticos sobre a barreira, como também a resposta da pele a diferentes estímulos e tratamentos.

A cor observada de um objeto resulta do efeito da luz incidente sobre ele. Quando um objeto ou amostra qualquer é exposto à luz visível (400 a 700nm), obtém-se uma curva espectral característica que é percebida pelo olho humano e pode também ser registrada através do uso de espectrofotômetros. Os espectrofotômetros comuns realizam a tomada da curva, de forma que se obtém relação entre um comprimento de onda específico e a sua absorbância, porém, o olho humano apresenta um sistema de detecção tridimensional, de forma que para uma cor ser descrita é necessário descrevê-la em termos de valores tristímulo[9]. A cromaticidade de um objeto é dada pela sua localização dentro de um diagrama tridimensional em que um plano é definido pelas componentes x e y. O terceiro componente, denominado CIE Y, define a luminosidade do eixo. Como a cor pode ser definida por uma posição no diagrama de cromaticidade, a diferença entre duas cores pode ser descrita pela diferença entre as suas posições no diagrama. O uso de colorímetros que se baseiam na análise de valores tristímulos é um procedimento aceito e recomendado inclusive pela Food and Drug Administration (FDA).

As multicamadas lipídicas intercelulares que compõem o estrato córneo contêm ceramidas, colesterol e ácidos graxos livres e apresentam um polimorfismo complexo de diferentes fases sólidas, no qual as cadeias lipídicas são firmemente empacotadas e imóveis. Essas cadeias lipídicas apresentam frequências de estiramento e deformação características, detectáveis na região do infravermelho, que são diretamente influenciadas pelo nível de ordenamento das cadeias[8]. Utilizando-se a espectroscopia no infravermelho, através da análise da refletância total atenuada por transformação de Fourier[10], obtém-se informações sobre o estado do estrato córneo *in vivo*, ou seja, sobre a organização das camadas lipídicas. Através da análise da frequência de absorção e das relações entre as bandas pode-se classificar o tipo de pele, além de se atribuir as características do estrato córneo como níveis lipídicos e grau de hidratação.

Recentes avanços mostram ainda que o uso de técnicas de avaliação no infravermelho próximo (*near infrared*), como a espectroscopia Raman, fornecem evidências sobre a estrutura e a constituição química da derme, permitindo a avaliação não invasiva de regiões mais profundas[11].

QUESTÕES

No trabalho de Kuzmina[12] *et al.* foram avaliados dois grupos de voluntários expostos à solução de laurilsulfato de sódio (LSS), um detergente comumente empregado em produtos cosméticos e de higiene pessoal. O primeiro grupo era composto de voluntários saudáveis e o segundo grupo era de pacientes com histórico de eczema, porém sem manifestações no momento do estudo. Após as leituras iniciais, em áreas sem qualquer lesão, aplicou-se *patch* com LSS a 1% por 24, o qual foi removido e as regiões observadas após três e sete dias, realizando-se medidas de TEWL e impedância, ou seja, medindo-se o nível de hidratação da pele. Todos os voluntários tiveram uma área tratada e outra área contralateral, não tratada (controle). Os dados obtidos (aproximados) são apresentados na Tabela 5.1[12].

1. Qual o efeito do laurilsulfato de sódio sobre a pele?
   Observa-se nos dois grupos aumento nos valores de TEWL, indicando perda da eficiência de barreira. Essa perturbação na barreira dificulta a retenção da água, promovendo ressecamento e consequente diminuição da impedância. Isso pode ser explicado pelo efeito tensoativo do laurilsulfato de sódio, que remove lipídeos e proteínas do estrato córneo, tornando-o uma barreira menos eficiente.
2. Explique as diferenças observadas entre os dois grupos, associando-as ao histórico de cada grupo.
   Ainda que os dois grupos apresentem, qualitativamente, perturbação na barreira provocada pelo tratamento, o grupo com histórico de eczema apresenta resposta bem mais intensa que o grupo de voluntários normais. Isso denota a suscetibilidade acentuada desses indivíduos, podendo ser a ocorrência dos episódios de eczema associada a essa deficiência na proteção contra agentes externos.

O uso de vitaminas é recomendado para a melhora de grande variedade de condições fisiológicas, porém, há poucos estudos comprobatórios de seus benefícios. Avaliando grupos de animais expostos diariamente

Tabela 5.1 – Resumo adaptado do estudo de Kuzmina *et al.*[12]

Grupo	Dia	TEWL (g/m²/h)		Índice de impedância (unidade arbitrária)	
		Tratada	*Controle*	*Tratada*	*Controle*
Voluntários normais	0	5	5	9	9
	3	13	4	7,4	9
	7	8	4	7,8	8,8
Voluntários com histórico de eczema	0	4	5	10,5	11
	3	39*	8	5*	9,8
	7	15*	6	6,6*	9,8

* $p \leq 0{,}001$.
TEWL = perda de água transepidérmica.

Tabela 5.2 – Resumo adaptado do estudo de Fujimura e Nakamura[13]

| Grupo | Tratamento | | Condutância (µS) | | Área sob curva de condutância (µS/s) | | TEWL (g/m²/h) | | Área xerótica (cm²) |
	Via oral	Tópico	Dia 15	Dia 19	Dia 15	Dia 19	Dia 15	Dia 19	Dia 19
A	Veículo	Não tratado	12	13	1.250	1.150	11	11	0
B	Veículo	LSS 0,3%	10,5	0[a]	1.200	300	11	55[a]	2,38
C	Vitaminas $B_2/B_6/C$ e L-cisteína	LSS 0,3%	11,5	6[b]	1.100	650[b,d]	11	42[c]	1,93[b]
D	Vitaminas B_2 e B_6	LSS 0,3%	N.D.	N.D.	1.150	500[b]	N.D.	N.D.	2,27

[a] $p < 0,01$ comparado ao grupo A (não tratado).
[b] $p < 0,01$ comparado ao grupo B (controle).
[c] $p < 0,1$ comparado ao grupo B (controle).
[d] $p < 0,01$ comparado ao grupo D.
LSS = laurilsulfato de sódio; N.D. = não definido; TEWL = perda de água transepidérmica.

a LSS, Fujimura e Nakamura compararam o efeito de diferentes terapias sistêmicas, segundo o seguinte protocolo: os grupos receberam as drogas diluídas ou o veículo, via oral, durante 19 dias. Do dia 15 ao dia 18 foi administrada topicamente solução de LSS a 0,3%, avaliando-se as áreas tratadas nos dias 15 (antes do primeiro tratamento) e 19. Foram realizadas medidas de condutância, capacidade de absorção de água através de medida cinética de condutância, TEWL e área de descamação por escamometria. Os resultados obtidos (aproximados) estão sumariados na Tabela 5.2[13]:

3. O que se pode concluir sobre os tratamentos sistêmicos realizados?

Os dois tratamentos sistêmicos promovem maior resistência à agressão pelo LSS, minimizando as alterações na barreira observadas através da queda de condutância e do aumento de perda de água transepidérmica. O tratamento associando vitaminas B_2, B_6, C e cisteína mostra-se mais potente que apenas o uso das vitaminas B_2 e B_6, o que é caracterizado pela menor redução da capacidade de absorção de água (análise cinética de condutância) e pela melhora visível no processo de descamação, com relação ao controle.

4. O que é possível inferir, em termos de sensibilidade das técnicas, a partir dos resultados obtidos?

Através do uso das técnicas instrumentais, obtém-se respostas mais sensíveis que pela análise de área xerótica. Enquanto só é possível distinguir o tratamento mais potente através da técnica de escamometria, as leituras de condutância na avaliação da capacidade de absorção de água permitem distinguir os dois tratamentos do controle e entre si.

Estudos comparativos, recentemente revisados por Lodén e Halvarsson[14], mostram claras diferenças entre as peles de indivíduos normais e pacientes com dermatite atópica (Tabela 5.3).

5. Qual a principal informação oriunda dessas observações experimentais e quais seriam as diretrizes para orientação preventiva que se poderia realizar a partir desse conhecimento?

Os dados experimentais mostram que os indivíduos atópicos, em relação aos indivíduos normais, apresentam barreira deficiente com significativo aumento da TEWL e consequente dificuldade na retenção de água, o que acarreta o ressecamento. Esse resse-

Tabela 5.3 – Variações nos parâmetros de avaliação da pele de atópicos, com relação à pele de indivíduos normais[14]

| Parâmetro | Variação com relação ao indivíduo normal (%) | | |
	Mãos	Costas	Braço
Coeficiente de fricção	75	50	80
Capacitância	80	77	79
TEWL	140	250	225

TEWL = perda de água transepidérmica.

camento, refletido tanto pela diminuição na capacitância como pelo aumento do coeficiente de fricção, é um dos possíveis promotores de prurido, que provoca o surgimento de lesões. Além disso, essa barreira deficiente pode ser porta de entrada para substâncias alergênicas que, em um indivíduo normal, ficariam retidas no estrato córneo. Assim, é importante promover ações que reforcem a barreira cutânea, como por exemplo, o uso tópico de agentes oclusivos que reforcem as membranas lipídicas (por exemplo, ceramidas, ácidos graxos, colesterol) e hidratantes hidrofílicos (por exemplo, ureia, lactatos, PCA, poliálcoois).

REFERÊNCIAS

1. ROGIERS, V.; BALLS, M.; BASKETTER, D. at al. The potential use of non-invasive methods in the safety assessment of cosmetic products. *ATLA – Altern. Lab. Anim.*, v. 27, p. 515-537, 1999.
2. HARRIS, M. I. N. C. *Pele – Estrutura, Propriedades e Envelhecimento*. 2. ed. São Paulo: Senac, 2005.
3. TROMMER, H.; NEUBERT, R. H. H. Overcoming the Stratum Corneum: The Modulation of Skin Penetration. *Skin Pharmacol. Physiol.*, v. 19, p. 106-121, 2006.
4. PIERARD, G. E. EEMCO Guidance for the assessment of dry skin (xerosos) and ichitiosis: evaluation by stratum corneum strippings. *Skin Research Technol.*, v. 2, p. 3-11, 1996.
5. PIÉRARD, G. E.; PIÉRARD-FRANCHIMONT, C.; MARKS, R. et al. V EEMCO Guidance for the in vivo assessment of skin greasiness. *Skin Pharmacol. Appl. Skin Physiol.*, v. 13, p. 372-389, 2000.
6. TAGAMI, H.; OHI, M.; IWATSUKI, K.; KANAMARU, Y.; YAMADA, M.; ICHIJO, B. Evaluation of the skin surface hydratation in vivo by electrical measurement. *J. Inv. Dermatol.*, v. 75, p. 500-507, 1980.
7. DIRIDOLLOU, S.; PATAT, F.; GENS, F.; VAILLANT, L.; BLACK, D.; LAGARDE, J. M. et al. In vivo model of the mechanical properties of the human skin under suction. *Skin Res. Technol.*, v. 6, p. 214-221, 2000.
8. FONG, S. S. L.; HUNG, L. K.; CHENG, J. C. Y. The cutometer and ultrasongraphy in the assessment of postburn hypertrophic scar – a preliminary study. *Burns*, v. 23, suppl. 1, S12-S18, 1997.
9. USP Monograph: Color and Achromicity in The United States Pharmacopeia The National Formulary. United States Pharmacopeial Convention, Inc. 2003.
10. MOORE, D. J.; REREK, M. E.; MENDELSOHN, R. Role of ceramides 2 and 5 in the structure of stratum corneum lipid barrier. *Intern. J. Cosm. Sci.*, v. 21, p. 353-368, 1999.
11. NAITO, S.; MIN, Y. K.; SUGATA, K.; OSANAI, O.; KITAHARA, T.; HIRUMA, H. et al. In vivo measurement of human dermis by 1064nm-excited fiber Raman spectroscopy. *Skin Res. Technol.*, v. 14, p. 18-25, 2008.
12. KUZMINA, N.; HAGSTRÖMER, L.; NYRE'N, M.; EMTESTAM, L. Basal electrical impedance in relation to sodium lauryl sulphate-induced skin reactions – a comparison of patients with eczema and healthy controls. *Skin Res. Technol.*, v. 9, p. 357-362, 2003.
13. FUJIMURA, A. S.; NAKAMURA, M. Preventive effects of oral combination therapy of vitamins B_2/B_6/C and L-cystein on the development of dry skin in guinea pig irritation model. *J. Dermatol. Sci.*, v. 41, p. 146-149, 2006.
14. HALVARSSON, K.; LODÉN, M. Increasing quality of life by improving the quality of skin in patients with atopic dermatitis. *Intern. J. Cosm. Sci.*, v. 29, 69-83, 2007.

Capítulo 6

Tecido Adiposo e Tela Subcutânea

Nadir Eunice Valverde Barbato de Prates ♦ José Carlos Prates Filho
José Carlos Prates

SUMÁRIO

A tela subcutânea localiza-se logo após a derme e é constituída por tecido conectivo frouxo e por tecido adiposo. O tecido adiposo forma a maior parte da tela subcutânea e é uma variedade do tecido conectivo, cujas células, os adipócitos, armazenam energia sob a forma de gordura. Os lipídeos armazenados nas células adiposas são principalmente triglicerídeos, obtidos da alimentação, oriundos do fígado ou sintetizados da glicose a partir da própria célula adiposa.

O tecido adiposo é classificado em unilocular (gordura amarela) ou multilocular, de acordo com o número de *vacúolos* de gordura presentes em cada célula adiposa.

A função primordial do armazenamento de gordura é servir como reserva *energética* do organismo, além de atuar como *isolante térmico* e como proteção contra choques mecânicos, posicionando-se entre a *pele* e os *órgãos* internos. Os adipócitos sofrem ação de diversas substâncias, como hormônio do crescimento, glicocorticoides, insulina e hormônio da tireoide, tornando o metabolismo do tecido adiposo extremamente complexo.

HOT TOPICS

- A hipoderme (tela subcutânea) é uma camada localizada profundamente em relação à pele e é composta de tecido conectivo frouxo e tecido adiposo.
- A camada subcutânea contém a principal rede de veias e artérias, a partir das quais alguns vasos se estendem para camadas mais superficiais, formando um plexo cutâneo.
- O tecido adiposo é o maior depósito de energia do corpo, sob a forma de triglicerídeos. Sua espessura é maior no sexo feminino e sua distribuição difere em relação ao sexo.
- As principais funções do tecido adiposo são: isolante térmico, reservatório de energia, armazenador de alimentos e absorção de choques.
- O tecido adiposo divide-se em tecido adiposo amarelo, no qual as células apresentam apenas uma gotícula de gordura no citoplasma, e tecido adiposo pardo, em que as células contêm numerosas gotículas lipídicas. Este último é encontrado em quantidade significativa somente no recém-nascido.
- As células adiposas são fibroblastos diferenciados, derivados do mesênquima, e não apresentam divisão. Cada célula de gordura é envolta por uma lâmina basal e sua membrana plasmática apresenta vesículas de pinocitose.
- Quando submetidas ao jejum, as células adiposas sofrem modificações estruturais. Há evaginações no citoplasma, semelhantes

- a podócitos, diminuição do seu tamanho e vão adquirindo forma estrelada.
- Na deposição lipídica intracelular, as gotas lipídicas tornam-se maiores e mais numerosas e a célula assume forma esférica. As gotas lipídicas vão se juntando e empurram o núcleo para a periferia.
- Os lipídeos armazenados nas células adiposas são principalmente triglicerídeos, originados da absorção de quilomícrons, do fígado (constituindo as lipoproteínas de densidade muito baixa) e da síntese de glicose da própria célula adiposa.
- O metabolismo do tecido adiposo é complexo, sofrendo a ação do hormônio do crescimento, dos glicocorticoides, da insulina e do hormônio da tireoide.

INTRODUÇÃO

A tela subcutânea (hipoderme) é uma camada localizada profundamente em relação à pele, que varia em tamanho e conteúdo, sendo composta de tecido conectivo frouxo e, principalmente, de tecido adiposo. A quantidade desse tecido varia nas diferentes partes do corpo, não existindo em algumas regiões, como nas pálpebras e no prepúcio. Geralmente, é mais espessa no sexo feminino do que no masculino e sua distribuição é diferente nos dois sexos, determinando caráter sexual secundário[1]. Essa variação é regulada pelos hormônios sexuais e adrenocorticais.

A camada subcutânea contém a principal rede de veias e artérias, a partir das quais alguns vasos se estendem para cima, formando uma segunda rede denominada plexo cutâneo, na junção dermossubcutânea.

O tecido adiposo é um tipo especial de tecido conectivo que apresenta predominância de células adiposas (adipócitos), caracterizadas por armazenar gorduras neutras.

Em pessoas com peso normal, o tecido adiposo corresponde a 20 a 25% do peso corporal na mulher e 15 a 20% no homem[2]. O tecido adiposo é o maior depósito de energia do corpo, sob a forma de triglicerídeos. Como a refeição é feita em intervalos, é importante a existência de grandes depósitos de triglicerídeos, utilizados para prover energia entre as refeições, fornecendo 9,3kcal/g.

O tecido adiposo atua como:

- Isolante térmico efetivo, pois as gorduras são más condutoras de calor.
- Reservatório de energia.
- Armazenador de alimentos.
- Absorve os choques, promovendo proteção mecânica do organismo quanto a pressões e traumatismos externos, principalmente na planta dos pés e na palma das mãos.
- Modela a superfície corporal, sendo, em parte, responsável pelas diferenças de contorno entre o corpo do homem e o da mulher.
- Preenche espaços entre os tecidos.
- Auxilia a manter certos órgãos em posições normais.
- Facilita a mobilidade da pele em relação às estruturas subjacentes[3].

Há duas variedades de tecido adiposo:

- Tecido adiposo amarelo (unilocular).
- Tecido adiposo pardo (multilocular).

No primeiro, as células, quando desenvolvidas, contêm apenas uma gotícula de gordura no citoplasma e, no segundo, as células contêm numerosas gotículas lipídicas.

O tecido adiposo amarelo distribui-se por todo o corpo do homem adulto, de acordo com biótipo, sexo e idade. A cor amarela deve-se ao acúmulo de carotenoides dissolvidos nas gorduras.

O tecido adiposo pardo apresenta esta cor em razão de sua vascularização abundante e das numerosas mitocôndrias existentes em suas células. É particularmente abundante em animais que hibernam. Sua função principal é produzir calor. A quantidade é significativa somente em recém-nascidos, auxiliando-os na termorregulação e protegendo-os contra o frio excessivo.

A remoção de lipídeos, em caso de necessidade, não se faz com igual intensidade em todos os locais. Primeiro, são mobilizados os depósitos subcutâneos, os do mesentério e os retroperitoneais, enquanto o tecido adiposo dos coxins dos pés e das mãos resiste a longos períodos de desnutrição[2].

As células adiposas originam-se de células derivadas do mesênquima, os lipoblastos. Essas células são fibroblastos diferenciados com o fim de acumular gordura no citoplasma. O aumento no número de lipoblastos, provocado pela superalimentação nos primeiros meses de vida, predispõe o bebê à obesidade em fases posteriores. As células adiposas não se dividem[2].

ESTRUTURA MICROSCÓPICA DA CÉLULA ADIPOSA

Microscopia de Luz

Sob microscopia de luz, as células do tecido adiposo amarelo (unilocular), típicas de indivíduos adultos, são estruturas esféricas ou poliédricas que variam de 10 a 120µm de diâmetro. Geralmente, são muito grandes, medindo acima de 100µm. O citoplasma dessas células rodeia uma grande gota lipídica. O núcleo achatado dispõe-se perifericamente em decorrência da gota lipídica. O tecido unilocular apresenta septos de tecido conectivo, que contêm vasos e nervos. Desses septos partem fibras reticulares que sustentarão as células adiposas. A vascularização do tecido adiposo é muito abundante. A relação volume de capilar sanguíneo/volume de citoplasma é maior no tecido adiposo do que no músculo estriado (Fig. 6.1).

As células do tecido adiposo pardo (multilocular) são menores do que as adiposas amarelas e têm forma poligonal. O citoplasma é carregado de gotículas lipídicas de vários tamanhos e os retículos endoplasmáticos (liso e rugoso) são pouco desenvolvidos (Fig. 6.2). A disposição das células com os capilares sanguíneos lembra glândulas endócrinas, pela formação de lóbulos e septos.

Microscopia Eletrônica de Transmissão

Cada célula adiposa é envolta por uma lâmina basal e sua membrana plasmática apresenta numerosas vesículas de pinocitose. Ocasionalmente, encontram-se microtúbulos e partículas de ribonucleoproteína. Dentro do citoplasma estão as mitocôndrias. A estrutura interna dessas organelas é simples, apresentando cristais embebidos em densa matriz. As mitocôndrias dispõem-se no citoplasma, próximo ao núcleo.

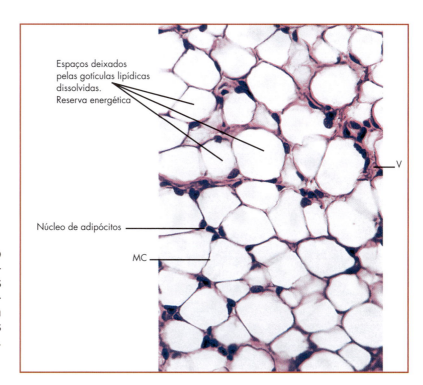

Figura 6.1 – Corte de tecido adiposo unilocular. Verificam-se membrana celular (MC), gota lipídica, septos conectivos com vasos (V). Coloração hematoxilina-eosina (HE) 400×. Reproduzido com permissão dos Profs. Drs. Luiz Carlos Junqueira e José Carneiro da Silva Filho[2].

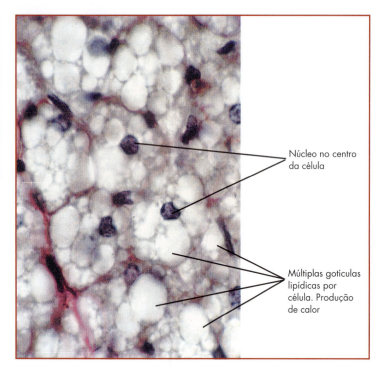

Figura 6.2 – Corte de tecido adiposo multilocular. Verificam-se numerosas gotas lipídicas de tamanhos variados. Coloração hematoxilina-eosina (HE) 400×. Reproduzido com permissão dos Profs. Drs. Luiz Carlos Junqueira e José Carneiro da Silva Filho[2].

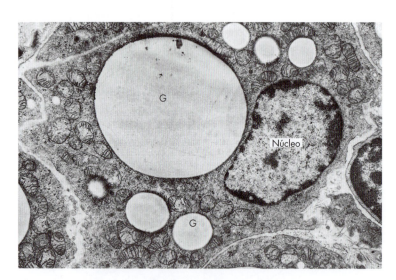

Figura 6.3 – Micrografia eletrônica do tecido adiposo unilocular. Observam-se gotículas lipídicas (G) de tamanhos variados. 7.500×. Reproduzido com permissão dos Profs. Drs. Luiz Carlos Junqueira e José Carneiro da Silva Filho[2].

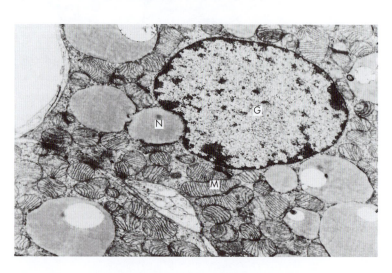

Figura 6.4 – Micrografia eletrônica do tecido adiposo multilocular. Observam-se célula adiposa com núcleo (N), gotículas lipídicas (G) pouco eletrodensas e numerosas mitocôndrias (M). 10.000×. Reproduzido com permissão dos Profs. Drs. Luiz Carlos Junqueira e José Carneiro da Silva Filho[2].

O citoplasma contém ainda o aparelho de Golgi, vesículas do tecido endoplasmático granular, ribossomos livres e vesículas do retículo endoplasmático liso. As gotículas lipídicas não são envoltas por membrana.

Em geral, há uma gota grande de gordura localizada centralmente na célula. Às vezes, podem ser encontradas gotas lipídicas menores na região do núcleo (Figs. 6.3 e 6.4).

Microscopia Eletrônica de Varredura

O citoplasma da célula adiposa madura (adipócito) é rodeado por uma membrana externa definida. Externamente a essa membrana há um tecido amorfo denominado lâmina externa. Por fora dessa lâmina localiza-se uma rede de fibras colágenas, que formam septos de tecido conectivo, contendo vasos e nervos (Fig. 6.5).

MODIFICAÇÕES CITOLÓGICAS NAS CÉLULAS ADIPOSAS DURANTE A LIBERAÇÃO LIPÍDICA INTRACELULAR

Em ratos submetidos a jejum, depois de 24h as células adiposas do mesentério formam evaginações do citoplasma, semelhantes a podócitos. Após 48h sem alimentação, o tamanho das gotas de lipídeos intracelulares diminui, ocorrendo aumento do número de gotas. A superfície da célula torna-se irregular em consequência do aumento do número de pseudópodes. Alguns corpúsculos densos, contendo material amorfo, rodeados por uma membrana, são observados nessa fase, bem como vesículas citoplasmáticas de várias densidades. Após cinco a seis dias sem alimentação, há perda de 40% do peso corporal e as células adiposas aparecem menores, de forma estrelada, apresentando aumento do retículo endoplasmático e dos corpúsculos de Golgi. As mitocôndrias apresentam-se semelhantes em tamanho e forma às mitocôndrias das células de animais alimentados. Foram encontradas, também, áreas de citoplasma livres de organelas citoplasmáticas, contendo material de baixa densidade eletrônica, sugerindo tratar-se de glicosaminoglicanos[4].

Parece não haver mudanças morfológicas no núcleo e no nucléolo, exceto pelo aparecimento de poros nucleares (Fig. 6.6).

MODIFICAÇÕES CITOLÓGICAS NAS CÉLULAS ADIPOSAS DURANTE A DEPOSIÇÃO LIPÍDICA INTRACELULAR (LIPOGÊNESE)

Gotas de gordura, sob a forma de grânulos refrativos, são notadas inicialmente no citoplasma de células alongadas, semelhantes aos fibroblastos.

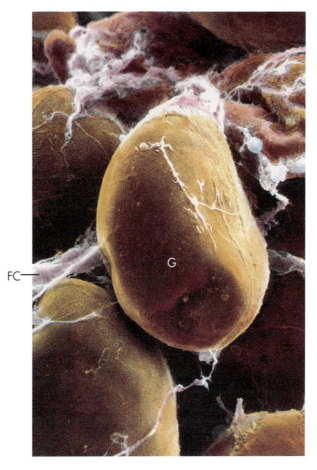

Figura 6.5 – Eletrofotomicrografia de varredura do tecido adiposo. Verificam-se gotas lipídicas (G) e fibras conectivas (FC), 0,2mm. Reproduzido com permissão dos Drs. Piero Angela e Pietro Motta[20].

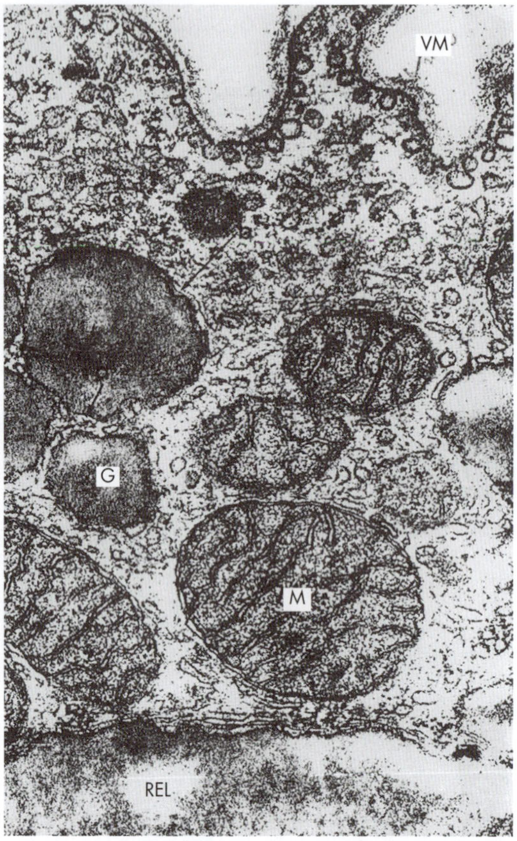

Figura 6.6 – Eletrofotomicrografia de célula adiposa de mesentério de rato após três dias de restrição alimentar. Notam-se pequenas gotas lipídicas (G), abundância de vesículas de micropinocitose (VM), retículo endoplasmático liso (REL) e mitocôndrias (M). 55.000×.

Após 24h, as gotas tornam-se maiores e mais numerosas. Nos dias subsequentes são ainda visualizadas gotas volumosas com a célula assumindo forma esférica ou ovoide. Eventualmente, os lipídeos conferem às células sua típica aparência unilocular, com o núcleo achatado disposto de maneira periférica. Paralelamente à formação de células adiposas, muitos investigadores reportam que a deposição de glicogênio é fator importante nesse processo. O glicogênio é depositado em células adiposas de animais privados de alimentação por longos períodos. O processo é estimulado pela administração de insulina. As células do tipo de fibroblastos pré-adipócitos caracterizam-se pela forma alongada com expansões citoplasmáticas, que contêm sistema de retículo endoplasmático rugoso altamente organizado e mitocôndrias esféricas com estruturas internas simplificadas. As gotas lipídicas estão livres no citoplasma, aparentemente não relacionadas com qualquer tipo de organela. Nesse processo de desenvolvimento, essas células apresentam menor número de prolongamentos citoplasmáticos e numerosas gotas de lipídeos localizam-se geralmente em um polo da célula.

A membrana plasmática contém várias vesículas micropinocitóticas rodeadas por uma membrana externa. Há redução gradual na quantidade de retículo endoplasmático, que pode conter material granular no interior de cisternas. À medida que a deposição de lipídeos progride, agora em ambos os polos da célula, grande quantidade de vesículas aparece na sua superfície. Nesse período, as mitocôndrias apresentam-se filamentares ou sob a forma de esferas. Maior quantidade de lipídeos é depositada no citoplasma. Em geral, há uma grande gota e várias gotas menores, à medida que a célula vai assumindo a forma ovoide. Esse estágio de desenvolvimento é caracterizado pela redução na quantidade de retículo endoplasmático, de membranas de Golgi e pelo inicial e transitório aparecimento de glicogênio próximo às gotas lipídicas. Nos estágios tardios de desenvolvimento, as células tornam-se maiores e mais esféricas[4].

Gotas lipídicas juntam-se de tal maneira que a parte central do citoplasma torna-se preenchida pelos lipídeos e o núcleo é empurrado para a periferia (Fig. 6.7). As gotas maiores formam-se pela coalescência de gotas de tamanho intermediário, bem como de gotas pequenas, adjacentes

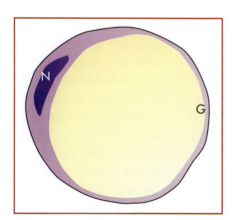

Figura 6.7 – Figura esquemática de célula adiposa mostrando a coalescência das gotículas lipídicas numa única gota central (G), evidenciando que a célula é madura e o núcleo (N) é empurrado para a periferia.

às maiores. Durante o processo de deposição, nenhuma organela mostra relação morfológica íntima com as gotas lipídicas. As partículas lipídicas eletrodensas foram denominadas lipomícrons, por Wasserman e MacDonald[5], em experimentos com ratos desnutridos. Em células adiposas de animais desnutridos e forçados à alimentação com dextrose, Wasserman e MacDonald[6] descreveram a formação de lipídeos recém-sintetizados e sua fusão para formar gotas maiores. Os grânulos eletrodensos (lipomícrons) são achados em células com mobilização de lipídeos, na síntese de lipídeos, bem como em animais com equilíbrio nutricional.

PROPRIEDADES FISIOLÓGICAS DA CÉLULA ADIPOSA

As funções das células adiposas típicas são:

- Mobilização dos lipídeos armazenados sob forma de ácidos graxos e colesterol.
- Fornecimento de substratos, como glicose, ácidos graxos e aminoácidos, para criar energia, fazer lipogênese e deposição de lipídeos.
- Manutenção dos lipídeos armazenados por equilíbrio entre síntese e degradação. O mecanismo de controle desse equilíbrio está diretamente relacionado com secreções endócrinas e neuroendócrinas, bem como com o estado nutricional do indivíduo[4].

Os lipídeos armazenados nas células adiposas são principalmente triglicerídeos (ésteres de ácidos graxos e glicerol). Os triglicerídeos armazenados originam-se da seguinte maneira:

- Absorvidos da alimentação como quilomícrons.
- Oriundos do fígado, constituindo as lipoproteínas de densidade muito baixa (VLDL, *very-low density lipoproteins*).
- Sintetizados da glicose da própria célula adiposa.

Os quilomícrons são partículas de até 3mm de diâmetro, formadas pelas células epiteliais do intestino delgado. São constituídos por 90% de triglicerídeos e pequena quantidade de colesterol, fosfolipídeos e proteínas. Deixando as células epiteliais, os quilomícrons penetram nos capilares linfáticos do intestino e atingem a corrente sanguínea. Nos capilares sanguíneos do tecido adiposo sofrem hidrólise pela presença de lipase, liberando ácido graxo e glicerol, que atravessam as paredes dos capilares, penetram nas células adiposas e formam novas moléculas de gordura que são depositadas. Estudos relativos à atividade funcional das células adiposas demonstram aumento no número de vesículas micropinocitóticas e no tamanho das vesículas citoplasmáticas nas células adiposas do epidídimo normal, expostas a doses fisiológicas de insulina. Estudos manométricos concomitantes mostram aumento na entrada de dióxido de carbono nesse tecido, com aumento no consumo de oxigênio, indicando síntese de gordura a partir da glicose. Esses autores sugerem que tal correlação morfofuncional representa possível mecanismo pelo qual a glicose entra rapidamente na célula adiposa. Estudos demonstram que a insulina não afeta o aumento da atividade micropinocitótica, embora a produção total de lipídeos e a produção de dióxido de carbono estejam estimuladas. A exposição de células adiposas à adrenalina (potente mobilizador de gordura) resulta em aumento na liberação de ácidos graxos livres e na atividade micropinocitótica. Não há modificação na estrutura dessas células adiposas com a noradrenalina. Williamson e Lacy[7] sugerem que as evaginações micropinocitóticas e as vesículas abaixo da membrana plasmática reflitam mecanismo de transporte de mão dupla nas células adiposas. Esses autores acreditam na entrada de ácidos graxos pelas vesículas micropinocitóticas das células adiposas de animais realimentados após privação alimentar. Creem, ainda, na conversão desses ácidos graxos em triglicerídeos. Ao contrário, nas células adiposas de animais bem nutridos, os ácidos graxos são liberados por hidrólise na superfície da gota lipídica e transportados por vesículas citoplasmáticas, que se movimentam em direção à membrana celular, fundem-se a esta e são liberados no espaço extracelular. A síntese de glicerídeos está na dependência de mitocôndrias e não de microssomos[8].

Durante a alimentação, há necessidade de guardar energia pela absorção e conversão em gordura. A lipogênese é um processo de conversão de glicose e triglicerídeos. Uma vez que tanto a glicogênese como a lipogênese compartilham as mesmas enzimas reversíveis, quando um processo é ativado, o outro é suprimido. A taxa de glicogênese é controlada pelo estado nutricional do indivíduo. Essa taxa aumenta com a alimentação e diminui com a restrição alimentar. É menor nas dietas com alto teor de gordura, em indivíduos com deficiência de insulina e com diabetes[9].

Os lipídeos são mobilizados por mecanismos neurogênicos e humorais, que provocam liberação de ácidos graxos e glicerol. A lipase é ativada pela adenilciclase, quando o tecido adiposo é estimulado pela noradrenalina. Esse mediador químico é liberado pelas terminações pós-ganglionares dos nervos simpáticos do tecido adiposo. Os ácidos graxos, quase insolúveis no plasma, unem-se a moléculas de albumina para serem transportados a outros tecidos e utilizados como fonte de energia. O glicerol, muito solúvel no plasma, é captado pelo fígado[2]. A relação morfofuncional das células adiposas, durante a mobilização lipídica pela estimulação de hormônios lipolíticos (noradrenalina), foi descrita por Angel et al.[10].

O metabolismo do tecido adiposo é complexo, sofrendo a ação do hormônio do crescimento, dos glicocorticoides, da insulina e do hormônio da tireoide.

CONSTITUIÇÃO DA TELA SUBCUTÂNEA NAS DIVERSAS REGIÕES DO CORPO

Cabeça

Couro Cabeludo

A tela subcutânea do couro cabeludo é constituída por panículo adiposo (camada areolar), avascular superficial, com estrato muscular e por estrato mais profundo, membranáceo e vascular (camada lamelar), segundo Sterzi[11]. Contém os vasos sanguíneos e os nervos. O couro cabeludo abre-se quando seccionado e seus vasos sanguíneos não se contraem, o que resulta em considerável perda sanguínea, que deve ser estancada por pressão.

Os vasos sanguíneos penetram por baixo do couro cabeludo e sobem até a tela subcutânea. Portanto, os retalhos cirúrgicos do couro cabeludo devem ser seccionados de tal maneira que permaneçam ligados à profundidade. Esses vasos são ramos da artéria carótida interna (artérias supratroclear e supraorbital), mas principalmente da carótida externa (artérias temporal superficial, auricular posterior e occipital). As anastomoses são abundantes, de modo que retalhos parcialmente deslocados do couro cabeludo podem ser substituídos satisfatoriamente. As veias são paralelas às artérias. A artéria temporal superficial é um dos ramos terminais da artéria carótida externa. Origina-se no interior da glândula parótida. Cruza o processo zigomático do osso temporal e divide-se em ramos frontal e parietal. As pulsações da artéria temporal superficial podem ser sentidas facilmente sobre o processo zigomático.

A artéria auricular posterior origina-se da artéria carótida externa na porção superior do pescoço e dirige-se para a parótida. Termina entre o processo mastoide e a parte posterior do pavilhão auricular pela divisão nos ramos auricular e occipital. O ramo occipital irriga o couro cabeludo acima e atrás da orelha (Fig. 6.8).

A inervação sensitiva do couro cabeludo, da frente para trás, é feita pelos nervos oftálmico (nervos supratroclear e supraorbital), maxilar (ramo zigomaticotemporal) e mandibular (nervo auriculotemporal), que são divisões do V par craniano (nervo trigêmeo), e pelo plexo cervical, por meio de ramos anteriores (nervo occipital menor) e ramos posteriores (nervo occipital maior e terceiro nervo occipital). Os territórios de inervação do nervo trigêmeo e do plexo cervical correspondem, habitualmente, a áreas iguais (Fig. 6.9).

O nervo auriculotemporal acompanha posteriormente a artéria temporal superficial (Fig. 6.9).

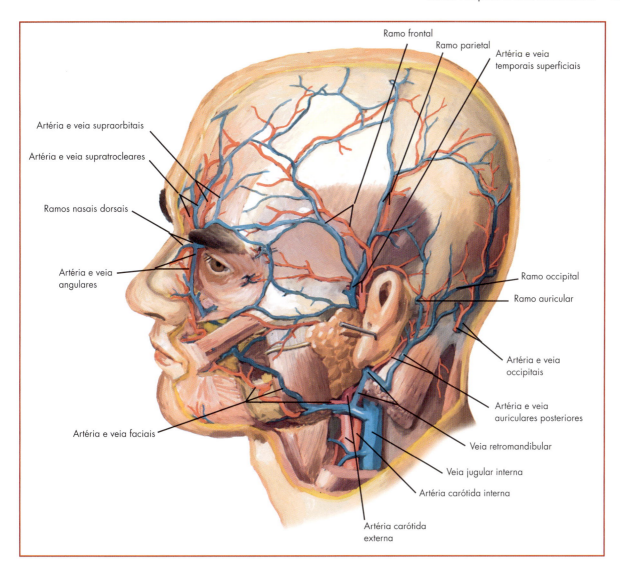

Figura 6.8 – Artérias e veias superficiais do couro cabeludo e da face. Evidenciam-se as artérias e veias supratrocleares, artérias e veias supraorbitais, ramos nasais dorsais, artéria e veia angulares, artérias e veias faciais, artéria carótida externa, artéria carótida interna, veia jugular interna, veia retromandibular, ramos auricular e occipital das artérias e veias auriculares posteriores, artéria e veia occipitais, artérias e veias temporais superficiais, ramo frontal e parietal das artérias e veias temporais superficiais.

Face

Pálpebras

A tela subcutânea das pálpebras usualmente não contém gordura. Coleções líquidas podem facilmente acumular-se no local.

A fáscia palpebral é uma delgada membrana fibrosa, presa em toda a volta da margem orbital. Estende-se até o músculo levantador da pálpebra superior e até o tarso na pálpebra inferior.

Um *tarso* reforça cada pálpebra, que consiste em tecido conectivo denso, com algumas fibras elásticas (Fig. 6.10). Cada tarso é sulcado pelas glândulas tarsais, de tipo sebáceo (Fig. 6.11). As glândulas podem ser vistas como estrias amarelas através da conjuntiva (Fig. 6.12). As extremidades lateral e medial dos tarsos superior e inferior estão ancoradas à margem da órbita, pelos ligamentos palpebrais medial e lateral. O ligamento medial apresenta margem inferior proeminente, que pode ser vista e sentida pela cútis, tracionando-se lateralmente as pálpebras *in vivo*. O ligamento medial é colocado à frente da parte superior do saco lacrimal, para o qual serve de guia. Está preso à crista lacrimal anterior.

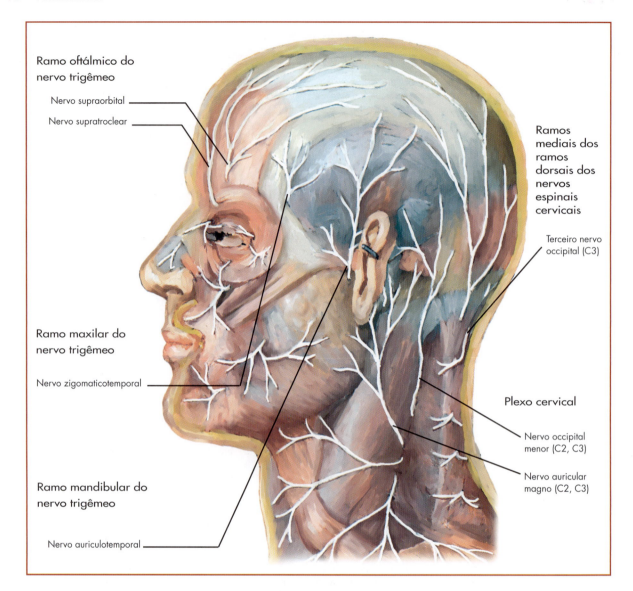

Figura 6.9 – Nervos subcutâneos de cabeça e pescoço. Notam-se nervos supraorbital e supratroclear, provenientes do ramo oftálmico do nervo trigêmeo; nervo zigomaticotemporal, proveniente do ramo maxilar do nervo trigêmeo; nervo auriculotemporal, proveniente do ramo mandibular do nervo trigêmeo; nervos auricular magno e occipital menor, provenientes dos ramos C2 e C3 do plexo cervical e nervo occipital terceiro, proveniente do ramo C3 dos ramos mediais dos ramos dorsais dos nervos espinais cervicais.

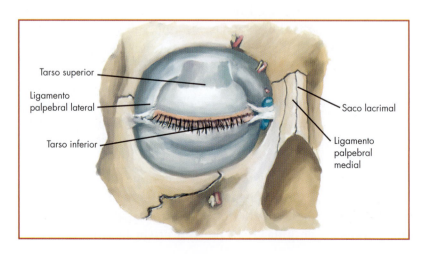

Figura 6.10 – Pálpebra. Evidenciam-se tarso superior, tarso inferior, ligamento palpebral lateral, ligamento palpebral medial e saco lacrimal.

Tem-se descrito que se desdobra para abraçar a fossa do saco lacrimal (ver Fig. 6.10).

A inervação sensitiva das pálpebras superior e inferior é realizada principalmente pelos nervos supraorbital e infraorbital, isto é, a primeira e a segunda divisão do nervo trigêmeo, respectivamente (ver Fig. 6.9).

Boca

A boca é constituída por seis paredes denominadas:

- Parede anterior ou lábios.
- Duas paredes laterais ou bochechas.
- Parede superior ou palato.
- Parede inferior ou soalho bucal.
- Parede posterior ou véu palatino.

Parede anterior ou lábios. A parede anterior da boca é formada pelos lábios, que são duas pregas musculomembranáceas, depressíveis e móveis, que circunscrevem a rima da boca. O lábio superior costuma ser de menor tamanho e menor mobilidade que o inferior. Nos indivíduos da raça branca, os lábios têm orientação vertical.

Na tela submucosa localizam-se as glândulas salivares labiais, cujos canais excretores abrem-se na mucosa labial. A artéria facial é muito sinuosa, apresentando os seguintes ramos que irrigam os lábios:

- *Artérias labiais inferiores*: que penetram no músculo orbicular da boca irrigando a pele e os músculos do lábio inferior e se anastomosam com as artérias do lado oposto.
- *Artérias labiais superiores*: maiores e mais sinuosas do que as inferiores, apresentam trajeto semelhante, dirigindo-se ao lábio superior. Essas artérias se anastomosam na linha mediana, constituindo o círculo arterial dos lábios.

As veias homônimas desembocam nas veias facial e submentual[12].

Paredes laterais ou bochechas. As paredes laterais ou bochechas possuem diferentes características, segundo a idade e o desenvolvimento do tecido adiposo. São convexas na criança e no

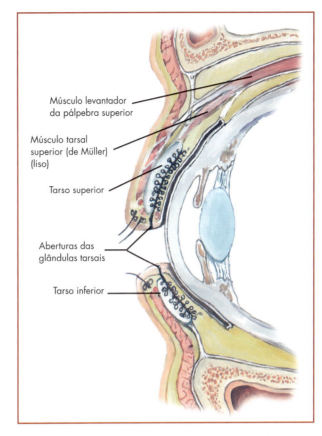

Figura 6.11 – Pálpebra. Observam-se as glândulas tarsais.

adulto e côncavas nos indivíduos magros. São maiores e apresentam sulcos radiados nos indivíduos desdentados, como consequência da reabsorção alveolar. O tecido adiposo da bochecha forma um corpo adiposo que se sobressai na criança e na mulher. Essa almofada apresenta-se muito desenvolvida nos primeiros anos da vida,

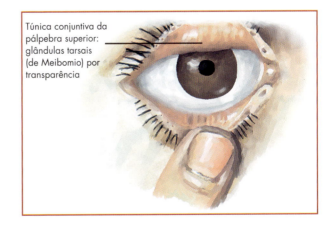

Figura 6.12 – Pálpebra. Nota-se a conjuntiva da pálpebra superior com as glândulas tarsais.

quando desempenha papel efetivo nos movimentos de sucção. É envolta em uma fáscia que a separa dos órgãos vizinhos e permite sua fácil enucleação. Repousa sobre a face lateral do músculo bucinador, prolongando-se no tecido adiposo das regiões temporais e zigomática, sendo via de propagação de processos inflamatórios odontógenos[12].

Parede superior ou palato. A tela submucosa dessa parede também é denominada camada glandular, por ser formada por numerosas glândulas do tipo salivar, as glândulas palatinas, mais abundantes na região posterior do palato. Essas glândulas são o ponto de partida de tumores benignos (adenomas) e malignos (adenocarcinomas) (Fig. 6.13).

Parede inferior ou soalho bucal. A tela subcutânea dessa parede forma uma capa de tecido conectivo frouxo, na qual podem se desenvolver os flegmões de boca ou tumores císticos de natureza benigna.

Parede posterior ou véu palatino. É uma parede musculomembranácea móvel e contrátil. O tecido submucoso é frouxo, estendendo-se à úvula e aos pilares do véu palatino. Esse fato explica o notável edema nos processos alérgicos ou infecciosos localizados nessa parede[12].

Irrigação e Inervação da Face

A artéria facial, a qual é um ramo da artéria carótida externa, irriga a face. Após percurso curto no pescoço, a artéria facial curva-se na margem inferior da mandíbula, ao nível da margem inferior do músculo masseter, dirigindo-se

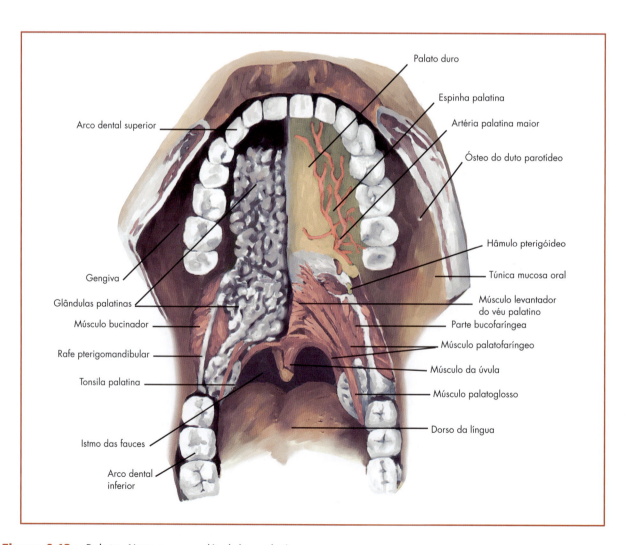

Figura 6.13 – Palato. Notam-se as glândulas palatinas.

para o ângulo medial do olho, em que termina se anastomosando com ramos da artéria oftálmica (ver Fig. 6.8).

Forma os seguintes ramos para o nariz:

- *Ramo do septo nasal*: a hemorragia, que frequentemente ocorre na região da anastomose entre a artéria labial superior e o ramo do septo nasal, é controlada pela compressão da asa do nariz contra o septo nasal, com os dedos.
- *Ramo nasal lateral*: supre o dorso e a asa do nariz.
- *Artéria angular*: é a porção terminal da artéria facial, anastomosa-se no ângulo medial do olho com os ramos nasal dorsal e palpebrais da artéria oftálmica, estabelecendo-se, assim, comunicação entre as artérias carótidas externa e interna.

A veia facial localiza-se atrás da artéria facial, apresentando trajeto mais curto na face. Inicia-se ao nível do ângulo medial do olho com a veia angular, após união com as veias supraorbital e supratroclear. A comunicação com a veia oftálmica a põe em contato com o seio cavernoso. A veia facial termina direta ou indiretamente na veia jugular interna. Na bochecha, recebe a veia facial profunda originada do plexo pterigóideo.

A veia facial pode receber a veia retromandibular, que desemboca na veia jugular interna. Em decorrência de suas conexões com o seio cavernoso e com o plexo pterigóideo, há consequente possibilidade de propagar-se infecção no território facial em torno do nariz e do lábio superior e desses plexos, sendo então esta área denominada "área de perigo" da face (ver Fig. 6.8).

A inervação sensitiva da face se dá pelos ramos do nervo trigêmeo, por intermédio dos seus ramos:

- Nervo oftálmico.
- Nervo maxilar.
- Nervo mandibular.

Esses ramos separam-se antes do surgimento na base do crânio (ver Fig. 6.9).

Pescoço

A tela subcutânea do pescoço é constituída por panículo adiposo (camada areolar) avascular superficial, com estrato muscular formado pelo músculo platisma e estrato mais profundo, membranáceo (camada lamelar, segundo Sterzi[11]) vascular. A fáscia superficial da tela subcutânea do pescoço, que separa esses dois estratos, forma a lâmina superficial da fáscia cervical. Esta tem duas partes iguais e adota a forma de meia elástica, envolvendo o pescoço.

As veias superficiais do pescoço drenam para a veia jugular interna. A inervação sensitiva do pescoço é feita pelo plexo cervical. Os vasos e os nervos localizam-se no estrato profundo.

O compartimento subcutâneo prolonga-se inferiormente como tecido celular subcutâneo da parede anterior do tórax (Fig. 6.14).

Tórax

A tela subcutânea da parede do tórax apresenta panículo adiposo (camada areolar), estratos fibroso (fáscia superficial) e membranáceo (camada lamelar), vasos e nervos superficiais.

Nas proximidades do pescoço e na face posterior do tórax, as três camadas encontram-se bem definidas.

Na região esternal, não existe a camada profunda lamelar da tela subcutânea.

As principais artérias da tela subcutânea na parede torácica são os ramos superficiais (ramos mamários mediais) da artéria torácica interna, peitorais da artéria toracoacromial, torácicos da artéria torácica superior, superficiais da artéria torácica lateral, mamários laterais das artérias e intercostais posteriores (Fig. 6.15).

As principais veias da tela subcutânea, na parede torácica, são as tributárias das veias torácicas internas, veias da base do pescoço e axilares.

A importância prática da rede venosa da parede torácica é a formação de via colateral de circulação venosa entre as veias cavas superior e inferior, por meio de rede anastomótica entre a parede anterolateral do tórax e o abdome, pelas veias paraumbilicais (Fig. 6.16).

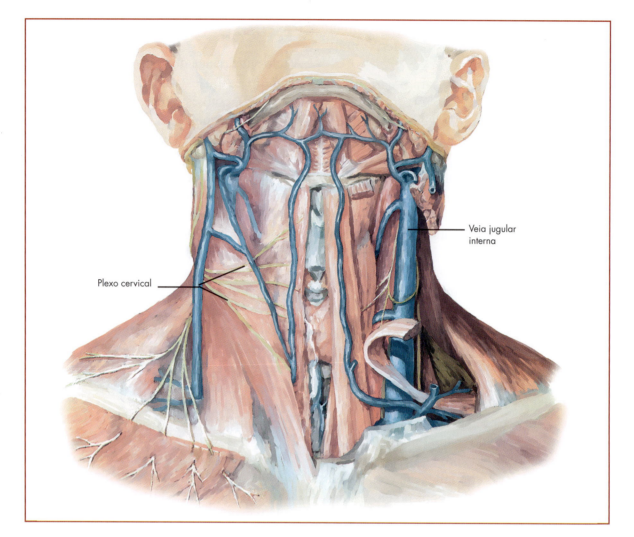

Figura 6.14 – Veias e nervos superficiais do pescoço. Observam-se os ramos do plexo cervical e a veia jugular interna.

A veia toracoepigástrica entra na rede venosa colateral superficial toracoabdominal (Fig. 6.16).

A inervação superficial da parede torácica na parte superior recebe ramos dos nervos cutâneos do plexo cervical. As partes média e inferior da parede do tórax recebem ramos cutâneos anteriores e laterais dos nervos intercostais[13] (Fig. 6.17).

Na região peitoral, a tela subcutânea apresenta acúmulo de tecido adiposo que forma a maior parte do corpo mamário[1].

Mamas

As mamas existem nos dois sexos, mas são mais desenvolvidas no feminino em condições normais. São formadas pelas glândulas mamárias, glândulas sudoríparas modificadas. O desenvolvimento glandular faz-se no tegumento, acrescido de tecido adiposo subcutâneo, que forma uma mama de volume e tamanho variáveis.

Normalmente, são duas mamas: direita e esquerda.

O limite inferior da mama é o sulco inframamário; o medial é o sulco intermamário ou seio.

A forma da mama varia com as diversas fases etárias – infância, puberdade e velhice – e com os períodos funcionais – gestação e amamentação.

A mama apresenta prolongamentos, sendo o principal o *processo axilar*.

A mama divide-se topograficamente em quatro quadrantes: superomedial, superolateral, inferomedial e inferolateral, por meio de duas linhas, vertical e horizontal, que se cruzam na região da papila mamária (mamilo).

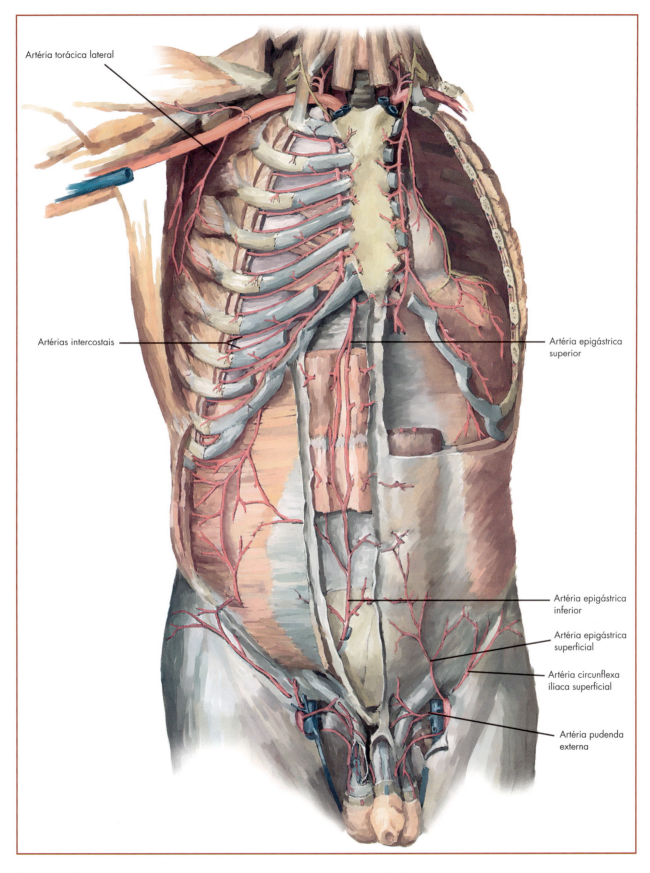

Figura 6.15 – Artérias da parede anterior do tórax e do abdome. Evidenciam-se artéria torácica lateral, artérias intercostais, artéria epigástrica superior, artéria epigástrica inferior, artéria epigástrica superficial, artéria circunflexa ilíaca superficial e artéria pudenda externa.

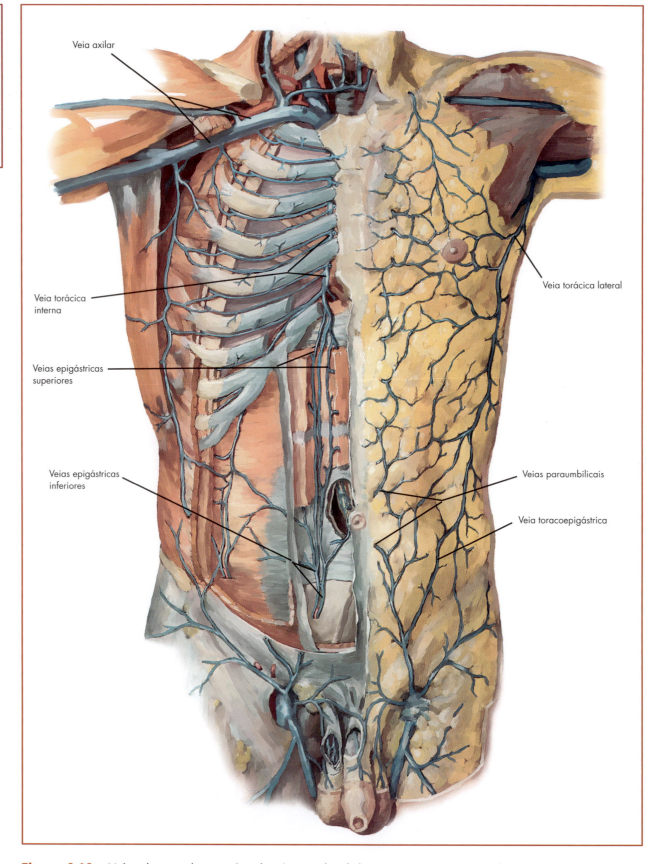

Figura 6.16 – Veias da parede anterior do tórax e do abdome. Notam-se veia axilar, veia torácica interna, veias epigástricas superiores, veias epigástricas inferiores, veia toracoepigástrica, veias paraumbilicais, veia torácica lateral.

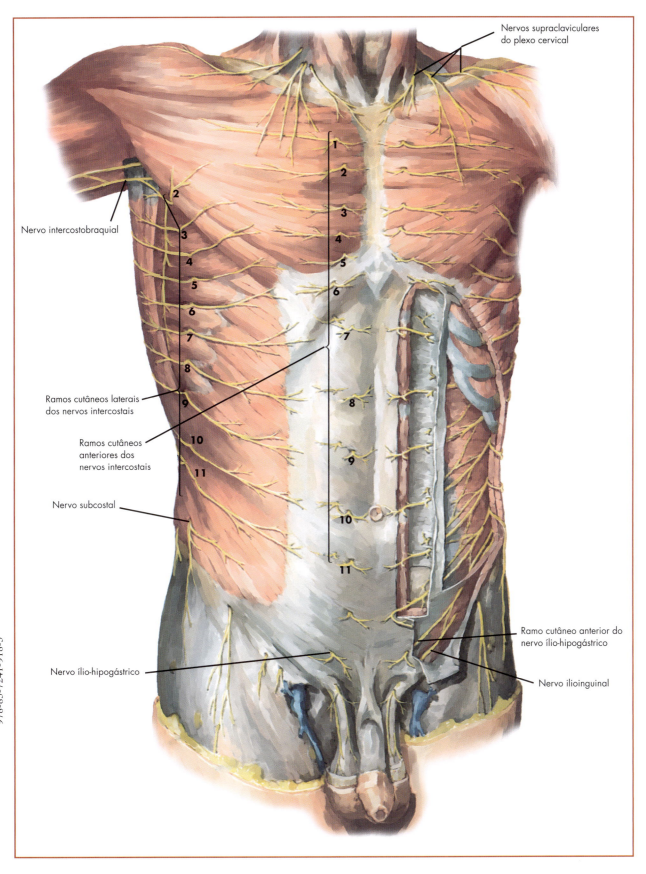

Figura 6.17 – Nervos da parede anterior do tórax e do abdome. Notam-se nervos supraclaviculares do plexo cervical, nervo intercostobraquial, ramos cutâneos laterais e anteriores dos nervos intercostais, nervo subcostal, nervo ílio-hipogástrico e nervo ilioinguinal.

Nos diferentes períodos etários há mudanças no corpo da mama:

- Na recém-nascida, pode aparecer hipertrofia passageira causada, provavelmente, pela ação do estrógeno recebido pelo feto por via transplacentária.
- Na adolescência, dá-se a expansão das ramificações dos dutos lactíferos, dos lobos da glândula mamária e do estroma circundante.
- Na senescência, os lobos mamários retraem-se ou desaparecem, havendo condensação do estroma.

A mama pode ser classificada, quanto ao tamanho, em normotrófica, atrófica ou hipertrófica.

A mama contém 12 a 20 lobos mamários, independentes entre si e envoltos por um arcabouço conectivo, no qual existem lojas ou nichos preenchidos por tecido adiposo (Fig. 6.18).

Os dutos lactíferos são dutos excretores próprios dos lobos mamários. Terminam em uma dilatação denominada seio lactífero, que se abre na papila mamária.

O quadrante do corpo da mama mais rico em unidades funcionais é o quadrante superolateral.

A glândula mamária está localizada no panículo adiposo (camada areolar) da tela subcutânea.

Posteriormente ao corpo da mama encontram-se os estratos fibroso (fáscia superficial) e membranáceo (camada lamelar) da tela subcutânea, muito escassa em tecido adiposo, em contato com a fáscia dos músculos peitoral maior e serrátil anterior. O tecido glandular pode penetrar entre os fascículos do músculo peitoral maior, diminuindo a mobilidade da mama em caso de adenocarcinoma avançado.

A fáscia superficial funciona como ligamento suspensor da mama (Fig. 6.18). O escorregamento da mama sobre a fáscia do músculo peitoral maior permite sua disposição anatômica. Existe tecido fibroso unindo a fáscia superficial à camada dérmica da pele que envolve a mama.

A aréola é uma área bem definida e pigmentada na zona mais saliente da mama. No centro está a papila mamária ou mamilo e, na superfície, as glândulas areolares (sudoríparas), formando os tubérculos areolares. Na papila mamária acha-se ainda o músculo liso denominado músculo esfíncter da papila (Fig. 6.18).

Denomina-se telotismo a ação do músculo esfíncter da papila que torna o mamilo rijo por ação na papila mamária. A ereção dessa papila mamária (mamilo) é feita por ação reflexa ao toque, mesmo em áreas distantes, por meio de fibras nervosas simpáticas, por contração dos

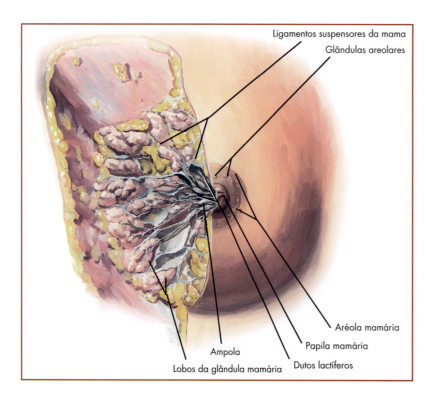

Figura 6.18 – Mama. Evidenciam-se ligamentos suspensores da mama, glândulas areolares, aréola mamária, papila mamária, dutos lactíferos e lobos da glândula mamária.

músculos lisos do músculo esfíncter da papila. A musculatura lisa da papila mamária é denominada músculo aréolo-mamilar. A retração reflexa da papila mamária depende da disposição desse músculo, formado por um contingente de fibras de disposição mais verticalizada.

A linha mamilar decorre de espessamento do ectoderma ventral embrionário que se dirige da região axilar à inguinal. Os dois terços distais da linha mamilar desaparecem; quando persistem, podem aparecer mamas supranumerárias. O espessamento da linha mamilar no terço proximal origina o primórdio mamário, que dá origem a, aproximadamente, 20 projeções envoltas por tecido subcutâneo, formando sistema dutal principal. Podem ser formadas mamas supranumerárias (polimastia) (1/400) nos dois sexos e sua existência é explicada por atavismo ou reversão a um tipo ancestral. Podem ainda ser encontradas as papilas acessórias, denominadas politelia.

As principais artérias da mama são os ramos das artérias torácicas internas e laterais, bem como das artérias intercostais (Fig. 6.19).

As veias da mama drenam para as veias satélites às artérias (ver Fig. 6.16).

Os nervos que inervam a mama são os ramos cutâneos peitorais laterais do III, IV, V e VI nervos intercostais. A pele da mama é inervada por ramos dos nervos supraclaviculares do plexo cervical.

O ramo anterior do ramo cutâneo lateral do IV nervo intercostal inerva a papila mamária. Esse nervo passa profundamente através da mama para atingir a papila mamária. O processo axilar da mama é inervado por ramos do nervo intercostobraquial e pelos ramos cutâneos peitorais laterais do III e IV nervos intercostais (ver Fig. 6.17).

A inervação autônoma é realizada por fibras nervosas que acompanham a artéria torácica lateral e os ramos anteriores das artérias intercostais.

As fibras nervosas dirigem-se para a musculatura lisa da aréola e da papila mamária (mamilo) para os vasos sanguíneos e o tecido glandular. A aréola é a parte mais sensível da mama, seguida pela pele adjacente à aréola e, finalmente, a papila mamária (mamilo)[13].

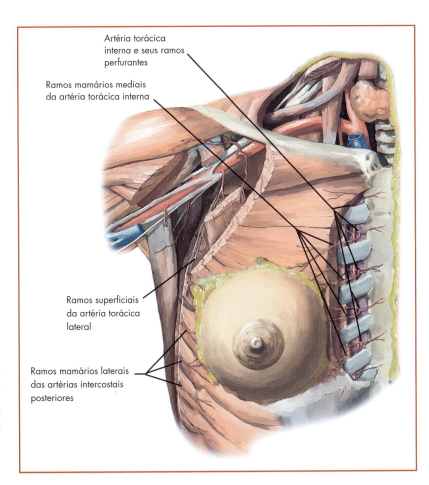

Figura 6.19 – Artérias da mama. Mostram-se ramos perfurantes e mamários mediais da artéria torácica interna, ramos mamários laterais das artérias intercostais posteriores e ramos superficiais da artéria torácica lateral.

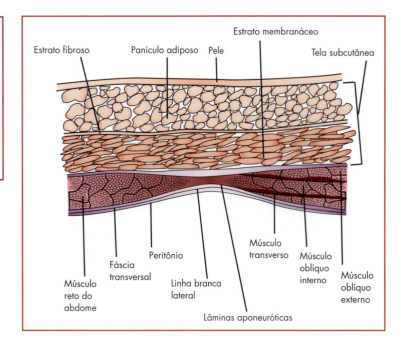

Figura 6.20 – Corte transversal da parede anterolateral do abdome. Notam-se pele, panículo adiposo (camada areolar), estrato fibroso (fáscia superficial) e estrato membranáceo (camada lamelar). Cortesia do Prof. Trieste Smanio.

As mamas, no sexo masculino, apresentam a mesma origem embriológica que no sexo feminino, evoluindo até a puberdade da mesma maneira. No homem adulto, a mama torna-se atrofiada e rudimentar, medindo 20 a 25mm de largura por 3 a 5mm de espessura. Embora de dimensões reduzidas, apresenta a mesma configuração anatômica. O mamilo mede 2 a 3mm de altura por 4 a 5mm de diâmetro, sendo suscetível a apresentar o fenômeno de telotismo. A aréola, circular ou elíptica, mede 20 a 30mm de diâmetro, apresenta pelos e as glândulas areolares (sudoríparas) formando os tubérculos areolares. Na papila mamária também se encontra o músculo esfíncter da papila. A espessura do tecido adiposo varia de acordo com a quantidade de gordura corporal. A mama tem forma de disco, cor acinzentada e consistência fibrosa. Apesar do pequeno tamanho, a glândula mamária masculina pode sediar infecções e tumores tanto benignos como malignos[14].

Abdome

A tela subcutânea do abdome compõe-se de panículo adiposo (camada areolar) e estrato membranáceo (camada lamelar), separados entre si pelo estrato fibroso (fáscia superficial). O estrato membranáceo (camada lamelar) é o primeiro a desaparecer quando o indivíduo emagrece, sendo o tecido adiposo da camada areolar abundante e resistente ao emagrecimento. O acúmulo de tecido adiposo nessa região pode ser muito amplo[15] (Fig. 6.20).

As principais artérias superficiais da tela subcutânea, na parede anterolateral do abdome, são

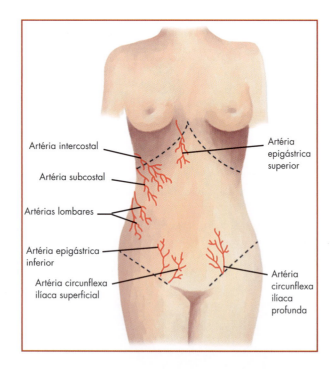

Figura 6.21 – Artérias da parede anterolateral do abdome. Veem-se artérias epigástrica superior, intercostal, subcostal, lombares, epigástrica inferior, circunflexa ilíaca superficial e circunflexa ilíaca profunda. Cortesia do Prof. Trieste Smanio.

Tecido Adiposo e Tela Subcutânea – **81**

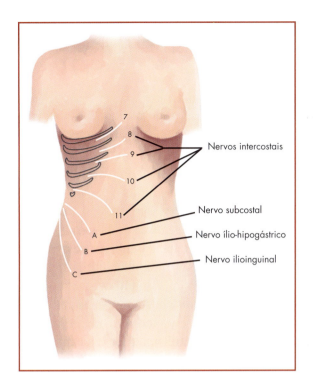

Figura 6.22 – Inervação da parede anterolateral do abdome. Veem-se os nervos intercostais, subcostal, ílio-hipogástrico e ilioinguinal. Cortesia do Prof. Trieste Smanio.

os ramos das artérias epigástricas superior, inferior e superficial, ramos da artéria circunflexa ilíaca superficial, das artérias lombares e da artéria pudenda externa (Fig. 6.21).

As principais veias superficiais da tela subcutânea, na parede anterolateral do abdome, são ramos tributários das veias epigástricas superior e inferior, veia toracoepigástrica e os ramos tributários das veias lombares. Em conjunto, essas veias formam a complexa rede venosa periumbilical (ver Fig. 6.16).

As veias superficiais do abdome anastomosam-se, na altura do umbigo, com as veias paraumbilicais, tributárias da veia porta. Nessa região há confluência venosa dos sistemas cava superior e inferior entre si e destes dois sistemas com a veia porta (ver Fig. 6.16).

Os nervos responsáveis pela inervação superficial da parede abdominal são os últimos nervos intercostais (ramos perfurantes e cutâneos anteriores do abdome) e ramos superficiais dos nervos subcostal, ílio-hipogástrico e ilioinguinal[16] (Figs. 6.17 e 6.22).

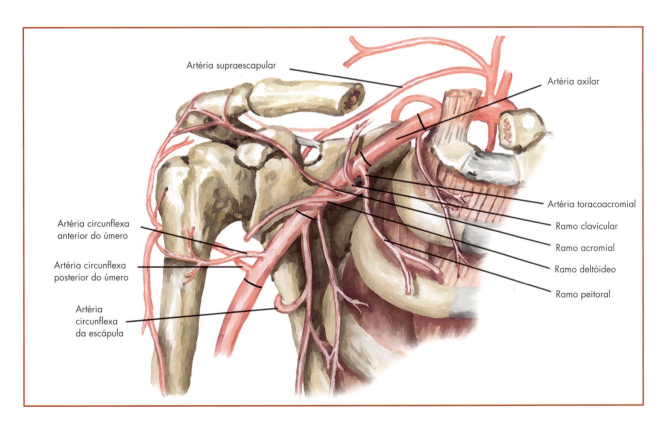

Figura 6.23 – Artéria axilar e seus ramos. Notam-se artérias axilar, supraescapular e toracoacromial, ramos clavicular, acromial e peitoral, artérias circunflexa anterior do úmero, circunflexa posterior do úmero e circunflexa da escápula.

Região Deltóidea

A tela subcutânea não apresenta arquitetura fundamental, possuindo apenas dois estratos: panículo adiposo e estrato membranáceo, sem interposição do estrato fibroso. Na região do acrômio frequentemente existe a bolsa subcutânea acromial.

Na espessura da tela acham-se arteríolas provenientes dos ramos deltóideos e acromial da artéria toracoacromial e das artérias circunflexas anterior e posterior do úmero e vênulas homônimas (Fig. 6.23).

O nervo cutâneo lateral superior do braço, ramo do nervo axilar, atinge a região contornando a parte média da margem posterior do músculo deltoide, ramifica-se na tela subcutânea e distribui-se na pele da região. A zona central da região deltóidea constitui o campo autônomo do nervo axilar, local em que se manifesta anestesia, nas lesões desse nervo[17] (Figs. 6.24 e 6.25).

Região Escapular

A tela subcutânea apresenta arquitetura típica, com evidente estrato fibroso separando o panículo adiposo do estrato membranáceo, podendo apresentar bolsa sinovial sobre a espinha da escápula.

Na tela subcutânea dessa região, há arteríolas provenientes das artérias circunflexa da escápula e supraescapular e vênulas homônimas (ver Fig. 6.23).

Os nervos cutâneos medial, intermédio e lateral são representados pelos ramos supraclaviculares do plexo cervical (ver Fig. 6.17), por filetes do nervo cutâneo lateral superior do braço, proveniente do nervo axilar, e pelos ramos cutâneos posteriores dos nervos intercostobraquiais[17] (ver Figs. 6.24 e 6.25).

Região Infraclavicular

Nessa região, a tela apresenta arquitetura típica, formada por três estratos, sendo o estrato médio representado pelo estrato muscular, constituído pela parte caudal dos feixes do músculo platisma.

Os nervos são representados pela terminação dos ramos supraclaviculares do plexo cervical e pelos ramos cutâneos anteriores dos nervos intercostais[17] (ver Fig. 6.17).

Região Axilar

Somente na parte medial da fossa axilar a tela subcutânea mostra os três estratos característicos. Na parte lateral há apenas um estrato com a arquitetura do panículo adiposo.

Na tela subcutânea acham-se as glândulas sudoríparas apócrinas, distribuídas em área quase equivalente à área cutânea coberta de pelos que, quando inflamados, formam as hidrosadenites.

Entre as arteríolas subcutâneas encontra-se constantemente uma, bastante longa, de calibre variável: a artéria cutânea axilar, que nasce da última porção da artéria axilar e se dirige para a parede torácica, ao longo da margem inferior do músculo peitoral maior, alcançando a região mamária. As vênulas destinam-se à veia axilar.

Os filetes nervosos cutâneos provêm dos ramos perfurantes laterais do II e III nervos torácicos e do nervo cutâneo medial do braço[17] (Fig. 6.25).

Porção Livre do Membro Superior

A tela subcutânea compõe-se de dois estratos – panículo adiposo e estrato membranáceo –, sem interposição do estrato fibroso, em toda a extensão da região anterior do membro, exceto ao nível do pulso, na zona mediana, em que desaparece a camada profunda. Na mão, não se distingue senão uma camada com traves conjuntivas, perpendiculares à face profunda da derme. Na parte próxima à eminência hipotenar, encontra-se, no estrato muscular da tela subcutânea, o músculo palmar curto, cujas fibras são transversais e fixam-se à aponeurose palmar e à derme. Nos dedos também só há uma camada na tela subcutânea, a qual não existe na região das articulações interfalangianas. Na extremidade dos dedos existe um trabeculado conectivo, que se entrecruza na linha mediana, delimitando aréolas nas quais a gordura é aprisionada sob tensão. Esse dispositivo permite que as pressões exercidas nas extremidades dos dedos sejam transmitidas em maior extensão, facilitando a percepção tátil.

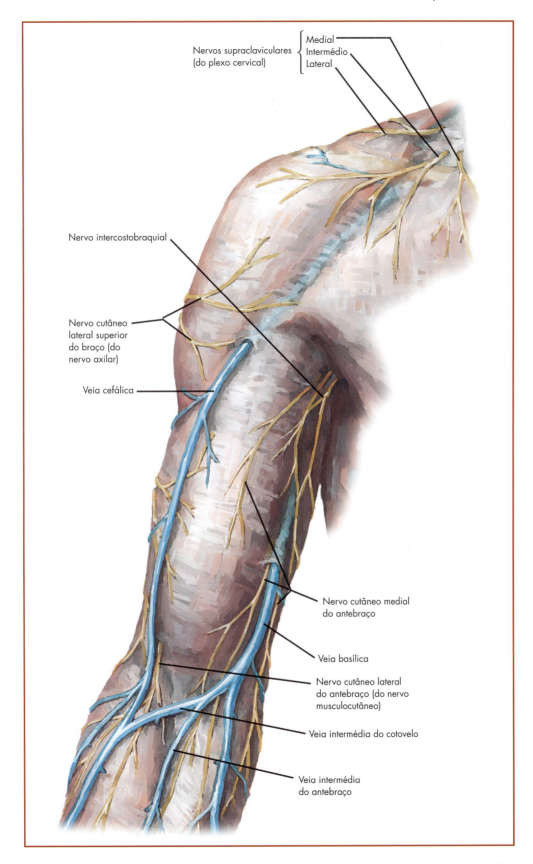

Figura 6.24 – Nervos e veias cutâneos superficiais do ombro e do braço. Evidenciam-se ramos medial, intermédio e lateral dos nervos supraclaviculares do plexo cervical, nervos intercostobraquial, cutâneo lateral superior do braço (ramo do nervo axilar), cutâneo medial do antebraço, cutâneo lateral do antebraço, veias cefálica, basílica, intermédia do cotovelo e intermédia do antebraço.

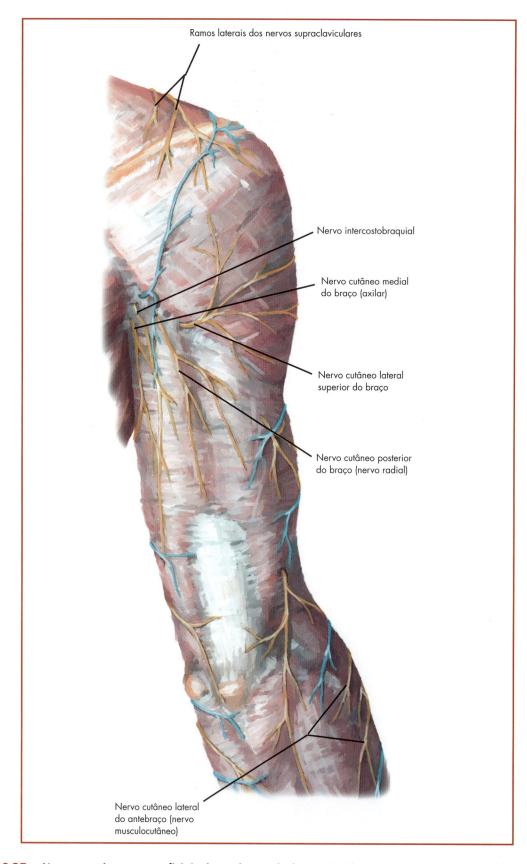

Figura 6.25 – Nervos cutâneos superficiais do ombro e do braço. Evidenciam-se ramos laterais dos nervos supraclaviculares do plexo cervical, nervos intercostobraquial, cutâneo medial do braço (ramo do nervo axilar), cutâneo lateral superior do braço (ramo do nervo axilar), cutâneo posterior do braço (nervo radial) e cutâneo lateral do antebraço (ramo do nervo musculocutâneo).

Na tela subcutânea pode existir uma bolsa sinovial, próximo ao epicôndilo medial do úmero.

As arteríolas provêm das artérias musculares profundas mais próximas. Apenas na tela subcutânea dos dedos acham-se as artérias digitais palmares comuns e próprias, que correm ao longo das margens dos dedos e se anastomosam, formando uma arcada de convexidade distal: o arco palmar superficial. Em seu trajeto, emitem ramificações para ambas as faces dos dedos. A polpa dos dedos é rica em anastomoses arteriolovenulares, contando-se cerca de 60/mm^2 (Fig. 6.26).

As veias subcutâneas são muito calibrosas e de grande interesse, sob o ponto de vista prático, por servirem para as punções venosas, especialmente na fossa cubital. Da rede venosa da palma das mãos saem as veias intermédias do antebraço (Fig. 6.27), em número variável de dois a cinco, que sobem em direção ao cotovelo, formando muitas anastomoses entre si. No terço distal da margem lateral do antebraço aparece a veia cefálica, que vem da região posterior e corre em direção ao sulco bicipital lateral (Fig. 6.27), o qual percorre até insinuar-se no sulco deltopeitoral. Na região do terço distal da margem medial do antebraço e vindo também da região posterior aparece a veia basílica (Fig. 6.27), que se dirige para o sulco bicipital medial, tornando-se profunda aproximadamente na porção média deste sulco. Na região anterior do cotovelo, a veia intermédia do cotovelo ascende obliquamente da veia cefálica para a veia basílica, recebendo uma ou mais veias intermédias do antebraço. A veia intermédia do cotovelo é a preferida em caso de dissecações de veia para infusão de líquidos (Fig. 6.27). Pela veia comunicante do cotovelo, a veia intermédia comunica-se com as veias braquiais. A veia comunicante recebe, na profundidade, as veias epicondilianas, radiais e ulnares.

As veias da região anterior do cotovelo têm disposição muito variável. A bifurcação de uma veia mediana do antebraço dando origem à veia mediana cefálica e à veia mediana basílica, que dá ao conjunto a forma de M, é bastante rara,

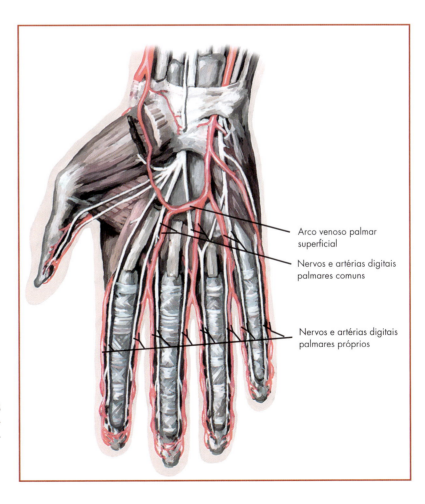

Figura 6.26 – Artérias e nervos digitais palmares. Notam-se arco palmar superficial, artérias e nervos digitais palmares comuns e próprios.

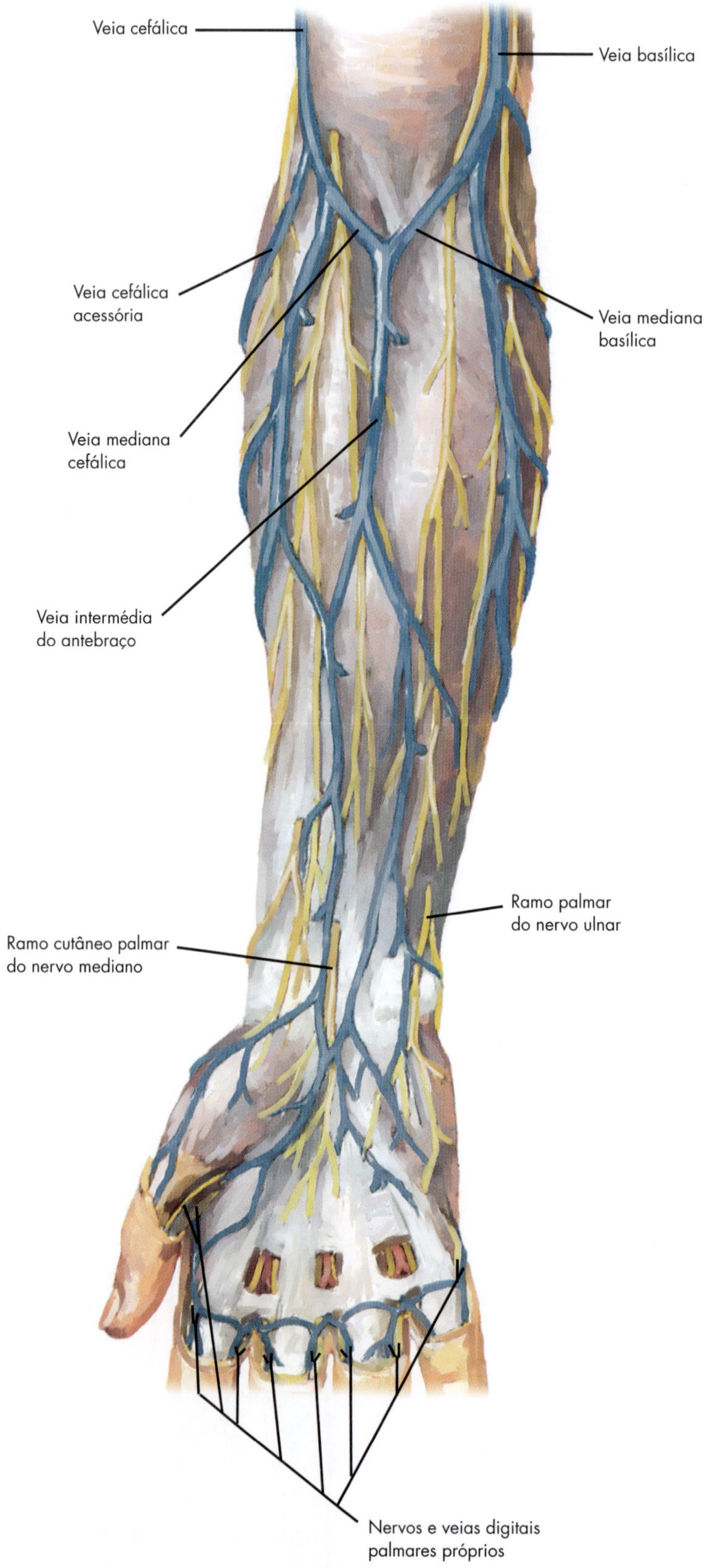

Figura 6.27 – Veias e nervos superficiais da face anterior do antebraço. Notam-se veias cefálica, basílica, cefálica acessória, mediana cefálica, mediana basílica, intermédia do antebraço, ramos cutâneo palmar do nervo mediano, palmar do nervo ulnar, nervos e veias digitais palmares próprios.

sendo, porém, mais frequente em indivíduos caucasianos. O aspecto em M pode resultar de uma veia cefálica acessória, que constitui o ramo lateral dessa letra. A ausência de conexão entre as veias cefálica e basílica na região do cotovelo é mais frequente em indivíduos não caucasianos (Fig. 6.27).

A partir de um arco periungueal e de uma rede venosa da polpa dos dedos, identificam-se as veias digitais palmares próprias (duas para cada dedo), uma medial e outra lateral, que confluem para as veias digitais palmares comuns. Estas se anastomosam transversalmente na face dorsal do dedo. Sua sintropia em relação ao feixe vasculonervoso é posterior, terminando na rede venosa dorsal da mão (Fig. 6.28).

Os nervos superficiais têm várias origens. Na parte proximal da face anterolateral do braço, encontra-se o nervo cutâneo lateral superior do braço, que provém do nervo axilar. Na face anteromedial, na axila, estão as ramificações dos nervos intercostobraquiais e, logo abaixo, o nervo cutâneo medial do braço (Fig. 6.29). Pelo hiato basílico, pelo qual a veia basílica aprofunda-se no braço, o nervo cutâneo medial do antebraço penetra na tela subcutânea, passando à frente ou para trás da veia intermédia do cotovelo (Fig. 6.29). O nervo cutâneo lateral do antebraço, ramo terminal do nervo musculocutâneo, torna-se superficial na região da fossa cubital, cruzando a veia intermédia do cotovelo (Fig. 6.29). Na zona lateral do pulso encontra-se o ramo cutâneo palmar do nervo mediano e, na medial, o ramo palmar do nervo ulnar (Fig. 6.29). Na palma da mão e nos dedos distribuem-se filetes cutâneos e nervos digitais palmares comuns e próprios do nervo mediano, lateralmente, e do nervo ulnar, medialmente (Fig. 6.29). A linha que desce do meio do pulso até a extremidade do 4º dedo separa os territórios de distribuição dos ramos desses dois nervos[17] (Fig. 6.29).

Região Posterior

Não apresenta arquitetura fundamental, possuindo apenas dois estratos no braço e antebraço. Na região do cotovelo e na face posterior da mão, a tela subcutânea é constituída por um estrato único com características do estrato membranáceo das demais regiões, o que facilita o amplo escorregamento da pele.

Uma bolsa sinovial encontra-se quase sempre na região do olécrano e, eventualmente, dos epicôndilos. Em relação à cabeça da ulna e dos metacarpos também podem existir bolsas sinoviais.

As artérias subcutâneas, provenientes das artérias musculares mais próximas, são de calibre reduzido. Na tela subcutânea dos dedos acham-se as artérias digitais dorsais, que são as terminações das artérias metacarpais dorsais e atingem habitualmente apenas o dorso da falange proximal. O dorso das demais falanges recebe arteríolas provenientes das artérias da face palmar (Fig. 6.30).

As veias digitais dorsais, mais calibrosas que as da região palmar, convergem para o dorso da mão, formando as veias metacarpais dorsais. Geralmente, são identificadas três veias metacarpais dorsais, que recebem afluentes vindos da região palmar, contornando as margens da mão e as pregas interdigitais. As veias metacarpais dorsais anastomosam-se, formando uma rede variável de indivíduo para indivíduo e que, na extremidade proximal do primeiro espaço interósseo, comunica-se com as veias satélites da artéria radial por uma volumosa veia comunicante avalvulada. Formam um plexo localizado superficialmente em relação aos nervos do dorso da mão (Fig. 6.30).

Os nervos superficiais da face posterior do braço são, medialmente, ramificações do nervo cutâneo medial do braço; lateralmente, na parte proximal, do nervo cutâneo lateral superior do braço, ramo do nervo axilar e, na parte distal, do ramo cutâneo posterior do braço, ramo do nervo radial (Fig. 6.31).

No antebraço, lateralmente acham-se ramificações do nervo cutâneo lateral do antebraço, ramo do nervo musculocutâneo (Fig. 6.31); medialmente, o ramo posterior do nervo cutâneo medial do antebraço e, no centro da face posterior, o nervo cutâneo posterior do antebraço, ramo do nervo radial (Fig. 6.31). Na mão, lateralmente, as ramificações do ramo superficial do nervo radial e, medialmente, as do ramo dorsal do nervo ulnar (Fig. 6.31).

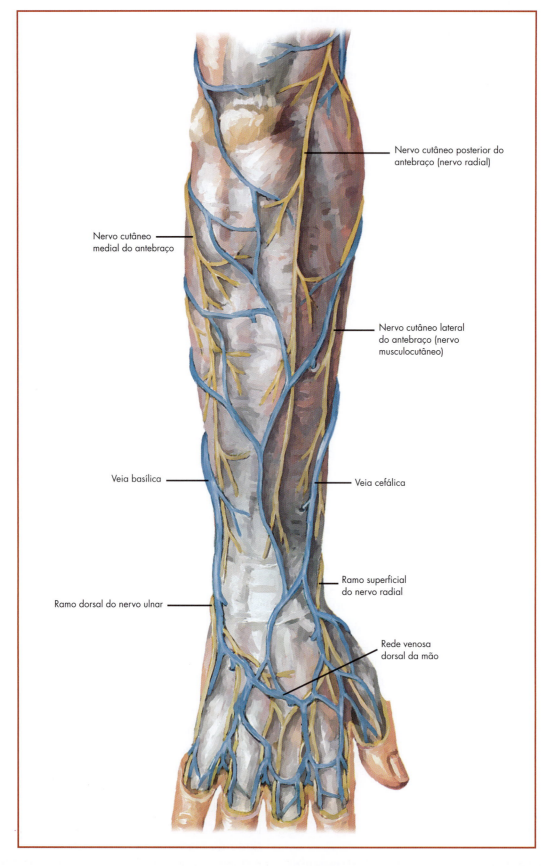

Figura 6.28 – Veias e nervos superficiais da face posterior do antebraço. Notam-se veias cefálica e basílica, rede venosa dorsal da mão, nervos cutâneo posterior do antebraço, cutâneo lateral do antebraço, cutâneo medial do antebraço, ramos dorsal do nervo ulnar e superficial do nervo radial.

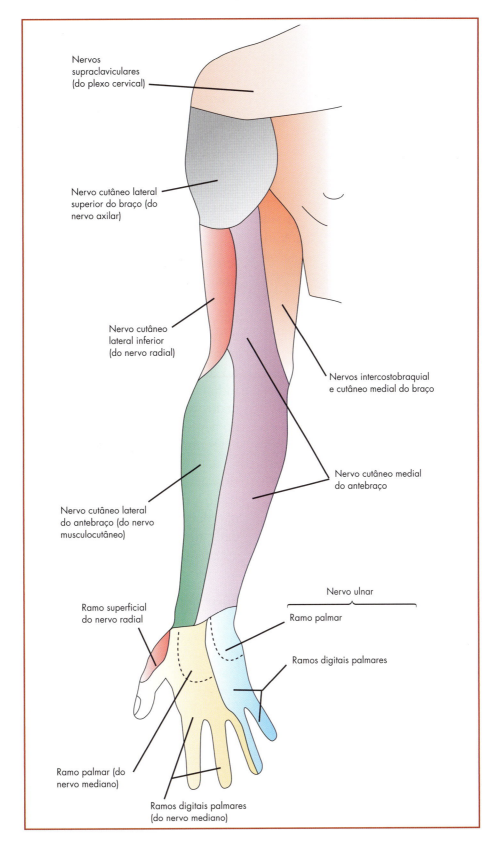

Figura 6.29 – Inervação cutânea da face anterior do membro superior. Observam-se as áreas cutâneas inervadas por nervos supraclaviculares (plexo cervical), cutâneo lateral superior do braço (nervo axilar), cutâneo lateral inferior do braço (nervo radial), cutâneo lateral do antebraço (nervo musculocutâneo), intercostobraquial e cutâneo medial do braço, cutâneo medial do antebraço, ramos palmar do nervo mediano, digitais palmares do nervo mediano, palmar do nervo ulnar e digitais palmares do nervo ulnar.

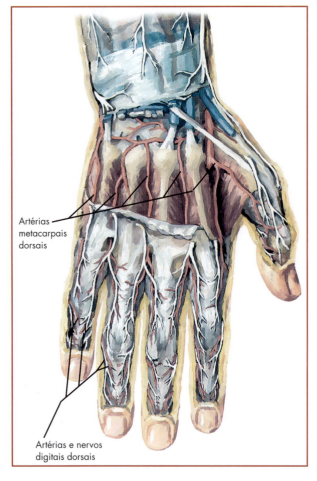

Figura 6.30 – Artérias e nervos do dorso da mão. Notam-se artérias metacarpais dorsais e artérias e nervos digitais dorsais.

Esses nervos distribuem-se em dois territórios divididos pelo eixo da mão. Essa distribuição é a mais frequente nos vários grupos humanos e não apresenta diferenças entre os lados direito e esquerdo. Pode, entretanto, haver alargamento do nervo radial que, em raros casos, fornece todos os ramos digitais dorsais. O alargamento do território do nervo ulnar é raro e mais raro ainda é o cruzamento das ramificações do nervo ulnar com o nervo radial, no eixo da mão. As ramificações nervosas radiais prolongam-se sobre os dedos, sendo, portanto, conforme o tipo habitual, os nervos digitais dorsais do polegar, do indicador e da margem lateral do dedo mínimo fornecidos pelo nervo radial. Os demais são dependentes do nervo ulnar. Esses nervos digitais dorsais do 1º e 5º dedos, em geral, atingem a extremidade do dedo, enquanto os do 2º e 4º dedos alcançam sempre a falange proximal

e, frequentemente, também a média. No 3º dedo, os nervos digitais dorsais apenas atingem a falange proximal. A superfície restante do dorso do 2º, 3º e 4º dedos depende, portanto, da inervação palmar correspondente. Do nervo mediano para 2º e 3º dedos e metade lateral do 4º. Neste, a outra metade do dorso depende do nervo ulnar. A linha divisória entre o território cutâneo dorsal e o palmar nos dedos depende de nervos diferentes, correspondendo à terminação das cristas papilares (Fig. 6.31).

Na região posterior do membro superior, encontra-se, próximo à prega axilar posterior, o território autônomo do nervo cutâneo medial do braço (Fig. 6.31). Ao longo da margem medial do antebraço acha-se o território autônomo do nervo cutâneo medial do antebraço (Fig. 6.31) e, no centro da face posterior dessa região, o território autônomo do nervo cutâneo posterior do antebraço (Fig. 6.31), portanto, do nervo radial. A face dorsal das falanges distais dos dedos indicador e médio é território autônomo do nervo mediano; a do dedo mínimo, território autônomo do nervo ulnar.

A pesquisa da sensibilidade, nesses territórios autônomos, serve para o diagnóstico da lesão dos troncos nervosos correspondentes, não devendo, porém, ser esquecida a possibilidade de variações na distribuição dos nervos cutâneos dorsais da mão[17].

Membro Inferior

As veias digitais dorsais do pé, que percorrem as margens dorsais de cada dedo, unem-se, nas pregas interdigitais, para formar as veias metatarsais dorsais. Estas desembocam no arco venoso dorsal do pé (Fig. 6.32), que se situa sobre os ossos metatarsais, na tela subcutânea. Esse arco comunica-se com o arco venoso plantar, formando quatro veias metatarsais plantares. Do arco venoso plantar, veias marginais laterais e mediais dirigem-se posteriormente e unem-se para formar, atrás do maléolo medial, as veias tibiais posteriores.

A veia safena magna inicia-se na junção da veia digital dorsal do lado medial do hálux com a extremidade medial do arco venoso dorsal do pé. Cruza a frente do maléolo medial e a face medial da tíbia, em companhia do nervo safeno.

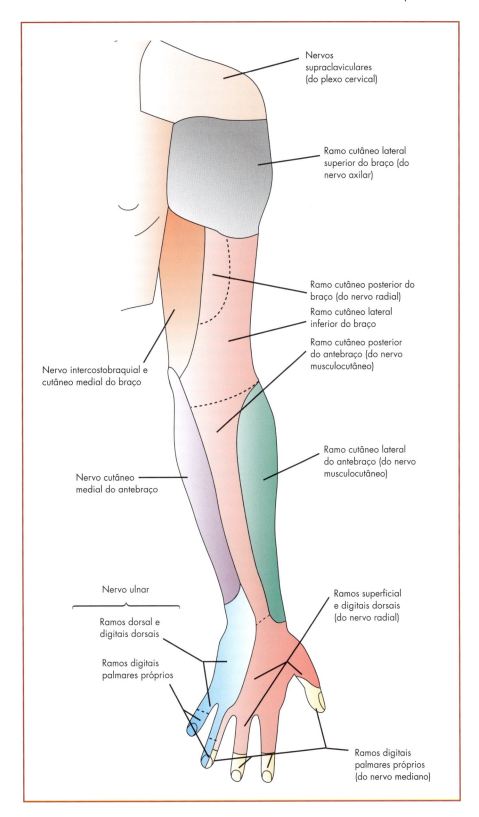

Figura 6.31 – Inervação cutânea da face posterior do membro superior. Observam-se as áreas cutâneas inervadas por nervos supraclaviculares (plexo cervical), ramos cutâneo lateral superior do braço (nervo axilar), cutâneo posterior do braço (nervo radial), cutâneo lateral inferior do braço (do nervo radial), cutâneo posterior do antebraço (nervo musculocutâneo), cutâneo lateral do antebraço (nervo musculocutâneo), dorsal e digitais dorsais do nervo ulnar, digitais palmares e digitais palmares próprios do nervo mediano, superficial e digitais dorsais do nervo radial e digitais palmares próprios do nervo mediano, nervos intercostobraquial e cutâneo medial do braço, cutâneo medial do antebraço.

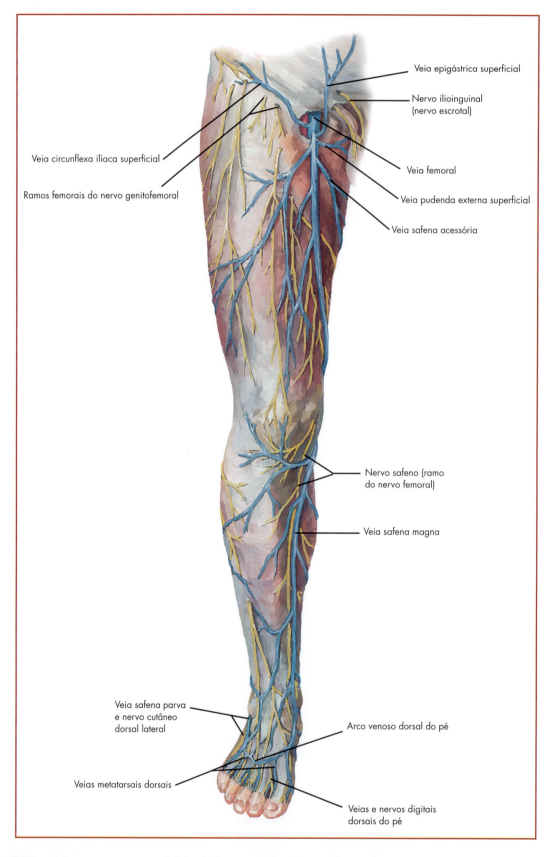

Figura 6.32 – Veias e nervos superficiais da face anterior do membro inferior. Notam-se veias femoral, circunflexa ilíaca superficial, epigástrica superficial, pudenda externa superficial, safena acessória e safena parva, arco venoso dorsal do pé, veias metatarsais dorsais, veias e nervos digitais dorsais do pé, ramos femorais do nervo genitofemoral.

Percorre a margem medial da tíbia, localizando-se atrás dos côndilos mediais da tíbia e do fêmur, juntamente com o ramo safeno da artéria descendente do joelho. Percorre, a seguir, a margem medial da coxa, com os ramos do nervo cutâneo medial da coxa até localizar-se no trígono femoral. Nesse ponto, atravessa a fáscia cribriforme no hiato safeno, na fáscia lata. Perfura a bainha femoral e termina na veia femoral. A veia safena magna apresenta numerosas válvulas tributárias da veia safena magna (Fig. 6.32):

- Arco venoso dorsal do pé.
- Veia safena acessória (lateral e medial).
- Veia circunflexa ilíaca superficial.
- Veia epigástrica superficial.
- Veia pudenda externa superficial.

As veias safena acessória lateral, circunflexa ilíaca superficial e epigástrica superficial geralmente desembocam por um tronco comum. Ocorrem ainda comunicações entre as veias epigástrica superficial e torácica lateral, através das veias toracoepigástricas. Em casos de obstruções da veia cava superior ou da inferior, as comunicações podem dilatar-se. A veia safena magna apresenta várias comunicações com as veias profundas.

A veia safena parva inicia-se na junção da veia digital dorsal, do lado lateral do dedo mínimo, com a extremidade lateral do arco venoso dorsal do pé. Percorre a margem lateral do tendão do calcâneo, atrás do maléolo lateral (Fig. 6.33). Sobe pelo dorso da perna, entre a tela subcutânea e a fáscia, em um túnel formado por duas camadas de fáscia, em companhia do nervo sural. Em seguida, passa entre as cabeças do músculo gastrocnêmio e perfura a fáscia da fossa poplítea. Pode terminar como veia poplítea (Fig. 6.34), nas veias profundas do terço inferior da coxa ou unir-se à veia safena magna. Essa veia possui também numerosas válvulas.

Durante o exercício, as modificações de tensão são tais que o sangue das veias superficiais flui para as veias profundas. As veias superficiais podem ficar obliteradas, sem afetar seriamente a circulação. Apenas quando todas as veias profundas estão defeituosas e obliteradas é que as veias superficiais são necessárias[18].

Região Glútea

A tela subcutânea da nádega geralmente é espessa e gordurosa. O acúmulo de tecido adiposo nessa região pode ser muito amplo[15]. Uma bolsa sinovial é encontrada nessa camada, sobre o trocanter maior. A disposição dos vasos e nervos é tal que o quadrante superolateral da nádega e a parte anterior da região glútea são relativamente avasculares. Por essa razão, tais regiões são utilizadas para injeções intramusculares.

A artéria glútea superior, o maior ramo da artéria ilíaca interna na região glútea, origina o ramo superficial. A artéria glútea inferior, outro ramo da artéria ilíaca interna, origina ramos superficiais, que se dirigem à pele suprajacente. As veias homônimas às artérias desembocam nas veias glúteas superior e inferior (Fig. 6.35).

O nervo cutâneo femoral posterior é um ramo do plexo sacral que se origina dos nervos sacrais superiores (Fig. 6.36). Na fossa poplítea, perfura a fáscia e acompanha a veia safena parva até sua parte média, local em que seus filamentos terminais juntam-se às fibras do nervo sural (Fig. 6.36). Enquanto localizado profundamente no interior do músculo glúteo máximo, o nervo cutâneo femoral posterior origina os nervos clúnios inferiores, que contornam a margem inferior deste músculo e inervam a pele da nádega[19] (Fig. 6.36).

Região da Coxa e Joelho

A tela subcutânea da coxa contém, frequentemente, muita gordura. É bastante espessa na virilha, na qual forma duas camadas, separadas por linfonodos inguinais superficiais, pela veia safena magna e por vasos que a ela confluem. A camada profunda é fina, sendo mais importante medialmente à veia safena magna, abaixo do ligamento inguinal.

Essa camada recobre o hiato safeno, fundindo-se na bainha femoral e no ligamento lacunar. Lateralmente, funde-se na fáscia lata, inferiormente ao ligamento inguinal. Dessa maneira, o líquido que se coleta profundamente à tela subcutânea do abdome não pode se estender para a coxa. A parte da camada profunda, que recobre o hiato safeno, é denominada fáscia cribriforme.

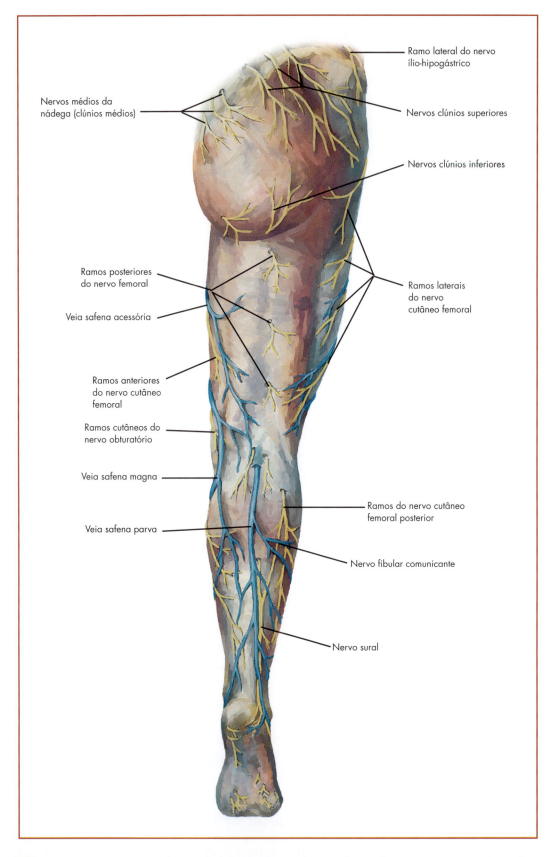

Figura 6.33 – Veias e nervos superficiais da face posterior do membro inferior. Notam-se veias safena magna, safena acessória e safena parva, nervos clúnios superiores, médios e inferiores, ramos lateral do nervo ílio-hipogástrico, posteriores do nervo femoral, laterais e anteriores do nervo cutâneo femoral, cutâneos do nervo obturatório e do nervo cutâneo femoral posterior, nervos fibular comunicante e sural.

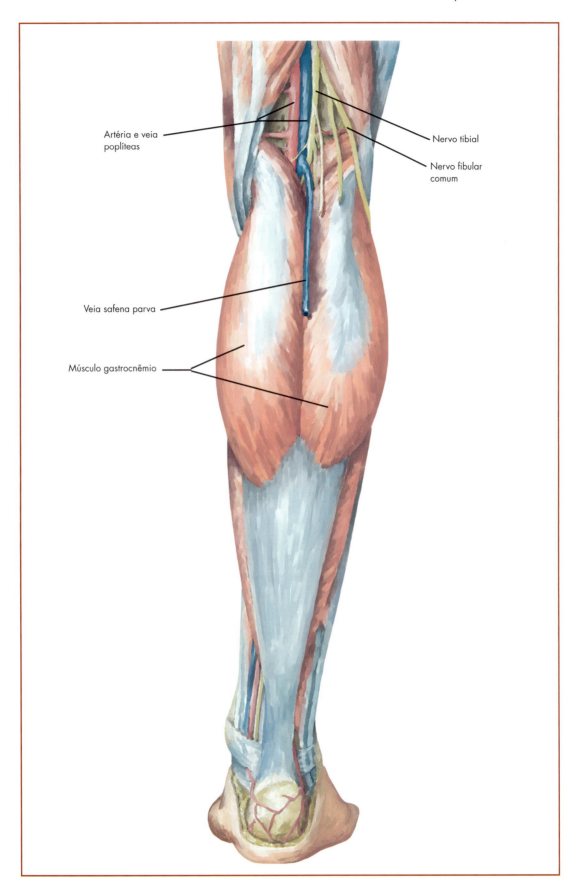

Figura 6.34 – Vasos e nervos da fossa poplítea. Notam-se artéria e veia poplíteas, veia safena parva, nervos tibial e fibular comum e músculo gastrocnêmio.

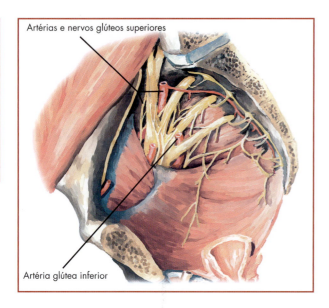

Figura 6.35 – Artérias e nervos da região glútea. Veem-se artéria e nervo glúteos superiores e artéria glútea inferior.

A artéria femoral é a continuação da artéria ilíaca externa, abaixo do ligamento inguinal. No seu segmento proximal origina as seguintes artérias: epigástrica superficial, circunflexa ilíaca superficial e pudenda externa superficial (Fig. 6.37). Esta última atravessa a bainha femoral e sobe à frente do ligamento inguinal. Percorre a fáscia lata, em direção ao umbigo, para anastomosar-se com a artéria epigástrica inferior.

A artéria circunflexa ilíaca superficial atravessa a bainha femoral e a fáscia lata e corre em direção à espinha ilíaca anterossuperior, na qual se anastomosa com a artéria circunflexa ilíaca profunda (Fig. 6.37).

A artéria pudenda externa superficial emerge através do hiato safeno, corre medialmente e para cima, transversalmente ao funículo espermático (ou ao ligamento redondo, na mulher), fornecendo ramos inguinais para a pele e os músculos desta região e ramos escrotais (ou labiais) anteriores.

O nervo femoral é o maior nervo do plexo lombar. Apresenta uma divisão anterior, os ramos cutâneos anteriores, e uma divisão posterior, os ramos musculares e o nervo safeno (Fig. 6.38, A).

Os ramos cutâneos anteriores do nervo femoral são os nervos cutâneos intermédios e mediais (Fig. 6.38, B). O nervo cutâneo intermédio da coxa usualmente é duplo. Os dois ramos atravessam a fáscia para descerem, verticalmente, à frente da coxa. Inervam a pele da coxa e contribuem para o plexo infrapatelar. O nervo cutâneo medial da coxa cruza superficialmente os vasos femorais, no ápice do trígono femoral. Seus ramos inervam a pele no lado medial da coxa e contribuem para o plexo subsartorial, através dos ramos cutâneos mediais da perna e o ramo infrapatelar. O nervo safeno é considerado a terminação do nervo femoral. Desce com os vasos femorais através do trígono femoral e do canal subsartorial. No canal, cruza a artéria femoral lateromedialmente. Em seguida, junto com o ramo safeno da artéria descendente do joelho, torna-se cutâneo, entre os músculos sartório e grácil (Fig. 6.39).

O nervo safeno desce na perna com a veia safena magna inervando a pele da face medial da perna e do pé. Dá um ramo para a articulação do joelho e contribui para a formação dos plexos subsartorial e infrapatelar.

O plexo subsartorial consiste em comunicações profundamente localizadas em relação ao músculo sartório, entre o ramo cutâneo medial da coxa e os nervos safeno e obturatório. O plexo infrapatelar, localizado à frente do joelho, é formado por comunicações entre os ramos dos nervos cutâneos intermédios, medial e lateral da coxa e o nervo safeno.

O nervo cutâneo femoral lateral pode nascer do nervo femoral ou ser um ramo independente do plexo lombar. Divide-se em ramos anterior e posterior, que inervam a pele das regiões medial e lateral da coxa (ver Fig. 6.38, B).

O ramo femoral do nervo genitofemoral (ver Fig. 6.32) é um ramo do plexo lombar, que entra na coxa atrás do ligamento inguinal, na face lateral da artéria femoral, atravessa a parede anterior da bainha femoral e inerva a pele superficialmente ao trígono femoral, lateralmente ao território do nervo ilioinguinal[18].

Fossa Poplítea

A fossa poplítea é uma área rômbica atrás do joelho, que contém os nervos fibular comum e tibial, artéria e veia poplíteas, nervo cutâneo femoral posterior, ramo articular do nervo obturatório, veia safena parva, linfonodos, bolsas e gordura (ver Fig. 6.34).

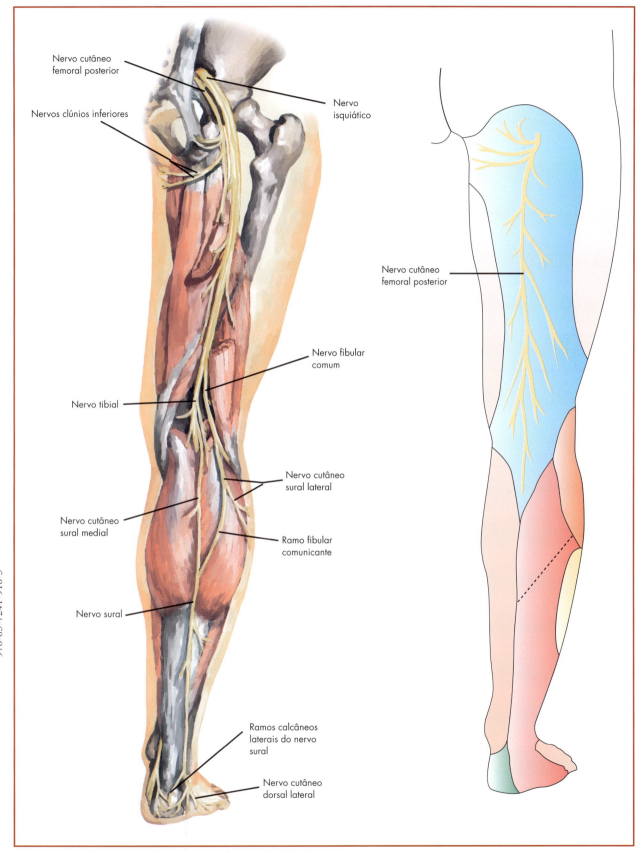

Figura 6.36 – Nervos isquiático, cutâneo femoral posterior, clúnios inferiores, tibial, fibular comum e cutâneo sural medial e lateral, ramo comunicante fibular, nervo sural, ramos calcâneos laterais do nervo sural, nervos cutâneo dorsal lateral e cutâneo femoral posterior.

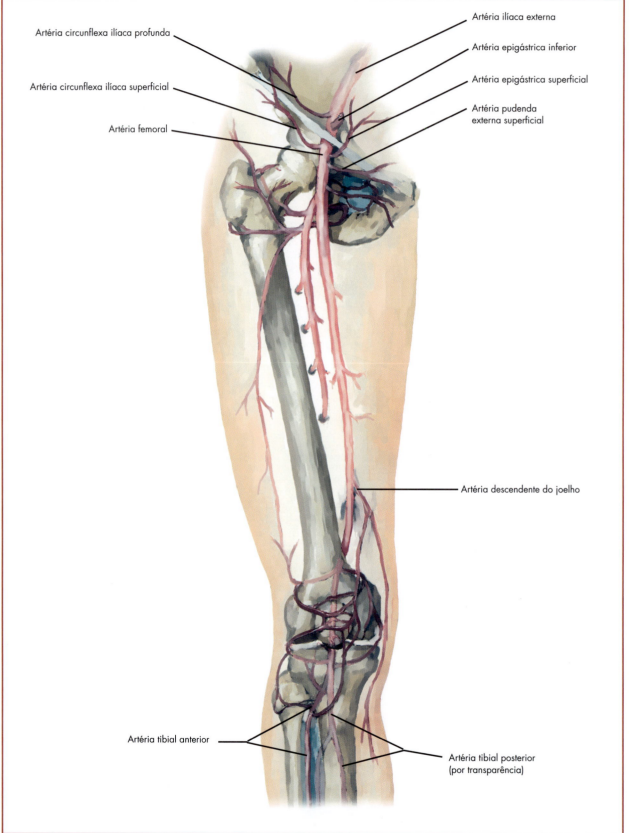

Figura 6.37 – Artérias da coxa e joelho. Evidenciam-se artérias ilíaca externa, femoral, circunflexas ilíacas superficial e profunda, epigástricas superficial e inferior, pudenda externa superficial, descendente do joelho e tibiais anterior e posterior.

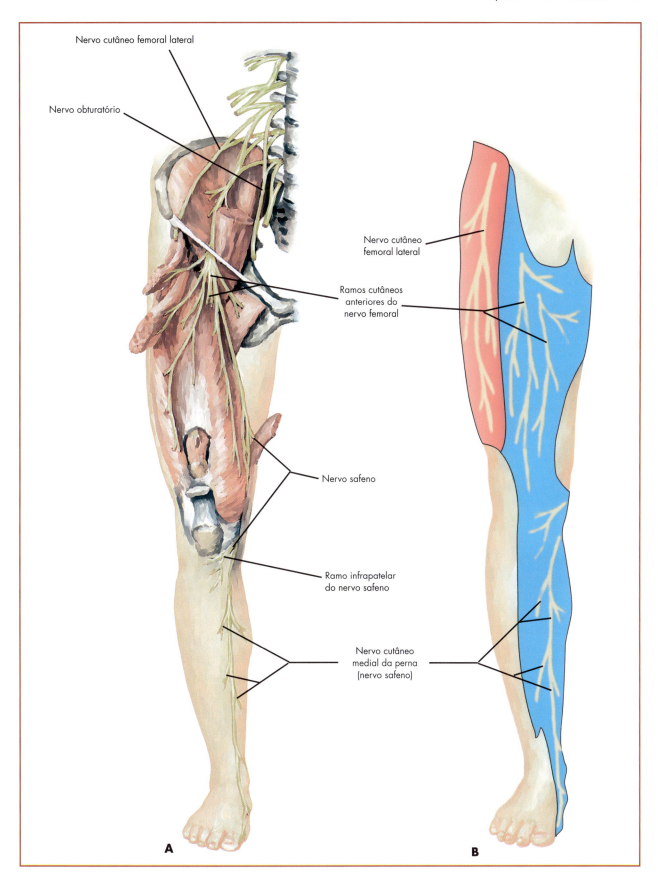

Figura 6.38 – (*A* e *B*) Nervos cutâneo femoral lateral e obturatório, ramos cutâneos anteriores do nervo femoral, nervo safeno, ramo infrapatelar do nervo safeno e nervo cutâneo medial da perna (nervo safeno).

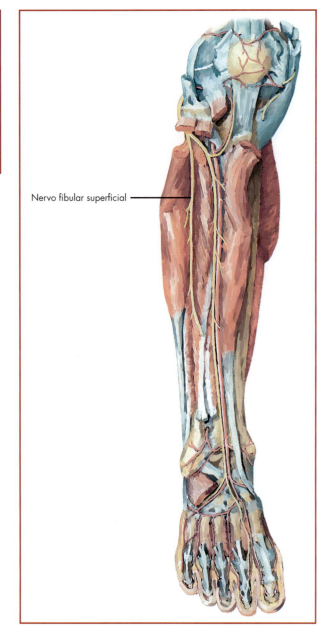

Figura 6.39 – Nervo fibular superficial.

A artéria poplítea relaciona-se posteriormente com as veias poplíteas e com o nervo tibial (ver Fig. 6.34). Um dos vários ramos subcutâneos da artéria poplítea é a artéria sural superficial, que acompanha a veia safena parva.

As veias poplíteas, geralmente duas, são formadas na região do joelho pelas veias satélites das artérias tibiais anterior e posterior (ver Fig. 6.34). As veias poplíteas estão intimamente ligadas à artéria poplítea e localizam-se, de início, posteromedialmente a ela e lateralmente ao nervo tibial. À medida que sobem pela fossa poplítea, as veias correm por trás da artéria poplítea, entre este vaso e o nervo tibial suprajacente. Em cima, as veias são posterolaterais à artéria. As veias poplíteas têm várias válvulas e recebem tributárias correspondentes aos ramos da artéria poplítea e, ainda, a veia safena parva. As veias poplíteas terminam formando a veia femoral.

O nervo fibular comum geralmente é incorporado ao nervo isquiático na região glútea; na coxa, desce como um nervo separado, pela fossa poplítea (ver Fig. 6.34). Usualmente se divide em seus ramos terminais, os nervos fibulares profundo e superficial. Na fossa poplítea são fornecidos ramos para o joelho e um ramo cutâneo forma o nervo cutâneo sural lateral e o ramo fibular comunicante. Estes podem nascer separadamente. O nervo cutâneo sural lateral inerva a pele da face lateral da região posterior da perna. O ramo fibular comunicante em geral está junto com o nervo cutâneo sural medial para formar o nervo sural. Logo antes de o nervo fibular comum dividir-se em seus dois ramos terminais, origina o nervo tibial (ver Fig. 6.34).

O nervo cutâneo sural medial é um ramo cutâneo do nervo tibial. Com frequência, une-se ao ramo fibular comunicante do nervo fibular comum para formar o nervo sural (ver Fig. 6.36).

O nervo cutâneo sural medial pode continuar como nervo sural e raramente o nervo cutâneo sural lateral estende-se ao pé, como nervo sural. Esse nervo, juntamente com a veia safena parva, dirige-se à parte posterior do maléolo lateral. Fornece ramos calcâneos laterais (ver Fig. 6.36) para a pele da região posterior da perna e face lateral do pé e calcanhar. Sua continuação, para o dedo mínimo, comunica-se com o nervo fibular superficial e é conhecida como nervo cutâneo dorsal lateral. Inerva a face lateral do dedo mínimo e a pele da região[19] (Figs. 6.40 e 6.41).

Perna

A pele e a tela subcutânea da perna apresentam irrigação sanguínea pobre. São inervadas pelos nervos safeno, cutâneo femoral posterior (ver Fig. 6.36), cutâneo sural medial, cutâneo sural lateral, sural (ver Fig. 6.36) e fibular superficial (Fig. 6.40) e, às vezes, também pelo nervo obturatório.

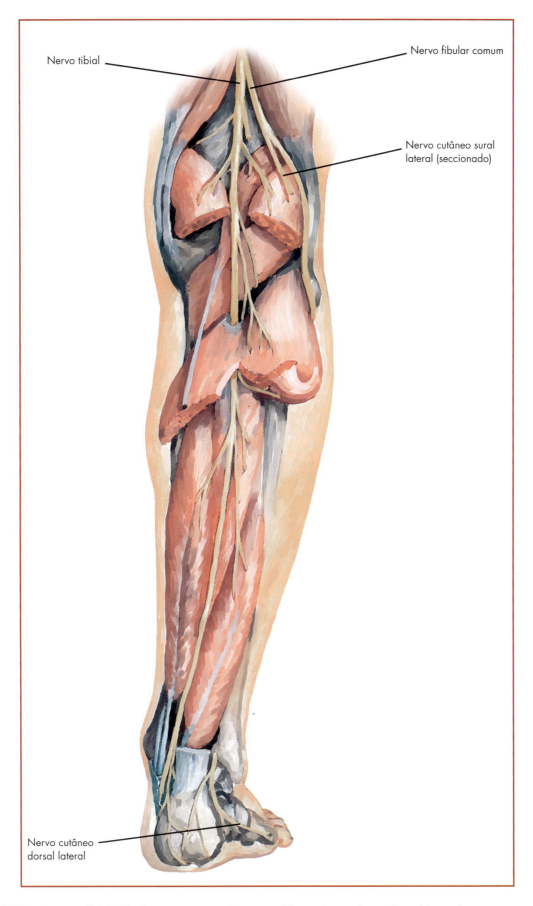

Figura 6.40 – Nervos tibial, fibular comum, cutâneo sural lateral e cutâneo dorsal lateral.

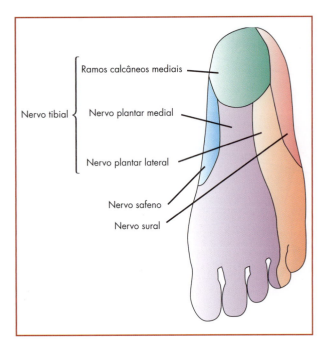

Figura 6.41 – Inervação da pele dos ramos calcâneos mediais e nervos plantares medial e lateral dos nervos tibial, sural e safeno.

O nervo tibial emite ramos cutâneos para panturrilha, calcanhar e planta dos pés.

O nervo fibular comum também emite ramos cutâneos para a panturrilha[18] (ver Fig. 6.36).

Pé e Tornozelo

A tela subcutânea da planta do pé é espessada por almofadas fibrogordurosas, que são estruturas importantes para a sustentação.

A artéria plantar medial, em geral o menor dos ramos terminais da artéria tibial posterior, nasce debaixo do retináculo dos músculos flexores. Seu trajeto é semelhante ao do nervo plantar medial.

A artéria plantar lateral, com frequência o maior dos ramos terminais da artéria tibial posterior, também nasce debaixo do retináculo dos músculos flexores. Seu trajeto é semelhante ao do nervo plantar lateral, que acompanha medialmente. Ajuda a formar o arco plantar e origina ramos cutâneos (Fig. 6.42).

Os nervos superficiais do pé incluem os nervos sural, fibular superficial (ver Fig. 6.40), plantar medial e plantar lateral (Fig. 6.42).

O nervo plantar medial é o maior dos ramos terminais do nervo tibial e nasce sob o retináculo dos músculos flexores. Origina ramos cutâneos, que inervam o contorno medial da planta do pé, fornece ramos cutâneos para a planta dos pés e divide-se em ramos digitais plantares comuns e próprios, que inervam a pele dos quatro dedos mediais. Esses quatro ramos terminais, que são os nervos digitais plantares comuns e próprios, também se distribuem à pele da região e se estendem sobre o dorso, para inervar os leitos ungueais e as pontas dos dedos (Fig. 6.43).

O nervo plantar lateral é o menor dos ramos terminais do nervo tibial, também nasce sob o retináculo dos músculos flexores e localiza-se medialmente à artéria plantar lateral. Esse nervo apresenta um ramo superficial, o qual se divide em uma parte lateral, que fornece ramos cutâneos para o contorno lateral da planta do pé e dedo mínimo, e uma parte medial, que se divide em nervos digitais plantares comuns e próprios, para os lados adjacentes do 4º e 5º dedos, dando também ramos cutâneos para a planta dos pés (Fig. 6.43).

O nervo fibular superficial torna-se cutâneo no terço inferior da perna. Desce superficialmente aos retináculos dos extensores e, a seguir, divide-se em seus ramos terminais, que emitem os ramos cutâneos dorsais medial e intermédio para os cinco dedos[19] (Fig. 6.43).

QUESTÕES

1. Do que é composta a tela subcutânea e como varia sua distribuição conforme o sexo?
2. Qual é a composição do tecido adiposo e quais suas principais funções?
3. Quais são as principais modificações citológicas da célula adiposa em situação de jejum? E na lipogênese?
4. Qual é a origem dos triglicerídeos armazenados nas células adiposas?
5. Qual é a ação da adrenalina sobre as células adiposas?
6. Quais são os produtos liberados na mobilização lipídica?

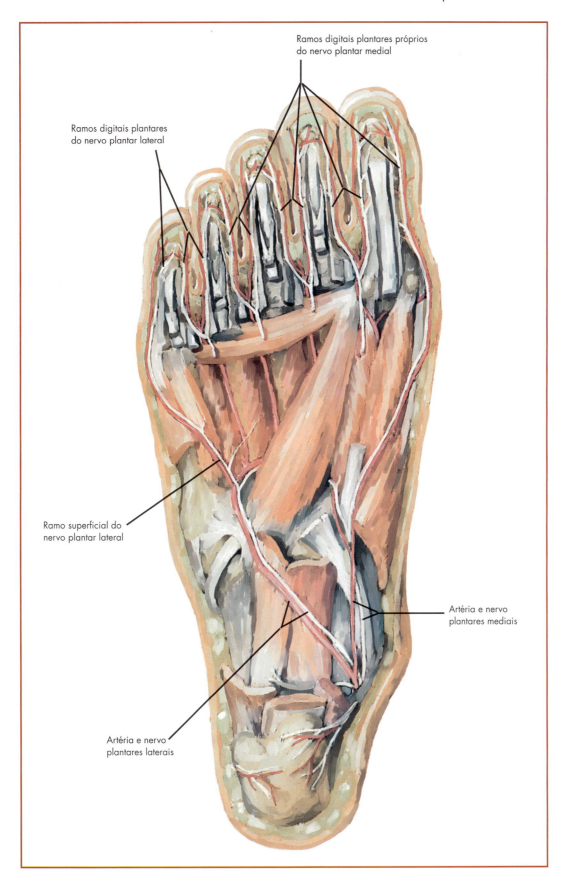

Figura 6.42 – Ramos digitais plantares próprios do nervo plantar medial, digitais plantares e superficial do nervo plantar lateral, artérias e nervos plantares laterais e mediais.

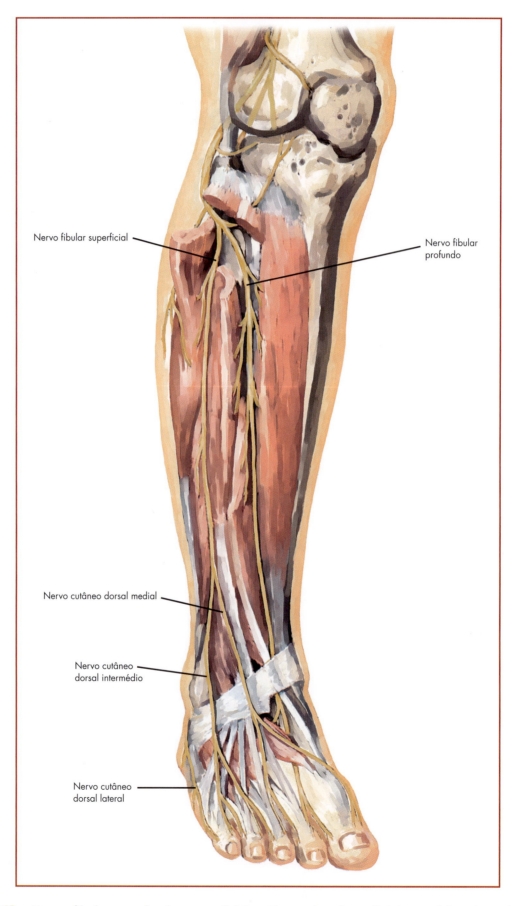

Figura 6.43 – Nervos fibulares profundo e superficial, cutâneos dorsais medial, intermédio e lateral.

REFERÊNCIAS

1. DANGELO, J. G.; FATTINI, C. A. *Anatomia Sistêmica e Tegumentar*. 2. ed. São Paulo: Atheneu, 1987. 671p.
2. JUNQUEIRA, L. C.; CARNEIRO, J. *Histologia Básica*. 9. ed. Rio de Janeiro: Guanabara-Koogan, 1999. 427p.
3. SAMPAIO, A. P. S.; CASTRO, R. M.; RIVITTI, E. *Dermatologia Básica*. 3. ed. São Paulo: Artes Médicas, 1989. 648p.
4. SLAVIN, B. G. The cytophisiology of mammalian adipose cells. *Int. Rev. Cytol.*, v. 33, 297-334, 1972.
5. WASSERMAN, F.; MACDONALD, T. F. Electron microscopic study of adipose tissue (fat organs) with special references to the transport of lipids between blood and fat cells. *Z. Zellforsch. Mikrosk. Anat.*, v. 59, p. 326-357, 1963.
6. WASSERMAN, F.; MACDONALD, T. F. Electron microscopic investigation of the surface membrane structures of the fat-cell and their changes during depletion of the cell. *Z. Zellforsch Mikrosk Anat.*, v. 52, p. 778-800, 1960.
7. WILLIAMSON, J. R.; LACY, P. E. *Handbook of Physiology*. Washington: Renold and Cahill, 1965. p. 201.
8. RONCARI, D. A. K.; HOLLENBERG, C. H. Esterification of free fatty acids by subcellular preparations of rat adipose tissue. *Biochem. Biophys. Acta*, v. 137, p. 446-463, 1967.
9. BROBECK, J. R. *Physiological Basis of Medical Practice*. 10. ed. Baltimore: Williams & Wilkins, 1980. 174p.
10. ANGEL, A.; DESAI, K. L S.; HALPERIN, M. L. Free fatty acid and ATP levels in adipocytes during lipolyses. *Metab. Clin. Exp.*, v. 20, n. 1, p. 87-99, 1971.
11. STERZI, G. I tessuto sottocutaneo. *Arch. Ital. Anat. Embriol.*, v. 9, n. 1, p. 172, 1910.
12. FIGUN, M. E.; GARINO, R. R. *Anatomia Odontológica Funcional e Aplicada*. 2. ed. São Paulo: Panamericana, 1988. 658p.
13. SMANIO, T. *Anatomia Médico-Cirúrgica: Tórax – Perguntas Ilustradas*. Em impressão.
14. TESTUT, L.; LATARJET, A. *Tratado de Anatomia Humana*. Rio de Janeiro: Salvat, 1954. v. 4, 1394p.
15. SPENCE, A. P. *Anatomia Humana Básica*. São Paulo: Manole, 1991. 713p.
16. SMANIO, T. *Anatomia Médico-Cirúrgica: Abdome – Perguntas Ilustradas*. São Paulo: Atheneu, 1976. 218p.
17. SOUSA, M. O. *Anatomia Topográfica: Parte Especial – Membro Superior*. Faculdade de Medicina da Universidade de São Paulo, Departamento de Anatomia, 134p., 1956.
18. GARDNER, E.; GRAY, D. J.; O'RAHILLY, R. *Anatomia – Estudo Regional do Corpo Humano*. 3. ed. Rio de Janeiro: Guanabara-Koogan, 1971. 790p.
19. LATARJET, M.; RUIZ LIARD, A. *Anatomia Humana*. 2. ed. São Paulo: Panamericana, 1993. v. 2.

LEITURA COMPLEMENTAR

ANGELA, P.; MOTTA, P. *Viaggio nel Corpo Umano*. Milano: Garzanti, 1986. 61p.

BARRNET, R. J.; BALL, E. G. Metabolic and ultrastructural changes induced in adipose tissue by insulin. *J. Biophys. Biochem. Cytol.*, v. 8, p. 83-101, 1960.

SOCIEDADE BRASILEIRA DE ANATOMIA. *Terminologia Anatômica Internacional*. São Paulo: Manole, 2001. 248p.

STEVENS, A.; LOWE, J. *Histologia Humana*. 2. ed. São Paulo: Manole, 2001. 408p.

Capítulo 7

Sistema Muscular

Serafim Vincenzo Cricenti ♦ Amâncio Ramalho Jr.

SUMÁRIO

Os músculos são órgãos constituídos principalmente por fibras musculares, especializadas em se contrair e realizar movimentos, geralmente em resposta a um estímulo nervoso

As fibras musculares esqueléticas têm o citoplasma repleto de miofibrilas, filamentos longitudinais constituídos por actina e miosina. Essas proteínas depositadas ao longo da fibra produzem o padrão de faixas claras e escuras alternadas, típicas do músculo estriado. As unidades de actina e miosina que se repetem ao longo da miofibrila são chamadas de sarcômero, que constitui a unidade funcional básica de todo o músculo esquelético.

Um grupo de fibras musculares é inervado por um único axônio motor e este complexo recebe o nome de unidade motora. A contração dessa unidade é iniciada por um potencial de ação no axônio motor. As fibras musculares esqueléticas diferem quanto ao tempo que levam para se contrair. Existem dois tipos principais de fibras. As fibras musculares lentas (chamadas de tipo I) estão adaptadas à realização de trabalho contínuo, possuem maior quantidade de mitocôndrias, maior irrigação sanguínea e grande quantidade de mioglobina, capaz de estocar gás oxigênio. As fibras rápidas (chamadas de tipo II) são pobres em mioglobina e estão presentes em músculos adaptados às contrações rápidas e fortes.

Os músculos podem realizar contrações concêntricas (o músculo encurta quando ativado) ou excêntricas (o músculo se alonga quando ativado). E dependendo do tipo de contração, o trabalho muscular pode ser classificado em positivo (contração concêntrica) e negativo (contração excêntrica).

HOT TOPICS

- Os músculos produzem movimento ativo pela conversão da energia metabólica em contração das fibras musculares, utilizando metabolismo oxidativo e glicolítico.
- A unidade funcional básica de todo músculo esquelético é o sarcômero, grupo organizado em filamentos de actina e miosina.
- Ao redor do sarcômero há uma membrana excitável, o sarcolema. A contração muscular é iniciada pela despolarização elétrica dessa membrana.
- Unidade motora é o conjunto de todas as fibras musculares conectadas a um único axônio motor. Quanto menor o número de fibras musculares conectadas a um axônio motor, mais delicado é o movimento exercido por esse músculo.
- As fibras musculares são divididas em fibras do tipo I (contração lenta), resistentes à fadiga e dependentes do metabolismo oxidativo, e fibras do tipo II (contração rápida),

que são pouco resistentes à fadiga e dependem do metabolismo glicolítico.
- Todas as fibras de uma unidade motora simples são do mesmo tipo.
- Uma maior força de contração muscular é obtida quando houver a ativação de mais unidades motoras com diâmetros maiores.
- O fuso muscular e o órgão de Golgi tendíneo são os dois principais receptores do controle motor. Os fusos musculares regulam o comprimento muscular e o estiramento estático e os órgãos de Golgi são sensíveis a alterações dinâmicas no comprimento do músculo.
- As contrações musculares podem ser concêntricas (o músculo encurta quando ativado) e excêntricas (o músculo se alonga quando ativado).
- Todo músculo possui um ponto de origem e uma inserção. Por convenção, caracteriza-se a origem muscular como o ponto imóvel e a inserção como o segmento móvel.
- Na biomecânica muscular, um músculo realiza trabalho positivo quando sua contração é concêntrica. Diz-se que foi realizado trabalho negativo quando a contração muscular é excêntrica.

INTRODUÇÃO

As estruturas anatômica, molecular e química dos músculos constituem fonte de potência biologicamente eficiente, controlada por organização igualmente admirável dos nervos centrais e periféricos, com sensores diferenciados e vias de retroalimentação (*feedback*). A junção muscular e o controle motor são facilmente compreendidos, tendo em vista que o sistema funciona de forma relativamente lógica. Os avanços nos campos de biologia molecular, anatomia ultraestrutural, histologia e fisiologia, nas últimas décadas, permitiram compreensão muito maior desse complexo sistema neuromuscular.

Os músculos produzem movimento ativo pela conversão da energia metabólica em contração das fibras musculares, utilizando metabolismo oxidativo e glicolítico. No ser humano, a estrutura muscular varia com a demanda funcional: o músculo liso produz contração peristáltica dos intestinos e estabelece o fluxo vascular; o músculo cardíaco produz a contração cardíaca e o músculo esquelético produz o movimento das articulações. Neste capítulo, o músculo esquelético será considerado em detalhe.

ESTRUTURA MUSCULAR

Embora a aparência macroscópica de cada um dos músculos varie grandemente, todos os músculos esqueléticos têm microestrutura composta de macromoléculas similares. A unidade funcional básica de todo músculo esquelético é o sarcômero, grupo organizado de filamentos proteicos (actina e miosina), cujas interações moleculares produzem encurtamento em resposta à despolarização elétrica da membrana, potencializada pelo trifosfato de adenosina (ATP, *adenosine triphosphate*). Os sarcômeros se ligam em séries longitudinais para formar miofibrilas de 1 a 2µm de diâmetro que, por sua vez, formam a maior parte do citoplasma da célula de músculo esquelético, multinucleada cilíndrica ou fibra muscular com diâmetro de 10 a 100µm e comprimento de 2 a 20cm. As fibras musculares são reunidas em grupos de aproximadamente 1.000 fibras, denominados fascículos; cada fascículo tem seu suprimento sanguíneo próprio e uma bainha fibrosa chamada perimísio. Múltiplos fascículos formam o ventre do músculo, coberto pelo epimísio.

Ao microscópio óptico, o músculo esquelético tem linhas ou estrias transversais, claramente visíveis (daí o termo músculo estriado). Essas estrias correspondem aos componentes ultraestruturais do sarcômero. Em cada extremidade do sarcômero há um disco Z, do qual emerge um grupo de proteínas finas e paralelas chamadas actina; as extremidades livres da actina são voltadas para o centro do sarcômero. Aqui, um segundo disco (que corresponde à linha H) apoia moléculas de miosina espessas que se interdigitam com os grupos actínicos. A miosina tem projeções globulares que podem fazer ligação cruzada com a molécula de actina; uma vez formada essa ligação, as cadeias globulares sofrem alteração esteárica e se dobram na direção da linha H, puxando os filamentos para mais perto do centro do sarcômero. O processo se repete quando a ligação cruzada se rompe, a cadeia globular se retifica e uma nova ligação cruzada é formada. Assim, os dois discos Z são aproximados pelo dobramento de múltiplas projeções de miosina, em processo comparável aos movimentos dos remos em uma regata.

Circundando o sarcômero há uma membrana excitável, o sarcolema, que possui extensões transversais para o sarcômero, denominadas túbulos T ou túbulos transversais. A contração muscular é iniciada pela despolarização elétrica do sarcolema, por meio de um potencial de ação que se propaga profundamente no sarcômero, no qual pela ativação de outro grupo de membranas tipo reservatórios – o retículo sarcoplasmático – ocorre a liberação de íons de cálcio dentro da célula. A mudança na concentração de cálcio no interior da célula é o que provoca a interação actina-miosina anteriormente descrita. A contração diminui quando a bomba de cálcio, potencializada pelo ATP, devolve o cálcio para o retículo sarcoplasmático.

Os axônios motores do tronco encefálico ou da medula espinal ramificam-se distalmente e formam placas terminais motoras, que permitem a transmissão eletroquímica entre a terminação nervosa e as fibras musculares. A placa motora no axônio terminal contém vesículas microscópicas, que podem liberar o neurotransmissor acetilcolina, difundindo-se e ligando-se a um local receptor no músculo, dando início ao potencial de ação no sarcolema.

UNIDADE MOTORA

A unidade motora é o agrupamento anatômico e funcional de todas as fibras musculares conectadas a um único axônio motor. Representa o menor número de fibras que se pode contrair em um músculo. Cada um dos axônios pode suprir de 3 a 200 fibras musculares, dependendo da função fisiológica do músculo. O número de fibras musculares por unidade motora é baixo nos músculos extraoculares, nos quais é necessário controle delicado, sendo alto nos músculos do membro inferior, em que a potência é mais importante. Todas as fibras de uma unidade motora devem, necessariamente, se contrair juntas. As fibras de uma mesma unidade motora, contudo, tendem a ser distribuídas de maneira física por todo o fascículo, de modo que não se toquem fisicamente, ainda que conectadas de forma neurológica.

A contração da unidade motora é iniciada por potencial de ação no axônio motor. Tendo em vista que cada potencial de ação é acompanhado apenas por breve contração (pulso) da unidade motora, a frequência dos potenciais do axônio motor controla a duração da contração. Considerando-se a totalidade do músculo, não se observa a ocorrência de um período refratário (diferentemente do que ocorre com cada fibra muscular), de modo que a chegada de um novo potencial de ação, durante uma contração, aumente a tensão na fibra muscular. Isso ocorre até certo ponto, denominado tetania, quando a tensão desenvolvida não pode mais aumentar com a frequência crescente de potenciais de ação. A contração de um músculo inteiro é controlada pela variação do número de unidades motoras que são recrutadas simultaneamente. Embora na teoria a sequência de potenciais de ação possa também ser variada, a maioria das unidades motoras parece contrair-se totalmente, em estado tetânico, durante a função muscular normal.

PROPRIEDADES FISIOLÓGICAS E HISTOLÓGICAS DAS FIBRAS MUSCULARES

Quando um único potencial de ação atinge uma fibra muscular, ocorre breve período de latência, seguido pela contração daquela fibra. Algumas fibras musculares têm contração lenta (60 a 120ms), com pico relativamente baixo de tensão. Os músculos com contração lenta (em geral, chamados de tipo I) possuem muitos capilares e contêm grandes quantidades de mioglobulina e de mitocôndrias; são resistentes à fadiga e dependem do metabolismo aeróbico (oxidativo). Outras fibras musculares têm contração rápida (10 a 50ms) com pico de tensão relativamente alto.

Essas fibras de contração rápida (quase sempre chamadas de tipo II) possuem poucas mitocôndrias e são menos resistentes à fadiga; dependem de metabolismo anaeróbico (glicolítico). Como diferem quanto às enzimas metabólicas, as fibras de contração lenta e rápida podem ser facilmente distinguidas entre si, por diversas colorações histoquímicas sensíveis à atividade de trifosfatase de adenosina (ATPase, *adenosine triphosphatase*). Os termos "músculo lento" e "músculo rápido" são fisiológicos e correspondem à aparência histológica denotada pelo tipo de fibra muscular.

Os músculos esqueléticos humanos, como o bíceps ou os músculos flexores do joelho, contêm ambos os tipos de fibras em proporções variáveis. O tipo de fibra de contração rápida é subdividido em tipo II A, que depende de metabolismo oxidativo e glicolítico, e em tipo II B, o qual é glicolítico. As características desses tipos de fibras são resumidas na Tabela 7.1. Na verdade, os músculos do ser humano são constituídos por espectro mecânico e bioquímico, variando quanto aos tipos de fibras musculares que se misturam, em vez de constituírem categorias simples e distintas.

Como as fibras de contração lenta (tipo I) são resistentes à fadiga, encontram-se em alta proporção nos músculos flexores do joelho de corredores treinados para longas distâncias, nos quais grande força não é requisito, mas sim a atividade por várias horas. As fibras de contração rápida (tipo II) são menos resistentes à fadiga e acham-se nos bíceps dos levantadores de peso, nos quais podem produzir contrações de grande força, mas não podem manter a tensão por longo período. Todas as fibras de uma unidade motora simples são do mesmo tipo. Diferentes funções musculares são selecionadas pelo recrutamento de unidades motoras de diferentes tipos de fibras, dependendo do movimento necessário, pois todos os músculos contêm unidades motoras de todos os tipos. Experimentalmente, a estimulação elétrica com eletrodos de demora, por longos períodos, pode efetuar transformação das fibras de contração rápida para contração lenta no músculo. Inversamente, a lesão na medula espinal induz transformação do tipo de fibra de contração lenta para contração rápida. Contudo, não foi demonstrado que o exercício produza transformações no tipo de fibra do ser humano.

ESTRUTURA MUSCULAR MACROSCÓPICA

As características microscópicas e fisiológicas do músculo não são visíveis de imediato quando o músculo é examinado macroscopicamente. Todo músculo é vermelho por causa da mioglobulina, independentemente do tipo de fibra; os fascículos podem ser delgados (como nos pequenos músculos das mãos) ou grosseiros (glúteo máximo), dependendo da força e da sensibilidade necessárias ao movimento. Em geral, os músculos são descritos macroscopicamente pela inclinação e direção de seus fascículos – que lembram o aspecto de pena de ave – e de sua união anatômica aos tendões. A forma de pena, com maior inclinação, permite que o músculo gere maior potência à custa da diminuição de sua excursão. Os antigos livros de anatomia fazem das diferentes formas de cada músculo quase uma "ciência", mas a aparência macroscópica pode ser enganosa. Do ponto de vista funcional, todo músculo (independentemente de sua estrutura macroscópica) pode ser representado mecanicamente como um grupo de fibras paralelas que ligam o tendão livre e aponeurótico com ângulo de inclinação que varia de acordo com o músculo em questão.

Tabela 7.1 – Características dos tipos de fibras musculares

Tipo	Cor da fibra	Diâmetro	Velocidade de contração	Resistência à fadiga	Atividade de miosina ATPase	Vascularização	Metabolismo
I	Vermelha	Pequeno	Lenta	Mais	Inferior	Maior	Oxidativo
II A	Branca	Médio	Rápida	Menos	Superior	Menor	Glicolítico oxidativo
II B	Branca	Grande	Rápida	Menos	Superior	Menor	Glicolítico

ATPase = trifosfatase de adenosina.

CONTROLE MOTOR

Um sistema complexo de controle motor permite atividades musculares voluntárias e involuntárias. Os sinais motores originam-se no córtex cerebral, passam pelos centros cerebrais mais profundos e pela medula espinal antes de atingirem o músculo. Células sensoriais especializadas enviam continuamente informações sobre a posição articular, muscular e dos movimentos, de volta para o cérebro e a medula espinal. Isso possibilita a modificação do sinal motor para produzir contrações musculares coordenadas e suaves, necessárias ao movimento complexo.

A geração de contração muscular gradativa depende do *feedback* de receptores sensoriais especializados dentro do músculo. Um único potencial de ação em um neurônio motor resulta na contração da fibra muscular. A contração do músculo esquelético é mantida pela atividade assincrônica de muitos neurônios motores α, que constituem o conjunto de neurônios motores que inervam cada músculo. Obtém-se força de contração muscular crescente aumentando a razão de disparo dos neurônios motores α e pelo recrutamento (ativação de mais unidades motoras com diâmetros maiores). Para cada atividade determinada dos neurônios motores, é produzido um determinado nível de tensão. Contudo, determinada tensão resulta de diferentes graus de contração, dependendo da carga exercida sobre o músculo. Para que seja garantida a contração desejada, é necessário um mecanismo de *feedback*. Esse *feedback* é proporcionado pelas fibras neurais e musculares altamente especializadas, que foram adaptadas para fornecer informações sobre comprimento, tensão e velocidade de contração de músculos e tendões para o sistema nervoso central.

O fuso muscular e os órgãos tendíneos de Golgi são receptores particularmente importantes para o controle motor. Os fusos musculares estão localizados em todo o ventre muscular e são paralelos às fibras do músculo esquelético; regulam, por *feedback*, o comprimento muscular e o estiramento estático. Os órgãos tendíneos de Golgi são ligados em série com o tendão na junção musculotendínea, sendo sensíveis a alterações dinâmicas no comprimento do músculo (respondendo à tensão ativa de contração). Esses sensores associam-se aos receptores de posição articular em uma *via de feedback*, constituindo sistema complexo de controle motor que resulta no movimento normal humano.

Mesmo o mais simples movimento voluntário do músculo é resultado de atividade extremamente complexa do sistema nervoso central. As redes de células no córtex cerebral primeiro concebem o movimento e se comunicam com células no córtex motor. Neste, sob monitoração e direção de outros grupos de células corticais e subcorticais, gera-se um potencial eletroquímico de membrana; este potencial de ação viaja no axônio do neurônio motor, através do tronco encefálico e da medula espinal, ao longo dos tratos piramidais até a sinapse com o segundo neurônio motor (célula do corno anterior) na medula espinal. Os potenciais de ação das células do corno anterior viajam pelos axônios no nervo periférico até a placa motora terminal e estimulam a contração muscular, conforme descrição anterior. Em cada nível podem ocorrer *feedback* e modificação do impulso (tanto inibitória quanto facilitadora) nas células. Muitas células neurais adicionais (interneurônios) estão envolvidas no processo e auxiliam a integração e a coordenação do movimento complexo.

PROPRIEDADES MECÂNICAS DO MÚSCULO

O comportamento mecânico do músculo pode ser estudado de forma global, nas fibras musculares isoladamente e no nível de miofibrilas. As relações entre o comprimento do músculo e a tensão gerada, a velocidade de contração e o equilíbrio entre as estruturas elásticas e contráteis, em cada nível, influenciam a biomecânica muscular durante o movimento humano.

Relações entre Comprimento e Tensão

Um músculo intacto de mamífero inclui os componentes contráteis formados por sarcômeros e componentes elásticos formados por fáscia de revestimento e tendão, os quais podem afetar a tensão desenvolvida no músculo. Quando um músculo realiza contração isométrica, isto é, geração de tensão sem mudança no comprimento total do músculo, parte de um comprimento ideal, o comprimento de repouso, a partir do qual pode gerar a contração ativa máxima. A tensão gerada diminui se o comprimento do músculo for inferior ou exceder esse comprimento. Na verdade, se houver variação superior a 50% acima ou abaixo do comprimento de repouso, a contração ativa cairá para zero. Abaixo do comprimento de repouso, os componentes elásticos do músculo estão relaxados, mas conforme o músculo é alongado passivamente, ocorre aumento não linear na sua tensão elástica. A relação global comprimento-tensão é dada pela soma dos componentes ativos e passivos de tensão muscular.

O padrão de ligação cruzada da actina e da miosina, no comprimento de repouso, é ideal para a geração de tensão; se o comprimento for maior, há menor número de ligações cruzadas disponíveis para interagir e, se for menor, ocorre interferência entre as moléculas, uma vez que a sobreposição será muito grande. Assim, o comportamento mecânico do músculo como um todo é resultado direto de sua microestrutura.

Velocidade de Contração Muscular

As relações isométricas de comprimento-tensão não ocorrem em razão direta quando o músculo muda de comprimento. A maioria dos movimentos humanos é produzida por músculos que realizam combinação entre contrações concêntricas (o músculo encurta quando ativado) e contrações excêntricas (o músculo se alonga quando ativado). A velocidade de contração é uma variável importante. Durante a contração concêntrica, um músculo gera força decrescente enquanto sua velocidade de encurtamento se eleva. Além disso, a velocidade de contração concêntrica máxima do músculo diminui conforme a carga aumenta. Inversamente, durante a contração excêntrica, a força muscular se eleva à medida que ocorre o aumento da velocidade de alongamento, em razão da resistência viscoelástica do músculo que está se alongando. Essas alterações não são lineares.

BIOMECÂNICA MUSCULAR

A maioria dos músculos origina-se proximamente em ampla fixação no periósteo ou nas fáscias musculares. As fixações na extremidade distal são as ligações do tendão ao osso. Por convenção, normalmente refere-se à origem como o ponto imóvel e à inserção como o segmento móvel. No caso do músculo braquial, que potencializa a flexão do antebraço sobre o braço, isso pode ser correto; em outros casos, como por exemplo, quando um indivíduo se eleva nas pontas dos pés, nenhuma das extremidades do grupo muscular gastrocnêmico/sóleo fica verdadeiramente imóvel.

Ao cruzarem uma articulação, os músculos executam, pela força de sua contração, determinado arco de movimento. Essa força, que atua como braço de alavanca, é conhecida como torque ou momento de força. O momento é calculado como o produto da força pela distância. Assim, quanto mais distante está o tendão do músculo do centro articular, maior será o momento ou torque para determinada força de contração. Durante o movimento, os músculos que cruzam a articulação mudam de comprimento; isto altera sua capacidade de gerar tensão e afeta a potência do momento articular. A posição de inserção de um tendão pode ser relativamente alterada com relação à articulação durante determinado movimento, de modo que o braço de alavanca (e, assim, seu momento) possa depender da posição da articulação. Algumas articulações, como a do joelho, possuem centros de rotação que variam em situação espacial, a depender da posição angular; esta característica contribui ainda mais para a variação do momento muscular durante o movimento.

O grau de movimento articular depende do encurtamento do músculo e da distância entre sua fixação e o centro articular. Se dois músculos, ao se contraírem, encurtam-se na mesma distância, o que possui menor braço de alavanca (inserção mais próxima do centro articular) fará com que a articulação se mova por um arco maior, porém exigirá mais força para tal.

O músculo que atravessa apenas uma articulação (como o braquial), em geral, tem seu maior braço de alavanca no ponto médio do movimento articular, posição em que a potência é maximizada pelo momento articular, que é maior. Nos pontos extremos do movimento, o braço de alavanca é menor, permitindo movimento mais rápido (porém, menos potente) da articulação, para retornar à sua posição de potência máxima. Um músculo que passa por duas articulações (como os músculos flexores da perna) tem papel mecânico mais complexo, pois os braços de alavanca podem variar continuamente – e de modos diferentes – em cada extremidade do músculo, uma vez que atua em duas articulações distintas. Ainda, mudanças no braço de alavanca, em uma das extremidades de um músculo biarticular, podem alterar seu comprimento, afetando assim, as propriedades de comprimento-tensão na outra extremidade. Os músculos biarticulares, com frequência, permitem a transferência de energia entre as articulações, sendo muito importantes para a realização de movimentos complexos com menor gasto de energia.

Conceito importante na biomecânica muscular é o trabalho. O trabalho positivo é realizado quando um músculo está se contraindo concentricamente – o bíceps braquial realiza trabalho positivo quando um peso é levantado, enquanto o cotovelo está sendo flexionado. Diz-se que foi realizado trabalho negativo quando um músculo se contraiu excentricamente (alongando-se enquanto está em atividade); um exemplo disso seria a atividade dos músculos glúteos máximos que se contraem no final da fase de balanço durante a marcha, na tentativa de desacelerar o membro inferior que se prepara para tocar o solo. Essas definições de trabalho são extraídas da mecânica e análogas ao que se poderia esperar de uma mola atuando sobre um peso. Observe-se, no entanto, que esses termos não são metabólicos; os músculos em contração consomem energia ao realizar tanto o trabalho positivo quanto o negativo. Contudo, observa-se atividade eletroneuromiográfica (ENMG) menor nas contrações excêntricas que nas concêntricas, sob a mesma carga, sugerindo que a contração em alongamento (trabalho negativo) requer menor atividade da unidade motora.

SISTEMA MUSCULAR

A seguir, serão descritos os músculos mais importantes para as regiões em estudo, com suas partes, origem, inserção, função e inervação. Toda essa descrição anatômica está baseada na nova Terminologia Anatômica Internacional, trabalho do Federative Committee on Anatomical Terminology (FCAT), traduzida pela Comissão de Terminologia Anatômica (CTA) da Sociedade Brasileira de Anatomia.

Para melhor compreensão da anatomia dos músculos, apresentam-se detalhes de anatomia topográfica na Figura 7.1.

Músculos da Cabeça

Músculos da Face (Fig. 7.2)

Músculo epicrânio. É um termo coletivo dos músculos que cobrem a calvária. A ele pertencem os músculos:

- *Músculo occipitofrontal*: músculo achatado, formado por dois ventres – *ventre frontal* e *ventre occipital*.
  - *Ventre frontal*:
    - *Origem*: aponeurose epicrânica (anterior à sutura coronal).
    - *Inserção*: músculos orbicular do olho e prócero.
    - *Funções*: mover o couro cabeludo para frente, elevar os supercílios e enrugar a fronte.
    - *Inervação*: ramos temporais do nervo facial.
  - *Ventre occipital*:
    - *Origem*: linha nucal suprema.
    - *Inserção*: aponeurose epicrânica.
    - *Função*: mover o couro cabeludo para trás.
    - *Inervação*: ramo occipital do nervo auricular posterior (nervo facial).

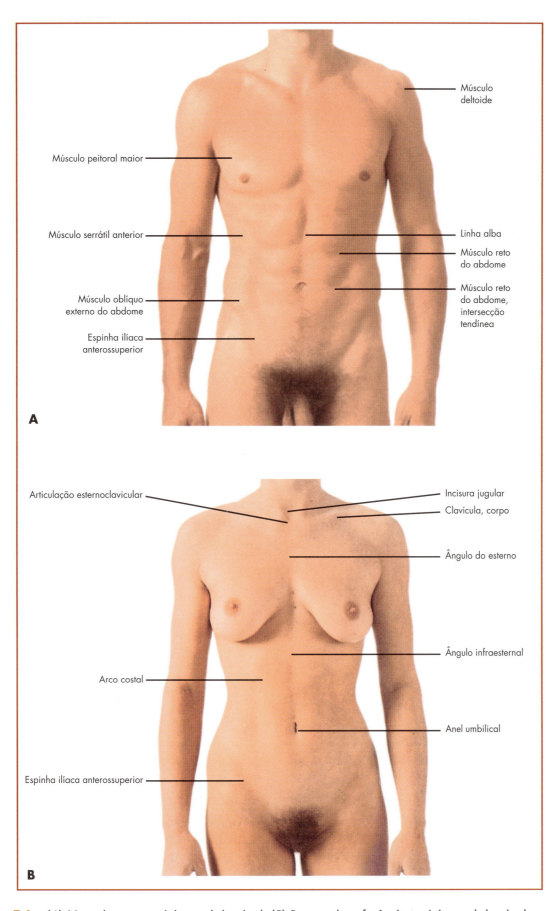

Figura 7.1 – (A) Musculaturas torácica e abdominal. (B) Pontos de referência torácica e abdominal.

114 – Fundamentos

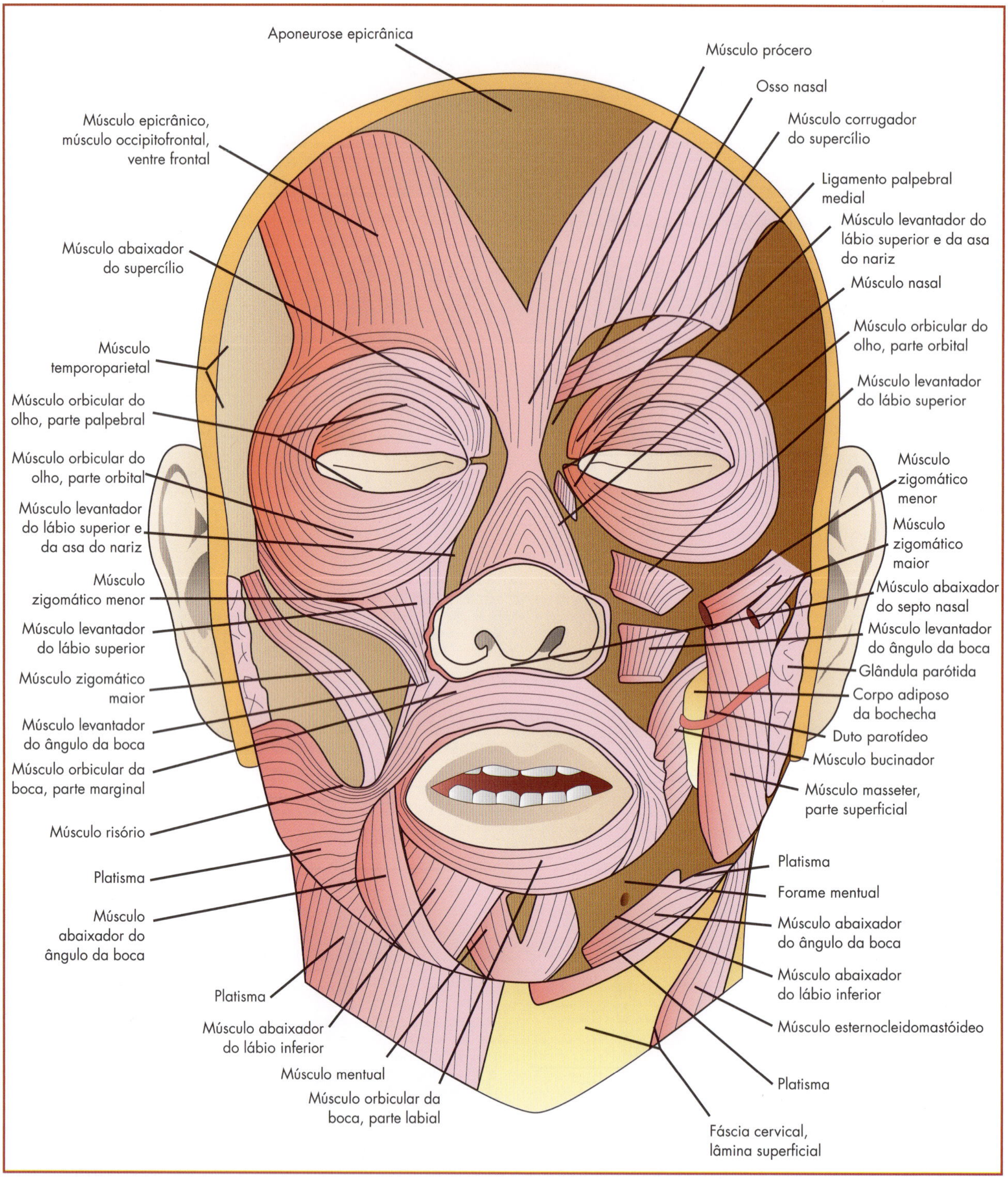

Figura 7.2 – Músculos da mímica.

- *Músculo temporoparietal*:
  - *Origem*: fáscia temporal acima e à frente da orelha.
  - *Inserção*: aponeurose epicrânica.
  - *Função*: estender o couro cabeludo.
  - *Inervação*: ramos temporais do nervo facial.

Músculo prócero:

- *Origem*: osso nasal.
- *Inserção*: pele entre os supercílios.
- *Funções*: tracionar para baixo a pele da região da glabela e raiz do nariz, deprimir a extre-

midade medial dos supercílios e enrugar a pele do nariz.
- *Inervação*: ramos bucais do nervo facial.

Músculo nasal. Formado por duas partes:

- *Parte transversa*:
  – *Origem*: maxila, logo acima dos dentes incisivos e canino.
  – *Inserção*: aponeurose no dorso do nariz, formando alça com o contralateral.
  – *Função*: comprimir a narina.
  – *Inervação*: ramos bucais do nervo facial.
- *Parte alar*:
  – *Origem*: maxila, logo acima dos dentes incisivos e canino, medialmente à *parte transversa*.
  – *Inserção*: ramo lateral da cartilagem alar maior do nariz.
  – *Função*: dilatar a narina.
  – *Inervação*: ramos bucais do nervo facial.

Músculo abaixador do septo nasal:

- *Origem*: maxila, acima do incisivo medial.
- *Inserção*: parte cartilaginosa do septo nasal.
- *Funções*: abaixar o septo e dilatar a narina.
- *Inervação*: ramos bucais do septo nasal.

Músculo orbicular do olho. Apresenta as seguintes partes:

- *Parte palpebral* (circunda as pálpebras):
  – *Origem*: ligamento palpebral medial e parte óssea adjacente.
  – *Inserção*: ligamento palpebral lateral e placas tarsais.
  – *Função*: fechar a rima das pálpebras.
  – *Inervação*: ramos temporais e zigomáticos do nervo facial. As fibras mais próximas dos cílios formam o *fascículo palpebral*.
- *Parte profunda* (antiga parte lacrimal):
  – *Origem*: crista lacrimal posterior do osso lacrimal.
  – *Inserção*: na parte palpebral, abaixo do ligamento palpebral medial.
  – *Funções*: elevar a pálpebra inferior e auxiliar na difusão das lágrimas.
  – *Inervação*: ramos temporais e zigomáticos do nervo facial.
- *Parte orbital*:
  – *Origem*: parte superior do ligamento palpebral medial e parte óssea adjacente.
  – *Inserção*: pele dos supercílios e das regiões temporal e zigomática; contorna as margens supra e infraorbitais sem interrupção das fibras; parte inferior do ligamento palpebral medial e parte óssea adjacente.
  – *Funções*: abaixar o supercílio e dirigi-lo medialmente; elevar a pele da bochecha, tracionar a pele da têmpora e auxiliar no fechamento da rima das pálpebras.
  – *Inervação*: ramos temporais e zigomáticos do nervo facial.

Músculo corrugador do supercílio:

- *Origem*: parte óssea adjacente à sutura frontonasal.
- *Inserção*: pele da metade medial do supercílio.
- *Função*: corrugar o supercílio e formar rugas verticais na região da glabela.
- *Inervação*: ramos temporais do nervo facial.

Músculo abaixador do supercílio:

- *Origem*: parte nasal do osso frontal.
- *Inserção*: pele da parte medial do supercílio.
- *Função*: abaixar a parte medial do supercílio.
- *Inervação*: ramos temporais do nervo facial.

Músculo auricular anterior:

- *Origem*: fáscia temporal.
- *Inserção*: espinha da hélice.
- *Função*: tracionar a orelha para frente e para cima.
- *Inervação*: ramos temporais do nervo facial.

Músculo risório:

- *Origem*: fáscia parotídea.
- *Inserção*: ângulo da boca.
- *Função*: puxar lateralmente o ângulo da boca.
- *Inervação*: ramos bucais do nervo facial.

Músculo zigomático maior:

- *Origem*: face lateral do osso zigomático.
- *Inserção*: ângulo da boca.
- *Função*: tracionar superior e lateralmente o ângulo da boca.
- *Inervação*: ramos bucais do nervo facial.

Músculo zigomático menor:

- *Origem*: face lateral do osso zigomático, entre o zigomático maior e o orbicular do olho.
- *Inserção*: lábio superior, próximo ao ângulo da boca.
- *Função*: elevar o lábio superior.
- *Inervação*: ramos bucais do nervo facial.

Músculo levantador do lábio superior:

- *Origem*: entre a margem e o forame infraorbitais.
- *Inserção*: lábio superior, na asa do nariz.
- *Funções*: elevar e everter o lábio superior.
- *Inervação*: ramos bucais do nervo facial.

Músculo levantador do lábio superior e da asa do nariz:

- *Origem*: processo frontal da maxila.
- *Inserção*: lábio superior e asa do nariz.
- *Função*: elevar o lábio superior e a asa do nariz.
- *Inervação*: ramos zigomáticos e bucais do nervo facial.

Músculo abaixador do lábio inferior:

- *Origem*: base do corpo da mandíbula, abaixo do forame mental.
- *Inserção*: lábio inferior.
- *Função*: abaixar o lábio inferior.
- *Inervação*: ramo marginal da mandíbula do nervo facial.

Músculo levantador do ângulo da boca:

- *Origem*: fossa canina, no corpo da maxila, abaixo do forame infraorbital.
- *Inserção*: ângulo da boca.
- *Função*: elevar o ângulo da boca.
- *Inervação*: ramos bucais do nervo facial.

Modíolo do ângulo da boca. Região muscular, palpável lateralmente ao ângulo da boca; local de convergência de feixes musculares das adjacências.

Músculo bucinador:

- *Origens*: base do processo alveolar da maxila, no primeiro molar, rafe pterigomandibular e crista temporal da mandíbula.
- *Inserção*: feixes superiores e inferiores para os respectivos lábios e os feixes centrais cruzam-se ao nível do modíolo do ângulo da boca.
- *Funções*: tracionar lateralmente o ângulo da boca, fechar a rima da boca e comprimir os lábios e as bochechas contra os dentes.
- *Inervação*: ramos bucais do nervo facial.

Músculo mentual:

- *Origem*: eminências alveolares dos incisivos inferiores.
- *Inserção*: pele da região mentual.
- *Funções*: projetar o lábio inferior para frente e elevar a pele do mento.
- *Inervação*: ramo marginal da mandíbula, do nervo facial.

Músculos do Pescoço

Platisma:

- *Origens*: na parte superior do tórax, nas fáscias peitoral e deltóidea e na tela subcutânea.
- *Inserção*: pele do mento, protuberância da mandíbula; feixes na linha mediana cruzam-se com os do lado oposto; base do corpo da mandíbula, lábio inferior, comissura dos lábios, pele da região inferior da face.
- *Funções*: abaixar suavemente a mandíbula, deprimir para baixo e para o lado a comissura labial e formar pregas transversas na pele.
- *Inervação*: ramo cervical do nervo facial.

Músculos do Abdome (Fig. 7.3)

Músculo reto do abdome:

- *Origem*: crista e sínfise púbicas.
- *Inserção*: processo xifoide e da 5ª à 7ª cartilagem costal. Na sua face anterior, o músculo reto do abdome é interrompido por intersecções tendíneas que o unem à lâmina anterior da bainha do músculo reto do abdome. Geralmente, são três intersecções entre o processo xifoide e o umbigo. Na contração desse músculo, essas intersecções sulcam a pele da região anterior do abdome. Os

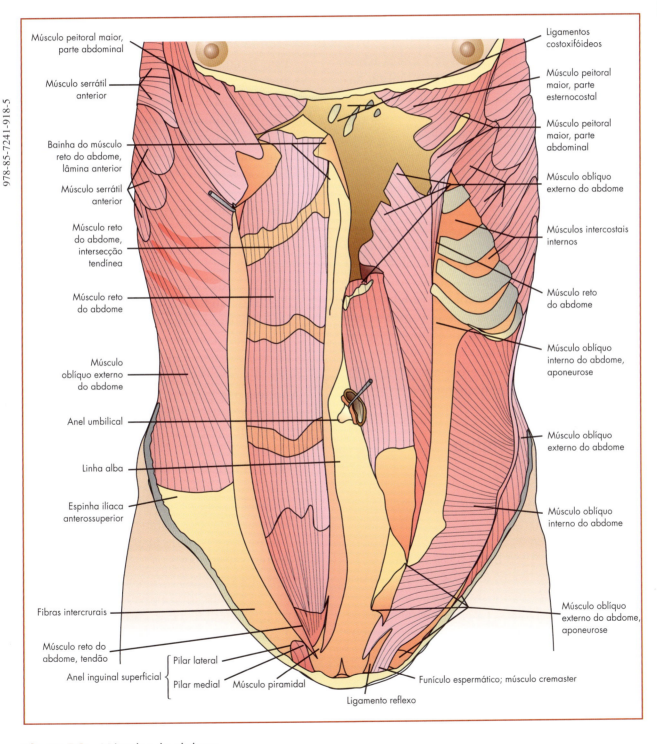

Figura 7.3 – Músculos do abdome.

músculos de cada lado estão separados na linha mediana pela linha alba.
- *Funções*: flexionar o tronco, comprimir as vísceras abdominais, abaixar as costelas e atuar na expiração.
- *Inervação*: ramos anteriores dos nervos espinais de T7 a T12.

Músculo piramidal:

- *Origem*: crista púbica.
- *Inserção*: linha alba, cerca de 7 a 8cm acima da sínfise púbica. Passa entre a lâmina anterior da bainha do músculo reto do abdome e o próprio reto do abdome.
- *Função*: tensionar a linha alba.
- *Inervação*: nervo subcostal (T12).

Músculo oblíquo externo do abdome:

- *Origem*: face externa da 5ª à 12ª costela.
- *Inserções*: lâmina anterior da bainha do músculo reto do abdome, linha alba, crista ilíaca e tubérculo púbico.
- *Funções*: flexionar a coluna vertebral, girando o tronco para o lado oposto; abaixar as costelas na expiração e comprimir as vísceras abdominais.
- *Inervação*: nervos intercostais (T5 a T12), ílio-hipogástrico e ilioinguinal (L1).

Músculos do Membro Inferior (Fig. 7.4)

Músculo iliopsoas. Composto de dois músculos:

- *Músculo ilíaco*:
  - *Origens*: fossa ilíaca e asa do sacro.
  - *Inserções*: tendão do músculo psoas maior e trocanter maior do fêmur.
  - *Funções*: flexão e rotações lateral e medial da coxa, bem como estabilizar a articulação do quadril.
  - *Inervação*: nervo femoral.
- *Músculo psoas maior*:
  - *Origens*: corpos e processos transversos das vértebras de T12 a L5, assim como nos discos intervertebrais associados.
  - *Inserção*: trocanter menor do fêmur.
  - *Funções*: flexionar a coxa e estabilizar a articulação do quadril.
  - *Inervação*: ramos anteriores dos nervos lombares (L1, 2 e 3).

Músculo glúteo máximo:

- *Origens*: face glútea do ílio entre as linhas glúteas anterior e inferior; face posterior do sacro e cóccix, atrás da linha glútea posterior; ligamento sacrotuberal.
- *Inserções*: trato iliotibial, tuberosidade glútea e linha áspera do corpo do fêmur, bem como septo intermuscular lateral.
- *Funções*: extensão e rotação lateral da coxa, tensionar a fáscia lata e extensão do tronco.
- *Inervação*: nervo glúteo inferior (L5, S1 e S2).

Músculo glúteo médio:

- *Origem*: face glútea do osso ilíaco, entre as linhas glúteas anterior e posterior.
- *Inserção*: trocanter maior do fêmur.
- *Funções*: abduzir a coxa, inclinar a pelve, auxiliar na rotação medial e lateral da coxa, bem como na manutenção da posição ereta.
- *Inervação*: nervo glúteo superior (L5 e S1).

Aponeurose glútea. Lâmina tendínea profunda que reveste superficialmente o músculo glúteo médio.

Músculo tensor da fáscia lata:

- *Origens*: espinha ilíaca anterossuperior e lábio externo da crista ilíaca.
- *Inserção*: no côndilo lateral da tíbia, através do trato iliotibial.
- *Função*: tensionar a fáscia lata e principalmente o trato iliotibial; flexão, abdução e rotação medial da articulação do quadril e auxiliar na extensão do joelho.
- *Inervação*: nervo glúteo superior.

Músculo sartório:

- *Origem*: espinha ilíaca anterossuperior.
- *Inserção*: parte medial da tuberosidade da tíbia.

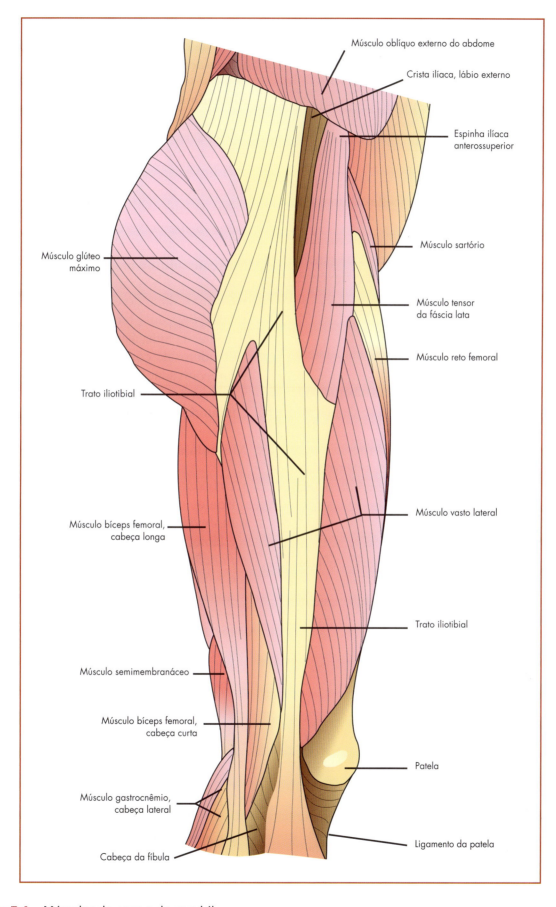

Figura 7.4 – Músculos da coxa e do quadril.

- *Função*: flexão, adução e rotação lateral da coxa, bem como flexão da perna.
- *Inervação*: nervo femoral.

Músculo quadríceps femoral. Composto de quatro músculos:

- *Músculo reto femoral*:
  - *Origem*: cabeça reta – espinha ilíaca anteroinferior; e cabeça reflexa – margem superior do acetábulo.
  - *Inserção*: base da patela e na tuberosidade da tíbia, através do ligamento da patela.
  - *Funções*: extensão da perna e flexão da coxa.
  - *Inervação*: nervo femoral.
- *Músculo vasto lateral*:
  - *Origens*: trocanter maior e lábio lateral da linha áspera do fêmur.
  - *Inserção*: base da patela e na tuberosidade da tíbia, através do ligamento da patela.
- *Músculo vasto intermédio*:
  - *Origem*: parte anterior do corpo do fêmur.
  - *Inserção*: base da patela e na tuberosidade da tíbia, através do ligamento da patela.
  - *Função*: extensão da perna.
  - *Inervação*: nervo femoral.
- *Músculo vasto medial*:
  - *Origem*: linha intertrocantérica e lábio medial da linha áspera do fêmur.
  - *Inserção*: base da patela e na tuberosidade da tíbia, através do ligamento da patela.
  - *Função*: extensão da perna.
  - *Inervação*: nervo femoral.

Músculo pectíneo:

- *Origem*: linha pectínea do púbis.
- *Inserção*: linha pectínea do fêmur.
- *Função*: adução e flexão da coxa.
- *Inervação*: nervos femoral e obturatório.

Músculo adutor longo:

- *Origem*: corpo do púbis.
- *Inserção*: lábio medial da linha áspera do fêmur.
- *Funções*: adução da coxa e auxiliar da flexão da coxa.
- *Inervação*: nervo obturatório.

Músculo adutor curto:

- *Origem*: corpo e ramo inferior do púbis.
- *Inserção*: parte proximal do lábio medial da linha áspera.
- *Funções*: adução da coxa e auxiliar da flexão da coxa.
- *Inervação*: nervo obturatório.

Músculo adutor magno:

- *Origens*: ramo do ísquio e túber isquiático.
- *Inserções*: dois terços proximais do lábio medial da linha áspera do fêmur e tubérculo do adutor do côndilo medial do fêmur.
- *Funções*: adução, flexão e extensão da coxa.
- *Inervação*: ramo posterior dos nervos obturatório e isquiático.

Músculo adutor mínimo:

- *Origem*: ramos inferiores do púbis e do ísquio.
- *Inserção*: medialmente à tuberosidade glútea e lábio medial da linha áspera do fêmur.
- *Funções*: adução da coxa e auxiliar a flexão e a rotação lateral da coxa.
- *Inervação*: ramo posterior do nervo obturatório.

Músculo grácil:

- *Origem*: corpo e ramo inferior do púbis.
- *Inserção*: parte superior do corpo da tíbia, medialmente à sua tuberosidade.
- *Funções*: adução da coxa e auxiliar a flexão e a rotação medial da perna.

Músculo obturador externo:

- *Origem*: face externa da membrana obturadora e contorno ósseo.
- *Inserção*: fossa trocantérica.
- *Funções*: rotação lateral e adução da coxa.
- *Inervação*: nervo obturatório.

Músculo bíceps femoral:

- *Origem*: cabeça longa – túber isquiático; e cabeça curta – linhas áspera e supracondilar lateral do fêmur.
- *Inserções*: cabeça da fíbula; côndilo lateral da tíbia e fáscia da perna.
- *Funções*: extensão, adução e rotação laterais da coxa, bem como flexão e rotação lateral da perna.
- *Inervação*: cabeça longa – parte tibial do nervo isquiático; e cabeça curta – parte fibular comum do nervo isquiático.

Músculo semitendíneo:

- *Origem*: túber isquiático.
- *Inserção*: face medial da parte superior da tíbia.
- *Função*: extensão e rotação medial e adução da coxa, bem como flexão e rotação mediais da perna.
- *Inervação*: parte tibial do nervo isquiático.

Músculo semimembranáceo:

- *Origem*: túber isquiático.
- *Inserções*: côndilo medial da tíbia e ligamento poplíteo oblíquo.
- *Funções*: extensão, adução e rotação mediais da coxa, bem como flexão e rotação mediais da perna.
- *Inervação*: parte tibial do nervo isquiático.

QUESTÕES

1. Qual é a principal unidade funcional básica de todo músculo esquelético e como ela está organizada?
2. Como ocorre a contração muscular?
3. Defina unidade motora.
4. Quais são os principais tipos de fibras musculares e quais as principais diferenças entre elas?
5. Quais são as principais estruturas responsáveis pelo controle motor?
6. O que são contrações concêntricas e excêntricas e qual a relação destas contrações com o tipo de trabalho muscular?

LEITURA COMPLEMENTAR

ALWAYS, S. E.; MACDOUGALL, J. D.; SALE, D. G.; SUTTON, J. R.; MCCOMAS, A. J. Functional and structural adaptations in skeletal muscle of trained athletes. *J. Appl. Physiol.*, v. 64, p. 1114-1120, 1988.

BURKE, R. F.; LEVINE, D. K.; TSAIRIS, P.; ZAJAC III, F. E. Physiological types and histological profiles in motor units of the cat gastrocnemius. *J. Physiol.*, v. 234, p. 723-748, 1973.

CRICENTI, S. V. Inserções distais do músculo bíceps femoral. *Rev. Bras. Ciênc. Morfol.*, v. 2, n. 2, p. 52-59, jun., 1984.

DIDIO, L. J. A. *Tratado de Anatomia Aplicada*. São Paulo: Póllus, 1998. v. 1, p. 287.

EDSTRÖN, L.; KUGELBERG, E. Histochemical composition, distribution of fibers and fatigability of single motor units. *J. Neurol. Neurosurg. Psychiat.*, v. 31, p. 424-433, 1968.

FENEIS, H.; DAUBER, W. *Pocket Atlas of Human Anatomy*. 3. ed. New York: Thieme, 1994, 475p.

FILIPE, M. I.; LAKE, B. D. *Histochemistry in Pathology*. London: Churchill Livingstone, 1983.

GORDON, A. M.; HUXLEY, A. F.; JULIAN, F. J. The variation in isometric tension with sarcomere length in vertebrate muscle fibers. *J. Physiol.*, v. 184, p. 170-192, 1966.

HENNEMAN, E.; OLSON, C. B. Relations between structure and function in the design of skeletal muscles. *J. Neurophysiol.*, v. 28, p. 581-598, 1965.

JONES, L. T. The anatomy of the lower eyelid. *Am. J. Ophthalmol.*, v. 49, p. 29-36, 1960.

KUGELBERG, F.; EDSTRÖN, L. Differential histochemical effect of muscle contractions on phosphorylase and glicogen in various types of fibers: Relations to fatigue. *J. Neurol. Neurosurg. Psychiat.*, v. 31, p. 415-423, 1968.

LIEBER, R. L. Skeletal muscle adaptability I. Review of basic properties. *Dev. Med. Child. Neurol.*, v. 28, p. 390-397, 1986.

LIEBER, R. L. Skeletal muscle adaptability II. Muscle properties after spinal-cord injury. *Dev. Med. Child. Neurol.*, v. 28, p. 533-542, 1986.

LIEBER, R. L. Skeletal muscle adaptability III. Muscle properties following chronic electrical stimulation. *Dev. Med. Child. Neurol.*, v. 28, p. 662-670, 1986.

LOCKHART, R. D.; HAMILTON, G. F.; FYFE, F. W. *Anatomia do Corpo Humano*. 2. ed. Rio de Janeiro: Guanabara-Koogan, 1983. 669p.

MOORE, K. L. *Anatomia Orientada para a Clínica*. 3. ed. Rio de Janeiro: Guanabara-Koogan, 1994. 831p.

NORDIN, M.; FRANKEL, V. H. *Basic Biomechanics of the Musculoskeletal System*. 2. ed. Philadelphia: Lea & Febiger, 1989.

ROSE, J.; GAMBLE, J. G. *Human Walking*. 2. ed. Baltimore: Williams & Wilkins, 1994.

SOBOTTA, J. *Atlas de Anatomia Humana*. 20. ed. Rio de Janeiro: Guanabara-Koogan, 1995. v. 1 e 2, 399p.

VANDER, A. J.; SHERMAN, J. H.; LUCUANO, D. S. *Human Physiology*. New York: McGraw-Hill, 1990.

WINTER, D. A. *Biomechanics of Human Movement*. New York: John Wiley & Sons, 1979.

Capítulo 8

Sistema Ósseo

Marcelo Giovannetti

SUMÁRIO

Com conceitos básicos e terminologia simples, o sistema ósseo é apresentado em sua anatomia, biologia, histologia e principalmente remodelação.

Imagine uma mão idosa rejuvenescida com reposição de colágeno, hidratação, injeção de gordura, tratamento das melanoses, etc., mas cujos dedos encontram-se deformados por artrose. Os ossos delatam implacavelmente o envelhecimento e desconsiderá-los no tratamento estético é um erro.

Fornecer conhecimento necessário para solidificar este conceito é o objetivo deste capítulo, na esperança que, em alguns anos, possamos atuar de modo mais eficaz sobre as distorções do volume ósseo que surgem com o envelhecimento.

HOT TOPICS

- O osso é o único indicador do desenvolvimento disponível do nascimento à maturidade.
- O osso é composto de matriz orgânica e minerais inorgânicos e esta associação confere-lhe resistência, dureza e algum grau de elasticidade.
- As forças que agem sobre o osso podem ser resumidas em três tipos: tensão, compressão e cisalhamento.
- As superfícies ósseas são revestidas por membranas de tecido conectivo (endósteo e periósteo) responsáveis por crescimento, remodelação, reparação e nutrição óssea.
- O osso pode ser classificado em esponjoso (aloja a medula óssea vermelha e amarela) e em compacto (localizado na cortical dos ossos maduros).
- As células que compõem o osso são: osteoblastos, osteoclastos, células de revestimento e osteócitos.
- A matriz óssea é composta de substância fundamental altamente mineralizada com numerosas fibras colágenas.
- Os principais íons que compõem a parte mineral do osso incluem o cálcio, o fosfato, a hidroxila e o carbonato.
- Possui um conjunto de canais percorridos por nervos e vasos sanguíneos: canais de Volkmann e canais de Havers.
- A ossificação pode ocorrer por dois processos principais: ossificação intramembranácea (processo direto) ou ossificação endocondral (processo indireto).
- Os níveis sanguíneos de cálcio são mantidos em equilíbrio pela ação do paratormônio e da calcitonina.

INTRODUÇÃO

As funções básicas do sistema ósseo são proteção/locomoção e homeostasia de cálcio e fósforo.

Fundamental na sustentação das partes moles, é o principal elemento da estrutura tridimensional.

Alterações ósseas podem acarretar comprometimentos estéticos importantes. Por mais que se amenizem as alterações ocorridas no turgor da pele, no trofismo do subcutâneo e no tônus muscular, as modificações ósseas decorrentes dos anos vividos delatam a idade do indivíduo e degeneram-se ininterruptamente, alterando o contorno corporal. O osso é o único indicador do desenvolvimento disponível do nascimento à maturidade.

Alterações do tecido ósseo podem acarretar comprometimentos estéticos importantes; exemplo evidente ocorre em indivíduos com perda dentária. A falta de carga mastigatória causa atrofia da maxila e da mandíbula, com progressiva reabsorção alveolar, perda da dimensão vertical, da projeção labial e alteração oclusal, modificações estas que levam o indivíduo a desenvolver um perfil facial côncavo inestético[1] (Fig. 8.1).

No século XIX, Humphrey e Pfitzner[2,3] foram os primeiros a relatar que o esqueleto facial expande-se com a idade. Mesmo no indivíduo com dentição completa, a remodelação é perceptível ao longo dos anos, com diminuição da altura e desvio posterior da maxila e da abertura piriforme, alargamento e movimento anterior da órbita e maior projeção da glabela. Essas alterações influem no posicionamento e na aparência dos sulcos faciais, fato este que, no passado, seria atribuído somente à ptose muscular[4-7]. Mesmo a aparente queda da ponta e o crescimento nasal, encontrados na velhice[8], talvez tenham origem no reposicionamento das narinas, decorrente das alterações ósseas que ocorrem na abertura piriforme[7]. O osso é o principal elemento da estrutura tridimensional, sendo fundamental na suspensão das partes moles[9].

Por mais que se amenizem as alterações ocorridas no turgor da pele, no trofismo do subcutâneo, no tônus muscular, etc., as modificações ósseas consequentes aos anos vividos continuam delatando a idade do indivíduo e degenerando-se ininterruptamente. O osso é o único indicador do desenvolvimento disponível do nascimento à maturidade[10].

Para compreensão desse fenômeno, possíveis correções e restabelecimento da harmonia estrutural, os conhecimentos de biologia óssea são indispensáveis.

CLASSIFICAÇÃO

Apesar de histologicamente idênticos, os ossos podem ser classificados, de acordo com sua densidade, em *osso compacto*, com maior densidade e sem cavidades visíveis e em *osso esponjoso*, também chamado de trabecular ou

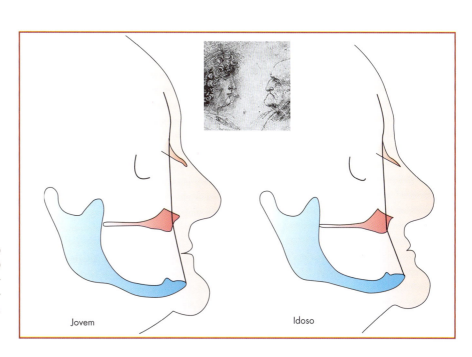

Figura 8.1 – Na comparação do perfil do jovem com o do idoso observa-se que este último apresenta maior concavidade do terço médio da face.

reticular por apresentar trabéculas que formam cavidades intercomunicantes.

O osso compacto é mais exuberante no corpo dos ossos longos, fornecendo resistência, bem como proteção ao osso esponjoso que se encontra em seu interior. O osso esponjoso é particularmente eficaz em resistir à compressão; presente nas vértebras, nas epífises e no interior dos ossos planos, aloja a medula óssea e também é importante no metabolismo do cálcio.

Outra maneira de classificar os ossos é quanto à forma: longos, curtos, planos, sesamoides e irregulares.

Os ossos longos podem ser divididos em regiões. As *epífises* são as extremidades proximal e distal com seu centro de ossificação próprio. A *metáfise* é uma porção da diáfise justaepifisária durante a fase de crescimento. A *diáfise* ou corpo é a porção intermediária que abriga a medula óssea amarela. Na infância, a medula óssea da diáfise é vermelha, hematopoiética; já na fase adulta, este conteúdo é substituído por medula óssea amarela, composta de tecido gorduroso (Fig. 8.2).

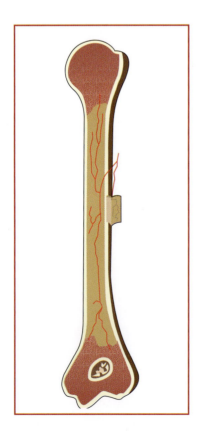

Figura 8.2 – Medula óssea amarela.

COMPOSIÇÃO ÓSSEA

O osso é um tecido conectivo altamente especializado, mineralizado e em constante modificação. Característico por sua biomecânica, sua capacidade de regeneração e seus mecanismos de crescimento, o osso é composto de material orgânico (2 a 5% de seu volume) e o restante, de material inorgânico. Essa mescla confere ao esqueleto capacidade notável para resistir às forças de estresse que atuem sobre ele.

A *matriz inorgânica* é composta de sais minerais, principalmente hidroxiapatita e fosfato de cálcio amorfo, além de pequenas quantidades de sódio, magnésio, citrato e outros íons em proporções ainda menores. A *matriz orgânica* é formada, basicamente, por colágeno do tipo I (90%) e os outros 10% são proteínas, como proteoglicanos e glicoproteínas. O colágeno do tipo I do osso apresenta algumas diferenças moleculares que o tornam mais forte e com locais para deposição de hidroxiapatita.

Uma membrana de tecido conectivo recobre tanto a superfície óssea externa, *periósteo*, quanto a interna, *endósteo*. Essas membranas contêm células osteogênicas importantes no crescimento, na remodelação e na reparação óssea, além de desempenharem papel fundamental na nutrição e na inervação óssea.

O osso é composto de quatro tipos de células. Os osteoclastos surgem da fusão de precursores mononucleares; já os osteoblastos, os osteócitos e as células de revestimento derivam de células mesenquimais.

Os *osteoclastos* são grandes células multinucleadas originárias da mesma linhagem do macrófago-monócito. Móveis e com muitos lisossomos, são encontrados onde existe erosão ativa do osso, pela qual são responsáveis através de eficiente mecanismo que dissolve os cristais de hidroxiapatita e degrada a matriz orgânica. A reabsorção óssea pode ser estimulada por fatores liberados pelos osteoblastos, osteócitos, macrófagos e linfócitos, além de diversos fatores humorais, tais como o hormônio paratireóideo.

Os *osteoblastos* são células uninucleares altamente diferenciadas que se dispõem no endósteo e no periósteo e são responsáveis pela síntese, deposição e mineralização da matriz óssea. Apresentam ultraestrutura de células secretoras de proteína, cuja principal função é a síntese da matriz orgânica do osso imaturo ou osteoide, em que irão se depositar os cristais para mineralizar o osso maduro.

Os *osteócitos* constituem o principal tipo de célula do osso maduro. São osteoblastos que se tornaram aprisionados dentro da matriz calcificada. Responsáveis pela manutenção óssea, comunicam-se entre si, com os osteoblastos da superfície e com vasos sanguíneos através de complexa rede de canalículos, permitindo a comunicação elétrica e metabólica. Nenhum osteócito localiza-se a mais de 200μm de distância de um vaso sanguíneo. Capazes tanto de sintetizar quanto de reabsorver matriz numa extensão limitada, os osteócitos desempenham papel essencial na manutenção do osso. Sensíveis às forças de atuam sobre o osso, podem direcionar os osteoclastos à reabsorção, assim como a morte do osteócito conduz à reabsorção da matriz pelos osteoclastos. O período de vida médio de um osteócito foi estimado em 25 anos.

Quando os osteoblastos terminam o preenchimento de uma cavidade óssea, tornam-se planos e repousam sobre o endósteo ou o periósteo nos locais em que não esteja ocorrendo nem deposição nem reabsorção óssea; passam então a serem chamados de *células de revestimento*. Essas células controlam a passagem do cálcio para dentro e para fora do osso, respondem a hormônios secretando proteínas especiais que ativam os osteoclastos e também se acredita que exerçam algum papel regulador na diferenciação das células osteoprogenitoras.

As propriedades mecânicas do osso são dependentes da composição geral de sua matriz, bem como da forma na qual os diferentes componentes são arrumados. No tecido ósseo imaturo, as fibras colágenas dispõem-se sem orientação definida, entrelaçadas e com menor quantidade de minerais. Já no tecido ósseo maduro, as fibras dispõem-se organizadas em lamelas paralelas ou concêntricas. O osso lamelar compõe quase todo o esqueleto ósseo adulto.

No osso compacto do adulto observam-se lamelas contínuas na superfície subperiostal, denominadas lamelas circunferenciais ou primárias.

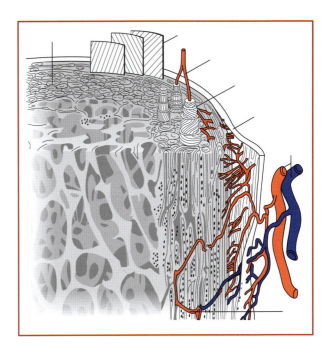

Figura 8.3 – Estrutura do osso compacto em adultos.

As lamelas secundárias ou concêntricas são arrumadas em cilindros em torno dos canais neurovasculares: são os canais de Havers ou osteônios. Geralmente situados em paralelo uns aos outros, ao longo do maior eixo dos ossos, os osteônios dispõem-se como tubos dentro de tubos, com cerca de 6 a 15 lamelas circunferenciais compondo cada osteônio. Os osteônios comunicam-se entre si através dos canais de Volkman, bem como diretamente com as superfícies externa e interna do osso (Fig. 8.3). No osso trabecular, a organização também é lamelar e sua superfície é recoberta pelo endósteo que delimita o espaço medular.

INERVAÇÃO E IRRIGAÇÃO

A circulação óssea faz-se através dos numerosos vasos provenientes do periósteo. Nas superfícies, os capilares corticais fazem conexões com capilares e vênulas dos plexos periostais originários dos músculos vizinhos.

Os ossos longos apresentam também artérias metafisárias, epifisárias e diafisárias. Uma ou duas artérias nutrícias penetram, através de forames nutrícios, na diáfise. Após um trajeto geralmente oblíquo no canal nutrício, a artéria alcança a cavidade medular, na qual se divide em ramos ascendente e descendente para as epífises. Próximo às extremidades ósseas, os ramos diafisários anastomosam-se às numerosas artérias metafisárias (provenientes dos vasos sistêmicos adjacentes) e epifisárias (ramos das artérias periarticulares). Os demais ossos irregulares, planos e curtos apresentam pequenas variações desse esquema de nutrição.

De modo geral, as veias acompanham as artérias ou partem independentes como vasos emissários. Acredita-se que os linfáticos acompanhem os plexos venosos periostais.

Os nervos são mais numerosos nas extremidades articulares dos ossos longos, vértebras e ossos planos maiores. Abundantes no periósteo, também acompanham os vasos nutrícios no interior dos ossos e dos canais de Havers.

OSSIFICAÇÃO

O tecido ósseo pode se formar a partir de um processo direto, a ossificação intramembranácea, ou a partir de um processo indireto, a ossificação endocondral.

A osteogênese é influenciada pela disponibilidade de cálcio, fósforo e vitaminas A, D e C e pelos hormônios da hipófise, da tireoide, da paratireoide, das suprarrenais e das gônadas.

Ossificação Intramembranácea

Nos ossos do crânio, em alguns da face, partes da mandíbula e clavícula, a ossificação ocorre por transformação de células mesenquimais em osteoblastos. Nesse processo, surgem centros de ossificação, que são determinadas regiões de tecido conectivo em que as células osteoprogenitoras transformam-se em osteoblastos. Essas células produzem a matriz osteoide, uma fina malha de fibras colágenas e diminutas vesículas da matriz extracelular que agregarão os cristais de hidroxiapatita, formando o osso primitivo. À medida que são acrescentadas trabéculas ósseas, alguns osteoblastos são aprisionados pela matriz em lacunas primitivas e estas células passam então a ser chamadas de osteócitos, não sem antes estabelecerem inúmeras conexões citoplasmáticas com as células adjacentes, futuros canalículos.

Conforme o processo progride, as trabéculas se espessam e os espaços vasculares interpostos tornam-se mais estreitos. Nos locais em que o osso permanece trabecular, o processo torna-se mais lento e os espaços passam a ser ocupados por tecido hematopoiético. Já nas regiões de formação de osso compacto, as trabéculas continuam formando lamelas concêntricas ao redor de um canal central, os sistemas de Havers.

Simultaneamente a essas modificações, o mesênquima se condensa nas superfícies do osso para formar o periósteo e o endósteo, que contêm, em suas camadas mais profundas, células osteoprogenitoras e osteoblastos.

Ossificação Endocondral

A maioria dos ossos humanos é pré-formada em cartilagem que, durante a vida fetal, sofre uma série de modificações, surgindo os centros de ossificação. Os condroblastos, células formadoras das cartilagens, aumentam de tamanho e começam a se degenerar, deixando cavidades com finas paredes mineralizadas. Essas lacunas são invadidas por capilares sanguíneos e células osteoprogenitoras vindas do conectivo adjacente. Há controvérsias quanto aos osteoblastos surgirem a partir de células osteoprogenitoras ou a partir da diferenciação dos condroblastos que não morreram. De qualquer forma, os osteoblastos passam então a depositar matriz óssea sobre os tabiques de cartilagem, originando o osso endocondral.

Esse tipo de ossificação é responsável pelo surgimento da maioria dos ossos.

REMODELAÇÃO ÓSSEA

A remodelação é um processo no qual o esqueleto é continuamente reabsorvido e depositado para manter sua integridade, sua forma e sua massa. O ciclo de remodelação resulta em uma sequência de repouso, ativação, reabsorção, reversão, formação óssea e novamente fase de repouso (Fig. 8.4). Num mesmo osso há diferentes etapas do processo ocorrendo simultaneamente. Em adultos normais essa sequência completa dura aproximadamente três meses, sendo de duas a três semanas a fase de reabsorção. O processo é rápido na infância e mais lento na velhice.

A remodelação permanece por toda a vida, mesmo após o término do crescimento, em um *turnover* anual de cerca de 10% do esqueleto adulto (Fig. 8.5). Ao se tentar curvar constantemente um osso, gera-se compressão e consequente reabsorção local; em contrapartida, o lado oposto sofre tensão e deposição óssea (lei de Wolff). Um exemplo desse fenômeno é o tratamento ortodôntico, no qual os dentes migram vagarosamente através do osso alveolar que se submete à compressão constante pelo aparelho e é depositado no lado oposto, submetido à tensão.

O osso trabecular, por sua arquitetura, remodela-se aproximadamente oito vezes mais rápido que o cortical, oferecendo um fluxo de cálcio e fosfato constante para objetivos metabólicos.

A fisiologia óssea é controlada por uma interação de fatores mecânicos e metabólicos. Um indivíduo com excessiva remodelação como no hiperparatireoidismo, doença de Paget ou osteoporose apresenta maior risco de fraturas e enfraquecimento ósseo. Sob circunstâncias mais fisiológicas, a formação do osso é principalmente regulada pela carga funcional (pico de esforço). Por exemplo, os ossos dos atletas tornam-se consideravelmente mais pesados que os dos não atletas; o oposto ocorre na perna engessada: a falta de carga torna o osso fino e descalcificado

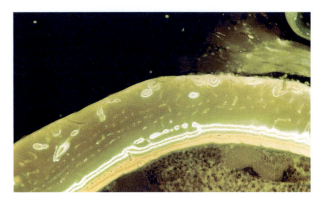

Figura 8.5 – Microscopia de fluorescência. Marcadores ósseos foram injetados, com o intervalo de 2 semanas, no coelho *in vivo*. A distância entre as linhas demonstra a deposição óssea ocorrida nesse período, tanto no osso lamelar quanto nos ósteons. Cortesia do Prof. Dr. Bruno König Jr., Depto. de Anatomia do ICB-USP.

em até 30%, o que também ocorre com as mandíbulas edêntulas que sem a carga mastigatória se atrofiam enormemente. Não só a massa óssea, mas também a arquitetura é determinada pelo histórico da carga; regiões que sofrem maior tensão apresentam compacta mais

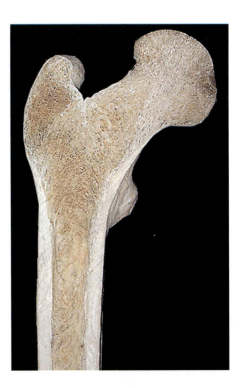

Figura 8.6 – Neste fêmur distinguem-se os locais em que o osso compacto mais espesso é necessário, bem como as diversas orientações assumidas pelas trabéculas. A arquitetura varia de acordo com a força exercida em cada região óssea.

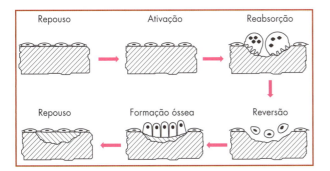

Figura 8.4 – Ciclo de remodelação óssea.

exuberante e as áreas mais sujeitas à compressão tornam a esponjosa proporcionalmente maior (Fig. 8.6).

As atividades das células ósseas variam ao longo da vida do indivíduo. As duas primeiras décadas de vida são destinadas ao desenvolvimento do esqueleto, chamado de modelação óssea. Durante esse período, a formação necessariamente excede a reabsorção.

Nas três décadas seguintes, o esqueleto é mantido por reabsorção e deposição em proporções semelhantes, com atividades equilibradas entre osteoclastos e osteoblastos.

Após a quinta década de vida, a fase de formação começa a falhar, com perda anual de 0,5 a 1% da massa óssea, que associada à perda da massa esquelética aumenta os riscos de fraturas ao longo dos anos.

A partir da sétima década, esse processo é ainda maior. Entre 35 e 70 anos de idade a capacidade de o osso cortical resistir ao arqueamento reduz-se por volta de 15 a 20% e a do osso trabecular em resistir à compressão cai para 50%.

O avançar da idade provoca expansão cortical, reabsorção endostal e aposição periostal. Particularmente na face há desvio posterior da maxila e abertura piriforme, alargamento e movimentação anterior da órbita e diminuição do ângulo glabelar. O perfil facial tende ao côncavo.

A conservação da massa esquelética com dieta adequada, exercícios e suplementos hormonais é, atualmente, a forma mais eficaz de manter o suporte esquelético no equilíbrio reabsorção/deposição. Espera-se que, para um futuro próximo, estejam disponíveis ferramentas terapêuticas que também incluam a estimulação genética e os medicamentos que atuam localmente na osteogênese.

RESISTÊNCIA E BIOMECÂNICA ÓSSEAS

O osso é um tecido conectivo altamente especializado, mineralizado e em constante modificação. Sua dureza, resistência, capacidade de regeneração, bem como seu mecanismo de crescimento, são características únicas.

O osso é um tecido vivo composto de matriz orgânica e minerais inorgânicos, envolvido nas funções básicas de promover a integridade mecânica para locomoção, manter a homeostasia mineral, proteger determinados órgãos e alojar a medula óssea vermelha. Tal associação lhe confere notável dureza, resistência e simultaneamente fornece algum grau de elasticidade. Os ossos são construídos do mesmo modo que o concreto armado: o ferro fornece resistência à tensão, ao passo que o cimento, a areia e as pedras fornecem resistência à compressão. De fato, a força compressível do osso é maior que a do concreto e sua força tênsil assemelha-se à do ferro fundido com apenas um terço do peso deste metal[11].

Após a remoção do cálcio, o osso mantém sua forma, mas torna-se tão flexível que seria possível, por exemplo, dar-se um nó em fíbula descalcificada. Já a destruição da matriz orgânica, com a desnaturação do colágeno pelo aquecimento, deixaria o osso com sua forma intacta, porém tão quebradiço que dificilmente poderia ser manipulado sem se partir[12].

Desde Galileu sabe-se que a arquitetura óssea é influenciada pelo estresse mecânico. Definição mais formal da relação função-estrutura foi estabelecida, há mais de um século, pelas "leis de Wolff"[13], cujos princípios baseiam-se na correlação entre os padrões de alinhamento trabecular e a direção das forças que atuam sobre o osso. Essas forças geram o estresse, uma resistência de igual magnitude, mas em direção oposta à força aplicada, que é distribuído ao longo da área seccional do osso.

As forças que agem sobre o osso podem ser resumidas em três tipos: tensão, compressão e cisalhamento[14] (Fig. 8.7).

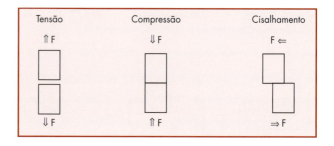

Figura 8.7 – Forças que agem sobre o osso.

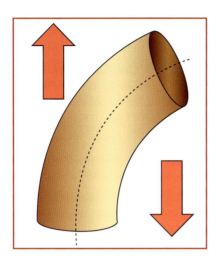

Figura 8.8 – Forças complexas.

As demais forças complexas são combinações dessas. Por exemplo, uma força para curvar o osso resume-se em tensão de um lado e compressão do outro (Fig. 8.8).

As fraturas ocorrem porque a força exercida sobre o osso excedeu sua resistência ou por fadiga deste em opor-se a uma força abaixo de seu limiar de resistência, porém repetitiva ou constante, que provoque microlesões[15].

Submetido a pressão constante, o osso é reabsorvido, pois tal força prejudica seu suprimento sanguíneo. Já nos locais submetidos à tensão constante, o osso é depositado. Eis a base do tratamento ortodôntico, no qual os dentes migram vagarosamente sob pressão constante aplicada ao osso alveolar.

QUESTÕES

1. Diferencie o osso compacto do esponjoso.
2. Qual a constituição das matrizes ósseas orgânica e inorgânica?
3. Quais as funções dos quatro tipos de células que compõem os ossos?
4. Explique os dois tipos de ossificação.
5. Como se comporta a remodelação óssea ao longo da vida?

REFERÊNCIAS

1. HOFFMANN, K. D. Anatomic considerations in the partially and fully edentulous maxilla. *Oral Maxillofac. Surg. Clin. North Am.*, v. 2, p. 31-39, 1994.
2. HUMPHREY, G. M. *A Treatise on the Human Skeleton*. England: MacMillan, 1858.
3. PFITZNER, W. Sozial-anthropologischen Studien: I. Der Einfluss des Lebensalters. *Z. Morphol. Anthropol.*, v. 1, p. 325, 1899.
4. PESSA, J. E.; ZADOO, V. P.; MUTIMER, K. L. et al. Relative maxillary retrusion as a natural consequence of aging: Combining skeletal and soft tissue changes into an integrated model of midfacial aging. *Plast. Reconstr. Surg.*, v. 102, p. 205, 1998.
5. PESSA, J. E.; ZADOO, V. P.; YUAN, C. et al. Concertina effect and facial aging: Nonlinear aspects of youthfulness and skeletal remodeling, and why, perhaps, infants have jowls. *Plast. Reconstr. Surg.*, v. 103, p. 635-644, 1999.
6. PESSA, J. E.; PETERSON, M. L.; THOMPSON, J. W.; COCHRAN, C. S.; GARZA, J. R. Pyriform augmentation as an ancillary procedure in facial rejuvenation surgery. *Plast. Reconstr. Surg.*, v. 103, p. 683-686, 1999.
7. PESSA, J. E. An algorithm of facial aging: verification of Lambros' theory by three-dimensional stereolithography, with reference to the pathogenesis of midfacial aging, scleral show, and the lateral suborbital trough deformity. *Plast. Reconstr. Surg.*, v. 106, p. 479-488, 2000.
8. BARTLETT, S. P.; GROSSMAN, R. G.; WHITAKER, L. A. Age-related changes of the craniofacial skeleton: an anthropometric and histologic analysis. *Plast. Reconstr. Surg.*, v. 90, p. 592, 1992.
9. GUERRERO, R. V.; SALAZAR, A. G. Bone expansion in facial rejuvenation. *Aesthetic. Plast. Surg.*, v. 18, p. 85-90, 1994.
10. COX, L. A. The biology of bone maturation and aging. *Acta Paediatr.*, v. 423, Suppl., p. 107-108, 1997.
11. WILLIAMS, P. L.; WARWICK, R.; DYSON, M.; BANNISTER, L. H. Osteologia. In: GRAY, H. *Gray Anatomia*. 37. ed. Rio de Janeiro: Guanabara-Koogan, 1995. cap. 3, p. 243-423.
12. JUNQUEIRA, L. C.; CARNEIRO, J. Tecido ósseo. In: JUNQUEIRA, J. C.; CARNEIRO, J. *Histologia Básica*. 9. ed. Rio de Janeiro: Guanabara-Koogan, 1999. cap. 8, p. 111-128.
13. DIBBETS, J. M. H. One century of Wolff's law. In: CARLSON, D. S.; GOLDSTEIN, S. A. (eds.). *Bone Biodynamics in Orthodontic and Orthopaedic Treatment*. Ann Arbor, Michigan: University of Michigan, 1992. p. 1-13.
14. CRAIG, R. G. *Restorative Dental Materials*. St. Louis: Mosby, 1989. p. 68.
15. SCHAFFLER, M. B.; PITCHFORD, W. C.; CHOI, K.; RIDDLE, J. M. Examination of compact bone microdamage using back-scattered electron microscopy. *Bone*, v. 15, p. 483-488, 1994.

LEITURA RECOMENDADA

ALMAN, B. Growth. In: STAHELI, L. T. (ed.). *Practice of Pediatric Orthopedics*. Philadelphia: Lippincott Williams & Wilkins, 2006. p. 1-20.

BOYNE, P. J. Application of bone morphogenetic proteins in the treatment of clinical oral and maxillofacial osseous defects. *J. Bone. Joint. Surg.*, v. 83, S1, p. 146-150, 2001.

BUCKWALTER, J. A.; GLIMCHER, M. J.; COOPER, R. R.; RECKER, R. Bone biology. Part I. structure, blood suplly, cells, matrix, and mineralization. *J. Bone Joint. Surg.*, v. 77A, p. 1256-1275, 1995.

HEEWISON, M. New trends in bone research. *J. R. Coll. Physicians. Lond.*, v. 29, p. 383-387, 1995.

JUNQUEIRA, L. C.; CARNEIRO, J. *Histologia Básica*. 10. ed. Rio de Janeiro: Guanabara Koogan, 2004.

LEVINE, R. A.; GARZA, J. R.; WANG, P. T. et al. Adult facial growth: applications to aesthetic surgery. *Aesthetic. Plast. Surg.*, v. 27, p. 265-268, 2003.

PESSA, J. E.; CHEN, Y. Curve analysis of the aging orbital aperture. *Plast. Reconstr. Surg.*, v. 109, n. 2, p. 751-755, 2002.

PRICE, J. S.; OYAJOBI, B. O.; RUSSELL, R. G. The cell biology of bone growth. *Eur. J. Clin. Nutr.*, v. 48, p. S131-S149, 1994.

SAAG, K. G.; MORGAN, S. L.; CAO, X. Bone in health and disease. In: KOOPMAN, W. J.; MORELAND, J.; LARRY, W. (eds.). *Arthritis & Allied Conditions*. Philadelphia: Lippincott Williams & Wilkins; 2005. p. 2473-541.

SHAW JR., R. B.; KAHN, D. Aging of the midface bony elements: a three-dimensional computed tomography study. *Plast. Reconstr. Surg.*, v. 119, n. 2, p. 675-681, 2007.

Capítulo 9

Sistema Linfático

Alfredo Luiz Jacomo ♦ Mauro Figueiredo Carvalho de Andrade
Flávia Emi Akamatsu

SUMÁRIO

Como o sistema sanguíneo, o sistema linfático faz parte do sistema circulatório, mas possui um fluido conhecido por linfa, em vez de sangue. É composto de uma rede complexa de órgãos linfoides, linfonodos, dutos linfáticos, tecidos linfáticos, capilares linfáticos e vasos linfáticos que produzem e transportam o fluido linfático (linfa) dos tecidos para o sistema circulatório. Sua principal função é drenar o excesso de líquido intersticial a fim de devolvê-lo ao sangue e assim manter o equilíbrio dos fluidos no corpo.

O sistema linfático vai atuar também como um importante componente do sistema imunológico, pois impede que a linfa lance microrganismos na corrente sanguínea através da retenção e destruição destes dentro de seus linfonodos.

HOT TOPICS

- A linfa é transportada em uma única direção dos diferentes órgãos até a base do pescoço.
- O sistema linfático recolhe líquidos extravasados dos vasos sanguíneos e os leva novamente ao sangue.
- Os vasos linfáticos vão desembocar no duto linfático (à direita) e no duto torácico (à esquerda).
- Os dutos linfático e torácico terminam na confluência das veias jugulares internas e subclávias, respectivamente.
- Linfonodos são grupos compactos de linfócitos que vão filtrar a linfa.
- Existem válvulas em toda a extensão dos vasos linfáticos que evitam o refluxo da linfa.
- Os capilares linfáticos acompanham os capilares venosos, exceto no sistema nervoso central (SNC), na cartilagem, nos ossos, na medula óssea, na placenta e no bulbo do olho.
- As principais funções dos linfonodos são filtração da linfa e produção celular de plasmócitos e linfócitos.
- Os linfonodos podem ser superficiais (tecido celular subcutâneo) e profundos (abaixo da fáscia muscular e cavidades).

INTRODUÇÃO

O sistema linfático transporta a linfa em uma única direção, desde os diferentes órgãos até a base do pescoço, iniciando seu trajeto nos espaços intersticiais, como capilares linfáticos (linfáticos iniciais), continuando em vasos linfáticos que alcançam os troncos e destes, finalmente, desemboca à direita no duto linfático e à esquerda no duto torácico[1].

Esse sistema recolhe os líquidos extravasados dos vasos sanguíneos[2], no espaço intersticial, e os leva, novamente, ao sangue na confluência das veias jugular interna e subclávia, em ambos os lados. Ao longo do trajeto dos vasos linfáticos existem grupos compactos de linfócitos encapsulados denominados linfonodos; estas estruturas atuam filtrando a linfa e são responsáveis pela resposta imune[3].

Os vasos linfáticos apresentam válvulas em toda a sua extensão. Estas são formadas por pregas de endotélio com algumas fibras de tecido conectivo e musculatura lisa. As válvulas são projetadas no sentido da corrente linfática e previnem, desta forma, o refluxo da linfa. Há também válvulas na desembocadura dos vasos linfáticos nas veias, em que impedem o refluxo do sangue para o sistema linfático[1].

CAPILARES LINFÁTICOS E LINFONODOS

Os capilares linfáticos acompanham os capilares venosos, exceto no sistema nervoso central, na cartilagem, nos ossos, na medula óssea, na placenta e no bulbo do olho[1]. Esses capilares formam os vasos linfáticos aferentes que, diferentemente das veias, seguem de forma paralela até alcançar a porção cortical do linfonodo. Deste, através do seu hilo, saem os vasos linfáticos eferentes, com calibre maior e em menor número e que se dirigem, geralmente, a um outro linfonodo[3] (Fig. 9.1).

Os linfonodos variam em número e são encontrados mais ou menos constantemente em certas regiões definidas do corpo. Com frequência, dispõem-se em cadeias e variam consideravelmente em tamanho, podendo alcançar até 2,5cm de diâmetro e quase sempre apresentam forma ovalada ou arredondada.

O linfonodo apresenta em um dos lados uma pequena depressão denominada hilo, através do qual os vasos sanguíneos entram e saem e, ainda, o vaso linfático eferente também abandona o linfonodo por esta depressão, enquanto os vasos linfáticos aferentes alcançam vários pontos ao longo da superfície convexa do linfonodo (Fig. 9.1).

Em relação a sua localização, os linfonodos podem ser superficiais e estar no tecido celular subcutâneo, ou profundos, abaixo da fáscia muscular e nas cavidades abdominal e torácica[1].

O linfonodo consiste em aglomerado de tecido reticuloendotelial revestido por uma cápsula de tecido conectivo. Em sua superfície externa, a cápsula está aderida ao tecido conectivo circun-

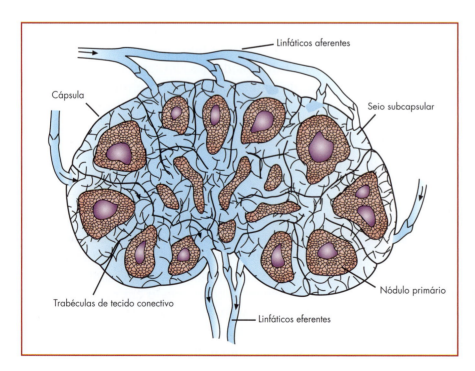

Figura 9.1 – Arquitetura, estrutura dos linfonodos e fluxo da linfa.

dante e, assim, mantida em posição. A cápsula consiste em feixes bastante compactos de tecido conectivo, de fibras elásticas e de algumas fibras musculares lisas. Essa cápsula, em sua face interna, projeta para o parênquima trabéculas fibrosas que se estendem para o interior do linfonodo, conduzindo vasos sanguíneos e limitando os espaços para os folículos linfáticos. Estes recebem, geralmente, linfa através de um vaso linfático aferente que penetra no seio subcapsular, segue através dos seios trabeculares e medulares e, por fim, é filtrado nas malhas destes seios, nas quais partículas podem ser retidas e a linfa enriquecida em células linfoides. Assim, os vasos linfáticos eferentes contêm muito mais linfócitos que os vasos linfáticos aferentes[3] (Fig. 9.1).

O linfonodo apresenta, basicamente, duas funções: (1) na filtração da linfa, na qual partículas estranhas podem ser retidas durante a passagem da linfa; e (2) na produção celular, uma vez que as células são de dois tipos principais – linfócitos e plasmócitos, desempenhando importante papel imunológico.

MEMBRO SUPERIOR

À semelhança da drenagem venosa dos membros superiores, o sistema linfático também é dividido em superficial e profundo ou epifascial e subfascial, em consequência de suas relações com a fáscia muscular. Assim, os vasos linfáticos e os linfonodos são denominados de acordo com os vasos sanguíneos que os acompanham[4].

Os vasos linfáticos superficiais se localizam no tecido celular subcutâneo e drenam, consequentemente, pele, subcutâneo e periósteo das regiões nas quais os ossos são recobertos somente pela pele (Figs. 9.2 e 9.3).

A drenagem linfática superficial apresenta dez correntes, podendo ser divididas em quatro na porção distal (mão e antebraço) e seis na porção proximal (braço)[5] (Tabela 9.1). As correntes da porção distal são duas anteriores e duas posteriores. As anteriores são denominadas correntes radial anterior e ulnar anterior, e as posteriores, radial posterior e ulnar posterior. As correntes da porção proximal são três anteriores e três pos-

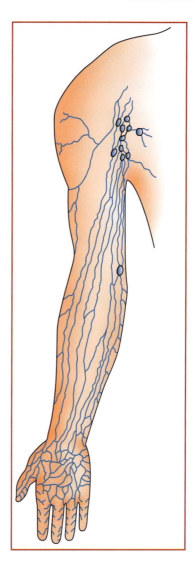

Figura 9.2 – Vista anterior do membro superior direito. Observar as correntes linfáticas superficiais e os linfonodos.

teriores. As correntes anteriores são chamadas basílica, pré-bicipital e cefálica, por apresentarem relações com as veias basílica, cefálica e com o músculo bíceps braquial, e as posteriores, correntes posterolateral, posterior e posteromedial (Figs. 9.2 a 9.4).

A drenagem linfática profunda apresenta seis correntes, quatro na porção distal (mão e antebraço) e duas no braço (Tabela 9.1). As correntes da porção distal são chamadas de ulnar profunda, radial profunda e interósseas anterior e posterior[6] (Fig. 9.5) e as correntes da porção proximal, em razão de suas relações com as artérias, são denominadas braquial e braquial profunda (Fig. 9.6). Nessas correntes do membro superior encontram-se duas vias derivativas[5], ou seja, que não

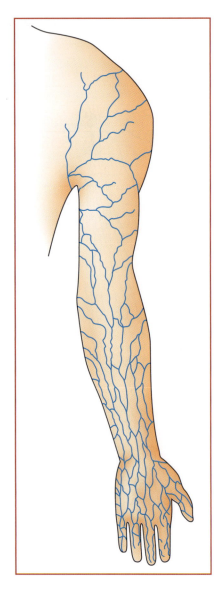

Figura 9.3 – Vista posterior do membro superior direito. Observar as correntes linfáticas superficiais.

Tabela 9.1 – Correntes linfáticas superficiais e profundas do membro superior

	Braço	Antebraço
Superficiais	Basílica	Radial anterior
	Pré-bicipital	Ulnar anterior
	Cefálica	Radial posterior
	Posterolateral	Ulnar posterior
	Posterior	
	Posteromedial	
Profundas	Braquial	Radial profunda
	Braquial profunda	Interóssea anterior
		Ulnar profunda
		Interóssea posterior

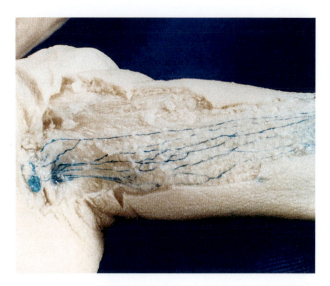

Figura 9.4 – Região medial do braço esquerdo de feto. Observar as correntes linfáticas superficiais e os linfonodos axilares. Preparação obtida com injeção intradérmica de massa de Gerota modificada na região anterior do antebraço.

se dirigem para os linfonodos axilares e sim para os linfonodos supraclaviculares e subescapular posterior; essas vias ocorrem através das correntes cefálica e posterior. Assim, acredita-se que nas exéreses dos linfonodos axilares, nos casos de câncer de mama, essas vias poderiam explicar a suplência da drenagem linfática e, por consequência, menor edema dos membros.

O membro superior apresenta também linfonodos superficiais e profundos[5]. Os superficiais são encontrados somente no braço e estão localizados no sulco deltopeitoral (linfonodo deltopeitoral) e no terço distal do braço, ao longo da veia basílica (linfonodo epitroclear) (ver Fig. 9.2 e Tabela 9.2).

Os linfonodos profundos localizam-se tanto no braço quanto no antebraço. Os linfonodos do antebraço estão na origem das artérias e são chamados de linfonodos radial, ulnar, interósseos anterior e posterior e os linfonodos do braço também estão ao longo das artérias e são denominados braquial e braquial profundo[6] (Figs. 9.5 e 9.6 e Tabela 9.2).

Os linfonodos axilares se dispõem em grupos ou centros e recebem a linfa das seguintes regiões: membro superior, porção supraumbilical até a clavícula e a região do dorso[1], exceto a linfa drenada através das vias derivativas; e, ainda, Kubik[7]

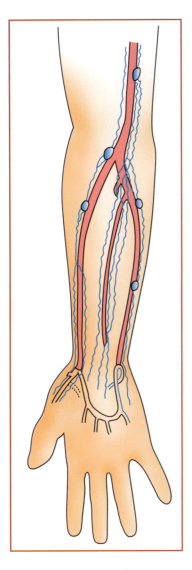

Figura 9.5 – Membro superior direito, mostrando correntes linfáticas e linfonodos profundos, vista anterior.

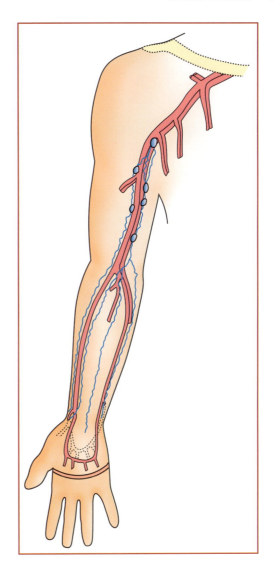

Figura 9.6 – Membro superior direito, mostrando correntes linfáticas e linfonodos profundos, vista posterior.

descreve, após linfadenectomias, possíveis vias de drenagem linfática, interaxilar e entre as regiões axilar e inguinal homolateral (Fig. 9.7).

Os linfonodos axilares são classificados em:

- Grupo anterior ou peitoral ou da mamária externa (torácica lateral); localiza-se na borda inferior do músculo peitoral maior e se relaciona com a artéria torácica lateral, recebendo a linfa das porções lateral da mama e supraumbilical.
- Grupo posterior ou subescapular; localiza-se anteriormente ao músculo e ao longo dos vasos subescapulares, recebendo a drenagem linfática da região dorsal.
- Grupo lateral ou dos vasos axilares; localiza-se anterior, posterior, superior e inferiormente aos vasos axilares e recebe a linfa do membro superior, com exceção das vias derivativas.

Tabela 9.2 – Centros linfonodais superficiais e profundos do membro superior

	Braço	Antebraço
Superficiais	Deltopeitoral	(Inexistente)
Profundos	Epitroclear	Radial
		Interósseo anterior
	Braquial	Ulnar
	Braquial profundo	Interósseo posterior

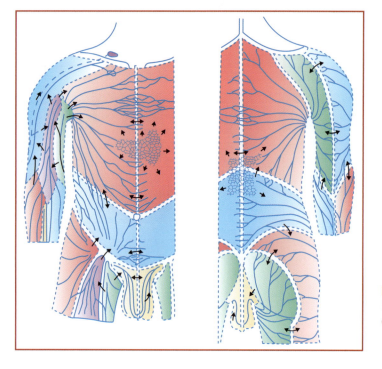

Figura 9.7 – Áreas de drenagem e vertentes linfáticas. As *setas* indicam possíveis vias de drenagem após linfadenectomias.

- Grupo intermediário ou central; está medialmente em relação ao grupo lateral, também ao longo dos vasos axilares e recebe a drenagem através dos vasos linfáticos eferentes dos grupos anteriormente citados.
- Grupo medial ou apical; está localizado medialmente ao músculo peitoral menor e recebe a drenagem linfática dos vasos eferentes do grupo intermediário ou central, formando o tronco subclávio, que desemboca à direita no duto linfático e à esquerda no duto torácico (Fig. 9.8 e Quadro 9.1; ver Fig. 9.4).

MEMBRO INFERIOR

O sistema linfático dos membros inferiores também é dividido em superficial e profundo ou epifascial e subfascial. Os vasos linfáticos e os linfonodos são denominados de acordo com os vasos sanguíneos que os acompanham e a quantidade de vasos coletores e linfonodos superficiais é maior que a de seus correspondentes subfasciais[4].

A drenagem linfática superficial apresenta seis correntes linfáticas, sendo duas distais (pé e

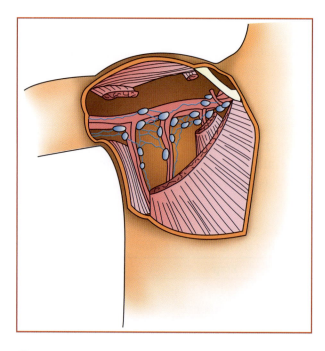

Figura 9.8 – Região axilar, mostrando os grupos linfonodais.

Quadro 9.1 – Centro linfonodal da região axilar
• Grupo anterior ou mamária externa
• Grupo posterior ou subescapular
• Grupo lateral ou dos vasos axilares
• Grupo intermediário ou central
• Grupo medial ou apical

Tabela 9.3 – Correntes linfáticas superficiais e profundas do membro inferior

	Coxa	Perna
Superficiais	Safena magna ou anteromedial	Safena magna ou anteromedial
	Safena acessória lateral	
	Posterolateral	Safena parva ou posterolateral
	Posteromedial	
Profundas	Femoral	Tibial anterior
	Femoral profunda	Tibial posterior
		Fibular

perna) e quatro proximais (coxa)[8] (Tabela 9.3). As correntes do pé e da perna são denominadas safena magna ou anteromedial da perna e safena parva ou posterolateral da perna (Figs. 9.9 e 9.10). A corrente anteromedial da perna é originada no pé e acompanha a veia safena magna cranialmente e a corrente posterolateral da perna também se origina no pé e acompanha a veia safena parva até a fossa poplítea[9]. As correntes linfáticas da coxa são divididas em anteriores e posteriores. As anteriores são chamadas de correntes da safena magna ou anteromedial da coxa, sendo esta uma continuação da corrente anteromedial da perna após alcançar o côndilo medial do fêmur e a corrente da safena acessória lateral ou anterolateral da coxa; e as posteriores, correntes posterolateral e posteromedial da coxa (Figs. 9.9 e 9.10). A corrente anterolateral da coxa, diferentemente da safena magna, tem origem na coxa e, portanto, não há continuação da perna e apresenta trajeto ascendente e medial. Em razão da íntima relação entre a veia safena magna e as correntes linfáticas anteromediais da coxa e da perna, pode ocorrer lesão de coletores linfáticos durante safenectomias, seja por fleboextração no tratamento de varizes, seja na retirada da safena para confecção de pontes aortocoronarianas[4] (Fig. 9.11). As correntes posteriores drenam a linfa da pele e do subcutâneo da região posterior da coxa e ainda recebem vasos provenientes da região perianal.

A drenagem linfática profunda apresenta cinco correntes linfáticas, sendo três distais (pé e perna) e duas proximais (coxa)[4,10] (Tabela 9.3). As correntes linfáticas do pé e da perna são uma anterior e duas posteriores. A anterior é denominada corrente tibial anterior e acompanha os vasos tibiais anteriores (Fig. 9.12) e as posteriores, correntes tibial posterior e fibular, que acompanham os respectivos vasos sanguíneos desse compartimento (Fig. 9.13). As correntes linfáticas

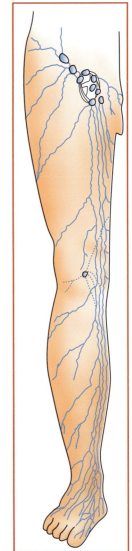

Figura 9.9 – Vista anterior do membro inferior direito, mostrando correntes linfáticas e linfonodos inguinais superficiais.

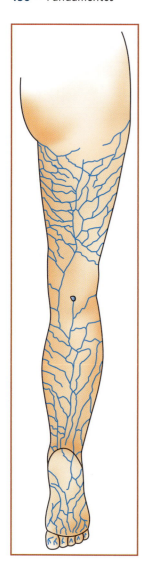

Figura 9.10 – Vista posterior do membro inferior direito, mostrando correntes linfáticas superficiais e linfonodo poplíteo superficial.

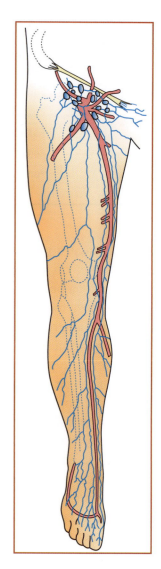

Figura 9.11 – Vista anterior do membro inferior direito. Observar a corrente linfática da safena magna e os linfonodos inguinais superficiais.

da coxa acompanham as artérias femoral e femoral profunda e drenam para os linfonodos profundos da região inguinal[11].

Em relação aos centros linfonodais desse membro, há tanto os superficiais quanto os profundos[10]. Os superficiais são encontrados nas regiões poplítea e inguinal. Os linfonodos inguinais estão relacionados com as tributárias da veia safena magna, que são: safena acessória lateral, circunflexa ilíaca superficial, epigástrica superficial e pudenda externa, sendo designadas levando-se em consideração a veia com a qual se relacionam. Assim, têm-se os linfonodos da safena magna, da safena acessória lateral e o intersafênico; estes linfonodos drenam o membro inferior e são, em geral, oligolinfonodais. Os linfonodos que se relacionam com as veias circunflexa ilíaca superficial, epigástrica superficial e pudenda externa são polilinfonodais e recebem a linfa da porção infraumbilical, da região glútea, da genitália externa e, ainda, através dos vasos linfáticos eferentes dos linfonodos dos grupos inferiores[4] (Fig. 9.14 e Quadro 9.2). Em vista da proximidade desses linfonodos e vasos linfáticos com as tributárias da safena nessa região, pode propiciar lesão dessas estruturas nos acessos cirúrgicos inguinais e causar fístulas linfáticas e linfoceles.

De modo geral, a drenagem linfática dos membros inferiores ocorre homolateralmente, porém, existem vasos linfáticos que cruzam o plano mediano ao nível da região púbica[12]. Essa via, denominada derivativa, tem o potencial de drenar a linfa da porção contralateral, sendo assim de grande importância no tratamento dos linfedemas e nas disseminações tumorais (Fig. 9.15).

Sistema Linfático – **139**

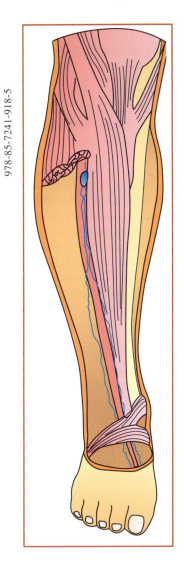

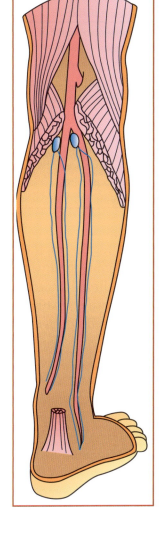

Figura 9.12 – Vista anterior da perna direita, mostrando corrente linfática e linfonodo profundo.

Figura 9.13 – Vista posterior da perna direita, mostrando correntes linfáticas e linfonodos profundos.

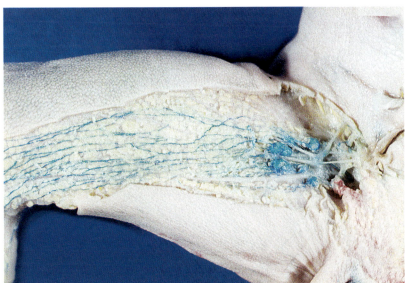

Figura 9.14 – Região medial da coxa direita de feto. Observar os vasos linfáticos que acompanham o trajeto da veia safena magna e os linfonodos inguinais superficiais. Preparação obtida com injeção intradérmica de massa de Gerota modificada na região plantar.

> **Quadro 9.2** – Centros linfonodais superficiais do membro inferior
> - Região inguinal
>   - Grupo superior
>   - Circunflexo ilíaco superficial
>   - Epigástrica superficial
>   - Pudenda externa
>   - Grupo inferior
>   - Safena magna
>   - Intersafênico
>   - Safena acessória lateral
> - Região poplítea
>   - Poplíteo superficial

Na região poplítea há o linfonodo poplíteo superficial, geralmente único, que recebe a drenagem linfática do território da corrente da safena parva[1,4,10] (Fig. 9.16 e Quadro 9.2).

Os linfonodos profundos estão localizados na perna e nas regiões poplítea e inguinal (Quadro 9.3). Os linfonodos encontrados na perna estão na origem das artérias tibiais anterior e posterior e fibular. São geralmente únicos e recebem a drenagem linfática desse segmento do membro[8] (ver Figs. 9.12 e 9.13). Os linfonodos da região poplítea são em número de dez e recebem as seguintes denominações: retropoplíteos, localizados posteriormente à veia poplítea, quase sempre três, um inferiormente à desembocadura da safena parva (infrassafênico), outro superiormente à desembocadura desta veia (suprassafênico) e outro mais cranial ao anterior, denominado retrovenoso; há seis linfonodos que se relacionam com os vasos geniculados, sendo três mediais e três laterais; e, por fim, um linfonodo que se localiza anteriormente à artéria poplítea e é chamado de pré-arterial[4,8,10] (Fig. 9.17). Na região inguinal estão os linfonodos inguinais profundos, em menor número que os correspondentes superficiais, que se localizam medialmente à veia femoral e profundamente ao arco da veia safena magna, sendo o mais cranial destes, sempre presente, denominado linfonodo de Cloquet, ao nível do anel femoral[4,10].

DRENAGEM LINFÁTICA DA MAMA

O conhecimento das vias de drenagem linfática da mama (Fig. 9.18) propicia melhor compreensão dos mecanismos de disseminação e do estabelecimento da terapêutica e do prognóstico do câncer de mama, o qual é uma das neoplasias mais comuns entre as mulheres, sendo, no Brasil, a neoplasia maligna que mais frequentemente causa óbito.

A linfa, originada do mamilo (papila mamária), da aréola e dos lóbulos da glândula drena para o plexo linfático subareolar. Esse plexo é formado por vasos linfáticos iniciais localizados na derme, que se anastomosam de forma profusa, drenando para vasos coletores progressivamente maiores. A drenagem subsequente para os centros linfo-

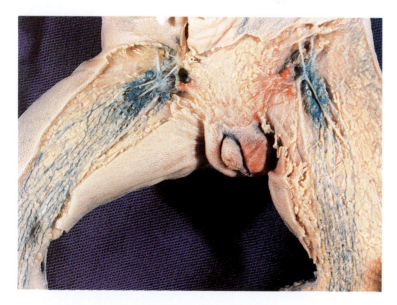

Figura 9.15 – Regiões púbica e anteromediais das porções proximais dos membros inferiores de feto. Observar os vasos linfáticos, os linfonodos inguinais superficiais e as drenagens linfáticas homolateral e contralateral da região vulvar. Preparação obtida com injeção intradérmica de massa de Gerota modificada nas regiões inguinal (*em azul*) e pudenda (*em vermelho*).

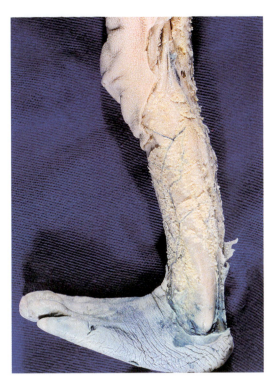

Figura 9.16 – Região posterolateral da perna esquerda de feto. Observar o linfonodo poplíteo superficial. Preparação obtida com injeção intradérmica de massa de Gerota modificada na região plantar.

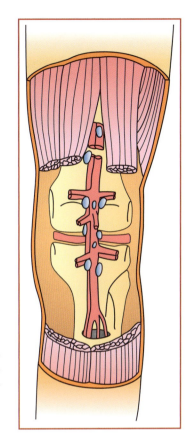

Figura 9.17 – Região poplítea, mostrando os linfonodos poplíteos profundos.

nodais depende da localização inicial da lesão. Assim, a linfa proveniente dos quadrantes laterais da mama se dirige, de preferência, para os linfonodos axilares, passando, inicialmente, através dos linfonodos peitorais (cadeia linfonodal da mamária externa ou torácica lateral) ou através dos linfonodos interpeitorais, seguindo, posteriormente, para os linfonodos axilares nos seus grupos anterior, lateral, intermediário e medial (ou apical), em geral, poupando os linfonodos do grupo posterior (ou subescapular).

A linfa dos quadrantes mediais drena para os linfonodos paraesternais (grupo da mamária interna ou torácica interna) e os linfonodos axilares do grupo medial ou apical ou para a mama contralateral e a pele do abdome.

A linfa da mama direita, conforme previamente descrito na drenagem linfática dos membros superiores, drena para o duto linfático direito, ao passo que do lado esquerdo a drenagem é feita para o duto torácico. O duto linfático direito é formado pela junção do tronco linfático subclávio, que recebe a linfa proveniente dos centros linfonodais axilares, do tronco linfático broncomediastinal, que drena a cadeia paraesternal, e do tronco linfático jugular. Similarmente, a linfa da mama esquerda dirige-se aos troncos linfáticos que recebem as mesmas denominações, porém,

---

Quadro 9.3 – Centros linfonodais profundos do membro inferior

- Região inguinal
  - Inguinais profundos
- Região poplítea
  - Retropoplíteos
    - Retrovenoso
    - Suprassafênico
    - Infrassafênico
  - Geniculados
    - Mediais
    - Laterais
  - Pré-arterial
- Perna
  - Anterior
    - Tibial anterior
  - Posterior
    - Tibial posterior
    - Fibular

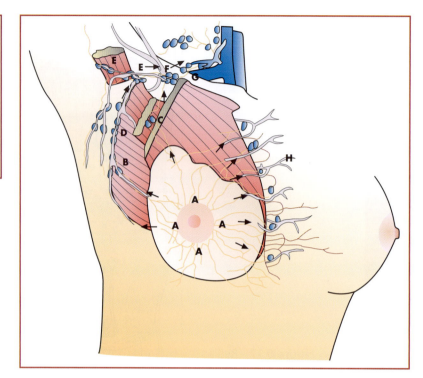

Figura 9.18 – Esquema de drenagem linfática da mama. A = plexo linfático subareolar; B = cadeia linfonodal da mamária externa; C = linfonodos interpeitorais; D = grupo anterior; E = grupo lateral; F = grupo intermédio; G = grupo medial; H = linfonodos paraesternais. *Setas* = sentido da drenagem linfática da mama.

desembocam no duto torácico. Esses dutos, por sua vez, terminam nas confluências das veias jugulares internas e subclávias, respectivamente.

QUESTÕES

1. Qual é a função do sistema linfático?
2. Onde termina o trajeto dos vasos linfáticos?
3. Qual é a função dos linfonodos presentes em toda a extensão do sistema linfático?
4. Como é a classificação dos linfonodos axilares?
5. Como ocorre a drenagem linfática da mama?

REFERÊNCIAS

1. JACOMO, A. L.; RODRIGUES JR., A. J. Anatomia clínica do sistema linfático. In: VOGELFANG, D. *Linfologia Básica*. São Paulo: Ícone, 1995. p. 19-34.
2. ANDRADE, M. F. C. *Avaliação da Absorção e Transporte Linfáticos em Pacientes com Trombose Venosa Profunda Aguda de Membro Inferior através da Linfocintilografia*. São Paulo, 1998, 69p. Tese (Doutorado). Faculdade de Medicina da Universidade de São Paulo.
3. ROUVIÈRE, H. *Anatomie des Lymphatiques de l'Homme*. Paris: Masson, 1981.
4. ANDRADE, M. F. C.; JACOMO, A. L. Sistema linfático dos membros inferiores. In: PETROIANU, A. *Anatomia Cirúrgica*. Rio de Janeiro: Guanabara-Koogan, 1999. p. 726-728.
5. CAPLAN, I.; CIUCCI, J. L. Drenaje linfático superficial del miembro superior. *Linfología*, v. 1, p. 33-36, 1995.
6. JACOMO, A. L. et al. Estudo da drenagem linfática do músculo pronador quadrado. *Acta Ortop. Bras.*, v. 1, n. 2, p. 60-62, 1993.
7. KUBIK, S. *Atlas of the Lymphatics of the Lower Limbs*. Paris: Sarvier, 1998.
8. JACOMO, A. L.; RODRIGUES JR., A. J.; FIGUEIRA, L. N. T. Drenagem linfática superficial da pele da região plantar. *Acta Ortop. Bras.*, v. 2, p. 35-37, 1994.
9. JACOMO, A. L.; CAPLAN, I. Estudio y investigación del drenaje linfático cutáneo antero-externo de la región tibial anterior. *I Congreso de la Sociedad de Ciencias Morfológicas de La Plata*. Argentina, 1991.
10. CAPLAN, I. The lymphatic system of the big toe. *Folia Angiol.*, v. 26, p. 241-245, 1978.
11. JACOMO, A. L. et al. Estudo da drenagem linfática do músculo vasto lateral da coxa, no homem. *Acta Ortop. Bras.*, v. 1, n. 1, p. 12-14, 1993.
12. JACOMO, A. L. et al. Estudo da drenagem linfática cutânea dos lábios maiores do pudendo. *XVI Congresso Brasileiro de Anatomia. VII Congresso Luso-Brasileiro de Anatomia*. São Paulo, 1993.
13. JACOMO, A. L. et al. Drenagem linfática cutânea – Modelo de estudo anatômico. *Rev. Bras. Angiol. Cir. Vasc.* v. 9, n. 3, p. 53, 1993.
14. JACOMO, A. L. Anatomia médico-cirúrgica do sistema linfático dos membros. In: MAFFEI, F. H. et al. *Doenças Vasculares Periféricas*. 3. ed. São Paulo: Medsi, 2002. cap. 7. v. 1, p. 169-178.
15. JACOMO, A. L. Anatomia do sistema linfático. In: BRITO, C. J.; DUQUE, A.; MERLO, I. et al. *Cirurgia Vascular*. Rio de Janeiro: Revinter, 2002. cap. 77, v. 2, p. 1219-1227.

Capítulo 10

Sistema Estomatognático

Maria Aparecida Salinas Ortega ♦ Hamilton Takata Costa

SUMÁRIO

O sistema estomatognático identifica um conjunto de estruturas bucais que desenvolvem funções comuns, tendo como característica constante a participação da *mandíbula*. Como todo sistema, tem características que lhe são próprias, mas depende do funcionamento ou está intimamente ligado à função de outros sistemas como o nervoso, o circulatório e o endócrino. Tanto nos estados de saúde como nos de enfermidade, o sistema estomatognático pode influir no funcionamento de outros sistemas como o digestivo, o respiratório e o metabólico-endócrino.

Esse sistema é composto de todas as estruturas que fazem parte das funções de fonação, mastigação, respiração e deglutição, ou seja, músculos da cabeça e do pescoço, dentes, ossos e nervos.

HOT TOPICS

- A formação dental tem início na fase embrionária.
- A cor do dente é determinada pela dentina.
- O dente e as estruturas bucais compõem o sistema estomatognático.
- O dente é formado por esmalte, dentina, cemento e polpa.
- O esmalte dental é constituído por parte mineral (96%), parte orgânica (4%) e água.
- O cemento dental é composto de 65% de substância inorgânica, 23% de substância orgânica e 12% de água.
- A dentina é constituída de 70% de material inorgânico, 20% de material orgânico e 10% de água.
- A polpa dentária é constituída por um feixe vasculonervoso.
- Osso alveolar e ligamentos periodontais fazem parte da estrutura de sustentação do dente.
- Músculos, língua, lábios, bochechas, palato e soalho bucal fazem parte das estruturas ativas do periodonto.

INTRODUÇÃO

Apesar do aumento do número de idosos na população mundial, ainda se vive em uma cultura orientada para a eterna juventude. A ênfase na juventude é vista em quase todas as fases da vida. Todos procuram retardar o envelhecimento e graças à cirurgia plástica, à cosmetologia e à odontologia estética, juntamente com uma atitude positiva, procuram-se manter sempre jovens.

A odontologia estética pode ser grande aliada na manutenção de um sorriso jovem e saudável para toda a vida.

Um rosto maduro torna-se atraente desde que o sorriso seja harmônico; assim, a odontologia exerce papel fundamental no equilíbrio facial. Mas ela não é bem compreendida pelas pessoas. Todos os anos, bilhões de dólares são gastos em serviços e produtos, procurando tornar mais jovens as pessoas que se submeteram a operações e correções faciais, porém, muitos pacientes não se preocupam em dar continuidade ao tratamento, colocando o sorriso em segundo plano, continuando com os dentes gastos, escuros, ausentes, diminuindo o efeito estético.

Cada vez mais dentistas estão reconhecendo a importância do fator estético para seus pacientes, assim como mais pessoas estão atentas ao fato de que um rosto novo pode remodelar suas vidas e o sorriso é umas das partes mais importantes deste novo rosto.

Neste capítulo será estudada a anatomia do órgão dental e do periodonto, para que se possa compreender melhor a estrutura como um todo.

ANATOMIA DO ÓRGÃO DENTAL

Embriologia

O desenvolvimento do dente envolve processos biológicos complexos, entre eles as inter-relações epiteliomesenquimais, a morfogênese, a fibrogênese e a mineralização.

Cavidade Oral Primitiva

Histologicamente é forrada por um epitélio primitivo de duas ou três camadas, as quais recobrem um tecido conectivo embrionário, o qual, em decorrência de sua origem a partir da crista neural, é chamado de ectomesênquima. Observando-se em cortes corados por hematoxilina-eosina, as células epiteliais parecem ter seu citoplasma vazio, uma vez que em vida continham glicogênio que se perdeu das células durante o processamento do tecido. O ectomesênquima consiste em poucas células fusiformes, separadas por substância fundamental gelatinosa.

Banda Epitelial Primária

Após 37 dias de desenvolvimento embrionário, uma banda epitelial contínua forma-se na boca com a fusão de placas isoladas de epitélio espessado. Essas bandas epiteliais, sendo uma superior e uma inferior, apresentam levemente forma de ferradura e correspondem, em sua posição, aos futuros arcos dentais do maxilar superior e mandíbula. Essa banda epitelial, denominada banda epitelial primária, dá lugar rapidamente a duas subdivisões: lâmina vestibular e lâmina dental.

Lâmina Vestibular

Em um corte frontal através da cabeça do embrião, por volta da 6ª semana de desenvolvimento, não se observará o vestíbulo ou o sulco vestibular entre a bochecha e a área que suportará os dentes. O vestíbulo somente se forma com a proliferação da lâmina vestibular invadindo o ectomesênquima. As células que o compõem rapidamente aumentam de volume, se degeneram para formar a fenda que se tornará o vestíbulo, entre a bochecha e a área que suportará os dentes.

Lâmina Dental

Haverá atividade proliferativa contínua e localizada na lâmina dental, que provocará a formação de uma série de invaginações epiteliais dentro do ectomesênquima, em locais que correspondem às posições dos futuros dentes decíduos. A partir desse momento, o desenvolvimento do dente prosseguirá em três estágios:

- Fase em botão.
- Fase em capuz.
- Fase em campânula.

Fase em Botão

Iniciada pelo primeiro crescimento em volume da borda livre da lâmina dental, dentro do ectomesênquima da mandíbula. As células epiteliais não mostram quase nenhuma modificação em forma ou função. As células ectomesenquimatosas de suporte concentram-se por baixo do epitélio de revestimento e em torno do botão epitelial.

Fase em Capuz

À medida que o botão prossegue a proliferação dentro do ectomesênquima, aumenta a densidade celular ao redor da invaginação epitelial, caracterizando a condensação do ectomesênquima.

Não existe aumento da divisão celular e sim o resultado da incapacidade de um grupo localizado de células em produzir substâncias intercelulares, deixando-as próximas umas das outras.

Nessa fase já podem ser identificados todos os elementos formativos do dente e de seus tecidos de suporte. A invaginação epitelial, que lembra um capuz assentado sobre uma esfera de ectomesênquima condensado, é chamada de órgão dental; entre outras funções, formará, com o tempo, o esmalte do dente.

A esfera de células ectomesenquimatosas condensadas, chamada papila do dente, formará a dentina e a polpa. O ectomesênquima condensado, que limita a papila do dente e encapsula o órgão dental e o folículo dental, dará origem aos tecidos de suporte do dente. Como o órgão dental se assenta sobre a papila do dente como se fosse um gorro, esse estágio é denominado em capuz. Portanto, o órgão dental mais a papila do dente e o folículo dental constituirão em conjunto o germe dental.

Fase em Campânula

A continuação do crescimento do germe dental conduz à fase em campânula, assim denominada porque o órgão dental se assemelha à campânula de um sino com o aprofundamento da superfície inferior do capuz. Após a histodiferenciação, a massa de célula epitelial semelhante transforma-se em componentes morfologicamente distintos.

As células centrais do órgão dental continuam a sintetizar e secretar um mucopolissacarídeo ácido no compartimento intercelular epitelial. Os mucopolissacarídeos são hidrofílicos e, desta forma, o órgão dental passa a incorporar água em seu interior. O crescente aumento de fluido incrementa o volume do compartimento intercelular do órgão dental, afastando suas células entre si, mantendo contato apenas por junções desmossômicas, tornando-se estreladas.

O centro do órgão dental passa a ser denominado retículo estrelado. Na periferia do órgão dental, as células passam a ter forma cuboide e constituem o epitélio dental externo.

A célula vizinha à papila do dente diferencia-se em dois componentes histologicamente diferentes. Aquelas imediatamente adjacentes à papila assumem forma cilíndrica baixa e se caracterizam por alto conteúdo de glicogênio; o conjunto dessas células constitui o epitélio dental interno. Entre esse epitélio e o retículo estrelado recém-diferenciado, um terceiro grupo de células diferencia-se em uma camada de células achatadas denominadas estrato intermediário. Caracteriza-se por alta atividade de fosfatase alcalina. Embora as células dessa camada sejam histologicamente diferentes daquelas do epitélio dental interno, ambas deverão ser consideradas como uma única entidade funcional, responsável pela formação do esmalte. O epitélio dental interno encontra-se com o epitélio dental externo na borda do órgão dental; essa zona de junção é conhecida como alça cervical.

Estrutura do Órgão Dental

A estrutura do órgão dental é composta de três tecidos duros – esmalte, dentina e cemento – e um tecido mole, a polpa do dente.

Esmalte do Dente

O esmalte é o tecido mais mineralizado do corpo, constituído de 96% de parte mineral e 4% de material orgânico e água.

O conteúdo inorgânico do esmalte é formado por fosfato de cálcio cristalino, chamado hidroxiapatita, também encontrado nos ossos, na cartilagem calcificada, na dentina e no cemento. Vários íons, como estrôncio, magnésio, chumbo e flúor, se presentes durante a formação do esmalte, podem ser incorporados ou adsorvidos pelos cristais de hidroxiapatita, tornando o dente mais resistente, principalmente o flúor. A suscetibilidade desses cristais à dissolução proporciona a base química para a lesão de cárie.

Apesar da quase totalidade do volume do esmalte estar ocupada pelos cristais de hidroxiapatita densamente sobrepostos, uma fina rede de material orgânico aparece entre os cristais. Acredita-se que esse material seja principalmente de natureza proteica e contenha algum material polissacarídico. As proteínas de alto peso molecular, conhecidas como enamelinas, persistem no esmalte maduro. A análise estrutural dessas proteínas indica alguma forma de orientação molecular que não foi totalmente definida. Enamelinas estão fortemente ligadas às superfícies dos cristais de apatita e ocupam todos os espaços existentes entre os cristais.

Em razão de seu alto conteúdo mineral, o esmalte é extremamente duro, capacitando-o a suportar as forças mecânicas aplicadas durante a mastigação. Essa dureza também o torna friável. Para manter a sua integridade é necessária uma camada subjacente de dentina mais resiliente. O esmalte sem a sustentação da dentina (em consequência de uma cárie ou de preparo cavitário inadequado) será fraturado facilmente.

O esmalte é translúcido e serve de proteção à polpa do dente contra fluidos e bactérias do meio bucal. Varia em espessura de no máximo 2,5mm nas superfícies de trabalho até uma borda muito delgada no cervical. Essa variação na espessura influenciará a cor do esmalte, sendo a dentina amarela subjacente vista pelas regiões mais delgadas.

Serra e Vellini-Ferreira[1] afirmavam que os ameloblastos, após a formação do esmalte, se degeneram, razão pela qual este tecido não possui a propriedade de se regenerar, mantendo-se com seu aspecto morfológico inalterado.

A estrutura básica do esmalte é um prisma aproximadamente cilíndrico; esses prismas, quanto a sua orientação, se direcionam da cervical para a oclusal.

O esmalte é essencialmente uma massa firme e compacta de cristais de apatita e a maior parte de suas características estruturais é resultado de padrão altamente organizado de orientação dos cristais. Os prismas cilíndricos do esmalte são formados por cristais com seus longos eixos correndo paralelamente ao eixo longitudinal do prisma. Cristais mais distantes inclinam-se de forma aumentada à medida que se aproximam da periferia dos prismas.

Nas regiões interprismáticas observa-se, em corte transversal, figura semelhante ao contorno de um buraco de fechadura, ou seja, uma haste cilíndrica que tem relação especial com a região interprismática diretamente cervical a ela.

As bainhas dos prismas são formadas ao longo da interface entre grupos de cristais que têm angulações marcadamente diferentes. Essas bainhas contêm mais proteínas do que outras regiões, em virtude de a interface entre cristais se orientar segundo ângulos diferentes.

A camada superficial do esmalte influi sobre muitas das alterações que ocorrem nas profundezas do tecido. Com a idade, a composição da camada superficial muda em conformidade com as trocas iônicas que ocorrem com o meio bucal. Pode-se obter progressivo aumento no conteúdo, em fluoretos do esmalte superficial, por meio de aplicação tópica, formando fluoreto de cálcio, protegendo, assim, o esmalte baixo em pH bucal.

Dentina

Sua formação se iniciará no final da fase em campânula, na periferia da papila do dente, próximo ao ápice do epitélio dental interno.

A dentina é dividida, quanto a sua formação, em três fases: dentina primária, que delimita toda a polpa; seguida pela dentina secundária, que é depositada após o término da raiz; e, por último, a dentina terciária, a qual só é depositada diante de estímulo inflamatório, como por exemplo, uma cárie. Diferentemente das duas primeiras dentinas, que são depositadas de forma uniforme, a terciária só se formará caso haja agressão.

A formação de dentina será contínua até que a forma externa do dente tenha sido atingida.

Segundo Berger[2], a dentina é formada pelos odontoblastos, que elaboram moléculas precursoras de colágeno e substância fundamental.

Encontra-se circundada pelo esmalte na coroa do dente e pelo cemento na porção radicular, sendo o tecido mais volumoso do dente. É constituída aproximadamente de 70% de material inorgânico, 20% de material orgânico e 10% de água. Sua espessura é bastante uniforme, porém, não permanente, podendo aumentar com a idade, por atividade normal ou patológica do órgão pulpar. Varia de 1,5mm (vestibular e proximal de incisivos) até 4,5mm (incisal de canino superior e cúspide palatal de molares). A cor pode variar de branco-amarelado a tons mais escuros, como acinzentados.

A dentina possui relativo grau de elasticidade em decorrência de seu tecido não ser tão mineralizado como o esmalte, conferindo certa flexibilidade, prevenindo a fratura do esmalte friável que a recobre.

Possui canalículos e dentro destes encontram-se fibras de Tomes. Para Serra e Vellini-Ferreira, o prolongamento de Tomes constitui o prolongamento periférico do odontoblasto, desempenhando importante papel na condução dos estímulos sensitivos.

Cemento

Para Petrelli[3], o cemento apresenta coloração amarelo-esbranquiçada, sendo composto de 65% de substância inorgânica, 23% de substância orgânica e 12% de água.

O cemento é depositado na superfície da dentina radicular. A bainha epitelial radicular de Hertwig cresce a partir da alça cervical, entre os tecidos da papila do dente e do folículo dental, para iniciar a diferenciação dos odontoblastos radiculares a partir da papila do dente. Essas células têm função adicional associada à formação de uma camada sem estrutura e altamente mineralizada. Segundo Carranza[4], a espessura do cemento varia de 16 a 60mm na superfície da dentina radicular, mais ou menos a espessura de um fio de cabelo. À medida que as grandes fibras colágenas da dentina do manto se formam, não são depositadas imediatamente em contato com a lâmina basal que suporta a bainha epitelial. Um espaço de aproximadamente 10mm é deixado, o qual é preenchido com substância intercelular amorfa e material fibrilar muito delicado. A lâmina basal, que suporta a bainha epitelial, rompe-se e as células da bainha epitelial desenvolvem perfis do retículo endoplasmático granular e secretam ativamente, contribuindo para a formação da camada hialina. Assim, a superfície da dentina radicular é recoberta por um produto de secreção das células da bainha epitelial radicular. Sua função é unir o cemento com a dentina. Uma vez que a formação da dentina radicular tenha começado, a bainha epitelial radicular fragmenta-se passando a exibir aspecto rendilhado, possibilitando a penetração de células do folículo dental, que não se justapõe à recém-formada superfície radicular. Nesse local, as células do folículo dental, conhecidas como cementoblastos, aumentam rapidamente de tamanho e desenvolvem todas as organelas citoplas-

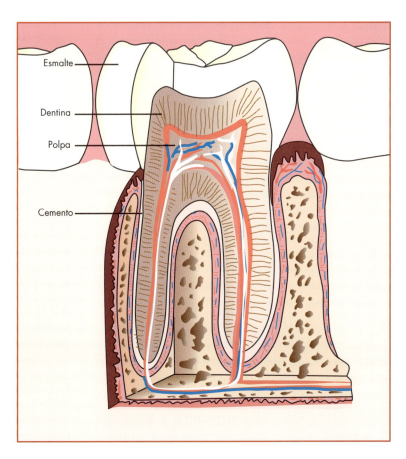

Figura 10.1 – Estrutura dental.

máticas características de células sintetizadoras e secretoras de proteínas. Já diferenciadas, começam a depositar a matriz orgânica do cemento, composta de fibras colágenas intrínsecas e substâncias intercelulares amorfas, sobre a superfície da raiz e em torno dos feixes de fibras em formação do ligamento ou fibras extrínsecas. Essa matriz orgânica ou cementoide é inicialmente mineralizada pelo crescimento de cristalitos de hidroxiapatita a partir da superfície da raiz e, portanto, não são formadas vesículas da matriz pelos cementoblastos. A mineralização continua, geralmente em relação às fibrilas colágenas. Esse cemento é depositado lentamente enquanto o dente está irrompendo, sendo importante, sem dúvida, para o suporte do dente.

Essas células são retiradas para o ligamento e, em geral, esse cemento é acelular. Quando o dente entra em oclusão, forma-se mais cemento, quase sempre em torno dos dois terços apicais da raiz, o qual tem maior proporção de fibras colágenas, formadas mais rapidamente. Os cementoblastos tornam-se incorporados no seu interior. O cementoide é depositado ritmicamente em sucessivas lamelas, sempre seguido de mineralização. Se os cementoblastos são retirados para o ligamento, o cemento formado é do tipo acelular. Se, por outro lado, permanecem no local e tornam-se, portanto, aprisionados na matriz por eles produzida, o cemento formando é do tipo celular. A deposição de cemento é processo contínuo, porém, na superfície da raiz, aumenta com a idade (Fig. 10.1).

Polpa

Ocupa a cavidade pulpar, delimitada quase totalmente pela dentina. A única porção que não é delimitada pela dentina é a região apical, na qual a parede do forame é formada por cemento. Divide-se em polpa coronal (câmara pulpar) e polpa radicular (raiz).

Segundo Paiva e Antoniazzi[5], a polpa do dente é formada por massa de tecido conectivo altamente vascularizada, que exerce as funções de nutrição, formação de dentina, defesa e sensorial, sendo sua tarefa primordial a formação de dentina.

De acordo com Serra e Vellini-Ferreira, através do forame apical e outros existentes na superfície radicular, penetram no interior da cavidade pulpar vasos e arteríolas, que formam redes capilares típicas e ainda filetes nervosos que se distribuem para a polpa.

ESTRUTURA DO PERIODONTO

Tendo em vista os conhecimentos morfológicos básicos da periodontia, será feito estudo do aparelho da mastigação, o qual se dividirá em estruturas passivas e ativas.

- Estruturas passivas:
  - Osso de sustentação.
  - Articulação temporomandibular (ATM).
  - Dentes.
  - Ligamento alveolodental.
  - Mucosa bucal.
- Estruturas ativas:
  - Músculos (da mastigação, cutâneo, supra e infra-hióideos).
  - Lábios.
  - Bochechas.
  - Palato.
  - Soalho bucal.
  - Língua.

Estruturas Passivas

Osso de Sustentação

É representado pelos maxilares e pela mandíbula, que alojam em seus alvéolos o elemento dental. Estes, por sua vez, se ligam à cortical pelo ligamento alveolar.

Os ossos estão sob influência de fatores ambientais, mudando também o posicionamento dos dentes. Isso ocorre em consequência da alta plasticidade dos ossos que reagem às forças de pressão e tensão.

Segundo Vellini-Ferreira[6], o osso, apesar de afigurar-se duro, é um dos mais plásticos e maleáveis tecidos orgânicos, graças, exatamente, a esse duplo e harmônico sistema de aposição e reabsorção óssea.

Os revestimentos externos dos ossos, incluindo as lojas alveolares, se fazem à custa de uma compacta óssea, cuja espessura varia em diferentes pontos. Na mandíbula, o osso é mais compacto. Por ser um osso cortical, é mais denso, salvo a região dos incisivos inferiores. Já na maxila, o osso é menos denso por ser um osso trabeculado.

O processo alveolar é dividido em osso alveolar e osso de sustentação, como resultado de adaptação funcional às forças mastigatórias. O osso alveolar é constituído por delgada lamela que circunda a raiz e promove a inserção das fibras principais do periodonto; já o osso de sustentação, à parte do osso com o alvéolo, é formado por osso compacto (lâmina cortical) e osso esponjoso (processo alveolar propriamente dito).

Uma membrana formada por tecido conectivo denso, ricamente vascularizada e revestindo toda a superfície externa do osso, é chamada de periósteo. Exerce as funções de nutrição e reparação do tecido ósseo.

Articulação Temporomandibular

A ATM tem como principal função ocluir os dentes. É articulação do tipo sinovial entre a extremidade óssea da cabeça da mandíbula, a cavidade glenoidal e o tubérculo articular do temporal, bem como bilateral, interligada pela mandíbula e interdependente, com movimentos próprios para cada lado, mas considerada como uma única articulação. Como amortecedor dos choques do conjunto tem-se o menisco articular formado por fibrocartilagem e não cartilagem hialina.

A cápsula articular unirá as superfícies ósseas, que na parte posterior da junção se espessam para formar o ligamento periodontal.

As superfícies articulares ósseas estão recobertas por tecido conectivo fibroso, denso, avascular, que possui, dependendo da idade do indivíduo e do esforço funcional, quantidade variável de células cartilaginosas.

A membrana sinovial produz o líquido sinovial.

O músculo pterigóideo externo, ao ser inserido firmemente no colo da cabeça da mandíbula, envia tendões que se conectam com a cápsula articular e o menisco (Fig. 10.2).

Durante a mastigação há combinação de dois movimentos na ATM: rotação e translação. Dessa combinação de movimentos têm-se movimentos de lateralidade, abertura e fechamento da boca e protrusão e retrusão da mandíbula.

A ATM está protegida de traumas por mecanismos neuromusculares de controle e coordenação dos esforços funcionais. Movimentos não fisiológicos dos maxilares oriundos de hipertonicidades musculares, contatos prematuros oclusais e outros têm efeito lesivo sobre a junção.

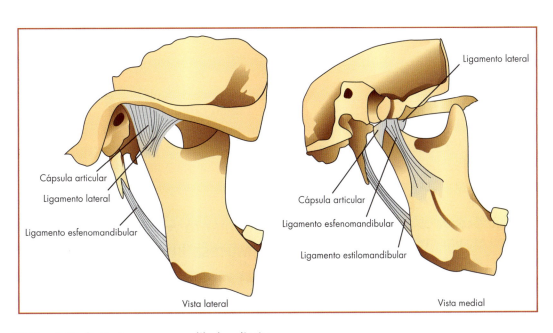

Figura 10.2 – Articulação temporomandibular direita.

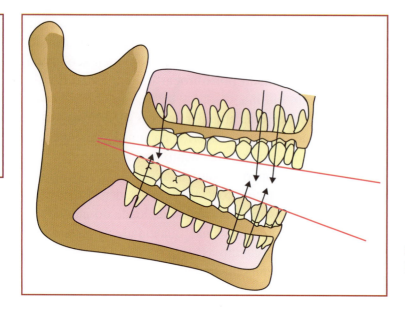

Figura 10.3 – Pontos de contato e faces proximais.

Dentes

Os dentes decíduos e permanentes, dispostos sobre os processos alveolares, se relacionam reciprocamente pelas suas faces proximais e formam arcos, um superior e outro inferior de concavidade posterior.

A posição dos dentes permanentes segue a direção dos raios, a uma esfera cujo centro localiza-se aproximadamente a 3mm para trás do ponto antropométrico násio (Fig. 10.3).

Os dentes entram em contato por suas faces proximais; caso estas áreas sejam destruídas por cárie ou má oclusão, ocorrerá ruptura do equilíbrio entre os dentes contíguos, acarretando problemas para as estruturas de suporte dental (Fig. 10.4).

Quanto à oclusão, pode ser citada a inoclusão fisiológica estática ou posição fisiológica de repouso, na qual a mandíbula encontra-se em equilíbrio e a força da gravidade é igual à força de contração. A posição é a mesma em que se iniciam e terminam todos os movimentos mastigatórios. Nessa posição, a sínfise do mento coincide com a linha mediana.

Há também a inoclusão dinâmica, que consiste em todas as posições da mandíbula sem contato dental.

A oclusão ocorre quando a mandíbula, sob contração muscular, move-se colocando todos os dentes em contato (maxila e mandíbula). Na oclusão, encontram-se algumas posições, entre elas a oclusão central, que é a obtida pela máxima intercuspidação dental, estando a mandíbula em posição estática. A oclusão central sai da inoclusão para a posição de contato dental, sem desvios laterais da linha mediana da mandíbula em relação ao plano sagital (Fig. 10.5).

Ligamento Alveolodental e Mucosa Bucal

Será apresentado esquema do ligamento alveolodental mostrando gengiva, cemento, ossos alveolares e diferentes feixes de fibras do ligamento (Fig. 10.6).

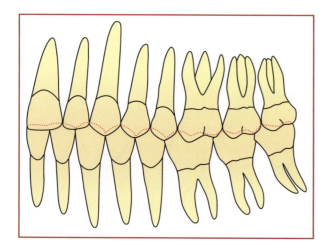

Figura 10.4 – Dentes permanentes em oclusão central vistos pela vestibular.

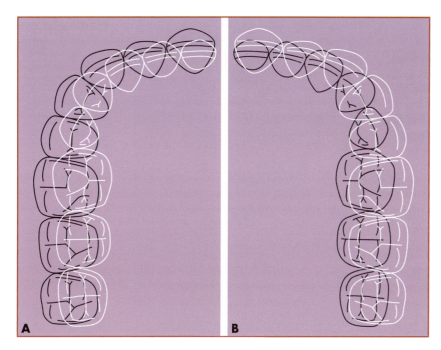

Figura 10.5 – (*A* e *B*) Pontos de contato em oclusão central.

Alvéolos

Os alvéolos são nichos de profundidade média, que contêm a maior parte da raiz do dente. O conjunto desses alvéolos em cada arco dental formará o processo (apófise) alveolar. Só existirão se houver o dente, caso contrário, desaparecerão; migram de acordo com a posição do dente (tratamento ortodôntico).

A parede alveolar está formada por uma cortical lisa (lâmina dura) constituída por osso fasciculado para a inserção do ligamento alveolodental.

Raiz

A raiz forma, juntamente com o alvéolo, as superfícies articulares. É revestida por substância osteoide, o cemento, cuja função é servir de ponto de fixação para as fibras ligamentares, compensando o desgaste oclusal, o que permitirá o rearranjo das principais fibras do ligamento alveolodental.

O cemento tem origem mesenquimal e recobre a porção radicular do dente.

Para Serra e Vellini-Ferreira, a raiz é caracterizada por sua conformação geralmente cônica, coloração amarelada, ausência de brilho

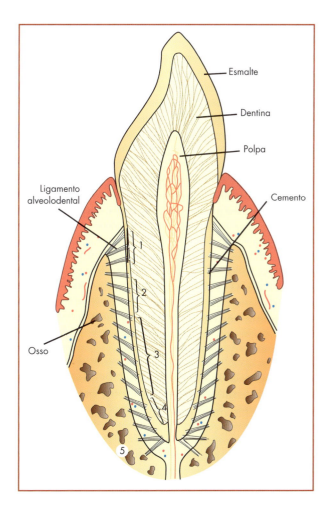

Figura 10.6 – Ligamento alveolodental, mostrando diferentes feixes de fibras. 1 = fibras crestodentais; 2 = fibras horizontais; 3 = fibras oblíquas; 4 = horizontais apicais; 5 = oblíquas/apicais.

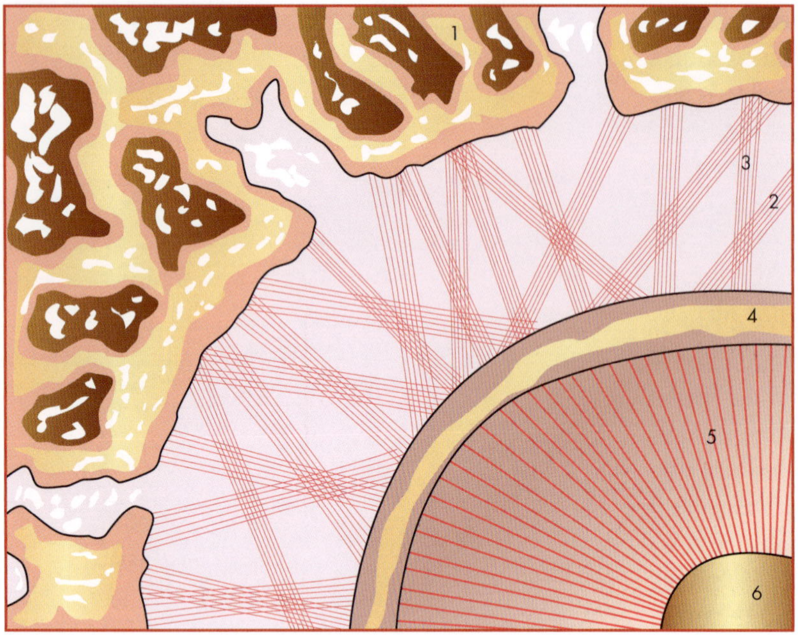

Figura 10.7 – Ligamento alveolar, disposição das fibras periodontais no plano oclusal. 1 = osso esponjoso; 2 = fibra; 3 = feixe; 4 = esmalte; 5 = dentina; 6 = câmara pulpar.

e por estar em parte mergulhada nos alvéolos dos maxilares.

A união entre a raiz do dente e a lâmina dura do alvéolo compreende espaço mínimo de $1/10$ a $1/5$ mm, ocupado por tecido conectivo fibroso derivado do saco dental (origem mesenquimal).

Sua função é manter o dente no alvéolo e permitir-lhe pequena mobilidade em consequência das forças mastigatórias.

No ligamento alveolar encontra-se a disposição das fibras periodontais no plano oclusal (Fig. 10.7).

Periodonto de Proteção

Inserido no periósteo, no osso alveolar, contorna a coroa do dente chegando ao nível da borda livre de cada maxilar, sendo também denominado gengiva e forma as papilas interdentais.

Sua coloração é normalmente rosada, podendo variar quanto à raça de cada indivíduo. Difere da mucosa alveolar, que costuma ser vermelha em razão de numerosos vasos próximos à superfície.

Carranza classificou anatomicamente a gengiva em: marginal, inserida e áreas interdentais. A *gengiva marginal* é aquela que circunda os dentes em forma de colarinho; em geral, apresenta largura de aproximadamente 1mm e forma a parede de tecido mole do sulco gengival. A *gengiva inserida* é a continuação da gengiva marginal; é firme, resiliente e fortemente aderida ao periósteo subjacente do osso alveolar. Sua face vestibular estende-se em direção à mucosa alveolar, quase sempre frouxa e móvel, demarcada pela junção mucogengival. A *gengiva interdental* ocupa a ameia interdental, que é o espaço interproximal localizado abaixo da área do contato dental; possui as superfícies vestibulares e linguais afiladas em direção às áreas de contato interproximal, assim como as superfícies mediais e distais ligeiramente côncavas.

Estruturas Ativas

Músculos

O ato mastigatório é atividade neuromuscular altamente complexa, guiada pelas fibras proprioceptivas relacionadas com os dentes (ligamentos), ATM, músculos da mastigação, bem como pelo sentido do tato da mucosa vestibulolingual.

Além dos músculos da mastigação, há a participação da musculatura labiolinguogeniana.

Contração muscular eficiente dependerá não apenas do número de fibras que se contraem, além da propriedade particular de contratilidade, mas também da disposição arquitetural dos feixes

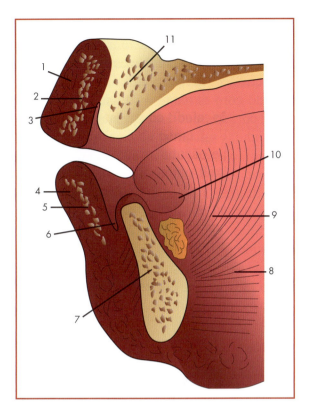

Figura 10.8 – Região oral anterior em corte sagital. 1 = lábio superior; 2 = semiorbicular superior; 3 = sulco vestibular superior; 4 = lábio inferior; 5 = semiorbicular inferior; 6 = sulco vestibular inferior; 7 = maxilar inferior; 8 = genio-hióideo; 9 = genioglosso; 10 = região anterior do soalho bucal; 11 = maxilar superior.

musculares e dos seus elementos passivos, que são os tendões.

A musculatura cutânea terá papel fundamental contornando os arcos dentais, dispondo-se em uma série de músculos cutâneos responsáveis, em parte, pelo equilíbrio vestibulolingual dos dentes.

O sistema labiolinguogeniano é formado pelos músculos da língua, bucinador e orbicular da boca, sendo reforçado anteriormente pelos feixes musculares radiais e posteriormente pelo músculo constritor superior da faringe (Fig. 10.8).

A inervação desse sistema provém dos nervos hipoglosso, facial, bucal e plexo faríngeo, organizando funções variadas como sucção, mastigação, deglutição, vocalização e postura. Mesmo quando os músculos peribucais estão em repouso, influenciam no equilíbrio dos arcos dentais. Comumente, as forças musculares lingual e perioral estão contrabalanceadas, mantendo o posicionamento normal dos dentes sobre o osso basilar.

Lábios, bochechas e língua apresentam funcionalidades diversas e interdependentes (Fig. 10.8).

Lábios

Os lábios são pregas musculocutaneomucosas que recobrem a porção anterior e convexa dos arcos dentais e por suas margens livres delimitam o orifício bucal. Apresentam variações étnicas, sexuais, etárias e biotipológicas.

São formados por uma face anterior, denominada cutânea, e por uma face posterior, chamada de mucosa.

As margens vermelhas são recobertas por mucosa, cuja translucidez é tida como decorrente da alta porcentagem de eledina e do comprimento e da vascularização das papilas dérmicas.

A partir da camada externa pode-se dividir o lábio em cinco camadas:

- *Pele*: notável pela sua espessura e resistência, prende-se notoriamente aos fascículos musculares subjacentes. Apresenta grande número de folículos e glândulas sebáceas e sudoríparas.
- *Camada muscular*: músculo orbicular da boca. Alguns músculos da mímica juntam-se a ele de forma irradiada. Esses músculos são os levantadores próprios e comuns da asa do nariz, canino, zigomáticos maior e menor, bucinador, risório, triangular dos lábios, quadrado e mentual.
- *Mucosa*: constitui a mucosa labial que reveste, por sua vez, a face posterior dos lábios e sua borda livre.
- *Submucosa*: contém grande número de glândulas salivares. Está entre a camada muscular e a mucosa.
- *Vasos e nervos*: artérias procedentes das artérias coronárias labiais, ramo da artéria infraorbital transversal da face, bucal e mentual. As veias formam uma rede abundante, indo confluir nas veias facial e mentual. Os linfáticos drenam para os gânglios submandibulares e submentuais. A inervação motora se dá pelo nervo facial e a sensitiva, pelo nervo trigêmeo.

Bochechas

As bochechas formam as paredes laterais da boca, apresentando dois quadriláteros musculo-membranosos, direito e esquerdo, com duas faces e quatro bordas, as quais excedem os limites da cavidade oral.

Apresentam como substrato anatômico o músculo bucinador e sua fáscia de cobertura. Externamente, apresentam-se formadas pela pele, que é bastante móvel e vascularizada, rica em glândulas sudoríparas e sebáceas.

Abaixo da pele está a tela subcutânea que inclui o corpo adiposo da bochecha. O tecido adiposo subcutâneo, no qual se imiscuem o músculo bucinador e o corpo adiposo, que se prolongam com a gordura da fossa temporal, se constitui em local propício à propagação das infecções dentais e periodontais.

A camada muscular, que aloja em sua face profunda o músculo bucinador, apresenta, na porção superficial, músculos cuticulares que se fixam à face profunda da derme da pele. O duto parotídeo e um conglomerado de glândulas salivares estão localizados nela.

A camada mucosa recobre a face profunda da região, nela se abrindo o duto parotídeo, à altura do primeiro ou segundo molar superior.

A região da bochecha é ricamente vascularizada e inervada. O suprimento arterial é feito pelas artérias transversal da face, alveolar e bucal, bem como por ramos da infraorbital.

A veia facial se constitui no principal tronco tributário da região. Os linfáticos terminam nos gânglios submandibulares. As inervações motoras provêm do nervo facial e as sensitivas, do nervo bucal e do ramo do mandibular inferior.

Palato

O palato constitui a parede superior da boca, sendo formado nos dois terços anteriores pela abóbada palatina e no seu terço posterior pelo véu palatino.

A abóbada palatina compõe-se de três camadas: óssea, glandular e mucosa.

A camada óssea é constituída pelos processos horizontais dos maxilares e lâminas horizontais dos palatinos. Os forames palatinos abrem-se nos ângulos posterolaterais dessas lâminas horizontais e o forame incisivo na região anterior atrás da implantação dos dentes incisivos centrais.

O periósteo, que recobre essa abóbada, é desprendido com bastante facilidade. A mucosa é notável por sua espessura e é aderente ao periósteo.

Glândulas salivares palatinas estão dispersas pela região e em maior abundância na parte posterior. As artérias da abóbada palatina procedem da artéria esfenopalatina (região anterior) e das palatinas superiores (região posterior).

As veias seguem o trajeto das artérias, porém em sentido inverso, dirigindo-se ao plexo venoso pterigóideo. Os linfáticos drenam para a região da jugular interna. Os nervos, exclusivamente sensitivos, procedem do V par (trigêmeo).

Soalho Bucal

O soalho bucal tem por substrato o músculo milo-hióideo, acima do qual se encontra a região sublingual contendo a glândula sublingual, que possui vários canais excretores.

O conduto excretor da glândula submandibular se abre de cada lado do freio sublingual, na parte posterior da região. A sensibilidade da região é fornecida pelo nervo lingual.

Língua

A língua é um órgão participante da mastigação, deglutição, vocalização e gustação. Formada por uma porção livre (ponta) e outra embasada (corpo), é um órgão essencialmente muscular, revestido por um estojo mucoso, no qual há glândulas, mucosas, tecido linfoide e papilas linguais (com ou sem corpúsculos gustativos).

Sorriso Envelhecido

Em um sorriso envelhecido, o lábio superior começa a recobrir o sorriso pelo desgaste que acontece nas bordas dos dentes. Com o passar da idade, ocorre desgaste até que os dentes anteriores fiquem quase do mesmo comprimento dos outros. Com o lábio inferior também ocorre perda do tônus muscular, fazendo com que parte dos dentes fique à mostra.

O atrito natural dos dentes causará o desgaste no decorrer da vida, mas hoje, em consequência da vida estressante que se leva, este desgaste ocorre precocemente, em razão de fatores incomuns, como o ranger dos dentes ou mesmo má oclusão. Esses fatores adversos certamente destroem um sorriso.

Sensualidade não é um atributo exclusivo dos jovens. Pertence tanto aos idosos quanto aos jovens e, de fato, as pessoas mais idosas frequentemente têm grande necessidade de se sentirem mais jovens.

Atualmente, com os clareamentos dentais, próteses de porcelanas, facetas, entre outros, pode-se privilegiar de artifícios usados na odontologia, mantendo o sorriso eternamente jovem.

QUESTÕES

1. Quando começa a formação dos dentes?
2. Por que os dentes escurecem?
3. Por que a cárie dói?
4. Por que com o passar dos anos os dentes diminuem de tamanho?
5. Como ter um sorriso mais jovem?

REFERÊNCIAS

1. SERRA, O. D.; VELLINI-FERREIRA, F. *Anatomia Dental*. 3. ed. São Paulo: Artes Médicas, 1981.
2. BERGER, C. R. *Endodontia*. Rio de Janeiro: Publicações Científicas, 1989.
3. PETRELLI, E. *Ortodontia para Fonoaudiologia*. São Paulo: Lovise, 1992. cap. 3, p. 57.
4. CARRANZA, N. *Periodontia Clínica*. 8. ed. Rio de Janeiro: Guanabara-Koogan, 1996.
5. PAIVA, J. G.; ANTONIAZZI, J. H. *Endodontia: bases para a prática clínica*. 2. ed. São Paulo: Artes Médicas, 1984.
6. VELLINI-FERREIRA, F. *Ortodontia: diagnóstico e planejamento clínico*. 3. ed. São Paulo: Artes Médicas, 1999.
7. APRILE, F.; GARINO, R. R. *Anatomia Odontológica*. 5. ed. Aterro: Pedro S.A. Libreria, 1972.
8. GOLDSTEIN, R. E. *Change your Smile*. 3. ed. Chicago: Quintessence, 1997.

Seção 2

Classificação, Cronologia e Etnia

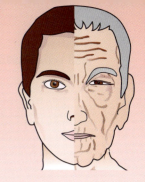

Capítulo **11**

Classificação da Pele

Maurício de Maio ♦ Ivy Magri

SUMÁRIO

Cada tipo de pele necessita de um tratamento específico e o uso de produtos adequados para a obtenção de um tratamento eficaz.

Neste capítulo serão estudados os diferentes tipos de pele existentes, como o processo do envelhecimento altera sua composição e as principais diferenças entre a pele de um homem e a de uma mulher.

HOT TOPICS

- A espessura da pele é maior nos homens do que nas mulheres, em quase toda faixa etária da vida humana.
- A espessura da pele feminina mantém-se constante até a 5ª década de vida.
- A diminuição da espessura da pele decorre da perda de componentes dérmicos, principalmente o colágeno.
- A densidade de colágeno é sempre maior no sexo masculino e resulta da ação dos hormônios androgênicos.
- Nos homens, a gordura tende a se acumular na região abdominal e na parte superior do corpo, ao passo que nas mulheres se localiza na parte inferior do corpo, principalmente nas regiões glúteas e femorais.
- Há diminuição de gordura em regiões específicas, como face e dorso das mãos, com o passar do tempo.

- No mesmo indivíduo há variação de certas características de pele de acordo com a região anatômica.
- Não há diferenças entre os sexos feminino e masculino nas propriedades mecânicas e na hidratação do estrato córneo.
- A derme feminina apresenta menor resistência à deformação e consequentemente maior flacidez que a pele masculina.
- Há alterações estruturais e funcionais da microcirculação da pele com a idade, como a presença de telangiectasias.
- A pele com alteração de vascularização é caracterizada por rubor e cuperose.
- O envelhecimento da pele é caracterizado pela secura associada à sensação tátil de rugosidade, perda de firmeza, presença de rugas, pigmentação irregular e lesões proliferativas.

INTRODUÇÃO

A pele é um espelho que reflete características do corpo. Diferenças sexuais, genéticas e hormonais afetam a estrutura e a função da pele, resultando em variações entre homens e mulheres. Essa diferença de gênero também se altera com a idade. Fatores ambientais, outrossim, influenciam diferentemente ambos os sexos.

DIFERENÇAS DE GÊNERO

Variações Estruturais e Anatômicas

Nos seres humanos, a espessura da pele é maior nos homens do que nas mulheres, em quase toda faixa etária da vida humana[1,2].

A pele masculina apresenta afinamento gradual desde a infância até a velhice. Quando se analisa a pele feminina, verifica-se que a espessura mantém-se constante até a 5ª década de vida, fase de grandes alterações hormonais, decrescendo com o tempo após este período. A influência hormonal sobre a pele humana é tão importante que há espessamento dérmico e melhora da atrofia epidérmica com aplicação tópica de estrógenos conjugados[3].

A diminuição da espessura da pele decorre da perda de componentes dérmicos, principalmente o colágeno. A perda de colágeno ocorre de forma linear em ambos os sexos. As mulheres iniciam a vida com menor quantidade de colágeno e por isso aparentam envelhecer mais cedo do que os homens. A densidade de colágeno é sempre maior no sexo masculino e resulta da ação dos hormônios androgênicos (Fig. 11.1).

O subcutâneo reage de forma inversa. Sua espessura é geralmente maior em mulheres do que em homens[4], o que confere o aspecto mais arredondado e suave do corpo feminino. Essa diferença entre os sexos tem início na puberdade. Nesse período, a massa de gordura subcutânea aumenta mais que a massa muscular. Após os 12 anos de idade, a massa relativa de gordura subcutânea continua a crescer nas meninas, mas não nos meninos.

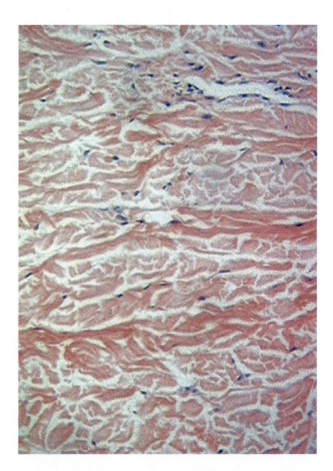

Figura 11.1 – Derme reticular representada por fibras colágenas espessas e entrecruzadas.

Na fase adulta, a distribuição de gordura pelo corpo torna-se ainda mais diferente entre homens e mulheres[5]. Nos homens, a gordura tende a se acumular na região abdominal e na parte superior do corpo, ao passo que nas mulheres localiza-se na parte inferior do corpo, principalmente nas regiões glúteas e femorais. Entretanto, podem-se encontrar mulheres com padrão masculino de distribuição de gordura, com gordura localizada no dorso, abdome e as pernas sem qualquer sinal de lipodistrofia. Essa diferença sexual mantém-se em pacientes obesos e não obesos.

O problema da gordura localizada pode decorrer da atividade da lipase e dos níveis de ácido ribonucleico (RNA, *ribonucleic acid*), que são maiores nos glúteos em mulheres e no abdome nos homens. Essa diferença de atividade enzimática pode influenciar a distribuição e o conteúdo total de gordura.

Há diminuição de gordura em regiões específicas, como face e dorso das mãos, com o passar do tempo. A espessura da camada subcutânea dessas regiões começa a diminuir aos 35 anos de idade na mulher e aos 45 anos nos homens[6], fato este que também colabora na precocidade do aspecto de envelhecimento nas mulheres (Fig. 11.2).

Variação pela Região Anatômica

No mesmo indivíduo há variação de certas características de pele de acordo com a região anatômica. Isso é muito estabelecido para as glândulas sebáceas, cujo número de unidades por área é particularmente alto nas partes superiores do corpo. Na fronte há mais de 300 unidades pilossebáceas/cm^2, no tórax cerca de 60/cm^2 e na região superior do dorso, 80/cm^2. O número de unidades pilossebáceas por centímetro quadrado é importante nos procedimentos de *peelings*, nos quais é necessária a restauração cutânea em tempo hábil.

Outro processo que varia de acordo com a região do corpo é a esfoliação fisiológica da camada córnea, sendo mais alta no antebraço e dorso do que no braço e abdome.

Composição Bioquímica

As diferenças sexuais, na composição bioquímica, estão relacionadas ao processo de envelhecimento. Há diferenças significativas na composição de esfingolipídeos no estrato córneo feminino e consequentemente na hidratação[7]. As influências dos

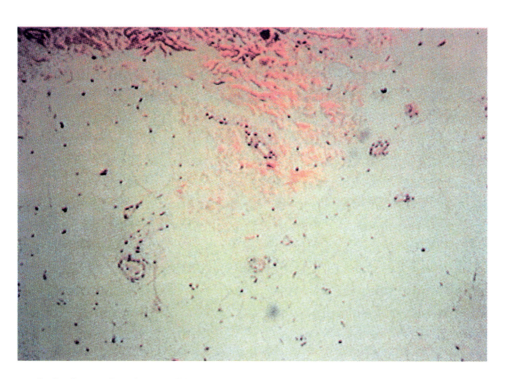

Figura 11.2 – Lóbulo de tecido adiposo delimitado por trave de tecido conectivo, contendo pequenos vasos.

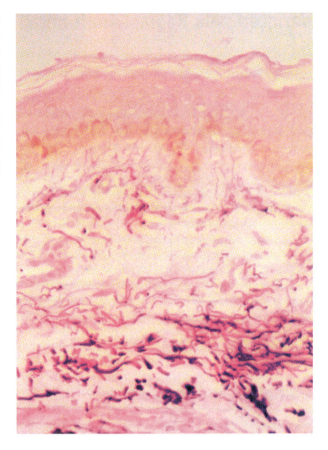

Figura 11.3 – Tecido elástico evidenciado pelo método da orceína com fibras delicadas na derme papilar e mais volumosas na derme reticular.

hormônios femininos ocorrem sobre o estrato córneo e sobre as ceramidas. Esses lipídeos assumem importante papel na função de barreira e permeabilidade de água na epiderme humana. As mulheres apresentam mais problemas de hidratação da pele do que os homens.

Propriedades Mecânicas

Não há diferenças entre os sexos feminino e masculino nas propriedades mecânicas e na hidratação do estrato córneo[8]. Apesar de não haver diferenças sexuais mensuráveis, há melhora da hidratação do estrato córneo e de rugas com o uso de cremes à base de estriol e estradiol[9]. Também não há diferença entre a perda transepidérmica de água entre homens e mulheres.

A elasticidade e a extensibilidade por torção da pele não se alteram com o sexo, apenas a extensibilidade cutânea é maior nas mulheres[10].

A derme feminina apresenta menor resistência à deformação e consequentemente maior flacidez que a pele masculina, em especial por déficit dos componentes estruturais dessa camada (Fig. 11.3).

Diferenças Funcionais

A secreção sebácea é maior no sexo masculino, sendo a composição de ácidos graxos do sebo afetada por andrógenos para ambos os sexos. O maior conteúdo de oleosidade sobre a pele, no sexo masculino, promove maior resistência à pele no dia a dia e durante o processo de envelhecimento (Fig. 11.4).

A incidência de irritação dérmica é maior em mulheres que em homens, possivelmente pela maior exposição feminina a irritantes[11].

Microcirculação

Fatores hormonais afetam o fluxo sanguíneo. Provavelmente, há ação direta dos hormônios sexuais sobre a parede dos vasos sanguíneos, como o estrógeno que induz à vasoconstrição. O fluxo sanguíneo basal é menor em mulheres que em homens. Essa diferença desaparece após os 50 anos de idade[12].

Há alterações estruturais e funcionais da microcirculação com a idade, como a presença de telangiectasias.

Funções Sensoriais

Resposta Termorregulatória

Não há diferenças entre homens e mulheres na resposta ao calor extremo, somente se houver diferença na porcentagem de gordura e no índice de massa corporal. Em contraste, há diferença entre os sexos na resposta ao frio. A tolerância feminina ao frio, no inverno, é maior que a masculina.

Resposta Sensorial à Dor, à Temperatura e à Pressão

A dor pode ser induzida por estímulos mecânicos, elétricos, químicos ou térmicos. As sensações térmica e dolorosa são mediadas por receptores

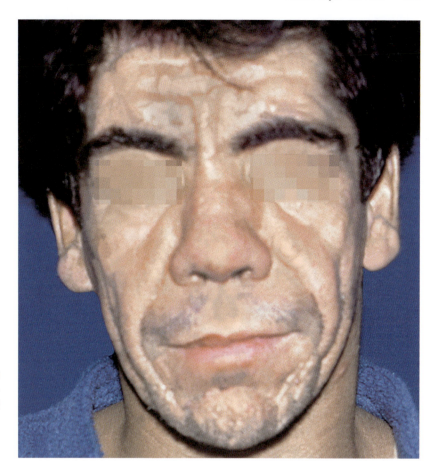

Figura 11.4 – Pele masculina de característica oleosa com espessamento e acentuação de rugas e sulcos. Fototipo IV.

cutâneos que viajam através de fibras nervosas mielinizadas (Aδ) e não mielinizadas (C). Mulheres são mais sensíveis que os homens a pequenas alterações de temperatura e à dor causadas por frio e calor[13].

A dor à temperatura elevada e à picada aumenta com a idade em ambos os sexos. O limiar de dor feminino é menor que o masculino após o final da adolescência até a velhice. As causas incluem diferenças anatômicas de espessura da pele, no fluxo sanguíneo que absorve parte da radiação e na estrutura e função nervosa[14]. O limiar de pressão é menor nas mulheres que nos homens[15].

FOTOTIPOS

A classificação de Fitzpatrick[16] é a mais utilizada para o estabelecimento do fototipo cutâneo. O fototipo de cada indivíduo é determinado pela reatividade da pele à luz solar. Essa classificação é baseada na resposta da pele com formação de eritema decorrente da radiação ultravioleta (UV) (Tabela 11.1).

Os quatro primeiros referem-se aos indivíduos de tipo caucasiano, enquanto os tipos V e VI são mestiços ou negroides. Os fototipos albino e negroide são os dois extremos dessa classificação, visto que os primeiros não sintetizam qualquer pigmento e não têm outra proteção além da hiperqueratose induzida pelo sol e os segundos têm proteção solar maior por bloqueio completo das radiações incidentes.

Pacientes apresentam diferentes reações cutâneas ao sol e essa escala promove boa indicação do grau de fotoenvelhecimento que o indivíduo poderá adquirir, o potencial de discromias após lesão dermoepidérmica, a probabilidade de desenvolver hiperpigmentação pós-inflamatória após procedimentos cirúrgicos, bem como o potencial para hipopigmentação permanente resultante da destruição de melanócitos.

A classificação de Fitzpatrick apresenta seis fototipos. Os fototipos I e II são os indivíduos mais claros e os fototipos V e VI, os indiví-

Tabela 11.1 – Classificação de Fitzpatrick

Fototipo	Cor da pele	Resposta da pele à ultravioleta	DME
I	Branca	Sempre queima / Nunca bronzeia	1,5J/cm^2
II	Branca	Sempre queima / Dificilmente bronzeia	2,5J/cm^2
III	Branca	Às vezes queima / Bronzeia moderadamente	3,5J/cm^2
IV	Marrom	Raramente queima / Bronzeia com facilidade	4,5J/cm^2
V	Marrom-escura	Queima muito raramente / Bronzeia muito facilmente / Indivíduo natural e moderadamente pigmentado	5,5J/cm^2
VI	Negra	Não queima / Bronzeia muito / Indivíduo naturalmente pigmentado	6,5J/cm^2

DME = dose mínima eritematosa.

duos mais escuros. Quanto mais claro for o fototipo, maior será o grau de envelhecimento cutâneo precoce. Em relação à discromia, fototipos claros apresentam maior possibilidade de hipopigmentação, mas menor propensão à hiperpigmentação. Já os fototipos mais escuros apresentam menor grau de envelhecimento cutâneo, porém, alta possibilidade de apresentarem manchas hiperpigmentadas em áreas expostas. Na verdade, os fototipos mais escuros sempre são mais pigmentados em áreas expostas que em áreas cobertas.

TIPOS DE PELE

Pele Normal

A pele normal é aquela que não apresenta lesões visíveis ou sensações de desconforto. Resulta do equilíbrio de vários processos biológicos interdependentes, que incluem queratinização, descamação, perda de água e secreções sebácea e sudorípara. Há harmonia entre vitalidade, elasticidade e cor. A pele normal é definida por critérios funcionais, porém, é importante perceber a heterogeneidade que existe no que se denomina pele "normal". Por exemplo, em determinado indivíduo com pele "normal", a estrutura e a fisiologia diferem de uma região para outra do corpo e sofrerão alteração com a idade.

Pele Oleosa

Esse tipo de pele é comum em adolescentes e adultos jovens.

A pele oleosa aparece na puberdade, comprometendo principalmente a região superior do corpo, na qual há maior número de glândulas sebáceas (Fig. 11.5).

A pele normal produz constantemente sebo e gordura, que constituem emulsão com o suor. Essa camada hidrolipídica recobre a camada córnea e auxilia a coesão, a lubrificação e a proteção da pele. Quando as glândulas sebáceas produzem sebo em excesso, a pele torna-se oleosa.

A pele oleosa é brilhante, espessa ou parecendo espessa, de poros dilatados, em particular na asa do nariz, na altura do zigoma e fronte. A coloração é opaca. A pele oleosa é facilmente irritável, em especial, na região médio-facial, com presença de comedões abertos ou fechados. Nos casos mais graves, os ductos foliculares estão dilatados, podendo inclusive apresentar minúsculas espículas cornificadas salientes, produzindo sensação de aspereza durante o toque (Fig. 11.6).

Pode-se dividir a pele oleosa em resistente e eritrósica. A pele oleosa resistente envelhece menos em comparação aos outros tipos de peles e é difícil para aplicação de maquiagem e cosméticos. A pele eritrósica é avermelhada e muito frágil.

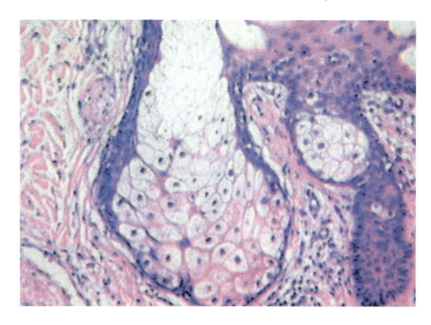

Figura 11.5 – Lóbulo de glândula sebácea adjacente a epitélio folicular, destacando-se os aspectos vacuolado das células centrais e basofílico das células periféricas.

A dermatite seborreica também pode estar presente na pele oleosa. A etiologia é multifatorial e inclui a presença de fungos (*P. ovale*), agentes químicos, como detergentes, e acima de tudo o estresse. É caracterizada pela presença de placas eritematoescamosas, com alto teor de oleosidade, localizadas principalmente na linha do cabelo, nos supercílios, no sulco nasolabial, no

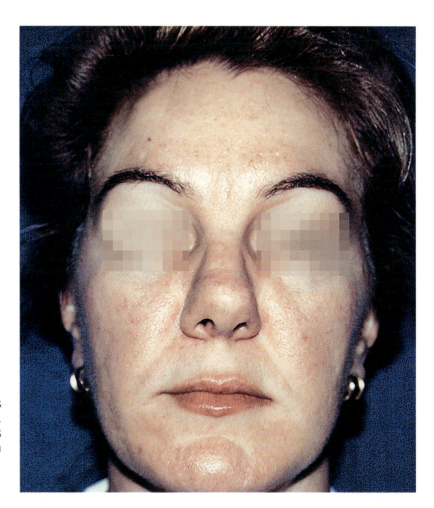

Figura 11.6 – Pele oleosa com poros dilatados, brilho, vermelhidão e vasos. Sendo pele espessa, produz sulcos acentuados e rugas glabelares pela ação muscular. Fototipo II.

mento e na região pré-esternal. O couro cabeludo está quase sempre comprometido, com formação de crostas cobrindo a base dos folículos pilosos. Essas lesões são levemente pruriginosas.

A pele mista constitui frequente variação desse tipo de pele. Caracteriza-se na face pela associação de placas seborreicas (pele espessa com aparência brilhante) e placas de pele seca (atrofia epidérmica e descamação leve).

Sebo

O sebo é composto de glicerídeos, ceras e esteróis. Provém da secreção holócrina das glândulas sebáceas, cujo débito é cerca de $1mg/cm^2/min$. A secreção sebácea está, principalmente, sob controle hormonal, mas também é regulada pela própria quantidade de sebo presente, pela temperatura e pela idade. O papel principal é proteger a pele contra agentes químicos, bactérias e microrganismos, por sua ação bactericida e fungistática.

O ciclo de uma célula sebácea é cerca de duas semanas e o tempo médio que decorre entre a síntese e a emissão de lipídeos é de oito dias. A secreção é máxima aos 20 anos de idade e decresce gradualmente mais nas mulheres que nos homens.

Pele Seca

A definição de pele seca pode significar oposição à pele oleosa ou à pele hidratada. Essa ambiguidade de definição causa certa confusão e dificuldade na escolha do tratamento. O fato é que a pele seca apresenta déficit de água e lipídeos, como é possível encontrar tipo particular de pele *oleosa desidratada*.

A pele seca é caracterizada pela sensação de estiramento, com presença de aspereza e descamação. De forma geral, há diminuição da função de barreira e consequente aumento no fluxo passivo de perda de água transepidérmica (TEWL, *transepidermal water loss*). Os dois fenômenos principais envolvidos nesse processo incluem a desidratação do estrato córneo – quando o conteúdo de água cai abaixo de 10%, com decréscimo importante da plasticidade e problemas de queratinização – e alterações na coesão dos corneócitos que afetam o metabolismo cutâneo normal.

Como dito anteriormente, a pele seca apresenta distúrbios das propriedades de barreira. Há perda de elasticidade, alteração das propriedades biomecânicas e aumento de permeabilidade. As alterações de barreira tornam a pele seca fragilizada, a qual não retém a perspiração e dificilmente consegue defender-se da invasão de moléculas ou microrganismos. A pele seca é caracterizada por secura da pele, descamação e frequentemente epiderme quebradiça ou fissurada (Fig. 11.7).

A pele seca pode resultar do fotoenvelhecimento, apresentando características actínicas; pode ser senil com produção sebácea insuficiente ou mesmo em consequência de alterações ambientais, como atmosferas frias, baixa umidade relativa e ar condicionado.

A pele seca pode ser subdividida em dois grandes grupos: pele seca adquirida e pele seca constitucional. A *pele seca adquirida* pode resultar da pele normal ou mesmo da pele oleosa. Os principais fatores que causam o ressecamento da pele incluem a radiação UV; exposição a situações climáticas extremas como frio, calor, vento e secura; exposição a agentes químicos como detergentes e solventes e produtos tópicos como retinoides (Fig. 11.8).

A *pele seca constitucional* inclui vários tipos de pele seca, sendo as mais graves provenientes de patologias. Pode-se subdividir esse grupo em pele sensível, pele senil e pele seca *minor*. A pele sensível é intermediária entre a pele seca e a pele normal, que são mais frequentemente encontradas em pessoas com pele muito delicada. Em geral, há eritema ou rosácea e sensibilidade a agentes externos. O ressecamento é uma das características da pele senil, que se manifesta em todos os níveis. A pele seca *minor* (*xerosis vulgaris*), de provável causa genética, é quase sempre encontrada em mulheres, em geral, aquelas de fototipo muito claro, afetando principalmente a face, o dorso das mãos e os membros.

As alterações patológicas da pele incluem doenças como ictioses e pele seca resultante de dermatite atópica. As ictioses resultam de problemas com o processo de queratinização, que se manifestam por descamação anormal com alteração da função de barreira. A dermatite atópica resulta de defeitos no metabolismo de

Classificação da Pele – 165

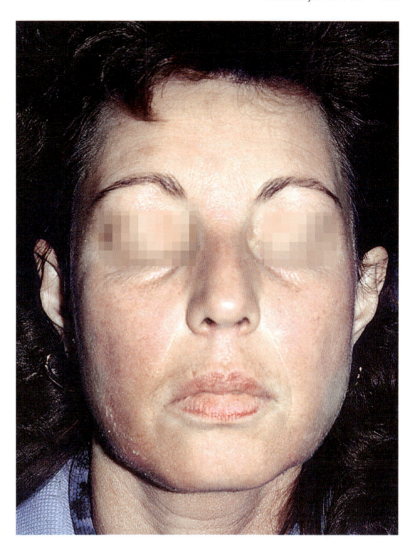

Figura 11.7 – A pele seca é sensível ao ambiente. A presença de telangiectasias na região lateral da face e a descamação são características da alta fragilidade desse tipo de pele. Fototipo I.

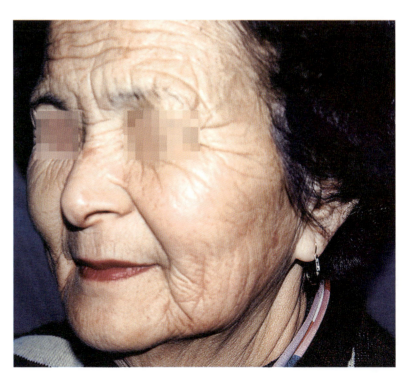

Figura 11.8 – Pele oriental com envelhecimento e rugas. O comprometimento solar, neste tipo de pele, foi intenso e produziu vários tipos de rugas. Fototipo III.

ácidos graxos essenciais. Apresenta-se como xerose difusa com lesões em placas inflamatórias e pruriginosas.

PELE COM ALTERAÇÃO CIRCULATÓRIA

A pele com alteração de vascularização é caracterizada por rubor e cuperose. Esses distúrbios cutâneos resultam de comprometimento dos pequenos vasos com trombose e ectasia. A fragilidade capilar decorre de fatores vasculares e sanguíneos. As telangiectasias são dilatações de pequenos vasos, cujo trajeto se torna visível a olho nu sob a forma de estrias lineares, de finas redes, de placas circunscritas ou de estrelas vasculares. Apagam-se à vitropressão e na face apresentam aspecto de cuperose.

ALTERAÇÃO DA PELE COM A IDADE

Durante o processo de envelhecimento, a pele sofre alterações genéticas e ambientais. As alterações ambientais resultam principalmente dos efeitos da radiação UV. Esse comprometimento afeta, em especial, a derme.

Inicialmente, há redução da espessura da derme a partir dos 50 anos de idade em ambos os sexos. Observa-se também substituição de feixes finos de colágeno por mistura de água e glicosaminoglicanos na derme papilar, especialmente na pele com fotoenvelhecimento, apesar de ser encontrada em pele não exposta[17].

Essas alterações, que aparecem com a idade, manifestam-se em nível químico, na qualidade e na quantidade de proteínas estruturais, proteoglicanos e ácido hialurônico. Por exemplo, o colágeno do tipo III, que representa quantidade significante do conteúdo de colágeno na fase embriológica, é parcialmente substituído por colágeno do tipo I desde o desenvolvimento precoce. Na idade adulta, todos os tipos de colágeno encontrados na derme diminuem, afetando a espessura da pele. Há também decréscimo de proteoglicanos e ácido hialurônico durante esta fase[18].

Esses fenômenos, que são acentuadamente agravados pela exposição à radiação UV, produzem alterações das propriedades biomecânicas da pele e o consequente aparecimento de rugas. De fato, a aparência flácida e cheia de rugas da pele envelhecida coincide com a deterioração das propriedades mecânicas do tegumento. Há decréscimo linear da flexibilidade com a idade. A tensão da pele aumenta até a adolescência, seguida por rápido decréscimo com a idade. A partir da puberdade há menor elasticidade na pele em todos os indivíduos normais. Essas alterações são comprovadas à medida que há estresse mecânico, em razão do qual a pele demora mais para retornar ao estado normal em indivíduos mais velhos que em mais jovens.

PELE ENVELHECIDA

O envelhecimento da pele é caracterizado por secura associada à sensação tátil de rugosidade, perda de firmeza, presença de rugas, pigmentação irregular e lesões proliferativas. Esse quadro é acelerado pela exposição crônica ao sol.

Pela análise histológica há achatamento da junção dermoepidérmica, apagamento das papilas dérmicas e das cristas epidérmicas, alargamento dos espaços intercelulares, diminuição do número de melanócitos ativos e das células de Langerhans. A derme apresenta diminuição de espessura; as finas fibras de elastina são fragmentadas e desaparecem e as grossas fibras de colágeno se espessam. A hipoderme apresenta dilatação dos vasos com espessamento da parede e perda da capacidade metabólica dos adipócitos.

A camada córnea privada de água torna-se quebradiça, com aparecimento de microfissuras que aumentam ainda mais a perda transepidérmica de água e diminuem as propriedades de barreira.

PELE COM FOTOENVELHECIMENTO

Os raios UV provocam alterações da epiderme e da derme. Clinicamente, o estrato córneo torna-se espesso, escamoso e as linhas microdepressio-

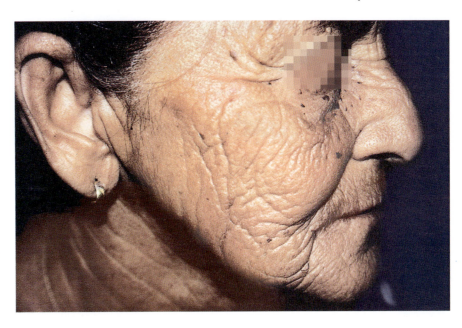

Figura 11.9 – Pele envelhecida em indivíduo de fototipo escuro. A pele é excessivamente seca e endurecida, com alterações de cor, textura e relevo. Fototipo V.

nárias mudam de aspecto, tornando-se espessas em alguns lugares e profundas em outros. A epiderme mostra-se irregular com zonas hiperqueratóticas, com distúrbios de pigmentação e discromias. A derme sofre alterações estrutural e morfológica de forma intensa. Os feixes de colágenos são agrupados em aglomerados compactos e as fibras elásticas se espessam e se fragmentam (Fig. 11.9).

PELE COM DISCROMIAS

As discromias são classificadas em hiperpigmentações e hipopigmentações ou acromias. As causas desse tipo de alteração são as variações na concentração de melanina. As hiperpigmentações podem ter causas orgânicas ou resultar da ação dos raios UV, do calor, da pressão ou de pequenos traumas repetidos (Fig. 11.10). As hipopigmentações resultam de déficit na produção de melanina.

UMA CLASSIFICAÇÃO MODERNA DOS TIPOS DE PELE

Uma das características fascinantes dos tipos de pele é que indivíduos de diferentes raças podem apresentar um mesmo tipo de pele.

Segundo a Dra. Leslie Baumann[19] existem quatro fatores determinantes: hidratação, sensibilidade, pigmentação e se a pele está enrugada ou firme.

O modo como os quatro fatores se combinam entre si produz certas tendências comumente observadas. Segundo a nova classificação de Leslie Baumann, existem 16 tipos de pele:

1. Oleosa, sensível, pigmentada, enrugada.
2. Oleosa, sensível, pigmentada, firme.
3. Oleosa, sensível, não pigmentada, firme.
4. Oleosa, sensível, não pigmentada, firme.
5. Oleosa, resistente, pigmentada, enrugada.
6. Oleosa, resistente, pigmentada, firme.
7. Oleosa, resistente, não pigmentada, enrugada.
8. Oleosa, resistente, não pigmentada, firme.
9. Seca, sensível, pigmentada, enrugada.
10. Seca, sensível, pigmentada, firme.
11. Seca, sensível, não pigmentada, enrugada.
12. Seca, sensível, não pigmentada, firme.
13. Seca, resistente, pigmentada, enrugada.
14. Seca, resistente, pigmentada, firme.
15. Seca, resistente, não pigmentada, enrugada.
16. Seca, resistente, não pigmentada, firme.

O sistema Baumann de classificação de tipos de pele auxilia o profissional de saúde a determinar o tipo de pele de seu paciente e a embasar seu esquema terapêutico, permitindo uma indicação mais precisa e correta dos produtos e tratamentos indicados.

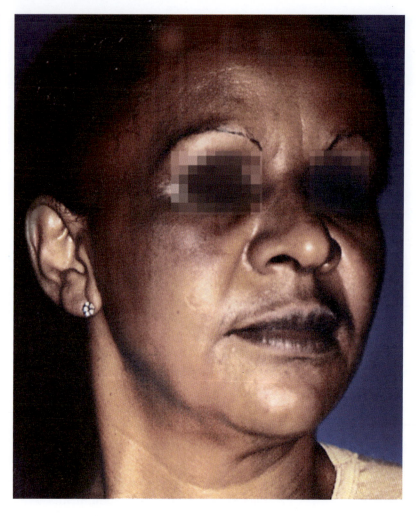

Figura 11.10 – A pele escura apresenta maior propensão a discromias, principalmente hipercromia. Notar a acentuação da pigmentação nas regiões frontal, malar e do lábio superior. Fototipo VI.

ALTERAÇÕES FISIOLÓGICAS E PATOLÓGICAS

Para melhor classificar as alterações da pele, pode-se ter como base a descrição das características do tegumento, orientando-se pelos seguintes aspectos: alterações de cor, formações sólidas, coleções líquidas, alterações da espessura, perdas teciduais. Serão descritas as alterações de cor e de espessura, as principais para a medicina estética.

Alterações de Cor

As alterações da cor da pele sem relevo ou depressão são denominadas manchas ou máculas. Há dois grupos de manchas: as vasculossanguíneas e as pigmentares. As manchas vasculossanguíneas originam-se de congestão, dilatação ou constrição dos vasos sanguíneos da derme; podem também resultar do extravasamento de hemácias. São divididas em eritemas, lividez, manchas angiomatosa e anêmica, telangiectasia e púrpura.

O eritema inclui cianose, rubor, enantema, exantema, eritemas figurados e eritrodermia. A cianose é o eritema arroxeado, pela congestão venosa ou passiva, acompanhada de diminuição da temperatura. O rubor é o eritema rubro, por vasocongestão ativa ou arterial, com aumento de temperatura. Enantema é o eritema que compromete mucosas. O exantema pode ser morbiliforme, rubeoliforme ou escarlatiniforme. Os eritemas figurados podem ter várias formas, porém, com limites bem definidos. A eritrodermia é o eritema generalizado, crônico, persistente e frequentemente acompanhado de descamação.

A lividez é de tom chumbo pálido ou azulado, de temperatura fria, por isquemia. A mancha angiomatosa pode desaparecer com a pressão e resulta de neoformação névica de capilares na derme. É permanente e plana. A mancha anêmica é esbranquiçada e resulta de agenesia vascular; deve-se diferenciar da hipocromia. Telangiectasias são lesões filamentares, sinuosas em consequência da presença de capilares dilatados na derme. A púrpura provém do extravasamento de hemácias na derme, apresentando coloração arroxeada evoluindo para verde-amarelada.

As manchas pigmentares resultam da ausência, do aumento ou da diminuição do cromóforo melanina ou do depósito de outros pigmentos na derme, como o β-caroteno. Podem ser divididas em leucodermia e hipercromia. A leucodermia pode ser subdividida em acromia ou hipocromia, ou seja, a ausência ou a diminuição da melanina, respectivamente. A hipercromia apresenta coloração variada e é causada pelo aumento de melanina ou depósito de outro pigmento, como bilirrubina ou carotenos.

As alterações de espessura incluem queratose, liquenificação, edema, infiltração, esclerose, atrofia e cicatriz. A queratose é o espessamento da pele, duro, inelástico, de cor amarelada e de superfície eventualmente áspera; resulta do aumento da camada córnea. A liquenificação é decorrente do aumento da epiderme, com espessamento, acentuação dos sulcos, formando quadriculado retiforme. O edema é aumento depressível da cor da pele ou rosado e resulta do acúmulo de líquido na derme e/ou hipoderme. A infiltração origina-se de infiltrado celular na derme, podendo estar acompanhado de eritema e edema discretos. A esclerose é o aumento da consistência da pele de característica coriácea. O pregueamento é difícil e a colocação pode ser hipo ou hipercrômica. Resulta da alteração do colágeno. A atrofia é o adelgaçamento localizado ou difuso da pele. A diminuição provém da redução do número de constituintes da pele. A atrofia linear é chamada de víbice ou estria. A cicatriz é, em geral, uma lesão lisa, plana, saliente ou deprimida. Não é pele, pois não apresenta sulcos, poros e pelos. Pode ser móvel, aderente ou retrátil. Apresenta frequentemente atrofia com fibrose e discromia.

QUESTÕES

1. Qual é a classificação mais utilizada para o estabelecimento do fototipo cutâneo?
2. Quais são os principais tipos de pele?
3. Qual é a constituição do sebo?
4. Quais são as principais alterações da pele com a idade?
5. Como são classificadas as discromias?

REFERÊNCIAS

1. SEIDENARI, S.; PAGNONI, A.; DI NARDO A.; GIANNETTI, A. Echographic evaluation with image analysis of normal skin: variations according to age and sex. *Skin Pharmacol.*, v. 7, p. 201-209, 1994.
2. ESCOFFIER, C.; DE RIGAL, J.; ROCHEFORT, A. et al. Age-related mechanical properties of human skin: An in vivo study. *J. Invest. Dermatol.*, v. 93, p. 353-357, 1989.
3. MAHEUX, R.; NAUD, F.; RIOUX, M. et al. A randomized, double-blind, placebo-controlled study on the effect of conjugated estrogens on skin thickness. *Am. J. Obstet. Gynecol.*, v. 170, p. 642-649, 1994.
4. HATTORI, K.; OKAMOTO, W. Skinfold compressibility in Japanese university students. *Okajimas Folia Anat. Jpn.*, v. 70, p. 69-78, 1993.
5. ARNER, P.; LITHELL, H.; WAHRENBERG, H.; BRONNEGARD, M. Expression of lipoprotein lipase in different human subcutaneous adipose tissue regions. *J. Lipid Res.*, v. 32, p. 423-429, 1993.
6. LEVEQUE, J. L.; CORCUFF, P.; DE RIGAL, J.; AGACHE, P. In vivo studies of the evolution of physical properties of the human skin with age. *Int. J. Dermatol.*, v. 18, p. 322-329, 1984.
7. DENDA, M.; KOYAMA, J.; HORI, J. et al. Age and sex dependent change in stratum corneum sphingolipids. *Arch. Dermatol. Res.*, v. 285, p. 415-417, 1993.
8. JEMEC, G. B. E.; SERUP, J. Scaling, dry, skin and gender. *Acta Derm. Venereol. (Stockh.)*, v. 177, suppl., p. 26-28, 1992.
9. SCHMIDT, J. B.; BINDER, M.; MACHEINER, W. et al. Treatment of skin ageing symptoms in perimenopausal females with estrogen compounds: a pilot study. *Maturitas*, v. 20, p. 25-30, 1994.
10. AURIOL, F.; VAILLANT, L.; MACHET, L. et al. Effects of short time hydration on skin extensibility. *Acta Dermatol. Venerol. (Stockh.)*, v. 73, p. 344-347, 1993.
11. WILHELM, K. P.; MAIBACH, H. I. Factors predisposing to cutaneous irritation. *Dermatol. Clin.*, v. 8, p. 17-22, 1990.
12. MAYROVITZ, H. N.; REGAN, M. B. Gender differences in facial skin blood perfusion during basilar and heated conditions determined by laser Doppler flowmetry. *Microvasc. Res.*, v. 45, p. 211-218, 1993.
13. MEH, D.; DENISLIC, M. Quantitative assessment of thermal and pain sensitivity. *J. Neurol. Sci.*, v. 127, p. 164-169, 1994.
14. PROCACI, P.; BOZZA, G.; BUZZELLI, G.; DELLA CORTE, M. The cutaneous pricking pain threshold in old age. *Geront. Clin.*, v. 12, p. 213-218, 1970.

15. WEINSTEIN, S.; SERSEN, E. Tactual sensitivity as a function of handedness and laterality. *J. Comp. Physiol. Psychol.*, v. 54, p. 665-669, 1961.
16. FITZPATRICK, T. The validity and practicality of sun-reactive skin types I through VI. *Arch. Dermatol.*, v. 124, p. 869-871, 1998.
17. DE RIGAL, J.; ESCOFFIER, C.; QUERLEUX, B. et al. Assessment of aging of the human skin in vivo ultrasonic imaging. *J. Invest. Dermatol.*, v. 5, p. 621-625, 1989.
18. PIERARD, G. E.; LAPIERE, Ch. M. Structure et fonction du derme et de l'hipoderme. In: PRUNIERAS, M. (ed.). *Précis de Cosmétologie Dermatologique*. Paris: Masson, 1989. p. 37-50.
19. BAUMANN, L. *Pele Saudável: a fórmula perfeita para o seu tipo de pele*. Rio de Janeiro: Elsevier, 2007.

LEITURA COMPLEMENTAR

SAMPAIO, S. A. P.; CASTRO, R. M.; RIVITTI, E. A. *Dermatologia Básica*. 3. ed. São Paulo: Artes Médicas, 1987.

Capítulo 12

Pele do Neonato

Maurício de Maio

SUMÁRIO

A pele do neonato é bem diferente da pele dos adultos. É mais fina – cerca de metade da espessura da pele de um adulto –, tem menos pelos, as glândulas que produzem o suor ainda são imaturas e as células que produzem a coloração da pele estão em menor atividade.

Por tudo isso, a pele da criança é muito sensível ao calor e à luz do sol, precisando ser constantemente protegida. É muito comum o aparecimento de pápulas (entupimento das glândulas sudoríparas), principalmente no calor. Com o suor obstruído em função dessas pápulas, cria-se uma inflamação, causando irritação na pele.

A espessura da pele também se encontra diminuída, resultando em uma taxa de absorção maior de substâncias, sejam tóxicas ou não. Deve-se tomar muito cuidado com o que passar na pele do neonato, pois pode haver o desenvolvimento de bolhas ou feridas ao ser exposta ao calor, irritantes químicos, traumatismo ou doenças inflamatórias.

HOT TOPICS

- Período neonatal corresponde à fase entre o nascimento e o final de quatro semanas de vida.
- A pele representa a primeira barreira do corpo contra infecções, ressecamento, entrada de substâncias, perda de fluido corporal e choques mecânicos.
- A epiderme é originada da ectoderme embrionária e é formada por células epiteliais dispostas em quatro camadas.
- As três células básicas que compõem a epiderme são: queratinócitos, melanócitos e células de Langerhans.
- As glândulas sudoríparas são imaturas até a 36ª semana e tornam-se ativas apenas duas semanas após o nascimento.
- A derme possui origem mesodérmica e apresenta todas as suas estruturas já ao término da gestação.
- A hipoderme deriva da mesoderme embrionária, acumulando lipídeos nos adipócitos somente a partir do 3º mês de gestação.
- As principais funções da hipoderme são: depósito calórico, proteção contra variações térmicas, proteção contra choques mecânicos.
- As glândulas encontradas na pele correspondem às glândulas sudoríparas, sebáceas e apócrinas, que só irão funcionar ativamente na puberdade.
- A pele do recém-nascido é estéril ao nascimento, só iniciando sua colonização a partir das primeiras horas de vida.
- É frequente a presença de lanugem na pele do neonato, que corresponde a pelos delicados e finos, principalmente na testa, na bochecha, nos ombros e nas costas. Caem em cerca de uma semana.
- A epiderme e a hipoderme do neonato são mais delgadas do que no adulto, facilitando

o aparecimento de exulcerações e bolhas ao mínimo trauma.
- Ao nascimento, todas as estruturas da pele estão presentes, porém, muitas de suas funções são imaturas.
- O neonato apresenta baixo nível de melanina ao nascimento, sendo mais suscetível aos efeitos prejudiciais do sol.

INTRODUÇÃO

O período neonatal é aquele que está compreendido entre o nascimento e o final de quatro semanas de vida[1].

Nessa fase, a pele inicia as funções de regulação de temperatura e barreira contra infecções. Por possuir diferenças anatômicas e fisiológicas quando comparada à pele do adulto, é considerada imatura nesse período. O estudo particularizado da pele do neonato é importante para os profissionais que atuam sobre ela, seja no direto manuseio ou na aplicação de produtos.

PELE

A pele é um órgão de proteção que possibilita a adaptação do ser humano ao meio ambiente, recobre toda a superfície corporal, correspondendo a mais de 15% do peso de um ser humano[2]. A pele tem importante função no controle da temperatura corporal; participa na sensibilidade ao toque, ao calor e ao frio, atua na produção da vitamina D, secreta queratina, melanina, sebo e suor e excreta água e eletrólitos através das glândulas écrinas[3].

A pele é a primeira barreira do corpo contra infecções, ressecamento, entrada de substâncias estranhas, perda de fluido corporal e protege os tecidos mais profundos de choques mecânicos vindos do meio ambiente[4].

A maturidade da pele está relacionada à idade gestacional e, portanto, o recém-nascido pré-termo é mais suscetível ao aparecimento de vesículas e lesões na pele, em resposta ao calor, aos irritantes químicos e aos atritos mecânicos[3].

EPIDERME

A epiderme origina-se da ectoderme embrionária e é formada por células epiteliais, que se dispõem em quatro camadas. As camadas epidérmicas aumentam gradativamente e as células vão se diferenciando até que, no 5º mês de desenvolvimento, a epiderme fetal já possui todas as características definitivas da pele, embora necessite de desenvolvimento e diferenciação para adquirir as propriedades da pele madura[5].

A epiderme é um tecido epitelial estratificado córneo, composto de três células básicas: queratinócitos, produtores de queratina, que é o complexo proteico formador da camada córnea da epiderme, dos pelos e das unhas; melanócitos, sintetizadores e armazenadores de melanina, a qual é a substância responsável pela pigmentação da pele; células de Langerhans, as quais têm capacidade imunológica porque são células fagocitárias. As camadas são divididas em basal, espinhosa ou de Malpighi, granulosa e camada córnea, que é a mais superficial. É considerada a camada morta da pele[4].

No 2º mês de desenvolvimento do embrião, surgem as unhas; no 3º mês, as glândulas écrinas; entre o 3º e o 4º mês, os folículos pilosos; e, no 4º mês, as glândulas sebáceas e apócrinas. Ao final do 2º trimestre, as glândulas sudoríparas e sebáceas, os folículos pilosos, os capilares e as terminações nervosas estão completamente formados[6]. As glândulas sudoríparas, embora anatomicamente desenvolvidas na 28ª semana de gestação, funcionalmente são imaturas até a 36ª semana e tornam-se ativas apenas duas semanas após o nascimento[7]. A epiderme renova-se constantemente a partir da camada mais profunda para a mais superficial, sendo a responsável pela função de barreira da pele contra infecções, ressecamento, entrada e perda de substâncias[8].

DERME

A derme, de origem mesodérmica, apresenta todas as estruturas ao término da gestação: vasos sanguíneos e linfáticos, plexos nervosos, glândulas sudoríparas e unidades pilossebáceas[2].

A derme do recém-nascido possui diferentes arranjos de fibras colágenas e elásticas. A derme é composta de 70% de colágeno, sintetizado pelos fibroblastos, juntamente com as fibras elásticas e reticulares que compõem a camada intermediária da pele[4]. Essa camada confere à pele as características protetoras contra as forças de compressão e estiramento vindas do meio ambiente[8]. É a camada responsável pelas propriedades biomecânicas da pele.

HIPODERME

Apesar de não ser considerada parte da pele, a hipoderme apresenta importância marcante no neonato e será sumariamente descrita neste capítulo.

A hipoderme deriva da mesoderme embrionária, iniciando sua formação no 5º mês de gestação. Acumula lipídeos nos adipócitos somente a partir do 3º trimestre de gestação. Por esse motivo, o suprimento gorduroso no recém-nascido pré-termo é insuficiente para proteger a superfície de seu corpo e, consequentemente, há maior dificuldade para manutenção térmica[3].

A hipoderme é constituída de lóbulos de células adiposas, além de fibras elásticas, um feixe de tecido conectivo, vasos sanguíneos e linfáticos, nervos e parte dos folículos pilosos e das glândulas sudoríparas[2].

A hipoderme varia de espessura nas diferentes áreas do corpo, sendo abundante no abdome e nos glúteos e escassa no nariz e no esterno[4]. Além disso, a adiposidade do tecido subcutâneo depende do estado nutricional do indivíduo e, em geral, aumenta com a idade em ambos os sexos[9].

Além de ser um depósito calórico, a hipoderme protege o organismo das variações térmicas e dos traumas do meio externo. Portanto, a hipoderme é importante fonte calórica para o organismo em caso de jejum prolongado e constitui uma barreira contra variações térmicas e forças de compressão e estiramento, vindas do meio externo[8].

ANEXOS CUTÂNEOS

As glândulas sebáceas estão dispostas por toda a superfície cutânea, com exceção das regiões palmares e plantares. Embora sejam funcionantes durante a infância, só atingem plenitude operacional com os hormônios puberais. As glândulas sudoríparas écrinas existem em toda a pele, sendo mais abundantes nas axilas, palmas das mãos e solas dos pés. São importantes na perda do calor por evaporação, podendo interferir no equilíbrio hidroeletrolítico. As glândulas apócrinas só funcionam ativamente na puberdade.

TATO

Ao nascer, a criança sai de um ambiente totalmente protegido para enfrentar ambientes e sensações completamente novos, salvo a resposta à estimulação tátil dos lábios e da face, que se inicia com a vida fetal. O tato se desenvolve com o tempo no sentido cefalocaudal. No recém-nascido, uma picada de alfinete, por exemplo, provoca resposta fraca, traduzida por movimento no membro tocado. Em cerca de uma semana, a resposta torna-se mais intensa, com choro, movimentos generalizados e retirada do membro estimulado. Já no prematuro, essas reações são quantitativamente mais fracas[10].

PELE DO RECÉM-NASCIDO

A pele do recém-nascido é estéril ao nascimento, iniciando sua colonização a partir das primeiras horas de vida. A presença de material contaminado no berçário, indivíduos portadores de infecções cutâneas, excesso de população e utilização de sabões e soluções antissépticas, que modificam a flora microbiana da pele, são alguns dos fatores ambientais que podem levar o recém-nascido a desenvolver infecções de pele, que são relativamente frequentes nesse período.

Logo ao nascer, a pele do neonato apresenta-se lisa, aveludada e edemaciada, principalmente ao redor dos olhos, nas pernas, dorso das mãos e dos pés e no escroto ou lábios[1] (Fig. 12.1). Em prematuros é comum edema duro, não depressível, localizado em membros inferiores, genitais e porção inferior do abdome, que regride em alguns dias. No prematuro e principalmente no feto pequeno para idade gestacional, a pele pode dar a impressão de estar em "excesso", formando rugas e pregas com tecido celular subcutâneo escasso. A pele adquire facilmente aspecto marmóreo quando exposta ao frio[11]. Além disso, está coberta por substância cremosa, branco-acinzentada, chamada verniz caseoso, uma mistura de sebo e células descamativas, cuja função deve ser a mesma que existe em outros animais, ou seja, lubrificante, ajudando a expulsão na hora do parto, e de proteção contra infecções após o nascimento. Esse material cremoso recobre o recém-nascido em quantidades variáveis, podendo ser quase nulo no pós-maturo, e acumula-se nas dobras da pele, sendo absorvido lentamente e desaparecendo, em geral, após 12h de vida.

Lanugens são pelos delicados e finos presentes na pele, especialmente na testa, nas bochechas, nos ombros e nas costas. Essa penugem cai em cerca de uma semana, podendo, às vezes, permanecer por mais tempo. Os cabelos são finos e geralmente esparsos. Algumas crianças nascem com vasta cabeleira, que cai ao fim de um a dois meses, enquanto novo cabelo começa a nascer lentamente[12] (Fig. 12.1).

Glândulas sebáceas distendidas ou mílio aparecem como pápulas brancas pontilhadas nas bochechas, no queixo e no nariz e, quase sempre, desaparecem espontaneamente em poucas semanas. A sudâmina corresponde a glândulas sudoríparas distendidas (écrinas) que causam minúsculas vesículas na superfície, especialmente na face, que começam a funcionar de forma gradual. A sudorese de face e tronco aparece entre dois e seis dias de vida, enquanto a palmoplantar só está plena entre os dois e três meses de idade[11].

Inicialmente, a pele tem coloração levemente azulada, passando em poucas horas a róseo-avermelhada em recém-nascidos de raça branca, a marrom-rosada nos recém-nascidos de raça negra, ou até outras variações de coloração, que dependem muito da origem racial e familiar do bebê[1]. A pele róseo-avermelhada ao nascimento sofre variações de tonalidade, tanto por deficiência do mecanismo de regulação térmica, quanto por imaturidade de centros hipotalâmicos, responsáveis pela regulação do tônus vascular periférico. Nos primeiros dias de vida, o recém-nascido pode apresentar cianose nas mãos, nos pés e no perioral, principalmente quando exposto ao frio, em razão da má circulação com hipóxia local, sem significado patológico[12]. Por volta do 2º ou 3º dia de vida, ocorre descamação fisiológica que se completa totalmente até a 3ª semana, carregando junto o verniz caseoso, e a pele torna-se avermelhada assumindo, em poucos dias, um tom mais natural (adquire a coloração própria da raça da criança) e torna-se mais seca[1].

As unhas, em geral, ultrapassam as pontas dos dedos, o que também ocorre em prematuros. Porém, nos pós-maturos podem ser bem mais longas[10].

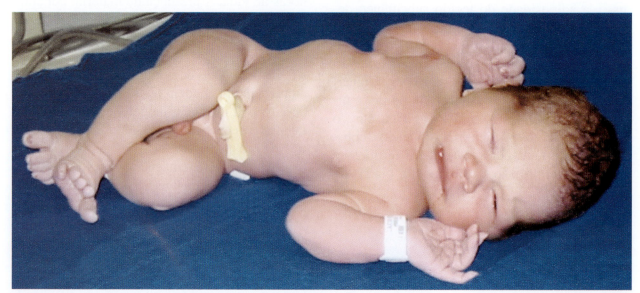

Figura 12.1 – Neonato a termo (1h após o nascimento).

Diferenças da Pele do Neonato e do Adulto

Existem diferenças anatômicas, fisiológicas, bioquímicas e imunológicas entre a pele do neonato e a da criança maior e do adulto. Comparativamente, a epiderme e a hipoderme são mais delgadas, há menor cornificação e a coesão intracelular é deficiente, facilitando o aparecimento de exulcerações e bolhas ao mínimo trauma. Os anexos cutâneos são imaturos, permitindo maior incidência de miliária e diminuição das secreções sudorífera e sebácea. A precariedade da lubrificação cutânea facilita maior suscetibilidade da pele aos irritantes externos (Fig. 12.2). Entretanto, a permeabilidade cutânea não está alterada na pele íntegra do neonato a termo, com exceção da região escrotal. O neonato, em decorrência da resposta imunológica deficiente, é mais suscetível a infecções bacterianas e tem menor resposta antigênica aos alérgenos de contato[12].

Ao nascimento, todas as estruturas da pele estão presentes, porém, muitas de suas funções são imaturas[8].

A partir da 24ª semana, até o término da gestação, ocorre aumento constante da espessura e do número de camadas da epiderme. Portanto, o recém-nascido pré-termo possui pele imatura que se caracteriza por possuir estrato córneo fino, menos denso e deficiente em queratina. O estrato córneo de recém-nascido a termo (de 36 a 40 semanas de gestação) já é bem desenvolvido, possui muitas camadas celulares e é marcadamente queratinizado, não sofrendo grandes mudanças com o passar dos dias[6].

A pele do recém-nascido a termo apresenta a mesma relação de absorção percutânea/cm^2 às drogas, comparada à pele de adultos, com níveis semelhantes para dióxido de carbono e perda de água transepidérmica[13]. Agora, toda substância em contato com a pele do recém-nascido, de idade gestacional inferior a 34 semanas, é rapidamente absorvida, atingindo a circulação sistêmica. Por isso, é necessária a máxima cautela ao aplicar produtos com componentes farmacologicamente ativos na pele do prematuro[14].

A hipoderme do neonato é fina e escassa em lipídeos e, por isso, confere pouca mobilidade à pele[15].

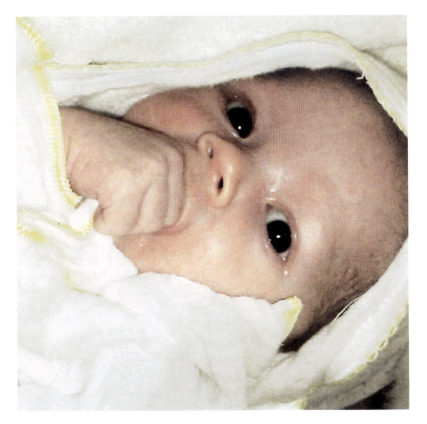

Figura 12.2 – Neonato a termo após o banho (27 dias após o nascimento). Notar vasodilatação cutânea.

A imaturidade de epiderme, derme e hipoderme faz com que a pele do neonato seja frágil e muito suscetível às lesões, sendo ineficiente como barreira contra toxinas e para preservar fluidos corporais. É particularmente sensível às lesões mecânicas e físicas, hiper ou hipotermia, isquemia e necrose por pressão e desidrata-se rapidamente. Além disso, a pele imatura é pouco hábil na resposta ao frio, por possuir pouca gordura subcutânea e resposta insuficiente do sistema nervoso[15] (Fig. 12.2). Em razão dos altos níveis de andrógenos maternos, as glândulas sebáceas são muito ativas na vida fetal e tardia nos primeiros meses de vida[1].

As glândulas écrinas, que produzem suor em resposta ao calor ou a estímulos emocionais, não funcionam ao nascimento, tornando-se ativas em poucos dias. Produzem suor em resposta a temperaturas mais altas que as necessárias para o adulto suar. As glândulas apócrinas permanecem pequenas e não funcionam até a puberdade[8].

As fases de crescimento dos folículos pilosos, quase sempre ocorrem simultaneamente ao nascimento. Durante os primeiros meses, a sincronia entre a perda e o crescimento de cabelo é rompida, podendo ocorrer crescimento exagerado de cabelo ou alopecia temporária[1].

Em consequência do baixo nível de melanina ao nascimento, o recém-nascido tem a pele mais clara do que quando for uma criança maior. Isso implica em o recém-nascido ser mais suscetível aos efeitos prejudiciais do sol[1].

QUESTÕES

1. Quais são as principais funções da pele no neonato?
2. Qual a aparência da pele do neonato ao nascimento?
3. Qual é o aspecto da pele dos prematuros?
4. Qual é a composição da hipoderme?
5. Como ocorre o desenvolvimento do tato?
6. Quais são as principais diferenças entre a pele de um neonato e a de um adulto?

REFERÊNCIAS

1. OBADIA, I. *Cadernos de Terapêutica em Pediatria*. Rio de Janeiro: Cultura Médica, 1998. p. 1-10.
2. SAMPAIO, S. A. P. *Dermatologia Básica*. 2. ed. São Paulo: Artes Médicas, 1990. p. 1-18.
3. GORDON, M.; MONTGOMERY, L. A. Minimizing epidermal stripping in the very low birth weight infant: integrating research and practice to affect infant outcome. *Neonatal Netw.*, v. 15, n. 1, p. 37-44, 1996.
4. ARNOLD, H. L.; ODEM, R. B.; JAMES, W. D. *Doenças de Pele*. 8. ed. São Paulo: Manole, 1994. p. 1-14.
5. WEST, D. P.; WOROBEC, S.; SOLOMON, L. M. Pharmacology and toxicology of infant skin. *J. Invest. Dermatol.*, v. 76, n. 3, p. 147-150, 1989.
6. RUTTER, N. The immature skin. *Br. Med. Bull.*, v. 44, n. 4, p. 957-970, 1993.
7. ATHERTON, D. J. The neonate. In: CHAMPION, R. H.; BURTON, J. L.; EBLING, F. J. G. *Textbook of Dermatology*. 5. ed. Massachusetts: Blackwell, 1992. v. 1, p. 381-386.
8. IKEZAWA, M. K. *Prevenção de Lesões na Pele de Recém-nascidos com Peso Inferior a 2000g. Assistido em Unidade Neonatal: Estudo Experimental*. São Paulo: EPM, 1998. Tese (Mestrado). Universidade Federal de São Paulo (EPM), 1998.
9. ERHART, E. A. Tegumento comum. In: *Elementos de Anatomia Humana*. 7ª ed. São Paulo: Atheneu, 1989. p. 35-40.
10. VAZ, F. A. C. *Cuidados ao Recém-Nascido Normal e Patológico*. São Paulo: Sarvier, 1990. p. 68-69.
11. MARCONDES, E. *Pediatria Básica*. São Paulo: Sarvier, 2003. p. 325-326; 1495-1496.
12. VON HARNACK, G. A. *Manual de Pediatria*. 8. ed. São Paulo: Pedagógica e Universitária, 1990. p. 30-38.
13. FAIRLEY, J. A.; RASMUSSEN, J. E.; ARBOR, A. Comparison of stratum corneum thickness in children and adults. *J. Am. Acad. Dermatol. Child.*, v. 112, n. 3, p. 218-224, 1993.
14. RUTTER, N.; HULL, D. Reduction of skin water loss in the newborn. I. Effect of applying topical agents. *Arch. Dis. Child.*, v. 56, n. 9, p. 669-672, 1989.
15. COHEN, B. A. Dermatology. In: JONES JR., M. D.; GLEASON, C. A.; LIPSTEIN, S. U. *Hospital Care of the Recovering NICU Infant*. Baltimore: Williams & Wilkins, 1991. p. 197-218.

Capítulo 13

Pele e Gestação

Joice Helena Armelin

SUMÁRIO

A gestação é um momento mágico na vida da mulher. A geração de uma nova vida. Ocorrem, porém, modificações importantes no corpo da mulher, podendo levar a "marcas" que podem persistir pelo resto de sua vida. No mundo atual, a estética é muito importante nos relacionamentos pessoais e de trabalho. Os profissionais da saúde devem agir no estudo e na compreensão dessas modificações para possibilitar a prevenção e os tratamentos cada vez mais eficazes dessas alterações e proporcionar bem-estar à mãe.

HOT TOPICS

- Fatores hormonais, metabólicos e imunológicos influenciam mudanças na pele durante a gestação.
- A hiperpigmentação na gestação está relacionada ao aumento dos níveis de hormônio estimulador de melanócitos (MSH, *melanocyte-stimulating hormone*), estrógeno e progesterona.
- Melasma aparece geralmente na segunda metade da gestação e acomete 45 a 75% das mulheres grávidas.
- Gestação induz aparecimento, aumento de tamanho e escurecimento de nevos melanocíticos.
- Não há evidências de aumento do risco de malignização dos nevos melanocíticos durante a gestação.
- Mastócitos possuem receptores estrogênicos, liberam substâncias que promovem lise de colágeno, ocasionando a formação de estrias.
- O ciclo de crescimento de cabelo é alterado na gestação, ocorrendo aumento de folículos na fase anágena e diminuição dos fios telógenos.
- Hipertricose é frequente na gestação e desaparece no pós-parto.
- Eritema palmar afeta 70% das mulheres caucasianas e 30% das mulheres negras.
- Oitenta por cento das gestantes apresentam edema e eritema gengival.
- Estrógeno reduz o tamanho e a atividade da glândula sebácea.
- A atividade da glândula sebácea está aumentada na gestação.

INTRODUÇÃO

As mudanças na pele durante a gestação são influenciadas por fatores hormonais, metabólicos e imunológicos. Embora consideradas fisiológicas, essas alterações causam grande ansiedade materna, tanto pelo prejuízo estético durante a gestação como pela persistência dessas alterações após o parto.

ALTERAÇÕES PIGMENTARES

Hiperpigmentação

Hiperpigmentação em graus variados é comum durante a gestação, podendo ocorrer em 90%

das mulheres, especialmente nas de pele escura. A causa da hiperpigmentação parece estar relacionada ao aumento dos níveis de MSH, estrógeno e progesterona. Alguns trabalhos demonstram aumento de alfa-MSH, melatonina, hormônio adrenocorticotrófico (ACTH, *adrenocorticotrophic hormone*) e progesterona do primeiro ao terceiro trimestre. Suscetibilidade genética pode estar envolvida.

A maior parte das gestantes apresenta hiperpigmentação leve e generalizada, com acentuação em mamilos, aréolas e axilas. Cicatrizes recentes também se tornam mais escuras. A hiperpigmentação da linha alba é chamada de linha *nigra*. Essas alterações comumente diminuem após o parto, mas nem sempre regridem por completo (Fig. 13.1).

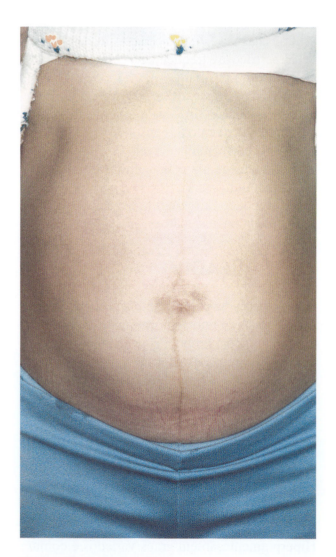

Figura 13.1 – Linha *nigra*.

Melasma

Anteriormente chamado de cloasma, consiste na hiperpigmentação simétrica e borrada, aparecendo na segunda metade da gestação. Acomete 45 a 75% das mulheres grávidas, podendo ter padrão centrofacial, malar ou mandibular.

Histologicamente há um tipo dérmico e outro epidérmico de melasma, classificados de acordo com a localização da melanina. Felizmente, de modo diverso do melasma associado a contraceptivos orais, o melasma da gravidez persiste no período pós-parto em menos de 10% dos casos. O tratamento do melasma persistente é difícil e o sucesso depende da profundidade do pigmento, sendo mais difícil nos casos em que há extensão dérmica da melanização (Fig. 13.2).

Nevos Melanocíticos

A gestação pode induzir o aparecimento de nevos melanocíticos ou aumento de tamanho e escurecimento dos já existentes. Entretanto, não há evidência sólida do aumento do risco de transformação maligna.

ALTERAÇÕES DO TECIDO CONECTIVO

Estrias

Ocorrem em 55 a 90% das gestantes. A causa exata de seu aparecimento é desconhecida, embora uma combinação de aumento da atividade adrenocorticotrófica, predisposição genética e distensão do tecido conectivo, especialmente em algumas regiões como abdome e mamas, pareça ser importante. Aparecem mais frequentemente no abdome, nos quadris, nas nádegas e nas mamas. A estria evolui clinicamente em estágios semelhantes à formação de uma cicatriz. As lesões iniciais são ativas, caracterizadas por eritema e nenhuma aparente depressão em sua superfície. Gradualmente a cor diminui e as lesões ficam mais claras que a pele normal,

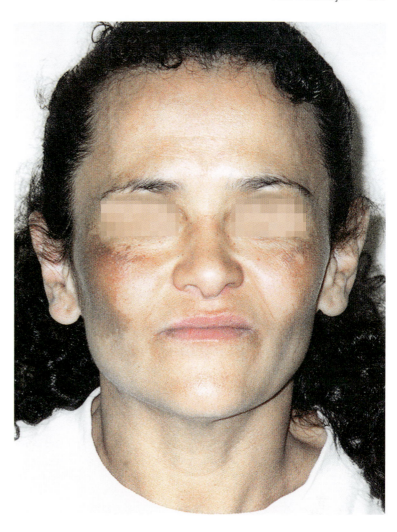

Figura 13.2 – Melasma.

apresentando depressão de superfície e finas rugas. É possível que a aparência inicial, com hiperemia e edema, seja devida a uma resposta inflamatória associada à vasodilatação que diminui progressivamente, dando lugar a uma lesão atrófica. Os mastócitos parecem ter importante participação na formação das estrias. Possuem receptor para estrógeno e são células que aparecem inicialmente na formação das estrias. Algumas substâncias liberadas pelos mastócitos são capazes de promover a lise do colágeno e produzir a estria (Fig. 13.3).

A ultraestrutura da estria (microscopia eletrônica) evidencia uma matriz dérmica mais frouxa e mais flocular que o normal. O efeito inicial é a diminuição de fibras colágenas e elásticas no tecido. Sua histologia (microscopia óptica) demonstra aumento dos glicosaminoglicanos e alteração da arquitetura da fibra elástica subjacente à junção dermoepidérmica.

Suspeita-se que o contínuo estiramento da pele possa remodelar a trama das fibras elásticas em indivíduos suscetíveis. Esse remodelamento se manifestaria clinicamente como estria.

A melhor maneira de prevenir as estrias ainda parece ser a prevenção do ganho de peso excessivo durante a gravidez, evitando a hiperdistensão da pele.

Acrocórdone (Moluscos Fibrosos Gravídicos)

São crescimentos papulares ou pedunculados de tecido fibroso ou epitelial, tão comuns na obesidade como na gestação. São usualmente da coloração da pele ou amarronzados e normalmente aparecem no pescoço, nas axilas e nas virilhas. Sempre persistem após a gestação, mas podem ser facilmente eletrocoagulados ou excisados.

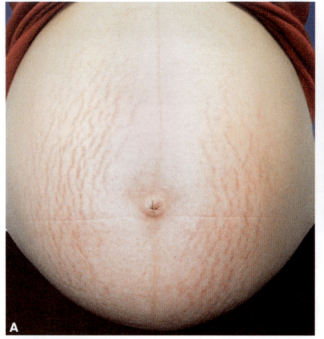
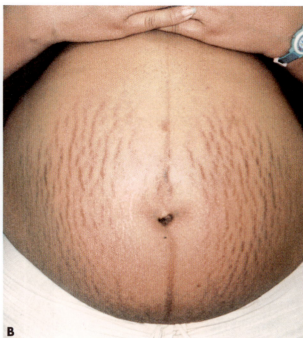
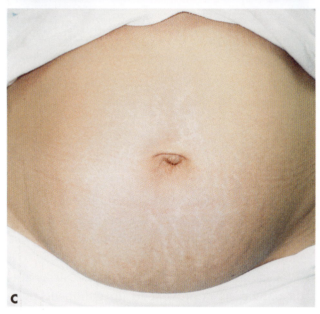

Figura 13.3 – (*A*) Estrias recentes (pele clara). (*B*) Estrias recentes (pele escura). (*C*) Estrias tardias.

ALTERAÇÕES PILOSAS

Cabelo

O ciclo do cabelo consiste em três fases: anágena, catágena e telógena. A fase anágena é a fase de crescimento do cabelo, compreendendo 85% dos fios de cabelo do couro cabeludo e persistindo por três anos. A fase catágena é a fase de transição, dura de duas a três semanas e evolui para a fase telógena, que dura três meses, até que o cabelo caia.

O ciclo normal de crescimento do cabelo é alterado pela gestação, aumentando o número de folículos na fase anágena e diminuindo o número de folículos na fase telógena.

Com a queda hormonal no período pós-parto, os fios de cabelo na fase telógena podem aumentar para 35% ou mais, resultando em transitória queda de cabelo que dura aproximadamente até o 5º mês de puerpério, sendo mais intensa no 3º e 4º meses. Esta perda difusa de cabelo é chamada *eflúvio telógeno*.

O cabelo cresce novamente em um prazo de 9 a 12 meses após o parto, sem que seja necessário qualquer tratamento.

Pelos

A hipertricose é frequente durante a gravidez, tendendo a desaparecer meses após o parto. Já o hirsutismo é incomum, mas ocasionalmente ocorre na segunda metade da gestação e pode ser acompanhado de acne.

ALTERAÇÕES VASCULARES

A gestação promove dilatação e proliferação dos vasos sanguíneos. Embora se acredite que isso seja devido ao estrogênio, o mecanismo ainda não é completamente conhecido. É possível que múltiplos fatores de crescimento vascular, mediados pela secreção hormonal da hipófise, da adrenal e da placenta, estimulem o crescimento, bem como alterações vasculares observadas nesse período. A placenta atuaria como uma rica fonte de fator de crescimento de fibroblasto, sendo este último potente fator angiogênico na gestação. Seguem-se as alterações vasculares mais comuns na gestação (Fig. 13.4).

Telangiectasias

Esses vasos lembram aqueles observados na exposição crônica a luz solar ou radiação.

Spiders (Angiomas Aracniformes)

São caracterizados por uma arteríola central com radiações vasculares. Acometem dois terços das

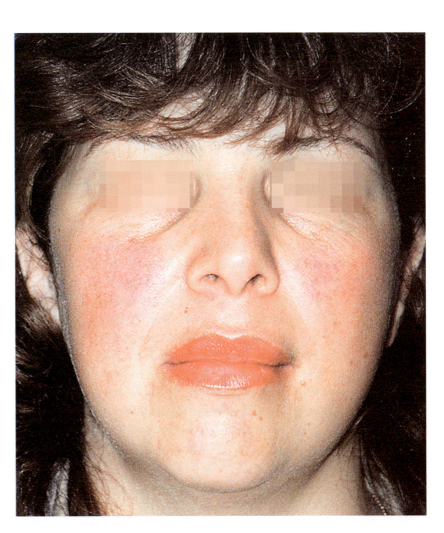

Figura 13.4 – Alterações vasculares. Telangiectasias na face.

gestantes, sendo mais frequentes em mulheres brancas. Essas lesões tendem a regredir espontaneamente após o parto, podendo-se tratar com *laser* as lesões persistentes.

Eritema Palmar

Afeta 70% das mulheres brancas e 30% das negras, desaparecendo espontaneamente após o parto. Eritema palmar e *spiders* normalmente aparecem associados.

Hemangiomas

São tumores vasculares elevados e vinhosos, de localização usual em cabeça e pescoço, que ocorrem em aproximadamente 5% das gestações.

Gengivite e Granuloma da Gravidez (Epúlide)

Aproximadamente 80% das gestantes desenvolvem algum edema e vermelhidão da gengiva. Esta pode se tornar dolorosa e ulcerativa, em especial se a higiene oral for precária. Aproximadamente 2% das alterações gengivais são associadas ao aparecimento de pequena lesão vascular nodular, similar ao granuloma piogênico, conhecida como epúlide ou granuloma da gravidez. Não se trata exatamente de um granuloma (nódulo em que predominam macrófagos) e sim de tecido de granulação. Pode sangrar profusamente ao contato. Na maior parte dos casos, resolve-se espontaneamente após o parto. Caso isso não ocorra, pode ser feita excisão cirúrgica ou ablação termoelétrica.

Varizes

São mais frequentes em membros inferiores, vulva e região perianal (hemorroidas). Aparecem em decorrência de compressão da veia cava inferior pelo útero. Para evitá-las, recomenda-se repousar em decúbito lateral esquerdo, usar meias elásticas e evitar períodos longos em pé ou sentado sem se movimentar. As varizes regridem apenas parcialmente no pós-parto, sendo por vezes necessário o tratamento cirúrgico.

ACNE

A acne é uma doença da unidade pilossebácea. É parcialmente influenciada por andrógenos como testosterona e sulfato de desidroepiandrosterona (S-DHEA), que aumentam a atividade da glândula sebácea. O estrógeno reduz o tamanho e a atividade da glândula sebácea, mas isto se dá provavelmente em função do *feedback* negativo da produção de andrógenos pelos ovários. A atividade das glândulas sebáceas está aumentada durante a gestação. Um exemplo disso são os tubérculos de Montgomery, pequenas glândulas localizadas nas aréolas mamárias e que aumentam e se tornam papulares no início da gestação. Apesar disso, o efeito sobre a acne vulgar é imprevisível.

UNHAS

As alterações ungueais não ocorrem de modo regular e, quando acontecem, se iniciam habitualmente no primeiro trimestre. Fragilidade ou amolecimento distal pode ser observado, assim como crescimento mais rápido da unha. Pode ocorrer também a perda do brilho e o aparecimento de sulcos transversais.

ALTERAÇÕES DAS MAMAS

Durante a gestação ocorrem surpreendentes mudanças nas mamas. Desde as primeiras semanas, elas aumentam de volume e ficam doloridas e sensíveis. A partir do 2º mês, tornam-se nodulares em consequência da hipertrofia dos alvéolos mamários. Conforme as mamas aumentam de tamanho, pequenas veias tornam-se visíveis logo abaixo da pele, formando a chamada rede de Haller. Os mamilos ficam maiores, mais pigmentados e eréteis. Após os primeiros meses, pode-se notar a saída de colostro na expressão dos mamilos. Nesse período, a aréola torna-se mais larga e ocorre a formação da chamada aréola secundária (sinal de Hunter) por hiperpigmentação. Em torno da aréola, aparecem pequenas elevações, chamadas tubérculos de Montgomery, que são glândulas sebáceas hipertróficas.

Se o aumento do volume das mamas é muito intenso, estrias semelhantes as que ocorrem no abdome podem se desenvolver.

ALTERAÇÕES DA PAREDE ABDOMINAL

Diástase do Músculo Reto do Abdome

Ocasionalmente, os músculos da parede abdominal não suportam a tensão a que são submetidos e o músculo reto do abdome se separa na linha mediana, criando a diástase do reto do abdome, podendo ter extensão variável. Se severa, considerável porção da parede anterior do útero fica coberta apenas por pele, fáscia e peritônio.

EDEMA

Aumento da retenção de água é alteração normal da gravidez, sendo mediada, pelo menos em parte, pela diminuição da osmolaridade do plasma. Isso ocasiona extravasamento de líquido para o espaço extravascular de aproximadamente 1,7L no final da gestação – isso quando não há edema clinicamente evidente.

Ocorre também, em muitas gestantes, o edema de tornozelos e pernas, mais comumente no final do dia, decorrente da compressão da veia cava pelo útero gravídico.

Esse edema é mais importante no final da gestação e piora nos dias mais quentes. Pode ser minimizado com o uso de meias elásticas, repouso em decúbito lateral esquerdo e com redução da ingesta de sódio.

GANHO DE PESO

Ganho de peso materno adequado durante a gestação resulta em um bom desenvolvimento da criança e em gestação e parto com menos complicações, assim como perda de peso saudável no período pós-parto assegura suporte energético para o período de lactação e saúde à puérpera.

Durante a gestação, não devem ser feitas dietas restritivas para perda de peso, pois isso pode prejudicar o desenvolvimento do feto. O ganho de peso ideal recomendado é de 11kg (National Academy of Sciences, 1970).

A quantidade ideal de peso que uma gestante deve ganhar varia, na verdade, de acordo com o peso relacionado com a altura no período pré-gravídico, ou seja, varia com seu índice de massa corporal (IMC = peso/altura^2) pré-gestacional.

Mulheres abaixo do peso ou com pequeno ganho de peso na gravidez têm maior risco de dar à luz um recém-nascido pesando menos de 2.500g; o risco é ainda maior se os dois fatores estão combinados. Mulheres com sobrepeso ou que ganham peso em excesso durante a gestação têm maior risco de ter recém-nascidos macrossômicos.

A Tabela 13.1 mostra o total de ganho de peso recomendado para as gestantes, de acordo com o IMC pré-gestacional, segundo a National Academy of Sciences.

O baixo ganho de peso materno está relacionado ao trabalho de parto prematuro e recém-nascido de baixo peso, principalmente se o ganho de peso na segunda metade da gestação não for adequado.

O ganho excessivo de peso está relacionado ao aumento de incidência de diabetes gestacional, toxemia gravídica e fetos macrossômicos, além do risco de a gestante ficar acima do peso ideal após o parto.

Há evidência que a média de ganho de peso na gestação nos EUA tenha crescido por volta de 50%, de 10 a 15kg, entre 1970 e 1988. O resultado disso foi o aumento de peso dos recém-nascidos de 100 a 150g em média e do risco de sobrepeso pós-parto entre mulheres jovens.

Tabela 13.1 – Ganho de peso recomendado para gestantes de acordo com o índice de massa corporal (IMC) pré-gestacional

Peso/Altura	IMC	Ganho de peso recomendado
Baixo peso	IMC < 19,8	12,5 – 18kg
Peso normal	19,8 < IMC < 26	11,5 – 16kg
Sobrepeso	26 < IMC < 29	7 – 11,5kg
Obesas	IMC > 29	< 6kg

Trabalhos estimam que a média de aumento de peso decorrente de gestação única é de 1,7kg. Embora essa média de aumento de peso tenha pouco impacto no peso corporal, verifica-se que entre 14 e 20% das mulheres estão, no mínimo, 5kg mais pesadas no período de 6 a 18 meses pós-parto. Além disso, só 30 a 40% das gestantes têm o ganho de peso recomendado.

NUTRIÇÃO DA GESTANTE

A gestante deve consumir 300kcal extras por dia, o que teoricamente acarretará ganho de peso materno entre 10 e 12kg ao termo. Entretanto, não basta controlar o valor energético dos alimentos; é necessário que a dieta tenha densidade de nutrientes adequada, ou seja, rica em proteínas, vitaminas e minerais.

O consumo de carne magra (peixe e frango), laticínios desnatados ou semidesnatados e proteínas vegetais (leguminosas) deve ser encorajado, especialmente em mulheres com IMC normal ou elevado.

A necessidade de proteína aumenta para 60g/dia durante a gestação (aumento de 15g em relação às necessidades de não gestantes). O sódio, embora não precise ser restringido, deve ter seu uso excessivo evitado.

As únicas substâncias que devem ser suplementadas são o ácido fólico no 1º trimestre e período periconcepcional e ferro e cálcio no 2º e no 3º trimestre.

Durante a amamentação, a necessidade calórica aumenta 500kcal/dia. Por esse motivo, as pacientes que amamentam tendem a retornar ao seu peso pré-gravídico com maior facilidade.

QUESTÕES

1. O que é eflúvio telógeno?
2. Qual a causa da piora de varizes na gestação?
3. O que é melasma?
4. Por que ocorrem as estrias?
5. Por que pode ocorrer aumento de acne na gestação?

REFERÊNCIAS

1. NUSSBAUM, R.; BENEDETTO, A. V. Cosmetics aspects of pregnancy. *Clin. Dermatol.*, v. 24, n. 2, p. 133-141, Mar./Apr. 2006.
2. MUALLEM, M. M.; RUBEIZ, N. G. Physiological and biological skin changes in pregnancy. *Clin. Dermatol.*, v. 24, n. 2, p. 80-83, Mar./Apr. 2006.
3. BARANKIN, B.; SILVER, S. G.; CARRUTHERS, A. The skin in pregnancy. *J. Cutan. Med. Surg.*, v. 6, n. 3, p. 236-240, May/Jun. 2002.
4. FUHRMAN, L. Common dermatoses of pregnancy. *J. Perinat. Neonatal Nurs.*, v. 14, n. 1, p. 1-16, Jun. 2000.
5. RAPINI, R. P. The skin and pregnancy. In: *Creasy/Resnik Maternal Fetal Medicine*. 4. ed. Philadelphia: Saunders-Elsevier, 1999, Cap. 60, p. 1120-1128.
6. VAUGHAN JONES, A. S.; BLACK, M. M. Pregnancy dermatoses. *J. Am. Acad. Dermatol.*, v. 40, n. 2, p. 233-242, Feb. 1999.
7. BLACK, M. M.; MCKAY, M.; BRAUDE, P. Dermatologia em ginecologia e obstetrícia. In: MCKAY, M. *Alterações Fisiológicas da Gravidez*, 1997, Cap. 3, p.19-24.
8. SAMPAIO, S. A. P; RIVITTI, E. A. Dermatoses na gestante. In: *Dermatologia*. 2. ed. São Paulo: Artes Médicas, 2000, Cap. 85, p. 943-945.
9. LAWLEY, T. J.; YANCEY, K. B. Skin changes and diseases in pregnancy. In: *Fitzpatrick's Dermatology in General Medicine*. 5. ed. New York: McGraw Hill, 1999, Cap. 168, p. 1963-1969.

Capítulo 14

Envelhecimento

Maurício de Maio

SUMÁRIO

O envelhecimento é caracterizado pelo desgaste dos vários setores do organismo, gerando alterações no seu funcionamento. O envelhecimento cutâneo pode ser dividido em envelhecimento intrínseco e fotoenvelhecimento (extrínseco). O primeiro representa aquele comum aos órgãos e o segundo, mais intenso e evidente, é o que ocorre devido aos danos causados pela radiação ultravioleta (UV). O envelhecimento causado pela idade é mais suave, lento e gradual, causando danos estéticos muito pequenos. Já o fotoenvelhecimento é mais danoso e agressivo à superfície da pele, sendo responsável por modificações como rugas, engrossamento, manchas e o próprio câncer de pele.

HOT TOPICS

- Os principais fatores de envelhecimento da face são: lesão decorrente dos raios UV, perda de gordura subcutânea, alteração da musculatura intrínseca facial, alterações gravitacionais, remodelação e desgaste de estruturas osteocartilaginosas.
- O envelhecimento intrínseco corresponde às alterações na pele não exposta ao sol.
- As alterações morfológicas associadas ao envelhecimento intrínseco incluem: ressecamento, rugas, flacidez, pigmentação e lesões proliferativas.
- A pele não exposta ao sol apresenta ao longo dos anos: afilamento da epiderme, perda de espessura dérmica, alterações dos anexos cutâneos e alterações funcionais, como a diminuição da taxa de renovação epidérmica.
- A perda da gordura subcutânea e sua redistribuição é um dos principais componentes da desarmonia estética facial.
- O envelhecimento extrínseco decorre da exposição da pele aos diversos fatores ambientais e ao fotoenvelhecimento.
- A exposição da pele à luz solar é responsável por uma série de processos patológicos cutâneos conhecidos como fotodermatoses.
- As alterações cutâneas em tabagistas decorrem provavelmente das alterações da microcirculação cutânea e da presença de radicais livres.

INTRODUÇÃO

Envelhecer, apesar de ser processo fisiológico de qualquer ser vivo, é degenerar do ponto de vista da biologia. Pele, gordura, musculatura e arcabouço osteocartilaginoso sofrem perdas muitas vezes irreparáveis, que são compensadas por processos adaptativos.

Envelhecer significa compensar degenerações e insuficiências orgânicas. Flacidez da pele, diminuição do coxim gorduroso, hipercinese muscular e desgaste ósseo produzem aspecto cada vez mais desfavorável na estética facial.

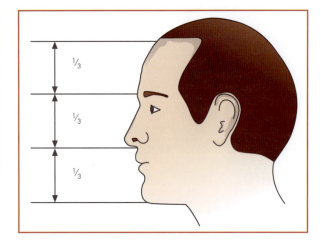

Figura 14.1 – O equilíbrio dos três terços da face (superior, médio e inferior) é fundamental para a harmonia facial.

BASES ANATÔMICAS

O conhecimento sobre as proporções da face é de suma importância para a atuação em medicina estética. De acordo com os princípios clássicos, a face está dividida verticalmente nos terços superior, médio e inferior. No plano vertical, cada unidade ocupa, aproximadamente, um terço do total da altura da face. Apesar de não ser considerado como proporção clássica, o terço inferior é dividido em subunidades: da região subnasal até o *stomion* do lábio superior é um terço; e do *stomion* ao mento são dois terços da altura do terço inferior da face (Fig. 14.1).

Enunciado na Grécia Antiga, o princípio da proporção dourada deriva da proporção matemática de 1 a 1,618 ou sua recíproca, de 1 a 0,618. Quando aplicados à face humana, padrões "dourados" (*golden*) são considerados esteticamente agradáveis. Em uma face bem balanceada, a relação lábio superior:lábio inferior está na proporção dourada de 1:1,618. A relação da altura do filtro e a altura conjunta dos lábios superior e inferior é dourada, sendo de 1:1,618 (Fig. 14.2).

As proporções clássicas anunciam que a porção mais larga da face está localizada ao nível da região malar do terço médio da face e que a largura da face nesse nível é quatro vezes a largura da base alar. Estudos antropométricos revelam que faces atraentes frequentemente possuem distâncias bitemporais e bigoniais iguais e a largura da região malar do terço médio da face é 10% mais larga que a distância bitemporal[3] (Fig. 14.3).

Apesar de muitos médicos confiarem completamente no senso artístico, a análise profunda e completa das proporções da face auxilia na identificação de desequilíbrios nas áreas faciais. Artistas renascentistas desenvolveram regras para a proporção facial, definidas hoje como "proporções clássicas"[1]. Farkas *et al.*[2] contribuíram muito na análise antropométrica do caucasiano americano, associando proporções com atração estética. Padrões estabelecidos auxiliam o médico a identificar desequilíbrio facial e desproporções que afastam da beleza estética. Muitas vezes, leves assimetrias produzem efeitos estéticos altamente atrativos. Por isso, a análise científica não deve se separar da sensibilidade artística na atuação em medicina estética.

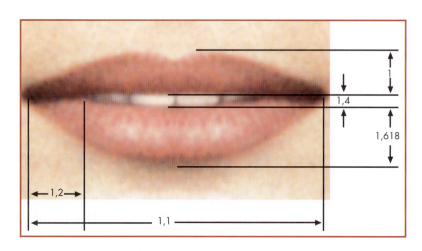

Figura 14.2 – Proporção dourada dos lábios.

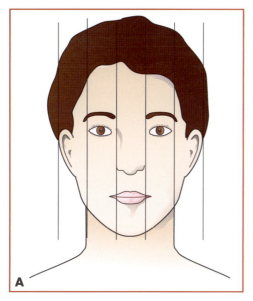
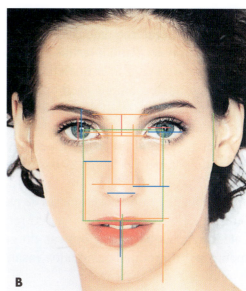

Figura 14.3 – (A e B) Proporções clássicas.

A posição do mento é obtida com uma linha descendente perpendicular à borda do vermelhão inferior. A posição das partes moles do mento deve estar nessa linha nos homens e levemente posterior em mulheres. Na análise do perfil, o lábio inferior deve estar levemente posterior ao lábio superior.

Para se compreender os métodos de tratamento em estética, deve-se entender, primeiramente, as alterações atróficas que ocorrem no envelhecimento. Na juventude, as partes moles são íntegras e contíguas. O subcutâneo apresenta gordura com distribuição uniforme, com amplos coxins gordurosos profundos. A linha mandibular é distinta e arredondada, a região temporal é achatada e a periorbital, livre de demarcações ósseas. A bochecha se projeta do plano tarsal em direção à linha mandibular anterior em consequência da abundância de gordura bucal e malar.

Com o envelhecimento, há diminuição difusa de gordura do subcutâneo, o que resulta em evidência de proeminências ósseas mais profundas[4]. As bolsas de gordura das regiões temporal, bucal e malar diminuem ou mudam de forma ou posição[5]. A perda da dentição causa erosão óssea das papilas alveolares com diminuição da altura da maxila e da mandíbula[6]. Há atrofia muscular e perda da função muscular dos orbiculares e masseter (Fig. 14.4).

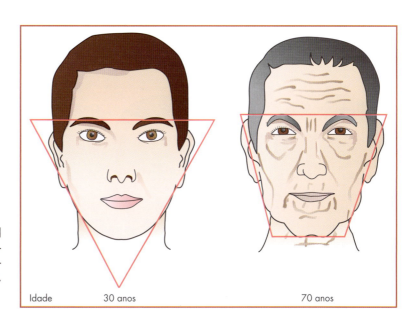

Figura 14.4 – Alteração do formato facial com o envelhecimento. Há mudanças de padrão triangular para o de trapézio em decorrência de flacidez das estruturas faciais.

Em conjunto, essas alterações promovem encolhimento interno da base da face e excesso relativo de pele. Ritidoplastias devem ser econômicas para evitar a "esqueletização" da face. Reposicionar é sempre melhor que ressecar, principalmente no caso de gordura sobre proeminências ósseas.

A análise estética do envelhecimento pode ser realizada pelo estudo das bases do modelo anatômico de cada indivíduo. O uso de técnica terapêutica inapropriada em razão de inabilidade ou inexperiência em reconhecer corretamente e categorizar as bases anatômicas do envelhecimento pode produzir resultados insatisfatórios e, muitas vezes, desastrosos.

A face envelhece segundo alguns fatores que aparecem em graus variados nos diferentes indivíduos (Fig. 14.5):

- Lesão decorrente da ação da radiação UV: – fotoenvelhecimento.
- Perda da gordura subcutânea.
- Alteração da musculatura intrínseca da mímica facial.
- Alterações gravitacionais pela perda das propriedades biomecânicas da pele.
- Remodelação e desgaste das estruturas cartilaginosas e ósseas subjacentes.

A correta atuação em estética visa identificar a proporção de cada aspecto descrito anteriormente e sua inter-relação com os outros fatores. A seleção do procedimento apropriado deve estar baseada na relação risco-benefício para o paciente, que deve receber, do médico, informação completa sobre os limites de qualquer técnica.

Infelizmente, ainda há grande confusão entre os profissionais que atuam em medicina estética. Interpretam-se de modos diferentes as alterações estéticas, indicam-se, muitas vezes, erroneamente os procedimentos terapêuticos, como por exemplo:

- Pacientes com fotoenvelhecimento intenso como problema estético principal são subme-

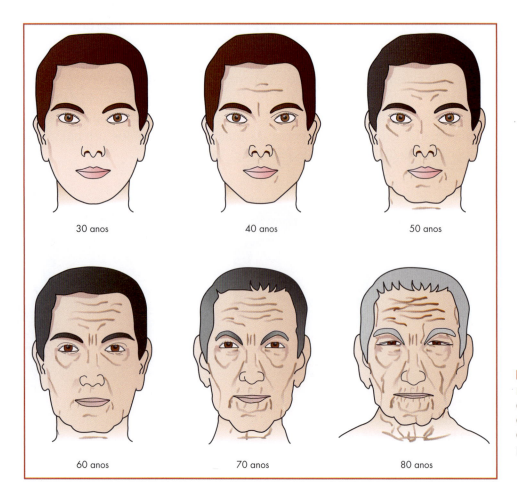

Figura 14.5 – Envelhecimento durante diferentes décadas. A complexidade de alterações ocorre nos diversos planos faciais da pele ao arcabouço ósseo.

tidos a tratamentos de ritidoplastia sem esfoliação cutânea.
- Pacientes com flacidez facial e cervical importante são tratados somente com métodos não cirúrgicos.
- Pacientes com ausência de subcutâneo facial são submetidos à ritidoplastia e ao *laser*, acentuando a aparência "esquelética" da face.
- Pacientes com rugas dinâmicas na região glabelar tratados com substâncias de preenchimento sem o tratamento muscular com toxina botulínica ou cirurgia, etc.

A indicação incorreta do procedimento ao paciente pode resultar da incapacidade em considerar variações individuais, que se consolidam com o processo de envelhecimento. Entretanto, o uso adequado de determinadas terapias individuais ou combinadas produz, em geral, o efeito estético desejado.

ENVELHECIMENTOS INTRÍNSECO E EXTRÍNSECO

Somente há pouco mais de duas décadas investigadores reconheceram a diferença entre envelhecimento intrínseco (biológico, genético, cronológico) e envelhecimento extrínseco (ambiental, fotoenvelhecimento)[7] (Fig. 14.6). O envelhecimento intrínseco é definido por alterações clínicas, histológicas e fisiológicas que ocorrem na pele não exposta ao sol de indivíduos idosos. O envelhecimento extrínseco é fundamentalmente representado pelo fotoenvelhecimento, que é a superposição da lesão solar sobre o processo de envelhecimento normal. Portanto, a pele com fotoenvelhecimento é caracterizada não somente pela exacerbação das alterações encontradas no envelhecimento intrínseco, mas também pela presença de alterações qualitativamente diferentes induzidas pela exposição solar. A lesão solar é a lesão específica produzida no tecido pela exposição isolada ou repetida pela radiação UV. O fotoenvelhecimento é responsável pela maioria das alterações cosméticas da pele (Figs. 14.7 e 14.8).

Envelhecimento Intrínseco

Alterações Morfológicas Macroscópicas

As principais alterações morfológicas macroscópicas associadas ao envelhecimento da pele incluem ressecamento (aspereza), aparecimento de rugas, flacidez, pigmentação irregular e variedade de lesões proliferativas[8].

Clinicamente, a pele com envelhecimento intrínseco é atrófica, com vascularização proeminente, transparência e perda da elasticidade.

Alterações Morfológicas Microscópicas

A alteração mais importante do envelhecimento cutâneo é o achatamento da junção dermoepidérmica com apagamento das papilas dérmicas e, consequentemente, das invaginações epidérmicas. Essa alteração promove superfície de contato muito menor entre os dois compartimentos, resultando em menor "comunicação" entre essas duas camadas, com menor transferência de informações e nutrientes e menor resistência a forças de tensão sobre a pele.

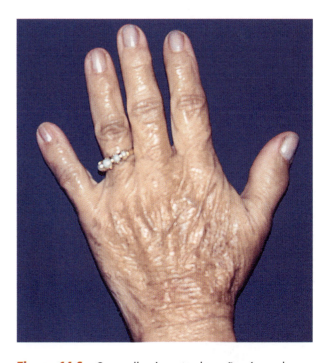

Figura 14.6 – O envelhecimento das mãos é geralmente mais grave que o facial, pelas características anatômicas de espessura cutânea e de tela subcutânea. O menor número de unidades pilossebáceas também influencia o processo de envelhecimento.

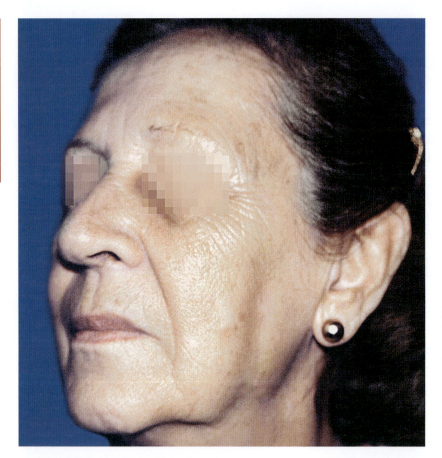

Figura 14.7 – Envelhecimentos intrínseco e extrínseco. Notar perda de contorno mandibular com acentuação de sulcos e bolsas palpebrais. A análise do relevo cutâneo apresenta grande número de rugas: estáticas, dinâmicas, gravitacionais, de pressão ou decúbito e compostas.

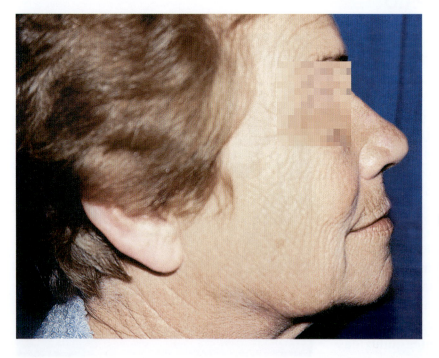

Figura 14.8 – Envelhecimento extrínseco: a degeneração actínica intensa da pele produz rugas com distribuição universal sobre a face e o pescoço. O fotoenvelhecimento promove aparência do indivíduo mais envelhecida que a real idade cronológica.

Alterações Epidérmicas

A espessura do estrato córneo da pele não exposta ao sol provavelmente permanece constante com o envelhecimento, porém, há afinamento da epiderme. Os queratinócitos não sofrem alterações morfológicas consideráveis.

Há diminuição no número de melanócitos enzimaticamente ativos por unidade de superfície de área, em torno de 10 a 20% da população residual por década. Não está determinado se as células desaparecem ou se tornam indetectáveis pela interrupção da produção de pigmentos, mas o que importa é que a barreira de proteção corporal contra a radiação ultravioleta está diminuída.

As células de Langerhans, derivadas da medula óssea, são células epidérmicas responsáveis pelo reconhecimento de antígenos. Redução aproximada de 70% no número dessas células ocorre durante o início da fase adulta até o início da terceira idade, o que, em parte, pode estar associado à diminuição da resposta imune observada na pele.

Alterações Dérmicas

A perda de espessura dérmica é pronunciada nos idosos, produzindo certa transparência através da pele. A derme residual é relativamente acelular e avascular[9]. Há redução do número de fibroblastos, diminuição de cerca de 50% de mastócitos e de 30% nas vênulas da derme papilar.

A perda do leito vascular, em especial das alças capilares verticais da derme papilar, é um dos aspectos principais das alterações fisiológicas no envelhecimento. A queda acentuada da rede vascular ao redor do bulbo piloso, das glândulas écrinas, apócrinas e sebáceas pode ser responsável pela atrofia gradual e pela fibrose destas estruturas com o envelhecimento.

Os determinantes histológicos do enrugamento da pele não estão estabelecidos, mas a perda de fibras elásticas é fator contribuinte importante. As fibras elásticas finas engrossam com a idade e, então, desaparecem.

Alterações dos Anexos Cutâneos

As alterações de cor dos cabelos, densidade e distribuição estão estabelecidas. A aparência grisalha, pronunciada em cerca da metade da população em torno dos 50 anos de idade, é decorrência da perda progressiva e eventualmente total dos melanócitos do bulbo piloso. Esse processo ocorre de maneira mais rápida nos cabelos do que na pele, provavelmente pelo fato dos melanócitos bulbares serem frequentemente solicitados a proliferarem e produzirem melanina em ritmo máximo durante a fase anágena ou de crescimento durante o ciclo piloso, enquanto os melanócitos epidérmicos permanecem relativamente inativos durante a vida. Os cabelos se tornam mais grisalhos que os outros pelos corporais em razão das velocidades das fases anágena e telógena, que são consideravelmente maiores que nos outros pelos corporais.

A Tabela 14.1 mostra as alterações histológicas do envelhecimento intrínseco na pele humana.

Alterações Funcionais

A taxa de renovação epidérmica decresce em torno de 50% entre a 3ª e a 7ª década de vida. A taxa de crescimento linear dos fâneros diminui aproximadamente em 30 a 50% entre o início da fase adulta e o início da terceira idade. A capacidade de reparo tecidual também declina com a idade, tanto no fechamento de feridas e na regeneração de bolhas (migração de células epidérmicas e mitose) quanto na retirada de dímeros de tiamina no ácido desoxirribonucleico (DNA, *deoxyribonucleic acid*) exposto à radiação UV em fibroblastos dérmicos.

Tabela 14.1 – Alterações histológicas da pele humana decorrentes do envelhecimento intrínseco[8]

Epiderme	Derme	Anexos cutâneos
Achatamento da junção dermoepidérmica	Atrofia (perda de volume dérmico)	Cabelos grisalhos
Espessura variável	Poucos fibroblastos	Perda de cabelos
Tamanho e forma celular variáveis	Poucos mastócitos	Conversão de pelos terminais e velosos
Atipia nuclear ocasional	Poucos vasos sanguíneos	Placas ungueais anormais
Perda de melanócitos	Encurtamento das alças capilares	Poucas glândulas
Poucas células de Langerhans	Terminações nervosas anormais	–

A redução da função de barreira do estrato córneo está associada ao envelhecimento. O aumento de permeabilidade é acompanhado por diminuição na depuração dos materiais absorvidos da derme, provavelmente em consequência de alterações no leito vascular e na matriz extracelular. Essas alterações tornam a pele envelhecida suscetível a irritações e reações alérgicas. A resposta vascular de vasodilatação e transudação também está diminuída no envelhecimento. A diminuição da capacidade de regulação térmica, que predispõe o idoso à hipotermia, pode ser decorrente da redução de vasodilatação e vasoconstrição das arteríolas dérmicas, em parte pela redução da produção sudorípara écrina e pela perda de tecido subcutâneo.

A reação de hipersensibilidade cutânea também sofre decréscimo nos idosos, fruto da diminuição do número total de linfócitos produzidos no timo e da diminuição da capacidade de mitose destas células. A diminuição de mastócitos está associada à redução de resposta inflamatória após exposição à radiação UV.

O decréscimo da espessura dérmica decorre da diminuição do número de fibroblastos e de sua capacidade de biossíntese, resultando em retardo no processo de cura[10].

A redução da produção sebácea em torno de 60%, que ocorre no envelhecimento de homens e mulheres, resulta do concomitante decréscimo da produção de andrógenos, aos quais as glândulas sebáceas são altamente sensíveis.

O envelhecimento cronológico também está refletido no comportamento em culturas de células da pele. As diferenças podem ser detectadas entre células de recém-nascidos, adultos jovens e idosos. Com o passar dos anos, há declínio progressivo na resposta dos queratinócitos e fibroblastos aos fatores de crescimento e, portanto, menor capacidade proliferativa[11].

O Quadro 14.1 apresenta as principais alterações funcionais que declinam com o envelhecimento.

A neoplasia está associada ao envelhecimento em todos os sistemas, mas é especialmente característica na pele. No mínimo, uma das proliferações benignas da pele listadas na Tabela 14.2 pode ser encontrada em quase todos os indivíduos acima de 65 anos de idade. Neoplasias como carcinomas basocelular e espinocelular refletem certamente a perda da homeostase proliferativa, podendo ser consideradas respostas exacerbadas aos estímulos de crescimento apropriado durante o envelhecimento. A perda de proteção dos melanócitos contra a radiação UV e, em consequência, a redução da capacidade de reparo das células com DNA alterado são reconhecidamente os principais fatores determinantes das neoplasias cutâneas.

Tabela 14.2 – Lesões proliferativas associadas ao envelhecimento cutâneo

Lesão	Componentes celulares ou teciduais
Acrocórdone	Derme, queratinócitos e melanócitos
Angioma	Capilares
Queratose seborreica	Derme, queratinócitos e melanócitos
Lentigo	Melanócitos
Hiperplasia sebácea	Glândulas sebáceas

Quadro 14.1 – Funções fisiológicas da pele humana que declinam com a idade

- Taxa de crescimento
- Resposta à lesão
- Função de barreira
- Depuração de agentes químicos
- Percepção sensorial
- Resistência à infecção
- Resposta vascular
- Termorregulação
- Produção de suor
- Produção de sebo

Terço Superior da Face

O terço superior da face compreende as regiões frontais, supercílios e násio. Pela análise biomecânica, o tônus frontal e, por conseguinte, a posição dos supercílios são influenciados pela interação delicada entre três músculos abaixadores e um levantador[12]. Os dois pares do músculo frontal caminham verticalmente através da fronte e são contíguos à aponeurose epicrânica, à camada densa de músculo e à fáscia do couro cabeludo. Por não possuírem origem óssea, as fibras do músculo frontal se interdigitam inferiormente com o músculo prócero na região do násio, com os músculos corrugadores na região medial dos

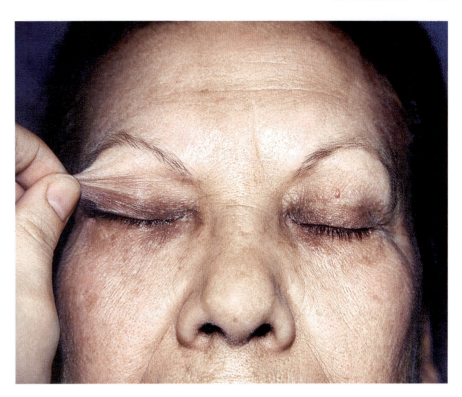

Figura 14.9 – O excesso de pele na pálpebra superior resulta da perda das suas propriedades biomecânicas. Pode decorrer também da ptose de supercílio em alguns pacientes.

supercílios e, mais lateralmente, com fibras do músculo orbicular dos olhos (Fig. 14.9).

Com a contração, o músculo frontal eleva os supercílios e provoca rugas transversas profundas na fronte. A elevação frontal se opõe aos três músculos antagônicos, prócero, corrugador e orbicular dos olhos. O músculo corrugador, em forma de leque, se origina no osso frontal próximo à rima orbital superomedial e se insere nas fibras do frontal e na pele na região medial do supercílio[13]. A ação dos corrugadores é aproximar medialmente os supercílios, o que produz rugas verticais glabelares. As fibras de orientação vertical do músculo prócero se originam dos ossos nasais e se inserem na pele da região medial da fronte entre as fibras mais mediais do músculo frontal e são responsáveis pelas rugas das regiões glabelar e nasal. As fibras concêntricas do músculo orbicular dos olhos, quando se contraem, contrapõem-se à elevação do músculo frontal.

A configuração dos supercílios está relacionada com o sexo. O supercílio feminino ideal se encontra, no mínimo, 1cm acima da rima supraorbital, cujo ponto mais elevado deste arco está no limbo lateral[14]. O supercílio masculino, por sua vez, é mais horizontal e se posiciona ao longo da rima supraorbital. Algumas orientações numéricas auxiliam no estabelecimento das relações estéticas do terço superior da face. As distâncias ideais para o padrão feminino são: do supercílio à raiz do cabelo, de 5 a 6cm; do supercílio ao sulco supratarsal, 1,6cm; do supercílio ao centro da pupila, 2,5cm[15].

Com o envelhecimento, o músculo frontal perde o tônus em resposta à gravidade e há queda do supercílio. O posicionamento baixo do supercílio promove aumento da pele infrassuperciliar e aparência de blefarocalasia. As rugas transversas frontais podem ser consideradas

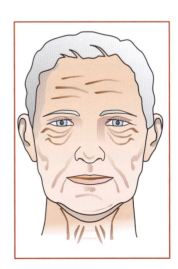

Figura 14.10 – Queda dos supercílios, excesso de pele em pálpebras superior e inferior, presença de sulcos nasogenianos e mentolabiais profundos e aparecimento das bandas platismais são as alterações mais comuns do envelhecimento intrínseco.

sequelas da ação constante do músculo frontal, que tenta compensar o excesso de pele em pálpebra superior que obstrui a visão[16] (Fig. 14.10).

A atenuação da elevação do músculo frontal altera o equilíbrio biomecânico e permite que os músculos abaixadores e antagonistas (corrugador e prócero) se contraiam em oposição. O efeito resultante é a expressão exagerada da região glabelar e a consequente formação de rugas.

Terço Médio da Face

O sistema musculoaponeurótico superficial (SMAS) avança sobre a musculatura da mímica facial (músculos orbicular dos olhos, abaixador do ângulo da boca, zigomáticos maior e menor e risório). A contração muscular é traduzida na expressão de movimentos por septos verticais, que se estendem do SMAS à derme[17]. A fáscia, composta de fibras colágenas e elásticas com propriedades viscoelásticas semelhantes à derme, é mais espessa sobre a glândula parótida e afina-se anteriormente sobre o masseter e o coxim de gordura bucal. O SMAS é contíguo à margem inferior do músculo orbicular dos olhos, mas torna-se muito delicado a 1cm do arco zigomático. O resistente ligamento zigomático – de 6 a 8mm de comprimento – origina-se na borda inferior do zigoma, atrás da inserção dos músculos zigomáticos, e insere-se na derme, servindo como ancoragem às partes moles da região malar contra alterações gravitacionais[18].

Os músculos superficiais da mímica do terço médio da face (músculos zigomáticos maior e menor, levantador do lábio superior e da asa do nariz e lábio superior) derivam embriologicamente do músculo esfíncter do pescoço. Possuem inserção óssea direta, em oposição aos músculos do terço inferior da face e do pescoço que derivam do platisma primitivo, que não apresenta inserção óssea[14]. Septos fibrosos menos rígidos interconectam as fáscias superficiais e profundas do terço médio da face na margem anterior do músculo masseter. O enfraquecimento desses ligamentos de retenção causa a ptose anteroinferior da camada fibrogordurosa lipodistrófica sobre a proeminência zigomática (coxim gorduroso malar), produzindo encovamento infraorbitário e aprofundamento do sulco nasogeniano.

Anteriormente, o SMAS se estende através da bochecha até o sulco nasogeniano, no qual emerge com o músculo orbicular da boca no lábio superior[19]. O sulco nasogeniano separa a bochecha do lábio superior, em que os músculos da mímica e o SMAS se inserem no músculo orbicular da boca[20]. Medialmente ao sulco não há quase subcutâneo entre a derme e o músculo orbicular da boca. Lateralmente, há uma camada importante de gordura, entre os músculos da mímica e a derme, que permite o deslizamento suave durante a animação[21].

Durante o processo de envelhecimento, o sulco nasogeniano permanece em posição ancorada em razão de a tração constante do SMAS e dos músculos da mímica manter o tônus de repouso e atividade do lábio superior, enquanto as estruturas fibrogordurosas e menos fixas, laterais ao sulco, descem com a gravidade e o envelhecimento sobre o sulco fixo, aumentando o abaulamento e a profundidade do sulco nasogeniano[22]. Erro comum é acreditar que a tração lateral do SMAS, no terço médio da face, achatará a prega nasogeniana. Ao contrário, a tração lateral do SMAS aprofunda o sulco e acentua a prega nasogeniana. Inversamente, na face paralisada, quando os tônus do SMAS e da musculatura da mímica estão enfraquecidos, a prega nasogeniana se achata enquanto os levantadores do lábio se alongam e o sulco nasogeniano desce medialmente. Dessa forma, a suavização estética real da prega nasolabial requer liberação das forças provenientes dos ligamentos zigomáticos, suspensão da camada fibrogordurosa superficial da prega nasogeniana (coxim gorduroso malar) em vetor direcionado acima da proeminência malar e compensação da pele na direção oblíqua lateral.

Terço Inferior da Face

Alteração da Gordura Subcutânea

A perda da gordura subcutânea e sua redistribuição durante o processo de envelhecimento é um dos principais componentes da desarmonia estética facial. Apesar do acúmulo de gordura no submento poder ser tratado com lipoaspiração ou com agentes lipolíticos, a grande maioria dos outros compartimentos faciais deve ser realizada com extrema cautela. A remoção excessiva de gordura pode causar achatamentos ou concavidades no contorno facial.

O envelhecimento produz profunda perda de gordura nas regiões frontal, periorais, pré-malares, mentual e fossas temporais. Há achatamento da região pré-malar, afundamento dos lábios, abaulamento das bolsas palpebrais em pálpebra inferior e perda geral da plenitude, bem como harmonia da juventude. Com o tempo, muitos profissionais reconhecerão que se deve evitar a retirada excessiva de gordura e aceitar que o mais prudente é o reposicionamento ou o preenchimento de muitos compartimentos faciais.

A microlipoenxertia no subcutâneo ou intramuscular, em volumes adequados, pode restaurar o contorno facial, apesar da incapacidade de se prever a longevidade destas transferências de gordura. Materiais de preenchimento biodegradáveis podem ser usados em locais em que se necessita de pequenos volumes, como lábios, sulco nasogeniano e entre pequenas depressões.

De forma geral, a análise do envelhecimento facial deve incluir a avaliação da qualidade e do posicionamento da gordura subcutânea, estabelecendo-se procedimentos que promovam esta função.

Alterações da Musculatura Facial

O impacto na musculatura da mímica, como a introdução da toxina botulínica para tratamento de rugas dinâmicas, pode ser considerado surpreendente. A possibilidade de promover denervação química seletiva em músculos faciais selecionados possibilitou tratamento mais completo do envelhecimento facial. A paralisia ou enfraquecimento parcial das regiões frontal, glabelar e orbicular lateral simplesmente revolucionou a atuação sobre o terço superior da face. Rugas glabelares profundas eram atenuadas brevemente apenas por substâncias de preenchimento, as quais assumiram papel secundário com a toxina botulínica. Rugas orbitais laterais ou "pés-de-galinha" permanecem após blefaroplastias ou aplicação de *laser* ablativo; atualmente, apresentam melhora com a inibição química muscular.

A análise do processo de envelhecimento a partir da compreensão dos resultados obtidos de tratamentos múltiplos faz com que se verifiquem as limitações reais de terapias únicas. Por exemplo, pacientes com fotoenvelhecimento grave, portadores de rugas glabelares, não obtêm resolução completa destas rugas somente com a toxina botulínica. A pressão constante sobre a pele, durante anos, somada à exposição solar excessiva, forma uma linha que pode continuar visível após vários meses da paralisia muscular.

A musculatura da mímica sofre alterações adaptativas com o envelhecimento. Há formação de rugas frontais como tentativa de compensar o excesso de pele na pálpebra superior e a queda da cauda do supercílio. A acomodação visual para melhor leitura de letras diminutas faz com que a musculatura dos corrugadores e prócero produza rugas na região glabelar. Os pés-de-galinha aparecem como defesa à luminosidade excessiva e fotofobia, principalmente em indivíduos de olhos claros.

O aparecimento precoce de rugas dinâmicas nestas e em outras regiões pode resultar de hipercinese muscular intrínseca, de caráter genético ou por fenômenos adaptativos. Precocidade ainda maior pode ser encontrada em indivíduos que apresentam as duas condições.

Perda Intrínseca da Elasticidade

Com o envelhecimento dos tecidos moles, a pele e as estruturas de apoio subjacentes perdem a elasticidade e a habilidade de resistir ao estiramento e à gravidade. No terço superior da face, a queda do supercílio, com o envelhecimento, é um dos principais exemplos. Muitos pacientes são submetidos à blefaroplastia superior e o problema original se apresenta na queda do supercílio, real causadora do excesso de pele em pálpebra superior. Deve-se também observar o uso excessivo de toxina botulínica na fronte, que pode causar queda dos supercílios, especialmente em pacientes com implantação baixa destes.

No terço inferior da face há grande diminuição da resistência contra a gravidade. Perda do contorno mandibular, aparecimento de sulco mentolabial e flacidez cervical são alterações que requerem tratamento cirúrgico, com reposicionamento das estruturas profundas e ressecção de excesso de pele (Fig. 14.11).

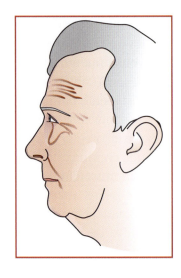

Figura 14.11 – Envelhecimento intrínseco. Flacidez cutânea do sistema musculoaponeurótico superficial e desgaste ósseo afetam o contorno facial harmônico.

Alteração de Cartilagem e Osso

As partes moles durante o processo de envelhecimento sofrem influência direta dos compartimentos ósseo e cartilaginoso. Há alongamento nasal e queda da ponta do nariz. O lábio é constantemente afetado pela remodelação da maxila. A região mentual se afina e protrai. As orelhas parecem crescer e os lóbulos caem. Há suavização da placa tarsal que não mantém a margem da pálpebra inferior na curvatura e na posição próprias.

O olho clínico do médico não pode desconsiderar a influência das partes duras da face no processo do envelhecimento. Muitos pacientes requerem tratamentos para problemas estéticos faciais sem considerar a assimetria produzida pela parte óssea subjacente. Cabe ao médico demonstrar ao paciente que nenhuma substância de preenchimento de partes moles poderá corrigir diferenças de assimetria óssea na região malar, por exemplo. Reconhecer assimetrias faciais preexistentes, decorrentes de diferenças ósseas ou cartilaginosas subjacentes, possibilita maior senso de expectativa real pelo paciente. Um dos principais exemplos para demonstrar assimetrias é por meio do lóbulo da orelha. Pacientes reconhecem, em geral, que os lóbulos diferem em tamanho, volume, posição e orientação, pelo simples fato de usarem adornos nessas regiões.

Envelhecimento Extrínseco

Fotoenvelhecimento

Apesar de a luz solar ser indispensável à vida, é também causadora de uma série de processos patológicos cutâneos, conhecidos com o nome genérico de fotodermatoses. A radiação solar é representada por radiações de diferentes comprimentos de onda que constituem o espectro eletromagnético (Fig. 14.12).

Nesse espectro, 99% das radiações são constituídas por energia não ionizante e apenas 1% ou menos por radiação ionizante (raios X) e ondas hertzianas; os raios ultravioleta A e B são os maiores responsáveis pelo fotoenvelhecimento.

O fotoenvelhecimento compreende o conjunto de alterações da pele consequentes à exposição aos raios UV, de expressão variável para

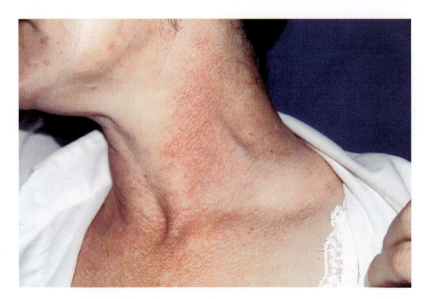

Figura 14.12 – Poiquilodermia: comprometimento cervical que resulta da ação crônica do sol nesta região.

cada indivíduo na dependência do grau de melanização da pele e da sua predisposição, bem como da frequência e da duração da exposição ao sol ao longo da vida. Geralmente, aparece a partir dos 40 anos de idade, mas pode surgir muito antes.

Uma das mais conhecidas classificações de fotoenvelhecimento é a de Glogau, que divide os pacientes em quatro tipos (I a IV)[23]. Nessa classificação, pacientes jovens, na 2ª ou 3ª década de vida, apresentam somente os sinais iniciais do fotoenvelhecimento, marcados por alteração na homogeneidade da cor, mas geralmente sem rugas, mesmo durante a expressão da mímica facial. Esses pacientes são classificados como tipo I ou "sem rugas". De forma geral, não utilizam maquiagem por não necessitar de camuflagem de manchas ou rugas.

Com o processo de envelhecimento, a lesão das fibras elásticas pela radiação UV torna-se crônica e a propriedade intrínseca de retorno pós-deformação torna-se prejudicada. No início, as rugas começam a aparecer somente quando a face está em movimento, geralmente, como linhas de expressão paralelas à comissura oral e ao sulco nasogeniano, na região cantal lateral, bem como sobre o arco zigomático e a eminência malar. Esses pacientes usam frequentemente maquiagem para corrigir irregularidades de cor e tons que resultam da exposição crônica ao sol. Encontram-se na faixa etária de 30 a 40 anos, com ausência de linhas durante o repouso. Entretanto, logo ao iniciar a motricidade, as linhas aparecem. São classificados como tipo II ou "rugas em movimento".

Com a continuação do processo de envelhecimento, a lesão das fibras elásticas torna-se ainda mais intensa. Eventualmente, as rugas produzidas por movimento dinâmico da face persistem mesmo com a face em repouso. Quase sempre pela 5ª década de vida, há linhas paralelas visíveis na região periorbital e no ângulo da boca, lábios superior e inferior e rugas descendentes da pálpebra inferior para a região malar. O recurso da maquiagem auxilia no problema da cor, mas tende a acentuar a aparência das rugas. Esses pacientes apresentam rugas mesmo em repouso e são classificados como tipo III ou "rugas em repouso".

Com a intensificação do processo de envelhecimento, as rugas espalham-se gradualmente por

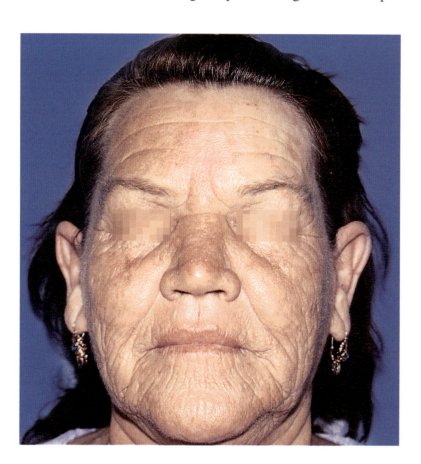

Figura 14.13 – Envelhecimento extrínseco intenso. Aparência de "pergaminho" da pele. O tratamento é difícil e complexo.

Tabela 14.3 – Envelhecimento extrínseco da pele

Causa	Efeito
Alteração da maturação celular	Aspereza
	Queratose solar
Alteração de melanócitos	Lentigens solares
	Pigmentação irregular
Diminuição do número e da resistência das fibras colágenas	Rugas finas
Elastose solar	
Perda do suporte de colágeno dos vasos	Púrpura senil
Alteração da rede vascular	Palidez cutânea

toda a pele do rosto e a derme torna-se totalmente inchada com *debris* espessos e diminuição da substância fundamental, produzindo pele espessada e áspera. Esses achados, com frequência, se apresentam durante a 6ª ou 7ª década de vida, podendo ocorrer mais precocemente nos casos mais graves. Muitos desses pacientes desenvolvem câncer de pele. O uso de maquilagem é impraticável, pois causa aparência de lama quebrada quando aplicada sobre esse tipo irregular de pele. Não há um local na face em que não haja rugas e são classificados como tipo IV ou "só rugas" (Fig. 14.13).

Histologicamente, o envelhecimento da pele pela radiação UV é manifestado por desorganização das fibrilas de colágeno e acúmulo de material anormal, inclusive elastina. Evidências bioquímicas de alterações no tecido conectivo, na pele envelhecida pelo sol, incluem redução do nível dos precursores de colágeno dos tipos I e III e ligações cruzadas, com aumento na proporção de colágeno do tipo III para tipo I e aumento no nível de elastina. Há, também, diminuição do número de fibroblastos que fabricam essas proteínas (Tabela 14.3).

As metaloproteinases são uma família de enzimas proteolíticas que degradam especificamente colágeno, elastina e outras proteínas no tecido conectivo e nos ossos. São críticas na remodelação da matriz durante o desenvolvimento e a cicatrização de feridas. Sua atividade é regulada por inibidores encontrados nos tecidos cuja expressão serve como equilíbrio para prevenir a degradação excessiva da matriz.

A pele envelhecida pelo sol mostra alterações na matriz de colágeno extracelular do tecido conectivo. Mesmo pouca exposição à radiação UV aumenta a expressão de três metaloproteinases da matriz no tecido conectivo da pele e inicia degradação da matriz e fora das camadas da pele.

TABAGISMO

A patogênese em fumantes é totalmente desconhecida, embora se acredite que decorra de alterações na microcirculação cutânea e presença de radicais livres. Há significante correlação entre rugas e infarto do miocárdio em homens com menos de 55 anos de idade; fumar tem relação significativa com rugas faciais. Essa relação foi observada somente em homens.

QUESTÕES

1. Quais são as principais diferenças entre os processos de envelhecimento intrínseco e extrínseco?
2. Cite as principais alterações macroscópicas do processo de envelhecimento intrínseco.
3. Qual é a principal alteração microscópica observada no processo de envelhecimento intrínseco?
4. Quais são as principais alterações observadas no terço inferior da face no envelhecimento intrínseco?
5. O que é fotoenvelhecimento e como é classificado?

REFERÊNCIAS

1. LATRENTA, G. S. Facial contouring. In: REES, T. D.; LATRENTA, G. S. (eds.). *Aesthetic Plastic Surgery*. 2. ed. Philadelphia: W. B. Saunders, 1994. v. 2, p. 784-889.
2. FARKAS, L. G. *Anthropometry of the Head and Face in Medicine*. New York: Elsevier North Holland, 1981.
3. FARKAS, L. G.; SOHM, P.; KOLAR, J. C.; KATIC, M. J.; MUNRO, I. R. Inclination of the facial profile: art versus reality. *Plast. Reconstr. Surg.*, v. 75, n. 3, p. 328-338, 1985.
4. GONZALEZ ULHOA, M.; FLORES, E. Senility of the face – basic study to understand it causes and effects. *Plast. Reconstr. Surg.*, v. 36, n. 2, p. 239-246, 1965.
5. YOUSIF, N. J. Changes of the midface with age. *Clin. Plast. Surg.*, v. 22, n. 2, p. 213-226, 1995.

6. ADAMS, D. Age change in oral structures. *Dental Update*, v. 18, n. 1, p. 14-17, 1991.
7. GILCHREST, B. A. A review of skin ageing and its medical therapy. *Br. J. Dermatol.*, v. 135, p. 867-875, 1996.
8. GILCHREST, B. A. Age-associated changes in the skin. *J. Am. Geriatr. Soc.*, v. 30, n. 2, p. 139-143, 1982.
9. KLIGMAN, A. M.; LAVKE, R. M. Cutaneous aging: the differences between intrinsic aging and photoaging. *J. Cutan. Aging Cosmet. Dermatol.*, v. 1, p. 5-12, 1988.
10. BOLOGNIA, J. L. Dermatologic and cosmetic concerns of the older woman. *Clin. Geriatr. Med.*, v. 9, p. 209-229, 1993.
11. GILCHREST, B. A.; YAAR, M. Aging and photoaging of the skin: observations at the cellular and molecular level. *Br. J. Dermatol.*, v. 127, n. 41, p. 25-30, 1992.
12. LEMKE, B. N.; STASIOR, O. G. The anatomy of eyebrow ptosis. *Arch. Ophthalmol.*, v. 100, p. 981, 1982.
13. KRIZE, D. M. Transpalpebral approach to the corrugator supercilii and procerus muscles. *Plast. Reconstr. Surg.*, v. 95, p. 52, 1995.
14. LARRABEE, W. R.; MAKIESKI, K. H. *Surgical Anatomy of the Face*. New York: Raven, 1993.
15. MCKINNEY, P.; MOSSIE, R. D.; ZUKOWSKI, M. C. Criteria for the forehead lift. *Aesth. Plast. Surg.*, v. 15, p. 141, 1991.
16. FLOWERS, R. S.; CAPUTY, G. G.; FLOWERS, S. S. The biomechanics of brow and frontalis function and its effect on blepharoplasty. *Clin. Plast. Surg.*, v. 20, p. 255-268, 1993.
17. MITZ, V.; PEYRONIE, M. The superficial musculoaponeurotic system in the parotid mid cheek area. *Plast. Reconstr. Surg.*, v. 58, p. 80, 1976.
18. FURNAS, D. W. The retaining ligaments of the cheek. *Plast. Reconstr. Surg.*, v. 83, p. 11, 1989.
19. YOUSIF, N. S.; MENDELSOHN, D. C. Anatomy of the midface. *Clin. Plast. Surg.*, v. 22, p. 227-240, 1995.
20. YOUSIF, N. S.; GOSAIN, A.; MATLOUB, H. S. et al. The nasolabial fold: an anastomotic and histological reappraisal. *Plast. Reconstr. Surg.*, v. 93, p. 60-69, 1994.
21. BARTON, F. E.; GYIMESI, T. M. Anatomy of the nasolabial fold. *Plast. Reconstr. Surg.*, v. 100, p. 1276, 1997.
22. YOUSIF, N. S. Changes of the midface with age. *Clin. Plast. Surg.*, v. 12, p. 213-226, 1995.
23. GLOGAU, R. G. Chemical peeling and aging skin. *J. Geriatr. Dermatol.*, v. 2, n. 1, p. 30-35, 1994.

Capítulo 15

Aspectos Étnicos

Alessandra Haddad ♦ Daniel Vasconcellos Regazzini

SUMÁRIO

As diferenças entre as raças de *Homo sapiens* vão além do fenótipo e apresentam variações anatômicas, estruturais e metabólicas na estrutura da pele que vão determinar o comportamento dela perante diferentes patologias e procedimentos. É necessário que se tenha em mente essas diferenças para que a cada novo procedimento que surja no campo estético, na cosmiatria ou referente a tecnologias como *laser* possamos definir expectativas reais, riscos iminentes e limitações que se possam apresentar nas diferentes raças.

O conhecimento também proporciona uma estratégia de prevenção de doenças mais frequentes, iatrogenias e possíveis complicações advindas de tratamentos e/ou hábitos culturais que devem ser estudados isoladamente em cada subgrupo racial.

Embora os fatores biológicos e genéticos tenham grande impacto nas diferentes desordens dermatológicas, ao tratar de peles étnicas devemos considerar também as práticas culturais de cada grupo para otimizar sua abordagem.

HOT TOPICS

- A unidade melanocítica é composta de 1 melanócito para 36 queratinócitos.
- Não existe diferença racial entre os números de melanócitos.
- As diferenças raciais estão nas propriedades dos melanossomos.
- O estrato córneo na pele negra apresenta mais camadas e maior conteúdo lipídico, sendo mais compacto e com maior resistência elétrica.
- Nos caucasianos a produção de vitamina D é maior.
- Os negros apresentam menor quantidade de ceramidas e menor retenção de água na camada epidérmica.
- Não existem diferenças raciais entre o tipo e a quantidade de queratinas e diferenças químicas de aminoácidos.
- Negros apresentam epiderme três a quatro vezes mais fotoprotetora do que a dos brancos.
- Não existem diferenças raciais na fisiopatologia da acne.
- Os fibroblastos nos negros são em maior número e bi ou multinucleados, ocasionando maior incidência de queloides.
- O câncer de pele representa 10 a 30% de todas as neoplasias em caucasianos, 2 a 4% em asiáticos e 1 a 3% em negros.
- O carcinoma de células escamosas é a neoplasia cutânea mais comum em negros.

INTRODUÇÃO

A variabilidade racial determina diferenças significativas fenotípicas, funcionais, reacionais e patológicas na pele. O conhecimento e a quantificação dessas diferenças são importantes para atuação na prevenção e no tratamento das doenças da pele. Embora o principal fator na determinação da raça seja indubitavelmente a cor da pele, ao longo deste capítulo veremos que as diferenças vão além disto, determinando padrões de fisiologia e respostas aos estímulos químicos e do meio ambiente específicos e peculiares. Nos últimos anos vem se notando juntamente com o aumento da população mundial um aumento significativo da população não caucasiana. No censo de 2000, nos Estados Unidos, a população não caucasiana correspondia a 31% e estima-se que atualmente este número já tenha superado 50%. O conhecimento das características desses indivíduos se faz extremamente necessário por aqueles que atuam no campo da cosmiatria.

DEFINIÇÃO DE PELE ÉTNICA

Definir pele de cor ou pele étnica leva à discussão de várias raças e grupos étnicos de nossa espécie *Homo sapiens*. Usa-se como classificação da pele étnica a coloração da pele, a resposta desta pele a fatores ambientais como a luz e outras manifestações fenotípicas óbvias. Atualmente buscam-se diferenças genéticas entre elas.

Acredita-se que as peles mais pigmentadas ou mais escuras estão envolvidas com métodos de proteção contra a luz ultravioleta (UV) naqueles indivíduos que vivem perto da linha do Equador.

Podemos dividir as peles étnicas em várias subespécies ou raças; a maioria desses grupos apresenta pele mais escura. Essas subespécies ou raças incluem: caucasianos (por exemplo, europeus), mongóis (por exemplo, asiáticos), congoides ou negroides (por exemplo, a maioria das tribos africanas), capoides (por exemplo, tribo africana Kung San) e australoides (por exemplo, aborígines australianos). Mesmo assim, entre os caucasianos, existe um grupo de peles pigmentadas que incluem indianos, paquistaneses e árabes (Tabela 15.1 e Fig. 15.1).

A raça negra compreende várias subcategorias: africanos, afro-americanos e afro-caribenhos.

Características Fenotípicas

Os caucasianos constituem raça heterogênea oriunda de ancestrais europeus, mediterrâneos e do oeste asiático. Seu fenótipo caracteriza-se pelo formato da face e pela cor da pele, sendo

Tabela 15.1 – As raças modernas do *Homo sapiens*

Raça	População representativa
Caucasoides	Europeus
	Árabes
	Indianos
	Paquistaneses
Mongóis	Asiáticos
Australoides	Aborígines australianos
Congoide ou negroide	Africanos
	Afro-americanos
	Afro-caribenhos
Capoide	Tribo africana Kung San

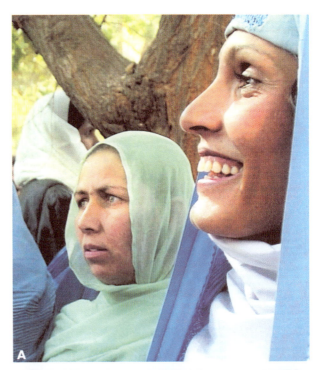

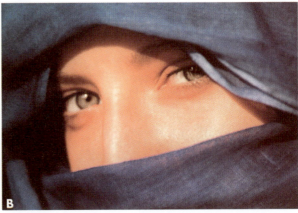

Figura 15.1 – (*A*) Características físicas da mulher árabe. (*B*) Características da região orbital da mulher árabe.

comumente chamados de "brancos". O que caracteriza essa raça é a vulnerabilidade ao dano solar e suas consequências.

Quando comparados às outras raças, os caucasianos têm a face mais fina e alongada, com malares mais proeminentes. O nariz é mais alongado e fino, os lábios mais delgados e os olhos possuem anatomia própria.

Os asiáticos formam um grupo que se estende pelas condições climáticas extremas do Polo Norte (esquimós) ao Equador (malásios), incluindo os chineses e os índios sul e norte-americanos. O termo "oriental", para designar esse grupo, refere-se mais a um termo geográfico relacionado a povos não ocidentais, incluindo indianos, paquistaneses e russos. Asiáticos, no entanto, é termo bem mais amplo, referindo-se aos povos com ancestrais étnicos de Han similares como japoneses, chineses, coreanos e sudeste-asiáticos (Fig. 15.2).

Suas características faciais têm em comum região frontal proeminente, proeminência malar arredondada, hipoplasia de terço médio, linha mandibular bem demarcada, volume tecidual de partes moles maior na região malar inferior e mandibular proximal, que contribui para o aspecto "arredondado" da face asiática. Os olhos amendoados e brilhantes, geralmente com prega epicantal, tornam o olhar atrativo, sendo a prega supratarsal pouco definida ou ausente e a gordura periorbital abundante frequentes alvos de cirurgias plásticas descritas desde o século XIX por Míkamo.

O nariz é mais curto e mais largo, apresentando menor projeção em relação ao dos caucasianos, com excesso de gordura no *domus*, estendendo-se superior e inferiormente sobre as cartilagens laterais. A pele é espessa e as narinas são redondas, com direção ligeiramente horizontal. As cruzes laterais são usualmente pequenas, finas e fracas. A columela é larga com algum grau de retração, associada a um ângulo nasolabial agudo.

CLASSIFICAÇÃO

O sistema de fototipos cutâneos desenvolvido por Fitzpatrick, já alvo de discussão em outros capítulos, tem como base a resposta da pele ao sol ou a radiações UV. Nessa classificação po-

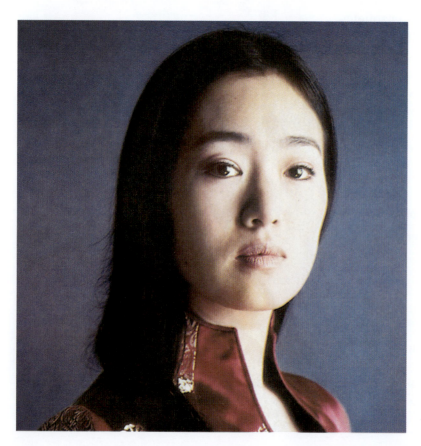

Figura 15.2 – Características físicas da mulher asiática.

demos inferir que a pele branca fica entre os tipos I e III e as étnicas entre os tipos IV e VI.

BIOLOGIA DA PIGMENTAÇÃO

A pele normal humana é formada por quatro pigmentos – vermelho, amarelo, marrom e azul: carotenoides exógenos (amarelo), melanina endógena na epiderme (marrom), hemoglobina oxigenada (vermelho) ou reduzida nas ventilas (azul). Desses, a melanina é a maior determinante das diferenças na cor da pele. Para melhor compreensão da via de produção da melanina será feita breve revisão de sua origem e apresentação.

Os melanoblastos migram da crista neural na 18ª semana da vida embrionária e se diferenciam em melanócitos. Os melanócitos são células capazes de sintetizar a enzima melanogênica tirosinase (no aparelho de Golgi) e vacúolos chamados melanossomos, em cujo interior a tirosinase será incorporada, permitindo a reação que transformará a tirosina em dopa, dopaquinona e, finalmente, em monômeros de eumelanina ou feomelanina, que serão transportados ainda dentro dos melanossomos (agora considerados maduros).

Após essa fase, os melanossomos serão encaminhados através dos dendritos para os queratinócitos vizinhos. Cada melanócito secreta melanossomos para um grupo de queratinócitos (aproximadamente 36), compondo uma unidade melanocítica epidérmica (Fig. 15.3).

A melanina é um polímero denso, insolúvel, de alto peso molecular, composto de monômeros de eumelanina (polímero marrom) e feomelanina (polímero alaranjado) em proporções variáveis.

A cor da pele é relacionada a tipo, forma, agregação e cor dos melanossomos e sua distribuição nos melanócitos e queratinócitos (Tabela 15.2). Está bem esclarecido que não existe diferença racial entre os números de melanócitos. Na pele branca, os melanossomos são relativamente pequenos e entremeados por lisossomos, formando agregados; já na pele negra, os melanossomos são maiores em comprimento e diâmetro, permanecendo isolados dentro dos queratinócitos[1].

A melanina é degradada quando os queratinócitos chegam à superfície externa da epiderme e são eliminados com o estrato córneo. Consequentemente, a melanização da epiderme, por não ser processo estático, requer renovação constante.

A pigmentação da melanina na pele humana é dividida em dois componentes: constitutivo e facultativo. O componente constitutivo é a quantidade de melanina cutânea gerada pela carga genética sem efeito do meio ambiente. É o tom de pele encontrado geralmente nas áreas corpóreas protegidas da luz. O facultativo corresponde ao com-

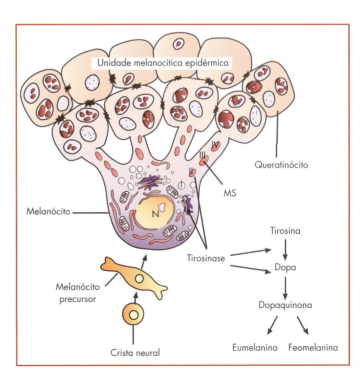

Figura 15.3 – Unidade melanocítica epidérmica. MS = melanossoma; N = núcleo.

Tabela 15.2 – Correlação de cor da pele e melanossomos

Grupo étnico	Melanossomos por célula		
	Quantidade média	Variação	Agrupamento central
Afro-americanos escuros	520	450 – 600	95 – 100%
Afro-americanos claros	195	150 – 250	10 – 30%
Asiáticos escuros	450	250 – 500	5 – 20%
Asiáticos claros	205	150 – 300	Raros
Euro-americanos escuros	195	100 – 230	Não tem
Euro-americanos claros	0	2 – 12	Não tem
Caucasianos	16	5 – 32	Não tem

Modificado de Goldshmidt e Raymond[1]

ponente adquirido por exposição aos raios UV, alterações endócrinas, como gravidez, doença de Addison e outros fatores que afetam, de modo reversível, a síntese de melanina (Tabela 15.3).

BASE CELULAR PARA VARIABILIDADE ÉTNICA NA COR DA PELE

Embora as populações de melanócitos variem regionalmente na pele humana, em todos os seres humanos, independentemente da raça, o número de melanócitos epidérmicos é aproximadamente igual nos diferentes locais anatômicos. Efetivamente, as diferenças estão nas propriedades dos melanossomos e não no número de melanócitos. Vários estudos revelam que todas as peles de cor ou peles étnicas tendem a apresentar melanossomos maiores e não agregados, sendo mais ovais e densos nos indivíduos mais escuros.

Szabo[2], em 1969, apresentou estudo mostrando que os melanossomos estão distribuídos de forma agregada e envolvidos por membrana nos caucasianos, ao passo que nos negroides estavam não agregados e dispersos. Toda[3] e Olson[4], avaliando as diferenças intra-raciais citam que os negros mais escuros apresentam melanossomos maiores e não agregados e os mais claros apresentam tanto os melanossomos grandes e não agregados quanto os pequenos e agregados. Na Austrália, Mitchel[5] descreve melanossomos distribuídos densamente, de forma agregada e de tamanho maior nos aborígines em comparação aos caucasianos.

Estudando-se melanócitos de áreas não expostas, os melanossomos são mais numerosos entre

Tabela 15.3 – Reatividade cutânea e os fatores de Fitzpatrick

Fototipo cutâneo	Coloração	Reatividade a ultravioleta B	Resposta a ultravioleta B	Fotoenvelhecimento	Suscetibilidade ao câncer de pele
I	Branco	Muito sensível	Sempre queima Nunca bronzeia	Alto e precoce	Alta
II	Branco	Muito sensível	Sempre queima Bronzeia com dificuldade	Alto e precoce	Alta
III	Branco	Sensível	Queima moderadamente Bronzeia moderadamente	Moderado a alto	Moderada
IV	Moreno-claro	Moderadamente sensível	Queima minimamente Bronzeia com facilidade	Moderado a baixo	Baixa
V	Moreno	Minimamente sensível	Raramente queima Bronzeia profundamente	Baixo e tardio	Mínima
VI	Negro	Pouco sensível	Nunca queima Bronzeia profundamente	Mínimo e tardio	Mínima

os afro-americanos, aborígines australianos e africanos negros (grupo 1) que entre os caucasianos europeus, americanos e asiáticos descendentes de japoneses ou chineses (grupo 2). No grupo 1, muitos melanossomos encontram-se nos estádios II e III (parcialmente melanizados) de sua formação, enquanto no grupo 2 há maior proporção de melanossomos no estádio IV (totalmente melanizados). Os melanossomos também são mais numerosos e maiores, arranjando-se de diversas formas com os queratinócitos do grupo 1, geralmente ficando individualizados em seu interior, ao passo que, no grupo 2, os melanossomos estão em menor número, são menores e unem-se em grupos de dois ou mais dentro dos queratinócitos.

Gilchrest et al.[6], fazendo monoculturas de melanócitos de negros e caucasianos em iguais condições, observaram que cada monocultura apresentava as mesmas diferenças raciais no tamanho dos melanossomos e na melanização da epiderme que as observadas *in vivo*, sugerindo que há genes envolvidos no gradiente de pigmentação da pele operando conjuntamente com os melanócitos (Figs. 15.4 a 15.6).

Montagna e Carlisle[7] demonstraram que os melanossomos de peles negras estão distribuídos por toda a epiderme, incluindo as camadas basal, granulosa, lúcida e córnea, ao passo que nas peles brancas não expostas, os melanossomos estão ausentes nas camadas mais superficiais, com poucos melanossomos na camada basal e malpigiana.

A distribuição dos melanossomos e a quantidade total de melanina interferem diretamente na fotoproteção da pele. Essa fotoproteção está mais relacionada à quantidade de melanossomos que à própria espessura da pele. A melanina absorve e reflete os raios UV, principalmente em melanossomos no estádio IV (totalmente melanizados) dispersos individualmente, em comparação aos melanossomos menores e agregados.

Mesmo com essa fotoproteção, os indivíduos de pele pigmentada apresentam dano solar que se manifesta como atipia epidermal, atrofia dérmica, dano às fibras colágenas e elásticas, hiperpigmentação e formação de rugas.

DIFERENÇAS RACIAIS NA ANATOMIA E FISIOLOGIA CUTÂNEA

Embora a cor da pele seja o parâmetro mais marcante quando se fala em variabilidade racial,

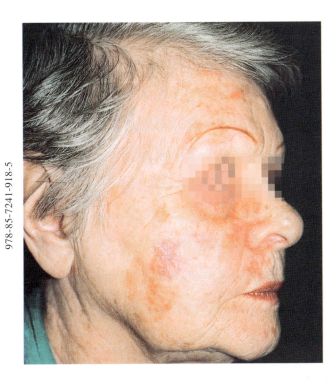

Figura 15.4 – Manchas senis em pele caucasiana.

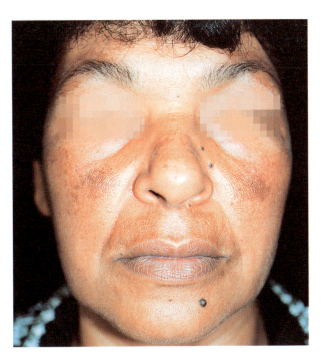

Figura 15.5 – Hiperpigmentação malar em pele afro-americana.

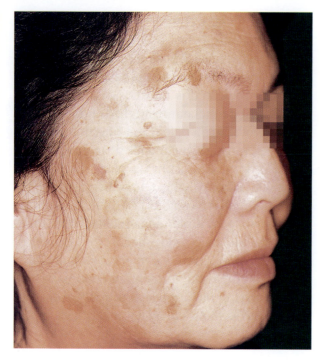

Figura 15.6 – Mancha senil em pele oriental.

as funções da pele também apresentam diferenças entre si que podem determinar diferentes respostas diante de estímulos ambientais, patologias, ou determinados tratamentos.

Estrato Córneo

O estrato córneo é espesso tanto nas peles brancas quanto nas negras, porém, nestas últimas, apresenta maior número de camadas e maior conteúdo lipídico, o que aumenta a adesividade intercelular, tornando-o mais compacto, com maior resistência elétrica média, dificultando sua remoção (Quadro 15.1).

Quanto à velocidade de descamação de estrato córneo, Corcuff *et al.*[8] não encontraram diferenças estatisticamente significativas entre brancos, amarelos e negros, embora numericamente os negros apresentassem maior velocidade que os demais grupos.

As funções de barreira, permeabilidade e restauração da pele foram relatadas recentemente por Kompaore, Marty e Dupont[9] em trabalho que avaliou a perda de água transepidérmica antes e depois da remoção de estrato córneo nas diferentes raças. Após remoção do estrato córneo, encontraram perda de água transepidérmica significativamente maior em negros que em asiáticos e caucasianos, maior permeabilidade nos asiáticos e recuperação da camada córnea mais rápida nos negros.

A presença de ceramidas é menor nos negros, acarretando menor retenção de água na camada epidérmica.

Epiderme

Estudos[7] mostram diferenças significativas entre as espessuras das epidermes de negros e brancos. Essas diferenças mostram-se especialmente acentuadas no fotoenvelhecimento, ou seja, no padrão de resposta ao dano extrínseco, mas também no envelhecimento intrínseco. Vários estudos mostram diferenças individuais entre indivíduos do mesmo grupo racial. Montana e Carlisle descreveram a diferença quanto ao estrato lúcido que, embora tivesse o mesmo número de camadas em caucasianos e negros, apresentava-se mais compacto nos negros.

Nos caucasianos, o conteúdo de lipídeos no estrato córneo é menor que nos negros; no entanto, a produção de vitamina D é maior.

Derme

A espessura cutânea não apresenta variações intrarraciais, mas os fibroblastos dos indivíduos negros são maiores e em maior quantidade em comparação aos indivíduos brancos. Os fibroblastos dos negros também são bi ou multinucleados, produzindo fibras colágenas menores, mas mais aderidas, distribuídas paralelamente à epiderme, com fibrilas colágenas e fragmentos de glicoproteínas distribuídos nos interstícios.

A hiper-reatividade dos fibroblastos pode ser relacionada com a interação entre células como

---

Quadro 15.1 – Principais diferenças entre o estrato córneo dos negros em relação às demais raças

- Espessura semelhante
- Mais camadas celulares e maior resistência à remoção
- Maior conteúdo lipídico
- Maior resistência elétrica
- Maior velocidade de descamação
- Tamanho de corneócitos semelhante
- Menor número de ceramidas
- Maior poder de regeneração

mastócitos, citoquinas e outros fibroblastos. Em combinação com a diminuição da atividade da colagenase, pode-se inferir que a pele negra tem maior tendência a patologias cicatriciais como cicatrizes hipertróficas e, mais frequentemente, os queloides.

Anexos Cutâneos

As glândulas écrinas funcionam como termorreguladoras. Sendo as diferenças raciais oriundas da seleção ambiental após anos de evolução, considera-se que essas glândulas sejam adaptadas ao clima quente e úmido dos trópicos onde estão os grupos negroides. Porém, não existem diferenças significativas entre as raças.

Robinson et al.[10] relatam diferenças entre as raças somente na taxa de sudorese. A taxa de sudorese dos americanos negros é maior que a dos americanos brancos, da mesma forma que europeus brancos têm sudorese menor que africanos negros e asiáticos. Esse mesmo estudo mostra que a concentração de sódio nos africanos é menor que nos europeus, refletindo maior conservação de eletrólitos.

As glândulas apócrinas estão localizadas na axila, no períneo, no canal auditivo externo e na unidade pilossebácea. Essas glândulas se tornam ativas após a puberdade e sua função específica permanece inexplicável; alguns autores sugerem que seu odor sirva como sinal sexual.

Sabe-se que essas glândulas são maiores e em maior número nos indivíduos da raça negra. Assim, a secreção apócrina estimulada por emoções ou por epinefrina tem maior volume nos indivíduos negroides em comparação aos caucasianos.

Folículos Pilosos e Cabelos

As raças negroides têm outra característica fenotípica além da cor da pele: o cabelo. Quatro tipos de cabelos são descritos: lisos, ondulados, cacheados e em espiral. Este último está presente na maioria dos negros. As características anatômicas desses cabelos mostram comprimento axial maior com formato elíptico e os folículos já se apresentam elípticos no couro cabeludo.

Os cabelos dos asiáticos são mais circulares, quase redondos, com maior área seccional, ou seja, mais grossos, o que contrasta com os europeus que apresentam menos área seccional. Variáveis individuais são aceitas. A cor é predominantemente preta e, mais raramente, vermelha. A pilificação corporal é menor nesse grupo étnico.

Não se notam diferenças inter-raciais na espessura da cutícula e nas células corticais, somente evidenciadas nos fios de cabelo. Porém, sabe-se que as fibras elásticas de ancoragem à derme presente nos folículos pilosos são mais fracas e em menor número, fato que justifica alguns casos de alopecias, alopecias de tração e síndrome de degeneração folicular. A menor espessura do fio está na raça negra e a maior, na raça oriental.

Os cabelos dos caucasianos são mais estreitos em diâmetro, resultando em maior ondulação e menor brilho que os asiáticos, porém, não tão ondulados como o dos negros. A cor varia do louro-claro até o marrom-escuro, incluindo o vermelho. Quanto ao aspecto, são ondulados nos caucasianos, lisos nos orientais e em espiral nos negros.

A pigmentação dos cabelos está envolvida com o depósito de melanina. Melanossomos são encontrados nos bulbos dos cabelos dos negros e não encontrados nos brancos. Da mesma forma, os grânulos de melanina são maiores e mais numerosos nos indivíduos negros em comparação aos brancos e asiáticos. A concentração total de pigmentos é maior nos negros que nos outros grupos.

Quanto à densidade capilar, ocorre o inverso: os cabelos dos brancos apresentam maior número de folículos por mm^2 em comparação aos dos negros. Outra característica importante é que os cabelos dos negros tendem a formar mais nós e apresentar fraturas longitudinais em comparação às outras raças. A maioria dos fios dos cabelos dos negros apresenta pontas quebradas, o que demonstra maior fraqueza destes fios.

Não existem diferenças de tipo e quantidade de queratinas entre as raças, bem como diferenças químicas de aminoácidos entre elas.

Absorção Percutânea

A função de barreira cutânea está relacionada com a integridade do estrato córneo. Este é metabolicamente inativo, sugerindo que todo o mecanismo de absorção se dá por difusão passiva. Da mesma forma, a penetração através dos apêndices cutâneos tem pequeno papel na absorção cutânea. A variação dessa penetração depende da integridade do estrato córneo e da sua espessura, bem como da densidade dos apêndices cutâneos.

Não existe concordância quanto à permeabilidade cutânea inter-racial. Alguns autores sugerem que não existem diferenças[11], outros sugerem que a absorção nos brancos é maior que nos negros quanto a certas substâncias[12,13].

Reação à Luz

Apesar das diferenças estruturais no estrato córneo, o coeficiente de reflexão da luz é de 4 a 7% em todas as raças; porém, quando se considera a capacidade da luz em penetrar e se difundir na epiderme, causando danos, os negros apresentam epiderme três a quatro vezes mais fotoprotetora que a dos brancos em todos os comprimentos de onda (Quadro 15.2). Essa proteção é dada não apenas pelo estrato córneo mais compacto dos negros, mas principalmente pela abundante melanina presente nos melanossomos da camada de Malpighi (germinativa), que é o cromóforo capaz de absorver a energia e dar efetiva defesa contra radiação.

Irritabilidade

Em vários estudos, a suscetibilidade a agentes irritantes na pele é menor em negros que nas demais raças, embora, após remoção do estrato córneo, esta diferença não seja observada, sugerindo que o estrato córneo participe na modulação da resposta da pele a agentes irritantes. As reações eritematosas nos negros são menos perceptíveis, porém, quando ocorrem, são mais graves, mesmo com menor eritema e reações vasculares. Outros métodos, como perda de água transepidérmica, podem ser utilizados como indicadores de irritabilidade.

Quadro 15.2 – Diferenças entre negros e brancos quanto à penetração da luz
- Mesmo coeficiente de reflexão
- Aumento da transmissão da luz em brancos
- Maior fotoproteção em negros

DERMATOPATOLOGIA (QUADRO 15.3)

Dermatite de Contato

A dermatite de contato clinicamente aguda, com exsudação, vesículas ou bolhas, é mais comum entre a população branca, ao passo que, entre os negros, liquenificação e distúrbios de pigmentação são mais comuns. Da mesma forma, a literatura se confunde em indicar essas diferenças inter-raciais, em razão da dificuldade de percepção das alterações inflamatórias de quadros alérgicos em peles negras. Porém, a localização dessas dermatites são as mesmas entre as raças, sendo as principais as mãos e a face.

Câncer de Pele

Os cânceres de pele são menos incidentes em pessoas de pele negra que nos caucasianos, porém, sua morbimortalidade é maior. Extensa revisão americana[14] demonstra que o câncer de pele representa 10 a 30% de todas as neoplasias em caucasianos, 2 a 4% em asiáticos e 1 a 2% em negros. Da mesma forma, os tumores de pele têm aumentado sua incidência nos últi-

Quadro 15.3 – Dermatopatologia – patologias mais frequentes
- Distúrbios de origem pilossebácea
  - Acne
  - Pseudofoliculite
  - Pele oleosa
  - Hidradenite supurativa
  - Siringomas
  - Adenomas
  - Rinofima
- Distúrbios de pigmentação
  - Vitiligo
  - Hipercromias pós-inflamatórias
  - Cloasmas
  - Olheiras
- Distúrbios de cicatrização
  - Cicatrização hipertrófica
  - Queloides
- Outros
  - Fibromas
  - Dermatose papulosa *nigra*

mos anos em caucasianos e asiáticos e se mantêm constantes nos negros. Estima-se que a incidência nos caucasianos seja de 234 casos novos por 100.000 habitantes e de 3,4 em negros, indicando que os caucasianos têm possibilidade 70 vezes maior de desenvolver câncer de pele. A taxa de melanomas e carcinomas aumenta 5 a 8% anualmente na raça branca. Nos negros, os carcinomas epidermoides são mais comuns, não sendo relacionados à exposição aos raios UV. O sarcoma de Kaposi vem aumentando sua incidência desde as décadas de 1980 e 1990, em razão de sua associação à síndrome da imunodeficiência adquirida (AIDS, *acquired immune deficiency syndrome*), sendo em parte responsável pela alta mortalidade do câncer de pele entre os negros.

As peles negras apresentam um fator protetor inerente contra raios UV, semelhante ao fator de proteção acima de 13,4[7], dado, principalmente, pela coloração da pele. A melanina epidérmica filtra até duas vezes mais os raios UVB em negros em comparação aos caucasianos. Da mesma forma, a dose de raios UV necessária para produzir eritema visível chega a ser 6 a 33 vezes superior em negros. Esses fatos favorecem a menor incidência de neoplasias cutâneas nesta raça.

A diminuição da camada de ozônio nos últimos 20 anos e a exposição solar, principalmente de indivíduos residentes em baixas latitudes, estão favorecendo o desenvolvimento e/ou aumento da incidência de neoplasias cutâneas em caucasianos e asiáticos em áreas de exposição crônica à luz solar ou em áreas com alta concentração de UV por curto espaço de tempo. Uma análise do Centro de Registro de Câncer de Cingapura demonstra que os chineses têm duas vezes mais incidência de câncer de pele que os indianos ou os malásios e que os japoneses moradores de zonas mais próximas ao Equador, como o Havaí, também apresentam o dobro da incidência de câncer de pele que os residentes no Japão.

O carcinoma de células escamosas ou epidermoide é a neoplasia cutânea mais comum em negros (30% das neoplasias de pele) e a segunda mais comum em caucasianos e asiáticos (15% e 25%, respectivamente). Ocorre principalmente em áreas de face e pescoço expostas à radiação UV nos caucasianos e em áreas não expostas em negros, sendo as regiões mais comuns os membros, seguidos pelo couro cabeludo e a região anogenital. Muitas dessas lesões podem ser pigmentadas.

Fatores de risco para o crescimento são áreas de inflamação crônica (úlceras, lúpus eritematoso discoide, lúpus vulgar, granuloma anular, lepra, linfogranuloma venéreo, osteomielite e hidradenite supurativa), cicatrizes de queimaduras, lesões térmicas ou físicas, locais de radioterapia, história de albinismo, epidermodisplasia verruciforme, papiloma vírus humano, pacientes imunossuprimidos e carcinógenos químicos com arsênico e piche. O risco de metastatização em negros varia entre 20 e 40%, sendo muito mais agressivo que em caucasianos.

A doença de Bowen ou carcinoma epidermoide *in situ* é pouco comum em negros e se apresenta como uma lesão em placa, hiperqueratótica, às vezes pigmentada e pouco demarcada. Ocorre mais frequentemente nas extremidades e em áreas fotoprotegidas. Pode suscitar o diagnóstico diferencial com melanoma quando se apresenta na forma pigmentada.

O carcinoma basocelular é a neoplasia cutânea mais comum em caucasianos, hispânicos e asiáticos, sendo o segundo em incidência entre os negros. É mais frequente em pacientes com idade superior a 50 anos, em áreas expostas como cabeça e pescoço. A incidência de carcinoma basocelular em áreas não expostas é a mesma entre negros e caucasianos, inferindo-se que o risco do desenvolvimento desta lesão está relacionado ao menor grau de pigmentação cutânea, ou seja, menor grau de fotoproteção. Sendo os raios UV os maiores fatores de risco para o desenvolvimento de carcinoma basocelular em caucasianos, nos negros outros fatores devem ser pesquisados (úlceras, nevos seborreicos, imunossupressão, xeroderma pigmentoso e trauma). As apresentações clínicas são semelhantes nos dois grupos raciais, mostrando-se como nódulos cutâneos translúcidos com ulceração central e borda perlácea, podendo se apresentar associado a telangiectasias, como nódulos, placas, pápulas, úlceras ou massas endurecidas e pedunculadas. Metástases são raras em todas as raças, mas negros com carcinoma basocelular têm risco maior de outras neoplasias em diversos locais.

A incidência do melanoma maligno está crescendo mais rapidamente que qualquer outra neoplasia. Em caucasianos, o aumento está entre 3 e 7% ao ano, com consequente aumento da mortalidade em 34,1%[7]. Aparece em terceiro lugar entre as neoplasias cutâneas em todas as raças, sendo 10 a 20 vezes mais frequente em caucasianos que em negros. Nos asiáticos, a incidência é a mesma que nos negros. Nos negros, as regiões corporais mais atingidas são plantar, palmar, mucosas e áreas acrais (áreas não expostas), ao passo que nos caucasianos são o tronco e as pernas. Para os caucasianos, os fatores de risco mais comuns são exposição a raios UV (principalmente quando a exposição se dá desde a infância e com repetidas queimaduras solares), nevos atípicos, história familiar e exposição solar intermitente; para os negros, história de trauma, lesão pigmentada preexistente, cicatrizes de queimadura, imunossupressão. É um tumor de células produtoras de melanina, portanto, pigmentado. A maioria dos melanomas cresce dentro de lesões pigmentadas preexistentes e é caracterizada por placas escuras e de rápido crescimento. O tipo histológico mais comum em asiáticos e negros é o lentigo melanoma acral e entre os caucasianos é o melanoma disseminativo superficial. Quando diagnosticados em negros, os melanomas se apresentam em estágio mais avançado, com lesões grandes e consequente mortalidade elevada. Estudo[7] mostra que o índice de Breslow nas ressecções primárias de melanomas em negros é de cerca de 7,1mm e nos caucasianos é de 3,4mm. Metástases são comuns, principalmente para linfonodos e cérebro, e algumas vezes são diagnosticadas as metástases sem o diagnóstico do tumor primário, contribuindo para a piora e a morbimortalidade desse tipo de neoplasia cutânea.

Mesmo com a incidência baixa, os negros ou os não caucasianos em geral devem tomar as mesmas precauções contra o câncer de pele que os caucasianos, ou seja, fotoproteção.

Fotoenvelhecimento

Muitos dizem que os indivíduos negros envelhecem melhor ou menos que os brancos. Na mesma idade, os indivíduos negros apresentam pele com menos rugas, ou seja, mais firme que a dos brancos. Isso decorre do fato de as peles negras estarem mais protegidas do dano solar responsável pelo fotoenvelhecimento.

Além disso, a pele caucasiana parece exibir diferenças de resposta à ação estrogênica, havendo na pós-menopausa maior tendência à atrofia, às rugas e ao ressecamento cutâneo mucoso, quando comparada à de um grupo de afro-americanos em mesmas condições. A maior ação estrogênica sobre a pele dos caucasianos pode ser comprovada com a melhora do ressecamento da pele e do viço referida pelas pacientes caucasianas que fazem reposição hormonal e não observada entre as afro-americanas.

O envelhecimento cutâneo nos negros, mesmo tardiamente, se apresenta com distúrbios pigmentares, com pigmentação inconsistente e atrofia gordurosa que provoca maior flacidez das estruturas faciais.

A maioria dos sinais cutâneos de envelhecimento aparece uma ou duas décadas mais tarde nos negros que nos caucasianos; as rugas são mais largas (exceto em tabagistas) e o deslocamento de gordura e de musculatura facial, provavelmente por frouxidão ligamentar bem mais que por excesso de pele, é mais evidente. Mais do que os pés-de-galinha, o aprofundamento do rebordo orbital inferior, do sulco nasolabial (ptose da camada de gordura malar) e da região mentual demonstra-se como sinal de envelhecimento nessa raça. A flacidez das estruturas internas sobrepõe-se à cutânea.

O nariz sofre alargamento, principalmente no diâmetro transverso, e a ponta projeta-se inferiormente.

A flacidez palpebral superior é, em geral, maior que a inferior; proptose é comum e o lábio inferior sofre eversão, aumentando seu diâmetro anterior e vertical, lenta e progressivamente com a idade.

Nos asiáticos, o fotoenvelhecimento se faz de modo semelhante ao dos brancos, porém, mostra mais discromias e menos rugas. A pele mais espessa retarda o aparecimento de rugas finas e tem maior tendência a distúrbios do sistema pilossebáceo, como acne nodular.

A resposta à exposição solar ocorre com o aparecimento acelerado de distúrbios pigmentares, como melanoses, lentigos, queratoses seborreicas e melasmas. São ainda frequentes lesões pigmentadas congênitas, como manchas café-com-leite, melanose de Becker, nevo de Ota, manchas mongólicas e incontinência pigmentar acrômica.

Desordens Pigmentares

Dentre as discromias e depois do vitiligo, a principal desordem pigmentar em indivíduos não caucasianos é a hiperpigmentação. Podemos ainda inferir que dentre os tipos de hiperpigmentação, a hiperpigmentação pós-inflamatória é a principal ocorrência entre os indivíduos negros. Isso está relacionado com a resposta melanocítica às irritações ou inflamações, sendo as mais comuns aquelas que aparecem em resposta à agressão da acne.

Melasma também é muito comum entre negros e asiáticos. Essa hiperpigmentação está relacionada também à exposição solar, porém, em indivíduos com alterações hormonais, em uso de anticoncepcionais orais e em estado gravídico.

Desordens Capilares

Como mencionado anteriormente, em razão das características culturais dos indivíduos negros, que utilizam tranças, apliques, penteados e escovas para deixar os cabelos com aparência menos curvada, o excesso de tração dado aos fios que se apresentam fracamente aderidos provoca a formação de áreas de alopecia de tração principalmente nas áreas temporais e frontais.

Como já descrito anteriormente, os fios de cabelo estão distribuídos na derme quase que em paralelo à superfície da pele. Após os atos de se barbear, depilar, ou mesmo raspar os cabelos, o crescimento destes pode se dar de forma errônea, sem utilizar o orifício folicular, causando uma puntura na pele que resulta em inflamação local e possível infecção, assim chamado pseudofoliculite.

Queloide

As cicatrizes queloideanas aparecem em todas as raças, mas na raça negra sua incidência é 3 a 18 vezes maior. Nos asiáticos, principalmente em chineses, essa incidência também está aumentada, porém, não em escala tão ampliada.

A formação de queloides está relacionada à ação dos fibroblastos, que nos negros podem ser bi ou multinucleados e são maiores e se apresentam em maior número. A falta de interação entre fibroblastos, hormônio do crescimento, mastócitos, citoquinas e outras células cutâneas provoca produção excessiva de colágeno e falta de degradação da matriz extracelular.

A escolha do tratamento do queloide deve ser discutida com o paciente e deve-se orientar sobre a alta possibilidade de recorrência. A base de todos os tratamentos é diminuir a produção excessiva de colágeno, reduzindo a atividade dos fibroblastos.

Os tratamentos mais preconizados são: oclusão com fita de silicone com finalidade de compressão; aplicação tópica ou em fitas de corticosteroides; aplicações intralesionais de corticosteroides (triancinolona); aplicação intralesional de quimioterápicos (sulfato de bleomicina ou 5-fluoruracila); radioterapia (betaterapia); ou ressecção cirúrgica. Esta última deve ser combinada com qualquer uma das possibilidades anteriores dado ao risco de recorrência.

Acne

É difícil falar em incidência de acne na população em geral. A patologia não direciona esses indivíduos a serviços médicos e, se o faz, isto ocorre apenas nas fases ou graus mais avançados e somente uma parcela da população tem acesso a estes serviços. Fica ainda mais difícil estabelecer uma casuística também entre as populações negra e asiática.

Não existem diferenças raciais entre a fisiopatologia da acne. Podemos resumir em queratinização anômala folicular, excesso de produção de sebo, aumento do tamanho da glândula sebácea, obstrução do folículo piloso, inflamação do folículo e consequente infecção por *Propionibacterium acnes*.

O tratamento da acne em peles negras e asiáticas deve ser instituído o mais precocemente possível e de forma agressiva o suficiente, com produtos pouco irritantes e muito eficazes, incluindo nos esquemas de tratamento os retinoides tópicos e os agentes despigmentantes inibidores da tirosinase (hidroquinona ou derivados) de forma prolongada, antes, durante e depois do tratamento específico da acne, a fim de evitar recidivas e a principal complicação: hiperpigmentação pós-inflamatória.

Da mesma forma, quadros graves de acne, com formação de grandes papopústulas agrupadas, podem gerar lesão de pele suficiente para criar cicatrizes queloideanas, principalmente em lóbulos de orelhas, tronco e costas.

Todo o tratamento de acne deve contar com agentes tópicos queratolíticos, anti-inflamatórios, fotoprotetores, secativos e hidratantes suaves. Podemos incluir em casos mais graves, antibioticoterapia tópica ou sistêmica e isotretinoína oral. O uso da isotretinoína deve ser acompanhado laboratorialmente em razão das graves alterações que podem decorrer de seu uso. A isotretinoína tem sido mais frequentemente prescrita aos indivíduos negros em razão da gravidade dos quadros acneicos[15,16].

Não basta uma boa prescrição, o paciente também deve estar ciente de que necessita se adaptar a esses preceitos básicos de tratamento para evitar recorrências. Mudanças de rotina também devem ser solicitadas. Evitar a ingestão de comidas com excesso de gordura saturada, evitar loções ou géis de cabelo com base alcoólica, evitar maquiagem com base oleosa e principalmente evitar a manipulação das pápulas e pústulas. Em negros, em razão das características culturais, cada vez mais se percebe o aparecimento de acne em região frontal devido ao excesso de uso de cosméticos capilares.

Em geral, prescreve-se o uso pela manhã de sabonetes de limpeza, loções adstringentes, agentes queratolíticos, agentes antimicrobianos (caso sejam necessários), hidratantes e fotoprotetores.

Retinoides são bem aceitos e tolerados, pois além de potentes comedolíticos, têm ação bloqueadora da tirosinase que soma seu efeito à prevenção da hiperpigmentação pós-inflamatória. Sua ação comedolítica ainda é discutida, mas a renovação cutânea observada aumenta a diferenciação de queratinócitos, removendo, também, os pigmentados. As formulações devem ser brandas no início, para evitar irritações graves, sendo o prescritor apto a elevar estas doses até as recomendadas.

Adapaleno mostrou-se uma opção terapêutica menos irritante que os retinoides, podendo agir como substituto. O ácido azelaico vem ganhando forças também no tratamento da acne, pela mesma razão. Algumas vezes, podemos associar corticosteroides de baixa potência para minimizar os efeitos irritativos dos alfa-hidroxiácidos.

Beta-hidroxiácidos como o ácido salicílico têm alta potência secativa e podem ser usados até em altas concentrações, devido à sua alta tolerabilidade. Alguns pacientes se queixam de ardor à aplicação das formulações com ácido salicílico, que rapidamente cessa. Essas formulações são bem toleradas em peles negras, sendo raramente visualizadas lesões irritativas graves.

Para casos de pústulas graves, prescreve-se antibioticoterapia sistêmica com eritromicina e tópica com associações ao peróxido de benzoíla. A hidratação deve ser formulada em bases aquosas, loções, sérum ou géis, para restabelecer o manto hidrolipídico controladamente; ou seja, remove-se todo o excesso de gordura e repõe-se a hidratação efetiva. Ressalte-se sempre que em casos de uso de isotretinoína oral há necessidade de incrementar os hidratantes.

No consultório, podemos indicar limpezas de pele para casos de acne inicial ou em baixo estádio, sempre levando em conta o risco de hiperpigmentações após irritação por excesso de extrações.

O tratamento da acne com *peelings* é baseado na ação queratolítica dos agentes, que também promovem renovação celular. *Peelings* devem ser realizados para se obter maior ação queratolítica e secativa. *Peelings* químicos de ácido salicílico, mandélico e retinoico são bem tolerados pelas peles negras, contudo, deve-se realizar tratamento prévio ao *peeling* com inibidores da tirosinase para evitar hiperpigmentações pós-inflamatórias. Outras formas de *peeling*, como dermabrasão ou *laser*, podem ser realizadas de acordo com a experiência do médico, sempre levando em conta os ricos dos tratamentos mais agressivos.

Como já citado, além do risco de hiperpigmentação, os pacientes de pele negra ou os asiáticos podem desenvolver cicatrizes queloideanas após a fase inflamatória da acne. Medidas preventivas devem ser tomadas e, em caso de formação dessa cicatriz patológica, iniciar terapia intralesional, com resultados muito bons. Para as cicatrizes queloideanas em orelha indica-se precocemente a ressecção cirúrgica.

Procedimentos Estéticos não Invasivos

Todo e qualquer tipo de tratamento estético para minimizar os sinais do envelhecimento cutâneo facial pode e deve ser utilizado nos diferentes grupos étnicos. Ressalte-se que todas as diferenças anatomofisiológicas anteriormente citadas cabem também a essa parte da cosmiatria. Para cada tratamento em questão, as particularidades étnicas têm de ser levadas em conta (Tabela 15.4).

O mercado vem mostrando que os negros, principalmente, estão aumentando a procura por esses tipos de tratamentos. Fatores culturais dos asiáticos também favorecem essa procura.

Nos Estados Unidos, principal fonte de dados estatísticos, sabe-se que a população está crescendo e a população negra cresce, em dados relativos, em maior número que a caucasiana. Dados recentes[17] desses procedimentos estéticos não invasivos mostram aumento de 35% no número total de procedimentos realizados; os pacientes afro-americanos correspondem a 5,9% deste mercado.

Os negros, antes afastados na sua maioria dos tratamentos estéticos, agora são um universo grandioso e com características próprias. Os asiáticos também.

Preenchedores Faciais

Os preenchedores faciais ou métodos de aumento de tecidos moles ou preenchedores de rugas e sulcos fazem parte da maior oferta de produtos no mercado, para atenuar a expressão de rugas e sulcos faciais característicos do envelhecimento.

As rugas são sinais claros do fotoenvelhecimento, principalmente na população caucasiana. As faces mais jovens apresentam gordura superficial e profunda distribuída harmonicamente nas regiões topográficas anatômicas, formando depressões e projeções, ou seja, concavidades e convexidades.

O envelhecimento intrínseco provoca atrofia gordurosa em certas partes e hipertrofias em outras, acentuando as demarcações entre as áreas topográficas. Associada à flacidez da pele decorrente do fotoenvelhecimento, temos a atenuação de sulcos e rugas da pele, principalmente os sulcos nasogenianos e nasojugais.

A atrofia gordurosa se inicia nas têmporas e bochechas e segue para o queixo e as regiões mandibulares e periorais, com afinamento de lábios superiores e inferiores. Esse volume deve ser restaurado e as rugas formadas devem ser preenchidas, a fim de retornar à distribuição topográfica facial.

Os preenchedores vêm sendo utilizados em grande escala no tratamento de sulcos nasogenianos e atrofias cutâneas dos caucasianos e dos asiáticos. Quanto aos negros, a procura está aumentando, já que muitos preferem fugir das cirurgias em razão da maior incidência de cicatrizes queloideanas. Entre eles, também, é mais comum a procura por reestruturação volumétrica da face, devido à atrofia gordurosa, já que a flacidez aparece mais tardiamente.

Escolher o melhor agente preenchedor não é o objetivo deste capítulo, mas convém ressaltar que qualquer preenchedor não biodegradável deve ser exaustivamente pensado, devido à possibilidade de formação de granulomas. Como a

Tabela 15.4 – Implicações terapêuticas das diferenças biológicas inter-raciais

	Características biológicas dos negros	Implicações terapêuticas
Epiderme	Aumento do conteúdo melânico	Baixa incidência de câncer de pele
	Aumento da dispersão melanossômica	Pouco fotoenvelhecimento
		Distúrbios da pigmentação
Derme	Fibroblastos multinucleados e maiores	Alta incidência de queloides
Cabelo	Folículo curvado e espiral	*Pseudofoliculites barbae*
	Poucas fibras de ancoragem do folículo à derme	Alopecias tracionais

reatividade cutânea dos negros é intensa, a possibilidade de aparecimento dos granulomas reacionais a esse método é maior.

Destacamos ainda que a literatura[17] é enfática ao ressaltar que para preenchimento de rugas, periorais, ou aumento dos lábios, a escolha "padrão-ouro" deve ser de preenchedores à base de ácido hialurônico. Os caucasianos que buscam preenchimento de lábios desejam tratar as rugas finas periorais, aumentar os lábios diminuídos (ambos causados pela atrofia gordurosa), contornar a borda do vermelhão e elevar a posição das comissuras orais. Os negros, contudo, pouco apresentam rugas periorais e desejam reconstruir ou restaurar o volume labial perdido com o envelhecimento.

Terapia com ácido polilático para reestruturação volumétrica e melhora da flacidez cutânea tem mostrado bons resultados nas faces caucasoides. Contudo, a alta incidência de granulomas e irregularidades palpáveis entre os pacientes que receberam aplicação nos levam a refletir sobre a sua efetividade em negroides e asiáticos. Os resultados nestes últimos também são bons, porém, deve ser salientado o risco da ocorrência desses fatos indesejáveis.

Peelings Químicos

Desde o antigo Egito, a Mesopotâmia e outras culturas, os *peelings* são utilizados em peles étnicas (Quadro 15.4). *Peeling* químico é a aplicação de um ou mais agentes esfoliantes com a intenção de destruir uma ou mais camadas da pele e consequentemente formar novas células e novos tecidos, melhorando assim patologias cutâneas como acne, hiperpigmentação pós-inflamatória, melasmas, cicatrizes e pseudofoliculite da barba.

Nas peles étnicas, os *peelings* devem ser superficiais ou médios. Todo *peeling* em peles étnicas deve ser aplicado por pessoas já familiarizadas com os produtos, após anamnese dirigida às patologias cicatriciais e história de hiperpigmentação, sendo estas patologias causadoras das principais complicações pós-*peeling* em peles negras. Outros fatores associados às complicações gerais de *peelings*, como história de herpes, medicamentos concomitantes, história pregressa de tratamentos cutâneos e mais, também devem ser examinados pelo aplicador.

> **Quadro 15.4 – Agentes químicos mais comuns para *peelings* em peles étnicas**
> - Superficiais
>   – Ácido tricloroacético 10 – 35%
>   – Ácido glicólico 30 – 50%
>   – Ácido salicílico 20 – 30%
>   – Solução de Jessner
> - Médios
>   – Ácido tricloroacético 50%
>   – Ácido glicólico 70%
>   – Ácido tricloroacético 25% + ácido glicólico 70%
>   – Solução de Jessner + ácido tricloroacético

Para prevenir a formação de hiperpigmentações pós-inflamatórias se utiliza um regime de pré-*peeling* ou *priming*, servindo-se de uma rotina diária, nos 30 dias que antecedem o *peeling*, com produtos à base de alfa-hidroxiácidos, fotoprotetores e inibidores da tirosinase, para se obter inibição melanocitária com a finalidade de evitar a deposição de melanina no pós-*peeling*.

Familiaridade com os agentes é imprescindível por parte do aplicador e um agente isolado ou a combinação de agentes pode ser indicado.

Alfa-hidroxiácidos

O ácido mandélico é um excelente agente de *peeling* para as peles étnicas. Sua molécula de maior tamanho permite penetração mais gradual e uniforme do agente. O ácido glicólico também é uma ótima opção na abordagem da acne.

Beta-hidroxiácido

O ácido salicílico é um excelente agente comedolítico e queratolítico nas concentrações de 3 a 5%. Se colocado a 20 a 30% em solução de etanol, torna-se uma excelente e segura opção para o tratamento de acne, melasma e hipercromia pós-inflamatória.

Ácido Tricloroacético

Muitos autores consideram inadequado o uso desse ácido em peles negras, reservando-o para uso em caucasianos e asiáticos. No entanto, exige-se uma curva de aprendizado de seu uso, pois inúmeras variáveis, que influenciam os resultados, estão envolvidas na sua aplicação.

Solução de Jessner

A grande vantagem dessa formulação é o efeito sinérgico entre os três agentes queratolíticos – resorcina, ácido lático e ácido salicílico –, em adição ao efeito fenólico despigmentante da resorcina. Em mãos experientes é um ótimo agente para realização de *peelings* pontuais sobre as hipercromias pós-inflamatórias.

Laser

Partindo da premissa de que os leitores já têm noções básicas dos princípios e da física dos *lasers*, podemos indicar este tipo de terapia física para as peles negra e asiática seguindo os mesmos princípios exaustivamente discutidos: prevenção de patologias cicatriciais e hiperpigmentação pós-inflamatória. Incluímos neste tópico também os aparelhos emissores de luzes, radiofrequência e outros.

Indicamos terapia com *laser* para tratamento da acne e suas sequelas, discromias (como hiperpigmentação pós-inflamatória e melasmas), hipertricose, pequenos tumores benignos de pele (seringomas e dermatopapulose *nigra*) e fotorrejuvenescimento[18].

Nessa última indicação, devemos lembrar que os caucasianos expressam precocemente sinais de fotoenvelhecimento como rugas e linhas finas. São menos evidentes em negros que apresentam maior flacidez, alterações da textura cutânea, dilatação de poros, telangiectasias, dermatopapulose *nigra* e discromias. Os asiáticos, por sua vez, apresentam, também, lentigos, queratose seborreica pigmentada, hiperpigmentação, melasma e rugas finas após a quinta década de vida[19].

Melanina, água e hemoglobina são os principais cromóforos-alvo dos *lasers* e, conhecendo o alvo, o médico pode escolher o melhor aparato para o trabalho (Tabela 15.5). Nas peles negras, contudo, a presença dos pigmentos melânicos em alta quantidade interfere com a absorção da energia dirigida a outros alvos, podendo provocar outras desordens locais como hiperpigmentação e hipopigmentação. Isso particularmente pode ser observado quando aplicamos energia em alvos mais internos na derme e a melanina da camada basal da epiderme é atingida, causando dano epidermal, edema, despigmentação, cicatrizes, atrofias e outras complicações. Outro fator relevante é que muito da energia se dissipa ao atingir cromóforos na epiderme, sem atingir o alvo principal.

É sabido que o coeficiente de absorção da melanina diminui com o aumento dos comprimentos de ondas aplicados[19]. Também sabemos que a água da derme absorve comprimentos de ondas maiores. Sendo assim, se dispusermos de *lasers* que emitam energia em altos comprimentos de onda, por exemplo, 1.064 do neodímio ítrio alumínio granada (Nd:YAG, *neodymium-doped yttrium aluminium garnet*), atingiremos a derme mais profunda sem, contudo, atingir a melanina mais superficial. Esse fato vem ao encontro das necessidades das peles étnicas,

Tabela 15.5 – Cromóforos específicos para cada equipamento

Fonte	Cromóforo
Fontes de laser visíveis	
Nd:YAG	Hemoglobina
KTP 532nm	Melanina
Pulsed Dye	Hemoglobina
Short Pulse	Hemoglobina
Long Pulse	Hemoglobina
Fontes de luz broadband	
Luz pulsada	Hemoglobina
500 – 1.200nm	Melanina
	Água
Fontes de laser infravermelhas	
1.064nm (*Q-switched*)	Hemoglobina
	Melanina
	Água
1.320nm	Água
1.450nm	Água
1.540nm	Água
Não luz	
Radiofrequência	Não avaliado

KTP = potássio titanil fosfato; Nd:YAG = neodímio ítrio alumínio granada.

sendo, portanto, imprescindível para o tratamento de rejuvenescimento em pele negras.

Outro fator essencial nos tratamentos a *laser* em pele étnica é favorecer um "*cooling*" ou resfriamento epidérmico eficaz, durante o tratamento com luzes visíveis e infravermelhas, para se evitar danos térmicos. Deve-se evitar também resfriamento excessivo, pois temperaturas muito baixas também podem causar hiperpigmentação.

Os *lasers* podem ser diferenciados em ablativos (com destruição cutânea) e não ablativos. Os *lasers* ablativos produzem dano térmico e coagulam a epiderme mais superficial, podendo causar, em peles étnicas, eritema prolongado, hiperpigmentação pós-inflamatória, cicatrizes e hipopigmentação. Se um *laser* ablativo é escolhido, deve-se tentar evitar a complicação mais comum (hiperpigmentação pós-inflamatória) com o uso de agentes inibidores das tirosinas (bloqueadores da melanina) em pré-tratamento ou em pré-*laser* e realizar o tratamento da forma mais conservadora possível.

Desde 1990, os *lasers* não ablativos vêm ganhando destaque no tratamento de lesões vasculares, rugas e linhas finas e flacidez. Dentre esses, temos os aparelhos de infravermelho, radiofrequências, luz intensa pulsada (IPL, *intense pulsated light*) e diodos emissores de luz (LED, *light emitting diodes*). Todas essas opções podem ser utilizadas em todos os tipos de pele, inclusive nos tipos IV até VI.

IPL ou luz intensa pulsada (Limelight Quantum® e Vasculight®) vem sendo utilizado para tratamento de hiperpigmentação, rugas finas e alterações de textura e relevo cutâneo e lesões vasculares em peles negras e asiáticas, com bons resultados e sem evidências de complicações.

Os *lasers Q-switched* de 1.064nm têm como alvos melanina, água e hemoglobina e seu uso em peles negras deve ser acompanhando de um bom sistema de resfriamento para evitar lesões térmicas.

Lasers de Nd:YAG (Laser Gênesis, Cool Touch® e Smoothbean®) com cromóforos específicos para a água têm a função de estimular a produção de colágeno dérmico em decorrência do aumento da temperatura da água dérmica. Como evitam a melanina, podem ser utilizados em peles negras e asiáticas, desde que tenham um sistema de resfriamento adequado para evitar efeito térmico residual na epiderme. Podem ser utilizados para tratamento de fotoenvelhecimento, flacidez e cicatrizes da acne, com excelente relação risco/benefício.

A tecnologia dos LED produz estimulação da atividade mitocondrial dos fibroblastos, estímulo do pró-colágeno e diminuição da metaloproteinase, a qual é a enzima responsável pela destruição das fibras colágenas. Pode ser utilizado como tratamento para rugas finas e discreta hiperpigmentação. Sua luz monocromática e visível tem 10 a 20nm, com energia de 25W. A associação da estimulação com LED e ácido L-aminolevulínico pode ser utilizada no tratamento de pequenas lesões pré-malignas e outras queratoses.

A fototermólise fracionada (Fraxel®) é uma novidade entre os *lasers* não ablativos (*erbium: glass* 1.500nm). Vem sendo utilizado recentemente no tratamento de melasmas, fotoenvelhecimento, cicatrizes de acne e outros tratamentos corporais. Produzem-se colunas de dano térmico (zonas microtermais) de 100 a 160μm entre colunas de pele normal. Essas áreas têm curto tempo de recuperação, podendo ser utilizadas para *resurfacing* de pacientes asiáticos ou até fototipo IV.

A radiofrequência (Thermacool® e Accent®) apresenta frequência variável entre 3kHz e 300GHz. É utilizada no tratamento de flacidez cutânea, pois o aquecimento causado na derme causa destruição de colágeno com consequente neoformação de fibras. Como a radiofrequência não tem um cromóforo específico, pode ser utilizada em peles com altos fototipos, sem o risco de destruição da melanina.

QUESTÕES

1. Com base na Tabela 15.2, quais as principais diferenças no metabolismo da melanina das diferentes raças?
2. Quais as principais patologias na raça negra?
3. Por que há diferenças na incidência dos cânceres de pele nas diversas raças?
4. Quais agentes de *peeling* são mais indicados para as peles étnicas?
5. Quais procedimentos a *laser* apresentam maior e menor risco para peles étnicas?

REFERÊNCIAS

1. GOLDSCHMIDT, H.; RAYMOND, J. Z. Quantitative analysis of skin colour from melanin content of superficial skin cells. *J. Forensic Sci.*, v. 17, p. 124, 1972.
2. SZABO, G.; GERALD, A. B.; PATNAK, M. A.; FITZPATRICK, T. B. Racial differences in the fate of melanossomes in human epidermis. *Nature*, v. 222, p. 1081-1082, 1969.
3. TODA, K.; PATNAK, M. A.; PARRISH, A.; FITZPATRICK, T. B. Alteration of racial differences in melanossome distribution in human epidermis after exposure to ultraviolet light. *Nat. New Bio.*, v. 236, p. 143-144, 1972.
4. OLSON, R. L.; GAYLOR, J.; EVERETT, M. A. Skin color, melanin and erythema. *Arch. Dermatol.*, v. 108, p. 929-937, 1973.
5. MITCHEL, R. The skin of the Australian aborigines: a light and electron microscopical study. *Australian J. Dermatol.*, v. 9, p. 314, 1968.
6. GÍLCHREST, B. A. et al. Selective cultivation of human melanocytes from newborn and adult epidermis. *J. Invest. Dermatol.*, v. 83, p. 370, 1984.
7. MONTAGNA, W.; CARLISLE, K. The architecture of black and white facial skin. *J. Am. Acad. Dermatol.*, v. 24, p. 929-937, 1991.
8. CORCUFF, P. et al. Racial differences in corneocytes. *Acta Dermatol. Venereol.*, v. 71, p. 146, 1991.
9. KOMPAORE, E.; MARTY, J. P.; DUPONT, C. H. *In vivo* evaluation of the stratum corneum barrier in blacks, Caucasians and Asians with non invasive methods. *Skin Pharmacol.*, v. 6, p. 200, 1993.
10. ROBINSON, S.; DILL, D. B.; WILSON, J. W.; NIELSEN, M. Adaptation of white men and negroes to prolonged work in humid heat. *Am. J. Trop. Med.*, v. 21, p. 261-287, 1941.
11. WICKREMA-SINHA, W. J.; SHAW, S. R.; WEBER, O. J. Percutaneous absorptions and excretions of tritium-labeled diflorasone diacetate: a new topical corticosteroid in the rat, monkey and man. *J. Invest. Dermatol.*, v. 7, p. 372-377, 1978.
12. WEDIG, J. H.; MAIBACH, H. I. Percutaneous penetrations of dipythione in men: effect of skin color. *J. Am. Acad. Dermatol.*, v. 5, p. 433-438, 1981.
13. STOUGHTON, R. B. Bioassay methods for measuring percutaneous absortions. In: MONTAGNA, W.; STOUGHTON, R. B.; CAB SCOTT, E. J. (eds.). *Pharmacology of the Skin*. New York: Appleton-Century-Crofts, 1969, p. 542-544.
14. GLOSTER, H. M.; NEAL, K. Skin cancer in skin of color. *J. Am. Acad. Dermatol.*, v. 55, n. 5, p. 741-760, 2006.
15. CALLENDER, V. D. Considerations for treating acne in ethnic skin. *Cutis*, v. 76, p. 19-23, 2005.
16. CALLENDER, V. D. Acne in ethnic skin: special considerations. *Dermatol. Ther.*, v. 17, p. 184-195, 2004.
17. BURGES, C. M. Soft tissue argumentation in skin color: market growth. Available fillers, and successful techniques. *Jorn. Drugs Dermatol.*, v. 6, p. 51-55, 2007.
18. JACKSON, B. A. Lasers in ethnic skin: a review. *J. Am. Acad. Dermatol.*, v. 48, n. 6, p. 134-138, 2003.
19. MUNAVALLI, G. S.; WEISS, R. A.; HALDER, R. M. Photoaging and nonablative photorejuvenation in ethnic skin. *Dermatol. Surg.*, v. 31, n. 9, p. 1250-1261, 2005.

LEITURA COMPLEMENTAR

BARAN, R.; MAIBACH, H. *Cosmetic Dermatology*. London: Williams & Wilkins, 1994.

BERARDESCA, E.; MAIBACH, H. Racial differences in skin pathophysiology. *Am. Acad. Dermatol.*, v. 34, p. 667, 1996.

DRAELOS, M. *Cosméticos em Dermatologia*. Rio de Janeiro: Revinter, 1999.

MATORY, W. E. *Ethnic Considerations in Facial Aesthetic Surgery*. Philadelphia: Lippincott-Raven, 1998.

PARISH, L. C.; BRENNER, S.; RAMOS E SILVA, M. *Women's Dermatology – From Infant to Maturity*. New York: Parthenon, 2001. p. 425-450.

ROBERTS, W. E. Chemical *peeling* in ethnic/dark skin. *Dermatol. Therapy*, v. 17, p. 196-205, 2004.

TAYLOR, S. C. Skin of color: biology, structure, function, and implications for dermatologic disease. *J. Am. Acad. Dermatol.*, v. 46, p. S41-S62, 2002.

COSMECÊUTICOS E COSMIATRIA

PARTE II

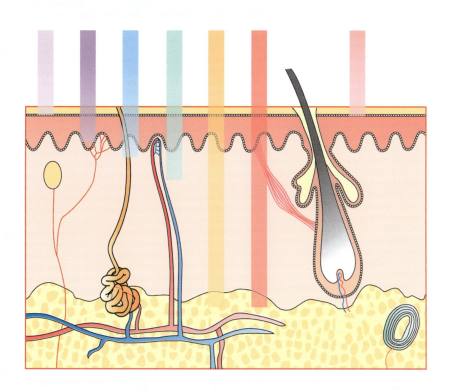

Seção 3

Cosmecêutica

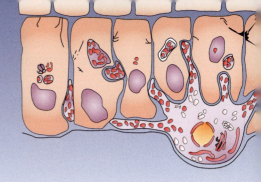

Capítulo 16

Retinoides

Adriana Mello ♦ Deborah Cara Oliveira

SUMÁRIO

A vitamina A foi descoberta na Primeira Guerra Mundial na terapia de afecções dermatológicas. Atualmente vem sendo utilizada no tratamento de patologias dermatológicas e como adjuvante no tratamento do fotoenvelhecimento cutâneo. Classificados em compostos naturais ou sintéticos, os retinoides agem sobre proliferação, diferenciação e queratinização celular, produção de sebo, inflamação, reações imunológicas, alterações da coesão celular e inibição do crescimento de células tumorais.

HOT TOPICS

- A definição mais recente dos retinoides é qualquer molécula que por si só ou pela conversão metabólica se ligue a receptores intracelulares para o ácido retinoico, resultando em respostas biológicas específicas.
- A isotretinoína é um retinoide de primeira geração, como os metabólitos naturais da vitamina A, e apresenta benefícios consideráveis quanto à acne recalcitrante.
- Na corrente sanguínea, a principal forma de vitamina A presente é o retinol, ao passo que na epiderme a vitamina A é armazenada na forma de éster de retinol.
- A aplicação tópica de retinol promove alterações moleculares qualitativas, como hiperplasia epidérmica, espongiose e compactação do estrato córneo.
- Devido à fotoinstabilidade da substância, uma das formas mais utilizadas da vitamina A é o palmitato de retinol.

- Alterações histológicas promovidas pelo ácido retinoico incluem aumento da vascularização, intervenção no processo inflamatório e regeneração do tecido cutâneo.

INTRODUÇÃO

A importância da vitamina A (retinol) foi determinada durante a Primeira Guerra Mundial[1] pela observação de casos de xeroftalmia em indivíduos com dieta deficiente nesta substância. Depois disso, outros investigadores demonstraram que a deficiência dessa vitamina promovia também hiperqueratose folicular e xerose, alterações cutâneas frequentes em algumas condições dermatológicas. Na época, a vitamina A chegou a ser utilizada no tratamento de algumas dermatoses, mas o seu uso clínico acabou limitado em razão dos efeitos adversos por ela promovidos. Em 1968, foi lançado um projeto com o objetivo de sintetizar, pela manipulação química da molécula, compostos similares à vitamina A, com maior eficácia, porém, menos efeitos adversos[2]. Hoje existem mais de 1.500 análogos químicos da vitamina A, mas somente alguns apresentam aplicação nos tratamentos cutâneos.

O termo *retinoide* foi criado somente em 1976 por Michael Sporn e fazia alusão tanto aos compostos naturais que apresentavam atividade da vitamina A como aos análogos sintéticos do retinol. Dessa forma, definiam-se os retinoides, em termos funcionais, como compostos apresentando atividade da vitamina A, e estruturais, como derivados do retinol. Em 1987, a descoberta de receptores intranucleares para o ácido retinoico (RAR)[3,4] foi essencial para a compreensão de seu mecanismo de ação, demonstrando, pela primeira vez, a existência de fator de transcrição responsivo ao retinoide. A definição mais recente considera como retinoide qualquer molécula que, por si só ou pela conversão metabólica, se ligue aos RAR, ativando-os e, portanto, produzindo ativação transcricional dos genes responsivos ao ácido retinoico, resultando em respostas biológicas específicas[5].

CLASSIFICAÇÃO

Existem três compostos naturais que apresentam atividade similar à da vitamina A: o *retinol*, vitamina A original; o *retinal*, um metabólito do retinol, necessário para a acuidade visual; e o *ácido retinoico*, envolvido, entre outras funções, na proliferação e na diferenciação celular[1]. A vitamina A ou *all-trans*-retinol, em consonância com a definição de vitaminas, não pode ser sintetizada pelo organismo, sendo considerada, então, nutriente essencial. Os principais precursores dessa substância, presentes na dieta, os β-carotenos e retinil ésteres, são convertidos em *all-trans*-retinol no intestino e armazenados no fígado após nova conversão em retinil ésteres. O transporte de retinol do fígado para as células-alvo é feito por meio da ligação com proteínas plasmáticas. Uma vez atingida a célula-alvo, acredita-se que ocorra difusão passiva do ativo[5].

Os retinoides sintéticos podem ser classificados em três gerações: compostos *não aromáticos*, *monoaromáticos* e *poliaromáticos*[6]. Todos são sintetizados a partir de modificações estruturais nas três unidades básicas que compreendem a molécula de *all-trans*-retinol: grupo cíclico inicial, cadeia lateral com duplas ligações (em configuração *trans*) e grupo polar terminal. A oxidação do grupo polar terminal da molécula de *all-trans*-retinol resulta na formação de um aldeído (*all-trans*-retinaldeído), o qual pode ser posteriormente oxidado a ácido carboxílico (ácido *all-trans*-retinoico, também denominado tretinoína). A esterificação da molécula de retinol com ácidos graxos provoca formação dos retinil ésteres (forma de armazenamento do retinol que, mediante reação de hidrólise, regenera a molécula).

A isotretinoína é um retinoide de primeira geração, como os metabólitos naturais da vitamina A, e apresenta benefícios consideráveis no tratamento da acne recalcitrante; o etretinato e a acitretina, compostos aromáticos representantes da segunda geração, obtêm maior sucesso no tratamento de psoríase e distúrbios de queratinização em geral, especialmente combinado com outras terapias tradicionais[7]. A terceira geração é composta dos arotinoides, substâncias altamente ativas em pequenas doses, com maior aplicação nos tratamentos de tumores cutâneos[8], e das moléculas receptor-seletivas que, segundo o próprio nome diz, podem ser diferenciadas pela capacidade de se ligar e ativar determinados receptores. Muitas dessas substâncias, no entanto, não apresentam qualquer similaridade estrutural com a molécula de *all-trans*-retinol ou de ácido retinoico, mas têm a capacidade de ativar seus receptores e mediar os efeitos dos retinoides e, por esta razão, são também consideradas como pertencentes à classe dos retinoides[5]. Dois exemplares dessa categoria são o adapaleno e o tazaroteno, os quais se ligam aos receptores da família do ácido retinoico[9].

PROPRIEDADES FARMACOCINÉTICAS

Absorção e Distribuição

Por via oral, a vitamina A administrada é rapidamente convertida em retinol, forma absorvida, e transportada ao fígado pelos quilomícrons armazenados nos hepatócitos. O retinol é transportado aos tecidos ligados à proteína fixadora de retinol (RBP, *retinol binding protein*), molécula que se combina a uma pré-albumina, acoplada a uma molécula de tiroxina. Esse complexo, por sua vez, combina-se com os receptores da superfície celular e, então, libera o retinol, o qual penetra no citoplasma. A especificidade da ligação, no entanto, se deve à proteína envolvida no transporte. Por outro lado, os retinoides sintéticos são transportados por albumina ou lipoproteínas e penetram na célula através de uma pequena quantidade de ativo não ligado; neste caso, a especificidade das ligações deriva da própria molécula[10]. A biodisponibilidade, o transporte plasmático e a distribuição dos vários retinoides aos tecidos são determinados, em grande parte, pelas propriedades físico-químicas dos ativos, sendo alguns lipossolúveis e outros hidrofílicos[11].

Na corrente sanguínea, a principal forma de vitamina A presente é o retinol, ao passo que na epiderme a vitamina A é armazenada na forma de éster de retinol. A epiderme pode ser facilmente preenchida com grande quantidade de vitamina A por aplicações tópicas de retinol ou de retinaldeído, dois precursores da atividade biológica do ácido retinoico[12].

Metabolismo e Eliminação

Os retinoides sintéticos são detectados no plasma cerca de 30 a 60min após sua administração oral, alcançando concentrações máximas após 2 a 4h[6]. A meia-vida de eliminação varia entre horas e dias, dependendo do ativo em questão. Na pele, as concentrações dos retinoides são inferiores às detectadas no tecido subcutâneo. Uma vez no citoplasma, o retinol se liga à proteína celular fixadora de retinol (CRBP, *cellular retinol binding protein*), complexo que pode ser metabolizado em quatro produtos diferentes: retinil ésteres, ácido retinoico, 14-hidróxi-4,14-retro-retinol e 3,4 dideidro-retinol (vitamina A_2) e seus ésteres[5]. As funções biológicas do ácido retinoico e do retinil éster estão bem estabelecidas, mas as funções das duas últimas substâncias ainda são desconhecidas.

A formação do ácido retinoico se dá pelo processo oxidativo, no qual o retinol é convertido em ácido retinoico, tendo o retinaldeído como metabólito intermediário (Fig. 16.1). O primeiro passo dessa reação (oxidação do retinol a retinaldeído) é bem controlado e limitante, permitindo que somente pequena fração do retinol aplicado topicamente seja metabolizada em ácido retinoico[13]. A aplicação de retinol na pele humana aumenta em mais de dez vezes os níveis de retinil éster na camada epidérmica. O retinil éster, forma de armazenamento molecular do retinol, é formado a partir da esterificação do retinol com ácidos graxos, utilizando as enzimas lecitina/retinol aciltransferase (LRAT) ou acil coenzima A/retinol aciltransferase (ARAT) como catalisadoras da reação, sendo a LRAT predominante nos queratinócitos[14]. A aplicação tópica de retinol promove alterações moleculares qualitativas, similares às produzidas no tratamento cutâneo com ácido retinoico, como hiperplasia epidérmica decorrente da proliferação de queratinócitos, espongiose, compactação do estrato córneo, indução de CRBP, de proteína celular fixadora de ácido retinoico II (CRABP-II, *cellular retinoic acid binding protein II*) e de 4-hidroxilase, enzima responsável pela inativação do ácido retinoico[15,16].

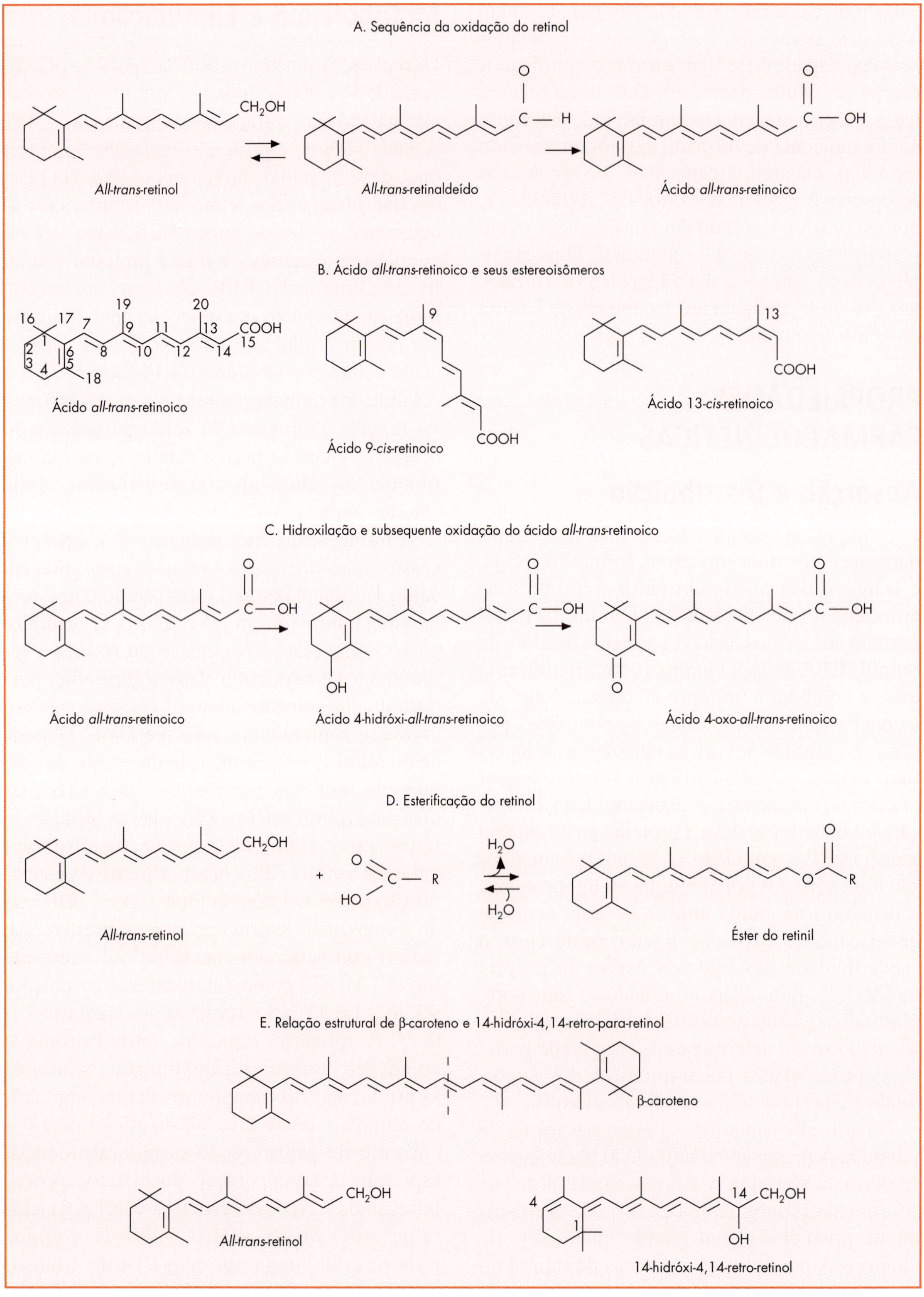

Figura 16.1 – Reação de oxidação do retinol a ácido retinoico.

Transporte Epidérmico e Metabolismo

Com relação à absorção percutânea, a tretinoína e a isotretinoína apresentam rápida absorção após aplicação tópica, mas a velocidade da absorção parece estar intimamente ligada ao veículo usado. De acordo com Lehman et al.[17], o propilenoglicol e o álcool isopropílico são os veículos que propiciam melhor absorção. A quantidade de ativo encontrada na pele não apresenta correlação proporcional à quantidade aplicada, o que pode explicar por que os retinoides se difundem de maneira diferente nas várias camadas da pele.

Os queratinócitos humanos convertem retinaldeído em ácido retinoico de maneira dependente da diferenciação e as células de diferenciação oxidam o retinaldeído de forma mais eficiente. No que diz respeito ao metabolismo do retinaldeído tópico, este é absorvido pela pele e, subsequentemente, convertido em ésteres retinil – forma de armazenamento da vitamina A – enquanto libera quantidades relativamente pequenas de ácido retinoico de um reservatório maior. Assim, confirma-se que o retinaldeído pode ser utilizado como precursor de retinoides endógenos, uma vez que é convertido tanto na forma de armazenamento como na forma bioativa de vitamina A[18].

MECANISMO DE AÇÃO

Os retinoides apresentam efeitos biológicos diversos, agindo sobre proliferação, diferenciação e queratinização celular, produção de sebo, inflamação, reações imunológicas, alterações da coesão celular e inibição do crescimento de células tumorais[5].

Receptores dos Retinoides

O retinol é transformado em moléculas que se ligam a receptores nucleares, desencadeiam sua atividade e em seguida são inativadas. Os retinoides atuam em células-alvo por meio da ligação e da ativação dos receptores nucleares para os retinoides que unem seus ligantes na forma de dímeros[19].

No campo intracelular, os retinoides interagem com proteínas citosólicas e receptores nucleares específicos. Duas classes de receptores nucleares são apontadas como mediadoras da atividade dos retinoides em nível molecular, os RAR e os RXR. Os receptores RAR unem-se a *all-trans*-retinoide e a 9-*cis*-retinoide com muita afinidade, enquanto os RXR interagem com 9-*cis*-retinoide[6].

Efeitos sobre Crescimento e Diferenciação Celular

Retinoides são análogos sintéticos ou naturais da vitamina A. Têm influência marcante na diferenciação de tecidos epiteliais, alterando a membrana glicoconjugada e atuando pelos mecanismos citosólicos e nucleares[20].

O ácido *trans*-retinoico pode estimular ou inibir a proliferação de queratinócitos epidérmicos. Foi observado que o fator de crescimento epidérmico (EGF, *epidermal growth factor*) e o fator de crescimento tumoral α (TGF-α, *tumor growth factor α*) estimulam a síntese de ácido desoxirribonucleico (DNA, *deoxyribonucleic acid*) na presença de ácido retinoico. Já o TGF-β inibe o EGF e a síntese de DNA em presença de baixa dose de ácido retinoico. Sugere-se que a diferenciação dos efeitos dos retinoides na proliferação ocorra em razão do aumento da resposta, positiva ou negativa, dos queratinócitos à produção dos peptídeos ou EGF, mantendo a homeostase da epiderme. Assim, os queratinócitos, para serem mitogênicos, aumentam o TGF-α e inibem o TGF-β[21].

Efeitos sobre Glândulas Sebáceas e Lipídeos Superficiais

O mecanismo pelo qual a isotretinoína, a droga mais eficaz na redução do tamanho da glândula sebácea, afeta a atividade destas glândulas não está completamente elucidado. Estudos têm sugerido que o anel ciclo-hexeno pode ser o responsável pela supressão de sebo. Visto que a isotretinoína tem baixa afinidade pelo receptor nuclear retinoide e pela proteína fixadora de ácido retinoico, é provável que a supressão de sebo não seja efeito mediado por receptor de retinoide[6].

Propriedades Anti-inflamatórias e Imunomoduladoras

Os retinoides afetam a diferenciação e o crescimento de células epidérmicas, assim como a atividade de glândulas sebáceas, e apresentam propriedades imunomuduladoras e anti-inflamatórias.

Em pacientes com acne tratados com isotretinoína foram observados estímulos do sistema imune após oito semanas de tratamento, manifestado pelo aumento de imunoglobulina e células T auxiliares. Após 16 semanas de tratamento, foi detectado aumento significativo da contagem de células B[22].

Os retinoides induzem à diferenciação de linfócitos e monócitos, que, por sua vez, ativam os macrófagos, porém, não em todas as circunstâncias. Estudos com pacientes psoriáticos demonstram que os retinoides ativam as células de Langerhans, aumentando o número destas[23]. Esse aumento pode ser explicado pela capacidade dos retinoides de:

- Promover a proliferação das células de Langerhans na pele (condição mais provável).
- Aumentar a migração dessas células da derme para a epiderme.
- Estimular a expressão de antígenos Ia em células normalmente negativas.

RETINOIDES APLICADOS EM COSMIATRIA

Vitamina A (Retinol)

Uma das primeiras vitaminas com benefícios cutâneos documentados foi a vitamina A. Esta e seus derivados naturais e sintéticos são conhecidos como retinoides. No reino vegetal, a vitamina A (retinol) funciona como um *scavenger* de radicais livres, protegendo as plantas de danos provocados pela radiação ultravioleta. Em humanos, o retinol atinge vários tecidos, entre os quais a epiderme, na qual promove a síntese de metabólitos ativos, como o 3-deidro-retinol[11]. Sabe-se também que a vitamina A pode diminuir e reverter os sinais do envelhecimento cutâneo[24]. Como as formulações contendo retinoides requerem cuidados especiais em razão da fotoinstabilidade da substância, uma das formas de vitamina A mais utilizadas em prescrições magistrais e *over the counter* (OTC) é o palmitato de retinol. Embora essa não seja sua forma biologicamente ativa, acredita-se que a atividade cutânea dessa substância ocorra após a ruptura enzimática da ligação éster e a subsequente conversão do retinol em ácido retinoico. Com os novos desenvolvimentos sobre a estabilidade das vitaminas, mais retinoides entrarão em fórmulas magistrais e produtos OTC[25].

Ácido Retinoico (Tretinoína)

O ácido *all-trans*-retinoico foi o primeiro retinoide sintetizado e hoje apresenta grande aplicação na terapia cutânea, pois reduz a adesão desmossômica – fator importante na manutenção da coesão epidérmica dos queratinócitos –, promovendo a fragilidade cutânea[26].

Sua aplicação tópica vem sendo utilizada há muito tempo no tratamento da pele fotoenvelhecida, mas requer alguns meses para apresentar resultados clínicos. Alguns autores estudaram o *peeling* de tretinoína (1 a 5%, duas vezes por semana) como opção no tratamento da pele fotoenvelhecida, observando melhora clínica na textura e na aparência da pele e resultados histológicos, como diminuição da camada córnea e aumento da espessura epidérmica. Recomenda-se o uso de tretinoína no tratamento da pele de tipos I e II fotoenvelhecida, nos casos de melasma, efélides e acne grau I[27]. Estudos recentes demonstram que a atividade comedolítica da tretinoína, incorporada a lipossomos, é cinco a dez vezes mais eficaz e que a tolerabilidade local é maior se comparada a preparações convencionais[28].

As alterações histológicas promovidas pelo ácido retinoico incluem aumento de vascularização, intervenção no processo inflamatório e regeneração do tecido cutâneo[29].

Adapaleno

O adapaleno (Fig. 16.2) é um derivado estável do ácido naftoico, com farmacologia retinoide potente, controlando a diferenciação e a proliferação das células e apresentando efeito anti-inflamatório significativo[30]. Considera-se que essa substância apresente atividade retinoide, pois se liga a receptores nucleares seletivos de ácido retinoico, encontrados principalmente na epiderme. Estudos pré-clínicos e farmacológicos têm demonstrado excelente penetração folicular, atividade comedolítica e anti-inflamatória[31].

Alguns estudos demonstram também que o adapaleno contribui no processo de cicatrização, promovendo aumento na produção de colágeno, angiogênese e formação de tecido de granulação[32].

Isotretinoína (Ácido 13-*cis*-retinoico)

A isotretinoína é um retinoide que vem sendo utilizado há mais de duas décadas para tratar uma grande variedade de enfermidades dermatológicas com grande sucesso. No entanto, os efeitos adversos e a toxicidade da droga demandam monitoração cuidadosa do paciente.

A administração de isotretinoína nas erupções de acne, especialmente acne nodular ou conglobada, promove redução no tamanho e na potência das glândulas sebáceas, revertendo o efeito do andrógeno nestas estruturas. Ocorre também modulação na adesão e na maturação dos queratinócitos, reduzindo a formação de comedões e diminuindo a inflamação.

Estudos preliminares relativos ao uso de isotretinoína oral no tratamento do envelhecimento cutâneo, associado a outros procedimentos de rejuvenescimento facial, apresentaram resultados como melhora acentuada de rugas, espessura, coloração da pele, tamanho dos poros, elasticidade cutânea e redução das lesões pigmentadas. As dosagens utilizadas foram baixas (10 a 20mg, três vezes por semana, durante dois meses), tornando os efeitos adversos praticamente insignificantes[33]. A aplicação de isotretinoína no envelhecimento cutâneo se deve à conversão sistêmica de 10 a 30% da isotretinoína em tretinoína.

A isotretinoína também pode ser usada em várias formas de foliculites (como foliculite Gram-negativa e foliculite infundibular disseminada e recorrente)[34].

Retinaldeído

O retinaldeído apresenta propriedades qualitativas equivalentes à tretinoína em relação aos efeitos biológicos sobre o fotoenvelhecimento, em especial sobre o tecido conectivo dérmico, no qual promove o reparo das fibras elásticas e de colágeno, alteradas pela exposição à radiação ultravioleta[35]. A aplicação tópica de retinaldeído apresenta bom perfil de tolerância, em contraste com o potencial irritante do ácido retinoico[36].

Estudos realizados por Didierjean *et al.* em pele de camundongos mostraram que o retinaldeído tópico *in vivo* é transformado em pequenas quantidades de ácido *all-trans*-retinoico, o suficiente para induzir efeitos biológicos similares àqueles resultantes da aplicação tópica do próprio ácido *all-trans*-retinoico. O retinaldeído não se liga a receptores de retinoide e sua atividade biológica deve resultar de transformação enzimática pelos queratinócitos dentro de receptores ligantes[37].

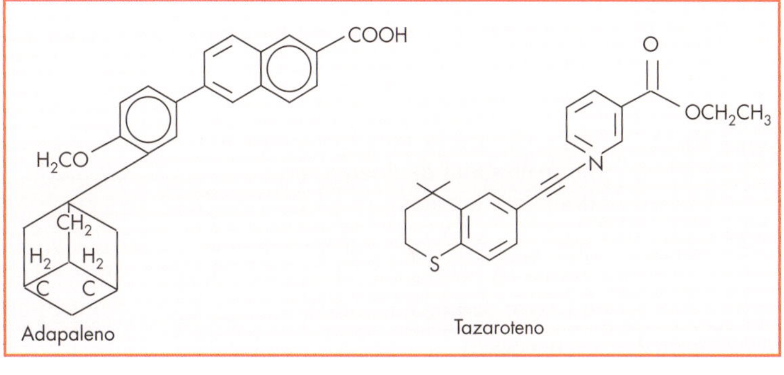

Figura 16.2 – Estrutura química de retinoides sintéticos.

Alguns autores sugerem que o retinaldeído é menos irritante e clinicamente mais bem tolerado do que o ácido retinoide em pré e pós-tratamentos com *laser* em *resurfacing*, contribuindo para o rápido declínio do eritema[38].

Tazaroteno

Trata-se de retinoide sintético rapidamente absorvido e hidrolisado por esterases para seu metabólito ativo, o ácido tazarotênico. A meia-vida terminal é de aproximadamente 18h e a eliminação se dá pelas vias urinárias e pelas fezes[39]. É indicado para o tratamento tópico da psoríase e da acne vulgar. Na psoríase, a ação farmacológica do tazaroteno (ver Fig. 16.2) é exercida sobre três pontos principais da patologia: normalização da diferenciação epidérmica, ação antiproliferativa e diminuição da inflamação da epiderme[40]. Na acne, reverte o padrão anormal de queratinização, normalizando a diferenciação e a proliferação dos queratinócitos, apresentando também ação anti-inflamatória[41].

INDICAÇÕES

Acne

Entre as classes de medicamentos utilizados no tratamento dessa patologia, os retinoides são considerados os melhores, senão os únicos, agentes a normalizar a diferenciação celular anormal observada nas lesões acnéticas (Tabela 16.1).

Retinoides indicados: tretinoína, isotretinoína, adapaleno e tazaroteno.

Cicatrizes Hipertróficas

O processo de cicatrização pode tornar-se mais lento mediante a falta de vitamina A, mas a administração de retinoides promove a normalização do processo. Como em culturas celulares a vitamina A tende a suprimir os fibroblastos e a estimular os macrófagos a iniciar o processo de reparação do tecido, acredita-se que os retinoides são particularmente importantes na inflamação macrofágica, a qual exerce papel central no controle da cicatrização[43]. O ácido retinoico atua revertendo os efeitos inibitórios dos corticoides na cicatrização e acelerando a formação de tecido de granulação sadio. A terapia de contato rápido com tretinoína (solução a 0,05% por 10min/dia) é uma nova modalidade de tratamento para estimular a formação de tecido de granulação[44].

Estrias

A aplicação tópica de ácido retinoico produz melhora significativa da aparência clínica das estrias recentes, com aumento de elastina na derme reticular e papilar, bem como aumento da espessura epidérmica, mas o mecanismo que promove a melhora clínica ainda permanece

Tabela 16.1 – Ênfase no tratamento da acne e distúrbios de queratinização[42]

Ativo	Ação	Indicação	Efeitos colaterais principais
Adapaleno	Comedolítica, antiproliferativa e anti-inflamatória	Acne vulgar, danos actínicos	Ardor, prurido, ressecamento e descamação
Isotretinoína	Reduz a secreção sebácea e o tamanho das glândulas sebáceas e inibe a queratinização anormal	Acne nódulo-cística e acne resistente	Prurido, descamação, ressecamento, secura das mucosas, fotossensibilidade e conjuntivite
Tazaroteno	Anti-inflamatória, antiproliferativa e normalizadora da diferenciação dos queratinócitos	Acne e psoríase em placas	Irritação cutânea local
Tretinoína	Sobre queratinização, epidermopoiese, síntese de DNA, estabilização lisossomal e síntese de prostaglandina	Acne vulgar, ictiose, danos actínicos e estrias	Eritema, irritação cutânea local, prurido, ressecamento e descamação

DNA = ácido desoxirribonucleico.

desconhecido[45,46]. O estudo de Rangel *et al.*, com a aplicação diária de ácido retinoico a 0,1% em creme, durante período de três meses, em estrias abdominais decorrentes de gravidez, apresentou melhora significativa na aparência clínica destas[47].

Hiperpigmentação

A ação despigmentante do ácido retinoico parece não estar diretamente relacionada à inibição da melanogênese ou influenciando as interações intracelulares que promovem a produção de melanina, mas sim em outras ações específicas, como a promoção da proliferação dos queratinócitos e a aceleração da renovação das células epidérmicas[48]. Estudos bem conduzidos têm demonstrado que a aplicação tópica de tretinoína é eficaz no tratamento de hiperpigmentação pós-inflamatória em negros, despigmentação actínica em chineses e japoneses e casos de melasma.

Manchas Hipopigmentadas

Manchas hipopigmentadas são frequentemente observadas na pele fotoenvelhecida. A hipomelanose macular e a hipomelanose idiopática estão relacionadas a distúrbios de espectro de despigmentação. O tratamento com tretinoína durante quatro meses restabelece a elasticidade com restauração parcial da pigmentação[49].

Antienvelhecimento

Estudos que elucidaram a fisiopatologia do fotoenvelhecimento apresentaram evidências significativas de que a tretinoína tópica (ácido *all-trans*-retinoico), o único agente aprovado até o momento pela Food and Drug Administration (FDA) para o tratamento do fotoenvelhecimento, também pode ser utilizada para preveni-lo[50].

Os retinoides induzem à hiperproliferação epidérmica, à compactação do estrato córneo, à deposição de glicosaminoglicanos na epiderme e à diminuição no índice de quebra de colágeno, reduzindo o nível de colagenase. A melanina epidérmica é reduzida em razão do decréscimo do índice de melanossomos. Estudos demonstram que a aplicação diária de tretinoína a 0,025%, em creme, resulta em melhora na profundidade das rugas em 16 semanas[6]. O tratamento com tretinoína tópica, isotretinoína ou tazaroteno reverte as alterações pigmentares, a aspereza tátil e as rugas finas ocasionadas pelo fotoenvelhecimento[34].

ASSOCIAÇÕES INDICADAS

- A associação de isotretinoína e eritromicina, em gel, é bem tolerada em casos de acne vulgar e tem a vantagem de não requerer estocagem em refrigerador[51].
- O adapaleno pode ser combinado a antibióticos e peróxido de benzoíla, sendo bem tolerado e apresentando boa eficácia[31].
- Alguns retinoides tópicos apresentam efeito sinérgico com derivados da vitamina D, influenciando positivamente a farmacologia desta substância na pele humana[42].
- É também eficaz a combinação de tretinoína e peróxido de benzoíla, como agente comedolítico, promovendo decréscimo das lesões inflamatórias, inibição da formação de microcomedões e normalização da queratinização folicular. A tretinoína deve ser associada ao peróxido de benzoíla somente quando aplicada 1 a 2h antes ou depois da aplicação do peróxido de benzoíla, evitando irritação local e aumentando a eficácia[52].

PRECAUÇÕES E CONTRAINDICAÇÕES

Fatores a Serem Analisados na Prescrição de Retinoides[42]

- Responsividade do distúrbio ao tratamento com retinoide.
- Dose necessária de retinoide – alguns tratamentos podem ser prescritos em associação a outros, permitindo a redução da dosagem e a diminuição dos efeitos colaterais.
- Disponibilidade de tratamentos alternativos.

- Cronicidade da terapia com retinoide – casos em que a recidiva ocorre rapidamente mediante a suspensão do uso de retinoides estão associados à toxicidade aumentada.
- Gravidade da doença.
- Idade do paciente – crianças apresentam maior risco de desenvolver toxicidade óssea quando sob terapia com altas doses.
- Sexo do paciente – os efeitos teratogênicos dos retinoides devem sempre ser considerados quando da prescrição do medicamento para mulheres em idade fértil.
- Presença de outros distúrbios que possam ser agravados com o uso de retinoides.
- Uso concomitante de outras drogas com toxicidade similar.

Fator a Ser Analisado na Formulação de Retinoides

Retinoides são difíceis de ser formulados em consequência da sua fotoinstabilidade. Como antioxidantes, quando expostos à luz, se degradam rapidamente a formas biologicamente inativas. Por essa razão, prescrições contendo retinoides devem ser embaladas em tubos plásticos ou metálicos opacos, prevenindo exposição às radiações ultravioletas (UV)[53].

INTERAÇÕES MEDICAMENTOSAS E INCOMPATIBILIDADES

Retinoides Orais

- A administração concomitante de retinoides e tetraciclinas ou minociclinas pode ocasionar riscos de hipertensão intracraniana[54].
- É contraindicado o uso simultâneo de retinoides e drogas com potencial hepatotóxico, como o metotrexato, por causa do aumento dos níveis dos citostáticos[55].
- O tratamento concomitante com fenitoína ou hidantoína pode diminuir a ação dos antiepilépticos ou do retinoide, uma vez que competem entre si.

Retinoides Tópicos

- *Fotoinstabilidade*: em aplicações tópicas, os retinoides podem ser fotoinativados em razão de a maior parte destes ser fotolábil. Recomenda-se, por essa razão, que os produtos sejam aplicados à noite em vez de durante o dia.
- *Inibidores da hidroxilase*: a maior via de inativação dos retinoides é o citocromo P-450 4-hidroxilase do ácido retinoico, portanto, as drogas que modulam as atividades desta enzima podem causar interações medicamentosas potenciais. O cetoconazol e o liarozol são exemplos de inibidores da hidroxilase[56]. O uso tópico concomitante dessas substâncias com retinoides pode aumentar a quantidade de tretinoína local e prolongar sua meia-vida na pele, agravando os efeitos adversos no local.

EFEITOS ADVERSOS

São muitos os efeitos adversos dos retinoides, sendo variável o grau de gravidade. Muitos autores estabelecem que os efeitos adversos dependem da dose e da duração do tratamento e, em geral, são controláveis. Os efeitos mais comuns na pele são xerose, descamação, dermatite, sensação de ardência e queimação, prurido e sensibilidade à luz do sol[57].

Do ponto de vista clínico, a teratogenicidade é o maior problema no tratamento com retinoides, uma vez que a maioria dos compostos derivados de retinoides, ou com estrutura semelhante a estes, atravessa a barreira placentária e é secretada no leite materno[58].

A toxicidade mucocutânea é o efeito adverso mais comumente observado nos tratamentos com isotretinoína. Geralmente, esse efeito é tolerável, tratável e dose-dependente. A manifestação mais comum, chamada queilite, ocorre virtualmente em todos os pacientes em terapia com isotretinoína. Essa queilite requer aplicação tópica contínua de emolientes durante a terapia[59] (Quadro 16.1).

Quadro 16.1 – Principais efeitos adversos ocasionados pelo uso de retinoides

- Mucocutâneos
  - Alopecia
  - Queilite descamativa
  - Descamação
  - Ressecamento da mucosa oral
  - Ressecamento da mucosa nasal
  - Exacerbação das lesões
  - Crescimento excessivo de pelos finos
  - Produção excessiva de cerume
  - Epistasia
  - Xerose generalizada
  - Hipersensibilidade à luz solar
  - Alterações nas unhas
  - Prurido
  - Dermatite retinoica
  - Fragilidade cutânea
  - Urticária e eritema nodoso
- Alterações bioquímicas
  - Alterações no colesterol
  - Alterações nos triglicerídeos
  - ↑ Bilirrubina
  - ↑ Lactato desidrogenase
  - Hipertensão não cirrótica
  - Hepatite tóxica
  - ↑ Transaminases
  - ↑ Creatina fosfoquinase
  - ↑ Taxa de sedimentação de eritrócitos
  - ↑ Glicemia
  - Hematúria
  - ↑ Hemoglobina
  - Hiperuricemia
  - Proteinúria
  - ↓ Protrombina
  - ↓ Leucócitos e eritrócitos
  - Trombocitopenia
  - ↑ Leucócitos e plaquetas urinários
  - ↓ Índice de tiroxina livre
  - ↓ Taxas de tiroxina (T_4) e tri-iodotironina (T_3)
- Sistema nervoso central
  - Agressividade
  - Hipertensão intracraniana benigna
  - Depressão
  - Tontura
  - Sonolência
  - Cefaleia
  - Desempenho prejudicado
  - Insônia
  - Papiledema
  - Parestesia
  - Prostração
  - Pseudoneoplasia cerebral
- Teratogenicidade
  - Malformação congênita
    - Sistema nervoso central
    - Craniofacial
    - Cardíaca
    - Timo

OBSERVAÇÕES PARA REDUZIR A IRRITAÇÃO NO TRATAMENTO DA ACNE

Embora os novos retinoides tópicos apresentem eficácia clínica comprovada, a irritação facial ainda continua sendo uma preocupação[60].

Causas da Irritação

Quatro fatores principais afetam o poder irritante de um retinoide ou análogo:

- *Tempo de contato do agente com a pele*: quanto maior o tempo de interação entre o produto irritante e a pele, pior a irritação. Mesmo com a remoção do agente, uma reserva da droga permanece no estrato córneo, requerendo um período para a completa eliminação do produto.
- *Tipo de pele do paciente*: pacientes com pele oleosa parecem tolerar melhor os efeitos irritantes dos retinoides em comparação aos pacientes com pele ressecada. O clima também influencia a irritação da pele; os pacientes tendem a apresentar maior tolerância à irritação em locais quentes e úmidos em comparação aos climas frios e secos.
- *Uso concomitante de outros produtos tópicos*: a prescrição de produtos concomitantes deve ser feita com cautela e de acordo com o tipo de pele do paciente; por exemplo, o peróxido de benzoíla inativa a tretinoína, mas não interfere na ação do adapaleno ou do tazaroteno; o uso de outros produtos tópicos para o tratamento da acne, especialmente em veículos hidroalcoólicos,

pode piorar os efeitos adversos induzidos pelos retinoides.
- *Fatores inerentes à formulação do produto*: em geral, as concentrações mais altas apresentam maior potencial irritativo, mas o uso de veículos de liberação lenta, contendo microesponjas ou polímeros, permite o desenvolvimento de formulações relativamente potentes com perfil de irritação reduzido. Bases emolientes também contribuem para menor irritação.

"Contato Rápido"

O método de "contato rápido" desenvolvido pela Dra. Bershad[61] reduz o tempo de contato do retinoide com a pele, diminuindo a irritação provocada por ele, sem inibir o efeito terapêutico da droga. Um número crescente de pesquisadores sugere que a irritação clínica aparente não é necessária para a obtenção dos resultados de um retinoide tópico.

PERSPECTIVAS

A última década foi marcada pelo desenvolvimento dos retinoides receptor-seletivos, tazaroteno e adapaleno, e por progressos nas formulações e nos métodos, visando limitar a absorção dos retinoides e inibir a penetração da substância nas camadas mais profundas da pele. Os objetivos foram alcançados com os veículos de liberação lenta e com o método de contato rápido na terapia com tazaroteno em gel[61].

O desenvolvimento de novos retinoides deverá ter como base moléculas com maior seletividade para os receptores, receptores β-indutores de ácido retinoico, antagonistas do complexo AP-1 e antagonistas inversos[19]. As novas substâncias, mais eficazes e apresentando menos efeitos adversos, aplicadas isoladamente ou associadas a outras drogas, e os novos sistemas de liberação deverão prover soluções terapêuticas para distúrbios cutâneos proliferativos, benignos e malignos, bem como novas abordagens para os casos de seborreia, acne, rosácea e fotoenvelhecimento.

QUESTÕES

1. Como se realizam a absorção e a eliminação da vitamina A no organismo?
2. Qual a principal forma da vitamina A presente na corrente sanguínea?
3. Cite associações utilizadas com retinoides.
4. Quais as principais contraindicações do uso de retinoides?
5. Cite cinco interações medicamentosas sistêmicas do uso de retinoides.

REFERÊNCIAS

1. MORAGAS, J. M. Los retinoides en dermatología. *Med. Cutan. Iberolat. Am.*, v. 10, p. 165-176, 1982.
2. ELLIS, C. N.; VOORHEES, J. J. Etretinate therapy. *J. Am. Acad. Dermatol.*, v. 16, p. 267-291, 1987.
3. PETKOVITCH, M. et al. A human retinoic acid receptor which belongs to the family of nuclear receptors. *Nature*, v. 330, p. 444, 1987.
4. GIGUÉRE, V. et al. Identification of a receptor for the morphogen retinoic acid. *Nature*, v. 330, p. 624, 1987.
5. KANG, S.; VOORHEES, J. J. Topical retinoids. In: FREEDBERG, I. M. *Fitzpatrick's Dermatology in General Medicine*. 5. ed. New York: McGraw-Hill, v. 2, 1999, Cap. 245.
6. ORFANOS, C. E. et al. Current use and future potential role of retinoids in dermatology. *Drugs*, v. 53, n. 3, p. 358-388, 1997.
7. LARSEN, F. G. et al. Pharmacokinetics and therapeutic efficacy of retinoids in skin diseases. *Clin. Pharmacokinet.*, v. 23, n. 1, p. 42-61, 1992.
8. LAMBERT, W. et al. Human serum levels of the arotinoid Ro 13-6298 by GC-MS. In: SAURAT, J. H. (ed.). *Retinoids: new trends in research and therapy*. Basel: Karger, 1985. p. 298-300.
9. NAGPAL, S.; CHANDRARATNA, R. A. Recent developments in receptor-selective retinoids. *Curr. Pharm. Des.*, v. 6, n. 9, p. 919-931, 2000.
10. DELUCA, H. F. Peripheral metabolism of retinoids. In: SAURAT, J. H. (ed.). *Retinoids: new trends in research and therapy*. Basel: Karger, 1985. p. 12-19. In: Retinoids. Basel, Editiones Roche, p. 21-22, 1991.
11. VAHLQUIST, A.; ROLLMAN, O. Clinical pharmacology of 3 generations of retinoids. *Dermatologica*, v. 175, suppl. 1, p. 20-27, 1987.
12. SAURAT, J. H. Skin, sun, and vitamin A: from aging to cancer. *J. Dermatol.*, v. 28, n. 11, p. 595-598, Nov. 2001.
13. DUELL, E. A. et al. Extraction of human epidermis treated with retinol yields retro-retinoids in addition to free retinol and retinyl esters. *J. Invest. Dermatol.*, v. 107, n. 2, p. 178-182, 1996.
14. KURLANDSKY, S. B. et al. Auto-regulation of retinoic acid biosynthesis through regulation of retinol esterification in human keratinocytes. *J. Biol. Chem.*, v. 271, n. 26, p. 15346-15352, 1996.

15. KANG, S. et al. Application of retinol to human skin in vivo induces epidermal hyperplasia and cellular retinoid binding proteins characteristic of retinoic acid but without measurable retinoic acid levels or irritation. *J. Invest. Dermatol.*, v. 105, p. 549, 1995.

16. DUELL, E. A. et al. Retinoic acid isomers applied to human skin in vivo each induce a 4-hydroxylase that inactivates only trans retinoic acid. *J. Invest. Dermatol.*, v. 106, n. 2, p. 316-320, 1996.

17. LEHMAN, P. A.; SLATTERY, J. T.; FRANZ, T. J. Percutaneous absorption of retinoids: influence of vehicle, light exposure, and dose. *J. Invest. Dermatol.*, v. 91, n. 1, p. 56-61, 1988.

18. SORG, O.; DIDIERJEAN, L.; SAURAT, J. H. Metabolism of topical retinaldehyde. *Dermatology*, v. 199, suppl. 1, p. 13-17, 1999.

19. ZOUBOULIS, C. C. Retinoids – which dermatological indications will benefit in the near future? *Skin Pharmacol. Appl. Skin Physiol.*, v. 14, n. 5, p. 303-315, 2001.

20. GUILHOU, J. J.; MEYNADIER, J.; BASSET, N. Retinoids. *Presse Med.*, v. 15, n. 21, p. 971-974, May 1986.

21. TONG, P. S. Trans retinoic acid enhances the growth response of epidermis keratinocytes to epidermis growth factor beta. *J. Invest. Dermatol.*, v. 94, p. 126, 1990.

22. HOLLAND, D. H.; GOWLAND, G.; CUNLIFFE, W. J. Inflammatory responses in acne patients treated with 13-cis retinoic (isotretinoin). *Br. J. Dermatol.*, v. 110, p. 343-345, 1984.

23. WALSH, L. J.; SEYMOUR, G. J.; POWELL, R. N. The in vitro effect of retinol on human gingival epithelium. II. Modulation of Langerhans cells markers and interleukin-1 production. *J. Invest. Dermatol.*, v. 85, p. 501-506, 1985.

24. IDSON, B. Vitamins and the skin. *Cosmet Toilet*, v. 108, p. 79-92, 1993.

25. DRAELOS, Z. D. Dermatologic aspects of cosmetics. *Dermatologic Clinics*, v. 18, n. 4, Oct. 2000.

26. HUMPHRIES, J. D. et al. All-trans retinoic acid compromises desmosome expression in human epidermis. *Br. J. Dermatol.*, v. 139, n. 4, p. 577-584, 1998.

27. CUCE, L. C.; BERTINO, M. C.; SCATTONE, L.; BIRKENHAUER, M. C. Tretinoin peeling. *Dermatol. Surg.*, v. 27, n. 1, p. 12-14, 2001.

28. BRISAERT, M.; GABRIELIS, M.; MATTHIJS, V.; PLAIZIER-VERCAMMEN, J. Liposome with tretinoin: a physical and chemical evaluation. *J. Pharm. Biomed. Anal.*, v. 26, n. 5-6, p. 909-917, Dec. 2001.

29. LANDECKER, A.; KATAYAMA, M. A.; MAMMANA, A. K.; LEITÃO, R. M.; SACHETA, T.; GEMPERLI, R.; NEVES, R. I. Effects of retinoic and glycolic acids on neoangiogenesis and necrosis of axial dorsal skin flaps in rats. *Aesthetic Plast. Surg.*, v. 25, n. 2, p. 134-139, Mar./Apr., 2001.

30. SHROOT, B.; MICHEL, S. Pharmacology and chemistry of adapalene. *J. Am. Acad. Dermatol.*, v. 36, 6 Pt 2, S96-S103, Jun. 1997.

31. MILLIKAN, L. E. Adapalene: an update on newer comparative studies between the various retinoids. *Int. J. Dermatol.*, v. 39, n. 10, p. 784-788, Oct. 2000.

32. BASAK, P. Y.; EROGLU, E.; ALTUNTAS, I.; AGALAR, F.; BASAK, K.; SUTCU, R. Comparison of the effects of tretinoin, adapalene and collagenase in as experimental model of wound healing. *Eur. J. Dermatol.*, v. 12, n. 2, p. 145-148, Mar./Apr. 2002.

33. HERNANDEZ-PEREZ, E.; KHAWAJA, H. A.; ALVAREZ, T. Y. Oral isotretinoin as part of the treatment of cutaneous aging. *Dermatol. Surg.*, v. 26, n. 7, p. 649-652, 2000.

34. ELLIS, C. N.; KRACH, K. J. Uses and complications of isotretinoin therapy. *J. Am. Acad. Dermatol.*, v. 45, n. 5, Nov. 2001.

35. BOISNIC, S.; BRANCHET-GUMILA, M. C.; LE CHARPENTIER, Y.; SEGARD, C. Repair of UVA-induced elastic fiber and collagen damage by 0,05% retinaldehyde cream in an ex vivo human skin model. *Dermatology*, v. 199, suppl. 1, p. 43-48, 1999.

36. FLUHR, J. W. et al. Tolerance profile of retinol, retinaldehyde and retinoic acid under maximized and long-term clinical conditions. *Dermatology*, v. 199, suppl. 1, p. 57-60, 1999.

37. DIDIERJEAN, L.; CARRAUX, P.; GRAND, D.; OLIVER, J.; HEINZ NAM, S.; SAURAT, H. Topical retinaldehyde – an active retinoid. *J. Invest. Dermatol.*, v. 107, n. 5, Nov. 1996.

38. SACHSENBERG-STUDER, E. E.; MENGEAUD, V.; DUPUY, P.; KAUFMANN, R. Pre and post treatment of laser skin resurfacing: comparison of retinaldehyde and retinoic acid. Poster1244-20th In: WORLD CONGRESS OF DERMATOLOGY, 2002. Paris. *Anals of World Congress of Dermatology*, 2002.

39. TANG-LIU, D. D.; MATSUMOTO, R. M.; USANSKY, J. I. Clinical pharmacokinetics and drug metabolism of tazarotene: a novel topical treatment for acne and psoriasis. *Clin. Pharmacokinet.*, v. 37, n. 4, p. 273-287, 1999.

40. DUVIC, M. Pharmacologic profile of tazarotene. *Cutis*, v. 61, suppl. 2, p. 22-26, 1998.

41. SHALITA, A. R. et al. Tazarotene gel is safe and effective in the treatment of acne vulgaris: a multicenter, double-blind, vehicle-controlled study. *Cutis*, v. 63, n. 6, p. 349-354, 1999.

42. FREEDBERG, I. M. (ed.). *Fitzpatrick's Dermatology in General Medicine*. 5. ed. New York: McGraw-Hill, 1999.

43. HUNT, T. K. Vitamin A and wound healing. *J. Am. Acad. Dermatol.*, v. 15, 4 pt. 2, p. 817-821, 1986.

44. PAQUETTE, D.; BADIAVAS, E.; FALANGA, V. Short-contact topical tretinoin therapy to stimulate granulation tissue in chronic wounds. *J. Am. Acad. Dermatol.*, v. 45, n. 3, p. 382-386, 2001.

45. KANG, S. et al. Topical tretinoin (retinoic acid) improves early stretch marks. *Arch. Dermatol.*, v. 132, n. 5, p. 519-526, 1996.

46. ASH, K.; LORD, J.; ZUKOWSKI, M.; MCDANIEL, D. H. Comparison of topical therapy for striae alba (20% glycolic acid/0,05% tretinoin versus 20% glycolic acid/10% L-ascorbic acid). *Dermatol. Surg.*, v. 24, n. 8, p. 849-856, 1998.

47. RANGEL, O.; ARIAS, I.; GARCIA, E.; LOPEZ-PADILLA, S. Topical tretinoin 0,1% for pregnancy-related abdominal striae. *Adv. Ther.*, v. 18, n. 4, p. 181-186, Jul./Aug. 2001.

48. YOSHIMURA, K. Effects of all-trans retinoic acid on melanogenesis in pigmented skin equivalents and monolayer culture of melanocytes. *J. Dermatol. Sci.*, v. 27, suppl. 1, p. S68-S75, 2001.
49. PAGNONI, A.; KLIGMAN, A. M.; SADIQ, I.; STOUDEMAYER, T. Hypopigmented macules of photodamaged skin and their treatment with topical tretinoin. *Acta Derm. Venereol.*, v. 79, n. 4, p. 305-310, Jul. 1999.
50. KANG, S.; FISCHER, G. J.; VOORHEES, J. J. Photoaging: pathogenesis, prevention, and treatment. *Clin. Geriatr. Med.*, v. 17, n. 4, p. 643-659, v-vi, 2001.
51. MARAZZI, P.; BOORMAN, C. G.; DONALD, A. E.; DAVIES, H. D. Clinical evaluation of double strength isotrexin trade mark versus benzamycin (R) in the topical treatment of mild to moderate acne vulgaris. *J. Dermatol. Treat.*, v. 13, n. 3, p. 111-117, Sep. 2002.
52. THIBOUTOT, D. New treatments and therapeutic strategies for acne. *Arch. Fam. Med.*, v. 9, p. 179-187, 2000.
53. DRAELOS, Z. D. Therapeutic moisturizers. *Dermatologic Clinics*, v. 18, n. 4, Oct. 2000.
54. BERBIS, P. Acitretina. *Ann. Dermatol. Venereol.*, v. 128, n. 6-7, p. 737-745, 2001.
55. HARRISON, P. V. et al. Tratamiento combinado com metotrexato e retinoides en la psoriase. *Lancet*, v. 12, p. 61, 1988. (edição em espanhol).
56. KANG, S. et al. Liarozole inhibits human epidermal retinoic acid 4-hydroxylase activity and differentially arguments human skin responses to retinoic acid and retinol in vivo. *J. Invest. Dermatol.*, v. 107, p. 183, 1996.
57. VOZMEDIANO, J. M. F.; MARTÍNEZ, J. G.; GÓMEZ, V. E. C. Retinoids. *Editiones Roche*, p. 67-70, 1991.
58. REINERS, J.; LOFBERG, B.; KRAFT, J. C. et al. Transplacental pharmacokinetics of teratogenic doses of etretinate and other aromatic retinoids in mice. *Reprod. Toxicol.*, v. 2, p. 19-29, 1988.
59. ELLIS, C. N.; KRACH, K. J. Uses and complications of isotretinoin therapy. *J. Am. Acad. Dermatol.*, v. 45, n. 5, Nov. 2001.
60. WINNINGTON, P. Retinoid sensitivity. *Skin and Aging*, v. 9, n. 1, p. 42-44, Jan. 2001.
61. BERSHAD, S. Developments in topical retinoid therapy for acne. *Semin. Cutan. Méd. Surg.*, v. 20, n. 3, p. 154-161, 2001.

Capítulo 17

Alfa-hidroxiácidos

Cláudia Rivieri Castellano Garcia

SUMÁRIO

A descoberta dos alfa-hidroxiácidos (AHA) e a sua empregabilidade nos produtos destinados aos cuidados da pele promoveram uma revolução na indústria cosmética. Seu uso em larga escala deve-se aos inúmeros mecanismos de ação sobre a pele, indicações e segurança de uso. As principais indicações na prescrição dos AHA são tratamento e prevenção do fotoenvelhecimento, danos actínicos, melasmas, distúrbios pigmentares, acne, hiperqueratinização folicular e rosácea.

HOT TOPICS

- Os *AHA* são utilizados em formulações cosméticas e dermatológicas como agentes de ajuste de pH, umectantes, esfoliantes e agentes antienvelhecimento.
- Todos apresentam como estrutura comum um *grupamento hidroxila no carbono* α, o primeiro carbono após aquele contendo o grupo carboxila[1].
- O mais simples dentre os AHA, com dois carbonos, é o ácido glicólico (ácido aceto-acético ou etiletanoico), que existe naturalmente na cana-de-açúcar.
- Ácido lático, de estrutura com três carbonos, é utilizado primariamente como hidratante para pele seca.
- A gliconolactona e o ácido lactobiônico são poli-hidroxiácidos, utilizados para modular a queratinização e o estrato córneo.
- Gliconolactona e ácido lactobiônico podem impedir a oxidação de produtos como a hidroquinona, com resultados similares aos de outros antioxidantes clássicos, como a vitamina C e o ácido cítrico.
- Absorção percutânea de AHA é dependente de potência, pH e tempo de contato.
- Quanto maior a cadeia carbônica dos AHA, mais difícil a penetração na epiderme e na derme.
- Os AHA exercem influência sobre a coesão dos queratinócitos nos níveis inferiores do estrato córneo.
- Os lactatos exercem ação umectante por sua capacidade de ligar e reter água no estrato córneo, favorecendo sua estabilidade e tornando-o mais flexível.
- Efeitos superficiais e epidérmicos são obtidos a partir de produtos com baixas concentrações de AHA (inferiores a 8%) e em concentrações superiores a 10%; efeitos dérmicos podem ser observados após dois a três meses de uso (benefícios a longo prazo).

INTRODUÇÃO

Os AHA são utilizados em formulações cosméticas e dermatológicas há muitos anos; primariamente como agentes de ajuste de pH e atualmente, sobretudo, como umectantes, esfoliantes e agentes antienvelhecimento. Sua utilização promoveu um fenômeno sem precedente na indústria cosmética mundial, responsabilizado pelos avanços científicos e tecnológicos a ela associados nos últimos anos.

Constituem-se em classe de compostos com efeitos evidentes, específicos e únicos sobre o estrato córneo, toda a epiderme, derme papilar e folículos pilossebáceos. Sua aplicação em *peelings* e em regime ambulatorial foi recentemente reconhecida como terapia adjuvante importante ao tratamento dermatológico de uma série de condições cutâneas, incluindo fotoenvelhecimento, danos actínicos, melasma, distúrbios hiperpigmentares, acne, hiperqueratinização folicular e rosácea. As rugas faciais podem ser tratadas com AHA tópicos, aplicados em altas concentrações em procedimentos ambulatoriais e concomitante aplicação domiciliar em concentrações baixas. Os trabalhos médicos relataram que "os AHA expandiram a capacidade de atuação médica". No setor cosmético foi mencionado que "os AHA mudaram para sempre a imagem da indústria cosmética".

A descoberta de sua eficácia terapêutica é geralmente atribuída ao Dr. Eugene Van Scott, professor de Dermatologia Clínica na Universidade de Hahnemann, Filadélfia. O Dr. Van Scott e Dr. o Ruey Yu requisitaram a primeira patente de AHA em 1976. Os primeiros estudos se concentraram no tratamento da pele seca e profundamente seca, mas o Dr. Van Scott subsequentemente demonstrou efeitos profundos dos AHA sobre pele oleosa, acne ou manchas senis (em especial, em associação à hidroquinona). Reconhecendo o grande potencial de mercado da nova geração de produtos contendo AHA, o Dr. Van Scott protegeu-o com uma série de 33 patentes. Os trabalhos que se sucederam atribuíram aos AHA atuação para limpeza e desbloqueio de poros, melhora da textura e tônus da pele, proteção contra substâncias agressivas, como os detergentes, dentre outras. Os atributos específicos antienvelhecimento vieram posteriormente, o que originou um número ainda maior de novas formulações e produtos. A segmentação do mercado de produtos AHA que se seguiu foi imensa, incluindo aplicações para tratamento da pele facial, corporal, mãos, pés, cabelos, lábios e unhas, retexturizantes, produtos para barbear, esfoliantes, clareadores, tonificantes, etc. As formulações, apresentadas em formas cosméticas igualmente variadas, de soro a cremes, passaram a incluir além de AHA únicos, associações de AHA e correlatos (alternativamente aos protótipos, ácidos glicólico, lático, málico, cítrico, tartárico, pirúvico, benzílico, mandélico, etc.) e ainda AHA e associações de suas fontes naturais, como alguns fitoextratos. As associações a outras categorias de agentes também passaram a ser muito utilizadas, incluindo emolientes, despigmentantes, antioxidantes e filtros solares[2-4].

Afora o grande número de estudos realizados, sobretudo com o ácido glicólico, restam ainda muitas controvérsias acerca do uso dos AHA. Contudo, sem dúvida, são em grande parte responsáveis pela existência de uma nova série de produtos tópicos funcionais, determinando nova categoria entre os produtos farmacêuticos e os produtos cosméticos[5].

ESTRUTURA QUÍMICA/PRINCIPAIS ALFA-HIDROXIÁCIDOS

Os AHA, extensivamente divulgados como ácidos de frutas, por existirem em várias delas (e, por vezes, podendo ser obtidos por síntese), constituem-se em um grupo de ácidos carboxílicos utilizados em cosmética e dermatologia há séculos*. Todos apresentam como estrutura comum um *grupamento hidroxila no carbono* α, o primeiro carbono após aquele contendo o grupo carboxila[1] (Fig. 17.1, *A*).

O mais simples dentre os AHA, com dois carbonos, é o ácido glicólico (ácido acetoacético ou etiletanoico), que existe naturalmente na cana-de-açúcar. Muito embora o ácido glicólico seja o mais extensivamente utilizado e avaliado até então, há muitos outros AHA importantes para a cosmiatria e a cosmética. O próximo, ácido lático, de estrutura também pequena, com três carbonos, é extensivamente empregado e foi

---

* Há, ainda, atualmente, a utilização de AHA de extratos florais (como de algumas espécies de hibiscos tropicais), denominados ácidos de flores. Um exemplo, o extrato de *Hibiscus sabdariffa*, variedade africana, apresenta concentração ativa expressa em termos do setor de ácido cítrico.

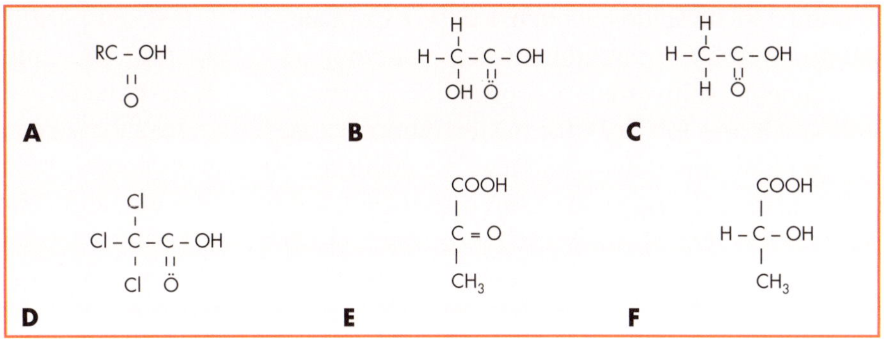

Figura 17.1 – (A) Estrutura geral dos alfa-hidroxiácidos. (B) Ácido glicólico. (C) Ácido acético. (D) Ácido tricloroacético. (E) Ácido pirúvico. (F) Ácido lático.

utilizado primariamente como hidratante para pele seca. Embora os ácidos tartárico, oxálico e outros de origem natural tenham sido utilizados no Egito e na Grécia Antigos, ainda não foram realizados estudos acerca da eficácia destes ácidos dicarboxílicos. Os AHA de estrutura molecular maior já se demonstraram agentes de aumento da extensibilidade e flexibilidade do estrato córneo e são utilizados em alguns produtos[6]. Muitos hidroxiácidos têm atuação promissora, destacando-se os beta-hidroxiácidos, como o ácido beta-hidroxibutírico, além dos gama e delta-hidroxiácidos. Na Tabela 17.1 estão relacionados alguns dos ácidos de origem natural mais comuns[1].

Os cetoácidos são formados pela oxidação do grupamento hidroxila e podem se tornar muito mais ativos do que os ácidos dos quais são derivados (como os ácidos pirúvico e lático). As pesquisas acerca da utilização de cetoácidos devem prosseguir a fim de expandir sua aplicação clínica[1].

Alfa-hidroxiácidos e outros Ácidos em Cosmiatria

A similaridade entre o ácido glicólico e o ácido etanoico ou acético pode ser notada observando-se as Figuras 17.1, *B* e *C*. Em adição, a similaridade estrutural com outra substância com utilização clássica em *peelings* químicos, o ácido tricloroacético (ATA), também merece consideração (Figs. 17.1, *B* e *D*). De acordo com as estruturas químicas relacionadas ao comportamento de acidez, depreende-se que o ATA se comporta como ácido muito mais forte que o ácido acético, por exemplo, dada a afinidade por elétrons que os grupos cloretos apresentam, promovendo a formação de prótons H^+ (maior facilidade de liberação de íons H^+, maior acidez do produto). A atração eletrônica do grupo hidroxila é muito menor que a de três cloretos e superior à de um hidrogênio, o que faz do glicólico um ácido mais fraco que o ATA e mais forte que o ácido acético, em soluções aquosas.

O ácido pirúvico (Fig. 17.1, *E*), de estrutura cetoácida ($COOH-CO-CH_3$), tem sido também mencionado como apresentando ação similar à dos AHA: quando se aplica sobre o estrato córneo, atua como tal e nas camadas epidérmicas mais internas converte-se em ácido lático (Fig. 17.1, *F*). Fisiologicamente, a reação inversa também ocorre, com o ácido lático se convertendo à forma de ácido pirúvico. A outros cetoácidos, ao contrário, atribuem-se propriedades enrijecedoras da queratina, com aplicação tanto na pele como nas unhas[3].

O ácido mandélico (ácido alfa-hidroxibenzenoacético) é um ácido carboxílico com oito carbonos, portanto, com tamanho de molécula superior ao protótipo dos AHA, o ácido glicólico, forma de AHA mais extensivamente utilizada. Além disso, o mandélico é mais ácido, com pH de 3,41

Tabela 17.1 – Ácidos mais comuns de origem natural[1]

Ácido	Estrutura	Fonte natural
Lático	$CH_3 CH_2 OH COOH$	Soro do leite
Málico	$CH_3 CH_2 CHOH COOH$	Maçã
Oxálico	HO_2C-CO_2H	Chucrute
Tartárico	$HO_2C-CH_2(OH)_2 CO_2H$	Uva
Cítrico	$HO_2C-CH_2 COH CO_2HCH_2 COOH$	Limão

(contra 3,83 do ácido glicólico, a 25°C). Com alto ponto de fusão, é parcialmente solúvel em água e altamente solúvel em álcool etílico e isopropílico. Ocorre em duas formas enantioméricas, que podem afetar sua atividade farmacêutica[7].

Uma nova "geração" de AHA para o tratamento da pele, introduzida após quase 30 anos da descoberta dos primeiros, compreende os denominados poli-hidroxiácidos (PHA). Estes apresentam alguns benefícios potenciais em relação aos AHA tradicionais, sobretudo nos perfis de penetrabilidade e irritabilidade cutânea, em boa parte devido à natureza polimérica e aos múltiplos grupamentos hidroxila na estrutura molecular (que atraem e se ligam fortemente à água). Entre os PHA, merecem destaque especial a gliconolactona e o ácido lactobiônico, com utilização em desenvolvimento para modular a queratinização e o estrato córneo, atuando especialmente como suavizantes da pele em produtos diversos, com destaque à terapêutica tópica do fotoenvelhecimento. A aplicação dos produtos que os contêm é geralmente não associada à queimação ou ao formigamento.

Pela indicação de melhor perfil de inocuidade dermatológica, seu uso está sob investigação para o tratamento de peles sensíveis e ainda para o tratamento de pacientes com rosácea e dermatite atópica. Além da baixa irritabilidade e da aceitabilidade cosmética, apresentam ainda atuação como antioxidantes, por sequestrarem metais com potencial pró-oxidativo. Algumas avaliações demonstram que ambos, gliconolactona e ácido lactobiônico, podem impedir a oxidação de produtos como a hidroquinona, com resultados similares aos de outros antioxidantes clássicos, como a vitamina C e o ácido cítrico.

O ácido lactobiônico, derivado do açúcar do leite, é um potente antioxidante, pela atuação como quelante do íon ferro, razão pela qual é bastante utilizado em aplicações como conservação de órgão para transplantes. Nas aplicações dermatológicas, estuda-se sua ação inibidora das metaloproteinases cutâneas (implicadas na degradação fotoinduzida do colágeno). Há demonstrações de que a gliconolactona iniba a ativação do gene implicado na elastose solar induzida pela exposição solar.

Por seu perfil de renovador cutâneo e antioxidante, são empregados atualmente também em associação a outros agentes como retinoides, ácido salicílico, ácido azeláico e despigmentantes como a própria hidroquinona, para aumentar a eficácia cosmética de um grande número de formulações.

A avaliação científica dos benefícios dos PHA no tratamento do envelhecimento cutâneo, sobretudo frente aos AHA, está em desenvolvimento. Referem-se concentrações de uso entre 1 e 20% para a gliconolactona e 3 a 10% para o ácido lactobiônico.

MECANISMO DE AÇÃO/PRINCIPAIS TÓPICOS DA FARMACOLOGIA CUTÂNEA DOS ALFA-HIDROXIÁCIDOS

Absorção Percutânea

Os estudos de absorção percutânea de AHA demonstram que a absorção de ácido glicólico na pele depende de potência, pH e tempo de contato. Alguns métodos *in vitro* aplicados, como o da célula de difusão, têm mostrado refletir a absorção *in vivo* de ácido glicólico através da pele humana. O ácido glicólico aplicado em seu pH original apresenta maiores taxas de penetração cutânea (maiores níveis obtidos no estrato córneo e, sobretudo, na pele viável)[8].

O ajuste do pH e da concentração ácida livre é considerado método de controle da profundidade de penetração e do grau da atividade do produto. Outra forma de controle de atividade e profundidade da penetração dos AHA é a realização de alterações no comprimento ou na configuração da molécula. Considerando similares os outros parâmetros da molécula, quanto maior a cadeia carbônica, mais dificultada a penetração na epiderme e na derme. De forma geral, os ácidos carboxílicos com quatro ou menos átomos de carbono penetram prontamente, enquanto moléculas com cadeias carbônicas maiores não apresentam este comportamento de penetração facilitada. Exceções são os casos em que a presença de substituições ao longo da cadeia ou associações realizadas no sistema de veiculação conduzam a maiores níveis de atividade[1].

Os dados de estudos *in vivo* acerca de penetrabilidade e acumulação de ácido glicólico demonstram que as emulsões não iônicas resultam em maior acumulação de ácido glicólico nas camadas viáveis da pele do que em soluções ou emulsões convencionais. Os resultados de estudos com sistemas lipossomados não iônicos sugerem que alguns tipos de lipossomos podem aumentar a retenção do ácido glicólico em seu local de aplicação, sem aumentar a absorção percutânea[9].

Avaliações sobre o Mecanismo de Ação

As pesquisas relacionadas ao mecanismo de ação do ácido glicólico e dos AHA partem da consideração de que a proximidade dos grupamentos carboxílico e alcoólico de alguma forma se relaciona à atuação, tendo em vista que estudos comparativos entre o ácido etanoico e o ácido hidroxietanoico (ácido glicólico) demonstram efeitos muito mais pronunciados do último em relação ao primeiro. O mecanismo de ação dos AHA, porém, ainda não está inteiramente elucidado.

Considerações iniciais dos autores relacionavam que, como moléculas pequenas, os AHA penetravam prontamente na pele, eliminando as "ligações epidérmicas" e conferindo características acídicas à epiderme e à derme; desta interação, resultaria a inflamação, seguida pela substituição com novas células, após a morte das células epidérmicas. No início dos estudos não se havia identificado receptores para o ácido glicólico, por exemplo[1].

Influência dos Alfa-hidroxiácidos na Adesão Celular/Função de Barreira Cutânea

De forma distinta dos demais agentes queratolíticos (ácidos e bases fortes, tióis, ureia, sais de lítio em altas concentrações), os AHA exercem influência sobre a coesão dos queratinócitos nos níveis inferiores do estrato córneo[10]. As mais recentes conclusões acerca da atuação dos AHA sobre a queratina e sua interferência sobre as ligações iônicas do estrato córneo destacam três mecanismos específicos, que compreendem: modificação da distância entre as cargas, redução do número de cargas e alterações de adesividade relacionadas ao baixo pH. A esses fenômenos somam-se a interferência sobre a biossíntese de glicosaminoglicanos e outras substâncias constituintes do cemento intercelular[3].

O ácido lático e seu sal sódico são componentes do fator de hidratação natural da pele e são empregados há tempos para combater o ressecamento cutâneo. Antes considerados somente agentes umectantes, hoje se sabe que os lactatos exercem a ação umectante por sua capacidade de ligar e reter água no estrato córneo, favorecendo sua estabilidade e tornando-o mais flexível. Além dessa atuação, certos autores postulam que a ação do ácido lático esteja relacionada com os mesmos efeitos, porém, na epiderme viável, isto é, nas camadas mais profundas epidérmicas[3].

A estabilização dos corneócitos se realiza por meio de ligações não covalentes (iônicas e não iônicas). As pontes de hidrogênio são facilmente rompidas por agentes químicos como brometo de lítio, ureia e álcalis. Essa ligação é atingida pela ação da água, que, pelo simples fator de diluição, altera as ligações de hidrogênio. Quando há super-hidratação cutânea, a distância entre os corneócitos e as cargas aumenta, diminuindo assim as forças de coesão; o inverso ocorre na pele ressecada. As forças iônicas exercem função importante na coesão intercorneocitária. Realizam-se entre grupos portadores de cargas negativas (sulfatos, fosfatos, carboxilatos) em oposição a grupamentos positivos (por exemplo, funções amina). Esses grupamentos existem em grande quantidade sobre a superfície externa das membranas dos corneócitos (parte das glicoproteínas, dos glicosaminoglicanos, dos lipídeos e das proteínas membranáceas, etc.)[10].

Como substratos aceptores de grupamentos fosfato, os AHA inibem a atividade enzimática das fosfotransferases e das quinases que comandam as reações de sulfatação e fosforilação dos mucopolissacarídeos, glicoproteínas, esteróis e fosfolipídeos (o ácido cítrico inibe significativamente a glicose-6-transferase e a atividade da fosfofrutoquinase). Um mecanismo de ação hipotético que se assemelha à vitamina A e aos retinoides, mas de forma distinta. Essa interferência provoca redução dos grupos sulfato e fosfato das hemimembranas exteriores dos queratinócitos e corneócitos: as forças de coesão são diminuídas[10].

Em baixas concentrações (2 a 5%), o ácido glicólico é considerado agente de enfraquecimento progressivo da coesão do material intercelular do estrato córneo, resultando em esfoliação uniforme das camadas mais externas (*stratum disjunctum*). Os estudos demonstram que as estruturas de barreira do estrato córneo não são comprometidas pelas formulações contendo AHA nas concentrações normalmente empregadas para uso domiciliar. Há indícios de que a atuação-alvo dos AHA se realize nos desmossomos ou corneossomos, o que diminui a coesão dos queratinócitos, sem comprometer as funções de barreira da pele[11]. Há citações clássicas de que, em níveis baixos de pH – na ordem de 3 a 4 –, produz-se efetivamente a dissolução dos desmossomos[3].

Estudos recentes acerca dos efeitos dos AHA sobre a secreção de corpos lamelares e a função de barreira cutânea demonstram que, em baixas concentrações (2 a 5% de ácido lático ou glicólico), os AHA provocam o enfraquecimento progressivo da coesão do material intercelular do estrato córneo, resultando em esfoliação uniforme das camadas mais externas. Além disso, não interrompem e sim aumentam a função de barreira cutânea, pela indução de descamação (redução no número de camadas do estrato córneo) e aumento no número e na secreção de corpos lamelares, sem aumentar a perda de água transepidérmica[11,12].

Um dos estudos *in vivo* da integridade da função de barreira cutânea após tratamento com AHA foi realizado com a aplicação tópica de emulsão de óleo em água contendo 5 ou 10% de ácido glicólico em pH 3, sendo o controle uma loção hidratante com pH 7,8 aplicada diariamente durante três semanas. Os resultados indicaram boa tolerância sobre a pele glabra de cobaias e 36 a 39% de redução no tempo de renovação do estrato córneo (técnica de coloração por cloreto de dansila), em relação ao controle. As medidas de absorção percutânea *ex vivo* (modelos com hidroquinona e xilol marcados) demonstraram, contrapondo-se a alterações substanciais sobre a estrutura epidérmica, não haver efeito significativo sobre a penetrabilidade cutânea[13].

Além de modularem a função de barreira cutânea, os AHA podem reduzir a irritabilidade cutânea, efeito que é superior para os AHA com mais características antioxidantes[14].

Efeitos de Diferentes Ácidos sobre a Renovação Celular Cutânea[15]

A Tabela 17.2 demonstra que os tratamentos com variedade de ácidos ou hidroxiácidos, sob condições controladas, determinam resultados finais similares. AHA, beta-hidroxiácidos, ácidos

Tabela 17.2 – Avaliação crônica da relação entre renovação celular, irritação e pH (*patches* oclusivos por 24h)

Material avaliado	pH	Renovação celular*	Irritação**
Ácido lático a 4%	3	35	2,8
	5	24	2,1
	7	13	1,2
Ácido glicólico a 4%	3	34	2,9
	5	23	2,1
	7	10	1,1
Ácido salicílico a 4%	3	42	3
	5	28	2,3
	7	12	1,2
Ácido tricloroacético a 0,5%	3	54	5+
	5	40	4,5
	7	14	1,7
Ácido acético a 3%	3	31	3
	5	21	2,1
	7	12	1,3
Ácido pirúvico a 4%	3	23	2,4
	5	16	2
	7	9	1,2
Ácido cítrico a 5%	3	18	2,3
	5	14	2,1
	7	8	1,1

* Método do cloreto de dansila.
** Avaliação da irritação cutânea – avaliação subjetiva da irritação cutânea (escala 1 a 5), na área de aba nasal e por medida do eritema cutâneo (Minolta Chromameter).

Tabela 17.3 – Índice terapêutico (IT) de vários extratos padronizados em alfa-hidroxiácidos

Material testado	IT
Ácido lático a 5%	12,7
Ácido lático a 3%	12
Ácido glicólico a 5%	12,6
Ácido glicólico a 3%	11,9
Extrato de mel (ácido lático a 5%)	16,2
Extrato de mel (ácido lático a 3%)	15,1
Ácido biolático a 5%	15,9
Cana-de-açúcar (ácido glicólico a 5%)	12,4
Extrato de maçã (ácido málico a 5%)	11,1
Extrato de frutas tropicais (ácido lático a 5%)	9,9
Extrato de frutas (ácido lático a 5%)	15,9

carboxílicos ou cetoácidos apresentam similaridades: em pH 3 (determinado aleatoriamente), todos promoveram estímulo à renovação celular, de forma crescente em relação à concentração empregada. Enquanto os ácidos glicólico, lático e salicílico apresentaram comportamento bastante similar, quantitativamente, o ATA – ácido orgânico de baixo peso molecular – estimulou a pele em níveis superiores (acima de 50%), em concentrações muito baixas; o ácido cítrico promoveu estímulo cutâneo em níveis mais moderados (inferiores a 20%), mesmo em concentrações mais elevadas. Os ácidos acético (ácido carboxílico) e pirúvico (cetoácido) demonstraram efeitos semelhantes aos dos hidroxiácidos. Quando foram repetidas amostras representativas em pH superiores, observaram-se resultados qualitativamente similares.

A Tabela 17.3 apresenta resultados interessantes acerca da aplicação de AHA de origem natural (fitoextratos padronizados) em relação aos ácidos glicólico e lático na forma sintética pura (a 5%). Todos os materiais testados (em pH 4) demonstraram similaridades quanto à atividade e à irritabilidade, havendo, porém, variações quantitativas nos dois parâmetros. Para a determinação da eficácia relativa, determinou-se o índice terapêutico (IT) – razão entre a estimulação e a irritação – para cada produto. Embora os IT para o extrato de mel, ácido biolático e extrato de frutas tenham sido muito superiores aos das formas sintéticas, alguns extratos, como o de cana-de-açúcar, apresentaram índices similares ou até levemente inferiores, em consequência das altas taxas de irritação. Embora não tenham sido analisadas as composições individuais dos fitoextratos, observou-se que com a neutralização a pH 7 (a fim de reduzir o potencial irritativo dos materiais em teste) tanto o ácido biolático quanto o extrato de mel atuaram como agentes suavizantes da pele, reduzindo a irritação existente; esta observação conduziu à conclusão de que estes extratos contenham agentes naturais suavizantes que podem reduzir o potencial irritante dos AHA, sem interferir na atividade estimulante.

Para determinar se os AHA realmente rejuvenescem a pele, foram avaliados 20 voluntários, aos quais se aplicou um sistema hidroalcoólico (50:50) contendo AHA em pH 3, contendo ácido lático a 3 e 5% de extrato de chá verde como anti-irritativo. O grupo-controle aplicou o mesmo líquido, excetuando-se que tenha sido ajustado o pH a 7 com hidróxido de sódio (Tabela 17.4).

O produto com pH 3 elevou substancialmente a taxa de renovação celular (33%), conforme esperado, tendo induzido pequeno grau de irritação, pela inclusão do chá verde. O produto com pH 7 não se mostrou irritante e aumentou a renovação celular em 6%. No decorrer do tempo, a dife-

Tabela 17.4 – Benefícios a longo prazo do tratamento com alfa-hidroxiácido (20 semanas)

Material testado	pH	Renovação celular (%)	Firmeza (%)	Hidratação (%)	Suavidade (%)	Aspecto clínico – rugas (%)	Análise de imagens – rugas (%)
Controle	7	6	9	12	7	17	5
Ácido lático a 3%	3	33	35	23	44	55	33
Ácido lático a 3%	7	12	9	22	17	14	9
Ácido glicólico a 5%	7	11	11	17	21	17	6

rença entre os dois produtos tornou-se extrema. Enquanto em pH 3 houve aumento na firmeza da pele (35% após 20 semanas), aumento na suavidade (44% após 20 semanas) e redução nas linhas e rugas (33% via análise de imagens, 55% na avaliação clínica), a fórmula-controle em pH 7 mostrou resultados insignificantes nesses dois parâmetros. Ambos os grupos mostraram resultados similares relativos ao ressecamento cutâneo, provavelmente decorrentes dos veículos e não da fração hidroxiácida presente.

Considerações sobre o Ácido Mandélico

Normalmente empregado para utilização domiciliar, entre 2 e 10% e, em *peelings*, entre 30 e 50%[7]. Resultados preliminares de avaliações comparativas de ácido mandélico e ácido glicólico demonstram reduzida ação irritante do primeiro, assim como são citadas diferenças expressivas no tratamento de peles altamente pigmentadas, sob a forma de *peelings*, sem hiperpigmentação pós-inflamatória. Refere-se, ainda, importante atividade antimicrobiana, essencial ao tratamento de acne pustular, comedoniana ou papular. O ácido mandélico se mostrou especialmente útil no tratamento de acne adulta em pacientes do sexo feminino, apresentando também sinais de fotoenvelhecimento[7].

Atuação Bioestimulante e Antienvelhecimento dos Alfa-hidroxiácidos

Após a série de estudos que se seguiram aos dos Drs. Van Scott e Yu, que relataram que os AHA podem apresentar efeitos profundos sobre os distúrbios da queratinização (diminuição da coesão dos corneócitos imediatamente após o estrato granuloso) e afetar a função epidérmica, a demonstração da atuação dos AHA sobre as rugas sugeriu outras importantes atividades potenciais. Em 1992, Lavker, Kaidbey e Leyden descreveram que o tratamento com loção contendo lactato de amônio a 12%, por quatro semanas, provocou 19% de aumento na espessura epidérmica e quantidades aumentadas de glicosaminoglicanos dérmicos, sem a presença de irritação ou inflamação.

O Dr. Van Scott e equipe, estudando os efeitos dos AHA sobre a pele fotoenvelhecida, obtiveram ainda resultados como aumento de aproximadamente 25% na espessura cutânea. A epiderme se tornou mais espessa e as alterações na derme papilar incluíram espessura aumentada, maior teor de mucopolissacarídeos ácidos, melhor qualidade das fibras elásticas e promoção da densidade de colágeno. Nos estudos realizados por sua equipe, não houve evidências de inflamação. As avaliações foram realizadas com loções cremosas com pH 3,5, contendo 25% de AHA, como lático, glicólico e cítrico, aplicadas duas vezes por dia, por períodos médios de seis meses. Como conclusão, destaca-se que os AHA topicamente aplicados podem causar reversão significativa dos marcadores de envelhecimento da epiderme e da derme, podendo reverter o fotoenvelhecimento cutâneo[16] (Tabela 17.5).

A aplicação tópica de ácido cítrico (a 20%) produz alterações similares às observadas em resposta a ácido glicólico, lactato de amônio e ácido retinoico, incluindo aumento nos glicosaminoglicanos epidérmicos e dérmicos e na espessura da epiderme viável[17].

Dados recentes indicam a influência dos AHA sobre a secreção de citocinas pelos queratinócitos humanos, como o estudo de Rendl *et al.* com ácido lático (a 1,5, 3 e 5%) em epiderme humana reconstituída. Os resultados demonstram que a aplicação tópica de AHA modula a secreção de citocinas pelos queratinócitos, o que pode representar mecanismo que contribui com seus efeitos, por exemplo, sobre o fotoenvelhecimento[18].

Avaliações acerca do efeito dos AHA sobre as proteínas e composição extracelular cutânea, utilizando ácido glicólico em loção cremosa aplicado topicamente por três meses em pele de antebraço, revelam a indução da expressão do gene do colágeno e da produção epidérmica e dérmica de ácido hialurônico nas regiões de pele tratada em relação às regiões-controle. Os resultados demonstraram que houve também aumento no teor de ácido hialurônico epidérmico e dérmico, bem como na expressão do gene de colágeno na pele tratada, em comparação ao controle. Os autores consideram que a remodulação epidérmica e dérmica da matriz extracelular resulta do

Tabela 17.5 – Espessura da pele de antebraço tratada com veículo-controle *versus* loção com alfa-hidroxiácido (AHA)[16]

Caso nº	Idade (anos)/sexo	Duração (meses)	AHA	Pré-tratamento (mm)	Pós-tratamento (mm)	Veículo-controle Pré-tratamento (mm)	Loção com AHA Pós-tratamento (mm)
1	69/F	5	LA	18,9	18,9	18,5	19,7
2	73/M	5	GA	3,7	6,4	4,6	8,8
3	58/F	8	GA	14,1	12,3	13,5	14,7
4	76/F	5	CA	22,6	17,8	18,6	22,8
5	59/F	4	GA	10,5	11,7	10,9	16,2
6	74/F	6	CA	12,1	11,7	12,2	13,6
7	83/F	4	CA	9,6	8,7	10,4	10,7
8	79/F	7	LA	14,8	14,3	11,1	14,5
9	83/F	5	CA	7,6	7,6	5,5	6,9
10	70/F	5	CA	11,2	8,2	7,1	9,9
11	75/F	5	CA	16,7	15,7	17,3	20,4
12	69/M	7	LA	13,8	13,5	11,9	16,1
13	70/F	4	CA	13,1	13,2	11,6	12,2
14	70/M	5	LA	6,1	6,6	5,1	7,9
15	77/F	4	GA	6,5	11,2	10,2	15,2
16	59/F	6	LA	12,1	13,3	11,4	16,2
17	52/F	6	GA	14,3	12,1	15,1	17,7

CA = ácido cítrico; F = feminino; GA = ácido glicólico; LA = ácido lático; M = masculino.

tratamento com o ácido glicólico. Houve indicação de que os tratamentos a longo prazo possam resultar em aumento da deposição de colágeno, como sugerido pelo aumento detectado no ácido ribonucleico mensageiro (mRNA, *messenger ribonucleic acid*)[19].

Em culturas de fibroblastos dérmicos humanos, o ácido glicólico demonstrou atuação sobre o incremento da proliferação celular e a produção de colágeno de forma dose-dependente (com superioridade em relação a resultados comparativos obtidos com o ácido málico, por exemplo), indicando que sua atividade sobre o envelhecimento cutâneo seja ainda mediada pelo aumento da proliferação celular e da ativação funcional de fibroblastos dérmicos[20].

Avaliações comparativas entre os efeitos epidérmicos e dérmicos de formulações contendo diferentes concentrações de ácido lático encontram-se descritas. Um dos trabalhos, avaliando as concentrações de 5 e 12%, descreveu que a 12% houve aumento na firmeza e na espessura epidérmica e dérmica, além de melhora clínica relacionada à suavidade e à maciez da pele e redução na aparência de linhas e rugas. Com 5% de ácido lático não se observaram alterações dérmicas, embora as alterações epidérmicas e clínicas tenham sido similares às descritas para a concentração de 12%[21].

Em estudo realizado na Universidade de São Paulo, em Ribeirão Preto, realizou-se análise comparativa, por meio de estudos morfométricos e histopatológicos – avaliada sobre a epiderme de camundongos glabros – para comparar os resultados de tratamento com ácido glicólico, ácido lático, éster de ácido málico, ésteres lipofílicos de ácido salicílico e de associação de ácidos de frutas. Os resultados indicaram que as formulações contendo ácido glicólico, ácido lático, associação de ácidos de frutas ou éster de ácido málico atuaram sobre a epiderme, causando espessamento do epitélio e das camadas espinosa e basal, com as células e os núcleos tornando-se mais volumosos. Esses resultados igualmente indicam que os benefícios dos AHA sobre a pele são intermediados pelas alterações que promovem na epiderme[22].

Aspectos revisados da atuação dos AHA pelo Dr. Walter Smith[5] destacam: *"Our cosmetics today do what we said would do 20 years ago"*.

- Muitos AHA e outros ácidos, como o ácido salicílico, podem esfoliar a pele e são ativos na faixa de pH entre 2,5 e 5,5.
- Quanto maior a velocidade de esfoliação (ou a taxa de aumento na renovação celular) maior o potencial de irritação da pele a curto prazo.
- A esfoliação é essencial para o desenvolvimento de benefícios a longo prazo com os AHA, como o aumento da firmeza e da espessura da pele e a redução de linhas e rugas.
- Efeitos superficiais e epidérmicos são obtidos a partir de produtos com baixas concentrações de AHA (inferiores a 8%) e em concentrações superiores a 10%; efeitos dérmicos podem ser observados após dois a três meses de uso (benefícios a longo prazo).
- Efeitos em nível dérmico podem ser obtidos sem irritação considerável.
- Utilizar concentrações superiores a 2%.
- Há correlação entre irritação e pH, mas não linear.

Outras Atuações dos Alfa-hidroxiácidos

Atuação Antioxidante

A atuação do ácido glicólico como varredor de radicais livres também já foi avaliada, o que o relaciona a muitos locais inespecíficos de atuação na pele, em detrimento de um local específico de ação em nível celular. Assim como outros AHA, o ácido glicólico pode atuar como varredor de radicais livres pelo fornecimento de prótons de hidrogênio para interrupção da cascata do ácido araquidônico. Há ainda hipóteses levantadas acerca da coalescência de moléculas de ácido glicólico, que entrariam em ressonância e, desta forma, atuariam como antirradicais livres.

Os dados obtidos em estudos com sistemas lipossomais biomiméticos ou em homogenatos de pele humana demonstram atividade antioxidante sinérgica entre a vitamina E e o ácido glicólico, ao passo que, em relação à melatonina, a atuação antioxidante do ácido glicólico demonstrou ser aditiva. Sugere-se, assim, que a associação entre o ácido glicólico e os antioxidantes seja de interesse, tanto por aumentar a penetração e a biodisponibilidade dos antioxidantes às várias camadas epidérmicas como para aumentar seu potencial protetor[23].

Ação sobre a Tumorigênese

Em estudo acerca de potencial atuação sobre a tumorigênese cutânea induzida por ultravioleta (UV), o ácido glicólico reduziu o desenvolvimento desta classe de tumores. A expressão reduzida de proteínas reguladoras de ciclos celulares e a inibição da ativação de fatores de transcrição são colocadas como fatores importantes no efeito inibitório do ácido glicólico[24].

Atuação Fotoprotetora

O interesse sobre o potencial fotossensibilizante dos AHA conduziu a resultados contraditórios, como os de estudos que demonstram potencial oposto, isto é, fotoprotetor e ainda anti-inflamatório. Em avaliações sobre a pele pré-tratada com ácido glicólico, houve demonstração de efeito fotoprotetor com fator de proteção solar (FPS) 2,4. Além disso, quando aplicado sobre a pele irradiada (UVB), o ácido glicólico comprovou ser útil na aceleração da redução do eritema. Os autores relacionam os efeitos protetores obtidos à atividade antioxidante potencial exercida pelo ácido glicólico[25].

Ácido Glicólico × Ácido *Trans*-retinoico

Em avaliações comparativas do efeito dos ácidos glicólico e retinoico sobre a função de barreira do estrato córneo e a hidratação da pele, os resultados principais foram: enquanto o ácido glicólico induziu rapidamente a um eritema intenso, implicando em resposta inflamatória não específica, a pele sob tratamento com ácido retinoico desenvolveu gradualmente o eritema.

O ácido retinoico causou descamação em maior extensão que o ácido glicólico, mesmo após a interrupção do tratamento. Os dois produtos diminuíram consideravelmente o tempo de renovação do estrato córneo, em comparação aos veículos-controle. Os resultados de redução para o ácido glicólico foram significativamente superiores em relação ao retinoico. Os resultados indicam que ambos induzem alterações funcionais no estrato córneo, demonstrando seu potencial irritativo. O aumento no *turnover* do estrato córneo pode estar ligado, em parte, a essas propriedades irritativas[26].

APLICAÇÃO TERAPÊUTICA/PRINCIPAIS INDICAÇÕES DOS ALFA-HIDROXIÁCIDOS

A primeira identificação da atuação do ácido glicólico (Dr. Van Scott, 1972) se processou pela demonstração da influência específica sobre a coesão dos corneócitos e de sua eficácia terapêutica tópica sobre a ictiose. Desde então, têm sido demonstrados efeitos similares em todas as condições associadas à hiperqueratinização.

A hiperqueratinização é o evento primário associado ao desenvolvimento da maior parte das disfunções dermatológicas de prevalência relevante nos dias atuais. Desequilíbrio homeostático cutâneo ocorre frequentemente como resultado de taxas reduzidas de descamação, em decorrência de aumentada coesão entre os corneócitos e, em alguns casos, da exacerbação da produção de corneócitos como na psoríase, por exemplo.

O controle do desequilíbrio na queratinização cutânea tem se mostrado útil ao tratamento de muitas dermatopatias, contribuindo com a normalização do metabolismo cutâneo e ampliando a capacidade e a eficiência da terapêutica dermatológica.

Como substâncias capazes de diminuir a intensidade da coesão entre os corneócitos, os AHA, dentre os quais o ácido glicólico se destaca como protótipo, já se demonstraram eficazes no tratamento tópico de inúmeras disfunções cutâneas associadas à hiperqueratinização.

Sabe-se que concentrações baixas de qualquer dos AHA, aplicadas topicamente, diminuem a coesão dos corneócitos. Esse efeito ocorre predominantemente entre as camadas inferiores do estrato córneo, não sendo observado nas camadas mais externas. Essa atuação já está extensivamente demonstrada clínica e histologicamente[4]. Utilizados nessas concentrações baixas a moderadas, normalmente dentro da faixa entre 4 e 16%, em aplicações frequentes, uma a duas vezes por dia, indicam-se os AHA para tratamento tópico da pele seca, ictiose, hiperqueratose folicular e acne e para tratamento de envelhecimento e fotoenvelhecimento cutâneo (com a pele sujeita a rugas superficiais, passando a apresentar superfície cutânea mais lisa e macia), além do manejo de outras condições dermatológicas caracterizadas pela retenção do estrato córneo. De relevância clínica ao controle dos processos de hiperqueratinização está a verificação de que a aplicação crônica de concentrações moderadas de AHA impede o reespessamento do estrato córneo após sua disjunção inicial.

Em concentrações superiores, entre 40 e 70% na maioria dos casos, geralmente em soluções aquosas ou géis fluidos não iônicos, empregam-se os AHA, em especial o ácido glicólico, na realização de *peelings* superficiais periódicos, adjuvantes de *performance* reconhecida ao tratamento da acne vulgar e suas manifestações e do fotoenvelhecimento cutâneo.

PEELINGS DE ALFA-HIDROXIÁCIDOS – PRINCIPAIS CONSIDERAÇÕES SOBRE O MECANISMO DE AÇÃO

Altas concentrações de AHA têm efeitos mais penetrantes, mais profundos e, talvez, menos específicos do que aqueles obtidos com as concentrações moderadas[4]. Reconhecidos – o ácido glicólico especificamente – como importantes agentes na terapia adjuvante de grande número de alterações e disfunções cutâneas, como fotoenvelhecimento, danos actínicos, melasma, distúrbios hiperpigmentares, acne e rosácea, os AHA têm-se demonstrado seguros e eficazes na conduta clínica com peles de vários tipos. Os mecanismos exatos de sua atuação nas condutas clínicas, porém, ainda não é totalmente elucidado. Encontram-se já demonstradas algumas atuações dos AHA que originam os resultados descritos: promoção do afinamento do estrato córneo e de epidermólise, dispersão da melanina da camada basal e aumento da síntese de colágeno na derme. As associações e terapias combinadas, pela promoção de efeitos sinergéticos com outros agentes, têm sido os procedimentos com resultados superiores. Como exemplos, incluem-se os tratamentos combinados com AHA e ácido retinoico e antioxidantes; no fotoenvelhecimento, com despigmentantes, como a hidroquinona e o ácido kójico; nas hiperpigmentações, com retinoides tópicos e agentes antibacterianos na acne[27].

Dependendo do AHA, sua concentração, veículo, tempo de exposição e outras condições, os efeitos podem incluir reduzida coesão dos corneócitos, epidermólise completa (em altas concentrações), separação epidérmica e impacto sobre a derme papilar e reticular, que podem provocar alterações dérmicas, incluindo a neossíntese de colágeno. Como resultado, produz-se pele mais brilhante, com menos rugas e coloração mais uniforme. A avaliação clínica dessas alterações orienta o emprego dos AHA, sob as mais variadas formas de exposição, aos diversos tipos de procedimentos, incluindo os *peelings* para o tratamento de lesões benignas e pré-malignas, verrugas, rugas, etc.[4].

Os resultados dos estudos com cultura de fibroblastos demonstraram aumentada proliferação celular e produção de colágeno em resposta ao ácido glicólico, de maneira dose-dependente. Em avaliação comparativa, os resultados em cultura de fibroblastos foram significativamente superiores para o glicólico em relação ao málico, por exemplo. Os autores consideram que os efeitos favoráveis do ácido glicólico sejam mediados pela proliferação celular aumentada, em adição à ativação funcional dos fibroblastos[28].

In vitro ou *in vivo*, o ácido glicólico aumenta a produção de colágeno e a proliferação de fibroblastos. Esses efeitos podem se constituir no principal mecanismo pelo qual atua na reversão do processo de fotoenvelhecimento[29].

Sobretudo pela segurança, os *peelings* químicos de AHA se tornaram um dos procedimentos dermatológicos mais frequentemente realizados[30].

Em paralelo à sua causticidade, o mecanismo biológico pelo qual o ácido glicólico e o ATA atuam como agentes de *peelings* permanece não totalmente determinado. Em estudos realizados em cultura de queratinócitos humanos, determinou-se que o ATA foi citotóxico para os queratinócitos em todos os pH testados (3,5 e 7). Houve redução na síntese de colágeno e proteína, bem como na expressão de metaloproteinases da matriz, quando foi adicionado meio condicionado a pH 7 e ATA diretamente aos fibroblastos. O ácido glicólico não foi citotóxico aos queratinócitos em pH neutro e o meio condicionado obtido em cada pH aplicado aos fibroblastos não alterou a produção de proteínas, colágeno e metaloproteinases, embora havendo elevação da secreção[31] de interleucina 6.

O ácido glicólico é versátil agente de *peeling* cutâneo para o tratamento de várias alterações da epiderme ou derme papilar, em concentrações de 20 a 70%, dependendo da condição a ser tratada. Indivíduos de todo tipo ou cor de pele são candidatos a esse tratamento e praticamente qualquer área do corpo pode ser tratada.

Os cuidados pré-*peeling* devem ser iniciados algumas semanas antes do procedimento. A pele deve ser desengordurada imediatamente antes do procedimento, o que pode ser conseguido com grande variedade de agentes. Os cuidados pós-*peeling* devem ser mantidos para se evitar complicações, como infecções ou hiperpigmentação.

Os resultados são obtidos pela realização de *peelings* seriados e da utilização domiciliar do ácido glicólico ou retinoico, assim como evitando a exposição solar.

O ácido glicólico pode ser aplicado simultaneamente ao ATA, como técnica alternativa para realização de *peelings* de média profundidade[32]. Para mais informações sobre os *peelings* com AHA, consulte o Capítulo 37.

Comparações da pele tratada com ATA (a 35%) com a tratada com ácido glicólico (a 70%) revelaram alterações nas proteínas do tecido conectivo da derme papilar, tendo sido observada necrose somente com o ATA e a reversão à aparência original após dois anos da realização do *peeling*[32].

Ao utilizar ácido glicólico em solução a 70%, quanto menores os pH dos produtos (pH abaixo de 2), maior a formação de necrose, em comparação às formas parcialmente neutralizadas, com pH levemente superiores a 2. Não há evidências de que a presença de necrose leve a melhores resultados e, portanto, o uso de sistemas semineutralizados parece ser o mais prudente, uma vez que apresenta melhor perfil de segurança em relação aos produtos contendo somente a forma livre.

O método de aplicação e o pH do produto empregado determinam a eficácia, visto que, por exemplo, o decréscimo no pH aumenta a biodisponibilidade cutânea[30,33,34].

ASPECTOS RELEVANTES DE SEGURANÇA NA UTILIZAÇÃO DOS ALFA-HIDROXIÁCIDOS

Ácido Glicólico (Ácido Acetoacético) – Principais Considerações

Apesar de o ácido glicólico ser o AHA mais simples em termos de estrutura, permitindo penetração cutânea superior, é exatamente esta característica que origina algumas dificuldades de trabalho com esse composto.

Embora possa ser obtido de fonte vegetal, a forma de obtenção industrial usualmente empregada é o borbulhamento de monóxido de carbono sobre o formaldeído.

A maior concentração em que está disponível sem precipitação é 70%, apresentando pH em torno de 0,5. Esse material (Glypure® – DuPont) é fornecido às indústrias cosméticas e farmacêuticas a partir da DuPont e manufaturado em Wilmington.

Outras características físicas são as seguintes:

- *Ponto de ebulição*: 112°C.
- *Ponto de fusão*: 10°C.
- *Odor*: leve (açúcar queimado).
- *Forma*: líquido claro.
- *Cor*: levemente âmbar.
- *Densidade*: 1,25g/mL a 26°C.

Dessa forma, é estável, não se decompõe, não polimeriza e não pega fogo. Classifica-se como risco agudo II e segue categoria genérica de corrosividade do *Comprehensive Environmental Response, Compensation, and Liability Act* (CERCLA). Se acidentalmente espirrado na pele, as instruções são "lavar a pele com água abundante por, no mínimo, 15min, removendo roupas e sapatos contaminados imediatamente. Chamar um médico. Lavar as roupas antes da reutilização".

Obviamente, as formulações com ácido glicólico trabalham com concentrações ácidas reduzidas e pH aumentado. O ácido na potência máxima em pH 0,5 não deve ser aplicado à pele, a menos que em condições especiais, como a remoção de queratoses, e somente por profissional médico experiente. Nos tratamentos de acne e envelhecimento, por exemplo, os *peelings* normalmente utilizados não excedem a concentração de 70%, com ajuste de pH para aplicação na pele, sem queimaduras[1].

Precauções Gerais

Segurança

Alguns autores admitem a ocorrência de dermatite de contato tóxica aguda e inativação de sistemas enzimáticos cutâneos, quando da utilização crônica de produtos com pH dos sistemas contendo AHA em pH na faixa entre 1 e 2 (não semineutralizados). Esse potencial irritativo, porém, pode ser adequadamente controlado pelo ajuste do pH a níveis mais fisiológicos e em que coexistem as formas ácidas e salinas.

Ainda pela característica de pH reduzido, as associações de ativos nas formulações contendo AHA, bem como a determinação do sistema de veiculação, devem ser cuidadosamente observadas, considerando-se incompatibilidades importantes, como em relação a ativos com estabilidade em faixas de pH superiores, fisiológicos ou neutros, e a veículos com características aniônicas, por exemplo. De forma geral, empregam-se sistemas não iônicos de veiculação, incluindo-se os géis (sobretudo, os derivados de celulose, como hidroxietilcelulose e hidroxipropilcelulose) e sistemas emulsionados em geral.

Para reduzir a irritabilidade intrínseca dos AHA, especialmente à utilização crônica, além de rigoroso controle do pH, pela neutralização parcial das formulações (sobretudo, com bases fracas, por exemplo, hidróxido de amônio), o estudo de veículos e concentrações também apresenta potencial (uma vez que a irritabilidade seja diretamente proporcional à velocidade e ao grau de penetração no estrato córneo). Assim, dimensionam-se sistemas emulsionados especiais, como algumas emulsões A/O, que parecem favorecer menores velocidades de permeação cutânea, além de bons resultados com as modificações estruturais em moléculas de AHA, como os ésteres de AHA, ácidos de cadeias longas e AHA ligados a macromoléculas naturais, como proteínas e polissacarídeos. Com essas formas modificadas, há a vantagem de trabalho em faixas de pH mais elevadas (da ordem de 5 a 6) e os índices de irritabilidade têm-se mostrado muito inferiores em relação às formas ácidas originais.

A segurança da aplicação crônica dos ácidos glicólico e lático tem sido extensivamente avaliada; consideraram-se as concentrações inferiores adequadas para aplicação cosmética. Em um dos estudos acerca da eficácia na pele fotoenvelhecida, duplo-cego, com duração de 22 semanas, aplicou-se um dos dois ácidos a 8% na forma de creme, duas vezes por dia, em 74 voluntários, com grupo-controle recebendo a aplicação do veículo. Os resultados indicaram melhora considerada leve nos sinais de fotodanos cutâneos crônicos e boa tolerância aos tratamentos, com baixos índices de irritabilidade[35].

De forma geral, os estudos de segurança relacionados ao ácido glicólico, em animais ou humanos, estão sendo exaustivamente revisados. Alguns desses estudos se destinam a correlacionar o formigamento facial à penetração dos AHA através da barreira de permeabilidade da pele. Esses trabalhos certamente se originaram das avaliações de Kligman e Frosch – o denominado *sting test* modificado, para determinar a sensibilidade individual às sensações cutâneas em geral. Os testes originais são baseados no uso de ácido lático a 5% e foram utilizados para classificar os tipos específicos de pele.

Conclusões sobre Segurança dos Alfa-hidroxiácidos

- *Produtos de consumo*: ácidos glicólico e lático, seus sais e ésteres comuns são considerados seguros para uso em concentrações $\leq 10\%$ e em formulações com pH final $\geq 3,5$, quando formulados em condições que reduzam os riscos de aumento de sensibilidade ao sol e quando as recomendações de uso aconselharem o uso diário de protetor solar.
- *Produtos para utilização profissional*: as concentrações aqui passam de 30% e o pH a 2 a 3, considerando o uso por período curto e descontínuo – seguido por enxágue – por profissionais treinados, com aplicação acompanhada por instruções para uso de proteção solar diária eficiente.

A segurança da aplicação crônica de ácido glicólico, especialmente em indivíduos fotossensíveis, foi objeto de trabalho recente, no qual se avaliaram seus efeitos, isoladamente ou em combinação com a luz UVB, sobre os danos cutâneos e a inflamação cutânea. Entre os principais resultados, tem-se que o ácido glicólico conduziu a aumento nos níveis de danos cutâneos de forma dose-dependente (pequenas doses de ácido glicólico na maior parte das vezes provocaram eritema e descamação, enquanto doses superiores causaram vermelhidão, edema e ulceração necrótica). Nessa avaliação, o ácido glicólico também aumentou a espessura do estrato córneo e eventualmente destruiu algumas partes da epiderme. A UVB causou vermelhidão e edema, assim como reduziu a integridade do estrato córneo, tendo o ácido glicólico aumentado os danos por ele induzidos. A magnitude dos danos cutâneos promovidos pela associação entre ácido glicólico e UVB foi muito superior aos efeitos isolados de um dos dois agentes. Dessa forma, aconselham os autores precaução especial na utilização excessiva ou prolongada de ácido glicólico e, ainda, cautela especial quanto aos pacientes fotossensíveis e mais intensivamente expostos ao sol[36].

O ácido málico é um componente do ciclo de Krebs, relativamente não tóxico nos estudos de toxicidade aguda em animais e em estudos com a utilização oral crônica. A administração de ácido málico aos ratos resultou apenas em alteração no ganho de peso e no padrão de consumo alimentar. Não houve toxicidade ao sistema reprodutor em camundongos, ratos ou coelhos.

Avaliações de irritabilidade cutânea em testes com animais realizados com o ácido málico demonstraram potência irritante de moderada a intensa, além de efeito irritante ocular intenso. Não houve demonstração de mutagenicidade detectada em série de testes de genotoxicidade realizados. Em testes clínicos, o ácido málico foi irritante, com índices de irritabilidade reduzidos, na proporção do aumento do pH do material aplicado[37].

Em estudo recente, Maibach *et al.* concluíram que o tratamento tópico de curto prazo com ácido glicólico causou aumento no bronzeamento direto ou indireto (mediados por UVB ou UVA), mesmo na ausência de irritação cutânea. A importância da utilização de fotoproteção, concomitante à terapia com AHA, é ressaltada pelos autores[38].

Importante: Acomodação – Os fenômenos que prevalecem na pele tratada com AHA compreendem afinamento do estrato córneo hiperqueratósico, queratólise e redução da coesão dos corneócitos por interferências com as ligações iônicas (mecanismos propostos por Van Scott e Yu). Os trabalhos do Dr. Smith citam ainda as evidências acumuladas de que a pele se "acomoda" ao tratamento com AHA, tanto que o efeito desses ácidos diminui com a continuidade do tratamento[36].

Neutralização Parcial/pH/Eficácia e Segurança

Os AHA aceleram a renovação epidérmica e esfoliam o estrato córneo. As funções do pH e da concentração nesses efeitos antienvelhecimento não são claras, mas valor inferior de pH e maiores concentrações de ácido são considerados mais efetivos. Em estudo determinando as taxas de renovação celular, obtidas com o ácido lático a 10% e pH 2, 3 e 4 e com 5, 10 e 15% em pH 3, os resultados demonstraram que tanto o pH quanto a concentração são críticos à atuação. Em concentração fixa de ácido lático, o efeito descamativo foi altamente dose-dependente. Em pH fixo, a taxa de renovação epidérmica foi concentração-dependente, sugerindo que a "fração ácida livre" seja efetivamente a porção ativa[39,40].

Os efeitos descamativos e estimulantes de proliferação celular, obtidos com o ácido lático, são altamente dependentes do pH e da concentração empregada, o que indica a atividade relacionada à porção ácida livre[39,40].

Grande número de agentes e dispositivos está disponível para realizar o ajuste de pH e a concentração de ácido glicólico pela utilização de uma base, como o hidróxido de amônio. A reação não chega a ser completa, em que haveria a neutralização total do ácido e o material restante seria somente o glicolato de amônio. O objetivo, porém, é realizar a neutralização parcial, permitindo várias concentrações de ácido glicólico livre e glicolato de amônio para obter alteração na concentração de ácido graxo livre e ajuste no pH final. Esse é o objetivo da neutralização parcial – ajuste da concentração ácida e do pH dos produtos, a fim de que se tornem seguros e efetivos para uso[1].

Importante: Embora constantes nas patentes do Dr. Van Scott, a importância da neutralização dos ácidos a sais específicos não foi confirmada em outras avaliações. Em uma série de avaliações, com os ácidos neutralizados por hidróxido de sódio, não houve diferenças marcantes nos níveis de renovação celular em relação àqueles obtidos nos casos de neutralização com outras bases mais fracas, como trietanolamina e hidróxido de amônio, por exemplo[15].

De forma onipresente na literatura mundial acerca dos AHA, considera-se que os AHA tamponados ou parcialmente neutralizados apresentam importante contribuição à *performance* do produto via formação de "reserva de AHA", disponível para uma segunda fase de penetração na pele (pH normal da superfície da pele = 4,2 a 5,6). É consenso crescente o fato de que produtos finais com pH na faixa entre 3,5 e 4,5 possibilitem equilíbrio aceitável à minimização do potencial irritativo e otimização da eficácia[41].

A equação de Handerson-Hasselbach, a seguir, permite obter a concentração relativa das formas dissociada e não dissociada de AHA presente na formulação:

$$pH = pk' + \log \frac{[AHA\ dissociado]}{[AHA\ não\ dissociado]}$$

FORMULAÇÃO COM ALFA-HIDROXIÁCIDOS, DERIVADOS DE ALFA-HIDROXIÁCIDOS E ASSOCIAÇÕES

Reações de esterificação (reação de condensação de ácidos carboxílicos com álcoois, originando ésteres) também são recursos para produção de derivados de AHA sem efeito acídico, ainda efetivos quando aplicados à pele, pela ação de esterases, que devem hidrolisar os ésteres, ou parte das moléculas, ao menos, e "liberar" novamente o álcool e o ácido original, permitindo que haja a atividade biológica. Os AHA podem ser apresentados ainda na forma parcialmente esterificada, coexistindo fração de ácido livre.

A passagem do grupamento hidroxila (OH) para a posição β diminui a potência do ácido e, sob condições específicas, pode resultar em produtos finais com controle de atividade superior. Ácidos carboxílicos γ e δ de cadeias longas podem se duplicar espontaneamente e originar lactamas e lactonas, que podem ser moléculas altamente ativas[1].

Vetores

Uma das limitações da aplicação do ácido glicólico em cosméticos é o seu potencial irritativo ou de queimação, diretamente relacionado à sua potência. Algumas espécies de sistemas de vetorização tópica para o ácido glicólico foram desenvolvidas, a fim de maximizar as propriedades cosméticas e reduzir os efeitos indesejáveis.

Um dos estudos avaliou diferentes tipos de micropartículas: lipossomos, lipossomos modificados pela adição de quitosana e microesferas de quitosana. Os lipossomos, compostos de fosfatidilcolina e colesterol (proporção molar 1:1) e com diferentes proporções molares ácido/lipídeos, foram preparados pelo método de evaporação de fase reversa. Os sistemas microparticulados foram morfologicamente caracterizados por microscopia eletrônica e análise do tamanho de partícula. Realizaram-se testes de dissolução *in vitro* para verificação da capacidade e modulação da liberação do ácido glicólico pelos sistemas microparticulados. Os resultados demonstraram que os lipossomos são adequados para modular a liberação do ácido glicólico; as melhores condições foram obtidas nos sistemas lipossomados em que a proporção molar foi de 5:1 (ácido glicólico:lipídeo)[41].

Sistema de Veiculação

De importância fundamental à formulação eficiente com AHA é a determinação do sistema emulsionante/estabilizante. Como primeiras opções estão as emulsões estabilizadas por tensoativos não iônicos (como os ésteres de glicerila, polioxipropilenoglicóis, polietilenoglicóis e ésteres de sorbitano).

Há ainda a possibilidade de estabilização da emulsão por mecanismos estéricos que retardem a coalescência da fase interna e independente do pH – em oposição à formação de dupla camada elétrica de cargas opostas ao redor das micelas na fase descontínua, como ocorre com os emulsionantes iônicos (alguns ainda apresentam a característica de possibilitar a formação de estrutura de cristal líquido estabilizadora das emulsões formadas). Agentes não reativos com materiais iônicos podem ser utilizados como emulsionantes primários ou secundários (em associação a aniônicos ou catiônicos).

Tensoativos aniônicos somente podem ser utilizados como emulsionantes primários em sistemas cujo pH exceda a faixa ótima para efetividade dos AHA (emulsionantes não funcionais ou instáveis em pH inferiores a 7). Materiais como o estearato de glicerila autoemulsionável (com laurilsulfato de sódio como agente de autoemulsionamento) são estáveis em pH ácido, desde que mantido na faixa de 4,5 a 5, para não ocasionar a hidrólise do laurilsulfato de sódio. Deve-se evitar ainda a utilização de materiais catiônicos, que possam reagir com os aniônicos e resultar na formação de precipitados.

O sistema conservante deve ser compatibilizado com o pH na faixa acídica – seletivo a fungos; inibidor da maior parte das classes de bactérias relacionadas à fabricação/utilização. Deve ser ainda seguro para aplicação tópica crônica, efetivo em meio aquoso e contra fungos. Entre as limitações aos conservantes mais utilizados: parabenos (ésteres do ácido *para*-aminobenzoico) – apesar das propriedades fungistáticas e de 85% permanecerem na forma não dissociada (ativa) em pH na faixa 3,5 a 4,5, as formas com maior atividade antifúngica correspondem àquelas de limitada solubilidade em meio aquoso (propil e butilparabeno); imidazolidinil ureia – apesar da excelente hidrossolubilidade, apresenta reduzida atividade antifúngica[42].

Principais Associações

Com objetivos relacionados ao sinergismo terapêutico e à melhora no perfil irritativo, os AHA são frequentemente associados a vitaminas, anti-irritativos e agentes emolientes e hidratantes ativos, como as ceramidas. Entre os anti-irritativos, agentes como polissacarídeos e polímeros de liberação prolongada[43].

O trabalho de pesquisa com os AHA desenvolve continuamente modificações que objetivam a redução dos efeitos de irritabilidade a eles associados.

Além das formulações contendo associações de AHA puros, as associações naturais de diferentes AHA são bastante empregadas e, em geral, apresentam teor de AHA não superior a 50%. Os produtos disponíveis consistem em misturas naturais complexas contendo ácidos extraídos de suco de cana, frutas como abacaxi, pêssego, manga, framboesa, maracujá, compreendendo os ácidos glicólico, lático, cítrico, tartárico e mandélico utilizados geralmente em concentrações entre 2 e 10%, de acordo com a composição individual de cada produto. Como exemplos de aplicações têm-se leites e formulações adstringentes, 2%; tratamentos capilares, 2%; produtos "reestruturantes epidérmicos", 4%; clareadores, 6 a 7% e produtos antienvelhecimento facial; 6 a 10%[10].

Há, porém, a recomendação de cuidado com a reatividade cruzada ao se utilizar produtos diferentes, por exemplo, para a preparação da pele para *peelings* de AHA. Na preparação da pele para *peeling* de ácido glicólico, de forma geral, os autores recomendam que o paciente esteja utilizando ácido glicólico. Recomenda-se, ainda, cuidado nos casos de pacientes que estejam utilizando ácido glicólico em regime de preparação domiciliar e que serão submetidos a *peelings* de ATA, pela possibilidade de aumento da penetração do último promovida pelo ácido glicólico, com o aumento da profundidade do *peeling*.

CONSIDERAÇÕES FINAIS[5]

Nos últimos anos, houve muita evolução na compreensão de como os AHA atuam na pele, o que contribuiu para o desenvolvimento de produtos mais efetivos e praticamente desprovidos do risco de irritação. Com base em numerosos estudos acerca da atividade dos AHA, resumem-se alguns aspectos gerais de sua atividade:

- Numerosos AHA e outros ácidos, como o ácido salicílico, podem esfoliar a pele e são ativos em faixa de pH entre 2,5 e 5,5.
- Quanto maior a taxa de esfoliação (ou de aumento na renovação celular), maior o potencial para irritação cutânea a curto prazo.
- A esfoliação mediada pelos AHA é essencial para o desenvolvimento de benefícios a longo prazo na pele, como aumento de firmeza e espessura da pele e redução de linhas e rugas.
- Efeitos superficiais e epidérmicos são obtidos por produtos com baixas concentrações de AHA e em concentrações superiores a

10% efeitos dérmicos podem ser observados após dois a três meses de utilização.

- Associações racionais de AHA e outros agentes e tratamentos podem promover resultados cada vez mais expressivos no tratamento de patologias associadas à hiperqueratinização e ao envelhecimento cutâneo.

QUESTÕES

1. Como atuam os AHA no tratamento do envelhecimento cutâneo?
2. Como definir AHA, concentração e veículo para cada indicação?
3. Como melhorar o perfil de inocuidade das formulações contendo AHA, sobretudo para peles sensíveis ou com acne?
4. Até que ponto o pH é importante para a eficácia e a segurança das formulações contendo AHA?
5. Quais os benefícios dos AHA no tratamento de envelhecimento e fotoenvelhecimento cutâneo?

REFERÊNCIAS

1. ELSON, M. L. The molecular structure of glycolic acid and its importance in dermatology. *Cosmetic Dermatology*, v. 6, p. 31-35, 1993.
2. SARGISSON, S. The AHA phenomenon continues. *DCI*, v. 3, p. 34-44, 1995.
3. VIGLIOGLIA, P. A.; RUBIN, J. *Cosmiatria III*. Buenos Aires: AP Americana de Publicações, 1997. p. 263-265.
4. VAN SCOTT, E. J.; YU, R. J. Alpha hydroxyacids: therapeutic potentials. *Canad. J. Dermatol.*, v. 5, n. 1, p. 108-112, 1989.
5. SMITH, W. Moving beyond AHAs, retin A, retinoids, enzymes & other cosmetic breakthroughs. *Cosmeticos Nuevos Conference*, 1997.
6. GARRET, A. W. AHAs and more. *DCI*, v. 1, p. 8-10, 1997.
7. TAYLOR, M. B. Summary of mandelic acid for the improvement of skin conditions. *Cosmetic Dermatology*, v. 6, 1999.
8. JIANG, M.; QURESHI, S. A. Assessment of in vitro percutaneous absorption of glycolic acid through human skin sections using a low-through diffusion cell system. *J. Dermatol. Sci.*, v. 18, n. 3, p. 181-188, 1998.
9. OHTA, M.; RAMACHANDRAN, C.; WEINER, N. D. Influence of formulation type on the deposition of glycolic acid and glycerol in hairless mouse skin following topical in vivo application. *J. Soc. Cosmet. Chem.*, v. 47, p. 97-107, 1996.
10. Les Multiples Formes de AHAs. *Parfums Cosmétiques Arômes*, v. 122, n. 2, p. 66-72, 1995.
11. FARTASCH, M.; TEAL, J.; MENON, G. K. Mode of action of glycolic acid on human stratum corneum: ultrastructural and functional evaluation of the epidermal barrier. *Arch. Dermatol. Res.*, v. 289, n. 7, p. 404-409, 1997.
12. KIM, T. H.; CHOI, E. H.; KANG, Y. C.; LEE, S. H.; AHN, S. K. The effects of topical alpha-hydroxyacids on the normal skin barrier of hairless mice. *Br. J. Dermatol.*, v. 144, n. 20, p. 267-273, 2001.
13. HOOD, H. L.; KRAELING, M. E.; ROBL, M. G.; BRONAUGH, R. L. The effects of an alpha hydroxy acid (glycolic acid) on hairless guinea pig skin permeability. *Food Chem. Toxicol.*, v. 37, n. 11, p. 1105-1111, 1999.
14. BERARDESCA, E.; DISTANTE, F.; VIGNOLI, G. P.; ORESAJO, C.; GREEN, B. Alpha hydroxyacids modulate stratum corneum barrier function. *Br. J. Dermatol.*, v. 137, n. 6, p. 934-938, 1997.
15. SMITH, W. P. Hydroxy acids and skin aging. *Advance Technology Conference*, 1994.
16. DITRE, C. M.; GRIFFIN, T. D.; MURPHY, G. F.; SUEKI, H.; TELEGAN, B.; JOHNSON, W. C.; YU, R. J.; VAN SCOTT, E. J. Effects of alpha hydroxyacids on photoaged skin: a pilot, clinical, histologic, and ultrastructural study. *J. Am. Acad. Dermatol.*, v. 34, 2 pt. 1, p. 187-195, 1996.
17. BERNSTEIN, E. F.; UNDERHILL, C. B.; LAKKAKORPI, J.; DITRE, C. M.; UITTO, J.; YU, R. J.; VAN SCOTT, E. J. Citric acid increases viable epidermal tickness and glycosaminoglycan content of sun-damaged skin. *Dermatol. Surg.*, v. 23, n. 8, p. 689-694, 1997.
18. RENDL, M.; MAYER, C.; WENINGER, W.; TSCHACHLER, E. Topically applied lactic acid increases spontaneous secretion of vascular endothelial growth factor by human reconstructed epidermis. *Br. J. Dermatol.*, v. 145, n. 1, p. 3-9, 2001.
19. BERNSTEIN, E. F.; LEE, J.; BROWN, D. B.; YU, R. J.; VAN SCOTT, E. J. Glycolic acid treatment increases type I collagen mRNA and hyaluronic acid content of human skin. *Dermatol. Surg.*, v. 27, n. 5, p. 429-433, 2001.
20. KIM, S. J.; WON, Y. H. The effect of glycolic acid on cultured human skin fibroblasts: cell proliferative effect and increased collagen synthesis. *J. Dermatol.*, v. 25, n. 2, p. 85-89, 1998.
21. SMITH, W. P. Epidermal and dermal effects of topical lactic acid. *J. Am. Acad. Dermatol.*, v. 35, 3 Pt 1, p. 388-391, 1996.
22. TERENCIANI, L. H. R.; MAIA CAMPOS, P. M. Comparative study of the effects of cosmetic formulations with or without hydroxy acids on hairless mouse epidermis by histopathologic, morphometric, and stereologic evaluation. *J. Cosmet. Sci.*, v. 53, n. 5, p. 269-282, 2002.
23. MORREALE, M.; LIVREA, M. A. Synergistic effect of glycolic acid on the antioxidant activity of alpha-tocopherol and melatonin in lipid bilayers and in human skin homogenates. *Biochem. Mol. Biol. Int.*, v. 42, n. 6, p. 1093-1102, 1997.
24. HONG, J. T.; KIM, E. J.; AHN, K. S.; JUNG, K. M.; YUN, Y. P.; PARK, Y. K.; LEE, S. H. Inhibitory effect of glycolic acid on ultraviolet-induced skin tumorigenesis in SKH-1 hairless mice and its mechanism of action. *Mol. Carcinog.*, v. 31, n. 3, p. 152-160, 2001.

25. PERRICONE, N. V.; DINARDO, J. C. Photoprotective and antiinflammatory effects of topical glycolic acid. *Dermatol. Surg.*, v. 22, n. 5, p. 435-437, 1996.
26. EFFENDY, I.; KWANGSUKSTITH, J. Y. L.; MAIBACH, H. I. Functional changes in human stratum corneum induced by topical glycolic acid: comparison with all-trans retinoic acid. *Acta Derm. Venereol. (Stockh.)*, v. 75, p. 455-458, 1995.
27. TUNG, R. C.; BERGFELD, W. F.; VIDIMOS, A. T.; REMZI, B. K. Alpha-hydroxy acid-based cosmetic procedures. Guidelines for patient management. *Am. J. Clin. Dermatol.*, v. 1, n. 2, p. 81-88, 2000.
28. KIM, S. J.; WO, Y. H. The effect of glycolic acid on cultured human skin fibroblasts: cell proliferative effect and increased collagen synthesis. *J. Dermatol.*, v. 25, n. 2, p. 85-89, 1998.
29. KIM, S. J.; PARK, J. H.; KIM, D. H.; WON, Y. H.; MAIBACH, H. I. Increased in vivo collagen synthesis and in vitro cell proliferative effect of glycolic acid. *Dermatol. Surg.*, v. 24, n. 10, p. 1054-1058, 1998.
30. SLAVIN, J. W. Considerations in alpha hydroxy acid peels. *Clin. Plast. Surg.*, v. 25, n. 1, p. 45-52, 1998.
31. RAKIC, L.; LAPIERE, C. M.; NUSGENS, B. V. Comparative caustic and biological activity of trichloroacetic and glycolic acids on keratinocytes and fibroblasts in vitro. *Skin Pharmacol. Appl. Skin Physiol.*, v. 13, n. 1, p. 52-59, 2000.
32. MURAD, H.; SHAMBAN, A. T.; PREMEO, P. S. The use of glycolic acid as a peeling agent. *Dermatol. Clin.*, v. 13, n. 2, p. 285-307, 1995.
33. BECKER, F. F.; LANGFORD, F. P.; RUBIN, M. G.; SPEELMAN, P. A histological comparison of 50% and 70% glycolic acid peels using solutions with various pHs. *Dermatol. Surg.*, v. 22, n. 5, p. 463-465, 1996.
34. TSE, Y.; OSTAD, A.; LE, H. S.; LEVINE, V. J.; KOENIG, K.; KAMINO, H.; ASHINOFF, R. A clinical and histologic evaluation of two medium depth peels. Glycolic acid versus Jessner's trichloroacetic acid. *Dermatol. Surg.*, v. 22, n. 9, p. 781-786, 1996.
35. STILLER, M. J.; BARTOLONE, J.; STERN, R.; SMITH, S.; KOLLIAS, N.; GILLIES, R.; DRAKE, L. A. Topical 8% glycolic acid and 8% L-lactic acid creams for the treatment of photodamaged skin. A double-blind vehicle-controlled clinical trial. *Arch. Dermatol.*, v. 132, n. 6, p. 631-636, 1996.
36. PARK, K. S.; KIM, H. J.; KIM, E. J.; NAM, K. T.; OH, J. H.; SONG, C. W.; JUNG, H. K.; KIM, D. J.; YUN, Y. W.; KIM, H. S.; CHUNG, S. Y.; CHO, D. H.; KIM, B. Y.; HONG, J. T. Effect of glycolic acid on UVB-induced skin damage and inflammation in guinea pigs. *Skin Pharmacol. Appl. Skin Physiol.*, v. 15, n. 4, p. 236-245, 2002.
37. FIUME, Z. Final report on the safety assessment of malic acid and sodium malate. *Int. J. Toxicol.*, v. 20, suppl. 1, p. 47-55, 2001.
38. TSAI, T. F.; BOWMAN, P. H.; JEE, S. H.; MAIBACH, H. I. Effects of glycolic acid on light-induced skin pigmentation in Asian and caucasian subjects. *J. Am. Acad. Dermatol.*, v. 43, 2 Pt 1, p. 238-243, 2000.
39. THUESON, D. O.; CHAN, E. K.; OECHSLI, L. M.; HAHN, G. S. The roles of pH and concentration in lactic acid-induced stimulation of epidermal turnover. *Dermatol. Surg.*, v. 24, n. 6, p. 641-645, 1998.
40. VAN SCOTT, E. J.; YU, R. J. Alpha-hydroxyacids: science & therapeutic use. *Cosm. Dermatol.*, suppl., p. 12-20, Oct. 1994.
41. PERUGINI, P. et al. Study on glycolic acid delivery by liposomes and microspheres. *Int. J. Pharm.*, v. 196, n. 1, p. 51-61, 2000.
42. SIEGFRIED, R. W. Formulating with alpha-hydroxy acids. *DCI*, v. 5, p. 34-37, 1995.
43. GOLDEMBERG, R. L. An AHA treatise. *DCI*, v. 6, p. 107-110, 1996.

Capítulo 18

Despigmentantes

Cláudia Rivieri Castellano Garcia

SUMÁRIO

A cor da pele de um indivíduo é determinada por diversos fatores (quantidade de melanina produzida, presença de hemoglobina, espessura da pele) e varia segundo aspectos étnicos e comportamentais.

Com o desenvolvimento da cosmiatria, compreendem-se melhor os mecanismos da melanogênese, permitindo maior entendimento do mecanismo de ação e segurança dos despigmentantes já existentes no mercado (hidroquinona, ácido kójico) e o lançamento de novos ativos clareadores (idebenona).

HOT TOPICS

- O principal fator determinante da cor da pele é a quantidade de melanina produzida pelos melanócitos.
- A melanina é considerada o principal cromóforo na pele humana, responsabilizando-se diretamente por sua pigmentação.
- A pigmentação melanínica resulta da atividade metabólica de células dendríticas altamente especializadas na camada basal da epiderme, os melanócitos.
- Os queratinócitos adquirem as partículas de melanina por meio de fagocitose dos dendritos dos melanócitos.
- Melaninas são biopolímeros heterogêneos quinonoides de estrutura indefinida, existindo basicamente em duas subdivisões principais: eumelaninas e feomelaninas.
- A biossíntese de melanina na pele – melanogênese – processa-se por meio de uma série de reações oxidativas, que levam do aminoácido L-tirosina a produtos estáveis de coloração preta, marrom ou marrom-amarelada – a eumelanina – ou vermelha e marrom-avermelhada – a feomelanina.
- As reações oxidativas são basicamente de dois tipos: adição de oxigênio a monofenóis (atividade cresolase) e desidrogenação de difenóis (atividade catecolase).
- O transporte ativo da fenilalanina e a sua renovação autócrina à L-tirosina – via fenilalanina hidroxilase no citosol dos melanócitos epidérmicos – fornece a maior parte da L-tirosina para a melanogênese.
- A formação do pigmento nos melanócitos ocorre nos melanossomos, contendo a tirosinase cobre-dependente, requisito essencial à melanogênese.
- A tirosinase é a única enzima que catalisa duas reações distintas: a hidroxilação da tirosina em di-hidroxifenilalanina (dopa) e a subsequente oxidação em dopaquinona.
- Endotelinas 1 e 2 aceleram a melanogênese em melanócitos humanos.
- Embora ultravioleta A (UVA) e ultravioleta B (UVB) induzam respostas pigmentares diferentes, seus efeitos sobre o número de melanócitos e sua função são indistinguíveis.
- Histamina induz a melanogênese por ativação da proteína quinase A via receptores histamínicos H_2.

- Dentre os inibidores da tirosinase distinguem-se dois grandes grupos: o grupo supressor, atuante diretamente na atividade da enzima, que inclui alguns agentes quelantes de íon cobre (ácido kójico); e entre os inibidores da tirosinase do tipo não supressor (hidroquinona).
- A aplicação tópica da hidroquinona produz ação despigmentante reversível na pele, pela inibição da oxidação enzimática da tirosina a 3-(3,4-di-hidroxifenilalanina)-1 e supressão de outros processos metabólicos.
- A hidroquinona categoria gestacional C tópica pode ser utilizada em mulheres grávidas somente quando houver indicação clara e acompanhamento médico estrito.
- Em lactantes, não se conhece se a hidroquinona tópica é absorvida ou excretada no leite humano, recomendando-se precaução à utilização.

INTRODUÇÃO

A cor da pele varia segundo aspectos étnicos e comportamentais, estação do ano e sexo. Um indivíduo não tem a mesma cor em todas as regiões do corpo.

Combinam-se três fatores principais à cor da pele. As células da derme e epiderme representam um fundo natural de cor branco-amarelada, variável de acordo com a espessura da pele. Os vasos sanguíneos superficiais contribuem para o tom avermelhado ou azulado, cuja intensidade depende do número e do estado de dilatação deles, bem como de sua proximidade à superfície.

Embora a espessura da pele, a hemoglobina e os pigmentos menores, como os carotenoides, afetem a cor percebida, o principal fator determinante da cor da pele é a quantidade de melanina produzida pelos melanócitos. Por essa razão, a pesquisa para o desenvolvimento de despigmentantes concentra-se especialmente na redução da produção de melanina pelos melanócitos.

De forma geral, a melanina é considerada o principal cromóforo na pele humana, responsabilizando-se diretamente por sua pigmentação. Observa-se que o grau de melanização, incluindo a pigmentação constitucional (cor basal individual geneticamente determinada) e a pigmentação facultativa (relacionada à capacidade de bronzeamento da pele em resposta ao ultravioleta), pode estar associado à suscetibilidade ao desenvolvimento de certos tipos de cânceres. Evidências epidemiológicas e experimentais mostram que a incidência, a mortalidade e a prevalência de cânceres de pele, melanomas ou não melanomas, ocorrem com maior frequência em pessoas de pele clara, com capacidade de bronzeamento reduzida e elevada tendência à queimadura solar.

A sensibilidade individual à exposição ao sol e a capacidade de bronzeamento dependem, em certo grau, da natureza, da razão eumelanina-feomelanina e da quantidade total de melanina presente na epiderme. Pela importância demonstrada ao estudo e tratamento da pele humana, Fitzpatrick et al.[1] definiram os tipos de pele em seis categorias, tipos I a VI. Avaliações posteriores têm determinado correlação entre o fototipo e o conteúdo de melanina da pele, de acordo com sistemas de análise de imagens.

Nos últimos anos, os produtos para clarear a pele apresentaram crescimento explosivo, sendo, na Ásia, por exemplo, os produtos para o cuidado da pele de maior venda, ao mesmo tempo em que a popularidade destes produtos tem se difundido sobremaneira em todo o mundo. Para asiáticos e negros, os produtos clareiam ou "branqueiam" a pele, à proporção que dão tonalidade uniforme e luminosidade; já para os caucasianos de pele clara, a ênfase está em dar brilho e uniformidade à coloração cutânea. De forma geral, a pigmentação cutânea irregular é preocupação onipresente entre as mulheres acima dos 25 anos de idade, em especial acima dos 40 anos, juntamente com os demais problemas relacionados à derme, como flacidez, linhas e rugas.

Atualmente, os avanços da ciência dermatológica permitem compreender melhor os mecanismos da melanogênese, não somente no domínio intracelular, no interior dos melanócitos, mas também em nível intercelular, como a compreensão da atuação das citocinas e interferência genética.

Com crescente importância no arsenal terapêutico dermatológico, os despigmentantes tornaram-se classe fundamental de ativos, com aplicações que vão da promoção da uniformização da coloração da pele ao tratamento de hipercromias de variadas etiologias, como sardas, melasma e manchas senis, como aborda o Capítulo 25. Neste capítulo, procurou-se incluir os principais pontos da bioquímica da melanogênese, substrato primordial à atuação sobre a pigmentação cutânea. Em seguida, é efetuada a caracterização dos principais despigmentantes em utilização ou desenvolvimento.

PIGMENTAÇÃO CUTÂNEA, MELANOGÊNESE E MECANISMOS BIOQUÍMICOS DE ATUAÇÃO CLAREADORA

O conhecimento da fisiologia e dos processos bioquímicos relacionados à cor da pele e, especificamente, do processo de pigmentação é essencial para a compreensão do mecanismo de atuação dos despigmentantes.

A pigmentação melanínica apresenta inúmeras implicações, de ordens científica e social, que fundamentam os vários estudos de investigação dos mecanismos biológicos e químicos envolvidos.

O período entre o final da década de 1980 e o início da década de 1990 foi notabilizado pelo avanço sem precedentes na pesquisa acerca da bioquímica da pigmentação cutânea.

Por muitos anos, acreditava-se que a quantidade de melanócitos por milímetro quadrado de superfície de pele não variava em decorrência de idade ou cor da pele, embora publicações recentes afirmem o contrário. Há perda de 10 a 20% dos melanócitos epidérmicos a cada dez anos, após os 20 anos de idade.

Na pele negra, há um grande número de melanossomos maiores (agregação da melanina), em comparação com o número de melanossomos menores, encontrados na pele branca, na qual há maior dispersão da melanina. Para mais detalhes, consulte o Capítulo 15.

Nos mamíferos, a pigmentação melanínica resulta da atividade metabólica de células dendríticas altamente especializadas na camada basal da epiderme, os melanócitos. Essas células originam-se de precursores não especializados do tronco neural (melanoblastos) durante o desenvolvimento embrionário e, em seguida, migram através do organismo em desenvolvimento para os tecidos periféricos, como pele, bulbo capilar e trato uveal.

As várias populações de melanócitos exibem diferenças expressivas na morfologia e na atividade funcional. Na maior parte dos casos, os melanócitos extracutâneos formam quantidades mensuráveis de melanina somente no estágio embrionário.

Os bulbos capilares são ativos durante a fase anágena do ciclo de crescimento capilar e transferem o pigmento que produzem aos queratinócitos adjacentes, conferindo a coloração dos cabelos. Com a idade, os melanócitos dos bulbos capilares geralmente se tornam dormentes e cessam a produção de pigmento, resultando nos cabelos grisalhos característicos.

Na pele, os melanócitos residem na junção dermoepidérmica e produzem e transferem melanina aos queratinócitos adjacentes, somente em resposta a estímulos hormonais ou externos, especialmente luz ultravioleta, que resulta em bronzeamento. Esse é talvez o mais óbvio exemplo, mas não significa que seja o único. Estudos recentes demonstram que os melanócitos expressam numerosos receptores celulares de superfície que permitem sua interação com outras células em seu microambiente, incluindo queratinócitos e células de Langerhans.

Transferindo seus melanossomos aos queratinócitos adjacentes e perdendo sua melanina, os melanócitos provavelmente emigram até as camadas superficiais da epiderme. Estudos acerca do mecanismo de transferência e consequente distribuição da melanina sugerem que os queratinócitos adquirem as partículas de melanina por meio de fagocitose dos dendritos dos melanócitos. É possível ainda que os queratinócitos exerçam função importante no controle da velocidade da síntese de melanina pelos melanócitos e a questão completa da pigmentação envolva atividades complementares dos queratinócitos e melanócitos. Há consenso no conceito de unidade melanínica epidérmica, proposto por Fitzpatrick[1] e Breathnach[2] para enfatizar a existência de uma organização funcional e estrutural dos melanócitos e queratinócitos, em um nível superior ao de células individuais (Fig. 18.1).

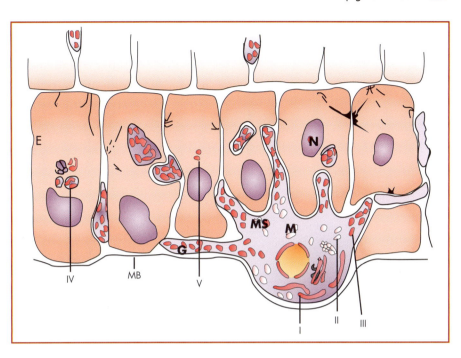

Figura 18.1 – Representação esquemática de uma unidade melanínica epidérmica mostrando um melanócito e um grupo de queratinócitos com o qual mantém contato funcional[3]. I = retículo endoplasmático, no qual a tirosinase é sintetizada; II = estágio pré-melanossomo; III = melanossomo completamente melanizado; IV = passagem dos grânulos de melanina dos melanócitos para os queratinócitos; V = liberação dos melanossomos do citoplasma dos queratinócitos; E = retículo endoplasmático; G = grânulos de melanina de Golgi; M = mitocôndria; MB = membranas basais; MS = melanossomo; N = núcleo.

Uma vez consistente com grande número de observações, sabe-se que os fatores que afetam a integridade e a proliferação dos queratinócitos – como os mecanismos de lesão mecânica, calor, radiação UV e inflamação – também apresentam efeito indireto sobre a morfologia e o estado funcional dos melanócitos. Por fim, parece que os melanócitos sabem exatamente o que está acontecendo aos queratinócitos e vice-versa e esse conhecimento influencia profundamente o comportamento recíproco. Embora bem documentado em nível biológico, a natureza dos sinais químicos envolvidos na comunicação entre queratinócitos e melanócitos ainda está pouco elucidada e representa importante área de futuras descobertas.

QUÍMICA DA MELANOGÊNESE

Melaninas são biopolímeros heterogêneos quinonoides de estrutura indefinida, com função crítica na absorção de radicais livres e como escudo contra vários tipos de radiações ionizantes, existindo basicamente em duas subdivisões principais: eumelaninas e feomelaninas.

A biossíntese de melanina na pele – melanogênese – processa-se por meio de uma série de reações oxidativas, que levam do aminoácido L-tirosina a produtos estáveis de coloração preta, marrom ou marrom-amarelada – a eumelanina – ou vermelha e marrom-avermelhada – a feomelanina. Ambos os processos formam quinonas intermediárias altamente reativas que são importantes para o metabolismo da célula. Essas reações oxidativas são basicamente de dois tipos:

- Adição de oxigênio a monofenóis (atividade cresolase).
- Desidrogenação de difenóis (atividade catecolase).

Atualmente, reconhece-se que o transporte ativo da fenilalanina e a sua renovação autócrina à L-tirosina – via fenilalanina hidroxilase no citosol dos melanócitos epidérmicos – fornece a maior parte da L-tirosina para a melanogênese.

A formação do pigmento nos melanócitos ocorre em uma organela citoplasmática específica, os melanossomos, contendo a tirosinase cobre-dependente, requisito essencial à melanogênese (assim como o albinismo, quando uma lesão da estrutura gênica afetando a síntese da tirosinase resulta em ausência de melanina na pele, nos cabelos e/ou nos olhos; não há, contudo, interferência nos outros aspectos de diferenciação dos melanócitos, idênticos aos da pele normal, pigmentada). Dentro dos melanócitos, a melanina está ligada a uma proteína matriz para formar os melanossomos.

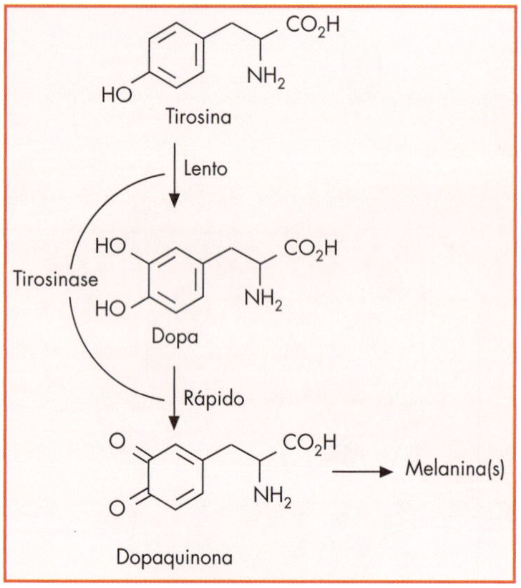

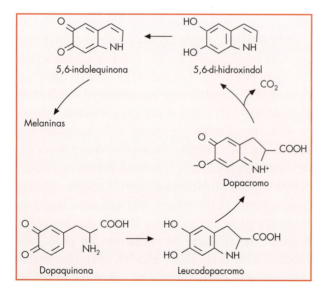

Figura 18.2 – Conversão de tirosina em dopaquinona catalisada pela tirosinase cobre-dependente.

Do ponto de vista da bioquímica comparada, a tirosinase é a única enzima que catalisa duas reações distintas: a hidroxilação da tirosina em di-hidroxifenilalanina (dopa) e a subsequente oxidação em dopaquinona (altamente reativa, que não sobrevive o suficiente para ser isolada) (Fig. 18.2). Quando gerada *in vitro*, sofre uma série de transformações espontâneas que resultam em um pigmento insolúvel escuro, similar às melaninas naturais (Fig. 18.3).

Figura 18.3 – Conversão de dopaquinona em melanina de acordo com Raper e Mason. Todos os passos neste mecanismo proposto são processados espontaneamente, sem qualquer atuação enzimática específica.

Nos passos iniciais desse modelo de reação, a dopaquinona sofre rápida ciclização intramolecular, originando a forma leucodopacromo, rapidamente oxidada em dopacromo. Esta é relativamente estável e se rearranja de maneira lenta, com a perda de um dióxido de carbono, em 5,6-di-hidroxindol (DHI) e então à quinona correspondente, que é eventualmente convertida em melanina por polimerização oxidativa do indol-5,6-quinona.

Com base nesse mecanismo, sugeriu-se que a melanina seja um homopolímero – uma molécula de poli-indolquinona. Essa visão foi subsequentemente revista pelo trabalho de Nicolaus-Piatelli sobre o pigmento de tinta de lula, sugerindo que a melanina seja um heteropolímero formado pela complexação randômica de vários metabólitos intermediários no mecanismo de Raper. As teorias opostas de Mason e Nicolaus acerca da estrutura da melanina foram extensivamente debatidas por vários anos. Por fim, a última recebeu maior suporte de Swan e outros pesquisadores.

Todavia, ao mesmo tempo em que esses experimentos foram realizados, pouco foi feito acerca de dois passos críticos à formação da melanina: o mecanismo de rearranjo do dopacromo e o modo de polimerização dos 5,6-di-hidroxindóis. Outra lacuna está no axioma de que a formação do pigmento melanínico seja principalmente dependente da atividade da tirosinase – considerada a maior, senão a única, enzima reguladora envolvida na melanogênese. Essa visão da melanogênese foi primeiramente levantada ao final da década de 1960, pela descoberta, em Nápoles, do caminho da feomelanina, que subestimou a função crítica dos compostos sulfidrílicos, como a cisteína e a glutationa, na melanogênese. A partir de então, outros fatores reguladores foram reconhecidos, podendo também afetar de diferentes formas os tipos e a quantidade de melanina formada nos melanossomos epidérmicos (Fig. 18.4).

Como resultado desses estudos, sabe-se que o rearranjo do dopacromo está sob o controle regulador da proteína tirosinase-relacionada 2 (TRP-2, *tirosinase-related protein 2*), também conhecida como dopacromo-tautomerase, que catalisa a reação pela formação de ácido 5,6-di-hidroxindol-2-carboxílico (DHICA). Efeito similar

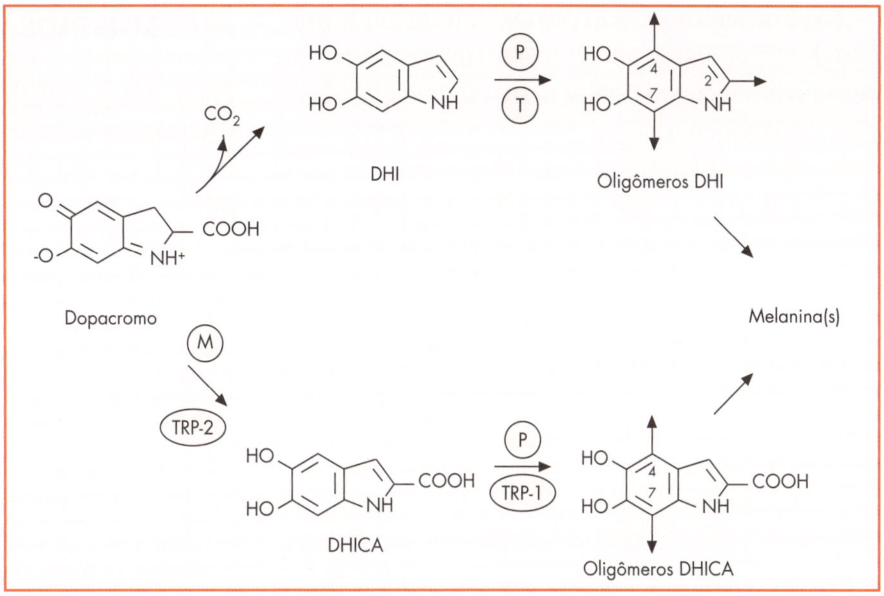

Figura 18.4 – Visão esquemática dos últimos estágios da melanogênese. DHI = 5,6-di-hidroxindol; DHICA = ácido 5,6-di-hidroxindol-2-carboxílico; M = íons de metal; P = peroxidase; T = tirosinase; TRP = proteína tirosinase-relacionada.

sobre a cinética e o modo de rearranjo do dopacromo é induzido por certos íons metálicos, como cobre, zinco e ferro, conhecidos por se acumularem em tecidos contendo melanina. A polimerização subsequente de DHI e DHICA, a melanina, é quimicamente bem definida, assim como as posições envolvidas do anel indólico. Todavia, a natureza das enzimas promotoras ainda está sob avaliação.

Estudos do autor Prota[3] sugerem que a peroxidase, e não a tirosinase, esteja envolvida na conversão oxidativa de DHI em melanina. Prota[3] acredita ainda que a peroxidase seja necessária à polimerização do DHICA, o que foi alterado pela demonstração de Hearing e Solano de que a TRP-1 tem atividade DHICA oxidase. Outra proposta (Pawelek *et al.*) é a de que a conversão de DHICA em melanina seja mediada pela proteína melanócito-específica (Pmel-17).

A despeito desses e outros questionamentos, hoje está claro que a estrutura a que se denomina melanina ou eumelanina consiste em mistura íntima de dois tipos básicos de polímeros quinólicos ou quinonoides; um deles oriundo do acoplamento oxidativo de DHI nas posições 2, 4 e 7 e o outro compreendendo unidades DHICA ligadas linearmente às posições 4 e 7.

As quantidades relativas desses dois tipos de estruturas nos pigmentos dependem primariamente da velocidade de formação de DHI × DHICA no rearranjo do dopacromo, que está sob controles genético e epigenético. Com base individual, a química do pigmento epidérmico pode, entretanto, variar em extensão considerável, dependendo das proporções relativas, do estado de oxidação e do grau de incorporação das unidades constituintes. Isso implica em que várias formas de eumelanina possam ser formadas na pele humana, podendo interagir de forma diferente com a luz ultravioleta.

Imokawa *et al.*[4] observaram que uma citocina é liberada dos queratinócitos após exposição ao ultravioleta. A citocina aumenta a melanogênese em cultura de melanócitos humanos por proliferação de melanócitos e aumento da expressão da tirosinase. A citocina, conhecida como endotelina ou peptídeo vasoconstritor, foi identificada em cultura de células endoteliais como mistura de três isômeros com sequências distintas de aminoácidos.

Demonstrou-se que as endotelinas 1 e 2 aceleram a melanogênese em melanócitos humanos. Embora a melanogênese mediada pela endotelina ainda esteja sob investigação, os cientistas observaram aumento na concentração de cálcio (Ca^{2+}) nos melanócitos em estudo. Após a liberação da endotelina dos queratinócitos, liga-se aos receptores na membrana celular dos melanócitos, estimulando a síntese de inositol-1,4,5-fosfato. Concentração mais elevada de inositol-1,4,5--fosfato provoca a liberação de Ca^{2+} do retículo endoplasmático no plasma celular.

Experimentos *in vitro* demonstraram ainda que a endotelina causa aumento na síntese de ácido desoxirribonucleico (DNA, *deoxyribonucleic acid*) e na melanogênese.

A adição de anticorpos antiendotelina às culturas anula o efeito das endotelinas. Essa observação sugere que a endotelina liberada dos queratinócitos expostos à radiação UV afeta a expressão da tirosinase e a proliferação de melanócitos.

A resposta pigmentar cutânea ao ultravioleta A (UVA) é imediata e, após exposição suficiente, pode persistir, enquanto a pigmentação induzida pelo ultravioleta B (UVB) aparece após intervalo de alguns dias. Embora UVA e UVB induzam respostas pigmentares diferentes, seus efeitos sobre o número de melanócitos e sua função são indistinguíveis.

Grande número de mediadores do processo inflamatório tem sido relacionado ao estímulo da síntese de melanina em melanócitos humanos, com implicações no processo de hiperpigmentação que com frequência acompanha os processos inflamatórios agudos ou crônicos. Estudos em cultura de melanócitos humanos demonstram que a histamina induz a melanogênese por ativação da proteína quinase A via receptores histamínicos H_2.

Distúrbios Hiperpigmentares

Aumento local na síntese de melanina ou sua distribuição irregular pode causar hiperpigmentação ou manchas. De forma geral, os distúrbios de hiperpigmentação podem ser classificados em quatro categorias (para detalhes, consulte o Cap. 25):

- Pigmentação pós-inflamatória resultante de queimadura solar ou acne, além de processos traumáticos e cirúrgicos.
- Cloasma ou melasma, que ocorre frequentemente na pele mais velha.
- Efélides ou sardas, comuns em adolescentes.
- Lentigos senis, que se desenvolvem com a idade.

Esses modelos de pigmentação irregular são causados por vários fatores, incluindo inflamação, distúrbios hormonais e, algumas vezes, genéticos. A radiação UV agrava todas essas condições.

Mecanismos de Ação Clareadora

A avaliação dos mecanismos envolvidos na pigmentação cutânea e da química da melanogênese para o clareamento de lesões pigmentares cutâneas – como as manchas senis ou o melasma, por exemplo – tem resultado no desenvolvimento, em nível acadêmico ou industrial, de substâncias que bloqueiam a síntese ou processamento celular da tirosinase ou inibem sua atividade, desta forma inibindo a melanogênese. Dentre os inibidores da tirosinase distinguem-se dois grandes grupos: o grupo supressor, atuante diretamente na atividade da enzima, que inclui alguns agentes quelantes de íon cobre; dentre estes, o ácido kójico é o mais útil à aplicação dermatológica. Suas propriedades clareadoras foram extensivamente estudadas por Mishima *et al.*[5] no Japão, onde o produto foi inicialmente comercializado.

No segundo grupo, entre os inibidores da tirosinase do tipo não supressor, a hidroquinona (HQ) merece considerações especiais por suas propriedades clareadoras altamente pronunciadas. Os estudos iniciais (Dentom Iljima *et al.*) sugeriram que atuasse como inibidora da tirosinase. Essa hipótese foi questionada por Passi *et al.*[6], que demonstraram que a hidroquinona pode atuar como substrato alternativo para a tirosinase, sendo convertida em benzoquinona (BQ). Posteriormente, todavia, Mishima *et al.*[5] demonstraram que a oxidação da hidroquinona catalisada pela tirosinase provoca a formação de 2-hidroxi-hidroquinona (THQ), que pode ser considerada um despigmentante ativo.

Em estudos de reavaliação verificou-se que, sob condições biomiméticas, a hidroquinona é um substrato pobre para a tirosinase. Todavia, se concentrações catalíticas de dopa são adicionadas à mistura em incubação, a hidroquinona é oxidada em velocidade comparável à da tirosina. A análise da mistura reacional nos estágios iniciais de oxidação, por cromatografia líquida de alta pressão, demonstra a presença de HQ e BQ, sem traços de THQ. Contudo, após a redução com ácido ascórbico, a presença do último pode ser observada, sugerindo que está presente na mistura, porém, na forma oxidada. Esses e outros resultados estão sumarizados na Figura 18.5, que resume a atividade despigmentante da hidro-

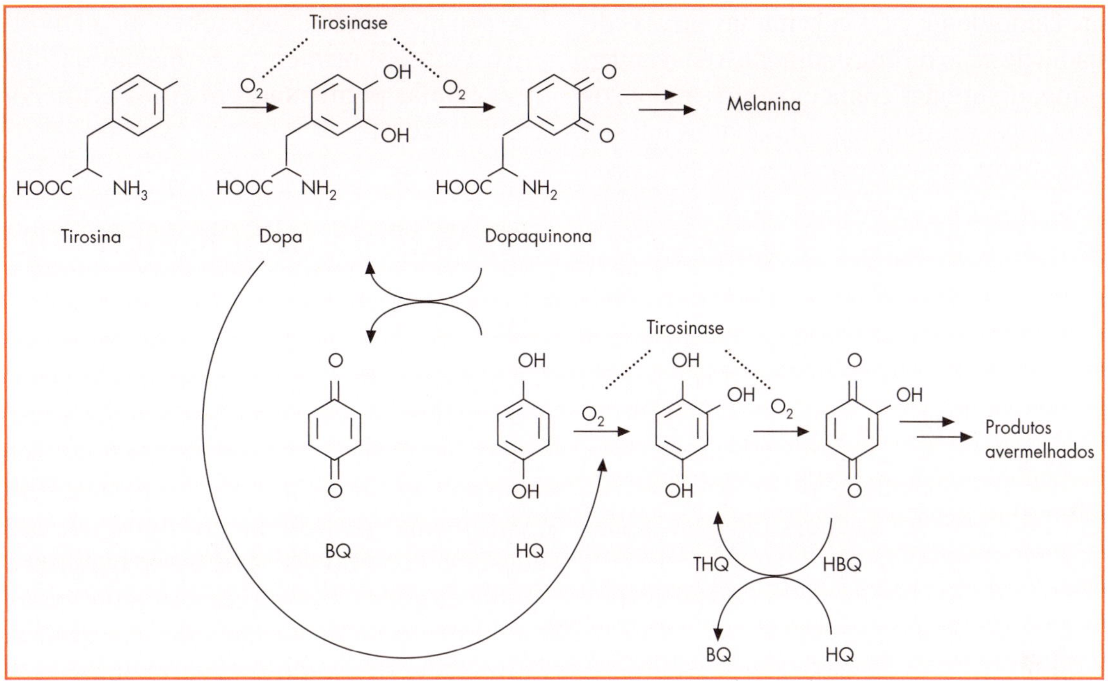

Figura 18.5 – Mecanismo de inibição da melanogênese pela hidroquinona. BQ = benzoquinona; HBQ = hidroxi-benzoquinona; HQ = hidroquinona; THQ = 2-hidroxi-benzoquinona.

Tabela 18.1 – Mecanismos de ação dos despigmentantes

Mecanismo de ação	Ativos	Observações
Fotoproteção ultravioleta	Filtros solares químicos, físicos e bioquímicos	Não tem efeito despigmentante *per se*
Eliminação de radicais livres	Tocoferol, SOD	Efeito despigmentante auxiliar
Inibição da biossíntese da tirosinase	Glicosamina, galactosamina, manosamina, tunicamicina, etc.	Efeito citotóxico potente, não específico sobre a tirosinase – inibição da glicosilação enzimática
Inibição da atividade da tirosinase	Hidroquinona, derivados da vitamina C, ácido kójico, arbutina, glutationa, extrato de *Glycyrrhiza glabra* (*Licorice*)	Arbutina compete com a Dopa em seu local receptor na tirosinase; ácido kójico – quelação de íon vital cobre. Atenção: enquanto arbutina e ácido kójico inibem a tirosinase diretamente, o ácido L-ascórbico e seus derivados atuam como agentes redutores sobre os intermediários da melanogênese, bloqueando, em vários pontos, a cadeia de reações oxidativas de tirosina/Dopa à melanina
Interrupção de intermediários na biossíntese da melanina	Ácido kójico	Mecanismo vago – refere-se à supressão da tautomerização de dopacromo a ácido 5,6-di-hidroxindol-2-carboxílico
Efeito citotóxico sobre os melanócitos	Hidroquinona	Alta citotoxicidade
Redução da melanina formada	Tocoferol, derivados de vitamina C	Mecanismo não totalmente elucidado
Interferência na transferência de melanossomos	Extrato de soja	Mecanismo não totalmente elucidado
Estímulo da eliminação de melanina por meio dos queratinócitos	Ácido azelaico, extratos de placenta	Mecanismos não totalmente elucidados; extrato de placenta – promove a queratinização? Inibe a síntese ou a atividade da tirosinase?

Dopa = di-hidroxifenilalanina; SOD = superóxido dismutase.

quinona. Certamente, há ainda muitas facetas do mecanismo de ação da hidroquinona a desvendar. No entanto, diante dos conhecimentos atuais, os principais aspectos químicos envolvidos em sua atuação despigmentante parecem estar elucidados.

De forma geral, consideram-se os seguintes mecanismos de atuação dos despigmentantes:

- Por seletividade, destruindo de forma seletiva ou descaracterizando os melanócitos (por exemplo, antioxidantes podem alterar as reações metabólicas – fosforilação oxidativa – *in vivo*, por depleção da quantidade de oxigênio disponível nas células).
- Pela interferência na biossíntese de melanina e precursores.
- Pela inibição da formação de melanossomos e alteração de sua estrutura.
- Por impedimento da biossíntese, inativação ou impedimento da atuação da tirosinase. Pode haver reação com o centro ativo da enzima ou grupamentos vizinhos essenciais à atividade enzimática.
- Pela interferência na transferência de melanossomos (redução no transporte dos grânulos de melanina para os queratinócitos – por inibição da fagocitose do dendrito do melanócito – ou edema intercelular).
- Por atuação química sobre a melanina – como pela alteração da melanina presente nos melanossomos, por atividade redutora (a forma oxidada passa então a uma forma mais clara –T forma reduzida) ou ainda sobre o incremento de degradação de melanossomos nos queratinócitos.

A Tabela 18.1 resume o mecanismo de atuação de alguns despigmentantes de relevância.

A elucidação recente dos mecanismos reguladores relacionados à eumelanogênese ou feomelanogênese conduziu a inúmeras avaliações sobre a possibilidade de controle da melanogênese, promovendo estudos em nível macromolecular para importantes aspectos de coloração da pele humana. No passado, a exploração e a pesquisa de agentes despigmentantes cutâneos eram focadas e iniciadas com substâncias que pudessem inibir a atividade da tirosinase isolada *in vitro*. Hoje, muitos novos inibidores da melanogênese que têm sido introduzidos, a despeito de seu efeito não supressor sobre a atividade da tirosinase, suprimem a formação de melanina nas células pigmentares *in vitro*, assim como no meio natural.

PRINCIPAIS DESPIGMENTANTES

Hidroquinona

A hidroquinona* é o 1,4-benzenodiol, relacionando-se estruturalmente à monobenzona. Ocorre como agulhas finas, brancas, sendo prontamente solúvel em água e álcool e tem pKa de 9,96. Quimicamente pertencente ao grupo dos fenóis, é designada como p-di-hidroxibenzeno, com fórmula empírica $C_6H_6O_2$ e peso molecular 110,1. Assim como a maior parte dos compostos desse grupo, sofre oxidação facilmente, sendo esta reação muito sensível à presença de íons metálicos, altas concentrações de oxigênio, pH elevado e luz. Agente químico importante como redutor, antioxidante, inibidor de polimerização e intermediário químico na indústria química em geral (como na indústria de borracha e como agente de revelação fotográfica), a hidroquinona é, em geral, o despigmentante mais utilizado em cosméticos e formulações *over the counter* (OTC) nos Estados Unidos e, dentre outros, também no Brasil.

---

* Avaliação de biodisponibilidade tópica da hidroquinona: estudos de biodisponibilidade tópica realizados por Wester et al.[7] demonstraram que a biodisponibilidade da hidroquinona em 24h da aplicação na pele humana foi de 45,3 ± 11,2% da dose utilizada, a partir de formulação em creme contendo hidroquinona marcada (C14), tendo sido a maior parte da radioatividade excretada em 24h. Sequências de lavagem e *stripping* demonstraram movimento contínuo e rápido da hidroquinona no estrato córneo de voluntários. Os níveis plasmáticos foram determinados de ambos os lados e continham radioatividade na primeira hora de amostragem. O pico de radioatividade plasmática ocorreu entre a quarta e oitava horas da amostragem. A absorção percutânea *in vitro* em pele humana viável fresca apresentou índice de biodisponibilidade de 43,3% da dose aplicada, com fluxo calculado de 2,85μg/cm²/h. *In vitro*, algumas das amostras de pele foram pré-tratadas com inibidor metabólico (azida sódica), que não apresentou efeito sobre a absorção percutânea. A acumulação nos fluidos receptores no intervalo de 24h foi determinada e os extratos submetidos à dosificação por cromatografia de camada líquida, não apresentando pico de radioatividade correspondente à hidroquinona. Os autores concluem que, nos estudos de toxicidade, a análise dos riscos não deve envolver somente a biodisponibilidade da hidroquinona intacta, mas também considerar o metabolismo fases I e II em seres humanos.

É componente natural em muitas plantas, englobando frutas, grãos, café, chá, além de cerveja e vinho. Muito embora haja reduzido número de efeitos adversos à saúde associados à produção e utilização da hidroquinona, há constante preocupação e análise voltada à sua segurança, por ser derivado do benzeno (cancerígeno). Porém, as diferenças físico-químicas entre a hidroquinona e o benzeno exercem influência significativa na alteração da farmacocinética da administração direta dos dois produtos. A hidroquinona é apenas fracamente positiva nos ensaios cromossômicos *in vivo* quando rotas esperadas de exposição humana são utilizadas. Os efeitos cromossômicos são aumentados significativamente quando são realizados ensaios *in vitro* ou parenterais.

Fórmula Estrutural

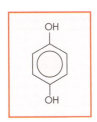

A hidroquinona apresenta como sinonímia química: 1,4-benzenodiol; p-benzenodiol; benzo-hidroquinona; benzoquinol; 1,4-di-hidroxibenzeno; p-di-hidroxibenzeno; p-dioxobenzeno; p-dioxibenzeno; hidroquinol; α-hidroquinona; p-hidroquinona; p-hidroxifenol; quinol; β-quinol.

Mecanismo de Ação

A aplicação tópica da hidroquinona produz ação despigmentante reversível na pele, por inibição da oxidação enzimática da tirosina a 3-(3,4-di-hidroxifenilalanina)-1 e supressão de outros processos metabólicos (ver Fig. 18.5).

O exato mecanismo pelo qual a hidroquinona promove seu efeito não é conhecido, porém, este pode resultar de uma variedade de ações desta substância sobre os melanócitos. A hidroquinona pode exercer sua ação seletiva em qualquer parte da via metabólica pela qual a melanina é sintetizada ou sobre o produto final. Além disso, acredita-se que a hidroquinona possa afetar não somente a formação, a melanização e a degradação dos melanossomos, mas também a membrana destas organelas e, eventualmente, causar a necrose de toda a célula, eliminando a hiperpigmentação.

Havens e Tramposch observaram que a hidroquinona atuaria não como inibidora da tirosinase, mas como substrato alternativo da enzima, competindo com a tirosina por esta enzima. Palumbo *et al.*, em 1992, propuseram que o efeito inibidor da hidroquinona na melanogênese seria o resultado de uma competição eficaz desta com a tirosina pela enzima tirosinase. A tirosinase oxida a hidroquinona, produzindo quinonas citotóxicas dentro dos melanócitos, as quais rompem o processo celular normal, causando degradação dos melanossomos. Assim, a hidroquinona, independentemente de sua concentração, atuará da mesma maneira, ou seja, produzindo quinonas citotóxicas, as quais causam degradação dos melanossomos, os grânulos contidos nos melanócitos, responsáveis pela produção de melanina. A ação citotóxica da hidroquinona não está limitada aos melanócitos, embora a dose necessária para a inibição do metabolismo celular seja muito superior para células não melanocíticas. Assim, a hidroquinona pode ser considerada um potente agente citotóxico para os melanócitos, com especificidade relativamente elevada.

Em estudos com linhagens celulares melanóticas e não melanóticas, a hidroquinona causou inibição do metabolismo celular, sugerindo que exerça seu efeito despigmentante por ação seletiva sobre o metabolismo celular e não somente por atuação específica sobre a síntese de melanina.

Estudos comparativos *in vitro* realizados com melanomas melanóticos e células não melanóticas demonstram que a melanotoxicidade e a ação inibidora da hidroquinona são independentes do conteúdo de melanina celular, mas requerem a presença de tirosinase ativa.

Em 1975, Kligman[8] relatou despigmentação completa da pele normal de adultos do sexo masculino pela aplicação diária por cinco a sete semanas de uma formulação consistindo em tretinoína a 0,1%, hidroquinona a 5% e dexametasona em pomada hidrofílica a 0,1%. A despigmentação não foi obtida quando um dos componentes não foi utilizado. A formulação foi terapeuticamente eficaz no tratamento de melasma, efélides e hiperpigmentação pós-inflamatória. As lentigens senis mostraram-se resistentes a essa terapia.

Atualmente, a hidroquinona é considerada uma substância eficaz e segura no clareamento de manchas e outras condições de hiperpigmentação, tais como melasma (ou cloasma), sardas e melanose solar. Também é indicada nos casos de hiperpigmentação pós-inflamatória. De forma geral, seu uso está indicado para tratamento gradual das discromias induzidas por ultravioleta e processos discrômicos resultantes da utilização de anticoncepcionais orais, gravidez, terapia de reposição hormonal ou traumas cutâneos. Em formulações a 4%, tem demonstrado eficácia e a maioria dos pacientes demonstra boa tolerância ao tratamento. A incidência de reações adversas é baixa, sendo mais comum observar eritema, leve sensação de queimação e hipersensibilidade ocasional.

Segurança

A hidroquinona pertence à categoria gestacional C. Estudos de reprodução em animais não foram conduzidos com hidroquinona tópica. Também não é conhecido se a hidroquinona pode causar danos fetais quando utilizada topicamente ou afetar a capacidade reprodutora. Não é conhecido em que grau, se houver algum, a hidroquinona tópica é absorvida sistemicamente (há estudos realizados pelo fabricante de produto farmacêutico despigmentante contendo 4% de hidroquinona em associação a tretinoína 0,05% e a 0,01% de corticosteroide tópico que referem concentrações plasmáticas quantificáveis obtidas em 18% dos pacientes que aplicaram o produto; foram detectados níveis plasmáticos entre 25,55 e 86,52ng/mL de hidroquinona). A hidroquinona tópica deve ser utilizada em mulheres grávidas somente quando houver indicação clara e acompanhamento médico estrito.

Em lactantes, não se sabe se a hidroquinona tópica é absorvida ou excretada no leite humano, recomendando-se precaução à utilização.

Quanto ao uso pediátrico, não estão estabelecidas a segurança e a eficácia de uso em pacientes com idade inferior a 12 anos. Dessa forma, a hidroquinona não deve ser empregada em crianças, exceto sob recomendação e estrita supervisão médica.

Não foram relatadas reações adversas sistêmicas, citando-se somente reações ocasionais de hipersensibilidade cutânea (dermatite de contato localizada). Embora não haja relatos de reações sistêmicas à hidroquinona, o tratamento deve ser limitado a áreas relativamente pequenas do corpo, uma vez que alguns pacientes experimentam vermelhidão transiente da pele e leve sensação de queimação que não impede o tratamento.

A ocronose exógena foi inicialmente descrita em 1906 por Pick. É clínica e histologicamente similar a seu equivalente endógeno; todavia, não exibe efeito sistêmico ou urinário e não é um distúrbio congênito. Caracteriza-se pela hiperpigmentação (manchas preto-azuladas) assintomática da face, de laterais e dorso do pescoço, da região das costas e das superfícies extensoras das extremidades. Dogliotte, em 1979, descreveu três estágios dessa condição: eritema e pigmentação suave; hiperpigmentação, milio coloide preto e um pouco de atrofia; e pápulas e nódulos com ou sem inflamação ao redor. Histologicamente observam-se fibras em forma de banana marrom-amarelada na derme papilar. As partículas pigmentares podem ser fibras elásticas ou colágenas. A descoloração ocronótica associada pode resultar da utilização de produtos contendo hidroquinona.

A etiologia da hiperpigmentação induzida pela hidroquinona na ocronose exógena permanece sob investigação. Pesquisadores do Serviço de Dermatologia da Fundação ABC/Serviço de Dermatologia Prof. Luiz Henrique Camargo Paschoal sugerem que a aplicação tópica de hidroquinona pode inibir a ácido homogentísico oxidase na pele, resultando em acúmulo local de ácido homogentísico, que então se polimeriza para formar o pigmento ocronótico.

Embora a hidroquinona seja o agente causador mais comum, a ocronose também ocorre após o uso de antimaláricos e produtos contendo resorcinol, fenol, mercúrio ou ácido pícrico. A maior parte dos pacientes que a apresenta é de negros, mas também há relatos de ocorrência em hispânicos e caucasianos. A ocronose exógena predomina entre os negros da África do Sul e acredita-se ser relativamente incomum nos Estados Unidos.

Embora as razões para esse fenômeno não estejam totalmente claras, cita-se que pode ser resultado do uso de produtos contendo resorcina em associação com hidroquinona, ou ainda do uso da hidroquinona em loção hidroalcoólica.

O tratamento da ocronose é difícil e até o momento tem apresentado resultados insatisfatórios. O agente agressor deve ser afastado, mas a melhora se dá de forma bastante lenta. A maioria dos autores sugere deixar as lesões esmaecerem espontaneamente. Tem sido utilizado grande número de agentes de tratamento tópico, assim como a dermabrasão e o uso de *lasers*. Foi relatado por Diven e equipe o tratamento com dermabrasão e *laser* de CO_2 com ótimos resultados.

Mais recentemente, iniciou-se o uso do *laser Q-switched* rubi, com o clareamento das lesões. Porém, são necessários estudos controlados para determinar a real eficácia desses novos tratamentos. Um distúrbio raro, osteoma cutâneo miliar múltiplo (MMOC, *multiple miliary osteoma cutis*), caracterizado pela aparência de numerosos nódulos ósseos na face, inicialmente caracterizado como consequência de acne grave, foi descrito em paciente do sexo feminino com mais de 70 anos de idade, sem história prévia de acne, utilizando formulação clareadora contendo hidroquinona.

Estudo de Karamagi et al.[9] avaliou uma mulher negra de 30 anos de idade com aparecimento gradual de fraqueza nas pernas, associada à sensação de queimação nos pés, durante dois meses. Estava utilizando dois cremes despigmentantes contendo hidroquinona há aproximadamente quatro anos. Realizou-se diagnóstico de neuropatia periférica com neuropatia autônoma possivelmente decorrente de toxicidade da hidroquinona e a paciente foi aconselhada a interromper o uso dos cremes. Quatro meses depois, estava assintomática, com pressão sanguínea 120/80 e exames neurológicos normais. O caso levanta a questão da possibilidade de os cremes com hidroquinona serem as causas de neuropatia periférica, abordando a importância da investigação, particularmente em mulheres negras envolvidas no uso ou na aplicação de cremes despigmentantes.

Importante: o uso da hidroquinona já foi banido no Japão, em grande parte da União Europeia e na Austrália, pela ocorrência de casos de ocronose e ainda há investigações acerca da segurança do uso crônico do produto (relacionadas especialmente à presença de metais pesados como mercúrio nos produtos e ao potencial carcinogênico de derivados de benzeno avaliado em roedores e ainda não comprovado em humanos). Em agosto de 2006, foram retirados do mercado americano os produtos com venda livre contendo hidroquinona, passando a serem disponíveis somente aqueles para venda sob prescrição médica[10].

Precauções e Efeitos Colaterais

Recomenda-se a realização de teste de sensibilidade para as formulações contendo hidroquinona, por meio da aplicação de pequena quantidade em uma área íntegra da pele e observação durante 24h. Pequeno grau de vermelhidão não se constitui em contraindicação, mas, na ocorrência de queimação, formação de vesículas ou excessiva resposta inflamatória, o tratamento não é recomendado e aconselha-se rígida monitoração do paciente.

De forma geral, deve ser evitado o contato com os olhos.

Alguns fabricantes de produtos contendo hidroquinona recomendam que, não sendo diagnosticado claramente após dois meses de tratamento, o uso de hidroquinona deve ser descontinuado.

A utilização de fotoproteção durante e após a terapia clareadora com hidroquinona é condição essencial, pela atuação da luz solar, mesmo em quantidade pequena, como estimulante da atividade melanocitária.

Os filtros solares são, portanto, essenciais e de fundamental importância na terapia com a hidroquinona, pois protegem a pele contra a repigmentação provocada pela exposição solar e possibilitam a utilização do produto, não apenas à noite, mas também durante o dia, a fim de alcançar o potencial terapêutico desejado.

Boa parte das formulações com hidroquinona no mercado contém metabissulfito de sódio como agente antioxidante, o que pode causar sérias reações alérgicas em pessoas suscetíveis (como prurido, anafilaxia e ataques de asma).

Aplicação Clínica

Há autores que afirmam ser bastante seguro utilizar a hidroquinona em concentrações de até 5%; acima disso, os efeitos colaterais aumentariam sem haver maior eficácia na despigmentação. Outros acham que a concentração de até 2% é suficiente, sem que haja melhores resultados em concentrações maiores. Fisher[11], em 1982, no entanto, estudou quatro pacientes que desenvolveram leucodermia desfigurante adquirida por uso de hidroquinona a 2%, sem que jamais tivessem usado o monobenzil éter de hidroquinona.

Assim como nos demais tratamentos com despigmentantes, os filtros solares são essenciais e de fundamental importância na terapia com hidroquinona, pois mesmo a exposição solar mínima mantém a atividade melanocítica. Algumas formulações de hidroquinona encerram filtros solares em sua composição, os quais proporcionam a proteção solar necessária durante a terapia de clareamento. Os filtros solares, quando presentes na formulação, não só protegem a pele contra a exposição solar, mas também protegem o produto contra a degradação induzida pela luz e inibem a absorção sistêmica.

Sendo assim, as preparações de hidroquinona que não apresentam filtros solares em sua composição devem ser usadas somente à noite; já os produtos que apresentam em sua composição protetores solares fornecem a proteção adequada e necessária ao tratamento das condições de hiperpigmentação, podendo ser usados não só à noite, mas também durante o dia, a fim de alcançar o potencial terapêutico máximo.

Em avaliação clínica realizada por cerca de 60 dermatologistas em pacientes com melasma, um creme à base de hidroquinona a 4% com filtros solares proporcionou melhora da condição em 83,64% dos pacientes, em apenas 60 dias. A preparação demonstrou baixa incidência de efeitos colaterais e 96,36% dos pacientes apresentaram tolerabilidades ótima e boa.

Há, na literatura, relatos de alguns casos de despigmentação "em confete" associados ao uso de produtos à base de hidroquinona e, portanto, não se pode descartar a possibilidade de desenvolvimento deste tipo de reação, quando são utilizados produtos à base de hidroquinona.

Quanto ao tempo de duração do tratamento com produtos à base de hidroquinona, existem algumas controvérsias. Podem-se passar algumas semanas sem que o efeito se torne aparente, mas uma vez que o clareamento cutâneo se manifeste, este pode permanecer por dois a seis meses, após a descontinuação da aplicação de hidroquinona tópica.

O tempo necessário para a hidroquinona começar a produzir seu efeito varia muito de paciente para paciente, podendo ser observado tanto após três semanas como após três meses. Em um estudo, observou-se o efeito máximo do tratamento com a hidroquinona ao final de três meses.

Baliña et al., em um estudo de eficácia comparativa, utilizaram a hidroquinona a 4% em seus pacientes durante 24 semanas, ou seja, seis meses, e estipularam o período mínimo (período correspondente a, no mínimo, 50% de despigmentação) de 14 semanas ou três meses e meio, para o tratamento do melasma[12]. Martin et al.[13] também utilizaram a hidroquinona a 4% durante 24 semanas em um estudo de eficácia comparativa.

Nos Estados Unidos, o uso da hidroquinona a 4%, associada a filtros solares, duas vezes ao dia, é aprovado pela Food and Drug Administration (FDA) e rotineiramente prescrito. A Tabela 18.2 apresenta a legislação brasileira para o uso da hidroquinona em produtos cosméticos.

Entre os agentes despigmentantes, a hidroquinona é um dos mais prescritos no mundo. Todavia, os relatos de mutagenicidade e ocronose em nações africanas levam à busca crescente de alternativas fitoterápicas e de outros fármacos despigmentantes. Relatos de mutagenicidade relacionados à hidroquinona promoveram a interrupção de seu uso como despigmentante na Europa. Uma revisão da literatura revela numerosos outros despigmentantes já em uso ou sob investigação clínica. Alguns deles, como ácido kójico, arbutina (arbutin) e ácido azelaico, já são bem conhecidos da classe médica. Outros

Tabela 18.2 – Legislação brasileira para o uso de hidroquinona em produtos cosméticos

Substância	Campo de aplicação e/ou uso	Concentração máxima autorizada no produto final	Outras limitações e requerimentos	Condições de uso e advertências que devem constar no rótulo
Hidroquinona (*Hidroquinone*)	a) Substância corante de oxidação para cabelos: Uso geral Uso profissional	a) 2%		a1) – Não usar para tingir cílios ou sobrancelhas – Enxaguar imediatamente os olhos se o produto entrar em contato com eles – Contém hidroquinona a2) – Somente para uso profissional – Contém hidroquinona – Enxaguar imediatamente os olhos se o produto entrar em contato com eles
	b) Agente para clarear a pele localmente	b) 2%		b) – Contém hidroquinona – Evitar contato com os olhos – Aplicar sobre pequenas áreas – Em caso de irritação, suspender o uso – Não usar em crianças com menos de 12 anos de idade

foram desenvolvidos mais recentemente e estão sob constante avaliação. A seguir, são citados alguns dos principais aspectos relacionados ao uso dos agentes despigmentantes de maior destaque no mercado cosmético e farmacêutico, assim como alguns que têm sido avaliados como potencialmente úteis.

Ácido Kójico

O ácido kójico, 5-hidroxi-2-(hidroximetil)-4--piranona, foi isolado pela primeira vez a partir do *Aspergilus orizae* em 1907 (Saito, 1907); posteriormente, foi identificado como produto de várias espécies de *Aspergilus* e *Penicillium* e de um grande número de famílias de fungos isoladas de alimentos fermentados procedentes do Japão. Sua estrutura química foi descrita pela primeira vez em 1916, conforme segue:

Constitui-se em agulhas prismáticas facilmente solúveis em água, etanol e acetona.

Há muito utilizado na indústria alimentícia para evitar que camarões e outras espécies escureçam, a partir da década de 1980, como consequência da demonstração de sua atividade clareadora sobre lesões hiperpigmentadas em seres humanos, evocou a atenção da comunidade dermatológica como parte da terapêutica de alterações como o melasma. A partir de 1988, quando seu uso como cosmético foi introduzido no Japão, passou a ser bastante empregado em formulações cosméticas clareadoras em torno do mundo. No Japão, em especial, tem sido utilizado como despigmentante isolado.

Mecanismo de Ação

De forma geral, reconhecem-se vários níveis de atuação do ácido kójico no processo de pigmentação cutânea (Figs. 18.6 e 18.7):

- Conversão de tirosina em dopa e desta em dopaquinona, por inibição parcial e incompleta da ação enzimática da tirosinase; essa inibição pode ser revertida por acetato de cobre.

Figura 18.6 – Processo de pigmentação cutânea e atuação do ácido kójico.

- Redução da conversão de dopacromo em 5,6-di-hidroxindol-2-carboxílico, sugerindo possível redução da atividade da tautomerase.

- Como recentemente demonstrado por métodos bioquímicos, inibição da conversão do 5,6-di-hidroxindol-2-carboxílico em melanina.

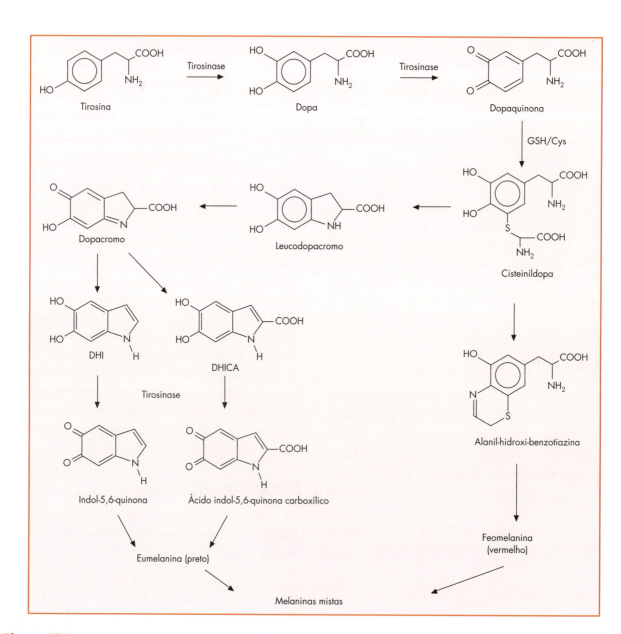

Figura 18.7 – Formação da melanina. DHI = 5,6-di-hidroxindol; DHICA = ácido 5,6-di-hidroxindol-2-carboxílico; GSH/Cys = glutationa ou cisteína.

Mesmo com essas três atuações, o ácido kójico apresenta muito pouca ação citotóxica e, portanto, pode ser considerado um agente supressor reversível da melanogênese.

Os melanócitos tratados com ácido kójico tornam-se não dendríticos e com o conteúdo de melanina reduzido. Além disso, sequestra espécies reativas de oxigênio que são excessivamente liberadas das células ou geradas nos tecidos e no sangue.

O ácido kójico inibe a atividade catecolase da tirosinase, de forma não clássica (quelação de seu íon cobre vital, com supressão da tautomerização do dopacromo do DHICA). Diminuição na velocidade inicial para velocidade inibida *steady state* pode ser observada após poucos minutos. A dependência do tempo, que é inalterada por incubação prévia da enzima com o inibidor, apresenta comportamento de cinética de primeira ordem. Os dados cinéticos obtidos correspondem àqueles para o mecanismo postulado, o qual envolve a formação rápida de um complexo inibidor enzimático, que em seguida sofre uma reação reversível relativamente lenta. Os parâmetros cinéticos que caracterizam esse tipo de inibição foram avaliados por meio de curvas de regressão não linear de produtos de acumulação.

Como possui atividade quelante de ferro, espera-se atividade antienvelhecimento do ácido kójico. Trabalho recente, realizado por Mitani *et al.*[14] em modelo animal, apresentou resultados de interesse em parâmetros como prevenção de rugas e hiperplasia da epiderme, aumento da matriz extracelular da derme superior, dentre outros, após período de 20 semanas de irradiação.

Precauções e Efeitos Colaterais

Os diferentes ensaios clínicos realizados com o ácido kójico têm sido caracterizados pela ausência de efeitos adversos; em estudo de Minami[15] com 37 pacientes, ocorreram somente dois casos de acne e um de erupção, sendo este último o único que resultou em interrupção do tratamento. Nakayama[16], em avaliação com 62 pacientes, encontrou somente um caso de dermatite alérgica de contato.

A fim de determinar a frequência de sensibilização ao ácido kójico, realizou-se *patch test* durante um ano em 220 pacientes do sexo feminino com dermatite de contato supostamente relacionada ao uso de cosméticos. O potencial sensibilizante do ácido kójico foi considerado alto, assim como a elevada frequência de sensibilidade de contato nos pacientes que o utilizam.

Em estudo comparando a associação entre ácidos glicólico e kójico e ácido glicólico e hidroquinona, não houve diferença estatística entre a eficácia das duas formulações. Contudo, o potencial irritativo da preparação com ácido kójico foi superior.

Arbutina

Arbutina, 4-hidroxifenil-β-D-glicopiranosídeo, é um agente despigmentante de origem natural – glicosídeo da hidroquinona – com utilização bastante difundida, sobretudo em associação com outros agentes, em formulações dermatológicas para despigmentação ou prevenção da hiperpigmentação, por sua atuação clareadora praticamente isenta de efeitos irritativos para a pele. Com perfil de estabilidade físico-química muito superior em relação à hidroquinona, a arbutina é extraída de *bearberry* (*Arctostaphylos uva-ursi L.*) por meio de processo de extração sólido-líquido.

Essa planta da família Ericaceae cresce em muitas regiões do mundo, incluindo Europa, norte da Ásia e América do Norte. Os principais componentes da planta são arbutina, metilarbutina e derivados triterpênicos do ácido ursólico, flavonoides e taninos. A parte da planta geralmente utilizada para a extração são as folhas.

A estrutura química da arbutina é a seguinte:

No século XVIII, a arbutina era utilizada em medicina como anti-inflamatório e antibacteriano. Ocupou lugar na *Farmacopeia de Londres* pela primeira vez em 1788. É oficial em quase todas as farmacopeias, algumas das quais a denominam *Arbutus*. Recentemente, realizou-se avaliação de sua eficácia antimicrobiana, sozinho ou em associação com agentes como indometacina, prednisolona e dexametasona.

Mecanismo de Ação

A atividade antioxidante da arbutina também já foi estudada *in vitro*, em comparação à hidroquinona, ao α-tocoferol e ao ácido L-ascórbico. Sistemas de oxidação utilizados: hidroperoxidação do linoleato de metila em solvente apolar, formação de hidroperóxidos de fosfatidilcolina e auto-oxidação de ácido linoleico em solução hidroalcoólica.

A arbutina ou *arbutin* inibe a formação de melanina na pele por meio da inibição da atividade da tirosinase. Sua atuação foi estudada bioquimicamente utilizando-se cultura de células de melanoma B16. A concentração máxima sem efeito inibidor sobre o crescimento celular foi de 5×10^{-5}M. Nessa concentração, o conteúdo de melanina por célula diminuiu de forma significativa para aproximadamente 39%, comparado ao das células não tratadas com arbutina. A atividade da tirosinase das células tratadas com arbutina diminuiu significativamente. Quando a arbutina foi adicionada à suspensão de células de melanoma B16, não houve hidrólise de arbutina para a liberação de hidroquinona. Além disso, a atividade da tirosinase das preparações de melanoma B16 foi inibida pela arbutina. A partir desses resultados, sugeriu-se que a arbutina iniba a melanogênese por afetar não somente a síntese, mas a atividade da tirosinase, em detrimento de sua atuação destruidora sobre as células de melanoma B16. Sugere-se, dessa forma, que a hidroquinona não seja a responsável pelo efeito inibidor da arbutina sobre a melanogênese.

Avaliando o mecanismo de sua ação despigmentante em culturas de melanócitos humanos, demonstrou-se que a arbutina inibe a atividade da tirosinase dessas células em concentrações não citotóxicas. Não afetou a expressão de ácido ribonucleico mensageiro (mRNA, *messenger ribonucleic acid*) da tirosinase. A produção de melanina foi significativamente inibida pela arbutina, conforme quantificação dos radicais de eumelanina por meio de espectroscopia de ressonância eletrônica de *spin*. Os estudos da cinética e do mecanismo de inibição da tirosinase confirmam a reversibilidade da atuação como inibidor competitivo desta enzima. A utilização de L-tirosina e L-dopa como substratos sugere um mecanismo envolvendo competição da arbutina pelo local ativo de ligação da L-tirosina na tirosinase.

Em avaliação em cultura de melanócitos, a máxima concentração de arbutina não inibitória ao crescimento celular foi de 100µ/mL; nesta concentração, a síntese de melanina foi inibida significativamente (cerca de 20% após cinco dias), em comparação às células-controle.

Resultados de estudo realizado por Nakajima *et al.*[17] demonstraram aumento da pigmentação em cultura de melanócitos humanos promovida pela presença de arbutina, em paralelo à atividade reduzida da tirosinase.

Aplicação Clínica

Alfa-*arbutin*. Denominação pela International Nomenclature of Cosmetic Ingredient (INCI): hidroquinona-D-glicopiranosida. É o epímero da arbutina natural (beta-arbutina), que inibe a atividade da tirosinase melanossômica em baixas concentrações, ao invés de suprimir a síntese e a expressão desta enzima. Avaliações do fabricante citam atuação em níveis de uso em torno de 1%, mas são encontrados produtos com função clareadora com concentrações que chegam a 5% no mercado cosmético.

Ácido kójico e arbutina. O ácido kójico não é tóxico e apresenta baixo potencial de irritação. As concentrações usualmente empregadas estão entre 1 e 4% de ativo. Mishima *et al.*[5] realizaram avaliação com 45 voluntários sadios, utilizando a pele da região do antebraço, para verificação da ação do ácido kójico na forma de creme a 1%, em relação ao creme-placebo. Os resultados do estudo indicam que o ácido kójico inibe, de forma eficaz, a hiperpigmentação induzida pela exposição da pele ao ultravioleta.

O ácido kójico e a arbutina têm sido utilizados sozinhos ou em associação com outros despigmentantes para aumentar a atividade despigmentante cutânea em cosméticos ou produtos dermatológicos despigmentantes ou para inibir a pigmentação cutânea e no tratamento tópico de várias hiperpigmentações cutâneas, caracterizadas pela hiperatividade da função dos melanócitos.

Há relatos da aplicação de arbutina para prevenção do melanoma cutâneo. A arbutina é útil em produtos de tratamento para todas as patologias relacionadas à formação anormal de melanina. Impede e ameniza as hiperpigmentações da pele, clareando-a suavemente, sem alterações indesejáveis. De forma geral, a arbutina pode ser utilizada para clarear a pele, prevenir manchas e sardas, regular a melanogênese e tratar de manchas de sol.

Em decorrência de seu reduzido potencial de toxicidade e alta eficiência demonstrada por estudos *in vitro* de inibição enzimática, a arbutina pode ser considerada opção segura e cosmeticamente interessante (sem odor desagradável, estável, facilmente incorporável a formulações cosméticas) à aplicação da hidroquinona.

Em cosméticos, a arbutina pode ser incluída em todas as classes de "embelezadores despigmentantes".

Algumas formas de vetorização têm sido empregadas para maximizar a potência e a duração do efeito de arbutina. Sua encapsulação (arbutina = hidrofílico) em meio lipofílico potencializa seu efeito de atuação prolongada. A veiculação em lipossomos também demonstrou excelentes resultados. Sua incorporação em sistemas de veiculação lipofílicos também se constitui em meio de interesse para aumento da eficácia.

Técnicas de sistemas de difusão a partir de esferas de difusão, como Nylonpoly® ou WL 6 arbutin, também são citadas como promotoras de maior tempo de liberação e atuação local da arbutina.

Hidrossolúvel e facilmente incorporável nas variadas formulações cosmiátricas, a arbutina é quase sempre empregada em concentrações entre 1 e 10%, de preferência entre 5 e 10%.

EXTRATOS VEGETAIS E COMPOSIÇÕES VEGETAIS[a-e]

Extratos de *Arctostaphylos*

Avaliações *in vitro* do efeito inibidor da melanogênese de extratos alcoólicos (álcool a 50°), obtidos da folhas de seis espécies de *Arctostaphylos* (*A. patula*, *A. viscida*, *A. canescens*, *A. columbiana*, *A. nevadensis* e *A. ursi*) (Ericaceae), demonstram que as folhas das plantas deste gênero, especialmente *A. patula* e *A. viscida*, podem ser aplicadas à despigmentação cutânea. Essas duas espécies apresentaram, além da inibição da formação de melanina pela auto-oxidação do dopacromo, atividade tipo superóxido dismutase (SOD) e moderada absorbância na região UVB. A concentração tópica efetiva desses extratos para o tratamento dos distúrbios hiperpigmentares cutâneos ainda não está bem estabelecida. A concentração de uso é de 3 a 8%.

Assa-fétida

Ferula (um gênero de muitas espécies), que comumente se denomina *assa-fétida*, é utilizada como agente flavorizante nos alimentos e, na medicina tradicional, para o tratamento de

---

[a] Melfade® (INCI: água, extrato de *bearberry* – extrato de *Arctostaphylos uva-ursi*).

[b] Biowhite®: complexo vegetal despigmentante de manchas. *Composição/denominação INCI:* extrato de *Saxifraga stolonifera*, extrato de semente de uva (*Vitis vinifera*), extrato de *mulberry root* (*Morus nigra*), extrato de raiz de *Scutellaria* (*Scutellaria balcalensis*), butilenoglicol, água, ácido etilenodiaminotetracético dissódico; líquido transparente amarelado (pH 6,7 a 7,3), 22 a 28% de material sólido e 12 a 18% de conteúdo mineral. Inibição da tirosinase demonstrada em testes *in vitro*, com todas as plantas de sua composição, de maneira isolada e comprovada na composição do produto final (testes *ex vivo*). *Toxicidade:* cerca de 200 vezes menos tóxicos que os ativos despigmentantes geralmente usados em cosméticos, como a hidroquinona. *Formulação:* 1 a 4% em géis, loções aquosas e emulsões despigmentantes (não iônicas preferencialmente); incorporação à temperatura ambiente, com agitação moderada.

[c] Skin Whitening Complex®: complexo despigmentante que tem como componentes extrato de *Uva ursi*, biofermentado de *Aspergilus*, extrato de *grapefruit*, extrato de arroz.

[d] Despigmentante em desenvolvimento: Kazinol F®, 5-[3-(2,4-dihidroxifenil)propil]-3,4-bis (3-metil-2-butenil)-1,2-benzenodiol (*Paper mulberry*).

[e] Em estudo recente conduzido para avaliar os efeitos do flavonoide artocarpina de *Artocarpus incisus* sobre a hiperpigmentação induzida por UV, observou-se ação clareadora eficiente após a aplicação tópica de artocarpina sobre a região dorsal hiperpigmentada por estímulo UV na pele de cobaias.

muitas doenças, em várias partes do mundo. Foram incluídos nesta obra os resultados de um trabalho em que se demonstram propriedades antioxidantes da assa-fétida (*Ferula narthex*) em camundongos suíços albinos. Uma dose única de 12-O-tetradecanoil forbol-13-acetato (TPA) (20nmol/0,2mL de acetona/animal), um conhecido promotor de tumor, reduziu significativamente os níveis de antioxidantes celulares quando aplicado topicamente à pele dos camundongos. Houve ainda alterações significativas nos parâmetros: aumento da síntese de DNA, níveis de peróxido de hidrogênio, atividade da xantina oxidase e conteúdo de carbonila proteica na pele dos camundongos (marcadores de carcinogênese). O pré-tratamento com assa-fétida (300, 400 e 500µ/200µmol acetona/animal) provocou redução significativa de todos os eventos. O pré-tratamento com assa-fétida recuperou os níveis de antioxidantes e a síntese de DNA. Os autores concluem que a assa-fétida é um potente antioxidante e pode oferecer proteção contra as patologias cutâneas mediadas por radicais livres, como a carcinogênese.

Glabridina

Glabridina é o principal constituinte da fração hidrofóbica dos extratos de *Licorice*. Os autores investigaram o efeito inibidor sobre a pigmentação cutânea (por inibição da tirosinase) exercido pela glabridina e relataram efeito despigmentante desprovido de toxicidade. Demonstrou-se ainda a inibição da pigmentação cutânea e do eritema induzidos pelo UVB mediante a aplicação tópica de glabridina a 0,5%. A substituição de dois dos grupamentos hidroxila resultou na eliminação do efeito inibidor. As propriedades anti-inflamatórias da glabridina foram atribuídas à inibição da produção de ânion superóxido e da atividade da cicloxigenase.

Ginkgo biloba

O extrato de *Ginkgo biloba*, rico em flavonoides, com elevada atividade antirradicais livres, apresenta atuações que envolvem a alteração da parede vascular, promoção da circulação periférica, combate dos radicais livres, por sua capacidade de varrer os radicais hidroxila (OH) e superóxido (O_2).

Paper mulberry (Broussonetia kazinoki ou papyrifera)

Após avaliação de centenas de plantas com atividade despigmentante e seleção das de maior potência, os autores testaram a atividade inibidora da melanogênese *in vitro* e *in vivo* de extratos etanólicos das raízes de *paper mulberry* (com ativo inibidor isolado por cromatografia líquida – 5-[3-(2,4-di-hidroxifenil)propil]-3,4-bis (3-metil-2--butenil-1,2-benzenodiol) (Fig. 18.8 e Tabela 18.3).

Os autores realizaram ainda um *patch test* utilizando extrato de *mulberry* a 1% e não encontraram irritação significativa em 24 ou 28h.

Oxiresveratrol

Oxiresveratrol demonstrou potente efeito inibidor da tirosinase, com resultados de potência inibidora, sobre a atividade da tirosinase em cogumelos, 32 vezes superiores aos do ácido kójico. Os estudos de cinética e mecanismo de inibição enzimática demonstraram a reversibilidade do oxiresveratrol como inibidor não competitivo com o substrato tirosina e mesmo que a atividade clareadora ocorra em grande proporção pela inibição enzimática reversível e não pela supressão da síntese da tirosinase. Os estudos da relação estrutura química-atividade biológica demonstraram o papel fundamental do número e da posição dos grupos hidroxila na molécula.

Atualmente, grupos que avaliam novos inibidores de tirosinase no reino vegetal analisaram 67 plantas tropicais pertencentes a 38 famílias e os resultados demonstraram que cinco plantas, *Stryphnodendron barbatimao*, *Portulaca pilosa*,

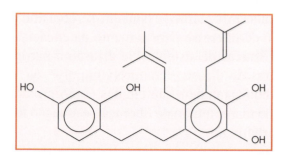

Figura 18.8 – Estrutura do 5-[3-(2,4-di-hidroxifenil) propil]-3,4-bis (3-metil-2-butenil)-1,2-benzenodiol (isolado de *paper mulberry*).

Tabela 18.3 – Atividade inibidora da tirosinase*

	IC50 (concentração que causa 50% de inibição da atividade da tirosinase) (µg/mL)
Ácido ascórbico	70
Ácido kójico	10
Hidroquinona	5,5
Composto isolado (*paper mulberry*)	0,396

* Análise espectrofotométrica, método descrito por Vanni *et al.* e modificado, com tirosinase de cogumelos.

Cariniana brasiliensis, *Entada africana* e *Prosopis africana*, apresentaram interesse pela inibição da tirosinase de cogumelo (acima de 90%), similar ao controle positivo: *Morus alba*. Essas cinco plantas ainda estão sendo avaliadas para identificar sua composição fitoquímica envolvida na atividade biológica.

De grande relevância atual, sobretudo à formulação de produtos naturais e orgânicos com atuação despigmentante, destaca-se um extrato vegetal especial – orgânico e estabilizado sem conservantes – obtido das flores de *Bellis perennis* (margarida). Sua aplicação inclui ainda produtos dermatológicos e dermocosméticos para uso diurno e fotoprotetores especiais – coadjuvantes ao tratamento do fotoenvelhecimento e discromias, por exemplo. O extrato (nome comercial Belides®) contém diversas moléculas bioativas, entre as quais saponinas, polifenóis, glicosídeos flavônicos, polissacarídeos e inulina. Além dos efeitos sugeridos pela presença desses componentes (antifúngico, antimicrobiano e antioxidante), muitos já explorados pela fitomedicina tradicional, a principal ação do fitoativo é seu forte efeito inibidor da tirosinase (influencia os mediadores ET-1 e hormônio estimulador de melanócitos α [α-MSH, *melanocyte-stimulating hormone* α], liberados pelos queratinócitos após a exposição UV). Demonstrou-se ativo também na redução da transferência dos melanossomos aos queratinócitos. As concentrações indicadas estão entre 2 e 5% e o pH dos produtos finais deve ser acertado na faixa entre 4,5 e 6,5.

Outros complexos vegetais com atuação despigmentante recentemente introduzidos, que apresentam interesse especial para produtos aplicados durante o dia, incluem: citroflavonoides lipossomados do limão – inibidores da tirosinase com excelente penetração cutânea e tolerância – e proteínas da jaca (semente de *nangka* asiática), com forte atuação da inibição da transferência de melanossomos pelos queratinócitos. Trata-se de ativos que restauram a luminosidade natural da pele e reduzem as áreas hiperpigmentadas, uniformizando a coloração cutânea.

Outros Agentes Despigmentantes

Ácido Azelaico

Ácido dicarboxílico de ocorrência natural com nove carbonos – originalmente isolado de *Pytyrosporum ovale*, não tóxico, que possui significativas propriedades biológicas e potencial terapêutico. Avaliações prévias demonstraram que o ácido azelaico é um inibidor reversível da tirosinase e de outras oxirredutases *in vitro* e que inibe a respiração mitocondrial. Também pode inibir a glicólise anaeróbica e, tanto *in vitro* quanto *in vivo*, apresenta efeito antimicrobiano sobre os microrganismos aeróbicos e anaeróbicos. Em cultura de tecidos, exerce efeito citotóxico dose e tempo-dependentes sobre os melanócitos malignos, associados a danos mitocondriais e inibição da síntese de DNA. As linhagens de células tumorais que não contenham tirosinase são igualmente afetadas. Sua ação sobre os melanócitos anormais é, em particular, importante, com bons resultados ao tratamento do melasma e respostas terapêuticas altamente duráveis sobre o lentigo maligno. Sua função no tratamento do melanoma ainda permanece por ser investigada. O ácido azelaico apresenta atividade sobre alguns distúrbios pigmentares, não demonstrando atividade sobre a pele normal. Sugere-se que iniba seletivamente a hiperatividade ou os melanócitos malignos.

Conforme as avaliações iniciais, o ácido azelaico, assim como outros ácidos dicarboxílicos saturados (C9-C12), tem-se demonstrado inibidor competitivo da tirosinase (KI do ácido azelaico = $2,73 \times 10^{-3}$M). O éster monometílico do ácido azelaico não inibe a tiorredoxina redutase, mas inibe a tirosinase, embora seja necessário o dobro da concentração, se comparado ao ácido azelaico. Nem o ácido azelaico nem o éster monometílico inibem a tirosinase quando o catecol é utilizado como substrato em vez de L-tirosina. Portanto, a fraca ação inibidora do ácido azelaico sobre a tirosinase parece decorrer da competição de um grupo carboxilato simples pelo local de ligação do α-carboxilato do substrato L-tirosina sobre o local enzimático ativo. Com base na constante de inibição sobre a tirosinase, são necessários níveis no mínimo citotóxicos de ácido azelaico para a inibição direta da biossíntese de melanina nos melanossomos, se este mecanismo for responsável pela despigmentação nos distúrbios hiperpigmentares como lentigo maligno e melasma. Ao contrário, somente concentração de $10^{-5}M$ de ácido azelaico é necessária para inibir a tiorredoxina redutase. Demonstrou-se que essa enzima participa da regulação da atividade da tirosinase por meio de um mecanismo de retroalimentação envolvendo transferência de elétrons para a tiorredoxina intracelular, seguida por interação específica entre tiorredoxina reduzida e tirosinase. Além disso, o sistema tiorredoxina redutase/tiorredoxina demonstrou ser o principal doador de elétrons para as ribonucleotídeos redutases que regulam a síntese de DNA.

Ademais, o ácido azelaico é um agente antiqueratinizante que demonstra efeitos citostáticos antiproliferativos sobre os queratinócitos e efeitos moduladores sobre as fases iniciais e terminais da diferenciação celular.

Usualmente empregado em cremes a 20%, em monoterapia ou associado a outros agentes, o ácido azelaico tem-se demonstrado efetivo no tratamento de acne comedoniana e inflamatória (papulopustular, nodular e nódulo-cística), assim como distúrbios de hiperpigmentação cutânea, caracterizados por função anormal ou hiperatividade melanocítica, incluindo melasma e, possivelmente, lentigo maligno.

Aplicado de forma tópica, o ácido azelaico é bem tolerado, com efeitos adversos aparentemente limitados à irritação local quase sempre leve e transitória.

Estudos clínicos em pacientes com melasma demonstram que o ácido azelaico a 20% é superior à hidroquinona a 2% e tão efetivo quanto a hidroquinona a 4%, sem os efeitos colaterais indesejáveis da última. A tretinoína parece aumentar esse efeito do ácido azelaico. Este com a tretinoína causam efeito despigmentante maior após três meses de tratamento do que o ácido azelaico sozinho e elevada porcentagem de respostas excelentes ao final do tratamento. Os autores atribuíram o efeito despigmentante do ácido azelaico à sua capacidade de inibir a produção de energia e/ou a síntese de DNA em melanócitos hiperativos e, parcialmente, à sua atividade antitirosinase (da qual pode vir a explicação para sua atuação benéfica na hiperpigmentação pós-inflamatória)*. A destruição de melanócitos malignos pela combinação das mesmas atividades, aumentada pela maior permeabilidade das células tumorais ao ácido azelaico, pode também explicar os efeitos clínicos observados do ácido azelaico no lentigo maligno e lesões individuais do melanoma primário.

A adição de ácido glicólico ao tratamento das hiperpigmentações cutâneas com ácido azelaico em pacientes de fototipos mais altos tem demonstrado ser alternativa de interesse. Em estudo com a associação de creme com ácido azelaico a 20% e loção com 15 ou 20% de ácido glicólico, em relação a creme com hidroquinona a 4%, relatou-se atuação similar, com taxa de ocorrência de irritação local de caráter ligeiramente superior.

Os resultados de avaliação em cobaias demonstraram que o ácido azelaico não é seletivamente citotóxico aos melanócitos normais e prolifera-

---

* Derivado hidrossolúvel do ácido azelaico, o diglicinato de azeloil potássio (Azeloglicina®), segundo dados do fabricante, mantém as propriedades antitirosinase.
  - Melawhite®: denominação da INCI – água, extrato de leucócitos. Solução translúcida amarelada composta por glicopeptídeos conjugados, que atua como inibidor específico e competitivo da tirosinase, para reduzir a formação de melanina. Utilizado em baixas concentrações. Melawhite® a 1% inibe a atividade da tirosinase em 30%; a 3%, em 50%; a 5% reduz em 60% e a 10% há inibição de 75%. Geralmente empregado entre 2 e 5%, também em associação com filtros solares para utilização durante o dia.
  - Dermawhite HS®: denominação da INCI – manitol, arginina, ácidos cítrico e kójico, fenilalanina, ácido etilenodiaminotetracético dissódico, citrato de sódio e extrato de levedura. Princípio ativo regulador da atividade de pigmentação da pele, por meio da inibição da atividade de enzimas específicas (principalmente a tirosinase) e, por efeito quelante, inibidor da melanogênese.

tivos (ao passo que 4-isopropilcatecol, monobenzil éter de hidroquinona, monoetil éter de hidroquinona, hidroquinona e 4-hidroxianisol foram seletivamente citotóxicos aos melanócitos) e não tem efeito inibidor aparente sobre o processo de formação da pigmentação melanínica.

Os resultados de estudos de farmacologia geral sobre metabolismo, musculatura lisa, função renal, efeitos neurotrópicos e cardiovasculares não contraindicam o uso tópico de ácido azelaico. Em numerosos estudos demonstrou-se que o ácido azelaico não é tóxico.

Idebenona

A idebenona (IDB) é uma molécula sintética com estrutura similar à da coenzima Q10 (conforme Fig. 18.9, com cadeia carbônica menor e maior solubilidade), há mais de 20 anos utilizada por sua propriedade antioxidante. Nos últimos anos, foi introduzida na terapêutica dermatológica, por seu efeito despigmentante, aliado às propriedades antioxidantes e antienvelhecimento intrínsecas. Como se pode observar em sua estrutura química, apresenta a parte ativa da molécula muito similar à de agentes despigmentantes protótipos e, assim como a hidroquinona, atua inibindo a síntese de melanina pela pele.

Há citações recentes do uso da idebenona como despigmentante nos casos de melasma, fotoenvelhecimento, rosácea, hiperpigmentação pós-inflamatória e induzida por medicamentos, dermatite seborreica, dermatite atópica, etc. Para o aumento das taxas de permeação cutânea e eficácia despigmentante, além de melhor perfil de segurança e aceitação cosmética, foram desenvolvidas formas nanotecnológicas (lipossomadas) e produtos de encapsulação molecular (como nas denominadas ciclodextrinas). Em ambas as formas derivadas citadas, a concentração de uso indicada é de 10% para efeito despigmentante e, ainda segundo os fabricantes, os resultados clareadores são significativos após oito semanas de tratamento. Sob a forma pura, citam-se concentrações entre 0,5 e 1%.

Tego® Cosmo C250

Denominação INCI: 1-metil-hidantoína-2-imida. Derivado de aminoácido de ocorrência natural, relatado como clareador e iluminador da pele. Modula e reequilibra a transferência de melanina desde os melanócitos até os queratinócitos e inibe moderadamente a atividade da tirosinase. Não citotóxico, livre de potencial irritante ou fotossensibilizante.

Estudos do fabricante referem resultados após 21 dias de uso contínuo e utilização na gestação e lactação. Concentração usual: 0,1 a 1,5%.

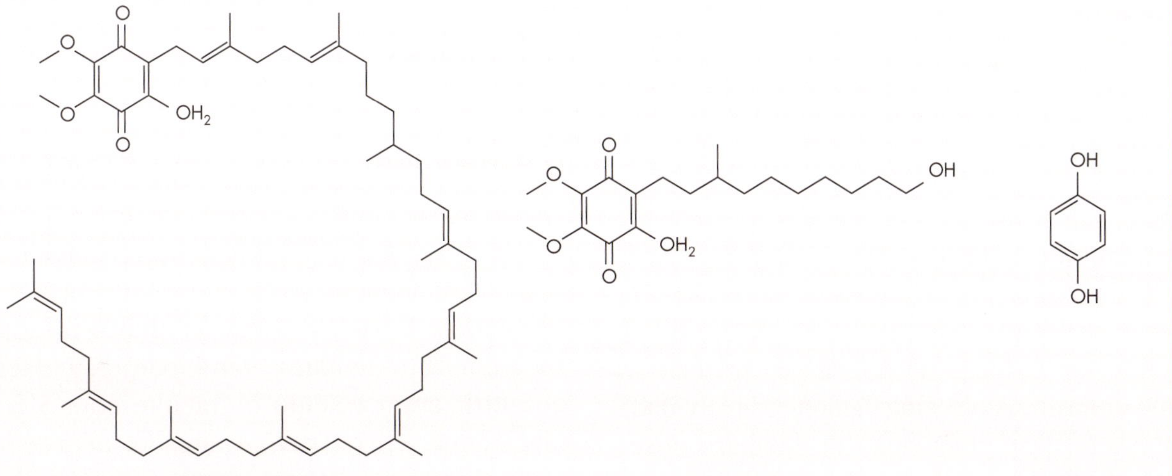

Coenzima Q10
$C_{59}H_{90}O_4$ MW: 863.34

Idebenona
$C_{19}H_{30}O_4$ MW: 338.44

Hidroquinona
$C_6H_6O_2$ MW: 110.11

Figura 18.9 – Derivados de aminoácidos.

O ácido aminoetilfosfínico (análogo fosfínico da alanina) atua como inibidor de melanogênese e já tem emprego em cosméticos despigmentantes, sobretudo em associação com outros agentes (incluindo os ácidos, como o ácido ascórbico, pela estabilidade em pH tão reduzido como 3), em concentrações igualmente baixas, em torno de 0,5 a 1,5%.

Melatonina

A melatonina é secretada pela pineal em resposta à luz solar. É considerada agente de clareamento da coloração dos anfíbios. Quando adicionada a culturas de folículos capilares de *hamsters* siberianos, demonstrou inibição dose-dependente da melanogênese. Todavia, a atividade da tirosinase não foi afetada, sugerindo que a inibição da melanogênese ocorra em processo pós-tirosinase na biossíntese da melanina. Demonstrou-se haver inibição dos processos mediados pelo monofosfato cíclico de adenosina (cAMP, *cyclic adenosine monophosphate*) nas células pigmentadas. A concentração para aplicação tópica ainda não está estabelecida de forma definitiva, havendo, porém, registro de suas propriedades anti-inflamatórias quando se aplica 0,6mg/cm^2. Um fabricante de cosméticos que contêm melatonina refere concentração a 1% como efetiva para atuação da melatonina como antioxidante.

Aloesina

A aloesina foi recentemente descrita como inibidora da tirosinase. Em estudo atual, para avaliar o efeito inibidor da aloesina sobre a pigmentação humana após irradiação UV, aplicou-se arbutina e/ou aloesina quatro vezes ao dia por 15 dias. O tratamento com aloesina reduziu a hiperpigmentação em 34% e com arbutina, em 43,5%; o tratamento com os dois ativos simultaneamente resultou em redução de 63,3% em relação ao grupo-controle. A aloesina demonstrou atividade supressora da pigmentação de maneira dose-dependente. Os resultados aumentaram a possibilidade da utilização da aloesina como agente despigmentante que iniba a formação de melanina induzida pela radiação UV.

4-hidroxianisol

Assim como a hidroquinona, o 4-hidroxianisol é citotóxico aos melanócitos. Sua eficácia clínica à inibição da melanogênese foi descrita em trabalho com utilização de 2% de hidroxianisol e 0,01% de ácido retinoico. Os autores relataram mínima irritação cutânea local com essa associação. O 4-hidroxianisol sozinho não produziu, porém, efeito hipopigmentante significativo.

Neoagarobiose

Neoagarobiose é um novo umectante com efeito despigmentante. É dissacarídeo com atividade higroscópica superior a glicerina e ácido hialurônico, que são umectantes clássicos. Avaliado em cultura de melanoma murino, demonstrou baixa toxicidade.

N-acetil-4-s-cisteaminilfenol

Assim como a hidroquinona e o monobenzil éter de hidroquinona, o N-acetil-4-s-cisteaminilfenol (4-s-CAP) pertence à classe dos fenóis/catecóis. O derivado N-acetilado parece ser excelente substrato para a tirosinase; forma um pigmento similar à melanina quando exposto à tirosinase. Como a hidroquinona, é considerado citotóxico. Em estudo com 112 pacientes com melasma, utilizando-se 4-s-CAP, relatou-se melhora de 66% depois de quatro semanas de uso. Além disso, citam-se sua maior estabilidade e menor efeito irritativo em relação à hidroquinona.

Niacinamida

Os efeitos da niacinamida sobre a melanogênese *in vitro* e sobre a hiperpigmentação facial e a coloração cutânea foram analisados em estudo recente, no Japão. A avaliação clínica foi realizada em 18 indivíduos com hiperpigmentação, que utilizaram veículo hidratante com 5% de niacinamida em um *design* pareado, além de 120 indivíduos com bronzeamento facial, que se submeteram a dois tipos de tratamentos: veículo, fotoprotetor e niacinamida a 2% mais filtro solar. As alterações na hiperpigmentação facial e na coloração da pele foram quantificadas objetivamente por análise computadorizada e graduação visual de imagens de alta resolução da face. A niacinamida não teve efeito sobre a atividade catalítica da tirosinase (cultura de cogumelos) ou sobre a melanogênese em cultura de melanócitos. Todavia, a niacinamida apresentou 35 a 68% de inibição sobre a transferência de melanossomos (dos melanócitos aos queratinócitos) no modelo de cocultura e reduziu a pigmentação cutânea no modelo de epiderme humana reconstruída. Nos estudos clínicos, a niacinamida diminuiu significativamente a hiperpigmentação e aumentou a luminosidade da pele em comparação ao veículo sozinho, após quatro semanas de uso.

Ceramida-2

Ceramida é um esfingolipídeo que participa de uma série de funções celulares. Seus efeitos, porém, no crescimento celular e na melanogênese ainda não são conhecidos. Em estudo recente, demonstrou-se que a presença de ceramida-2 (C-2) provocou redução do conteúdo de melanina em cultura de melanócitos de camundongos, demonstrando redução na atividade da tirosinase e efeito inibidor da pigmentação. O produto já vem sendo utilizado como componente de formulações clareadoras.

Ácido Fítico

Em ratos, a administração de ácido fítico pode produzir translocação e/ou eliminação do cobre de vários tecidos.

Estudos divulgados por fabricantes de produtos despigmentantes contendo ácido fítico (em concentrações na faixa entre 2 e 4%) fazem referência à sua atuação antioxidante e anti-inflamatória.

Monobenzil Éter de Hidroquinona

Assim como a hidroquinona, o monobenzil éter de hidroquinona (MBEH) pertence à categoria química de fenóis/catecóis. Todavia, de forma contrária à hidroquinona, o MBEH quase na totalidade dos casos causa despigmentação irreversível da pele. Traços de MBEH têm sido encontrados em desinfetantes, germicidas, fitas adesivas, aventais de borracha, dentre outros. Para os tratamentos dermatológicos, o MBEH deve ser utilizado somente para eliminar áreas residuais de pigmentação normal em pacientes com vitiligo refratário ou generalizado. Sugere-se que o mecanismo de despigmentação do MBEH esteja relacionado à destruição melanocítica seletiva por meio da formação de radicais livres, assim como pela inibição competitiva do sistema enzimático da tirosinase.

Ácido Linoleico

O efeito inibidor do ácido linoleico sobre a melanogênese foi estudado por Ando et al.[18] em células B16 de melanoma murino e de cobaias. Os resultados demonstraram que o ácido linoleico diminuiu a atividade da tirosinase e suprimiu a formação de melanina nas células B16. Nas cobaias expostas ao UVB para indução do escurecimento cutâneo, aplicou-se solução a 1% de ácido linoleico em álcool etílico, diariamente após a exposição, ocorrendo diminuição da pigmentação. Os autores discutem a inibição da melanogênese, a ativação da proteína quinase C e a inibição da hipermelanose. O ácido linoleico não afeta a expressão da tirosinase, tampouco sua glicosilação. A produção de pré-melanossomos e a transferência da tirosinase dentro deles também não são afetadas pelo ácido linoleico. Todavia, determinou-se decréscimo na atividade da tirosinase e inibição da polimerização da melanina. O ácido linoleico inibiu ainda a melanogênese em melanócitos humanos normais. Não há registros de trabalhos acerca do uso do ácido linoleico para o tratamento de distúrbios hiperpigmentares cutâneos. A adição de ácidos graxos insaturados a preparações clareadoras cutâneas é discutida em patente japonesa, na qual se refere que ácidos graxos C18-C22 com duas ou mais ligações insaturadas produzem efeito sinergístico quando na presença de despigmentantes como ácidos kójico, ascórbico e azelaico, por exemplo.

Os resultados das avaliações realizadas em cultura de melanoma sugerem que a degradação proteolítica da tirosinase esteja envolvida nos efeitos reguladores que os ácidos graxos apresentam sobre a melanogênese (refere-se, por exemplo, que o ácido linoleico insaturado, C18:2, diminui a síntese de melanina, enquanto o ácido palmítico saturado, C16:0, a eleva).

Ácido Retinoico

No Quadro 18.1 são apresentados os efeitos do ácido retinoico sobre a melanogênese.

Derivados de Vitamina C

O ácido L-ascórbico e seus derivados atuam como agentes redutores dos intermediários da melanina, bloqueando, assim, a reação em cadeia de oxidação em vários pontos do caminho tirosina/dopa até melanina (Quadros 18.2 e 18.3).

> **Quadro 18.1 – Ácido retinoico e despigmentação cutânea[19]**
>
> - O efeito do ácido *all-trans*-retinoico sobre a melanogênese e seu mecanismo de ação clareadora tópica permanecem sob investigação.
> - Recentemente, Yoshimura et al.[19] realizaram estudo para determinar os efeitos do ácido retinoico sobre a melanogênese em equivalente de pele pigmentada, assim como em monocultura de melanócitos, para determinar se o ácido retinoico, a hidroquinona e a hidrocortisona apresentam efeitos despigmentantes sinergísticos em tratamentos combinados. O efeito supressor do ácido retinoico sobre a melanogênese não foi observado em equivalentes de pele pigmentada e em cultura em monocamada de melanócitos humanos ou murinos, embora a hidroquinona tenha mostrado potente inibição da melanogênese. Os efeitos sinergísticos entre o ácido retinoico, a hidroquinona e a hidrocortisona não foram particularmente observados.
> - Os resultados sugeriram que o ácido retinoico não tem efeito direto sobre a melanogênese dos melanócitos, nem influencia as interações celulares entre melanócitos, queratinócitos e fibroblastos, como as ações parácrinas referentes à produção de melanina. A função do ácido retinoico nos tratamentos despigmentantes parece ser sobre outras atuações específicas, como promoção da proliferação de queratinócitos e aceleração do *turnover* epidérmico.

Principais Considerações sobre as Formulações com Vitamina C e Derivados

Ácido L-ascórbico

O ácido L-ascórbico deve ser formulado em níveis de pH inferiores a 3,5 para efetivas estabilidade e penetração cutânea. A concentração para máxima absorção percutânea é de 20%. Os níveis teciduais são saturados após três aplicações diárias; a meia-vida no tecido cutâneo é de aproximadamente quatro dias.

O ácido ascórbico ou seus derivados podem ser empregados em concentrações de 0,5 a 25%. Pode ser aplicado topicamente como solução separada (sérum) ou veiculado em bases compatíveis e junto com outros ativos.

Fosfato de Ascorbil Magnésio

O fosfato de ascorbil magnésio (MAP, *magnesium ascorbyl phosphate* ou VC-PMG) é hidrossolúvel e pode ser facilmente incorporado às formulações. Para fins de clareamento, seus níveis de uso são, quase sempre, entre 5 e 10%, uma vez que a biodisponibilidade cutânea é reduzida, sendo relativamente ineficaz no clareamento em níveis mais baixos.

É razoavelmente estável à luz e ao calor, apresentando boa estabilidade nas formulações, se mantida a faixa de pH acima de 5. É um derivado da vitamina C com excelente perfil de segu-

> **Quadro 18.2 – Desenvolvimento de novos derivados híbridos de vitamina C**
>
> - Foram sintetizados e avaliados (quanto à estabilidade e à atividade inibidora da tirosinase) novos derivados híbridos do ácido L-ascórbico (vitamina C), com outras substâncias biologicamente ativas, como o ácido kójico (5-hidroxi-2-(hidroximetil)-4-piranona) e a vitamina E (α-tocoferol), ligados ao grupo hidroxila em C-2 ou C-3. Verificou-se que o derivado hidrofílico, 2-O-(5-hidroxi-4-piranona-2-metil)-L-ácido ascórbico), exibiu boa estabilidade térmica e atividade inibidora da melanogênese catalisada pela tirosinase e espécies reativas de oxigênio, em comparação com derivados convencionais e vitamina E, ácido kójico e arbutina. Há probabilidade de que haja atuação sinérgica das duas porções, do ácido kójico e da vitamina C. Os grupamentos hidroxila na posição C-3 da vitamina C e na posição C-5 do ácido kójico são críticos para a atividade biológica.

> **Quadro 18.3 – Associação de agentes antioxidantes[20]**
>
> - Realizou-se estudo multiclínico duplo-cego acerca da combinação terapêutica de formulações com vitaminas C e E, em comparação com formulações simples de vitaminas E e C isoladas no tratamento de cloasma e dermatite de contato pigmentada. O tratamento combinado resultou em melhora clínica superior à da vitamina C sozinha, em ambas as patologias. Dados objetivos compilados das medidas das diferenças de cor, assim como as fotografias coloridas, revelaram resultados significativamente superiores no tratamento combinado de cloasma em comparação aos com apenas vitamina C e, em dermatite de contato pigmentada, à vitamina E isolada. As diferenças na luminosidade cutânea entre as áreas hiperpigmentadas e normais diminuíram significativamente nos dois grupos, mas o grupo do tratamento combinado apresentou alteração mais significativa. O nível de lipoperóxidos no sebo diminuiu significativamente somente no grupo do tratamento combinado.
> - Em avaliação *in vivo* da atividade fotoprotetora (pré-exposição) e anti-inflamatória/clareadora potencial com as vitaminas C e E, a melanogênese foi inibida em adição a outras ações inibidoras sobre os melanócitos irradiados. As formulações contendo vitaminas E e C também inibiram a supressão induzida por ultravioleta da hipersensibilidade de contato. Os denominadores comuns para a maioria, se não para todos os casos, são a capacidade combinada da associação das vitaminas C e E para suprimir a inflamação estimulada pelo ultravioleta e a cascata de mediadores associada. A aplicação das vitaminas C e E, tanto antes quanto depois da irradiação, não foi mais eficaz em prover fotoproteção do que o pré-tratamento isoladamente.
> - Vitamina E e resorcina: um novo derivado de vitamina E e resorcina (substituída na posição 4) demonstrou eficiência clareadora após aplicação tópica no dorso hiperpigmentado de cobaias após estimulação com radiação ultravioleta B. O mecanismo de atuação proposto pelos autores envolve a inibição da tirosinase e das reações biológicas causadas por espécies reativas de oxigênio.

rança, conjugando as demais atuações de interesse da vitamina C para o tratamento da pele.

Os efeitos inibidores do fosfato de ascorbil magnésio sobre a melanogênese foram investigados *in vitro* com a utilização de tirosinase de murinos purificada, indicando que é absorvido após aplicação tópica, permanece na pele e inibe a atividade da tirosinase nos melanócitos. Os resultados preliminares *in vitro* sugerem que a aplicação tópica em seres humanos possa ser efetiva em clarear distúrbios pigmentares.

Quando utilizado a 10% em creme, o fosfato de ascorbil magnésio demonstrou suprimir a formação de melanina. Foi demonstrado efeito despigmentante significativo em 19 de 34 pacientes com melasma ou lentigo solar. O fosfato de ascorbil magnésio demonstrou ainda apresentar efeito protetor contra os danos induzidos pela radiação UVB, em consequência da conversão a ácido ascórbico.

Nanosferas de Vitamina C (Ácido L-ascórbico)

Como exemplo de uma das muitas formas de sistemas de vetorização tópica de vitamina C, foram incluídas as Nanosferas®, forma patenteada pela Exsymol de Mônaco. As Nanosferas® são estruturas poliméricas reticuladas polares inertes (matriz de sílica inorgânica), com diâmetro médio de 100nm (nanômetros), que atuam como microrreservatórios de substâncias para aplicação tópica, armazenadas em seu interior ou fixas em sua superfície de polissiloxano porosa (esta, em geral, sofre a adição de grupamentos tiólicos, especificamente tiossulfatos de alquila, formadores de pontes dissulfeto com a cisteína – como na queratina, o que aumenta a substantividade cutânea). Segundo os estudos do fabricante, a liberação prolongada e controlada pode ser conseguida pela atuação mais uniforme e inexistência de acúmulos pontuais. Em contato com a pele, favorece-se a difusão do ativo (meio hidrolipídico).

AVALIAÇÃO DA ATIVIDADE DESPIGMENTANTE

A mensuração precisa e minuciosa do conteúdo de melanina e dos fatores a esta relativos, *in vivo*, deverá possibilitar a quantificação objetiva do potencial de clareamento da pele apresentado por uma formulação contendo agentes despigmentantes.

A aferição visual da cor da pele é um processo subjetivo altamente dependente do grau de habilidade e experiência do responsável. Na ausência de padrões universalmente aceitos para cada tipo de pele, a verificação visual fica em geral limitada ao enfoque comparativo extremamente simplista. Qual seria, por exemplo, a classificação da diferença de coloração entre dois testes, em uma escala, por exemplo, de 1 a 4? Ressalte-se que, embora a aferição visual mantenha sua importância como fonte de referência, sua natureza subjetiva e as restrições por ela impostas levaram ao desenvolvimento de técnicas instrumentais para a quantificação dos resultados na despigmentação cutânea. Hoje, há vários equipamentos disponíveis aos formuladores e pesquisadores.

A primeira classe de produtos, os colorímetros, tornou-se amplamente empregada nos laboratórios de desenvolvimento. Emitem luz branca e detectam a luz refletida por intermédio de fotocélulas de silício. Os resultados das medidas são expressos de acordo com a definição de amplitude de cor da Comission Internacionale de l'Eclairage (CIF), em que o valor L_0 é uma medida da reflexão total pelo espectro de cores e indica o quanto escura é ou está a região de pele analisada.

A série de colorímetros Chroma Meter® compõe-se de instrumentos com objetivos industriais, que se tornaram muito utilizados nos laboratórios de desenvolvimento de produtos cosméticos e dermatológicos. Emitem luz branca e detectam a luz refletida por meio de fotocélulas de silício. Os resultados são expressos de acordo com a definição de amplitude de cor da CIF. Neles, o valor de L_0 é uma medida da reflexão total pelo espectro de cores e é, portanto, usado geralmente para determinar se uma pele é clara ou escura.

Foram desenvolvidos inúmeros dispositivos alternativos especificamente projetados para medir o conteúdo de melanina ou o eritema presente na pele, por meio da comparação da luz refletida de diferentes comprimentos de onda. Entre esses instrumentos estão Erythema Meter®, Mexameter® e Dermaspectrometer®.

Todos esses dispositivos expressam resultados, como o índice de melanina, tendo por base a comparação de intensidade da luz refletida nas regiões de infravermelho e vermelho do espectro. Por exemplo, o índice de melanina (MI, *melanine index*) do Erythema Meter® é calculado como:

$$MI = {}^{10}\log \frac{\text{Intensidade de luz refletida próxima ao infravermelho}}{\text{Intensidade da luz vermelha refletida}}$$

Embora os três aparelhos citados apresentem o mesmo princípio de medida, não são intercambiáveis. Os métodos utilizados para iluminar a pele, escolher o comprimento de onda e calcular o índice de melanina são diferentes em cada caso. Algumas publicações comparam os diferentes enfoques dos aparelhos na medição da cor da pele. Não há, porém, já disponíveis, dados de desempenho relativo suficientes para a definição objetiva do melhor método a empregar. A experiência e a preferência individual por cada uma das técnicas são as chaves para a definição do instrumento a utilizar em determinado estudo.

Em relação à verificação visual, os métodos instrumentais são mais objetivos e mais sensíveis.

Autores têm descrito modelos *in vitro* utilizando modelos organotípicos ou equivalentes de pele viva, como Epiderm® e Melanoderm® (modelo tridimensional de pele com alta diferenciação, contendo melanócitos humanos normais [NHM, *normal human melanocytes*]). Os NHM contidos no Melanoderm® exibem morfologia dendrítica, estão localizados na camada basal e produzem espontaneamente grânulos que preenchem de modo progressivo as camadas de tecido. Quando cultivadas por até três semanas após embarque, as culturas tornam-se crescentemente pigmentadas, com retenção da morfologia epitelial normal. Culturas contendo NHM de doadores negros mostram pigmentação aumentada, ao contrário do que acontece com culturas contendo NHM de doadores asiáticos e caucasianos. A aplicação tópica de ácido ascórbico ou ácido kójico, conhecidos inibidores de melanogênese, reduz de forma significativa, mas não inibe completamente, a produção de melanina e o escurecimento do tecido. Os NHM do tecido respondem a estimulantes conhecidos de melanogênese, a soma do α-MSH e o fator de crescimento dos fibroblastos γ (γ-FGF, *fibroblast growth factor γ*). Esses resultados demonstram sua futura aplicabilidade ao desenvolvimento de produtos despigmentantes.

As denominadas manchas senis (lentigos senis) passam por processos biológicos distintos. A eficácia de agentes despigmentantes tópicos ainda é de difícil objetivação. Para verificar o efeito hipopigmentante de três formulações foram utilizados métodos biometrológicos objetivos. Cinquenta homens do sudeste asiático foram envolvidos nesse estudo-piloto. Apresentavam lentigo senil de acordo com o critério dermatoscópico. As lesões foram tratadas com formulações hipopigmentantes tópicas. Os produtos foram aplicados duas vezes ao dia, por dois a três meses. O acompanhamento a intervalos de um mês foi realizado utilizando-se espectrofotometria de refletância de banda larga, análise de imagem de reflexão ultravioleta e fotodensitometria registrada em vídeo e corneomelametria com análise de imagens. Os resultados obtidos foram: a formulação com ácido azelaico a 20% e outra contendo ascorbil glicosamina a 5%, ácido kójico a 1% e ésteres de α-hidroxiácidos pareceram ser ineficazes nas lentigens solares. Extrato de soja padronizado demonstrou efeito despigmentante superior, embora ainda modesto, quando avaliado pela corneomelametria. Conclui-se que a hiperpigmentação epidérmica é mais bem controlada por despigmentantes tópicos quando o aumento da quantidade de melanina reflete hiperatividade funcional modesta dos melanócitos.

Muitos melanócitos ou modelos equivalentes de pele humana têm sido utilizados para avaliar a eficácia potencial de compostos reguladores de pigmentação, mas há grande variação nos resultados, particularmente por causa do uso de diferentes linhagens celulares e diversas condições para os ensaios de melanogênese. Em alguns trabalhos, otimizou-se um sistema de ensaio utilizando melanócitos imortalizados melan-A. Esse sistema de avaliação, denominado Standardized Testing of Pigmentation Regulators (STOPR), permitiu acessar efeitos sobre a proliferação e a diferenciação celular de forma altamente sensível, reprodutível e com bom perfil de custo. Todavia, na pele e nos cabelos, os melanócitos interagem com queratinócitos, fibroblastos e outros tipos celulares e a análise de compostos bioativos sobre os melanócitos sozinhos em cultura não permite observar as interações entre os outros tipos celulares, assim como ocorre *in vivo*.

Para tanto, foi desenvolvido protocolo de cocultura de melanócitos e queratinócitos, que permite testar os compostos quanto a seus efeitos potenciais sobre a pigmentação em um contexto fisiologicamente mais relevante. Trata-se, sem distinção, de um método sensível, reprodutível e confiável para avaliar reguladores de melanogênese, já tendo sido padronizados inibidores de melanogênese bem conhecidos, como hidroquinona, arbutina, ácido kójico e niacinamida, assim como estimulantes (hormônio estimulador de melanócitos, 8-metoxipsoraleno e 3,4-di-hidroxifenilalanina). Esse sistema de cocultura permite a realização de *screenings* em larga escala, em adição ao protocolo STOPR, e fornece uma forma mais relevante para estudar as interações melanócitos-queratinócitos e elucidar os mecanismos reguladores dos compostos que interferem no processo melanogenético.

Para o desenvolvimento de novos ativos despigmentantes é necessária a utilização de metodologia adequada para avaliação da atividade despigmentante. *In vitro*, são descritos por Masuda *et al.*[21] três métodos que podem ser utilizados:

Método enzimático. A tirosinase, normalmente retirada de cogumelos, é adicionada ao seu substrato tirosina ou dopa, na presença ou ausência do despigmentante em estudo. A atividade inibidora é avaliada por espectrofotometria de absorbância, quantificando-se a formação dos intermediários da síntese de melanina. De forma alternativa, podem ser utilizados derivados radioativos.

Cultura de células. Avaliações da atividade do agente despigmentante realizadas em cultura de melanócitos humanos ou melanoma de camundongo B16. Esse método permite a detecção do efeito inibidor sobre a tirosinase e também sobre outros processos que envolvem a pigmentação, como a transferência de enzimas entre organelas, etc.

Cultura de tecidos. Método utilizado para estudar as interações entre os melanócitos e suas células e tecidos vizinhos, pela utilização de folículos dissecados de camundongos ou pele de porquinho-da-índia.

A literatura destaca que, após a triagem *in vitro*, os testes *in vivo* devem ser utilizados para a confirmação da atividade clareadora cutânea. A definição do perfil de segurança e toxicidade dos produtos deve ter sido realizada antes.

Hoje, os efeitos despigmentantes da pele podem ser detectados por meio da medida da refletância cutânea em colorímetro. Há pouco tempo, desenvolveu-se novo método de avaliação utilizando análise digital de imagens capturadas em vídeo. Esse método foi recentemente testado por pesquisadores japoneses para avaliação da atividade despigmentante de produto contendo fosfato de ascorbil magnésio a 3%, em conjunto com a observação e a análise fotográfica.

AVALIAÇÃO *IN VIVO* DE DESPIGMENTANTES

Uma vez que os resultados das avaliações *in vitro* são promissores, métodos *in vivo* devem ser realizados para a confirmação da eficácia do agente em desenvolvimento.

Efeitos sobre a pigmentação induzida por UV. Após a exposição ao UV, avaliam-se visual e opticamente (Chromometer®), além de histologicamente, as alterações de pigmentação sobre as áreas expostas de ambos os lados do dorso depilado de cobaias ou as costas humanas. A aplicação tópica de amostras pode começar antes ou após a pigmentação induzida por UV, dependendo do objetivo do teste.

Testes clínicos. Testes clínicos controlados por placebo determinam a eficácia do despigmentante para a cura ou a melhora parcial dos distúrbios pigmentares. Os pesquisadores também podem avaliar possíveis efeitos colaterais ou outros efeitos, como o resultado da adição de filtros solares.

De forma geral, os protocolos para verificação da atuação clareadora compreendem parâmetros básicos para analisar os efeitos melanogênicos e permitir a caracterização dos compostos e de seu mecanismo de ação despigmentante; os ativos são, de início, avaliados utilizando-se tirosinase purificada e, então, uma vez obtidos os resultados, são testados em melanócitos em cultura. Depois do tratamento dos melanócitos com o produto sob investigação, são realizadas medidas de proliferação e viabilidade celular, melanina total acumulada e potencial melanogênico. Esse protocolo é um passo importante na caracterização da regulação química e dos efeitos do produto sobre a melanogênese. Identificados compostos potencialmente bioativos, podem ser realizados testes em coculturas ou modelos de culturas de órgãos, seguidos por testes *in vivo*. Produtos como arbutina, hidroquinona, ácido kójico, MSH, assim como outros despigmentantes já em uso são exemplos de produtos com resultados já divulgados desses tipos de protocolos.

FORMULAÇÕES COM CLAREADORES, ASSOCIAÇÕES DE INTERESSE E PRINCIPAIS INCOMPATIBILIDADES

Pela imensa variedade de classes químicas a que pertencem os agentes despigmentantes, não é possível estabelecer o comportamento geral destes perante as formulações, o comportamento de estabilidade e as formas de estabilização, a forma farmacêutica ou cosmética mais adequada, as associações de interesse, etc. Para reunir dados que facilitem a tarefa dos formuladores e prescritores, procurou-se reunir aqui alguns aspectos de importância para a eficácia das formulações clareadoras com as principais classes de despigmentantes hoje disponíveis.

Importância do Sistema de Veiculação

Ao formular com despigmentantes, é importante considerar de forma especial, uma vez definida a aplicação e o tipo de formulação a que se objetiva, os parâmetros de estabilidade, compatibilidade entre os componentes, irritabilidade e segurança.

Em geral, a forma farmacêutica ou cosmética empregada pode ser: emulsões (creme, loção,

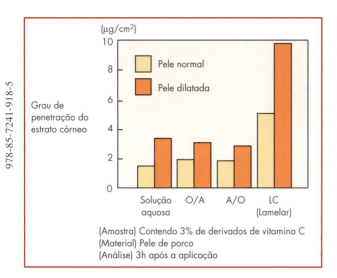

Figura 18.10 – Comparação da penetração da vitamina C a partir de várias formulações com diferentes sistemas de veiculação. A/O = emulsão água em óleo; LC = emulsão lamelar; O/A = emulsão óleo em água.

gel-creme, creme sem óleo), géis, géis fluidos, sérum, pós, unguentos, etc.

Como exemplo da importância do sistema de veiculação e da tecnologia de formulação, a Figura 18.10 mostra os diferentes tipos de emulsão que afetam a penetração e a acumulação do agente despigmentante ativo.

Estabilidade e Aplicação dos Principais Despigmentantes

A hidroquinona é hidrossolúvel e fácil de incorporar nas formulações, incluindo soluções e sistemas aquosos, como os géis. Seu nível de uso mais comum é a 2%, em sistemas emulsionados como cremes e loções, ou mesmo em géis aquosos.

Como seu mecanismo de ação é baseado em sua oxidação após o contato com a pele, cuidados especiais devem ser tomados com as formulações à base de hidroquinona, a fim de evitar que esta oxide na embalagem, antes de sua atuação tópica, ou seja, o processo de oxidação deve ocorrer somente após sua aplicação tópica. Entre esses cuidados, podem-se citar a adição de agentes antioxidantes, agentes quelantes eficientes em concentrações adequadas, acerto de pH, escolha da embalagem adequada e cuidados especiais na fabricação do produto, tais como, em nível industrial, desoxigenação dos ingredientes e da embalagem (sob atmosfera de argônio), evitando-se a exposição demasiada ao oxigênio e à luz.

Quando o meio é alcalino, a oxidação ocorre muito mais rapidamente. Os estabilizantes mais comuns são o metabissulfito de sódio, muitas vezes com a adição de pequena quantidade de ácido ascórbico.

Estudos de estabilidade realizados na Universidade de Kobe utilizaram pomadas hidrofílicas contendo hidroquinona a 5 a 10%, ácido ascórbico a 1,6%, sulfito de sódio a 0,5% e glicerina a 10%. Os problemas quase sempre relacionados a esse tipo de formulação incluem: alterações de coloração independentemente do teor de hidroquinona prescrito (durante três meses de armazenamento), variação de eficácia relativamente grande e efeitos indesejáveis, embora leves. As alterações de coloração não foram explicadas pelas alterações no conteúdo de hidroquinona ou benzoquinona e foram resolvidas pelo armazenamento em geladeira (4°C). De forma não explicada, a remoção de ambos os antioxidantes resultou na supressão das aberrações cromáticas, mas em elevação do conteúdo de benzoquinona. A acidificação (pela remoção do sulfito de sódio) foi igualmente efetiva na supressão das aberrações cromáticas, mas com redução do teor de benzoquinona apenas no período inicial. As aberrações cromáticas foram determinadas como decorrentes de materiais solúvel e insolúvel formados pela existência de hidroquinona e benzoquinona em proporção molecular de 5:3 a 1:1 (avaliações de ressonância magnética protônica elucidaram que o material solúvel não era hidroquinona ou benzoquinona e o material insolúvel consiste em um complexo de hidroquinona e benzoquinona com ligações não covalentes).

Hidrossolúvel, o ácido kójico apresenta problemas de estabilidade de cor. Com o tempo, vai ficando com coloração amarela ou marrom no produto acabado. Essa alteração ocorre principalmente em razão de dois fenômenos: o ácido kójico quela íons metálicos, em especial o ferro, produzindo complexos coloridos; o ácido kójico apresenta taxas de oxidação mais elevadas em presença de temperaturas mais altas. A instabilização é, portanto, minimizada, com a presença de ácido etilenodiaminotetracético dissódico (quelante) no sistema de veiculação. As formulações devem apresentar pH final entre 3 e 5.

Derivado de interesse. O dipalmitato kójico pode ser hidrolisado na pele, liberando ácido kójico pelas esterases cutâneas. Lipossolúvel, pode ser incorporado na fase oleosa das emulsões (75 a 85°C) previamente à emulsificação, sendo estável a calor, luz e oxidação. Há dados iniciais sobre ausência de potencial irritativo.

Formulações contendo dipalmitato kójico são basicamente estáveis por si mesmas, não exigindo precauções especiais, embora, assim como na maioria das formulações, seja utilizado o ácido etilenodiaminotetracético dissódico para quelar íons metálicos potencialmente oxidantes que possam existir na água. Os diésteres, como o dipalmitato kójico, têm excelente estabilidade e capacidade de armazenagem, quando comparados ao protótipo ácido kójico e aos próprios monoésteres. Por exemplo, creme evanescente contendo diéster kójico a 1% não apresentou alteração de coloração quando armazenado a 45°C por quatro semanas, ao passo que cremes evanescentes, que continham ácido kójico e monoéster a 1%, ficaram com colorações amarelada e marrom-amarelada, respectivamente, sob as mesmas condições de armazenagem.

O ácido kójico pode ser incorporado tanto em produtos à base de água, como nos anidros, e as formas anidras têm sido descritas como as formas mais estáveis.

Hidrossolúvel e facilmente incorporável às variadas formulações cosmiátricas, a arbutina é quase sempre empregada em concentrações entre 1 e 10%, de preferência entre 5 e 10%. Mais estável que a hidroquinona, porém ainda com potencial para se tornar instável nas formulações, sobretudo por causa da oxidação, recomenda-se adicionar aos produtos sistemas antioxidantes e monitorar o pH final entre 5 e 7. Os estudos de fotoestabilidade demonstram velocidades de fotodegradação similares em pH na faixa entre 5 e 9.

Quando se fala em estabilidade da formulação clareadora, a principal referência é a coloração da formulação, determinada primariamente pela estabilidade do despigmentante da pele que está sendo utilizado. Entre os cinco despigmentantes citados, a estabilidade pode ser colocada, de forma empírica, na seguinte ordem decrescente: dipalmitato kójico > fosfato de ascorbil magnésio > arbutina > ácido kójico > hidroquinona. Nas formulações, porém, a estabilidade pode ser alterada por outros componentes. Por exemplo, a incorporação de agentes antioxidantes como o ácido etilenodiaminotetracético dissódico e estabilizantes como metabissulfito de sódio, tocoferol, ou palmitato de ascorbila pode muitas vezes melhorar a estabilidade de formulações que contenham ácido kójico, arbutina ou hidroquinona. Evitar o contato com ar, equipamentos metálicos, calor e luz também ajuda a estabilidade da cor das formulações contendo arbutina, ácido kójico ou hidroquinona. Além disso, tensoativos com equilíbrio hidrófilo-lipófilo inferior a 12 também demonstram melhorar drasticamente a estabilidade da cor de formulações contendo ácido kójico.

Arbutina, fosfato de ascorbil magnésio e hidroquinona podem ser facilmente incorporados a formulações à base de água e emulsões, enquanto formas como o dipalmitato kójico podem ser incorporadas a formulações oleosas, emulsões e formulações anidras. O fosfato de ascorbil magnésio é, de forma relativa, estável nas formulações, embora devam ser evitados calor e luz em excesso.

A eficácia das formulações é determinada, em especial, pelo despigmentante utilizado, que pode ser um único agente ativo ou a associação de dois ou mais deles. Já está demonstrada a potencialidade de sinergismo entre alguns despigmentantes, além da potencial interferência positiva de outros componentes que não apresentam efeitos despigmentantes *per se*. Tais agentes incluem ácidos lipoico e sórbico, glutationa, cisteína, glicosamina, etc. Em alguns casos, a presença de filtros solares nas formulações clareadoras reduz a radiação UV na pele e, por consequência, a pigmentação por ela induzida.

DESENVOLVIMENTO DE NOVOS AGENTES

Associações e Tendências

Na patente americana nº 53.989, de 26 de abril de 1993, Duffy, J. A. (Avon Products), recomenda-se como componentes ativos despigmentantes a associação de alfa-hidroxiácidos, cetoácidos, peróxido de benzoíla, retinol (vitamina A), ácido retinoico, retinal, vitamina A_2, lactaminas e lactatos de amônio quaternário, ácidos carboxílicos C14-C12 hidroxilados, enxofre, resorcina, ácido salicílico e vários derivados.

Nas formulações despigmentantes ou para evitar a hiperpigmentação cutânea, particularmente associada a envelhecimento e fotoenvelhecimento, citam-se as associações à base de ácidos de frutas, que aumentam o teor hídrico da região tratada (Pech, na patente alemã nº 9.608.233, de 14 de setembro de 1994, afirma que altos teores de umidade aumentam a eficácia dos ácidos sem provocar irritação cutânea)*. Formulações sugeridas incluem éster graxo do ácido ascórbico (palmitato de ascorbila), ácidos salicílico, lático, vitamina E, água de rosas, gel fluido de etilcelulose, conservante e outros componentes compatíveis.

Descrevem-se produtos despigmentantes cosméticos japoneses (patente nº 892.056, de 22 de setembro de 1994) contendo ácido L-ascórbico e derivados, derivados de hidroquinona e ácido kójico ou seus derivados, além de extratos de *Matricaria chamomilla*, chá verde e outras plantas.

Produtos cosméticos contendo ácido clorogênico (a 1%) e/ou derivados são descritos na patente japonesa nº 826.967, de 13 de julho de 1994, citando-se seu efeito inibidor da formação de melanina. A mesma patente descreve ainda a atividade inibidora da melanogênese de extratos de semente de *Coffea arabica* (contendo ácido clorogênico). O produto testado utilizou extrato a 5%. Incluem-se ainda as indicações desse tipo de ativos às formulações antienvelhecimento e protetoras capilares.

---

* Os primeiros agentes com atividade clareadora ou despigmentante utilizados continham compostos de mercúrio; atualmente, evidência científica de toxicidade resulta em proibição de uso por grande parte das legislações mundiais (o limite de mercúrio aceito pela FDA em produtos para aplicação tópica é de 1ppm).
Em maio de 2002, o Quênia baniu produtos contendo hidroquinona e mercúrio, assim como o fez a Nigéria em 1970, a África do Sul em 1992 e a Tanzânia em 1996. Mas, segundo a rede norte-americana CNN, como ainda existe a demanda, os produtos continuam a ser vendidos.

Agentes sob Investigação

A base química da melanogênese está bem documentada, mas o mecanismo de transferência de melanossomos e regulação da pigmentação pelas interações queratinócitos-melanócitos não estão completamente elucidados. Estudo recente examinou os efeitos de inibidores de serinas proteases sobre a pigmentação cutânea e determinou que o receptor 2 protease-ativado, expresso nos queratinócitos, pode regular a pigmentação pelas interações queratinócitos-melanócitos. A modulação do receptor 2 protease-ativado afeta a transferência de melanossomos para os queratinócitos, resultando em alterações na produção e deposição do pigmento. Os dados sugerem que a modulação das interações queratinócitos-melanócitos pelo receptor 2 protease-ativado afeta a transferência de melanossomos. O uso de agentes para modular a ativação desse receptor pode resultar em nova classe de agentes despigmentantes.

Novos Derivados de Hidroquinona

Pró-fármacos da hidroquinona foram estudados por Nudelman *et al.* Mono e bicarbonatos, mono e bispivaloil-oximetil éteres de hidroquinona foram sintetizados e sua atuação como despigmentantes cutâneos foi testada. Os resultados demonstraram que causam despigmentação inicial da pele, mas que o efeito despigmentante não é mantido por períodos prolongados de tempo. Os autores concluíram que a hidroquinona é o mais potente dos agentes despigmentantes que foram testados.

Novas Formas de Vitamina C Tópica

Sintetizou-se uma nova série de fosfodiésteres de ácido L-ascórbico, ligando-se outras substâncias biologicamente ativas à hidroxila em C2, como arbutina, hidroxiprolina e ácido glicólico; todos os fosfodiésteres obtidos apresentaram alta estabilidade térmica, porém, as atividades antioxidantes *in vitro* são inferiores às da vitamina C.

Validação em Fitocosmética/Fitocosmiatria

Trabalhos recentes de Masuda *et al.*[21], para a pesquisa de novos agentes inibidores da melanogênese entre produtos disponíveis no Japão, detectaram atividade despigmentante, por exemplo, no extrato de chá verde (*Thea sinensis*, Theaceae). O chá verde inibe o transporte de melanossomos maduros dos melanócitos para os queratinócitos. Também inativa a tirosinase. Todavia, sua eficácia não é tão pronunciada quanto a dos inibidores de tirosinase frequentemente empregados.

Nos mesmos estudos, outro fitoextrato demonstrou-se ainda mais efetivo: um antagonista de endotelina, a camomila (*Chamomila recutita*), fitoextrato com utilização consagrada e longa história de uso em boa parte do mundo. Em razão de seu antagonismo de endotelina, este extrato demonstrou inibir especialmente a melanogênese* induzida por UV, permanecendo inalterada a atividade normal da tirosinase. As avaliações demonstraram ainda que produtos contendo ambos os extratos conjugam alta eficácia, atuação mais rápida e distribuição uniforme da melanina. A despigmentação mais rápida é justificada pelo fato de que a tirosinase, localizada nos melanossomos no interior dos melanócitos, requer que o potencial agente inibidor vença quatro barreiras para atingir seu ponto de atuação: o estrato córneo, as camadas epidérmicas mais profundas, a membrana do melanócito e, finalmente, a membrana do melanossomo.

Os antagonistas da endotelina, por sua vez, têm de enfrentar somente duas dessas barreiras para serem efetivos, desde que seu local de atuação esteja do lado externo da membrana. Esse fato explica ainda porque a pigmentação induzida por ultravioleta desaparece em média quatro vezes mais rapidamente com antagonistas de endotelina do que com inibidores da tirosinase. A distribuição uniforme da melanina, a melanogênese extracelularmente induzida, em especial pelo ultravioleta, resulta em manchas invisíveis na pele e determina coloração irregular. Em decorrência da síntese e da distribuição levemente irregular da melanina, esta não uniformidade pode ser observada até na pele bronzeada.

Uma hipótese sugere que a produção de endotelina varie entre os queratinócitos, com concentrações variáveis de endotelina sendo encontradas em queratinócitos vizinhos. Diferentes queratinócitos, respondendo à mesma concentração de endotelina circulante, exibem atividades melanogenéticas distintas. Os antagonistas de endotelina podem provocar a uniformização de coloração porque toda a atividade melanogenética é reduzida às taxas normais, a mesma em todos os melanócitos.

Autores avaliaram, no tratamento de lesões de lentigo senil, a eficácia de um complexo ascorbato-fito-hidroquinona que inibe a síntese de melanina e promove a degradação da melanina preexistente. Após um mês de tratamento, determinou-se despigmentação das manchas por avaliação objetiva da coloração da pele, sem a ocorrência de efeitos colaterais como os associados à hidroquinona.

Perspectivas

No desenvolvimento de novos despigmentantes, devem ser considerados os seguintes mecanismos de ação/foco de atuação:

- Regulação/inibição de três enzimas – tirosinase, DHICA oxidase e dopacromo-tautomerase – envolvidas na melanogênese.
- Regulação da rede de citocinas, incluindo a endotelina.
- Regulação dos genes relativos à melanogênese.
- Combinação dos mecanismos anteriores.

Embora os despigmentantes disponíveis na atualidade sejam predominantemente pertencentes ao primeiro grupo – regulação/inibição enzimática – o foco da recente pesquisa por novos e melhores clareadores já se concentra no segundo mecanismo, ou seja, a regulação da cadeia de citocinas, o que deve prover eficácia aumentada e despigmentação mais rápida e uniforme.

---

* A melanogênese induzida por ultravioleta é mediada pela liberação de endotelina a partir dos queratinócitos expostos a ultravioleta. Uma vez que a endotelina não possa se ligar a seu receptor no melanócito na presença de extrato de camomila, não é sintetizada melanina adicional. **Observação:** Biowhite®, Melawhite®, Dermawhite HS® – dados de eficácia e toxicidade divulgados pelos fabricantes.

A influência do veículo não deve ser negligenciada na pesquisa por novos e mais eficientes despigmentantes cutâneos.

Em paralelo ao desenvolvimento de novos agentes ativos, metodologia adequada de análise deve ser desenvolvida para possibilitar apropriada quantificação da eficácia despigmentante.

CONSIDERAÇÕES FINAIS

O futuro dos despigmentantes é altamente promissor, incluindo-se métodos mais eficazes e seguros para o clareamento cutâneo.

É importante que se reforcem a informação e a educação das pessoas acerca dos efeitos da radiação UV, que produz não somente distúrbios pigmentares, mas também rugas e câncer. Ao passo que os filtros solares são imprescindíveis para a proteção dos tecidos dérmicos contra os danos imediatos da exposição solar, os despigmentantes auxiliam na prevenção e na eliminação de distúrbios pigmentares que resultem da melanogênese induzida por UV.

QUESTÕES

1. Quais os mecanismos de ação dos principais despigmentantes tópicos?
2. Vitamina C e derivados podem ser úteis à despigmentação cutânea?
3. Quais os principais tipos de despigmentantes de origem natural?
4. Como formular produtos clareadores mais eficazes e seguros?
5. Há alternativas para o uso da hidroquinona como despigmentante cutâneo?

REFERÊNCIAS

1. FITZPATRICK, T. B. An evaluation of effectiveness of azelaic acid as a depigmenting and chemotherapeutic agent. *J. Invest. Dermatol.*, v. 85, n. 3, p. 222-228, 1985.
2. BREATHNACH, A. S. Melanin hyperpigmentation of skin: melasma, topical treatment with azelaic acid, and other therapies. *Cutis*, v. 57, Suppl. 1, p. 36-45, 1996.
3. PROTA, G. Melanins and melanogenesis. *Cosmet. Toil. Carol Stream*, v. 111, n. 5, p. 43-51, v. 1996.
4. IMOKAWA, G. et al. Induction of melanization within hair bulb melanocytes in chinchilla mutant by melanogenic stimulants. *J. Invest. Dermatol.*, v. 91, p. 106, 1988.
5. MISHIMA, Y.; HATTA, S.; OHYAMA, Y.; INAZU, M. Induction of melanogenesis suppression: cellular pharmacology and mode of differential action. *Pigment. Cell Res.*, v. 1, n. 6, p. 367-674, 1988.
6. PASSI, S.; NAZZARO-PORRO, M. Molecular basis of substrate and inhibitory specificity of tyrosinase: phenolic compounds. *B. J. Dermatol.*, v. 104, p. 659-665, 1981.
7. WESTER, R. C.; MELENDRES, J.; HUI, X. et al. Human *in vivo* and *in vitro* hydroquinone topical bioavailability, metabolism and disposition. *J. Toxicol. Environ. Health A.*, v. 54, n. 4, p. 301-317, 1998.
8. KLIGMAN, A. M.; WILLIS, I. A new formula for depigmenting human skin. *Arch. Dermatol.*, v. 111, n. 1, p. 40-48, 1975.
9. KARAMAGI, C.; OWINO, E.; KATABIRA, E. T. Hydroquinone neuropathy following use of skin bleaching creams: case report. *East Afr. Med.*, v. 78, n. 4, p. 223-224, 2001.
10. FEDERAL REGISTER. *Proposed Rules*, v. 71, n. 167, p. 51146-51155, Aug. 29, 2006.
11. FISHER, A. A. Can bleaching creams containing hydroquinone produce leukoderma? (Letter) *J. Am. Acad. Dermatol.*, v. 7, n. 1, p. 134, 1982.
12. BALIÑA, L. M. et al. Eficacia del ácido azelaico vs. hydroquinone en melasma: resultados de un estudio doble ciego multicéntrico. *Arch. Argent Dermatol.*, v. XLI, p. 193-197, 1991.
13. MARTIN, J. P. et al. Estudio clínico doble ciego en el tratamiento del melasma entre ácido azelaico versus hidroquinona. *Med. Cut. I. L. A.*, v. 16, n. 6, p. 511-514, 1988.
14. MITANI, H.; KOSHIISHI, I.; SUMITA, T.; IMANARI, T. Prevention of photodamage in the hairless mouse dorsal skin by kojic acid as an iron chelator. *Eur. J. Pharmacol.*, v. 411, n. 1-2, p. 169, 2001.
15. MINAMI, K. Clinical results of melasma patients treated with kojic acid. *Western Japan Derm.*, v. 44, p. 474-478, 1982.
16. NAKAYAMA, H.; WATANABE, H.; NISHIAKA, K. et al. Treatment of melasma by using kojic acid. *Clin. Dermatol. Japan.*, v. 36, p. 715-722, 1982.
17. NAKAJIMA, M.; SHINODA, I.; FUKUWATARI, Y.; HAYASAEA, H. *Arbutin* increases the pigmentation through mechanisms other than the induction of tyrosinase activity. *Pigment. Cell Res.*, v. 11, n. 1, p. 12-17, 1998.
18. ANDO, H.; FUNASAKA, Y. et al. Possible involvement of proteolytic degradation of tyrosinase in the regulatory effect of fatty acids on melanogenesis. *J. Lipid. Res.*, v. 40, n. 7, p. 1312-1316, 1999.
19. YOSHIMURA, K.; TSUKAMOTO, K.; OKAZAKI, M. et al. Effects of all-trans retinoic acid on melanogenesis in pigmented skin equivalents and monolayer culture of melanocytes. *J. Dermatol. Sci.* v. 27, Suppl. 1, p. S68-S75, 2001.
20. SHIMIZU, K.; KONDO, R.; SAKAI, K. et al. Novel vitamin E derivative with 4-substituted resorcinol moiety has both antioxidant and tyrosinase inhibitory properties. *Lipids.*, v. 36, n. 12, p. 1321-1326, 2001.
21. MASUDA, M.; TEJIMA, T.; TOSHIYUKI, S. Skin lighteners. *Cosm. Toil.*, v. 111, n. 10, p. 65-77, 1996.

LEITURA COMPLEMENTAR

AL-SALEH, I.; AL-DOUSH, I. Mercury content in skin-lightening creams and potential hazards to the health of Saudi Women. *J. Toxicol. Environ. Health*, v. 51, n. 2, p. 123-130, 1997.

ARNDT, K. A.; FITZPATRICK, T. B. Topical use of hydroquinone as a depigmenting agent. *J. Am. Med. Assoc.*, v. 194, n. 9, p. 117-119, 1965.

BALIÑA, L. M.; GRAUPE, K. The treatment of melasma. 20% azelaic acid versus 4% hydroquinone cream. *Int. J. Dermatol.*, v. 30, n. 12, p. 893-895, 1991.

BANOV, D.; PAOLA, M. V. R. V.; RIBEIRO, M. E. Ginkgo biloba na fitocosmética. *Cosm. Toil.*, v. 11, p. 44-48, 1999.

BATTAINI, G.; MONZANI, E.; CASELLA, L.; SANTAGOSTINI, L.; PAGLIARIN, R. Inhibition of the cathecolase activity of biomimetic dinuclear cooper complexes by kojic acid. *J. Biol. Inorg. Chem.*, v. 5, n. 2, p. 262-268, 2000.

BAURIN, N.; ARNOULT, E.; SCIOR, T. et al. Preliminary screening of some tropical plants for anti-tyrosinase activity. *J. Ethnopharmacol.*, v. 82, n. 2-3, p. 155, 2002.

BOWMAN, P. H.; LESHER JR., J. L. Primary multiple miliary osteoma cutis and exogenous ochronosis. *Cutis*, v. 68, n. 2, p. 103-106, 2001.

BUCKS, D. A. W. et al. Percutaneous absorption of hydroquinone in humans: effect of 1-dodecylazacycloheptan-2-one (azone) and the 2-ethylhexyl ester of 4- (dimethylamino) benzoic acid (Escalol 507). *J. Toxicol. Enviroment. Health*, v. 24, n. 3, p. 279-289, 1988.

CABANES, J.; CHAZARRA, S.; GARCIA-CARMONA, F. Kojic acid, a cosmetic skin whitening agent, is a slow-binding inhibitor of catecholase activity of tirosinase. *J. Pharm. Pharmacol.*, v. 46, n. 12, p. 982-985, 1994.

CHAKRABORTY, A. K.; FUNASAKA, Y.; KOMOTO, M. Effect of *arbutin* on melanogenic proteins in human melanocytes. *Pigment. Cell Res.*, v. 11, n. 4, p. 206-212, 1998.

CHOI, S.; LEE, S. K.; KIM, J. E.; CHUNG, M. H. Aloesin inhibits hyperpigmentation induced by UV radiation. *Clin. Exp. Dermatol.*, v. 27, n. 6, p. 513-515, 2002.

CLARYS, P.; BAREL, A. Efficacy of topical treatment of pigmentation disorders with plant hydroquinone glucosides as assessed by quantitative color analysis. *J. Dermatol.*, v. 25, n. 6, p. 412-414, 1998.

COUTEAU, C.; COIFFARD, L. J. Photostability determination of *arbutin*, a vegetable whitening agent. *Farmaco*, v. 55, n. 5, p. 410-413, 2000.

DE CAPRIO, A. P. The toxicology of hydroquinone-relevance to occupational and environmental exposure. *Crit. Rev. Toxicol.*, v. 29, n. 3, p. 83-330, 1999.

DONG-IL, J.; BYEONG-GON, L. et al. Melanogenesis inhibitor from *paper mulberry*. *Cosm. Toil.*, v. 112, n. 3, p. 59-62, 1997.

ENGASSER, P. G.; MAIBACH, H. I. Cosmetic and dermatology: bleaching creams. *J. Am. Acad. Dermatol.*, v. 5, n. 2, p. 143-147, 1981.

FISHER, A. A. Hydroquinone uses and abnormal reactions. *Cutis*, v. 31, n. 3, p. 240-250, 1983.

FITTON, A.; GOA, K. L. Azelaic acid. A review of its pharmacological properties and therapeutic efficacy in acne and hiperpigmentary skin disorders. *Drugs*, v. 41, n. 5, p. 780-798, 1991.

FOX, C. Skin pigmentation. *Cosm. Toil.*, v. 109, n. 7, p. 100-104, 1994.

GARCIA, A.; FULTON JR., J. E. The combination of glycolic acid and hydroquinone or kojic acid for the treatment of melasma and related conditions. *Dermatol. Surg.*, v. 22, n. 5, p. 443-447, 1996.

HAKOZAKI, T.; MINWALLA, L.; ZHUANG, J. et al. The effect of niacinamida on reducing cutaneous pigmentation and supression of melanossome transfer. *Br. J. Dermatol.*, v. 147, n. 1, p. 20-31, 2002.

HAYAKAWA, R.; UEDA, H.; NOZAKI, T. et al. Effects of combination treatment with vitamins C and E on chloasma and pigmented contact dermatitis. A double blind controlled clinical trial. *Acta Vitaminol. Enzymol.*, v. 3, n. 1, p. 31-38, 1981.

HERMANNS, J. F.; PETIT, L.; PIERARD-FRANCHIMONT, C.; PAQUET, P.; PIERARD, G. E. Assessment of topical hypopigmenting agents on solar lentigenes of Asian women. *Dermatology*, v. 204, n. 4, p. 281-286, 2002.

JIMBOW, K. et al. Mechanism of depigmentation by hydroquinone. *J. Invest. Dermatol.*, v. 62, n. 4, p. 436-449, 1974.

JIMBOW, K. N-acetyl-4-s-cisteaminylphenol as a new type of depigmenting agent for the melanoderma of patients with melasma. *Arch. Dermatol.*, v. 127, n. 10, p. 1528-1534, 1991.

JOSEPH, P.; KLEIN-SZANTO, A. J.; JAISWAL, A. K. Hydroquinones cause specific mutations and lead to cellular transformation and in vivo tumorigenesis. *Br. J. Cancer*, v. 78, n. 3, p. 312-320, 1998.

KAKITA, L. S.; LOWE, N. J. Azelaic and glycolic acid combination therapy for facial hyperpigmentation in darker-skinned patients: a clinical comparison with hydroquinone. *Clin Ther.*, v. 20, n. 5, p. 960-970, 1998.

KAMEYAMA, K.; SAKAI, C.; KONDOH, S. Inhibitory effect of magnesium L-ascorbyl-2-phosphate (VC-PMG) on melanogenesis in vitro and in vivo. *J. Amer. Acad. Dermatol.*, v. 34, n. 1, p. 29-33, 1996.

KAWADA, A.; KAMEYAMA, H.; ASAI, M. et al. A new approach to the evaluation of whitening effect of a cosmetic using computer analysis of video-captured image. *J. Dermatol. Sci.*, v. 29, n. 1, p. 10-18, 2002.

KIM, D. S.; KIM, S. Y. et al. Ceramide inhibits cell proliferation through Akt/PKB inactivation and decreases melanin synthesis in Mel-Ab cells. *Pigment. Cell Res.*, v. 14, n. 2, p. 110-115, 2001.

KIM, D. S.; KIM, S. Y.; MOON, S. J. et al. Delayed ERK activation by ceramide reduces melanin synthesis in human melanocytes. *Cell Signal.*, v. 14, n. 9, p. 779-785, 2002.

KIM, Y. M.; YUN, J.; LEE, C. K. et al. Oxyresveratrol and hydroxystilbene compounds. Inhibitory effect on tyrosinase and mechanism of action. *J. Biol. Chem.*, v. 277, n. 18, p. 16340-16344, 2002.

KIMBERLY, Y. I. Use of hydroquinone as a bleaching cream. *Ann Pharmacother.*, v. 27, p. 592-593, 1993.

KINOSITA, R.; ISHIKO, T.; SUGIYAMA, S. et al. Mycotoxins in fermented food. *Cancer Res.*, v. 28, p. 2296-2311, 1968.

KLAUSNER, M.; NEAL, P.; BREYFOGLE, B.; KUBILUS, J. Melanoderma, um tecido epidérmico para avaliar os agentes de clareamento e bronzeamento da pele. *Cosm. Toil.*, v. 12, n. 6, p. 69, 2000.

KOBAYASHI, R.; TAKISADA, M.; SUZUKI, T. et al. Neoagarobiose as a novel moisturizer with whitening effect. *Biosci. Biotechnol. Biochem.*, v. 61, n. 1, p. 162-163, 1997.

KOTSAKI-KOVATSI, V. P.; KOVATSI, L.; KOEHLER-SAMOULIDOU, G. et al. Influence of inositolhexaphosphoric acid (phytic acid) on the cooper distribution in tissues and the excretion of cooper in rats. *J. Trace Elem. Med. Biol.*, v. 14, n. 4, p. 193-197, 2001.

LEI, T. C.; VIRADOR, V. M.; VIEIRA, W. D.; HEARING, V. J. A melanocyte coculture model to assess regulators of pigmentation in vitro. *Anal Biochem.*, v. 305, n. 2, p. 260-268, 2002.

LEVIN, C. Y.; MAIBACH, H. Exogenous ochronosis. An update on clinical features, causative agents and treatment options. *Am. J. Clin. Dermatol.*, v. 2, n. 4, p. 213-217, 2001.

LOGAN, A.; WEATHERHEAD, B. Post-tyrosinase inhibition of melanogenesis by melatonin in hair follicles in vitro. *J. Invest. Dermatol.*, v. 74, n. 1, p. 47-50, 1980.

LU, H.; EDWARDS, C.; GASKELL, S.; PEARSE, A.; MARKS, R. Melanin content and distribution in the surface corneocyte with skin phototypes. *Brit. J. Dermatol.*, v. 135, p. 263-267, 1996.

MAAEDA, K.; FUKUDA, M. *Arbutin*: mechanism of its depigmenting action in human melanocyte culture. *J. Pharm. Exp. Ther.*, v. 276, n. 2, p. 765-769, 1996.

MARKEY, A. C. Confetti-like depigmentation from hydroquinone. *Contact. Dermatitis*, v. 20, n. 2, p. 148-149, 1989.

MATSUBAYASHI, T.; SAKAEDA, T.; KITA, T. et al. Pharmaceutical and clinical assessment of hydroquinone ointment prepared by extemporaneous nonsterile compounding. *Biol. Pharm. Bull.*, v. 25, n. 1, p. 92-96, 2002.

MATSUDA, H.; HIGASHINO, M.; NAKAI, Y. et al. Studies of cuticle drugs from natural sources. IV. Inhibitory effects of some *Arcostaphylos* plants on melanin byosinthesis. *Biol. Pharm. Bull.*, v. 19, n. 1, p. 153-156, 1996.

MAYER-DA-SILVA, A.; GOLLNICK, H.; DETMAR, M. et al. Effects of azelaic acid on sebaceous gland, sebum excretion rate and keratization pattern in human skin. An in vivo and in vitro study. *Acta Derm. Venereol. Suppl. (Stockh.)*, v. 143, p. 20-30, 1989.

MORISAKI, K.; OZAKI, S. Design of novel hybrid vitamin C derivatives: thermal stability and biological activity. *Chem. Pharm. Bull. (Tokyo)*, v. 44, n. 9, p. 1647-1655, 1996.

MORISAKI, K.; OZAKI, S. Synthesis of novel vitamin C phosphodiesters: stability and antioxidant activity. *Carbohydr. Res.*, v. 286, n. 5, p. 123-138, 1996.

NAKAGAWA, M.; KAWAI, K. Contact allergy to kojic acid in skin care products. *Contact Dermatitis*, v. 32, n. 1, p. 9-13, 1995.

NAZARRO-PORRO, M. Azelaic acid. *J. Am. Acad. Dermatol.*, v. 17, n. 6, p. 1033-1041, 1987.

NI, Z.; UM, Y.; GULATI, O. Treatment of melasma with Pycnogenol®. *Phytother. Res.*, v. 16, n. 6, p. 567-571, 2002.

OK-SUB, L.; EUN-JOUNG, K. Aclarado de la piel. *Cosmet. Nuevos*, n. 3, p. 31-36, 1996.

PARRISH, F. W.; WILEY, B. J.; SIMMONS, E. G. et al. Production of aflatoxins and kojic acid by species of Aspergilus and Penicillium. *Appl. Microbial.*, v. 14, p. 139, 1956.

PATHAK, M. A.; FITZPATRICK, T. B.; PARESH, J. A. Treatment of melasma with hydroquinone. *J. Invest. Dermatol.*, v. 76, p. 324-329, 1993.

PENNEY, K. B.; SMITH, C. J.; ALLEN, J. C. Depigmenting action of hydroquinone depends on disruption fundamental cell processes. *J. Invest. Dermatol.*, v. 82, n. 4, p. 308-310, 1984.

PINNELL, S. R.; HUANSHU, Y. et al. Topical L-ascorbic acid: percutaneous absorption studies. *Dermatol. Surg.*, v. 27, n. 2, p. 137-142, 2001.

QUEVEDO JR., W. C.; HOLSTEIN, T. J.; DYCKMAN, J. et al. Inhibition of UVR-induced tanning and immunosupression topical applications of vitamins C and E to the skin of hairless mice. *Pigment. Cell Res.*, v. 13, n. 2, p. 89-98, 2000.

ROSEN, C. F.; SEKI, Y.; FARINELLI, W. et al. A comparison of the melanocyte response to narrow band UVA and UVB exposure in vivo. *J. Invest. Dermatol.*, v. 88, n. 6, p. 774-779, 1987.

SALEEM, M.; ALAM, A.; SULTANA, S. *Asa foetida* inhibits early events of carcinogenesis: a chemopreventive study. *Life Sci.*, v. 68, n. 16, p. 1913-1921, 2001.

SANDOVAL, B. Tratamiento del melasma com ácido kójico. *Folia Dermatol. (Peru).*, v. 10, n. 1, p. 53-56, 1999.

SCHALLREUTER, K. U. A review of recent advances on the regulation of pigmentation in the human epidermis. *Cell Mol. Biol.*, v. 45, n. 7, p. 943-949, 1999.

SCHALLREUTER, K. U.; WOOD, J. W. A possible mechanism of action for azelaic acid in the human epidermis. *Arch. Dermatol. Res.*, v. 282, n. 3, p. 168-171, 1990.

SEIBERG, M.; PAINE, C.; SHARLOW, E. et al. Inhibition of melanosome transfer results in skin lightening. *J. Invest. Dermatol.*, v. 115, n. 2, p. 162-167, 2000.

SHEVLIN, E. J. Skin lightners and bleaching creams. In: BALSAM, M. S.; SAGARIN, E. (eds.). *Cosmetics*. 2. ed., New York: Wiley, v. 1, p. 223-239, 1974.

SHIMIZU, K.; KONDO, R.; SAKAI, K. et al. The skin-lightening effects of artocarpin on UVB-induced pigmentation. *Planta Medica.*, v. 68, n. 1, p. 79-81, 2002.

SMITH, C. J.; O'HARE, K. B.; ALLEN, J. C. Selective cytotoxicity of hydroquinone for melanocyte-derived cells is mediated by tyrosinase activity but independent of melanin content. *Pigment. Cell Res.*, 1, n. 6, p. 386-389, 1988.

SPENCER, M. C. Topical use of hydroquinone for depigmentation. *J. Am. Med. Assoc.*, v. 194, n. 9, p. 114-116, 1965.

SU, E. G. Formulando com branqueadores da pele. *Cosm. Toil.*, v. 11, n. 2, p. 57-63, 1999.

TAGAWA, M. et al. Inhibitory effects of magnesium ascorbyl phosphate on melanogenesis. *IFSCC*, Yokohama, 1992.

TAKEHANA, M.; ITOH, S. Protective effect of magnesium-L--ascorbyl-2-phosphate against skin damage induced UVB irradiation. *Photochem Photobiol.*, v. 64, n. 1, p. 224-228, 1996.

TAKIWAKI, H.; OVERGAARD, L.; SORUP, J. Comparison of narrow band reflectance spectrometric and tristimulus colorimetric measurements of skin colour – 23 anatomic sites evaluated by formaspectrometer and the chromameter CR200. *Skin Pharmacol.*, 7, p. 217-225, 1994.

TEBBE, B. Relevance of oral supplementation with antioxidants for prevention and treatment of skin disorders. *Skin Pharmacol. Appl. Skin Physiol.*, v. 14, n. 5, p. 296-302, 2001.

TOPERT, M.; RACH, P.; SIEGMUND, F. Pharmacology and toxicology of azelaic acid. *Acta Derm. Venereol. Suppl. (Stockh.).*, v. 143, p. 14-19, 1989.

VIRADOR, V. M.; KOBAYASHI, N.; MATSUNAGA, J.; HEARING, V. J. A standardized protocol for assessing regulators of pigmentation. *Anal Biochem.*, v. 270, n. 2, p. 207-219, 1999.

WIECHERS, J. W.; BARLOW, V. Considerações sobre a cor da pele. *Cosm. Toil.*, v. 11, p. 64-69, 1999.

WILKINSON, J. B. Decolorants o aclaradores de la piel. *Cosmetol. Harry*. p. 295-307, 1982.

YABUKAMA, T. Research of new organic acid (kojic acid) which is produced by koji (Malt). *Tokyo Chemist. J. (Tokyo Kagaku Kaishi)*, v. 37, p. 1185, 1916.

YOKOTA, T.; NISHIO, H.; KUBOTA, Y. The inhibitory effect of glabidrin from licorice extracts on melanogenesis and inflammation. *Pigment. Cell Res.*, v. 11, n. 6, p. 355-361, 1998.

YOSHIDA, M.; TAKAHASHI, Y.; INOUE, S. Histamine induces melanogenesis and morphologic changes protein kinase A activation via H2 receptors in human norm melanocytes. *J. Invest. Dermatol.*, v. 114, n. 2, p. 334-342, 2000.

Capítulo 19

Filtros Solares e Fotoprotetores

Emiro Khury

SUMÁRIO

Inicialmente, os filtros solares foram desenvolvidos para prevenção de queimaduras solares, mas hoje são reconhecidos como uma importante estratégia para prevenção ou minimização de lesões benignas e malignas de pele, envelhecimento precoce da pele e imunossupressão causada pelos raios ultravioleta (UV).

As formulações fotoprotetoras possuem em sua composição filtros solares e são usadas topicamente para proteger a pele e seus anexos, evitando ou retardando os efeitos nocivos do sol.

Esses produtos são definitivamente mais eficientes em determinada parte do espectro de luz ultravioleta, ou seja, UVB e podem ser classificados de acordo com o tipo de proteção que oferecem: bloqueio físico ou absorção química da radiação UV. Assim, podem-se definir os fotoprotetores como agentes que atenuam o efeito carcinogênico, por mecanismo de absorção, reflexão ou dispersão da radiação e possivelmente prevenção do fotoenvelhecimento da pele exposta.

HOT TOPICS

- A maioria das moléculas usadas como protetores solares é um composto aromático conjugado com um grupo carbonila e um radical nas posições "orto" ou "para".
- A determinação do fator de proteção solar (FPS) é feita a partir de estudo clínico no qual são utilizados voluntários com tipo de pele claro.
- No que se refere ao produto em si, ainda dentro da embalagem, devem-se considerar associações de componentes que resultem na formação de um sistema estável, resistente a variações térmicas.
- Quando aplicado sobre a pele, o produto deve apresentar bom espalhamento, permitindo a formação de filme homogêneo com íntimo contato com o microrrelevo cutâneo.
- Quanto mais fótons bloqueados pela malha de moléculas dos filtros solares, menor seu número nas camadas profundas da pele, portanto, maior o FPS.
- Os silicones aumentam o espalhamento, reduzem a oleosidade e implementam a resistência à água dos protetores solares.
- O espalhamento do protetor solar sobre a pele ocorre em dois importantes momentos: enquanto a água da emulsão está evaporando e sua presença facilita a aplicação; e após sua evaporação.
- Os emulsionantes são os principais responsáveis pela rápida formação e estabilidade de emulsões.
- O máximo rendimento da associação de filtros pode ser atingido quando se evita misturar filtros com perfis espectrofotométricos semelhantes.

INTRODUÇÃO

Recentemente, pôde-se perceber que houve aumento no volume de informação a respeito dos cuidados que se devem ter ao se expor ao sol.

Certamente está longe do ideal, mas pode-se arriscar dizer que atualmente é maior o número de pessoas que se expõem ao sol com consciência dos danos que estão causando ao seu organismo.

O clima brasileiro, associado aos padrões de saúde e beleza atuais, torna difícil seguir totalmente os conselhos dos especialistas.

Apesar disso, percebe-se que os fabricantes de protetores solares têm introduzido no mercado produtos com fatores de proteção solar maiores e com espectro de atividade mais amplo.

Caso sejam consultados os dados da indústria de alguns anos, buscando definir qual foi o FPS mais representativo do mercado, seria encontrado o fator 8 como, disparadamente, o mais vendido. Pode-se supor que se a pesquisa fosse hoje, poderia ser encontrada uma distribuição maior entre esse fator e o FPS 15, demonstrando que as pessoas podem não ter deixado de apreciar o bronzeado, decorrente da exposição ao sol, mas estão preferindo usar fatores maiores durante a exposição.

De todo o espectro de radiação emitida pelo sol, a faixa que interessa estudar neste capítulo é a do ultravioleta A e B (UVA e UVB). Não serão abordados diretamente seus efeitos fisiológicos e químicos, limitando-se, de forma objetiva, a temas que estão envolvidos no desenvolvimento de um dos sistemas artificiais de proteção mais populares de que se dispõe, os protetores solares tópicos.

A forma com que esses produtos são abordados pela legislação depende de cada país. Nos Estados Unidos, os protetores solares são considerados produtos *over the counter* (OTC), um tipo de "quase medicamento". Na União Europeia, como no Brasil, são regulamentados pela legislação de cosméticos complementada por resoluções, recomendações ou *guidelines* específicos. Os resultados dessas diferenças são percebidos mais claramente quando se observa a agilidade com que as inovações são introduzidas no mercado europeu. Como comparação, destaca-se que nos Estados Unidos somente no volume 62 do Federal Register de 30 de abril de 1997 foram publicadas as regras para o uso da avobenzona em produtos protetores solares, enquanto na Europa este filtro solar já era conhecido há dez anos.

No Brasil, são seguidas as orientações da nova Resolução da Diretoria Colegiada (RDC) nº 161, de 11 de setembro de 2001, que contém a lista de filtros UV permitidos para produtos de higiene pessoal, cosméticos e perfumes, e da RDC nº 79, de 28 de agosto de 2000, que define normas de rotulagem para esses produtos.

A nova lista de filtros solares permitidos no país serviu como base para a coletânea que será apresentada no final deste capítulo, destacando, além dos nomes comerciais, informações importantes de cada um deles para o formulador e para o médico.

MECANISMO DE AÇÃO DOS FILTROS SOLARES

A maioria das moléculas usadas como protetores solares é um composto aromático conjugado com um grupo carbonila e um radical nas posições "orto" ou "para". Essa configuração deve absorver fótons de comprimentos de onda na faixa do UV. Nessa porção do espectro, os comprimentos de onda mais interessantes estão em torno de 308nm, que seria o ponto do espectro que apresenta maior potencial de dano fotobiológico na superfície do planeta. Tais moléculas absorvem radiações nessa faixa e as convertem em outros comprimentos de onda, cujo potencial fotobiológico é menos danoso ao organismo. Dependendo da quantidade e do comprimento de onda da energia absorvida, ela pode ser transformada em radiação infravermelha ou em emissões de fluorescência ou fosforescência na faixa do visível. Essas moléculas são capazes de absorver e transformar essa radiação graças às propriedades específicas decorrentes de sua conformação estrutural e espacial, que permitem compartilhar elétrons ressonantes por quase toda a extensão da molécula. Em alguns casos, em razão da radiação incidente ser muito intensa e muito energética (baixos comprimentos de onda), essas moléculas podem reagir fotoquimicamente, causando sua fratura e perda da atividade protetora. No caso de moléculas com propriedades de isomeria (*cis-trans* ou keto-enol), relatou-se que, juntamente com a mudança do estado isomérico, pode ocorrer alteração no pico do espectro de absorção, podendo modificar sua *performance*. Na prática, isso pode ocorrer após os primeiros minutos de exposição do filtro solar às radiações solares, alterando para mais ou para menos a eficácia do produto.

DETERMINAÇÃO DO FATOR DE PROTEÇÃO SOLAR

A determinação do FPS, número que deve constar em destaque na embalagem dos fotoprotetores comerciais, é feita a partir de estudo clínico no qual são utilizados voluntários com tipos de pele claros (fototipos I, II e III – segundo a classificação de Fitzpatrick). São determinados locais específicos no dorso desses voluntários e estes locais são expostos a uma série de doses controladas de radiação UVB e UVA, geradas por uma fonte de radiação UV que simula o espectro do sol e que tem espectro de emissão regulamentado por normas. O que se observa a partir dessa série de exposições é o aparecimento nos locais de prova, 24h após a exposição, de vários graus de eritema nos voluntários expostos, quando se determina a dose mínima para produzir eritema. A partir dessa dose mínima de eritema, calcula-se uma nova série de exposições com um número "n" vezes mais doses de UV que o usado inicialmente, em que "n" é o FPS esperado do produto testado. Irradia-se o voluntário e observa-se novamente o local irradiado 24h depois, determinando a dose mínima de eritema com o produto. A razão da dose de radiação mínima determinada com o produto e a dose mínima determinada inicialmente (sem produto) tem de ser próxima ou superior ao número "n" usado. Esse procedimento é repetido em vários voluntários. O número de voluntários é determinado em função da metodologia que se utiliza no protocolo clínico. Caso se utilize o protocolo da Food and Drug Administration (FDA) (Estados Unidos), deve-se medir em 20 voluntários o FPS desse produto, o qual será o FPS médio destes voluntários (respeitando os critérios de aprovação do protocolo). Se for utilizado o método da European Cosmetic Toiletry and Perfumery Association (COLIPA), deve-se repetir o teste para dez voluntários e utilizar os critérios de aprovação deste método para determinar o FPS do produto que constará na embalagem.

Existem técnicas *in vitro* que procuram simular a resposta da pele humana e que são geralmente usadas por laboratórios na fase de desenvolvimento dos protetores solares e guiam o formulador, fornecendo ideia do valor do FPS em humanos. Normalmente, essas técnicas utilizam espectrofotômetro contendo esfera de integração. A fonte, geralmente uma lâmpada de gás xenônio, gera um feixe de radiação que é filtrado e corrigido para apresentar perfil semelhante ao sol. A energia produzida pela fonte passa através de um substrato sintético, no qual se aplicam $2mL/cm^2$ do produto a ser testado (mesma quantidade aplicada no protocolo em humanos). A esfera de integração é de fundamental importância nesse caso, pois consegue capturar e medir a luz espalhada pelos filtros inorgânicos. Normalmente se utiliza como substrato o Transpore® *tape* (*tape* cirúrgico da 3M®) colado sobre anteparo especial. Outro tipo de substrato, o Vitroskin®, procura também simular os efeitos do microrrelevo cutâneo sobre a película formada pelo produto aplicado. Esse tipo de equipamento mede a absorção óptica do fotoprotetor e, a partir dos valores obtidos nos comprimentos de onda da faixa do UVB, calcula-se matematicamente o FPS do produto. Como todo teste *in vitro*, esse método tem sua limitação e pode ser usado como ferramenta no desenvolvimento de fotoprotetores sem finalidade de comprovar sua eficácia biológica.

Esses equipamentos também podem ser utilizados para o cálculo de alguns dos parâmetros que estão sendo sugeridos para expressar a *performance* de um protetor solar na faixa do UVA. Métodos como a determinação do comprimento de onda crítico ou da relação UVA/UVB, entre outros, podem expressar seus resultados por estrelas ou porcentagem e são calculados automaticamente pelo *software* que acompanha os equipamentos.

É importante destacar a grande dificuldade de se correlacionar os resultados obtidos pelas técnicas *in vitro* com os obtidos por protocolos preconizados por FDA e COLIPA. Isso tem como base o fato de que o FPS de um produto se relaciona, primeiramente, à produção de eritema e à capacidade que um produto pode possuir de atenuá-lo. Outro fator relaciona-se à *performance* desse produto sobre a pele, sofrendo a influência do grau de dispersão dos ingredientes ativos no interior da película formada sobre a pele e do impacto do microrrelevo cutâneo sobre o espalhamento, entre outros. E, nesse campo, os modelos experimentais usados nas técnicas *in vitro* ainda não obtiveram êxito em reproduzir.

Fato que é bom lembrar, quando se trata dessas técnicas, é que dois produtos que contêm a mesma quantidade e tipo de filtros solares podem não ter o mesmo FPS.

FORMULANDO PROTETORES SOLARES

Formuladores têm desenvolvido grande variedade de protetores solares sob diversas formas cosméticas, como géis, óleos, bastões, aerossóis, pomadas ou emulsões. Existem vários fatores que determinam qual seria a melhor combinação de componentes para um protetor solar, dependendo inclusive dos critérios financeiros e de *marketing* do projeto. Considerando somente o ponto de vista técnico, os componentes que merecem especial atenção para garantir o desenvolvimento de um bom produto seriam os filtros solares, os emolientes e os emulsificantes da formulação. Os outros componentes, tais como conservantes, umectantes ou fragrâncias, têm também seu papel no resultado final do desenvolvimento, principalmente quando é analisada a relevância com que devem ser consideradas a cosmeticidade e a compatibilidade dermatológica do produto.

A escolha adequada de cada um desses componentes torna-se mais complexa se for considerada a necessidade de contemplar não somente as características do produto em si, dentro da sua embalagem, mas sua *performance* durante e após a aplicação sobre a pele, na qual, de fato, revelará suas propriedades mais importantes.

No que se refere ao produto em si, ainda dentro da embalagem, devem-se considerar associações de componentes que resultem na formação de um sistema estável, resistente a variações térmicas e choques mecânicos, com seu conjunto de propriedades específicas relativamente constantes e dentro dos parâmetros estabelecidos pelo formulador durante o prazo de validade proposto para o produto. Devem produzir um produto visualmente agradável, com aparência compatível à forma cosmética escolhida: se emulsão, pode apresentar superfície brilhante e homogênea; se óleo, deve-se apresentar homogêneo e sem sedimentos, bem como compatível com o material do qual é composta a embalagem.

Quando aplicado sobre a pele, deve apresentar bom espalhamento, permitindo a formação de filme homogêneo com íntimo contato com o microrrelevo cutâneo (Fig. 19.1).

Esses componentes devem se combinar de forma a assegurar também boa dispersão das partículas dos filtros solares. Os dois principais fatores relacionados à boa *performance* de protetores solares altamente eficientes (que apresentam concentrações relativamente baixas de filtros

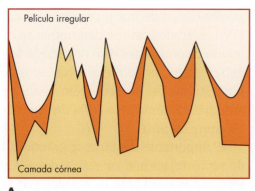 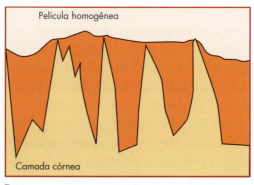

Figura 19.1 – (*A*) Película irregular. (*B*) Película homogênea, que resulta de produtos com bom espalhamento.

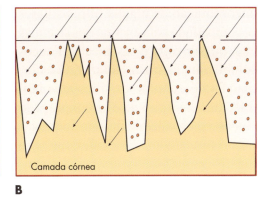

Figura 19.2 – (A e B) O bloqueio de fótons pela malha de moléculas dos filtros solares difere entre si. Em A há maior comprometimento das camadas profundas da pele do que em B.

solares e altos fatores de proteção) são a espessura e a homogeneidade do filme formado sobre a pele e a boa dispersão das partículas no interior deste filme, evitando-se a formação de aglomerados. Quanto maior a dispersão das partículas, maior a probabilidade de que ocorra a captura dos fótons de energia UV que incidem sobre elas. Quanto mais fótons bloqueados pela malha de moléculas dos filtros solares, menor seu número nas camadas profundas da pele, portanto, maior o FPS (Fig. 19.2).

Como se pode perceber, é fundamental para o formulador dominar corretamente esses materiais. Em razão disso, muitos laboratórios de desenvolvimento preferem determinar uma relação específica de componentes conhecidos pela sua equipe e somente empregar novos componentes após dedicar o tempo necessário para conhecer todas as suas características.

Não excluindo a importância dos demais ingredientes, serão destacados neste capítulo os três mais importantes para a *performance* dos protetores solares: emolientes, emulsionantes e filtros solares.

EMOLIENTES

Existem várias categorias de emolientes oleosos usados em protetores solares: ésteres, ceras, ácidos e álcoois graxos, óleos minerais, silicones, etc.

Quanto aos ésteres, existem algumas regras básicas para seu uso, que parecem merecer consenso entre os formuladores:

- Quando a cadeia oleosa aumenta:
  - O éster é mais viscoso.
  - Torna-se mais difícil de emulsionar.
  - Produz sensação mais oleosa ao tato.
  - Fica menos polar, o que pode influenciar na efetividade dos filtros solares.
- Ramificação da cadeia aumenta:
  - Quanto mais ramificado o éster, mais seca a sensação ao tato.
  - Fica menos polar.
- Insaturação:
  - Quanto mais insaturada a cadeia, menos polar.
  - Mais difícil de emulsionar.
  - Mais evanescente durante o espalhamento.

Ceras e álcoois graxos interferem na viscosidade aparente do produto, como também na sensação ao tato. Quanto maior o ponto de fusão, maior o impacto na viscosidade e mais "ceroso" o toque na pele. Os álcoois graxos são conhecidos formadores de cristais líquidos, que são estruturas identificadas facilmente sob microscopia óptica e que estão relacionadas com a estabilidade das emulsões, favorecendo a padronização da *performance* do produto acabado durante seu prazo de validade.

Os silicones formam grande grupo de polímeros com características diversas em decorrência da heterogeneidade de tamanho e formato das cadeias. Aumentam o espalhamento, reduzem a oleosidade e implementam a resistência à água dos protetores solares. Podem interferir negativamente na incorporação de alguns filtros solares na emulsão, competindo pela energia dos sistemas emulsionantes ou pelo espaço nas micelas. Poucos silicones solubilizam os filtros solares. O ciclopentasiloxano 245 é exemplo de silicone volátil de peso molecular em torno de 371, empregado para implementar o espalhamento sem aumentar a oleosidade; o dimeticona 200/350, com peso molecular em torno de 10.000, é tradicionalmente usado na formulação magistral. Ambos solubilizam muito fracamente a maioria dos filtros solares, não contribuindo para o aumento da *performance* dos produtos.

É possível fazer penetrar um filtro solar no interior das camadas superficiais da pele em consequência da capacidade de alguns emolientes atuarem como promotores desta penetração. Não há consenso entre os pesquisadores se essa penetração seria desejável para os protetores solares. Uma possibilidade seria de que, ao penetrarem mais profundamente na camada córnea, poderiam aumentar a estabilidade e a durabilidade da atividade protetora. Por outro lado, considerando-se os aspectos toxicológicos pode-se correlacionar a dificuldade de controlar essa penetração a efeitos de intolerância cutânea, algumas vezes apresentados por esses produtos. De modo geral, os emolientes podem atuar de maneiras diferentes dependendo do tamanho da sua molécula e da concentração usada na formulação. Seu uso em protetores solares é importante, pois estão diretamente ligados ao grau de espalhamento do produto na pele. A *performance* do protetor solar depende da forma como é aplicado. Muitas pessoas, além de empregar quantidade insuficiente, não têm paciência (ou conhecimento) para espalhá-lo corretamente, deixando áreas desprotegidas, comprometendo a *performance* do produto. O emprego de emolientes deve buscar minimizar essa questão, facilitando a aplicação, permitindo o fácil contato com as irregularidades do relevo cutâneo e, em determinadas condições, conseguindo homogeneizar o filme protetor à custa de suas propriedades de capilaridade. O espalhamento do protetor solar sobre a pele ocorre em dois importantes momentos: enquanto a água da emulsão está evaporando e sua presença facilita a aplicação; e após sua evaporação, quando o espalhamento depende do "esfregamento" aplicado à pele pelo usuário e das características físico-químicas das interfaces óleo/pele e óleo/ar.

Outro fator importante para a escolha dos emolientes é resultado de estudos da estabilidade dos protetores solares com acompanhamento do FPS durante o prazo de validade do produto. Em algumas formulações em que os filtros solares encontram-se precariamente solubilizados, alguns deles, com o passar do tempo e sob condições normais de estocagem, podem se precipitar ao interior da emulsão, formando cristais e provocando a redução do FPS do produto. Um bom procedimento nesse caso é o estudo da solubilidade dos filtros solares escolhidos, tanto sozinhos como associados, nos emolientes da formulação. Ingredientes, como carbonato de caprilila ou isononanoato de cetoestearila, podem facilitar a solubilização de alguns filtros solares, aumentando sua estabilidade e incrementando sua *performance* em razão da boa distribuição das partículas dos filtros sobre a pele.

EMULSIONANTES

Esses componentes influenciam tanto na *performance* do produto, quando aplicado sobre a pele, como na estabilidade da formulação no interior da embalagem.

Os emulsionantes são os principais responsáveis pela rápida formação e estabilidade de emulsões. Podem contribuir para uma boa distribuição das fases da emulsão, formando micelas regulares que assegurem estabilidade ao sistema e à distribuição homogênea das partículas dos filtros solares.

Relaciona-se aos emulsionantes a aplicação de conceitos tecnológicos clássicos, que pode começar com Griffin e sua noção de equilíbrio hidrófilo-lipófilo (EHL), até as micro ou nanoemulsões e temperatura de inversão de fase.

Um fator que deve ser considerado para a escolha do sistema emulsionante é que a maioria dos filtros solares apresenta valores de tensão superficial mais altos que os dos emolientes geralmente usados neste tipo de produto. A energia requerida para estabilizar o sistema é maior, conduzindo logicamente o formulador à aparente necessidade de empregar maiores concentrações de emulsionantes de alto EHL.

Esse caminho pode resultar em formulações relativamente boas e estáveis, mas caso sejam considerados outros fatores importantes para os protetores solares, como resistência à água e compatibilidade cutânea, revela-se um dos desafios mais instigantes desta categoria de produtos. Não há ainda solução perfeita para esse desafio, porém, há excelentes caminhos relatados pela literatura para minimizar essa dificuldade.

Um deles é o uso de aditivos reológicos: carbômeros, crospolímero de acrilatos e acrilato de alquila C10-30; hidroxietilceluloses; gomas naturais: xantana, guar (*Cyamopsis tetragonoloba*), glicomananas ou os amidos de batata e milho modificados. Minimizam a necessidade dos emulsionantes tradicionais, permitindo variar a viscosidade e incrementar a estabilidade dessas emulsões. Muitos deles conferem vantagens adicionais do ponto de vista sensorial, tornando as formulações menos untuosas ao toque. Podem influenciar no espalhamento do produto, pois também atuam como reguladores da evaporação da água da formulação e ainda, em alguns casos, reduzindo a penetração cutânea de alguns componentes, mitigando o potencial irritante do produto.

Como referido anteriormente, a resistência à água é um dos atributos que sofre influência dos emulsionantes empregados na formulação. Para que um protetor solar, que declara ser resistente à água, seja efetivo, é evidente que se deve manter aderido à pele por algum tempo, quando em contato com água ou mesmo quando ocorre transpiração. Sob essas condições é desejável que o

Tabela 19.1 – Composição de loção protetora solar resistente à água

Loção protetora solar FPS-15 *in vitro*	%	Formas cosmiátricas
Diestearato de metilglicose poliglicerila-3	2,5	Emulsionante/espessante
Triglicerídeo cáprico/caprílico	5	Emoliente
Etilexil triazona	5	Filtro solar
Benzofenona 3	2	Filtro solar
Propilenoglicol	3	Umectante
Carbômero 5984	0,05	Espessante
Fenoxietanol, metil, etil, propil e butilparabenos	0,2	Conservante
Água	82,25	Solvente
Loção protetora solar FPS-12 resistente à água	**%**	
Água	67,8	Solvente
Propilenoglicol	5	Umectante
Hidroxipropil metilcelulose	0,1	Espalhamento
Trietanolamina	0,2	Neutralizante
EDTA Na^2	0,1	Quelante
Diazolidinil ureia, metil e propilparabeno	0,3	Conservante
Benzoato de alquila C12-15	3	Emoliente
Estearato de butila	3	Emoliente
Miristato de miristila	4	Emoliente
Oleato de sorbitano	0,1	Emulsionante
Crospolímero de acrilatos e acrilato de alquila C10-30	0,2	Emulsionante/espessante
Carbômero (Ultrez 10)	0,2	Espessante
Dióxido de titânio e palmitato de octila	2,3	Filtro solar
Metoxicinamato de octila	7	Filtro solar
4-metilbenzilideno cânfora	5	Filtro solar

EDTA = ácido etilenodiaminotetracético; FPS = fator de proteção solar.

filme formado sobre a pele não volte a emulsionar com facilidade. Para conseguir isso são usados emulsionantes lipídicos e/ou polímeros emulsionantes, que, após sua deposição sobre a pele, se tornam resistentes à formação de uma nova emulsão. Podem ser citadas como exemplo algumas alquilmetilglicoses ou os acrilatos de alquila crospolímeros, que constam na Tabela 19.1.

FILTROS SOLARES

Associação de Filtros Solares

Diversos autores citam as vantagens da associação de filtros solares para boa *performance* do produto. As principais associações empregam filtros lipossolúveis e hidrossolúveis ou filtros UVB e UVA. Segundo nossa experiência, as maiores vantagens estão em associar filtros solares que se complementam, do ponto de vista de seu perfil de atividade espectrofotométrica. Cada componente da associação deve ser considerado pelo seu perfil de atividade característico e a melhor combinação ocorrerá quando se escolhem componentes que, em seu conjunto, produzem o espectro que se deseja para o produto final.

O espectro de atividade ideal deve considerar o FPS que se deseja que o produto tenha e a abrangência ou amplitude da ação que geralmente deve se estender para além da faixa do UVB.

A partir dos filtros solares relacionados no final deste capítulo, são possíveis inúmeras associações, porém, algumas premissas devem ser perseguidas com determinação caso se deseje obter produto eficiente. O máximo rendimento da associação de filtros pode ser atingido quando se evita misturar filtros com perfis espectrofotométricos semelhantes. Quanto maiores forem as diferenças entre eles melhor será o rendimento da associação de filtros. As diferenças mais desejáveis estão na intensidade com que esses filtros absorvem em determinados comprimentos de onda e na amplitude do perfil abrangendo áreas diferentes do espectro UV. Como exemplo, a associação de octil triazona e salicilato de metila é interessante, pois aproveita a alta *performance* a 314nm do octil triazona com o perfil amplo e "achatado" da curva espectrofotométrica do salicilato de metila, produzindo perfil alto (grande potencial de absorção) e amplo (o espectro pode se estender por vários comprimentos de onda).

Outra premissa a destacar é a de que não basta misturar filtros solares com perfis complementares, é necessário que esta mistura leve em consideração as proporções ideais de cada um, nas quais suas características desejáveis se manifestam de forma mais adequada. Uma associação de 5% de salicilato de metila e 2% de octil triazona apresentará perfil de atividade diferente caso invertam-se as concentrações dos filtros.

Outro dado importante é que altas quantidades de filtros solares nem sempre garantem associações vantajosas se comparadas com o uso de somente um de seus componentes; portanto, é recomendável o estudo dos perfis espectrofotométricos dos filtros isolados e das associações, experimentando-se diversas proporções e concentrações, buscando o conhecimento necessário antes de iniciar sua incorporação aos outros componentes da formulação.

Para esse estudo podem-se usar técnicas relativamente simples que empregam espectrofotômetros UV-Vis munidos de câmaras de quartzo, pelas quais são determinados os índices de absorbância e traçados os perfis de atividade nos comprimentos de onda de 200 a 400nm.

Esse tipo de análise instrumental é útil somente na fase em que se buscam informações sobre os ingredientes isolados, pois sofre a interferência de diversas variáveis da formulação, o que a torna inadequada para o desenvolvimento do produto.

Relação de Filtros Solares

A RDC nº 237 de 22 de agosto de 2002 – *Regulamento Técnico sobre Protetores Solares em Cosméticos* – trata das definições gerais aplicadas aos produtos protetores solares. Nessa resolução, que estava sendo revisada na época da finalização deste capítulo, a Agência Nacional de Vigilância Sanitária (ANVISA) define categorias de produtos com base no FPS e textos de rotulagem obrigatórios. Na RDC nº 47 de 16 de março de 2006, os formuladores brasileiros têm 38 moléculas disponíveis para uso em protetores solares tópicos.

Tabela 19.2 – Solubilidade, picos de absorbância e espectro de absorbância dos principais componentes de proteção solar

Nomenclatura	Caracterização/concentração	Estrutura química/absorbância
1. **INCI:** *camphor benzalkonium methosulfate* **Nome:** sulfato de metila de N, N, N-trimetil-4-(2,oxoborn-3- -ilidenometil) anilínio **Nomes comerciais:** Mexoryl SO	**Proteção:** UVB **Máxima concentração autorizada:** 6%	**Absorbância:** 590 E1%, 1cm, 284nm
2. **INCI:** *terephtalylidene dicamphor sulfonic acid (and salts)* **Nome:** 3, 3'-(1, 4-fenilenodimetileno) bis (ácido 7, 7-dimetil-2-oxo-biciclo-(2.2.1) 1-heptilmetanossulfônico e seus sais **Nomes comerciais:** Mexoryl SX	**Proteção:** UVA **Máxima concentração autorizada:** 10% (expresso como ácido) **Solubilidade:** solúvel em água	**Absorbância:** 750 E1%, 1cm, 347nm em etanol
3. Avobenzona **INCI:** *butyl methoxy dibenzoil methane* **Nome:** 1-(4-terc-butilfenil)-3-(4- -metoxifenil) propano-1, 3-diona **Nomes comerciais:** Parsol 1789 Eusolex 9020 Uvinul BMBM	**Proteção:** UVA **Máxima concentração autorizada:** 5% **Aparência:** pó amarelado **Solubilidade:** A: insolúvel OM: 1% TCC: 11% AB: 13% AE (96%): 2% OD: 8% PG: 0,2%	**Absorbância:** 1.100 – 1.180 E1%, 1cm, 357nm em etanol

(Continua)

Tabela 19.2 – Solubilidade, picos de absorbância e espectro de absorbância dos principais componentes de proteção solar (*Continuação*)

Nomenclatura	Caracterização/concentração	Estrutura química/absorbância
4. **INCI:** *benzylidene camphor sulfonic acid and salts* **Nome:** ácido alfa-(2-oxoborn-3--ilideno) tolueno-4-sulfônico e seus sais de potássio, sódio e trietanolamina **Nomes comerciais:** Mexoryl SL	**Proteção:** UVB **Máxima concentração autorizada:** 6% (expresso como ácido)	Absorbância: 860 E1%, 1cm, 294nm

5.
Octocrileno
INCI: *octocrylene*
Nome: 2-ciano-3, 3′-difenilacrilato de 2-etilexila
Nomes comerciais:
  Parsol 340
  Eusolex OCR
  Uvinul N 539T
  Escalol 597
  Neo Heliopan 303
	Proteção: UVB
	Máxima concentração autorizada: 10% (expresso como ácido)
	Aparência: líquido viscoso amarelado
	Solubilidade:
	A: insolúvel
	OM: 5%
	TCC: miscível
	AB: miscível
	AE (96%): solúvel
	PG: insolúvel
		Absorbância: 340 – 370
		E1%, 1cm, 303nm em etanol

6. Cinoxato **INCI:** *cinoxate* **Nome:** 4-metoxicinamato de 2-etoxietila **Nomes comerciais:** Phiasol	**Proteção:** UVB **Máxima concentração autorizada:** 3% **Aparência:** líquido viscoso **Solubilidade:** A: insolúvel PG: 5% AE: miscível ES: miscível OV: miscível	Absorbância: 825 E1%, 1cm, 308nm
7. Benzofenona-8 **INCI:** *benzophenone-8* **Nome:** 2, 2′-di-hidroxi-4--metoxibenzofenona **Nomes comerciais:**	**Proteção:** UV **Máxima concentração autorizada:** 3% **Solubilidade:** A: insolúvel OM: 1% AE (96%): solúvel PG: solúvel	Absorbância: 380 – 300 E1%, 1cm, 284/327nm

Filtros Solares e Fotoprotetores – **301**

Tabela 19.2 – Solubilidade, picos de absorbância e espectro de absorbância dos principais componentes de proteção solar (*Continuação*)

Nomenclatura	Caracterização/concentração	Estrutura química/absorbância
8. Antranilato de metila **INCI:** *methyl antranilate* **Nome:** 2-aminobenzoato de 5-metil-2-(1-metil etil) cicloexanol **Nomes comerciais:** Neo Heliopan MA	**Proteção:** UVA **Máxima concentração autorizada:** 10% (expresso como ácido) **Aparência:** líquido viscoso amarelo **Solubilidade:** A: insolúvel OM: insolúvel TCC: solúvel AB: miscível AE (96%): solúvel PG: insolúvel	**Absorbância:** 190 E1%, 1cm, 335nm em etanol
9. Salicilato de trietanolamina **INCI:** *tea salicilate* **Nome:** salicilato de trietanolamina **Nomes comerciais:**	**Proteção:** UVB **Máxima concentração autorizada:** 12% **Solubilidade:** A: solúvel OM: insolúvel AE (96%): solúvel PG: solúvel	**Absorbância:** 120 E1%, 1cm, 298nm
10. Ácido fenilbenzimidazol sulfônico **INCI:** *phenylbenzylimidazole sulfonic acid and sodium, potassium, tea salts* **Nome:** ácido 2-fenilbenzimidazol-5-sulfônico e seus sais de potássio, sódio e trietanolamina **Nomes comerciais:** Parsol HS Eusolex 232 Neo Heliopan Hydro	**Proteção:** UVB **Máxima concentração autorizada:** 8% (expresso como ácido) **Aparência:** pó branco **Solubilidade:** (sal de trietanolamina) A: solúvel OM: 5% TCC: insolúvel AE (96%): solúvel PG: solúvel	**Absorbância:** 920 E1%, 1cm, 302nm em etanol
11. Metoxicinamato de octila **INCI:** *ethylhexyl methoxycinnamate* **Nome:** 4-metoxicinamato de 2-etil-hexila **Nomes comerciais:** Parsol MCX Eusolex 2292 Uvinul MC 80 Escalol 557 Neo Heliopan AV Tinosorb OMC	**Proteção:** UVB **Máxima concentração autorizada:** 10% **Aparência:** líquido amarelado **Solubilidade:** A: insolúvel OM: solúvel TCC: solúvel AB: miscível AE (96%): solúvel PG: 1% ES: miscível OV: 50%	**Absorbância:** 835 – 865 E1%, 1cm, 310nm em etanol

(*Continua*)

Tabela 19.2 – Solubilidade, picos de absorbância e espectro de absorbância dos principais componentes de proteção solar (*Continuação*)

Nomenclatura	Caracterização/concentração	Estrutura química/absorbância

12.
Oxibenzona
INCI: *benzophenone-3*
Nome: 2-hidroxi-4--metoxibenzofenona
Nomes comerciais:
  Eusolex 4360
  Uvinul M40
  Escalol 567
  Neo Heliopan BB
  Tinosorb B3
	Proteção: UVB
	Máxima concentração autorizada: 10%
	Aparência: pó amarelo claro
	Solubilidade:
	  A: insolúvel
	  OM: 5%
	  TCC: miscível 3%
	  AB: miscível 12%
	  AE (96%): solúvel
	  PG: insolúvel
		Absorbância: 630/400
		E1%, 1cm, 286/324nm

13.
Benzofenona-4
INCI: *benzophenone-4 (acid)*
Nome: ácido 2-hidroxi-4--metoxibenzofenona-5-sulfônico
Nomes comerciais:
  Uvinul MS-40
  Escalol 577
  Uvasorb S5
	Proteção: UVB
	Máxima concentração autorizada: 10%
	  (expresso como ácido)
	Aparência: pó amarelado
	Solubilidade:
	  A: solúvel
	  OM: insolúvel
	  AE (96%): 2%
	  PG: solúvel 15%
		Absorbância: 440/360
		E1%, 1cm, 286/324nm

14.
Benzofenona-5
INCI: *benzophenone-5 (Na)*
Nome: ácido 2-hidroxi-4-metoxibenzofenona-5-sulfonato de sódio (sulisobenzona sódica)
Nomes comerciais:
  Uvinul MS-40
  Escalol 577
  Uvasorb S5
	Proteção: UVB
	Máxima concentração autorizada: 5%
	  (expresso como ácido)
	Aparência: pó amarelado
	Solubilidade:
	  A: solúvel
	  OM: insolúvel
	  AE (96%): 2%
	  PG: solúvel 15%
		Absorbância: 430/345
		E1%, 1cm, 285/323nm

Tabela 19.2 – Solubilidade, picos de absorbância e espectro de absorbância dos principais componentes de proteção solar (*Continuação*)

Nomenclatura	Caracterização/concentração	Estrutura química/absorbância
15. PABA **INCI:** PABA **Nome:** ácido 4-aminobenzoico **Nomes comerciais:** *4-aminobenzoic acid,* Pure Merck	**Proteção:** UVB **Máxima concentração autorizada:** 15% **Aparência:** cristais amarelados **Solubilidade:** A: solúvel OM: insolúvel TCC: insolúvel AE (96%): solúvel PG: insolúvel	Absorbância: 266 E1%, 1cm, 1.070nm em água
16. Salicilato de homomentila **INCI:** *homosalate* **Nome:** salicilato de homomentila **Nomes comerciais:** Eusolex HMS Neo Heliopan HMS	**Proteção:** UVB **Máxima concentração autorizada:** 15% **Aparência:** líquido viscoso **Solubilidade:** A: insolúvel OM: miscível TCC: miscível AE (96%): miscível PG: insolúvel	Absorbância: 162 – 184 E1%, 1cm, 305nm em metanol
17. **INCI:** *polyacrylamidomethyl benzylidene camphor* **Nome:** Polímero de N-{(2 e 4) [(2-oxoborn-3-ilideno) metil] benzil} acrilamida **Nomes comerciais:** Mexoryl SW	**Proteção:** UVB **Máxima concentração autorizada:** 6% **Aparência:** pó branco	Absorbância: 297nm
18. Dióxido de titânio **INCI:** *titanium dioxide* **Nome:** dióxido de titânio **Nomes comerciais:** Eusolex T, T-2000, T-AQUA Uvinul TiO2 Covascreen TI Solaveil CT-100	**Proteção:** UVB e UVA **Máxima concentração autorizada:** 25% **Aparência:** pó branco	Absorbância:
19. **INCI:** PEG-25 PABA **Nome:** N-etoxi-4-aminobenzoato de etila **Nomes comerciais:** Uvinul P-25 Unipabol U-17	**Proteção:** UVB **Máxima concentração autorizada:** 10% **Aparência:** pasta amarela **Solubilidade:** A: solúvel	Absorbância: 160 – 180 E1%, 1cm, 309nm em água. $x + y + z = 25$ mol EO

(*Continua*)

Tabela 19.2 – Solubilidade, picos de absorbância e espectro de absorbância dos principais componentes de proteção solar (*Continuação*)

Nomenclatura	Caracterização/concentração	Estrutura química/absorbância
20. Padimato-O **INCI:** *octyl dimethyl PABA or ethylhexyl dimethyl PABA* **Nome:** 4-dimetil-aminobenzoato de 2-etil-hexila **Nomes comerciais:** Escalol 507 Eusolex 6007	**Proteção:** UVB **Máxima concentração autorizada:** 8% **Aparência:** líquido **Solubilidade:** A: solúvel OM: miscível TCC: miscível AB: miscível AE (96%): solúvel	**Absorbância:**
21. Salicilato de octila **INCI:** *octyl salicilate (or) ethylhexyl salicilate* **Nome:** salicilato de 2-etil-hexila **Nomes comerciais:** Neo Heliopan OS Escalol 587 Eusolex OS	**Proteção:** UVB **Máxima concentração autorizada:** 5% **Aparência:** líquido amarelado **Solubilidade:** A: insolúvel TCC: solúvel OM: solúvel AE (96%): solúvel	**Absorbância:** 165 – 185 E1%, 1cm, 305nm em metanol
22. **INCI:** *isoamyl p-methoxycinnamate* **Nome:** 4-metoxicinamato de isopentila **Nomes comerciais:** Neo Heliopan E-1000	**Proteção:** UVB **Máxima concentração autorizada:** 10% **Aparência:** líquido amarelado **Solubilidade:** A: insolúvel TCC: solúvel OM: solúvel AE (96%): solúvel	**Absorbância:** 980 E1%, 1cm, 307-308nm em metanol
23. **INCI:** *methyl benzylidene camphor* **Nome:** 3-(4'-metilbenzilideno)-d--l-cânfora **Nomes comerciais:** Neo Heliopan MBC Parsol 5000 Eusolex 6300 Uvinul MBC 95	**Proteção:** UVB **Máxima concentração autorizada:** 4% **Aparência:** pó branco **Solubilidade:** A: insolúvel TCC: solúvel OM: solúvel AE (96%): solúvel	**Absorbância:** 930 – 990 E1%, 1cm, 299nm em etanol

Tabela 19.2 – Solubilidade, picos de absorbância e espectro de absorbância dos principais componentes de proteção solar (*Continuação*)

Nomenclatura	Caracterização/concentração	Estrutura química/absorbância
24. INCI: *3-benzylidene camphor* Nome: 3-benzilideno cânfora Nomes comerciais: Mexoryl SD	Proteção: UVB Máxima concentração autorizada: 2%	Absorbância:

25.
Octil triazona
INCI: *octyl triazone or ethylhexyl triazone*
Nome: 2, 4, 6-trianilin--(p-carbo-2'-etil-hexil-1'-oxi)-1, 3, 5-triazina
Nomes comerciais:
  Uvinul T-150
	Proteção: UVB
	Máxima concentração autorizada: 5%
	Aparência: pó branco amarelado
	Solubilidade:
	  A: insolúvel
	  TCC: solúvel
	  OM: miscível
	  AE (96%): solúvel
	  Óleos polares: solúvel
		Absorbância: 1550 – 1662
		E1%, 1cm, 314nm em etanol

26.
Óxido de Zinco
INCI: *zinc oxide*
Nome: óxido de zinco
Nomes comerciais:
  Z-Cote e Z-Cote HP-1
  Neo Heliopan Zinc Oxid e Neo Heliopan Zinc Oxid NDM
  Covascreen ZN
  Óxido de Zinco
	Proteção: UVB e UVA
	Máxima concentração autorizada: 25%
	Aparência: pó branco
	Solubilidade:
	  A: insolúvel
	  TCC: insolúvel
	  OM: insolúvel
	  AE (96%): insolúvel
		Absorbância:

27. INCI: *drometrizole trisiloxane* Nome: 2-(2H-benzotriazol--2-il)-4-metil-6-{2-metil-3--(1,3,3,3,-tetrametil-1--((trimetilsilil) oxi)-disiloxanil) propil} fenol Nomes comerciais: Mexoryl – XL	Proteção: UVB e UVA Máxima concentração autorizada: 15% Aparência: pó brancov	Absorbância: 310/300 E 1%,1cm, 303/341nm

(*Continua*)

Tabela 19.2 – Solubilidade, picos de absorbância e espectro de absorbância dos principais componentes de proteção solar (*Continuação*)

Nomenclatura	Caracterização/concentração	Estrutura química/absorbância
28. Butamido triazona de dietilexila **INCI:** *dioctyl butamidotriazone or diethylexyl butamidotriazone* **Nome:** ácido benzoico, 4,4'-[[6-[[4-[[(1,1-dimetil-etil) amino] carbonil] fenil] amino]--1,3,5-triazina-2,4-diil] diimino] bis-bis (2-etil-hexil) **Nomes comerciais:** Uvasorb HEB	**Proteção:** UVB **Máxima concentração autorizada:** 10% **Aparência:** pó branco **Solubilidade:** A: insolúvel TCC: solúvel 50% OM: 1% AE (96%): solúvel 50% ES: solúvel 50% OV: solúvel	Absorbância: 1.470 E1%, 1cm, 311nm em etanol
29. **INCI:** *methylene bis--benzotriazonyl tetramethylbutylphenol* **Nome:** 4-2,2'-metileno-bis-6--(2H-benzotriazol-2-il)-4--(tetrametil-butil)-1,1,3,3-fenol metileno bis-benzotriazolil tetraetil butil fenol **Nomes comerciais:** Tinosorb M	**Proteção:** UVA e UVB **Máxima concentração autorizada:** 10% **Aparência:** dispersão líquida branca **Solubilidade:** A: dispersível TCC: insolúvel OM: insolúvel	Absorbância: 400/495 E1%, 1cm, 305/360nm em água
30. **INCI:** *bisimidazylate disodium phenyl dibenzimidazole tetrasulfonate* **Nome:** sal monossódico do ácido 2,2'-bis-(1,4-fenileno)-1H--benzimidazol-4,6-dissulfônico **Nomes comerciais:** Neo Heliopan APC	**Proteção:** UVA **Máxima concentração autorizada:** 10% (expresso em ácido) **Aparência:** líquido branco (dispersão comercial) **Solubilidade:** A: dispersível TCC: insolúvel OM: insolúvel	Absorbância: 600 E1%, 1cm, 357nm em água
31. **INCI:** *anisotriazine bis--ethylhexyloxyphenol methoxyphenyl triazine* **Nome:** (1,3,5)-triazina-2,4-bis {[4-(2-etil-hexiloxi)-2-hidroxi]--fenil}-6-(4-metoxifenil) **Nomes comerciais:** Tinosorb S	**Proteção:** UVB e UVA **Máxima concentração autorizada:** 10% **Aparência:** pó amarelado **Solubilidade:** A: insolúvel TCC: 12% A: 25% ES: 6 – 9%	Absorbância:

Tabela 19.2 – Solubilidade, picos de absorbância e espectro de absorbância dos principais componentes de proteção solar (*Continuação*)

Nomenclatura	Caracterização/concentração	Estrutura química/absorbância
32. INCI: *polysilicone-15* Nome: *dimethico-diethylbenzalmalonate* **Nomes comerciais:** Parsol SLX	**Proteção:** UVB **Máxima concentração autorizada:** 10% **Aparência:** líquido incolor **Solubilidade:** A: insolúvel TCC: solúvel ES: solúvel	Absorbância: 160 – 190 E1%, 1cm, 312nm n. aprox. 60 R = CH^3 (aprox. 92,1 – 92,5%)
33. INCI: *diethylamino hydroxy benzoyl hexyl benzoate* Nome: *2-(4-diethylamino-2--hydroxybenzoyl)-benzoic acid hexylester* **Nomes comerciais:** Uvinul A Plus	**Proteção:** UVA **Máxima concentração autorizada:** 10% **Aparência:** pó cristalino amarelado **Solubilidade:** A: insolúvel TCC: solúvel ES: solúvel	Absorbância: 910/940 E1%, 1cm, 354nm

A = água; AB = C12-15 alquil benzoato; AE = álcool etílico; ES = ésteres; INCI = International Nomenclature of Cosmetic Ingredient; OD = oleato de decila; OM = óleo mineral; OV = óleos vegetais; PG = propilenoglicol; TCC = triglicerídeo cáprico caprílico; UV = ultravioleta.

Esses componentes foram selecionados a partir das listas positivas adotadas pela União Europeia e pela FDA dos Estados Unidos. Estão relacionados segundo um número de ordem, pelo seu nome químico em português e pelo nome na International Nomenclature of Cosmetic Ingredient (INCI) e apresentam a concentração máxima autorizada no nosso país para uso em protetores solares tópicos.

Para que seja mais útil aos profissionais envolvidos no desenvolvimento ou na prescrição de filtros solares, utilizamos essa lista como base para reunir algumas informações importantes sobre cada um desses compostos (Tabela 19.2). Ao lado do seu número de ordem encontramos o nome pelo qual o composto é conhecido (se houver). Em seguida, os nomes INCI e químico em português e os nomes pelos quais são comercializados. Sob o item "proteção" citamos a faixa do espectro de atividade que predomina no composto, resumidamente como UVB, UVA, ou ambos. A máxima concentração autorizada segundo a legislação brasileira e indicações da aparência e da solubilidade do composto. Os dados de solubilidade foram obtidos junto aos fabricantes e reunidos de forma a contemplar em uma mesma fonte informações normalmente encontradas dispersas na literatura de cada um. Em seguida, incluímos os picos de absorbância que caracterizam os compostos e as condições da obtenção destes, a estrutura química e finalmente o modelo do espectro de absorção de cada um dos componentes. Na ausência de alguns dos itens relacionados anteriormente, considere que a informação não pode ser obtida em tempo hábil ou não houve condições para a análise instrumental necessária.

QUESTÕES

1. Quais são as principais funções das moléculas utilizadas como fotoprotetores?
2. Como é realizada a determinação do FPS?

3. Quais são os fatores que determinam a melhor combinação de componentes para um protetor solar?
4. Como deve ser escolhida a embalagem que irá conter o fotoprotetor?
5. Quais são os dois principais fatores relacionados à boa *performance* de protetores solares altamente eficientes?

LEITURA COMPLEMENTAR

BENSON, H. A. Assessment and clinical implications of absorption of sunscreens across skin. *Am. J. Clin. Dermatol.,* v. 1, n. 4, p. 217-224, Jul./Aug. 2000.

CAMBON, M.; ISSACHAR, N.; CASTELLI, D.; ROBERT, C. An in vivo method to assess the photostability of UV filters in a sunscreen. *J. Cosmet. Sci.,* v. 52, n. 1, p. 1-11, Jan./Feb. 2001.

CATÁLOGOS e Boletins Técnicos gentilmente cedidos pelas empresas: Merck, Ciba, Haarmann e Reimer, Roche e ISP.

DIFFEY, B. L. Sunscreens and UVA protection: a major issue of minor importance. *Photochem. Photobiol.,* v. 74, n. 1, p. 61-63, Jul. 2001.

DIFFEY, B. L.; TANNER, P. R.; MATTS, P. J.; NASH, J. F. In vitro assessment of the broad-spectrum ultraviolet protection of sunscreen products. *J. Am. Acad. Dermatol.,* v. 43, n. 6, p. 1024-1035, 2000.

FEDERAL Register, v. 58, n. 90, Wednesday, May 12, 1993. Sunscreen Drug Products for Over-the-Counter Human Use; Tentative Final Monograph; Proposed Rules.FEDERAL Register, v. 64, n. 98, Friday, May 21, 1999: Sunscreen Drug Products for Over-the-Counter Human Use; Final Monograph

GERS-BARLAG, H. et al. Multicenter comparison of sunscreens by in vitro determination of relative parameters. In: XXI IFSCC INTERNATIONAL CONGRESS, 2000. Florence, Italy. *Proceedings of XXI IFSCC International Congress,* 2000, p. 366-371.

JOHNCOCK, W.; LANGNER, R. Advances in UVA photoprotection via a novel water soluble UVA absorbing BIS-phenylbenzimidazole derivative. In: XXI IFSCC INTERNATIONAL CONGRESS, 2000. Florence, Italy. *Proceedings of XXI IFSCC International Congress,* 2000, p. 372-377.

KHURY, E. et al. Desenvolvimento de fotoprotetores com alta eficiência. In: IX ENCONTRO BRASILEIRO DE QUÍMICOS COSMÉTICOS, 1994. São Paulo. *Anais do IX Encontro Brasileiro de Químicos Cosméticos,* 1994.

LOWE, N. J.; SHAATH, N. A. *Sunscreens: development, evaluation and regulatory aspects.* New York: Marcel Dekker, 1990.

SHAATH, N. A. *The Encyclopedia of Ultraviolet Filters.* Carol Stream: Allured, 2007.

SUN Products, Protection and Tanning: Cosmetics and Toiletries Magazine. Carol Stream: Allured, 1988.

THE EUROPEAN COSMETIC TOILETRY AND PERFUMERY ASSOCIATION (COLIPA). *Sun Protection Factor Test Method,* ref. 94/289. Brussels: Colipa, Oct. 1994.

Capítulo 20

Excipientes e Sistemas de Veiculação

Álvaro Luiz Gomes

SUMÁRIO

Excipiente ou **veículo**, por definição, é toda substância que se emprega para incorporar ou dissolver princípios ativos. Modificando-se os excipientes, podem-se ter distintos resultados terapêuticos.

A consistência, o conteúdo de água e óleo, a dispersão, o pH e a estabilidade do veículo fazem com que o princípio ativo entre em contato, em grau maior, com a superfície cutânea.

Neste capítulo serão estudadas as diversas formas e preparações usadas para veicular os fármacos e os ativos dermatológicos na cosmiatria.

HOT TOPICS

- A cosmetologia é a ciência que se preocupa em entender e desenvolver os cuidados estéticos para uma pele saudável.
- Emulsões, géis e fluidos são componentes que ajudam a construir os "veículos cosmiátricos".
- As emulsões são dispersões de um líquido aquoso ou oleoso em outro líquido, respectivamente oleoso ou aquoso.
- Os umectantes são substâncias com grande capacidade de retenção de água em razão das pontes de hidrogênio.
- Os componentes oleosos de uma emulsão serão responsáveis por características muito importantes como sensação tátil, emoliência, hidratação, permeação cutânea dos ativos e espalhamento.
- Os emulsificantes são os tensoativos capazes de contribuir para a estabilização físico-química da emulsão.
- As pomadas são composições de consistência mole, constituídas de materiais gordurosos ou serosos.
- As pastas diferem das pomadas por conter pós incorporados na massa gordurosa ou serosa.
- A palavra "gel" representa estado de fluidez de determinado corpo.
- Um bom veículo é fundamental no tratamento da celulite.

INTRODUÇÃO

Conceitos Importantes: Cosmiatria, Cosmetologia e Cosmecêutica

O termo "cosmiatria" surgiu no final da década de 1950 na Europa, quando foi introduzido por um dermatólogo chamado Auriel Voina. O que se buscava com esse novo campo de estudo era compreender e desenvolver excipientes e preparações magistrais cada vez melhores para veicular os fármacos e os ativos dermatológicos utilizados pelos médicos.

A cosmiatria, desde então, vem buscando aprender e se aproximar de sua prima-irmã, a "cosmetologia", no que diz respeito ao conhecimento dos veículos e excipientes.

A cosmetologia é a ciência que se preocupa em entender e desenvolver os cuidados estéticos para uma pele saudável ou, no máximo, com pequenas disfunções como hidratação precária, acne, excesso de oleosidade, sinais de envelhecimento e outras. Os instrumentos da cosmetologia são restringidos pelas legislações de cada país, pois em diferentes pontos do planeta há várias definições acerca do que é considerado um ativo cosmético ou um fármaco. Nos Estados Unidos e no Japão existem classes intermediárias de substâncias respectivamente chamadas de *over the counter* (OTC) e *quasi-drugs*.

Desde o início da década de 1980, Albert Kligman, outro dermatologista, vinha buscando expandir as fronteiras da cosmetologia com o surgimento da chamada "cosmecêutica", termo que ele mesmo foi o primeiro a utilizar.

Embora com a função de ampliar os horizontes da cosmetologia, no Brasil e na maior parte do mundo a cosmecêutica ainda é cosmetologia. Até o momento não há regulamentação delimitando o campo de ação da cosmecêutica. No entanto, o grande legado da cosmecêutica tem sido fazer com que a ciência cosmética seja repensada e que suas dimensões atuais sejam delineadas. No nosso entendimento, as três dimensões da cosmetologia moderna ou da cosmecêutica são:

- *Preocupação com a eficácia do produto*: o desempenho do produto deve ser testado e seus mecanismos de ação conhecidos. Deve haver também compromisso com a verdade, em que os dizeres do produto esclareçam o consumidor sobre seus reais efeitos e os cuidados que deve tomar ao utilizar o cosmético.
- *Preocupação com a segurança*: a segurança de um cosmecêutico é orientada tanto para o consumidor (toxicidade, irritabilidade, comedogenicidade, sensibilização, fotossensibilização) como para a própria formulação (estabilidade do veículo e dos ativos contidos nele, compatibilidade entre seus ingredientes, estabilidade microbiológica) e também para o meio ambiente (degradabilidade, biodegradabilidade, matérias-primas de fontes renováveis).
- *Preocupação com a percepção sensorial do produto*: as características sensoriais do cosmecêutico devem ser tais que o consumidor goste de usá-lo em razão de espalhamento, odor, sensação tátil, facilidade de aplicação, etc.

Como já mencionado, a cosmiatria busca aprender com a moderna cosmecêutica, porém, deve sempre levar em consideração algumas diferenças importantes:

- A cosmiatria envolve cuidados estéticos não apenas com a pele sã, mas também com a pele enferma ou em tratamento médico.
- O foco principal da cosmiatria está nos ativos e nas suas técnicas de uso. Esses ativos não estão restritos às listas de ingredientes de uso cosmético, mas também fármacos, medicamentos e ativos em concentrações maiores que as permitidas para uso puramente cosmético.
- O veículo, embora ocupe papel aparentemente secundário na cosmiatria, vem ganhando cada vez mais importância e os profissionais que dominam as técnicas de incorporação dos ativos em sistemas e fórmulas magistrais cosmiátricas são cada vez mais valorizados.
- Preparações cosmiátricas não são manufaturadas como as preparações cosméticas. São produzidas em número muito menor de unidades e, em muitos casos, não necessitam ter a mesma durabilidade em prateleira.
- O conceito de "consumidor" de uma preparação cosmiátrica é totalmente diferente do "consumidor" de um produto cosmético, sendo, na maioria das vezes, "paciente" e/ou "médico".

Papel do Veículo

Neste capítulo serão abordados os componentes que ajudam a "construir" os veículos cosmiátricos, ou seja, as emulsões, os géis, os fluidos e outros. Porém, a primeira pergunta que se deve responder é: quais são as verdadeiras funções dos veículos? São muitas as respostas e dependem, em alguns casos, de situações particulares; no entanto, há algumas funções que podem ser consideradas como as principais:

- *Potencializar a ação do ativo*: esta atuação pode se dar por diferentes mecanismos – o veículo pode melhorar a permeação cutânea do ativo ou promover uma liberação controlada. Pode ainda aumentar o tempo de permanência do ativo na pele ou atuar sinergicamente com o ativo, tornando-o uma forma de melhor desempenho (por exemplo, ajustando o pH do meio para um pH adequado ao ativo).
- *Proteger o ativo*: em alguns casos, o ativo pode ser lábil em contato com o ar, ou em meio aquoso, ou em determinado pH. Nesses casos, cabe ao veículo oferecer, também, proteção ao ativo.
- *Proteger a pele da aplicação do ativo*: muitas vezes, o princípio ativo não pode ser aplicado diretamente ou deve ser aplicado em conjunto com emolientes que suavizam sua ação em contato com a pele.
- *Melhorar as condições de aplicação do ativo*: nesse caso, o veículo realiza essa ação promovendo melhor espalhamento, melhor homogeneidade e facilidade na aplicação e aspecto sensorial agradável.
- *Algumas vezes, o próprio veículo é o produto cosmiátrico completo*: há situações em que o veículo, mesmo sem ter ativos importantes, é o produto desejado. São exemplos os produtos para massagem, produtos para limpeza da pele, auxiliares em técnicas instrumentais (géis, fluidos condutores, etc.).

Assim, pode ser observado que o veículo não é mero coadjuvante nas preparações cosmiátricas. Neste capítulo, serão estudados os diferentes veículos, seus principais componentes e casos particulares de utilidade no tratamento cosmiátrico e na medicina estética.

PRINCIPAIS FORMAS COSMIÁTRICAS UTILIZADAS EM MEDICINA E TRATAMENTO ESTÉTICO

Cremes e Emulsões

As emulsões são conhecidas do homem há muito tempo. Produtos como a maionese e o leite fazem parte do dia a dia de todos. Entre os produtos cosmiátricos, as emulsões são apresentadas na forma de cremes, loções cremosas, emulsões, leites, etc.

As emulsões são dispersões de um líquido aquoso ou oleoso em outro líquido, respectivamente oleoso ou aquoso. A fase dispersa é chamada descontínua ou interna e a fase dispersante, contínua ou externa. Assim, há emulsões de água em óleo (A/O), em que a água forma gotículas na fase contínua que é o óleo, e emulsões de óleo em água (O/A), nas quais o óleo está dividido em gotículas ou glóbulos de pequeno tamanho em uma fase contínua aquosa.

A utilização das emulsões em preparações cosmiátricas e seu sucesso se devem aos seguintes fatores:

- *Capacidade de combinação de substâncias que seriam imiscíveis entre si*: com as emulsões podem ser feitas as mais diferentes combinações de substâncias de caráter oleoso ou aquoso.
- *Elegância na apresentação*: é o ponto alto de uma emulsão; seu aspecto, na maioria das vezes leitoso, podendo ser brilhante, levemente azulado, branco ou colorido, sua consistência sempre adequada às necessidades a que se dispõe e a cremosidade tão desejada por todos.
- *Economia*: com o controle adequado dos componentes da fase oleosa e da aquosa, pode-se obter efetividade desejada com boa economia.

Como a emulsão é uma mistura de líquidos imiscíveis, é termodinamicamente instável. No entanto, para diminuir a energia necessária para a emulsificação e dar a ela maior estabilidade físico-química, são usados os agentes emulsificantes. Os agentes emulsificantes ou emulsionantes têm caráter tensoativo e se colocam na interface entre as gotículas da fase dispersa e a fase contínua, diminuindo a tensão interfacial e promovendo maior resistência das gotículas à coalescência (agregação de duas ou mais gotículas formando uma maior).

Para modificar características das emulsões, muitas outras substâncias podem ser incorporadas, por exemplo, espessantes, conservantes, fragrâncias, umectantes, etc. Será comentado rapidamente cada um desses componentes.

Componentes de uma Emulsão

Umectantes

São substâncias com grande capacidade de retenção de água em razão de pontes de hidrogênio, servindo para evitar que as emulsões percam água em demasia durante sua estocagem e aplicação na pele. Os mais usados são o propilenoglicol, a glicerina, o sorbitol e, atualmente, os derivados de alquil glicosídeos (por exemplo, o Glucam® E-20 da Amerchol®). Outros umectantes muito usados são etilenoglicol, lactato de sódio, ureia, ácido carboxílico pirrolidona-sódio (PCA-Na, *pyrrolidone carboxilic acid-sodium*), lactamida MEA e acetamida MEA. Entre os umectantes mais populares, a glicerina é o mais higroscópico, seguida pelo propilenoglicol e pelo sorbitol. Os cremes que mais precisam de umectantes são os O/A de natureza iônica, pois a perda de água nestas emulsões é maior. Muitos formuladores também optam pela incorporação de umectantes em emulsões para a pele com o intuito de auxiliar a hidratação cutânea. É interessante mencionar que esse mecanismo de hidratação não é o mais eficiente (depende, por exemplo, da umidade relativa do ar) e também o fato de que o propilenoglicol, quando utilizado em dosagens grandes (superiores a 5%), pode desencadear irritações, uma vez que potencializa a permeação cutânea de outros ativos da formulação.

Componentes da Fase Oleosa

Os componentes oleosos de uma emulsão serão responsáveis por características muito importantes como sensação tátil, emoliência, hidratação, permeação cutânea dos ativos e espalhamento. Essas e muitas outras propriedades de uma emulsão estarão ligadas à escolha dos componentes de sua fase oleosa (e neste momento se deterá mais no estudo das emulsões O/A, embora a maioria dos conceitos aqui descritos possa ser aplicada às emulsões A/O). Há quem diga que a alma de uma emulsão é sua fase oleosa.

Existe uma gama bastante diversificada de componentes oleosos usados em formulações cosméticas e, entre as principais funções químicas, podem ser citadas:

- *Hidrocarbonetos*: os principais hidrocarbonetos são os óleos minerais como as vaselinas sólidas e líquidas de diferentes viscosidades e as parafinas. São também utilizados o esqualeno, as isoparafinas e o dioctilcicloexano de origem sintética. Os óleos minerais sólidos possuem bom efeito oclusivo sobre a pele, barrando a perda transepidermal de água e, a partir de uma concentração mais elevada na emulsão (15% ou mais), proporcionam o efeito barreira (hidrorrepelência), embora deem sensação bastante graxa à emulsão. O esqualeno e as isoparafinas são preferíveis pelos formuladores modernos por oferecerem sensação mais agradável com toque mais seco.
- *Álcoois graxos*: entre os álcoois graxos líquidos à temperatura ambiente e que atuam como emolientes estão os álcoois laurílico e oleílico e os ramificados octildodecanol e álcool isocetílico. Os mais utilizados acabam sendo os ramificados por apresentarem uma série de vantagens, como melhor estabilidade química, melhor poder dissolvente para princípios ativos, sensação tátil mais agradável (toque mais seco) e boa permeação cutânea.

- *Ésteres*: os ésteres usados em emulsões constituem uma gama variada de emolientes. São combinações entre álcoois graxos de cadeias média e curta e ácidos orgânicos e muitos resultados são possíveis. Os ésteres em geral apresentam boas características de espalhamento, permeação cutânea, solubilização de ativos e sensação tátil na pele. Entre os principais ésteres estão os do álcool isopropílico (miristato de isopropila, palmitato de isopropila, lanolato de isopropila e outros), do álcool octílico (palmitato de octila, estearato de octila, octanoato de octila), do álcool decílico, butílico e outros. Entre as características que diferenciam o desempenho dos ésteres entre si estão o tamanho da cadeia e o seu tipo (se é ramificada ou linear). De modo geral, a viscosidade, a sensação na aplicação, o espalhamento e a absorção estarão relacionados com o tamanho da cadeia, tendo para cadeias menores (com peso molecular menor) menor viscosidade, sensação menos graxa, maior espalhamento e permeação cutânea e, para cadeias maiores (com maior peso molecular), maior viscosidade, sensação mais graxa e oleosa, menor espalhamento e menor permeação cutânea. Algumas dessas características, no entanto, mudam se a cadeia graxa que forma o éster for ramificada (ésteres isopropílicos, isocetílicos e octílicos); os ésteres de cadeia ramificada possuem menor sensação graxa e maior espalhamento que um equivalente em peso molecular e linear; aumenta também, nesse caso, para os ésteres ramificados, o seu poder solubilizante. Se os ésteres atingirem um peso molecular elevado a ponto de tornarem-se sólidos, ter-se-ão as conhecidas ceras, com propriedades um pouco diferentes dos ésteres líquidos e com poder de agregar consistência à formulação.
- *Triglicerídeos*: são produtos da reação entre os ácidos graxos e a glicerina. Essa classe de emolientes é muito bem representada pelos óleos vegetais (com exceção do óleo de jojoba, que é na verdade uma composição de ésteres). Existem também disponíveis no mercado alguns triglicerídeos reconstituídos e purificados, como é o caso dos triglicerídeos dos ácidos cáprico/caprílico e uma terceira chave dentro deste grupo são as manteigas naturais constituídas basicamente de triglicerídeos poli-insaturados (manteigas de cacau, de karité, de cupuaçu, etc.). A origem dos triglicerídeos e a sua inocuidade são ótimos apelos para seu uso em emulsões; suas características em termos de viscosidade, espalhamento e sensação tátil seguem basicamente as mesmas regras aplicadas para os ésteres; no entanto, por serem de origem natural, possuem em alguns casos muitas ligações duplas em suas cadeias orgânicas, fazendo com que necessitem ser bem conservados com a ação de antioxidantes para evitar a rancificação (oxidação de óleos).
- *Silicones*: são alternativas modernas como emolientes. Apresentam efeito barreira (de 2 a 5%), toque não graxo, ótima compatibilidade com a pele e inocuidade; possuem também ação antiespumante, *antitacking* (antipegajosidade) e lubrificante. Entre os mais usados estão as dimeticonas, as ciclometiconas (também chamadas de silicones voláteis), as emulsões de silicone, as resinas, as feniltrimeticonas e as dimeticonas copolióis. A ampla versatilidade dos silicones necessitaria de estudo bem mais aprofundado e cabe aqui registrar o seu crescente uso nas emulsões.
- *Outros*: alguns emolientes têm sido amplamente usados em diversas aplicações nas fases oleosas das emulsões; entre eles, podem ser citados a lanolina e derivados (álcoois de lanolina, ésteres, frações da lanolina, etc.), os éteres (éter dicaprílico, perfluoropoliéteres e outros), os esteróis (colesterol, fitosteróis) e uma série de novos emolientes que surgem a cada ano para amplificar cada vez mais o poder de ação das emulsões e dos demais produtos cosméticos.

Agora que foram comentadas as diferentes funções químicas dos principais emolientes, é importante ressaltar alguns aspectos relativos às

Tabela 20.1 – Viscosidade de alguns óleos

Emoliente	Viscosidade
Óleo de amêndoas	65
Óleo de rícino	> 70
Miristato de isopropila	10
Palmitato de isopropila	10
Óleo mineral 70	70
Óleo mineral 180	180
Dimeticona 100	100
Dimeticona 350	350

propriedades desses emolientes, independentemente de sua função química. Aqui será feito um rápido estudo de alguns desses aspectos:

- *Viscosidade*: sabe-se hoje que a viscosidade dos componentes oleosos tem relação direta com a viscosidade da emulsão (quanto maior a viscosidade da fase, maior a viscosidade da emulsão), principalmente para sistemas cuja fase oleosa é a externa. Observar as viscosidades de alguns óleos (Tabela 20.1).
- *Poder solubilizante*: os melhores solubilizantes são os álcoois de cadeia ramificada como o octildodecanol e o álcool isocetílico. Também são bons solventes alguns ésteres como o oleato de decila e o PEG-7 glicerilcocoato. De modo geral, os melhores solubilizantes são também os que têm melhor permeação cutânea, cadeia curta, ramificada e toque seco.
- *Caráter oleoso*: os óleos de maior caráter graxo são os hidrocarbonetos não ramificados (vaselina, óleos minerais), ésteres não saturados e triglicerídeos de cadeia longa. Possuem menor permeação cutânea, tempo de residência maior na superfície da pele (muito indicados para produtos de massagem), espalham pouco e deixam a pele brilhante.
- *Poder de dispersibilidade*: é o poder de dar espalhamento a um creme. Quanto maior o poder de dispersibilidade ou de espalhamento de um óleo, menor seu caráter oleoso. Como exemplos de alguns emolientes de grande dispersibilidade têm-se: oleato de decila, palmitato e miristato de isoproprila, organofluorados e silicones.
- *Polaridade*: a polaridade dos óleos influi na solubilização de ativos, na interação destes com os emulsificantes e, consequentemente, na estabilidade da emulsão. O número que expressa a polaridade de um óleo é sua constante dielétrica; no entanto, para fins práticos, podem ser classificados em 4 categorias: não polares, de baixa polaridade, de média polaridade e de alta polaridade (Tabela 20.2).

Tabela 20.2 – Polaridade de alguns emolientes

Emoliente	Polaridade
Óleos vegetais	Polar
Triglicerídeos, ácidos cáprico/caprílico	Polar
Dicrapato/dicrapilato de propilenoglicol	Polar
Erucato de oleíla	Polar
Oleato de decila	Média
Coco-caprilato/caprato	Média
Isonanoato de cetoestearila	Média
Estearato de isocetila	Média
Octil dodecanol	Baixa
Álcool isocetílico	Baixa
Éter dicrapílico	Baixa
Dioctil ciclo-hexano	Apolar
Óleos minerais	Apolar

Emulsificantes

São os tensoativos capazes de contribuir para a estabilização físico-química da emulsão. Podem ser classificados como emulsificantes primários e secundários e há também as chamadas bases autoemulsificantes. Os emulsificantes primários são aqueles considerados mais importantes para a estabilização do sistema em questão, quer seja óleo em água ou água em óleo. Os emulsificantes secundários são aqueles que contribuem para a estabilização provocada pelo emulsificante primário. Esse papel é um tanto relativo e pode ser mudado; por exemplo, um emulsificante primário para uma emulsão água em óleo geralmente se torna secundário em um sistema óleo em água. As bases autoemulsificantes são aquelas que agregam, a um emulsificante primário, agentes de consistência como álcoois graxos, ésteres e ceras. Os emulsificantes primários mais usados em emulsões são predominantemente de quatro tipos: aniônicos, catiônicos, não iônicos e poliméricos; será estudado um pouco de cada uma dessas classes.

Equilíbrio Hidrófilo-lipófilo dos Tensoativos

Uma das formas de se avaliar os tensoativos é considerando o chamado equilíbrio hidrófilo-lipófilo (EHL). O EHL depende da estrutura química do tensoativo e é uma representação da afinidade do tensoativo pela fase oleosa ou pela fase aquosa. O sistema EHL foi desenvolvido por Griffin em 1948. Pode-se estimar o valor de EHL de um tensoativo de várias maneiras. Uma delas é a interação do tensoativo com a água (Tabela 20.3).

O EHL de um tensoativo revela seu comportamento também no que diz respeito à formação de emulsões. Os tensoativos de baixo valor de EHL (até 6) favorecem a formação de emulsões A/O, enquanto os tensoativos de alto EHL (a partir de 8) favorecem a formação de emulsões O/A.

Estruturas Lamelares nas Emulsões: Cristais Líquidos

O modo como os tensoativos se reúnem ao redor das gotículas da fase dispersa em uma emulsão forma uma estrutura molecular organizada chamada micela. Na verdade, as micelas não são as únicas estruturas moleculares organizadas nas emulsões. Tensoativos e outras substâncias polares formam também estruturas lamelares na fase externa de emulsões óleo em água. Essas estruturas lamelares são chamadas de cristais líquidos e a presença delas altera algumas propriedades das emulsões óleo em água:

- Melhoram a estabilidade dos sistemas O/A.
- Tendem a aumentar a viscosidade das emulsões.
- Diminuem a velocidade de evaporação da água da fase externa (pois parte desta água fica presa nas estruturas lamelares).
- Modificam a velocidade de liberação da fase oleosa no momento da aplicação da emulsão (podem aumentar ou diminuir a velocidade, dependendo de como os emolientes ficam "presos" ou "livres" nas estruturas lamelares).

Tabela 20.3 – Estimativa do valor de equilíbrio hidrófilo-lipófilo (EHL) de um tensoativo pela sua interação com a água

Comportamento do tensoativo	Faixa de EHL
Não dispersível em água	1 – 3
Dispersão pobre	3 – 6
Dispersão leitosa após agitação forte	6 – 8
Dispersão leitosa estável	8 – 10
Dispersão clara e translúcida	10 – 13
Soluções límpidas	> 13

Emulsificantes Aniônicos

Geralmente, são sais de alquil sulfatos, ésteres fosfóricos ou ácidos graxos saponificados, por isso são bastante dependentes do pH para manter o equilíbrio adequado entre a forma ácida e a forma sal. Podem formar estruturas lamelares de cristal líquido com grandes quantidades de água e óleo não ligados, fazendo com que essas emulsões tenham facilidade para perder água por evaporação; mas por outro lado, a liberação de óleo para a pele também é mais rápida. Apresentam maior potencial de irritação em relação aos emulsificantes não iônicos e este fato é mais relevante para os alquil sulfatos e sais de ácidos graxos (sabões). Serão estudados alguns exemplos desse grupo:

- *Sais de ácido esteárico*: em geral, o ácido esteárico, para ser usado como emulsificante, é parcialmente neutralizado com hidróxidos de sódio ou potássio ou trietanolamina até pH variando de 7 a 8 ou mais, dependendo das características desejadas. O conjunto ácido esteárico/estearato pode formar estruturas lamelares e dar grande estabilidade às emulsões; deslocando-se o equilíbrio para o ácido esteárico (abaixando o pH), obtém-se maior consistência, porém, a emulsão perderá o brilho e poderá apresentar grumos de ácido esteárico não emulsificado; deslocando-se o equilíbrio em favor do estearato (aumentando o pH), serão obtidas emulsões mais brilhantes, mais fluidas, mas que em um extremo podem apresentar efeito espumógeno e maior potencial de irritação (pH e quantidade de tensoativos maiores); por isso, é importante o equilíbrio entre as formas com um pH adequado. As quantidades de uso variam de acordo com o pH, mas são comuns as quantidades de 0,5 a 5%.

- *Alquil sulfatos de sódio*: o mais usado em emulsões é o cetil estearil sulfato de sódio combinado com álcool cetoestearílico; na verdade, esse produto é um dos últimos remanescentes dos chamados cremes "Lanette" e é uma base autoemulsificante (como o Lanette WB® da Cognis®). Com esse produto obtêm-se cremes tipo O/A de aspecto homogêneo e brilhante. As quantidades de uso variam de 5 a 12%. Um ponto a ser considerado é seu potencial irritante, uma vez que estudos mostram que monômeros de alquil sulfato podem se ligar a proteínas da pele causando irritação. A facilidade de preparo dos cremes é seu ponto forte.
- *Ésteres fosfóricos de álcoois graxos*: estes produtos estão sendo modernamente introduzidos no mercado. Os apelos principais são a afinidade e a semelhança com os fosfolipídeos cutâneos. Entre os produtos comercializados no mercado, vamos nos ater apenas a dois exemplos: o primeiro é uma mistura de álcoois cetílico e estearílico com ésteres fosfóricos destes álcoois. Foi desenvolvido inicialmente pela Croda® para ser um emulsificante resistente a meios alcalinos (e realmente o é) com capacidade para depositar grandes quantidades de fase oleosa sobre cabelo ou pele. Alguns estudos posteriores foram realizados no sentido de medir seu poder de espalhamento e desempenho em protetores solares. Segundo os resultados obtidos, apesar de um poder de espalhamento baixo, apresentou bom desempenho em diversos outros itens, inclusive associando seu poder de espalhamento a um poder de otimização do fator de proteção solar (FPS) em protetores solares. O segundo exemplo é o cetil fosfato de potássio. Entre seus principais apelos estão a não agressividade à pele, a textura e a grande capacidade de estabilizar emulsões com baixas dosagens (0,25 a 0,5%), apesar de seu uso como emulsificante primário ser em dosagens de 1 a 3%.

Emulsificantes Catiônicos

Neste grupo encontra-se o clássico cloreto de cetil trimetil amônio, os modernos catiônicos de cadeia longa e a nova série de quaternários, os ésteres quaternizados chamados Esterquats®. Entre as principais características desses emulsificantes estão:

- *Cloreto de cetil trimetil amônio*: várias marcas estão à disposição no mercado, em concentrações de 25, 29 e 50%. São tradicionalmente usados em condicionadores capilares e cremes *rinse* como emulsificantes primários, em geral em combinações com álcoois graxos de cadeias C16 e C18. Possui propriedades antiestáticas (neutralização de cargas negativas nos cabelos) e condicionantes. Deve ser sempre usado em produtos enxaguáveis e nunca em produtos para a pele por causa de seu grande potencial irritante.
- *Metossulfato de berrentrimônio e álcoois graxos*: o grande diferencial deste produto é o seu tamanho de cadeia, com 22 carbonos, e possuir pequena permeação cutânea e, consequentemente, menor irritabilidade. Pode ser usado em produtos para os cabelos (inclusive os sem enxágue) e a pele. Como emulsificante, suporta grandes cargas oleosas e possui boa capacidade de espessamento. Alguns cuidados devem ser tomados, pois o seu alto ponto de fusão requer aquecimento das fases oleosa e aquosa a temperaturas de 85 a 90°C.
- *Esterquats®*: são chamados de Esterquats porque são, na verdade, ésteres de quaternários de amônio. Foram inicialmente desenvolvidos pela Cognis® da Espanha e são comercializados sob algumas diferentes formas (em diferentes misturas com álcoois graxos).

A esterificação torna esses produtos bem menos irritantes que os quaternários de amônio tradicionais e muito mais biodegradáveis, com grande apelo ecológico. Em formulações para cabelos, conseguem manter quase as mesmas características dos cloretos de cetil trimetil amônio. Podem ser utilizados também em produtos para a pele.

Emulsificantes não Iônicos

Este é um grupo muito grande e multifuncional na cosmética e na cosmiatria. A maioria dos emulsificantes não iônicos pode formar, em combinação com os álcoois graxos, estruturas lamelares na emulsão com grande capacidade de retenção de água e estabilização do sistema. Além disso, são os menos irritantes e a química moderna é capaz de sintetizar produtos com as mais variadas características: hidrofílicos, lipofílicos, solubilizantes, umectantes, dependendo do grupo químico utilizado e das modificações nele efetuadas. Entre os principais grupos têm-se: álcoois graxos etoxilados, ésteres de sorbitan, alquil glicosídeos, óleo de rícino hidrogenado, ésteres fosfóricos e outros. Serão feitas rápidas considerações sobre cada grupo:

Álcoois Graxos Etoxilados

Os álcoois graxos etoxilados são solúveis em água, porém, a etoxilação confere a eles porções solúveis, tornando-os tensoativos e bons emulsificantes. Quanto maior o grau de etoxilação, maior a solubilidade em água e menor o potencial irritante. Entre muitos emulsificantes e tensoativos dessa categoria podem ser citados o álcool cetoestearílico etoxilado com 20 moles de óxido de etileno (OE) e o álcool cetílico etoxilado com 20 moles de OE e propoxilado com 5 moles de óxido de propileno (OP).

O álcool cetoestearílico etoxilado com 20 moles de OE (*ceteareth-20*, de acordo com a nomenclatura INCI) é amplamente utilizado em emulsões para pele e cabelos, possui boa estabilidade diante da ampla faixa de pH. A dosagem de uso varia de 1 a 3% em cremes e loções cutâneas. Em percentuais de 15% ou mais é possível formular géis transparentes de estrutura cúbica (géis com ressonância). Utiliza-se geralmente o *ceteareth-20* em combinação com agentes de consistência na proporção 1:4. É um produto sólido e deve ser adicionado à quente nas fases oleosas das formulações. Seu alto EHL permite a obtenção de emulsões O/A.

O álcool cetílico etoxilado e propoxilado (PPG5-ceteth-20) é um emulsificante líquido com interessantes propriedades de solubilizante. Enquanto a etoxilação confere a esse produto caráter hidrofílico, a propoxilação acrescenta maior caráter hidrofóbico e maior tamanho de cadeia, diminuindo ainda mais a irritabilidade. Além de ser bom solubilizante de fragrâncias e outros componentes oleosos, o PPG5-ceteth-20 também funciona como emoliente e dispersante de pigmentos e atua em ampla faixa de pH. Por ser líquido, permite a preparação de emulsões a frio e a fácil incorporação em sistemas hidroalcoólicos.

Ésteres de Sorbitan

Apresentam-se em uma gama imensa de variedades. Esses ésteres podem se originar de muitos ácidos graxos diferentes e ainda podem ser ou não etoxilados. Isso faz com que quase se possa obter qualquer valor de EHL desejado sintetizando-se quimicamente um desses ésteres ou fazendo combinações com ele. A prática demonstra que combinações de ésteres de sorbitan com alto e baixo EHL são melhores que o uso de um único éster. Possivelmente, esse mecanismo seja consequência da maior resistência do filme de tensoativos na interface O/A à coalescência. Entre os mais comuns, comercialmente falando, estão os tensoativos das séries Tween® e Span®. O Tween 20® (monolaurato de sorbitan etoxilado) é amplamente utilizado como solubilizante por seu alto EHL. É também encontrado em formulações como coemulsificante e dispersante de pigmentos e partículas sólidas em emulsões.

Alquil Glicosídeos

São tensoativos e emulsificantes de última geração resultantes da combinação de óleos vegetais (do coco) com glicose extraída do milho. Os produtos disponíveis no mercado geralmente são combinações de álcoois graxos (C16 e C18) com cetearil glicosídeos. Essas combinações são excelentes formadoras de estruturas líquidas cristalinas lamelares; no entanto, o melhor desempenho destas estruturas, no caso dos alquil glicosídeos, é com o uso de óleos polares, como óleos vegetais e triglicerídeos; com óleos apolares (por exemplo, óleos minerais) pode haver, com o tempo, a cristalização de álcoois graxos, resultando em diminuição da viscosidade e da coalescência.

Óleos de Rícino Hidrogenados e Etoxilados

O óleo de rícino é um óleo polar, de baixo custo, um bom dispersante de pigmentos e de fácil obtenção. Apresenta, no entanto, algumas ligações duplas na cadeia, fazendo com que seja facilmente oxidável. A hidrogenação resolve esse problema e a etoxilação o torna um tensoativo. Se o grau de etoxilação for baixo (por exemplo, 7), ter-se-á um tensoativo de baixo EHL muito usado em cremes água em óleo; porém, se a etoxilação for alta (por exemplo, de 40 a 60 moles), ter-se-á tensoativos de altíssimo EHL, usados em emulsões, mas, principalmente, como solubilizantes de óleos. Outro tensoativo, uma mistura de óleo de rícino hidrogenado e etoxilado com 40 moles de OE e álcool butílico etoxilado e propoxilado, é bastante usado como solubilizante. Com esses sistemas é possível fazer colônias sem álcool, soluções de limpeza, microemulsões, solubilizar boas cargas de óleos em géis e outras operações complicadas.

Ésteres Fosfóricos

A maioria desses compostos é aniônica, porém, se forem esterificadas as três posições do grupo fosfórico, ter-se-á um tensoativo não iônico. O maior representante dessa classe é o triéster do ácido fosfórico e do álcool laurílico etoxilado; este produto apresenta propriedades interessantes, como boa compatibilidade com a pele (por ser éster fosfórico e não iônico), alto EHL (cerca de 13, o que o torna aplicável em emulsões óleo em água), é líquido à temperatura ambiente e solúvel em óleo mineral. Proporciona, dessa forma, uma série de facilidades como a fabricação de emulsões a frio, a incorporação do produto em óleos para banho e o preparo de emulsões com maior resistência à água (não se solubiliza muito bem em água). Esse produto precisa ser combinado com agentes de consistência para alcançar maior viscosidade e estabilidade na emulsão.

Emulsificantes Poliméricos

Atualmente, uma nova classe de emulsificantes está surgindo; trata-se dos emulsificantes poliméricos, representados por poucos integrantes como o Pemulen® e os polímeros emulsificantes de silicone. O modo de ação dos polímeros de silicone já foi bem discutido nos tópicos sobre emulsões água em óleo e emulsões água em silicone (A/S). Discorreremos um pouco sobre os emulsificantes da série Pemulen® da BFGoodrich®.

O Pemulen® é um polímero formado por uma cadeia central hidrofóbica com longas ramificações hidrofílicas que se estendem pela fase aquosa formando um gel hidrófilo externo. As gotículas de óleo são, então, estabilizadas por impedimentos estéricos, que evitam a coalescência entre as gotículas de óleo, formando emulsões O/A estáveis. Esse tipo de emulsão traz uma série de vantagens, como boa estabilidade, baixa irritabilidade (visto que o Pemulen® não possui ação tensoativa pronunciada), rápida liberação da fase oleosa na pele (ao aplicar uma emulsão com Pemulen®, este logo se quebra pela ação dos sais cutâneos e o óleo da emulsão é liberado) e alta eficiência com baixas dosagens. Com essas vantagens, uma das grandes aplicações desses polímeros está no campo dos protetores solares, pois a rápida liberação do óleo forma de imediato o filme de filtros solares lipídicos sobre a pele e em razão de este óleo não se emulsificar novamente (Pemulen® não tem esta propriedade) a resistência à água é facilmente alcançada. Alguns cuidados devem ser tomados ao formular com Pemulen®, uma vez que não é muito resistente a eletrólitos e não subsiste a uma faixa de pH muito ampla. Como Pemulen® se quebra rapidamente sobre a pele, uma sensação de toque aquoso pode ocorrer; neste caso, é aconselhável a inclusão de agentes formadores de filme (hidroxietilcelulose ou outros) em dosagens baixas ou um outro tensoativo não iônico em baixas concentrações para retardar a liberação de óleo sobre a pele.

Bases Autoemulsificantes

Uma base autoemulsificante é a mistura de um emulsificante primário com agentes de consistência como álcoois graxos, ceras e derivados de lanolina. Entre as bases mais utilizadas no mercado estão:

- Cutina KD 16® (Cognis®): monoestearato de glicerila e estearato de potássio.

- Polawax® (Croda®): álcool cetoestearílico e monoestearato de sorbitan etoxilado com 20 OE.
- Crodabase CR2® (Croda®): mistura de derivados de lanolina e álcoois graxos etoxilados.
- Cosmowax® (Croda®): álcool cetoestearílico e álcool cetoestearílico etoxilado com 20 OE.
- Lanette WB® (Cognis®): alquil sulfato de sódio e álcoois graxos.

Agentes de Consistência e Coemulsificantes

Neste grupo de componentes, referir-se-á especialmente aos álcoois graxos e às ceras de consistência. Os álcoois graxos mais utilizados são o álcool cetílico, o álcool estearílico e suas misturas 50:50 e 30:70. Os álcoois cetílico e estearílico têm propriedades muito semelhantes, a única diferença importante entre eles é que o álcool cetílico contribui mais como agente de consistência que o álcool estearílico.

Entre as ceras, tem-se um número muito grande de ésteres de glicóis e poliois usados como agentes de consistência, porém, com uma série de outras propriedades como opacidade, estabilização da viscosidade, sensação tátil e outras. Esses ésteres serão citados de acordo com suas propriedades:

- *Capacidade emulsificante*: propriedade que define se o éster é um bom coemulsificante ou não. O melhor coemulsificante é o mono/diestearato de glicerila, seguido pelo monoestearato de sorbitan.
- *Poder espessante*: o éster de maior poder espessante é o diestearato de etilenoglicol que, no entanto, pode se perolizar com o tempo. Em seguida, têm-se o monoestearato de etilenoglicol, o monoestearato de trietilenoglicol, o monoestearato de glicerila, o monoestearato de dietilenoglicol e o mono/diestearato de propilenoglicol, nesta ordem decrescente.
- *Opacidade*: o éster de maior opacidade é o diestearato de etilenoglicol, seguido pelo monoestearato de etilenoglicol e depois o mono/diestearato de glicerila.
- *Efeito perolizado*: este efeito é normalmente desejado em xampus e alguns cremes especiais. Os ésteres com essa propriedade são os de etilenoglicol e o monoestearato de trietilenoglicol.
- *Umectação*: os ésteres de metilglicose e sacarose possuem essa propriedade, além do espessamento.
- Entre outros ésteres muito usados e que podem ser destacados estão:
  - *Miristato de miristila*: possui ponto de fusão próximo ao da pele, o que o torna um bom emoliente, além de agente de consistência e opacificante.
  - *Palmitato de cetila*: é o éster que apresenta maior poder de espessamento, além de ser um bom opacificante.
  - *PEG7-gliceril cocoato*: um éster muito utilizado quando certa solubilidade em meios aquosos é necessária. É um éster da glicerina etoxilada.
  - *Outros*: entre as muitas ceras usadas em formulações como agentes de consistência, têm-se ceras de abelha, candelila, carnaúba, ozoquerita, lactato de cetila, óleo de rícino hidrogenado, manteigas de cacau e de karité, entre outros.

Espessantes

Serão incluídos aqui os produtos utilizados para aumentar a consistência e a estabilidade de emulsões A/O e O/A de natureza diferente dos agentes de consistência já citados. Entre esses espessantes serão encontrados polímeros sintéticos e naturais, modificados ou não, e minerais de origem natural ou sintética, com ou sem modificações. Entre os principais, têm-se:

- *Polímeros acrílicos*: são os conhecidos carbômeros. Conferem espessamento quando neutralizados, possuem aparência bonita e brilhante; alguns são inteiramente transparentes e permitem a obtenção de géis rígidos; outros são transparentes, mas com eles se obtêm géis fluidos e outros são usados em emulsões conferindo fluidez e estabilidade. São sensíveis a extremos de pH e a eletrólitos. Conferem toque final pegajoso (*tacking*) que pode ser "disfarçado" com a ação de outros emolientes. Outros polímeros acrílicos disponíveis no mercado são os metacrilatos de poliglicerila e as misturas de poliacrilamida com isoparafina e álcool laurílico etoxilado com 7 moles de OE.

- *Gomas naturais e derivados*: neste grupo se encontram a celulose e seus derivados, como a hidroxietilcelulose, a carboximetilcelulose sódica (aniônica) e outros como a hidroxipropilcelulose e a hidroxipropilmetilcelulose. Entre as gomas estritamente naturais, têm-se a goma guar, a goma xantana e os alginatos. Essa classe de espessantes forma um filme hídrico sobre a pele que persiste por um bom tempo proporcionando deslizamento e espalhamento na aplicação; são estáveis em ampla faixa de pH e alguns, como a hidroxietilcelulose, podem formar géis transparentes.

- *Espessantes inorgânicos*: nesta categoria estão os silicatos de alumínio e magnésio (Veegum®) e as bentonitas. Existem também as bentonitas organicamente modificadas como a quatérnion 18 bentonita (Bentone 34®) e a quatérnion 18 hectorita (Bentone 38®). As sílicas também são amplamente usadas para espessar fases externas aquosas e oleosas, dependendo do tipo de tratamento destas sílicas.

Estabilizantes

Estão sendo consideradas como estabilizantes quatro classes de substâncias: conservantes, antioxidantes, sequestrantes e filtros ultravioleta (UV). Essas substâncias protegem as emulsões de microrganismos, da ação catalítica de metais, de reações químicas indesejáveis, da ação dos raios UV, entre outros problemas que podem prejudicar a integridade de uma emulsão. Será comentado um pouco sobre cada uma dessas classes:

- *Conservantes*: protegem as emulsões de contaminações microbiológicas provenientes de fungos, leveduras e bactérias. Suas dosagens de aplicação são regulamentadas pela Portaria nº 74 de 30/05/1996 do Ministério da Saúde. Entre os muitos tipos de conservantes, os mais usados são: parabenos, imidazolidinil ureia, diazolidinil ureia, metildibromoglutaronitrila, fenoxietanol, quatérnion 15 e muitos outros, inclusive combinações destes.

- *Antioxidantes*: minimizam os processos de oxidação ou rancificação de óleos e gorduras. Esses processos podem ser ocasionados por luz, metais, calor, etc. Entre os antioxidantes mais usados estão: hidroxitolueno butilado (BHT, *butylated hydroxytoluene*) hidroxianisol butilado (BHA, *butylated hydroxyanisole*), vitamina E (tocoferol), palmitato de ascorbila, misturas destes mesmos componentes com lecitinas, etc.

- *Sequestrantes*: são substâncias que, ao se complexarem com íons metálicos, os retiram de disponibilidade no sistema, impedindo seus efeitos danosos. Sendo assim, atuam sinergicamente com antioxidantes e com conservantes, visto que também atuam na membrana celular de alguns microrganismos, aumentando sua permeabilidade e potencializando a ação dos conservantes. Entre os mais usados estão: ácido etilenodiaminotetracético (EDTA) (sal dissódico em pH de 5 a 8 e sal tetrassódico para pH acima de 10), ácidos cítrico, tartárico e fosfórico e seus sais.

- *Fotoprotetores da formulação*: diminuem a influência dos raios UV nas formulações, impedindo reações indesejáveis como oxidação de óleos, descoloração de corantes e pigmentos, oxidação de ativos e perda de propriedades da emulsão. Entre os mais usados estão a benzofenona 4, a benzofenona 2 e o metoxicinamato de octila. Na função de fotoprotetores da formulação, esses agentes são utilizados em concentrações pequenas (até 0,5%), o que não acontece quando são usados para proteger a pele conferindo um FPS ao produto, pois são efeitos diferentes.

Emulsões Água em Óleo

Atualmente, no Brasil e no mundo, o grande mercado das emulsões pertence às emulsões do tipo óleo em água (O/A). Existem bons motivos para isso. Na verdade, as emulsões A/O sempre apresentaram alguns problemas como:

- *Dificuldade de fabricação*: geralmente demandam equipamentos com alta energia de agitação e cisalhamento como homogeneizadores do tipo rotor/estator.
- *Dificuldade de estabilização*: dificuldade relacionada com propriedades como viscosidade, ponto de congelamento, rancificação e outras da fase externa oleosa e com a escolha dos emulsificantes que devem estar em uma faixa de EHL estreita. É muito difícil fazer emulsões de A/O fluidas como uma loção cremosa.
- *Aspecto sensorial ao tato não muito agradável*: a sensação tátil produzida pelas emulsões A/O é geralmente bastante graxa, podendo estar entre o toque seco seroso e o muito oleoso ou untuoso. Essa característica pode ser um tanto desejável em regiões de clima muito frio, porém, em países tropicais como o Brasil, se torna bastante desagradável.

As emulsões A/O têm história bastante longa; desde o fim do século XIX, quando surgiram os primeiros cremes associados à hidratação e aos cuidados com bebês, eram familiares os famosos *cold creams*. As primeiras bases para essas emulsões eram combinações contendo cera de abelhas, nas quais os ácidos graxos livres destas eram saponificados utilizando-se metais bi ou trivalentes ou ainda bórax produzindo os emulsificantes *in situ*. Paralelamente à combinação bórax-cera de abelhas, surgiu o uso da lanolina anidra, a qual tinha seus ácidos graxos livres saponificados com sais de magnésio ou bórax, também *in situ*. Após a virada do século surgiram os álcoois de lanolina como os primeiros substitutos das lanolinas, melhorando, assim, o toque dos cremes. Em 1911, foi lançado o creme Nívea (linha que faz sucesso até hoje).

A partir da década de 1940, com a introdução dos ésteres de sorbitan com valores de EHL mais bem conhecidos e, principalmente, na década de 1970, com o aparecimento do monoestearato de sorbitan com menor ponto de congelamento e maior estabilidade oxidativa, houve novo impulso na produção de emulsões A/O. Esse tipo de emulsão vem tomando um mercado cada vez maior e suas características relativas a tato, estabilidade e processo vêm melhorando muito a partir de então. Ao lado do monoestearato de sorbitan, muitos outros tensoativos foram introduzidos na indústria cosmética para a manufatura das emulsões A/O e será estudado um pouco de cada um deles:

- *Ésteres de sorbitan*: os mais usados são o mono-oleato de sorbitan (EHL = 4,3), o sesquioleato de sorbitan (EHL = 3,7) e o monoestearato de sorbitan (EHL = 4,5). Desses, o último não possui problemas decorrentes de odor, cor ou rancificação e possui também baixo ponto de congelamento (ao redor de -17°C). Quantidades entre 15 e 30% de emulsificantes são suficientes para cerca de 30 a 40% da fase oleosa, sendo 5 a 10% de ceras (preferencialmente ceras microcristalinas de ponto de fusão entre 65 e 75°C, ozoqueritas, ceresinas, ceras de polietileno, entre outras). O uso de agentes estabilizadores como sabões de metais bi ou polivalentes é útil, pois têm a capacidade de formar estrutura gelatinosa que aumenta a estabilidade dos cremes mesmo a temperaturas mais elevadas. Sais de sulfato de magnésio (0,6 a 0,8%) também interagem com o colesterol formando complexos que aumentam a estabilidade do produto final.
- *Misturas contendo 20% de alumínio magnésio hidroxiestearato e 80% de um emoliente*: este emoliente pode ser ciclometicona, óleo mineral, triglicerídeos dos ácidos cáprico/caprílico e outros. É um agente que aumenta a consistência; a estabilidade da emulsão A/O é incorporada na fase oleosa, sendo estável em uma ampla faixa de pH (de 3 a 10). O ponto alto é que com esses materiais se pode formular cremes com alta concentração de água (de 75 a mais de 80%), produzindo toque final muito bom. Apesar de o alumínio magnésio hidroxiestearato apresentar propriedades emulsificantes, é indicada a combinação dele (entrando em concen-

trações de 2 a 15%) com ésteres de sorbitan (por exemplo, o glicerol sorbitan oleoestearato na proporção de 1,5 a 3%).

- *Emulsificantes organossilicones*: são emulsificantes não iônicos nos quais um polímero de siloxano hidrofóbico está ligado a cadeias orgânicas hidrofílicas e lipofílicas. Possuem peso molecular máximo de 50.000 e EHL entre 4 e 6. Entre as vantagens obtidas com o uso desses silicones estão: ampla diversidade de formulação, toque não graxo, possibilidade de formular cremes e loções, alta estabilidade das emulsões e facilidade de preparo. A viscosidade nos sistemas A/O ou A/S com esses emulsificantes é função de três fatores:
  – *Viscosidade da fase oleosa*: como em todas as emulsões A/O, a viscosidade da emulsão contendo até 60% de fase aquosa depende da viscosidade da fase externa (fase oleosa).
  – *Conteúdo da fase aquosa*: para uma emulsão contendo acima de 60% da fase aquosa, a viscosidade aumenta gradualmente até 75 a 80%, quando então aumenta rapidamente. Esta é a chamada viscosidade estrutural produzida pelo aumento das forças de interação entre as fases oleosa e aquosa.
  – *Grau de dispersão da fase aquosa*: parâmetro que depende grandemente das condições de processamento da emulsão. A quantidade de emulsificante a ser usada é cerca de 5%, porém, quantidades da ordem de 18 a 20% também são usuais.

Entre as vantagens das emulsões A/O estão: hidratação mais intensa e prolongada; maior proteção contra agressões do meio ambiente (frio, vento, etc.); maior resistência à água. Sendo assim, esse tipo de emulsão vem ganhando terreno em produtos como hidratantes de longa duração, protetores solares, maquilagens líquidas à prova d'água, depilatórios, antiperspirantes, cremes protetores e outros.

Emulsões Água em Silicone

As emulsões A/S são um caso particular entre as emulsões A/O, em que a fase externa é composta exclusivamente ou em sua maior parte por silicones. Apresenta as vantagens de uma emulsão A/O (hidrorrepelência, formação de filme protetor, efeito barreira) sem os inconvenientes do toque extremamente graxo proporcionado por uma fase oleosa composta exclusivamente por óleos convencionais.

As cadeias de silicone têm algumas diferenças relativas às cadeias carbônicas que fazem com que os silicones tenham propriedades diferentes em relação aos hidrocarbonetos e outros emolientes orgânicos. As ligações O-Si-O possuem maior distância entre os átomos, maior ângulo e menor energia de rotação; isto faz com que os silicones sejam polímeros mais flexíveis que as cadeias carbônicas convencionais. Assim, os emulsificantes de silicone são geralmente formados por polímeros de siloxano hidrófobos ligados a radicais hidrofílicos. Na emulsificação, o polímero forma uma camada protetora ao redor da gotícula de água protegendo-a da coalescência. A estabilização das emulsões se faz formando uma estrutura em que as gotículas de água estão próximas e com liberdade restrita formando viscosidade estrutural no sistema. Entre os fatores que contribuem para a estabilidade dessas emulsões estão:

- Concentrações adequadas das fases interna e externa e emulsificantes.
- Uso de eletrólitos (geralmente em concentrações que variam de 0,5 a 2%) como NaCl, $MgSO_4$, citrato de sódio e outros.
- Uso de coemulsificantes como Tween 20® e laureth-7, se necessário.
- Uso de agentes de consistência na fase externa (ceras, bentonitas, sílicas, elastômeros de silicone, etc.).
- Agitação e processo adequados. Nesse caso, o melhor sistema de agitação é o tipo turbina com aletas nas paredes do tanque. Os agitadores devem estar posicionados de tal forma a turbilhonar homogeneamente todo o líquido durante o processo. A fase aquosa deve ser adicionada sobre os silicones de forma bastante lenta e a força de agitação deve ser aumentada à medida que a viscosidade do sistema aumenta.

Utilizando-se fases internas e externas transparentes, é possível obter gel transparente; basta que a diferença entre os índices de refração das duas fases seja menor ou igual a 0,0003.

Entre os silicones mais usados para esses sistemas, têm-se: cetil dimeticona copoliol, lauril meticona copoliol e a mistura de ciclometicona e dimeticona copoliol.

Emulsões Múltiplas

Uma emulsão múltipla é aquela em que a gotícula da fase interna também é uma emulsão formando sistemas complexos como A1/O/A2, ou seja, água em óleo em água ou O1/A/O2, ou seja, óleo em água em óleo. Essas emulsões, até bem pouco tempo, estavam reservadas aos poucos espaços acadêmicos, no entanto, com o avanço dos emulsificantes de baixo EHL, voltam a ser estudadas com mais empenho nas indústrias e farmácias de preparação magistral. Entre as vantagens que podem oferecer esses sistemas estão a proteção de ingredientes ativos e a incorporação de ativos incompatíveis entre si, a possibilidade de ser um sistema de liberação controlada dos ativos e de oferecer efeitos mais prolongados de hidratação e emoliência, a modificação de propriedades como viscosidade, sabor, sensação tátil, etc.

Conceito Gel-creme

Um gel-creme é, na verdade, uma emulsão, embora com alto teor de agente gelificante (um hidrocoloide) e baixo teor de fase oleosa, geralmente o suficiente para opacificar o meio.

O gel-creme é preparado de maneira relativamente simples, na qual, em um primeiro momento, é preparado um gel e, então, adicionado a um agente opacificante, que pode ser uma emulsão fluida pré-preparada (emulsões de silicone, de isoparafinas, de polímeros acrílicos) ou um emoliente puro a ser emulsionado (silicones, ésteres, isoparafinas, etc.). A opacificação torna o gel branco e lembrando um creme, porém, com as características peculiares de um gel, como o aspecto gelatinoso (reologia e movimentos de gel), aspecto sensorial refrescante e leve, mas sem a pegajosidade característica dos géis hidrofílicos tradicionais.

Um gel-creme pode veicular ativos lipo ou hidrossolúveis, mas é necessário lembrar algumas restrições:

- Muitos hidrocoloides, como os carbômeros, não suportam grandes quantidades de eletrólitos, ou seja, ativos com cargas (alfa-hidroxiácidos, oligoelementos, alguns filtros UV, etc.).
- Se a concentração de ativos lipossolúveis ou emolientes for muito alta (superior a 20%), o gel-creme pode perder as características de gel, tornando-se simples emulsão.

Há algumas emulsões que, quando prontas, lembram as características de um gel-creme também, como as emulsões A/S feitas com a mistura emulsificante ciclometicona e dimeticona copoliol, as emulsões O/A feitas com a mistura emulsificante de poliacrilamida com isoparafina e álcool láurico etoxilado com 7 moles e as emulsões que utilizam o emulsificante polimérico Pemulen®.

Conceito *Oil Free*

Esse conceito nasceu na década de 1980 e é uma tentativa de busca de um aspecto sensorial moderno aos cremes e emulsões, escapando da tradicional percepção sensorial oleosa ou gordurosa dos cremes de então, carregados de óleos minerais, lanolinas, ceras e vaselinas. Assim, em um primeiro momento, o conceito *oil free* rejeitava apenas a inclusão destes elementos: óleos minerais e vegetais, lanolinas e vaselinas.

Mais recentemente, formuladores mais radicais estão rejeitando também a inclusão de alguns ésteres tradicionais como palmitato e miristato de isopropila e muitos outros emolientes que conferem aspecto sensorial oleoso, diminuindo bastante a gama de emolientes a serem utilizados em produtos *oil free*. Os principais emolientes "aprovados" para o conceito são: fluidos de silicone, isoparafinas de baixo peso molecular, álcoois de cadeia ramificada (octildodecanol, álcool isocetílico). Assim, o conceito *oil free*, embora claramente rejeite a palavra óleo da lista de componentes, visa alcançar, em especial, um aspecto sensorial moderno, suave, seco e sedoso, com bom espalhamento, sem pegajosidade ou brilho residual oleoso na pele.

Pomadas e Pastas

As pomadas e pastas estão entre as preparações cosmiátricas mais clássicas. A definição de pomada tem variado muito ao longo do tempo, mas pode-se tentar defini-la hoje como composições de consistência mole, constituídas de materiais gordurosos ou serosos. Entre os principais constituintes das pomadas estão:

- Álcoois graxos (cetílico, estearílico, mirístico, combinações e outros).
- Ceras naturais (abelhas, carnaúba, candelila, ozoquerita, etc.).
- Lanolinas (álcoois de lanolina, derivados e outras).
- Manteigas (cacau, karité, cupuaçu e outras).
- Óleos minerais (vaselinas, parafinas).
- Ésteres sólidos (espermacete, ceras cosméticas).
- Gorduras (banha, gorduras vegetais hidrogenadas ou não).
- Polietilenoglicóis (de diversas viscosidades, principalmente os mais viscosos).

Quadro 20.1 – Exemplo de pomada clássica
- Álcool cetílico: 3g
- Óleo de amêndoas doces: 5g
- Parafina líquida: 12g
- Lanolina anidra: 10g
- Vaselina branca: 70g (aquecer a 30°C, misturar, resfriar e espatular)

Quadro 20.2 – Exemplo de pasta dura (pasta de Lassar)
- Óxido de zinco: 25%
- Amido: 25%
- Lanolina anidra: 25%
- Vaselina branca: 25%

Quadro 20.3 – Exemplo de pasta mole
- Calamina: 7,5g
- Óxido de zinco: 7,5g
- Lanolina anidra: 10g
- Vaselina branca: 75g

As pastas diferem das pomadas por conterem pós incorporados na massa gordurosa ou serosa. A quantidade mínima de pó para a formação de uma pasta é de 20%, podendo chegar a 50% no caso das chamadas pastas duras (Quadros 20.1 a 20.3).

As pomadas e pastas geralmente são preparações mais oclusivas e impedem a perda transepidérmica de água, hidratando intensamente a região afetada. São usadas quando as barreiras naturais à perda de água da pele estão danificadas. Os constituintes gordurosos e serosos fundem-se na pele, ajudando a dissipar o calor da região. Geralmente, são veículos muito usados quando se busca a permanência de ativos por mais tempo na pele, facilitando a permeação cutânea destes ativos pela melhora na hidratação da região.

Soluções Fluidas e Séruns

Nesta parte do estudo, discorreremos sobre uma forma extremamente clássica de veiculação de ativos que são as soluções e que modernamente receberam nova roupagem: muitos veículos deste tipo hoje são chamados séruns.

Soluções Clássicas

As soluções são utilizadas há muito tempo como veículos cosmiátricos. Nesse caso, basta solubilizar o ativo em um veículo adequado que pode ser:

- *Água*: as soluções aquosas são chamadas hidróleos.
  - Exemplos de hidróleos: solução aquosa de resorcina a 5% e solução de tiossulfato de sódio a 30%.
- *Álcool*: são chamadas de alcoóleos ou alcoólitos. Quando uma solução alcoólica é extrativa (trata-se do extrato alcoólico por maceração ou digestão), é chamada tintura (Quadro 20.4).
  - Exemplos de tinturas e suas funções: tintura de açafrão (sedativa e antipruriginosa), tintura de benjoim (antisséptica e quera-

Excipientes e Sistemas de Veiculação - **325**

> **Quadro 20.4 – Exemplo de alcoóleo: solução de Jessner**
> - Ácido salicílico: 14g
> - Resorcina: 14g
> - Ácido lático: 14g
> - Álcool etílico qsp: 100mL

tolítica), tintura de hamamélis (adstringente) e tintura de camomila (antiflogística).
- *Glicerina ou sorbitol*: são respectivamente os gliceróleos e sorbitóleos.
  - Exemplos de gliceróleos: gliceróleo de ácido salicílico a 1,5% e gliceróleo de ácido bórico.

As soluções hidrofílicas (aquosas, alcoólicas, com glicerina ou sorbitol) possuem afinidade muito grande com a queratina da pele e aplicação mais homogênea, facilitando a permeação cutânea de ativos.

- *Óleos*: soluções de ativos lipossolúveis em óleos são chamadas oleóleos.
  - Exemplos de oleóleos: óleo ictiolado (óleo de amêndoas doces com 1 a 5% de ictiol) e óleo de oliva com 2% de aminobenzoato de etila (benzocaína).

Os óleos líquidos não formam película contínua na pele, pois esta é hidrofílica. Na verdade, formam microgotículas nos espaços intercorneocitários, não impedem a perda de água transepidérmica ou a sudorese (não são oclusivos). Mantendo-se a pele umectada com óleo, impede-se a descamação dos corneócitos.

Séruns Modernos

Passando das clássicas soluções usadas em cosmiatria, chegam-se aos modernos séruns, conceito que veio da cosmetologia. A palavra "sérum" vem da palavra "soro", que é, na verdade, uma alusão ao soro sanguíneo, um líquido rico em nutrientes, com perfeita compatibilidade com nosso organismo e, para este, fonte de vida. É isso que pretende ser um sérum.

Tecnicamente, podem-se definir os séruns como:

- Veículos contendo uma única fase (aquosa, oleosa, silicone).
- Líquido fluido. Muitas vezes com um certo "corpo" ou alguma viscosidade, mas, ainda assim, fluido.
- Com grande concentração de ativos.
- Com bom espalhamento e excelente aspecto sensorial.

Entre os principais tipos de séruns têm-se:

- *Séruns aquosos*: basicamente consistem em uma solução de ativos hidrossolúveis em água. Muitos formuladores modernos adicionam espessantes (hidrocoloides) com o objetivo de conferir certa viscosidade, melhorar o aspecto sensorial, facilitar a aplicação à pele. Evita-se a utilização de álcool nesses em decorrência do seu potencial de desidratar a pele e da ardência ou irritação à pele.
- *Séruns oleosos*: são utilizados para veicular ativos lipossolúveis ou para serem veículos de massagem. Nesse caso, podem conter óleos essenciais. São muito usados também em formulações de protetores solares de baixo FPS (os chamados bronzeadores), em que os filtros solares lipofílicos são solubilizados no meio oleoso. Nesses produtos utilizam-se também vaselinas sólidas para melhorar a homogeneidade de espalhamento do filtro na pele e sua viscosidade. Os óleos mais usados ainda são os óleos minerais, porém, agregam-se a estes os óleos vegetais (como cenoura e urucum, ricos em β-carotenos e para conferir ao produto apelo natural) e isoparafinas e silicones para melhorar o aspecto sensorial.
- *Séruns de silicone*: um exemplo conhecido dos séruns de silicone é o chamado "reparador de pontas para cabelos". São misturas de ciclometicona e dimeticona de alto peso molecular ou dimeticonol (dimeticona com terminação OH). Possuem aspecto sensorial muito agradável e podem ser usados na pele

> **Quadro 20.5 – Exemplo de sérum com silicones e vitamina A palmitato**
> - Ciclometicona: 25%
> - Mistura de ciclometicona e dimeticonol: 74%
> - Vitamina A palmitato 10.000UI: 1%

também veiculando ativos lipossolúveis. É comum, no mercado, encontrar cápsulas de gelatina mole contendo séruns de silicones para a pele, veiculando vitaminas A e E, ceramidas, óleos essenciais e outros ativos.

Os séruns de silicone são bastante evanescentes e não deixam brilho oleoso após a aplicação. Além disso, o espalhamento e o acabamento são muito confortáveis (Quadro 20.5).

Géis

Os produtos na forma de gel são muito populares entre as modernas formas cosméticas e cosmiátricas. A palavra "gel" representa o estado de fluidez de determinado corpo. Os géis são conhecidos pelas seguintes características:

- Geralmente, são transparentes ou, no máximo, translúcidos (levemente opalescentes). Quando se vê um gel opaco (branco), este produto é chamado de gel-creme.
- Possuem consistência e movimentos (reologia) próprios do que se conhece de uma gelatina, ou seja, fluem em pedaços. É claro que algumas dessas características reológicas do gel podem variar, mas sempre dentro do conceito que se tem do que é um gel.
- O aspecto sensorial de um gel também é muito característico. Geralmente, apresenta toque aquoso e refrescante, espalha-se com facilidade sobre a pele e quase sempre deixa uma pegajosidade residual (*tacking*) que pode durar alguns minutos ou horas. As exceções a esse perfil sensorial descrito aqui são os géis não hidrofílicos, os quais serão comentados mais adiante.

Há vários modos de se formular um gel e serão ressaltados aqui três dos principais tipos e que correspondem a três diferentes maneiras de se formular os géis: géis hidrofílicos, emulsões transparentes e géis oleosos ou lipofílicos.

Géis Hidrofílicos

Estes géis são formulados a partir de hidrocoloides que podem ser:

- *Polímeros sintéticos*: entre eles, a polivinilpirrolidona (PVP) e derivados, copolímeros de acrilatos e carbômeros. Alguns deles, como os carbômeros, necessitam ser neutralizados para atingir o estado de gel. A maioria dos géis formados por esses hidrocoloides é transparente.
- *Gomas naturais e derivados*: em sua maioria não necessitam de neutralização. Entre as gomas naturais, têm-se as gomas guar, xantana e gelana. Os derivados mais conhecidos são a hidroxietilcelulose, a carboximetilcelulose, a carboxietilmetilcelulose e outras.
- *Hidrocoloides minerais*: também não precisam de neutralização e, entre os principais representantes estão as sílicas e os estearatos de alumínio e magnésio. Formam géis translúcidos.

Para se obter um gel hidrofílico, deve-se umectar inteiramente o hidrocoloide em água. Em alguns casos pode ser necessária leve alcalinização para acelerar o processo (é o caso da hidroxietilcelulose) ou neutralizar o polímero (é o caso dos carbômeros). Bons géis são formulados com pequenas dosagens de polímeros (variando de 0,2 a 0,5%) e são ótimos para veicular ativos hidrossolúveis. É interessante ressaltar que alguns polímeros são sensíveis a ativos que possuem carga (íons) no sistema.

Emulsões Transparentes

Outra forma de formular géis é a partir das chamadas emulsões transparentes. O princípio básico é a equiparação dos índices de refração das fases interna e externa dessas emulsões até uma diferença menor ou igual a 0,003 de índice de refração. Aqui, têm-se três exemplos de como obter esses sistemas transparentes:

- *Gel transparente de água em silicone*: trata-se de uma emulsão já discutida anteriormente na parte de emulsões A/S, porém, em que se igualam os índices de refração das fases aquosa e silicone. Geralmente, esse efeito é obtido com a adição de uma quantidade considerável de glicerina ou outro umectante de alto índice de refração à fase aquosa.
- *Gel transparente que utiliza a mistura de poliacrilamida com isoparafina e álcool laurílico etoxilado com 7 moles*: nesse caso, formam-se sistemas óleo em água. É possível atingir a transparência adicionando-se glicerina, propilenoglicol ou sorbitol (de 35 a 60%) à fase aquosa.
- *Gel transparente com ressonância*: esses géis são obtidos em condições bastante particulares. É necessária a utilização de emulsificantes não iônicos de alto EHL em grandes quantidades e altas concentrações de glicerina e ésteres de glicerina (PEG7-gliceril cocoato) no sistema. Esses géis possuem interessantes propriedades: são extremamente rígidos e têm ressonância acústica (chamado efeito *ring on*), um som amplificado por ressonância em consequência da simetria e da proximidade das micelas da emulsão.

Géis Oleosos ou Lipofílicos

É possível, também, preparar géis oleosos ou lipofílicos espessando óleos ou emolientes lipofílicos. Serão comentados alguns casos clássicos:

- *Complexos com óleo mineral ou isoparafinas e metais*: óleos minerais e isoparafinas formam um complexo com sabões de metais bi ou polivalentes. Pode-se espessar, por exemplo, óleo mineral com estearato de zinco. O mesmo efeito, ou seja, a formação de um gel oleoso, é observado quando são adicionados sais de sulfato de magnésio (0,6 a 0,8%) em colesterol.
- *Espessando óleos minerais*: os óleos minerais podem ser simplesmente "espessados" com vaselinas sólidas (petrolato), parafinas e bentonitas, ou com sílica hidrofóbica, formando géis translúcidos.
- *Espessando silicones*: os silicones (dimeticonas e ciclometiconas), por sua vez, também podem ser espessados com sílicas hidrofóbicas e também com os modernos elastômeros de silicone, formando géis translúcidos.
- *Géis de quatérnion 18 hectorita*: o quatérnion 18 hectorita é um mineral organicamente modificado que forma géis em presença de emolientes pouco polares como óleos minerais, isoparafinas e silicones. Basta para isso agregar pequena porcentagem do chamado ativador polar (geralmente 1% de álcool neutro ou 0,3% de propileno carbonato). O quatérnion 18 hectorita entra nas formulações dos géis em proporções de 15 a 20%. Outro agente formador de géis com o mesmo mecanismo é o quatérnion 18 bentonita.

Os géis oleosos possuem, é claro, aspecto sensorial mais untuoso ou oleoso (com exceção dos géis com silicones) e podem veicular ativos lipofílicos ou solúveis em óleos minerais ou silicones. Possuem grande resistência à água e podem ser oclusivos quando contêm vaselina sólida na formulação.

ALGUNS TRATAMENTOS ESPECÍFICOS E ESCOLHA DO VEÍCULO

Produtos Cosmiátricos para Tratamento da Celulite

Um bom veículo é fundamental no tratamento da celulite. Deve favorecer duas condições muito importantes: massageabilidade, obtida com o uso de emolientes adequados e hidrocoloides; e permeação cutânea. Para favorecer a permeação cutânea, certifique-se que o pH do veículo é adequado para os ativos que estão sendo utilizados. Pode-se também lançar mão de carreadores (lipossomos, fitossomos e outros), agentes de liberação controlada (nanosferas, polímeros) e componentes com alta afinidade com a pele (ceramidas, fosfolipídeos, etc.).

Os ativos anticelulite têm sido as estrelas da formulação, embora já se tenha percebido que não são os únicos responsáveis pelo seu sucesso (há forte influência do modo de usar, do veículo e de fatores psicológicos). Caso se pense em uma filosofia de uso dos ativos, pode-se concluir que há categorias cuja importância é vital para o bom funcionamento de um produto anticelulite. Sob nosso ponto de vista, essas categorias são os vasoprotetores (flavonoides, substâncias triterpênicas), os agentes lipolíticos (bases xânticas como cafeína, teofilina e outros), os anti-inflamatórios (ácido 18B glicirretínico e derivados) e os estimuladores da microcirculação periférica (alguns extratos vegetais e outras substâncias). Além desses ativos, é interessante também que a formulação contenha agentes hidratantes, antirradicais livres, promotores da massageabilidade e da permeação cutânea para auxiliarem no processo de reestruturação dos tecidos com celulite. Mas o que é melhor, uma linha de produtos, uma emulsão ou um sérum? Do ponto de vista técnico, uma linha com diferentes produtos para o tratamento da celulite é melhor que uma emulsão única e esta é ainda melhor que um gel ou um sérum. As razões para essa afirmação são as seguintes:

- *Linha de produtos*: há duas vantagens em usar diferentes produtos – a possibilidade de uso de diferentes veículos com diferentes funções e a possibilidade de estabelecer uma sequência de tratamento. Esta pode ser o uso de produtos com "intensidades" diferentes da mesma ação, ou ações diferentes em momentos distintos do tratamento. Nesse caso, é aconselhável aplicar inicialmente os vasoprotetores e anti-inflamatórios. Em um segundo momento, entrariam os ativadores da microcirculação e os lipolíticos e, finalmente, os demais tipos de ativos.
- *Emulsão única*: em uma emulsão podem-se combinar ativos lipo e hidrossolúveis, porém, deve-se colocar tudo (lipolíticos, vasoprotetores, etc.) em um único produto que, muitas vezes, chama-se de "bomba" anticelulite. A grande vantagem é que a paciente necessita de apenas um produto em seu tratamento (praticidade).
- *Sérum*: em um sérum, assim como em um gel hidrofílico ou lipofílico, podem-se utilizar apenas ativos hidro ou lipossolúveis, o que restringe um pouco mais a escolha dos componentes. No entanto, essas formas modernas de apresentação possuem algumas vantagens interessantes: boa permeação cutânea, homogeneidade no espalhamento e sensação tátil muito agradável durante e após a aplicação.

Emulsões Resistentes à Água

Essas emulsões são mais fáceis de serem obtidas, utilizando-se sistemas A/O. No caso de se optar por emulsões O/A, uma série de cuidados deve ser observada.

A escolha do emulsificante é fundamental. Este deve possuir uma faixa de EHL baixa (entre 6 e 10) e deve estar em quantidade mínima para a estabilização da emulsão. Os emulsificantes poliméricos levam boa vantagem nesse aspecto, porque depois de aplicados sobre a pele, não se emulsificam novamente, facilitando a obtenção da resistência à água.

A fase oleosa deve estar em grande quantidade na emulsão e ser composta de óleos pouco polares para evitar a interação com a água (hidrocarbonetos, silicones e álcoois de cadeia ramificada são os mais indicados). Agentes formadores de filme hidrorrepelente também são muito úteis, como os derivados de PVP e os silicones de alto peso molecular.

Cremes Protetores ou Barreiras

É um apelo bastante moderno e as emulsões com esse objetivo visam oferecer proteção à pele das agressões físicas do meio ambiente. São comuns emulsões com esse apelo para as mãos ou em cremes para minimizar problemas alérgicos. O efeito barreira é o efeito de proteção à pele em relação a substâncias ou agentes que atuam de fora para dentro. Não é o mesmo que oclusividade ou diminuição da perda de água transepidérmica, visto que há substâncias que possuem excelente ação barreira e, no entanto, não são oclusivas. O efeito barreira pode ser obtido com boa carga de óleo mineral na formulação; outros componentes muito usados são a lanolina hipoalergênica e principalmente os silicones (reconhecidos pela Food and Drug Administration [FDA] como substâncias protetoras). Modernamente, surgiram os perfluorpoliéteres (série Fomblim®) com características de hidrofobicidade, lipofobicidade e homofobicidade; estes produtos formam interessante película sobre a pele. Em cremes com essa finalidade, as emulsões A/O ou A/S são preferíveis às tradicionais O/S.

Sistemas com Lipossomos

Estão sendo denominados os componentes desse grupo de sistemas, pois na maioria dos casos não são emulsões convencionais, mas sim um gel com aparência de creme, os chamados géis-cremes.

A dificuldade em formular esses sistemas está justamente na incompatibilidade das vesículas de lipossomos com tensoativos tradicionais que destruiriam as vesículas. O meio mais seguro seria adicionar ao gel substâncias opacificantes como misturas de silicones ou isoparafinas. Há ainda a possibilidade de se trabalhar com tensoativos de baixo EHL como lecitinas em combinação com ésteres de consistência e opacificantes como lactato de cetila, palmitato de cetila, miristato de miristila e outros. Modernamente, os emulsificantes poliméricos, como o Pemulen® (BFGoodrich), também têm sido indicados para esses sistemas.

Cremes Acidorresistentes

Esses cremes estão sendo modernamente utilizados para veicular alfa-hidroxiácidos e outros ácidos orgânicos usados como alisantes e depilatórios, bem como cloridróxido de alumínio em cremes antiperspirantes. O pH, nesses casos, varia entre 3 e 4.

Os emulsificantes para esses cremes devem ser álcoois graxos etoxilados ou óleos de rícino etoxilados, visto que uma série de emulsificantes, como sabões, ésteres de ácidos graxos ou fosfóricos e emulsionantes poliméricos, não são muito resistentes ao pH baixo.

Os agentes de consistência mais apropriados são os álcoois graxos de cadeia longa (cetílico, estearílico, berenílico); os ésteres não devem ser usados por causa do risco de hidrólise durante a *shelf life*. Entre os espessantes, a goma xantana tem sido a mais recomendada e pode ser usada com um pouco de silicato de alumínio e magnésio (como o Veegum®) para melhorar suas características reológicas.

Os emolientes são preferivelmente os hidrocarbonetos (óleos minerais, isoparafinas, esqualeno) e álcoois graxos de cadeia ramificada (octil dodecanol, álcool isocetílico); os ésteres, neste caso, são impróprios.

A presença de eletrólitos prejudica bastante a consistência desses cremes e, para melhorar esse aspecto, é recomendável a incorporação de bases de consistência não iônica do tipo Cosmowax® ou Polawax® juntamente com o emulsificante primário.

Cremes de Massagem

Denomina-se massagem um conjunto de manobras realizadas de forma lógica, harmoniosa e metódica sobre o corpo. As massagens são utilizadas pela medicina, pela estética, pelo esporte, por profissionais, leigos e outros interessados em seus benefícios. Entre os benefícios da massagem, pode-se encontrar: melhora nas circulações sanguínea e linfática, analgesia, relaxamento muscular, diminuição de edemas, tonificação. Entre os principais tipos de massagem, podem ser citados: tradicional, drenagem linfática, *shiatsu*, massagem esportiva, relaxante, sensual e outros.

Dependendo da linha seguida e dos objetivos da massagem, o produto para massagear:

- Pode ou não conter ingredientes ativos.
- Deve permitir maior ou menor nível de deslizamento.
- Deve proporcionar maior ou menor tempo de deslizamento.

Um bom veículo não pode deixar o corpo oleoso ou aderido à vestimenta ao final da massagem, já que na maioria das vezes não é aconselhável o banho imediatamente após uma massagem.

Os veículos podem ser desenvolvidos na forma de gel, creme, loção ou óleo, dependendo dos objetivos do produto. Os óleos são mais aplicáveis para as massagens exclusivamente relaxantes e sensuais, pois permitem deslizamento melhor e por mais tempo.

Os cremes de massagem devem atender algumas características importantes: ter bom espalhamento para perfeito deslizamento das mãos sobre a pele; ter boa permanência na pele para evitar várias sequências de aplicações e deve possuir ativos de refrescância, de relaxamento e estimuladores da circulação local.

Para garantir um bom espalhamento, é recomendado o uso de ésteres ou hidrocarbonetos de cadeia ramificada, como octanoato de octila, miristato de isopropila e as isoparafinas. A longa permanência do creme na pele é garantida pelo uso de óleos de baixa permeação cutânea (óleos de alta viscosidade e cadeias longas), como os óleos de amêndoas e de abacate, silicones e óleos minerais de viscosidades intermediárias. Os hidrocoloides como hidroxietilcelulose e carboximetilcelulose formam filmes hídricos com bom deslizamento e bom período de permanência sobre a pele. Agentes de lubrificação, como polímeros de polioxietileno, também podem ser usados e, neste caso, são preferíveis os de baixo peso molecular. Entre os ativos utilizados nessas emulsões estão os extratos vegetais ativadores da microcirculação periférica (arnica, melissa, urtiga), os agentes de refrescância, como o mentol e seus ésteres e a cânfora, o salicilato de metila, a benzocaína com suave efeito anestésico e podem ser usados também fragrâncias balsâmicas e óleos essenciais inspirados em conceitos de aromaterapia.

Preparações de Limpeza da Pele

Reuniu-se sob esse título uma série de composições cosmiátricas e cosméticas destinadas à limpeza da pele em três níveis distintos:

- *Nível 1*: limpar a pele de escamas, crostas, pus e detritos medicamentosos.
- *Nível 2*: limpeza da pele em situações de disfunção, como dermatite seborreica (intensa oleosidade), psoríase (intensa descamação) e outras.
- *Nível 3*: limpeza diária da pele, com retirada de resíduos de maquilagem, poluição, sujeiras, etc.

A seguir, será exemplificado cada um desses níveis.

Limpeza de Nível 1

Trata-se de uma limpeza complexa, que envolve técnica apurada. É crítica, principalmente considerando-se que, nesse caso, a pele pode estar lesionada ou enferma. Em algumas situações há a necessidade de amolecer primeiro o material, o que pode ser feito com água morna, solução de soro fisiológico, ou pomada contendo ácido salicílico, como a descrita no Quadro 20.6, ou uma forma mais fluida para áreas com pelos ou de difícil relevo (Quadro 20.7).

Limpeza de Nível 2

Nesse tipo de limpeza podem-se utilizar as soluções aquosas com tensoativos suaves ou as chamadas emulsões de limpeza. Deve-se levar em consideração se há manifestação inflamatória e, neste caso, agregar às preparações o anti-inflamatório adequado. Nos casos em que há descamação, podem ser incorporados também agentes queratolíticos ou umectantes para minimizar os efeitos das formações de placas brancas.

Quadro 20.6 – Pomada contendo ácido salicílico utilizada para amolecer o material
• Ácido salicílico: 10%
• Propilenoglicol: 10%
• Polietilenoglicol 1.500 qsp: 100%

Quadro 20.7 – Pomada mais fluida para áreas com pelos ou de difícil relevo
• Ácido salicílico: 5%
• Lauril sulfato de sódio: 0,5%
• Óleo de rícino: 10%
• Polietilenoglicol 400 qsp: 100%

Limpeza de Nível 3

Na limpeza diária da pele, só se faz necessária a utilização de produtos que limpem realmente a superfície cutânea. Serão citados aqui três exemplos de produtos de limpeza:

- *Soluções de limpeza*: são soluções aquosas que utilizam de 3 a 5% de tensoativos suaves como lauril éter sulfato de sódio, lauril éter sulfossuccinato de sódio, tensoativos anfotéricos ou tensoativos não iônicos. Alguns formuladores agregam a essas composições agentes bactericidas como o triclosan ou o triclocarban, agentes umectantes como a glicerina ou as dimeticonas copolióis e, algumas vezes, adstringentes como alguns extratos vegetais ou sais de zinco.
- *Emulsões de limpeza*: essas emulsões podem servir para remover maquilagens, eliminar a oleosidade excessiva ou limpar sujidades e células mortas. A preferência em termos de veículos, nesses casos, é da forma de emulsão fluida chamada "leite" ou "leite de limpeza". No preparo desses "leites", emulsificantes aniônicos e não iônicos são preferíveis em razão do poder de detergência, embora se possa utilizar, em alguns casos, tensoativos anfotéricos ou poliméricos. A fase oleosa dessas emulsões é grande, com dosagens de 10 a 15%. Os óleos componentes devem ter pouca ou nenhuma comedogenicidade e serem distribuídos quanto à oleosidade (sensação oleosa na pele) e ao espalhamento. Em muitos casos, são usados ésteres de cadeia ramificada, silicones, óleos minerais, PEG7-glicerilcocoato e outros. Os agentes umectantes mais usados são a glicerina e o propilenoglicol.
- *Demaquilantes*: são produtos para limpeza da maquilagem, que podem ser as soluções de limpeza ou as emulsões, as quais foram comentadas anteriormente. No entanto, modernas formulações de demaquilantes têm surgido, inclusive com o objetivo de limpar maquilagens à prova d'água. São fórmulas simples contendo ciclométiconas, isoparafinas, óleos minerais, puros, em combinações entre si ou em sistemas bifásicos com água.

Formulação de Fotoprotetores

A formulação de fotoprotetores é um desafio para a cosmiatria moderna. Os fotoprotetores estão entre as preparações mais solicitadas e buscadas. As principais características de um bom fotoprotetor são:

- *Fator de proteção solar 15 ou superior*: esse fotoprotetor bloqueará cerca de 93% ou mais dos raios UV, permitindo a passagem de pequena parcela apenas e que poderá proporcionar bronzeado suave e gradual.
- *Com amplo espectro de proteção*: ou seja, que atue nas faixas UVA e UVB proporcionando defesas contra o envelhecimento cutâneo (causado principalmente pelos raios UVA) e queimaduras (causadas pelos UVB).
- *Resistência à água*: algumas formulações são capazes de permitir maior tempo de permanência do produto, com eficiência, sobre a pele, reduzindo a remoção do produto pela água. Entretanto, para que a proteção solar seja mantida, o usuário deverá seguir rigorosamente as instruções de uso do produto, em especial quanto à necessidade de nova aplicação em determinadas condições (transpiração excessiva ou longos períodos de imersão). Note que a maioria dos bons fotoprotetores do mercado pede para que o usuário reaplique o produto após banho de mar ou piscina, mesmo que o produto seja resistente à água.
- *Aspecto sensorial agradável*: alguns estudos mostram que filtros solares difíceis de serem espalhados ou que possuam aspecto sensorial não muito agradável fazem com que o consumidor aplique quantidade menor do que a necessária para proteção eficiente. A quantidade ideal de aplicação de um fotoprotetor e que reproduziria exatamente o FPS declarado do produto, para uma pessoa de tamanho médio, é cerca de 20mL (considerando área média exposta de $1m^2$) e poucos usuários aplicam realmente esta quantidade.

Escolha do Melhor Veículo

A escolha do veículo para um fotoprotetor é fundamental. Será feita agora uma avaliação das principais formas cosméticas utilizadas em fotoprotetores.

Séruns Oleosos

Essas formas são muito utilizadas em bronzeadores (produtos com FPS baixo) e geralmente são misturas de hidrocarbonetos e filtros solares oleosos. Não são muito utilizados quando se busca um FPS acima de 10. O maior problema desse tipo de formulação é seu aspecto sensorial à pele, um pouco pesado, porém, este problema pode ser contornado quando se combinam aos óleos convencionais silicones, ésteres emolientes de cadeia ramificada e outras matérias-primas lipofílicas modernas. Uma vantagem, sem dúvida, é a excelente resistência à água dessas formulações. Aqui vão algumas orientações quanto à formulação desse tipo de produto:

- Não utilizar, na formulação, apenas óleos de cadeia pequena, como óleos vegetais e hidrocarbonetos de baixa viscosidade; estes materiais não possuem boa capacidade de cobertura da superfície da pele, pois não formam um filme contínuo sobre ela.
- Os melhores materiais para formar um filme hidrofóbico contínuo sobre a pele são os silicones e os hidrocarbonetos de cadeias média (óleos minerais) e grande (vaselinas). Isoparafinas de cadeia média ou grande também são bastante eficientes, assim como as parafinas.

Cremes e Loções Cremosas

São os mais utilizados e mais importantes veículos fotoprotetores em decorrência da grande flexibilidade em se formular esses produtos com todos os filtros solares aprovados pelos órgãos governamentais. No entanto, a importância de se trabalhar de forma racional com a formulação de emulsões é muito grande. No processo de formulação, devem ser considerados fatores que influenciem decisivamente, não só na sensação tátil, como também no desempenho dos filtros solares e do caráter resistente à água da emulsão. Dessa forma, podem-se atingir excelentes resultados com altos FPS e quantidades de filtros adequadas. A eficácia das emulsões, como sistemas de liberação dos protetores solares à pele, está ligada a três fatores: escolha dos emolientes, escolha dos emulsificantes e tipo de emulsão; serão também realizadas algumas considerações sobre a presença de filtros físicos (TiO_2 e ZnO) no sistema.

Escolha dos Emolientes

A escolha dos emolientes deve priorizar os seguintes atributos:

- *Boa compatibilidade e poder de solvência para os filtros solares*: a maioria dos filtros solares é solúvel nos emolientes lipofílicos convencionais, mas há alguns de difícil dispersão, como a benzofenona 3, que poderia ser solubilizada em octocrileno (outro filtro solar), álcoois graxos de cadeia ramificada e outros. Deve-se ter cuidado na escolha dos silicones com relação a esse parâmetro. Os silicones são emolientes importantes para fotoprotetores, mas os melhores solubilizantes de filtros solares e os que terão melhor miscibilidade com os outros emolientes da formulação são os silicones ligados a cadeias orgânicas (organossilicones) como as fenil-trimeticonas e os alquil metil silicones.
- *Bom espalhamento da fase oleosa sobre a pele*: os emolientes de baixa tensão superficial são os melhores neste aspecto. Nesse grupo estão os silicones e alguns outros emolientes de cadeia curta.
- *Bom poder de penetração na camada córnea*: a polaridade influi positivamente neste parâmetro, ou seja, os emolientes mais polares como óleos vegetais ou triglicerídeos, possuem poder de penetração maior na camada córnea e podem assim, "ancorar" melhor os filtros solares nela.
- *Boa aceitação sensorial*: os emolientes devem um aspecto sensorial ao tato extremamente agradável na aplicação. Esse fator, aparentemente desprezado, tem ganhado muita importância, pois está ligado ao desempenho final das formulações. Assim, são importantes as matérias-primas como silicones, ésteres de cadeia ramificada, hidrocarbonetos de cadeia ramificada e outros emolientes modernos.
- *Solubilidade entre todos os emolientes*: o formulador deve se preocupar também com

a compatibilidade e a miscibilidade entre os emolientes participantes da mesma formulação. Quanto melhor a compatibilidade, melhor a homogeneidade do filme formado.

Escolha do Sistema Emulsificante

Os emulsificantes controlam o comportamento reológico da emulsão, sua homogeneidade e sua distribuição e a resistência à água do sistema e contribuem para a compatibilidade com a pele. Os emulsificantes também são capazes de afetar a tensão superficial durante a fase de formação do filme, contribuindo para maior homogeneidade e uniformidade. Para as emulsões O/A, os emulsificantes mais utilizados são tensoativos não iônicos. Recomenda-se uma combinação de pelo menos dois deles (com diferentes EHL) e que sua mistura resulte em um sistema de EHL em torno de 6; estes requisitos farão com que o sistema tenha boa estabilidade e boa resistência à água. No caso de se optar por emulsificantes iônicos, a melhor opção são os ésteres fosfóricos por sua excelente compatibilidade com a pele e pela capacidade de liberar a fase oleosa de maneira adequada à pele. Emulsificantes poliméricos também têm obtido êxito, como o Pemulem®. Para os sistemas A/O, os emulsificantes de baixo EHL e os emulsificantes poliméricos (de silicone ou orgânicos) são os melhores.

Tipo de Emulsão

Parece haver um consenso entre os pesquisadores sobre o fato de que emulsões A/O apresentam vantagens com relação à facilidade de se formular fotoprotetores com FPS altos a menores quantidades de filtros. Esse tipo de emulsão também possui características de resistência à água desejáveis para formulações fotoprotetoras. No entanto, as emulsões mais utilizadas continuam sendo os sistemas de O/A. As principais causas dessa preferência são: facilidade em formulá-las, aspecto sensorial geralmente mais agradável e menores custos.

Formulação com Filtros Físicos

Existem vantagens em se formular com filtros físicos, como suas inércias química e biológica (são menos irritantes e mais estáveis), a facilidade de formular com eles e o fato de não existir legislação regulamentando quantidades máximas. Entre os principais filtros físicos utilizados estão o TiO_2 (dióxido de titânio), o ZnO (óxido de zinco) e suas diversas pré-dispersões em óleos ou propilenoglicol. O principal filtro físico usado atualmente é o TiO_2. As dispersões de TiO_2 são muito mais facilmente incorporadas nas emulsões e resolvem muitos problemas relativos ao uso do pó puro, podendo ser usadas, em alguns casos, como estabilizadoras de algumas emulsões. Para que o TiO_2 em pó seja efetivo como filtro físico, deve ter tamanho de partícula muito reduzido (cerca de 20 e 30nm). A sua dispersão na emulsão deve ser a melhor possível, sendo alcançados bons resultados com a escolha adequada dos emolientes e emulsificantes e também com o processo e os equipamentos adequados (por exemplo, uso de um moinho coloidal). Entre os melhores emolientes para se dispersar o TiO_2 têm-se miristato de isopropila, octanoato de cetila, estearato de octila e palmitato de octila, todos ésteres orgânicos. Se a escolha for silicone, os melhores dispersantes são as resinas de silicone. Um fator a ser lembrado é que nem sempre a combinação de filtros físicos e químicos resulta em aumento de FPS. São necessárias boa dispersão do filtro físico e condições ideais na formulação.

Géis

São formas muito difíceis para a incorporação de filtros solares químicos. Quando se busca um filtro solar em forma de gel, significa que o usuário quer formulação *oil free*, com baixo nível de óleos ou agentes umectantes de aspecto sensorial mais pesado, como glicerina e propilenoglicol. Assim, só restam os géis hidrofílicos ou géis de silicone. Para alcançar altos FPS, o formulador precisa solubilizar no sistema altas quantidades de filtros químicos e é neste ponto que reside toda a dificuldade. Há poucos filtros solares hidrossolúveis e se faz necessário também cumprir as legislações que delimitam as quantidades de uso destes produtos. Além disso, esses produtos, em grandes concentrações, não produzem percepção sensorial muito agradável. Quanto aos géis de silicone, a incorporação de grandes quantidades de filtros químicos lipofílicos é possível, mas desequilibra muito a estabilidade do sistema e também diminui a facilidade de se atingir o índice de refração adequado (o que prejudica, em muito, a transparência). Por isso, observam-se poucos produtos no mercado com essas características. A recomendação para esses tipos de géis é que sejam buscadas as chamadas emulsões transparentes (ver o texto sobre géis) com silicones ou com poliacrilamidas. A inclusão de álcool será importante para a solubilização dos filtros e a adição de umectantes, como sorbitol e glicerina, será fundamental para manter a transparência do sistema.

Sprays

São realmente produtos de aplicação muito prática. Porém, essa forma de aplicação faz com que o usuário não tenha quase nenhum controle sobre a quantidade que está aplicando e também quanto às áreas aplicadas. É um risco que deve ser levado em consideração. Geralmente, as formulações em *spray* são soluções oleosas com filtros químicos.

Barras Fotoprotetoras (*Sticks*)

São usadas basicamente como protetores labiais. É possível formular bons fotoprotetores com filtros químicos e físicos em barras. Geralmente, as barras são dispersões de álcoois graxos de cadeias longas (álcool cetílico ou estearílico) em emolientes como isoparafinas, ciclometiconas (silicones voláteis) e outros que se combinam aos filtros químicos e físicos.

QUESTÕES

1. Quais são as três dimensões da cosmetologia moderna?
2. Quais são as principais diferenças entre a cosmecêutica e a cosmiatria?
3. Quais são as principais funções do "veículo" utilizado na cosmiatria?
4. Quais são os principais tipos de séruns e quais suas utilizações?
5. Quais são as características principais de um produto utilizado para massagem?
6. Quais são os níveis de limpeza de pele?

LEITURA COMPLEMENTAR

DAHMS, G. H. Escolha de emolientes e emulsificantes para produtos solares. *Cosm. & Toil.*, v. 8, p. 63-68, 1996. (ed. em port.).

DAHMS, G. H. Formulating with a physical sunblock. *Cosm. & Toil.*, v. 107, p. 87-92, Oct. 1992.

FONSECA, A.; PRISTA, N. L. *Manual de Terapêutica Dermatológica e Cosmetológica*. São Paulo: Roca, 1993.

FOX, C. An introduction to multiple emulsions. *Cosm. & Toil.*, v. 101, p. 101-112, 1986.

GOMES, A. L. O tratamento cosmético da celulite. *Rev. Racine*, p. 56-58, Set./Out. 1997.

GOMES, A. L. *O Uso da Tecnologia Cosmética no Trabalho do Profissional Cabeleireiro*. São Paulo: Senac, 1999.

GOMES, A. L.; LANGER, C. M.; OLIVEIRA, E. C.; VAIROLETTO, L. Diferentes tipos de pele, diferentes necessidades cosméticas. In: XII CONGRESSO BRASILEIRO DE COSMETOLOGIA, 1998. São Paulo. *Anais do XII Congresso Brasileiro de Cosmetologia*, Jul. 1998, p. 220-231.

LOCKHEAD, R. Y. Emulsions. *Cosm. & Toil.*, v. 109, p. 93-103, 1997.

REETH, I. V.; KRYSIK, D. G. Compendio sobre las emulsiones para productos dermoprotectores y un nuevo emulsionante de silicona para emulsiones de agua en aceite. *CTMS Magazine*, n. XIV, Oct.-Nov. 1989.

VIGLIOLA, P. A.; RUBIN, J. *Cosmiatria III*. Buenos Aires: AP Americana de Publicaciones, 1997.

Capítulo 21

Fitocosmecêutica

Alexandros Spyros Botsaris ♦ Jean-Luc Gesztesi

SUMÁRIO

O termo "cosmecêuticos" descreve cosméticos que contêm ingredientes bioativos e possuem propriedades terapêuticas, de combate a doenças ou curativas. Servindo como uma ponte entre produtos de cuidados pessoais e farmacêuticos, essas fórmulas foram desenvolvidas especificamente para benefícios medicinais. São definidos como umas substâncias que possuem propriedades tanto dos cosméticos como dos medicamentos.

É de fundamental importância o conhecimento sobre os cosmecêuticos para saber indicar ou receitar para os pacientes, obtendo maior benefício nos tratamentos estéticos. Neste capítulo serão apresentados os cosmecêuticos mais utilizados atualmente.

HOT TOPICS

- Fitoestrógenos é o termo adotado para designar compostos de origem vegetal cujas ações assemelham-se às dos compostos produzidos pelo organismo humano. São principalmente utilizados em mulheres no climatério e na menopausa.
- Uma dieta rica em fitoestrógenos está relacionada a uma baixa incidência da "síndrome do climatério".
- Os fitoestrógenos são encontrados principalmente na soja e nos seus derivados, como o *tofu*, o leite de soja e o missô.
- As isoflavonas, encontradas na soja, possuem atividade estrogênica e antioxidante. Previnem também a carcinogênese pela inibição da enzima 5-α-redutase.
- O uso das isoflavonas previne a atrofia dérmica, normaliza o metabolismo dos fibroblastos e a capacidade de duplicação dos queratinócitos.
- A principal indicação cosmética para o uso de fitoextratos é o tratamento de xerose cutânea. Suplementam os lipídeos essenciais, restaurando a barreira cutânea.
- As principais indicações cosmiátricas de *Aloe vera* incluem fórmulas hidratantes para pele e cabelo, diminuição do eritema cutâneo e aceleração do processo cicatricial em pós-operatórios.
- O óleo de aveia é um excelente repositor de lipídeos para a pele, contribuindo para maior eficácia da impermeabilização da epiderme.
- Os óleos naturais aumentam a emoliência da pele, geram oclusividade e repõem os ácidos graxos essenciais (AGE).
- Produtos à base de jojoba aumentam a hidratação cutânea, evitam o ressecamento dos cabelos e auxiliam no tratamento da comedogênese.
- Os extratos vegetais com propriedades antioxidantes reduzem os danos causados na derme pela radiação ultravioleta (UV), potencializando a fotoproteção e retardando o envelhecimento cutâneo.
- Plantas com atividade imunomoduladora atenuam de forma significativa os eventos inflamatórios e a imunossupressão causados pela radiação UV.

- Fitoextratos com atividade antienzimática controlam o processo de envelhecimento cutâneo, uma vez que inibem enzimas responsáveis pela degradação do tecido conectivo e aumentam a estabilidade do colágeno.
- Plantas que exibem atividade anti-inflamatória, antimicrobiana, queratolítica e antisseborreica são utilizadas principalmente no tratamento da acne.

INTRODUÇÃO

No contexto investigativo sobre o emprego de plantas medicinais com fins terapêuticos, ou mesmo cosmecêuticos, a indicação popular vem prestando contribuição significativa ao servir como fonte inesgotável de novos ativos. Assim, nos últimos anos, estamos experimentando um novo *boom* de extratos vegetais que têm, como origem, os conhecimentos gerados pela etnofarmacologia, ciência que estuda os usos populares de produtos naturais, permitindo o aproveitamento destas informações para orientar as investigações farmacológicas.

Essa nova metodologia está possibilitando que diversas plantas utilizadas por civilizações remotas, com as mais variadas funções terapêuticas, ganhem respaldo científico e novo espectro de aplicação, tanto no campo da medicina interna quanto no da fitocosmética. Os princípios ativos responsáveis pelo efeito terapêutico em seres humanos fazem parte do que se chama metabolismo secundário dos vegetais e atuam, em geral, defendendo-os contra diversos agressores presentes na natureza, como bactérias, fungos, vírus, etc. A estratégia é usar o potencial antimicrobiano desses ativos no tratamento, por exemplo, de doenças como a acne, em que agentes agressores possuem papel significativo.

Para o estudo da fitocosmecêutica, neste capítulo serão abordados apenas os fitoextratos, padronizados ou não, cuja atividade depende do fitocomplexo, ou o conjunto de ativos da planta.

A investigação sistemática tem revelado que a forma de atuação dos fitocomplexos, seja em formulações para aplicação tópica, seja por via sistêmica, processa-se por um complexo mecanismo de ação, que envolve diferentes substâncias, receptores e tipos de estímulo. Com base nessa ampla gama de atividades e interações, os ativos de origem vegetal se tornaram um novo desafio para a farmacologia e a cosmetologia.

Desde os estudos feitos com o fitocomplexo do *ginseng*, na Suíça e na Alemanha, nas décadas de 1970 e 1980, cresce no meio científico o número de autores que sustentam a ideia de a atuação dos extratos vegetais ter uma "lógica própria", distinta da relacionada aos ativos purificados. Assim, surge o conceito de fitocomplexo, o qual propõe que a atividade farmacológica dos ativos da planta em conjunto é necessariamente diferente, em termos de qualidade e intensidade, da relacionada aos ativos individualmente. De início, os pesquisadores acreditaram que os fitocomplexos eram as exceções; contudo, atualmente, contamos com praticamente uma centena de plantas medicinais estudadas de modo extenso, cuja atividade foi demonstrada como decorrente de um fitocomplexo. Com isso, o número de trabalhos científicos utilizando extratos de plantas (aqui denominados fitoextratos) vem crescendo de forma exponencial desde o início da década de 1990. De forma concomitante, há grande aumento do número de ativos fitocosméticos no mercado, assim como a perspectiva do surgimento de ativos inovadores neste campo.

FITOCOSMÉTICOS COM ATIVIDADE ESTROGÊNICA

O desequilíbrio hormonal causado pela menopausa no organismo feminino já se encontra bastante documentado. Estrógenos são largamente empregados para prevenção e tratamento dos sintomas do climatério, tais como fogachos, atrofia urogenital, diminuição da libido e osteoporose em mulheres pós-menopausa. Contudo, apesar de a terapia de reposição hormonal (TRH) melhorar os sintomas da menopausa, também está associada, em alguns casos, com o aumento de risco de câncer de mama e câncer do endométrio. Estudos recentes revelaram conclusões mais expressivas acerca da TRH por tempo prolongado e levaram à reavaliação de indicação, prazos e conduta.

De forma similar a outros sistemas, a pele também é profundamente afetada pelo hipoestrogenismo observado em mulheres na pós-menopausa. Dessa maneira, na pele, o hipoestrogenismo se soma aos processos de envelhecimento cronológico e ao fotoenvelhecimento. Todos esses mecanismos atuando em conjunto fazem com que, na mulher no climatério, os sinais de envelhecimento cutâneo sejam acelerados e acentuados. Em termos de mecanismo, a diminuição de estrógenos provoca um quadro que mais se assemelha ao envelhecimento cronológico do que ao fotoenvelhecimento. Além disso, há observações de que a pele do rosto é a mais afetada.

Como todos os mecanismos do envelhecimento cutâneo ocorrem simultaneamente e atuam de maneira sinérgica, em especial na face, é difícil separar com exatidão os efeitos da diminuição de estrógenos na pele, *per se*. Contudo, é sabido que mulheres no climatério, não submetidas à TRH, sofrem envelhecimento cutâneo abrupto, sendo algumas das alterações atribuídas à redução nos níveis estrogênicos.

Evidências conclusivas dos efeitos da diminuição de estrógenos na pele vieram de estudos epidemiológicos, como o conduzido pelo *First National Health and Nutrition Examination Survey* (NHANES I). Nesse estudo, demonstrou-se que mulheres submetidas à TRH apresentam índices menores de envelhecimento cutâneo do que mulheres não tratadas com estrógenos.

Dentre as características principais do hipoestrogenismo na pele, destaca-se uma atrofia da epiderme e derme, resultando em acentuada diminuição da espessura da pele. Os efeitos da queda de estrógenos na derme afetam a produção de elementos da matriz extracelular, como a diminuição da produção de glicosaminoglicanos. Resultados experimentais sugerem igualmente uma diminuição da produção de colágeno de tipos I e III e da relação entre estes dois tipos de colágeno da derme. Como resultado das alterações observadas na composição nas fibras na derme, surge e intensifica-se grande número de rugas profundas. Além disso, sabe-se que o hipoestrogenismo promove o aspecto de ressecamento na pele. Destacam-se também algumas alterações negativas nas propriedades elásticas do tecido cutâneo. Por outro lado, a falta de oposição à ação de testosterona é igualmente responsável por efeitos extremamente inestéticos às mulheres: aumento de pelos na face, especialmente na região do queixo e na parte superior dos lábios (hirsutismo), alopecia do couro cabeludo, aumento do diâmetro dos poros, ressurgimento eventual da acne ou aparecimento de dermatite seborreica.

Os principais tipos celulares estrógeno-dependentes são os queratinócitos da camada germinativa, provavelmente os melanócitos e certamente os fibroblastos da derme. Uma vez que o fibroblasto da derme está profundamente afetado pela queda hormonal durante o climatério, todos os componentes da derme são afetados, já que são sintetizados por esse tipo celular. Na epiderme, há um declínio da atividade mitótica nos queratinócitos da camada germinativa, acarretando a atrofia epidérmica. Acredita-se também que há diminuição na pigmentação da pele. A função de barreira cutânea pode ser comprometida e tornar-se menos efetiva e, como consequência, a pele torna-se mais ressecada e suscetível a irritações e alergias.

Atribui-se a perda de espessura da pele a uma diminuição da espessura do colágeno (cerca de 1 a 2% ao ano). Em paralelo, a elasticidade da pele diminui, comparativamente, com mais intensidade em mulheres do que em homens, em decorrência de alterações degenerativas das fibras elásticas. A produção de outras macromoléculas da derme, sintetizadas pelos fibroblastos, tais como ácido hialurônico, também é afetada, alterando o conteúdo complexo entre os diferentes e fundamentais aspectos da matriz extracelular dérmica. Consulte o Capítulo 14 para esclarecimentos complementares e informações relacionadas ao envelhecimento cronológico.

Fitoestrógenos no Tratamento da Pele

Fitoestrógeno é o termo genérico adotado para designar compostos de origem vegetal cujas ações bioquímicas, fisiológicas e farmacológicas assemelham-se às dos hormônios produzidos pelo nosso organismo. Não há produção de estrógenos com as finalidades observadas em animais nas espécies botânicas. Nestas, geralmente, esses compostos possuem funções fisiológicas diversas. Utilizados em animais, os fitoestrógenos podem atuar como precursores de esteroides ou atuar diretamente nos receptores destes hormônios.

Constituintes da dieta humana normal, os alimentos ricos em fitoestrógenos apresentam destaque na classificação "alimentos funcionais", já que, por seu perfil de atuação, participam da modulação dos efeitos periféricos dos estrógenos endógenos, produzindo benefícios já identificados, como a redução da incidência de câncer ginecológico, entre outros. Recentemente, a importância dessa classe de compostos tem sido fortemente destacada pela comunidade científica que, de forma crescente, tem fornecido subsídios para a sua utilização nutricional e clínica.

Os fitoestrógenos pertencem a diversos grupos de compostos de origem vegetal. Estima-se que existam mais de 4.000 com tais características. Os principais grupos com atividade fitoestrogênica são os flavonoides, as lignanas, as saponinas esteroidais e os fitoesteróis. Por seu potencial de uso em humanos, nos últimos tempos, a literatura científica tem investigado grande número de compostos e/ou extratos contendo fitoestrógenos. Estudo recente efetuado com 23 flavonoides classificou-os de acordo com a atividade estrogênica. Nessa investigação, destacaram-se: a naringenina (flavonona), a apigenina (flavona), a genisteína, a daidzeína e a gliciteína (isoflavonas).

Isoflavonas da Soja

As primeiras evidências do papel da soja vieram com os estudos epidemiológicos. Esses estudos verificaram que mulheres asiáticas, cuja dieta é tradicionalmente rica em soja e seus derivados, apresentam baixa incidência de sintomas relacionados à diminuição de estrógenos na menopausa (fogachos, osteoporose, insônia e ressecamento da pele). Essa baixa incidência de "síndrome do climatério", em comparação com mulheres norte-americanas (cuja dieta é baixa em soja e seus derivados), tem sido correlacionada especificamente com a suplementação de fitoestrógenos presentes na soja ou em seus derivados, como o *tofu*, o leite de soja e o missô. Estudos epidemiológicos realizados posteriormente também indicaram que a soja e seus derivados também reduziam a incidência de câncer ginecológico. Isso levou os pesquisadores a buscar substâncias com atividade estrogênica, o que culminou no isolamento das isoflavonas. Atualmente sabe-se que existem também outros compostos com atividade fitoestrogênica na soja, provavelmente as lignanas.

Várias isoflavonas foram identificadas na soja e em seus produtos derivados, sendo as principais a daidzeína, a genisteína e a gliciteína. Também foram descritos o equol e a desmetil-angolesina. A estrutura das isoflavonas de soja é apresentada na Figura 21.1. Existem variações importantes no teor de isoflavonas dependendo da região de cultivo, de fatores climáticos e ambientais e até da variedade de soja empregada. Contudo, os extratos disponíveis no mercado atualmente são padronizados, o que permite uma concentração conhecida e constante de isoflavonas. Têm sido consideradas, pela maioria dos autores, os fitoestrógenos com maior aceitação e sustentabilidade para uso no tratamento dos sintomas do climatério.

Desde os resultados dos estudos epidemiológicos feitos com a soja, pesquisadores têm sustentado que as isoflavonas possuem ações diferentes nos receptores celulares estrogênicos (a existência de dois tipos de receptor estrogênico, ERα e ERβ, foi demonstrada recentemente). As isoflavonas genisteína e dadzeína, por exemplo, atuam de forma mais intensa nos ERβ. Além da atividade estrogênica, as isoflavonas ainda possuem outros benefícios para a saúde e para a pele. Isoflavonas possuem atividade antioxidante, evitando a peroxidação lipídica induzida por cobre ou dienos conjugados. Isoflavonas ainda previnem a carcinogênese em modelos de câncer de pele em camundongos e inibem a 5-α-redutase – enzima periférica que transforma a testosterona num andrógeno mais potente, relacionado à alopecia, entre outros efeitos relatados[*].

---

[*] O extrato de soja também exibe uma atividade clareadora sobre a pele, em especial para a melanogênese fotoinduzida. Esse efeito é mediado pela inibição do receptor 2-protease ativado, que estimula a fagocitose de melanossomos por queratinócitos. Dessa forma, o extrato de soja aplicado na pele impede que os melanossomos sejam fagocitados, o que inibe a melanogênese (ver Capítulo 18).

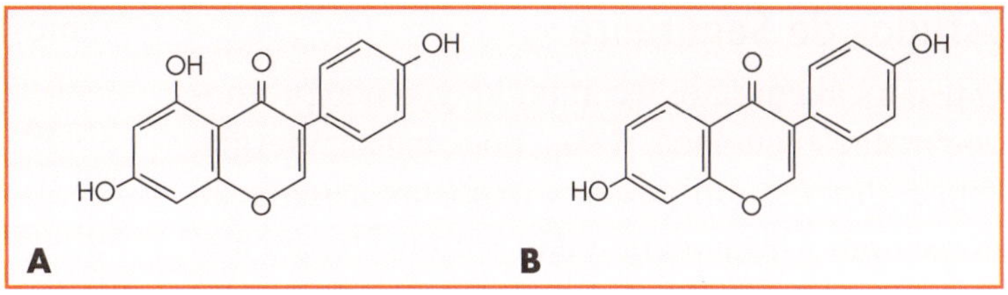

Figura 21.1 – (A) Genisteína. (B) Daidzeína.

Genisteína

A maior parte do trabalho científico efetuado para verificação da atividade estrogênica de isoflavonas de soja foi realizado com a genisteína. Estudos recentes mostram que as moléculas de genisteína, por apresentarem grandes similaridades estruturais com o estradiol, são capazes de se ligarem a dois receptores estrogênicos conhecidos, ERα e ERβ. O ERβ apresenta maior afinidade (cerca de 10 a 30 vezes superior) para genisteína do que o ERα, diferentemente do estradiol, que apresenta afinidade similar para ambos os receptores. Essa relativa seletividade de ligação de genisteína ao ERβ indica que isoflavonas podem produzir efeitos clínicos distintos dos estrógenos, acionando cascatas de eventos moleculares diferentes ou atuando de forma diferenciada em vias de ativação e/ou repressão. Novos estudos efetuados com a genisteína demonstram que seus efeitos benéficos estão associados ao recrutamento de correguladores específicos do ERβ, ao contrário de estradiol, que promove efeitos inespecíficos. Assim, ao se ligar ao ERβ, há indução de determinados genes, atuação que culmina por causar diminuição dos sintomas do climatério. Já os efeitos da ligação de ERα estariam mais associados a efeitos proliferativos, especialmente no endométrio. Sendo assim, a genisteína deve atuar modulando de maneira diferencial os receptores estrogênicos.

Em relação à pele, vários benefícios podem ser obtidos com as isoflavonas, como a prevenção da atrofia dérmica e a normalização do metabolismo dos fibroblastos e da capacidade de duplicação dos queratinócitos. Segundo Pugliese[1], não há ainda no mercado produtos para tratamento de pele com níveis adequados de isoflavonas de soja, em parte por causa do alto custo. Contudo, outros autores com trabalhos recentes demonstram que efeitos farmacológicos na pele podem ser conseguidos com concentrações muito baixas, da ordem de micro ou mesmo nanomoles, suportando a ideia de que as isoflavonas possuem atividade mesmo em baixas concentrações.

Pesquisas adicionais demonstraram ainda que a genisteína é um potente inibidor da proteína tirosina quinase (PTK, *protein tyrosine kinase*), que tem importante função moduladora das funções de queratinócitos e fibroblastos cutâneos. Essa ação é responsável por diversos dos seus efeitos adicionais sobre a pele, tal qual a inibição da indução da metaloproteinase da matriz 13 (MMP, *matrix metalloproteinase 13*) ou colagenase-3, enzima que possui largo espectro de atividade proteolítica, degradando diferentes tipos de colágeno. A inibição da PTK também reduz a expressão do fator de crescimento tumoral beta 1 (TGF-beta 1, *tumor growth factor beta 1*), que pode atuar como indutor da carcinogênese cutânea, e ainda determina um efeito protetor contra a radiação UV. O espectro de proteção solar da genisteína inclui as frações UVA e UVB e envolve redução da expressão do fator de crescimento epidérmico (EGF, *epidermal growth factor*), a supressão da expressão da cicloxigenase, a inibição da produção de proteína induzível 10 (IP10, *inducible protein 10*) por interferon gama, uma citocina com ação pró-inflamatória, e uma atividade antioxidante direta. A atividade antioxidante da genisteína também é mediada pela indução de enzimas como a superóxido dismutase (SOD) e a glutationa peroxidase, ação que é mais intensa na pele, mesmo com administração oral.

Uso Cosmiátrico

É indicada para tratamento ou prevenção do envelhecimento cutâneo durante o climatério, ou ainda para tratamento da lipodistrofia ginoide. Não existem dados clínicos do uso de isoflavonas em estudos controlados, apesar de já serem usadas em fórmulas manipuladas. Informações de pesquisas feitas em animais sugerem que as isoflavonas penetram bem pela pele e podem ser usadas em pequenas concentrações, menores que 1%.

Estudos de Segurança

O uso local em ratos e camundongos não promoveu irritação cutânea. A soja pode causar alergia, especialmente em pessoas expostas à inalação do seu pó. Mas a alergia não é muito frequente, sendo a proteína da soja a molécula com maior potencial alergênico. A alergia pode ser diagnosticada com *patch* cutâneo.

FITOCOSMÉTICOS HIDRATANTES

Entender os mecanismos de hidratação cutânea exige uma introdução sobre os aspectos ligados à pele alípica e desidratada e à estrutura e às funções da pele. Para consulta específica a esse tema, ver Capítulo 11.

A pele humana está dividida anatomicamente em três camadas distintas, sendo a epiderme a mais superficial, responsável pela formação de uma barreira, seja contra a entrada de microrganismos, substâncias estranhas e radiação solar, seja para evitar a perda de água e eletrólitos, isto é, a desidratação corporal. Isso exige uma estrutura resistente e impermeável. A resistência é resultante da queratina – proteína sintetizada por queratinócitos – e pelas estruturas de adesão intercelular, como os desmossomos e as glicoproteínas do interstício.

As funções de resistência e impermeabilização desempenhadas pela pele dependem fundamentalmente da camada mais externa da epiderme: o estrato córneo. É no estrato córneo que a microestrutura da epiderme encontra maior eficiência para evitar a perda de umidade cutânea. Essa habilidade depende também da presença de certos lipídeos próprios e específicos, que formam lamelas longitudinais entre as estruturas proteicas. Um estrato córneo saudável depende de um equilíbrio correto de glicoproteínas, substâncias higroscópicas hidrossolúveis e água, com os lipídeos intercelulares que têm papel-chave nas suas propriedades impermeabilizantes. Não somente a presença de lipídeos e água, mas também glicoproteínas, desmossomos e peptídeos estão envolvidos na microarquitetura da estrutura da epiderme, que mantém os níveis normais de hidratação.

Os lipídeos epidérmicos são as moléculas mais importantes para as propriedades impermeabilizantes, por serem hidrófobos. Compreendem fosfolipídeos, esfingolipídeos, ceramidas, ácidos graxos livres (AGL) e esterificados e o colesterol livre e seus ésteres. Podem ser divididos em lipídeos intercelulares (esfingolipídeos, esteróis livres e AGL) e corpos lamelares (esfingolipídeos, ceramidas, esteróis livres e fosfolipídeos), que formam as lamelas longitudinais encontradas no estrato córneo.

Xerose é resultado de um decréscimo do conteúdo de água do estrato córneo, acarretando redução da elasticidade, sensação de ressecamento e descamação. Ocorre por redução da impermeabilidade do estrato córneo, consequência da redução dos lipídeos lamelares e de perda da microarquitetura tecidual. Um nível menor de substâncias hidrófobas (lipídeos) facilita a evaporação da água e a menor organização do estrato córneo causa descamação anormal dos corneócitos. Além disso, podem-se formar microfissuras, hiper ou hipoqueratose no estrato córneo.

A xerose pode ocorrer por excessiva exposição da pele a fatores ambientais que comprometem sua microestrutura, tais como o sol e a água salgada, ou então ser consequência de fatores endógenos, que interferem no metabolismo normal da epiderme. A causa mais frequente é o envelhecimento da pele, em que vários fatores afetam a derme, como a redução do fluxo sanguíneo cutâneo, a redução de andrógenos no homem e de estrógenos na mulher e a redução da velocidade de regeneração dos queratinócitos. Algumas condições sistêmicas, como desnutrição, endocrinopatias (hipopituitarismo, hipotireoidismo) e doenças crônicas consumptivas, como diabetes, também podem favorecer a xerose, além de dermatopatias, como psoríase e dermatite atópica, as quais apresentam função de barreira anormal.

Fitoextratos com Atividade Hidratante

Desde tempos remotos, como emolientes da pele para o tratamento da pele seca, chineses usavam óleo de gergelim, persas usavam óleo de amêndoas doces e populações europeias, óleo de linhaça. Um dos primeiros usos cosméticos de fitoextratos ocorreu no tratamento de xerose cutânea para alívio do desconforto que esta causa, quando foi observado o efeito estético imediato conseguido com ativos vegetais. Efetivamente, uma das maneiras pelas quais os extratos vegetais podem auxiliar na hidratação da pele é suplementando lipídeos essenciais, que restauram a barreira cutânea. Contudo, outros mecanismos de ação e outros compostos biológicos adicionais com atividade emoliente já se encontram descritos. Os principais são os polissacarídeos, que formam uma camada protetora e retêm a água, em razão das propriedades coloidosmóticas, além de substâncias que estimulam as atividades tróficas da epiderme, restaurando sua estrutura normal e promovendo hidratação considerada ativa.

Fitocomplexos Hidratantes

Alguns fitocomplexos possuem diversos bioativos que funcionam como hidratantes da pele por diferentes mecanismos de ação. Além de exibir atuação física, aumentando a retenção de água na epiderme, esses extratos exibem várias ações farmacológicas adicionais que potencializam sua ação hidratante, tornado-a mais intensa e duradoura.

Babosa (*Aloe vera* ou *Aloe barbadensis* Miller – Aloaceae)

O uso de espécies de *Aloe* para queimaduras cutâneas pelo homem remonta a alguns anos antes da era cristã. O *Aloe vera* foi descrito nos papiros de Ebers pelos povos egípcios. O nome *aloe* deriva do grego, *alloeh* do árabe e *halal* do hebraico, significando, em todos os casos, "substância amarga e brilhante". A babosa é usada externamente para tratar queimaduras, úlceras, cortes e infecções parasitárias da pele há muitos séculos.

Existem cerca de 300 espécies diferentes de *Aloe*, sendo as mais encontradas e estudadas *A. vera* L. e *A. barbadensis* M. As duas são consideradas equivalentes pela maioria dos autores em razão de sua semelhança. A babosa é uma planta perene e de porte herbáceo, da família das Liliáceas, de distribuição mundial. Sua origem é incerta, mas alguns autores afirmam que é natural do sul da Europa, próximo do Mediterrâneo. Atualmente, a babosa é muito cultivada em todo o mundo.

As folhas da babosa possuem um conteúdo de consistência viscosa, tradicionalmente utilizado no tratamento da pele. Este sumo, após ser seco, é utilizado pela indústria cosmética e por farmácias de manipulação na formulação de produtos. Quimicamente, é composto por glicosídeos antraquinônicos (20% de barbaloína, β-barbaloína, isobarbaloína, que, por hidrólise originam *Aloe*-emodinas e seus glicosídeos: aloinosídeos A e B e aloína), resina (16 a 63% de ácido cinâmico em combinação com resinotanóis, que originam as aloeresinas A, B, C e D), polissacarídeos (0,8 a 1,2% – aloenanan, gluconanan, manonan e outros polímeros da glicose, xilose e manose), enzimas (amilase, catalase, oxidase), ácidos orgânicos (ácidos hexurônico, glicurônico, lático e pentenoil-glutâmico), lipídeos (colesterol, fitoesteróis, ácidos graxos, esqualeno), saponinas esteroidais, ácido crisofânico, óleos essenciais e fixos e íons como cálcio, cloreto, potássio e sódio.

Diversos estudos demonstraram que *Aloe vera* possui potente atividade antimicrobiana e anti-inflamatória. De acordo com o ensaio de edema de pata de rato, *A. vera* reduz o edema em 54,2% em uma dose de 100mg/kg. Isso pode ser explicado pela liberação de mediadores com ação imunomoduladora, por redução da permeabilidade vascular e também por redução da síntese de prostaglandinas. Sua atividade antimicrobiana foi largamente testada por vários autores. Entre as bactérias suscetíveis ao extrato, estão vários germes comuns em infecção de pele, como *Staphylococcus aureus*, *Streptococcus pyogenes* e *Pseudomonas* sp., e as substâncias ativas são os derivados antraquinônicos. A atividade bactericida relaciona-se, em parte, com os bons resultados obtidos com gel de *Aloe vera* no tratamento de queimaduras.

Os efeitos hidratantes de *A. vera*, entretanto, são os mais reconhecidos. Alguns açúcares e lactatos podem ser responsáveis pelas propriedades de hidratação de espécies de *Aloe* e podem retardar os perfis de perda de umidade de formulações dermocosméticas. Soluções de gel de *Aloe* foram comparadas com propilenoglicol e glicerina quanto à evaporação de água pelo método da perda de peso. Os resultados mostraram que *Aloe* apresenta efeito de reter a umidade. No entanto, esse efeito é menor que o demonstrado pelos glicóis. Adicionalmente, o gel de *Aloe*, combinado a um glicol, ocasiona sinergismo de umectação, em comparação à somatória dos efeitos dos ativos separadamente.

Além de açúcares e lactatos, *Aloe vera* possui oligo e polissacarídeos, também chamados de mucilagens. Ao penetrar na pele, esses compostos carregam moléculas de água adsorvidas em seu interior diretamente até níveis mais profundos da epiderme, mantendo sua hidratação. Soma-se a isso a formação de uma barreira na superfície da pele, prevenindo a perda de água por evaporação. Deve-se esclarecer que esse efeito hidratante de *A. vera* é proporcional à concentração utilizada do extrato na fórmula do produto, bem como à finalidade a que este se destina.

Extratos de *Aloe* exibem ação marcante sobre a microcirculação cutânea. Após a lesão da pele, há redução do processo inflamatório, em razão de menor aumento da permeabilidade capilar por vasodilatação venular. Porém, na fase mais tardia, quando a cicatrização se inicia, há aumento no fluxo sanguíneo da microcirculação. Quando aplicada em concentrações significativamente altas (acima de 50%) em pele sadia, há aumento do fluxo sanguíneo local nas áreas de aplicação. Isso pode também se relacionar com a melhora da hidratação da pele pelo aumento da oferta de água e eletrólitos à derme. Maior fluxo de sangue na derme também funciona como estímulo ao metabolismo e à renovação celular. Efetivamente, polissacarídeos e glicoproteínas de *Aloe vera* atuam de forma trófica sobre os queratinócitos, estimulando a reepitelização da epiderme. Além de suportarem sua atividade cicatrizante, esses estímulos tróficos auxiliam na recuperação da microarquitetura da epiderme, aumentando a eficiência do estrato córneo em impermeabilizar a pele e conter as perdas de água. Pode-se ainda atribuir aos lipídeos do *Aloe* uma potencialização da impermeabilização de pele, em decorrência de sua constituição semelhante à das lamelas do estrato córneo.

O gel ou o extrato de *Aloe vera* tem se mostrado excelente ativo no tratamento de queimaduras da pele por calor ou radiação. Num estudo controlado com queimadura experimental, o gel de *Aloe* foi superior ao gel com sulfadiazina, tanto para prevenir infecção, quanto para aumentar a velocidade de cicatrização. Aumenta o metabolismo do colágeno na região lesionada, incrementando sua deposição no tecido de granulação, aumenta a concentração de colágeno tipo III, acelera o processo de granulação e cicatrização e aumenta a síntese e a deposição de glicosaminoglicanos na matriz intercelular. *Aloe vera* também reduz os sintomas de queimadura induzidos por radioterapia e previne a imunossupressão induzida por UV. Seus polissacarídeos, como o aloenanan, são apontados como responsáveis por essa ação, por sua atividade imunomoduladora. Outro mecanismo estudado é por meio da ação de suas enzimas antioxidantes, como a peroxidase e a catalase.

Uso Cosmiátrico

Algumas considerações devem ser feitas em relação à formulação de um produto com extrato ou gel de *Aloe*: devem-se adicionar substâncias antioxidantes na fórmula, uma vez que *Aloe* tende a se oxidar com o tempo; conservantes também devem fazer parte da fórmula, pois *Aloe* é muito suscetível à contaminação microbiológica; excessivo aquecimento durante a produção deve ser evitado para prevenir oxidação e não causar desnaturação de proteínas presentes na composição de *Aloe*. Estudos têm sido realizados para avaliar a estabilidade físico-química de formulações contendo extratos de *A. vera* em razão de sua concentração. A adição de lanolina, alantoína ou carotenoides à formulação potencializa o efeito hidratante do *Aloe*.

As principais indicações cosmiátricas de *Aloe vera* incluem fórmulas hidratantes para pele ou cabelos ressecados ou em loções pós-sol para atenuar o ressecamento e o eritema cutâneo. Pode ser utilizada em concentrações de até 10%, conforme a intensidade do efeito desejado, na forma de gel. Os concentrados liofilizados são utilizados em concentrações baixas, de modo a obter a equivalência à forma gel.

A adição do seu extrato em produtos tensoativos para higienização do rosto e do corpo é outra indicação proposta, já que permite reduzir o ressecamento cutâneo induzido por esses produtos.

Há ainda uma indicação como cicatrizante no pós-operatório de cirurgias plásticas, para acelerar a cicatrização e reduzir a resposta inflamatória.

Estudos de Segurança

O extrato de *Aloe vera* já foi usado em preparações locais, em vários estudos clínicos controlados, sem que houvesse identificação de reações adversas. Um caso de alergia de contato ao gel de *Aloe vera* com confirmação por teste cutâneo foi reportado.

Aveia (*Avena sativa*)

A aveia é um dos hidratantes cutâneos de uso mais antigo na humanidade. É utilizada como alimento desde a Antiguidade. Possui fama de tonificar os nervos, reduzir a ansiedade, melhorar a imunidade pela potencialização da função do timo e favorecer a eliminação de toxinas pelo suor. Pesquisas recentes revelaram que reduz a colesterolemia, além de exibir atividade antitrombótica.

A aveia possui em sua composição amido, mucilagem, flavonoides, carotenoides, polifenóis, vitaminas, proteínas (glúten) e lipídeos. Sua composição lipídica é: triglicerídeos (53,7%), fosfolipídeos (24,6%), AGL (10%), glicolipídeos (9,6%) e ésteres de esteróis (2,1%). Dos AGL, 81% são insaturados (39,2% de ácido oleico, 39,1% de ácido linoleico e 1,4% de ácido linolênico) e 19% são saturados (15,8% de ácido palmítico, 1,7% de ácido esteárico e 1,5% outros). Outros componentes também são detectados: α, β, γ e δ-tocoferóis; além de tocotrienóis e fitoesteróis.

O óleo de aveia, por sua constituição lipídica, é excelente repositor de lipídeos para a pele, com ativos como ácido linoleico, fitoesteróis e fosfolipídeos, que atuam favorecendo a formação de lamelas no estrato córneo. Dessa forma, a função de impermeabilização da epiderme fica mais eficiente.

Os extratos de aveia e suas frações exibem também atividade hidratante. Um dos principais ativos é o β-glicano, um componente da mucilagem. O β-glicano purificado da aveia é um polissacarídeo linear, de alto peso molecular e hidrossolúvel. É responsável pela redução do colesterol e do risco de doenças cardíacas através do consumo regular de aveia. Cosmeticamente, o β-glicano atua como uma barreira de hidratação natural, além de ser um formador de filme. Para acrescentar, promove renovação celular, redução de rugas e linhas finas, estimula a síntese de colágeno, aumenta a viscoelasticidade da pele, diminui a hiperpigmentação em decorrência do fotodano, ajuda a reduzir os danos provocados por descoloração capilar e protege contra os efeitos indesejáveis dos raios UVA e UVB.

Uso Cosmiátrico

Tanto o óleo quanto o extrato de aveia podem ser utilizados. Os melhores resultados podem ser obtidos com a combinação dos dois (há produtos disponíveis como leites de aveia, combinando as frações ativas lipídicas e hidrofílicas). O extrato pode ser usado a 2% como hidratante e reconstituinte da pele. O β-glicano pode ser usado purificado em cremes.

Estudos de Segurança

Foram realizados testes de irritação cutânea e sensibilização em humanos, usando o método de *patch*. De 100 sujeitos testados, somente um demonstrou leve eritema (1+) à amostra-controle e à amostra-teste. Os resultados indicam que o óleo de aveia não apresenta potencial sensibilizante e irritativo com significação clínica.

Óleos Vegetais

Também chamados de óleos fixos, os óleos vegetais são substâncias de natureza apolar, na sua maioria lipídeos, que podem ser obtidos por extração de vegetais. Podem ser divididos em duas frações: a primeira é conhecida por saponificável, ou seja, que forma um tensoativo após tratamento com a soda; a outra é conhecida como insaponificável que, portanto, não exibe essa característica. A fração saponificável, em geral, é a maior, constitui 80% ou mais do óleo e é formada por ácidos graxos. A fração não saponificável costuma ser heterogênea, podendo conter esteroides, carotenoides, tocoferóis, tocotrienóis e álcoois ou ésteres de cadeia longa.

Os óleos naturais exibem três grandes benefícios para a pele: induzir ou aumentar a emoliência da pele, gerar oclusividade e repor os AGE da pele. Emoliência é a capacidade de conceder maciez, suavidade e flexibilidade à pele, mantendo essas condições por algum tempo. Isso ocorre porque os lipídeos penetram na epiderme e sua presença modifica suas propriedades físicas. O termo emoliência, na prática, é raramente diferenciado do termo hidratação (*moisturization*), que indica aumento do conteúdo de água na pele. Oclusividade é a capacidade de uma substância formar um filme na superfície cutânea, interferindo na evaporação de água desta superfície com o ambiente. A oclusividade ajuda a aumentar a água disponível na epiderme, aumentando, com isso, a viscoelasticidade do estrato córneo, deixando a pele mais flexível.

O conteúdo de AGL nos óleos vegetais, especialmente os AGE, é um importante *claim* para a aplicação deles em produtos para o tratamento da pele. O ácido linoleico (C_{18}:2n-6) é provavelmente o ácido graxo mais conhecido como preventivo da deficiência de AGE, com uso tópico. A falta de AGE em humanos causa dois efeitos primários na pele: descamação e hiperplasia do epitélio, causando queratose. Estudos *in vitro* de uma mistura de alguns AGE em culturas de células de pele humana mostraram que essa suplementação aumenta a formação dos lipídeos associados à barreira cutânea nas células tratadas em relação às culturas sem suplementação. A fração insaponificável dos óleos fixos também exibe importante ação nutritiva à derme e epiderme, fornecendo vitaminas lipossolúveis (vitamina E), carotenoides com atividade antioxidante, fitoesteróis que auxiliam na formação de lamelas, ou mesmo lipídeos essenciais, como esfingosídeos.

Jojoba (*Simmondsia chinensis*)

A jojoba é nativa de regiões desérticas do norte do México e sul do Arizona, nos Estados Unidos. Plantações comerciais podem ser encontradas em várias outras regiões do México, Estados Unidos, além de Austrália, Argentina, Peru, Chile, Egito, Índia e Israel. Apresenta grande resistência à salinidade ou a variações de temperatura e umidade, fatores aos quais se atribuem suas propriedades terapêuticas. Os índios da região do deserto do Arizona e Novo México utilizavam o óleo de jojoba há milhares de anos, tanto na alimentação quanto na pele para prevenção de doenças. Os missionários jesuítas, em 1763, reportaram os usos da jojoba e, desta forma, começou a ser empregada nos tratamentos de pele e cabelo.

O óleo extraído das sementes da jojoba é um éster de cera líquido puro. Não é um triglicerídeo típico, como encontrado na maioria dos lipídeos presentes em sementes de outros vegetais. É composto de ésteres derivados de ácidos monoinsaturados (C_{18}, C_{20}, C_{22} e C_{24}) e álcoois de cadeia longa. A composição única desse vegetal rende um óleo com estabilidade e resistência à oxidação e à fotodegradação. O óleo pode ser estocado por anos, em contraste com outros óleos vegetais, que podem iniciar a rancificação e se decompor em curto espaço de tempo. No óleo ainda se encontram vitamina E, iodo e vários aminoácidos livres (lisina, histidina, prolina e cisteína, entre outros).

Vários testes de eficácia e *performance* cosmética na pele, unhas e cabelos foram realizados com o óleo de jojoba e seus derivados, envolvendo desde avaliações clínicas e bioinstrumentais até exames histológicos. A função de barreira cutânea foi mensurada por perda de água transepidérmica (TEWL, *transepidermal water loss*) com um Servo Med Evaporimeter. Medidas com o Sebumeter foram conduzidas para avaliar a substantividade (habilidade de o óleo permanecer na pele) dos produtos de jojoba. O grande efeito do óleo de jojoba e seus derivados é o aumento na hidratação relativa da pele. Aplicações únicas dos óleos de jojoba refinados e não refinados, ésteres de jojoba e jojobato de isopropila aumentaram a hidratação relativa da pele para um máximo de 87 a 140% em 1 a 2h após a aplicação e 25 a 51% após 12h da aplicação. Quanto à substantividade, as leituras foram mantidas no Sebumeter para o óleo de jojoba, o éster de jojoba e o jojobato de isopropila. Aplicações repetidas do óleo de jojoba aumentam a hidratação e diminuem visivelmente a descamação em pessoas com pele intensamente seca seguindo sete dias de tratamento.

No tratamento capilar, suas ações também são marcantes, funcionando como emoliente e protetor do fio, aumentando o seu brilho. Foi testada também a capacidade de o óleo de jojoba aumentar a *performance* de um condicionador para os cabelos por meio de exame microscópico das fibras capilares. A adição do óleo de jojoba à fórmula de xampu foi avaliada quanto à proteção contra os efeitos de ressecamento da pele, por medidas da hidratação relativa da pele. As amostras de cabelos coletadas dos usuários do produto-teste, antes e depois do tratamento de cinco dias, foram analisadas: houve aumento da suavidade dos cabelos em 75% dos que usaram o condicionador com óleo de jojoba contra 20% dos que usaram somente o placebo. Verificou-se que a adição do óleo de jojoba ao xampu resultou em efeito protetor contra as propriedades de ressecamento da pele decorrentes do xampu.

O óleo de jojoba ainda exibe uma atividade anti-inflamatória *in vitro*, inclusive por via local, e mostra atividade anticomedogênica em alguns tipos de acne. Isso se deve à presença de ácido mirístico e de um componente inibidor da secreção sebácea entre seus constituintes.

Uso Cosmecêutico

Produtos à base de jojoba aumentam a hidratação relativa cutânea por um mecanismo não oclusivo, demonstrando ainda substantividade à pele. Quanto à penetração cutânea, o óleo de jojoba realmente penetra nas regiões superiores do estrato córneo. Dados obtidos por microscopia eletrônica mostraram que o óleo de jojoba pode penetrar no estrato córneo e permanecer em concentrações ativas, com aplicações tópicas diárias (Cummings[2]). O óleo de jojoba pode ainda ser empregado em xampus e condicionadores para cabelos secos para evitar o excesso de ressecamento induzido pelas substâncias tensoativas, ou como auxiliar no tratamento da comedogênese.

Estudos de Segurança

O óleo de jojoba é um ativo seguro para uso em pele e cabelos. Os testes com uso local não revelaram potencial irritativo ou de fotossensibilização. A toxicidade sistêmica não está estabelecida. Alguns componentes do óleo, como os ácidos erúcico e mirístico, são tóxicos em doses altas e a toxicidade sistêmica da jojoba ainda não foi avaliada. Por isso, seu uso por via interna durante a gestação é desaconselhado.

Girassol (*Helianthus annuus*)

O girassol é uma planta originária das Américas, onde era utilizada como alimento e planta medicinal há mais de 3.000 anos por índios que habitavam a América Central e a região onde hoje é o Peru. Em 1514, a planta foi levada para a Espanha, onde lhe foi dado o nome "girassol" em razão de seu tropismo pela luz solar. Contudo, na Rússia, onde foi introduzido no século XVIII, ganhou maior notoriedade, sendo extensivamente plantado e ganhando fama de curar malária e outras afecções febris.

As flores do girassol contêm diversos corantes, flavonoides (quercimeritina e quercetina), glicosídeos antociânicos, uma xantofila idêntica à luteína, corante amarelo do ovo, da colina e da betaína e uma substância com fluorescência violeta. Além disso, contêm taninos. As sementes têm, em seu óleo, ácido oleico e grande abundância de ácidos graxos insaturados, especialmente o ácido linoleico. São, além disso, muito ricas em proteínas[*].

Uso Cosmecêutico

Empregado como emoliente ou como base de cremes de natureza oleosa, para o tratamento de pele ressecada ou em óleos de massagem.

Estudos de Segurança

Estudos realizados garantem a segurança do produto. Dermatite alérgica de contato tem sido raramente reportada na literatura. Alguns corantes do girassol, como a helenina e seus derivados, podem causar dermatite de contato.

---

[*] O óleo de girassol é obtido por prensagem ou expressão de suas sementes. Esse óleo é rico em ácidos graxos insaturados, principalmente o ácido oleico. Apresenta boa estabilidade oxidativa e excelentes propriedades emolientes. Dependendo do local e do cultivo, a quantidade de ácido oleico pode variar de 15 a 65%, ao passo que a de ácido linoleico, de 20 a 75%. No mercado cosmético, há um óleo de girassol com alto conteúdo de ácido oleico, de 85 a 90%. No caso desse óleo, há somente de 2 a 4% de poli-insaturados, resultando em maior estabilidade oxidativa.

FITOCOSMÉTICOS NO ENVELHECIMENTO CUTÂNEO

Plantas são utilizadas no tratamento de dermatopatias da senilidade e atenuação dos sinais de envelhecimento há milhares de anos, na maioria das civilizações. Essa experiência levou a cosmética e, mais recentemente, a cosmecêutica, a estudar e empregar muitos ativos de origem vegetal no tratamento do envelhecimento cutâneo.

Na atualidade, existem vários ativos vegetais que demonstraram eficácia na prevenção e/ou na redução dos sinais de envelhecimento cutâneo, tais como rugas, flacidez e hipotrofia da epiderme. Foram descritos muitos mecanismos diferentes de ação, que suportam esse uso dos fitocosméticos em todas as fases e manifestações do envelhecimento cutâneo. Os ativos vegetais empregados podem ser encontrados sob três formas diferentes em produtos cosmiátricos:

- *Moléculas isoladas de vegetais, como os alfa-hidroxiácidos*: como protótipo, o ácido glicólico, isolado a partir da cana-de-açúcar.
- *Fitocomplexos padronizados, contendo grupos de moléculas purificadas de plantas*: os polifenóis do chá verde.
- *Fitoextratos de uso consagrado*: Aloe vera ou *A. barbadensis* (babosa), sob a forma de extrato padronizado.

Fotoenvelhecimento Cutâneo

Conforme abordado anteriormente, o processo de envelhecimento é complexo e depende de muitos fatores, desde processos fisiológicos geneticamente induzidos até a ação deletéria de agentes agressores, como os radicais livres. A pele, sendo o tecido mais exposto do corpo, sofre ainda uma influência adicional, decorrente dos fatores nocivos do meio ambiente, dentre os quais a luz, em especial a radiação UV, é o principal agente agressor. Por isso, atualmente se divide o envelhecimento cutâneo em dois tipos: aquele decorrente dos processos fisiológicos e relacionado ao metabolismo celular ou geneticamente induzido, chamado de envelhecimento natural; e aquele secundário à agressão da pele e seus constituintes pela luz UV, conhecido como fotoenvelhecimento. Ativos de origem vegetal já foram propostos para o tratamento preventivo desses dois tipos de envelhecimento, possibilitando um tratamento fitocosmiátrico efetivo.

A ação deletéria da luz solar, mais especificamente da radiação UV sobre a pele, é a maior responsável pelo envelhecimento das áreas que ficam expostas. Diversas alterações fisiopatológicas induzidas pela radiação UV foram descritas. Entre elas estão a produção de espécies reativas de oxigênio (ERO), alterações dos glicosaminoglicanos da matriz intercelular, supressão dos receptores nucleares do ácido retinoico, lesão no ácido desoxirribonucleico (DNA, *deoxyribonucleic acid*) mitocondrial, produtos finais da glicação avançada (AGE), aumento da apoptose dos fibroblastos da derme, redução das células de Langerhans e indução de metaloproteinases que degradam ou danificam fibras colágenas e elásticas. Além do uso de "bloqueadores solares", é possível contar com alguns produtos capazes de reduzir os danos sobre o tecido cutâneo, incluindo ativos de origem vegetal.

Fitoextratos com Atividade Antioxidante

Muitos vegetais possuem sistemas antioxidantes altamente eficientes. Em diversos experimentos, extratos vegetais com atividade antioxidante reduziram os danos causados na derme pela radiação UV. A seguir, os principais fitoextratos cuja atividade antioxidante demonstrou potencializar a fotoproteção e retardar o envelhecimento cutâneo.

Chá Verde (*Camellia sinensis*)

O chá verde é cultivado na China e na Índia desde tempos imemoriáveis. Segundo a lenda, o chá foi descoberto acidentalmente pelo imperador Shen Nong, quando folhas trazidas pelo vento caíram em sua bebida quente. O chá verde começou a ficar em evidência quando um estudo epidemiológico conduzido por autores japoneses, com uma população de 3.625 indivíduos sãos, consumidores diários de chá, em comparação a uma população sem este hábito alimentar, mostrou incidência significativamente menor de diversos tipos de neoplasia, além de nível baixo constante de lipoperóxidos no sangue.

A composição química do chá verde tem como principais componentes os polifenóis: epicatequina-galato, epigalocatequina-3-galato, galocatequina-3-galato, correspondendo a 8 a 12% do peso seco; outros componentes incluem flavonoides e flavonas: epicatecol, epigalocatecol, ácido gálico e catecol; proantocianidinas: prodelfinina, teasinensinas, asamicaínas; metilxantinas: cafeína, teofilina, correspondendo a 1 a 4% do peso seco; taninos catéquicos: ácido galotânico, correspondendo a 0,5% do peso seco; aminoácidos livres: teanina e outros, correspondendo a 4% do peso seco; pigmentos: clorofila a e b, feofitina a e b (Fig. 21.2).

A atividade fotoprotetora do chá verde foi intensamente investigada por diversos autores de vários países. Segundo uma recente revisão, o chá verde é apontado como o mais eficiente entre diversos ativos como antioxidante e protetor da pele contra radiação UV. Mukhtar et al., em 1992, demonstraram que o extrato de chá verde protegia fibroblastos em cultura contra a radiação UV. Em 1993, Agarwal et al.[3] obtiveram os mesmos resultados em camundongos SKH-1 usando a fração de polifenóis do chá verde. Desde então, vários estudos demonstraram que tanto o extrato quanto a fração de polifenóis são ativos contra todos os tipos de UV: A, B, ou C. Além de atuar como potente antioxidante, os polifenóis restauram o sistema antioxidante fisiológico celular. Entre os benefícios demonstrados pelo extrato de chá verde ou a fração de polifenóis após exposição à radiação UV, têm-se: redução da área de eritema em ratos e humanos; proteção das células de Langerhans em humanos; redução da produção de radicais livres medidos, como peróxido de hidrogênio e lipoperóxidos em pele humana ($p < 0,005$ e $p < 0,05$, respectivamente); redução dos sinais inflamatórios na pele e outras evidências de inflamação, como elevação de óxido nítrico e aumento do número de monócitos CD11 teciduais ($p < 0,005$); redução da indução de ácido ribonucleico mensageiro (mRNA, *messenger ribonucleic acid*) da colagenase em fibroblastos; redução de indícios de lesão da membrana celular, como a concentração de desidrogenase lática (LDH, *lactic dehydrogenase*) extracelular e a concentração de malonildialdeído em cultura de queratinócitos; redução da apoptose induzida por radiação ou ERO *in vivo* e *in vitro*. Além da atividade antioxidante, o extrato de chá verde possui outras ações que podem gerar benefício estético na pele. Inibe a 5-α-redutase tipo 1, enzima periférica que transforma testosterona em 5-di-hidroxitestosterona, um andrógeno várias vezes mais potente que a forma original. Isso pode trazer benefícios em casos de acne e hirsutismo de origem androgênica. Também inibe a tirosinase, enzima-chave para a síntese da melanina, contribuindo para evitar ou prevenir discromias cutâneas. O extrato de chá verde atua igualmente como agente preven-

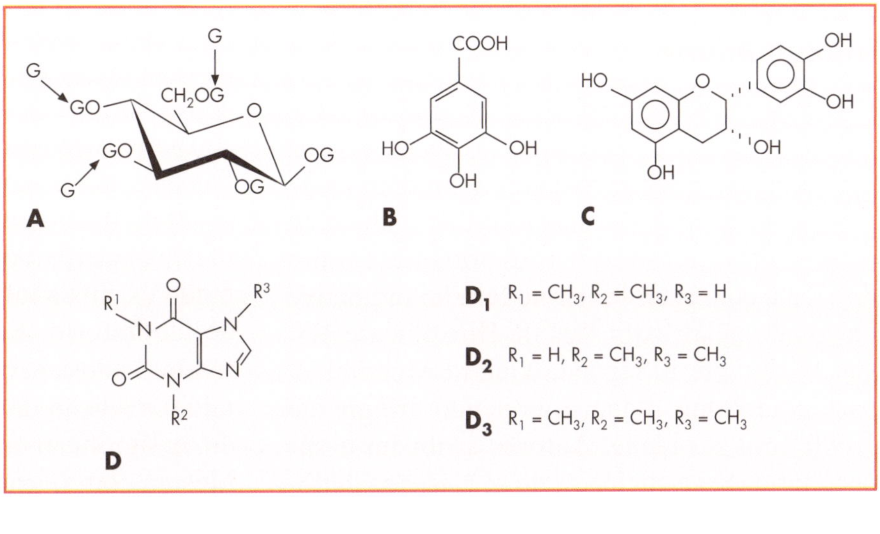

Figura 21.2 – (*A*) Ácido galotânico. (*B*) Ácido gálico. (*C*) Epicatecol. (*D*) Metilxantinas. (D_1) Teofilina. (D_2) Teobromina. (D_3) Cafeína.

D_1 $R_1 = CH_3$, $R_2 = CH_3$, $R_3 = H$

D_2 $R_1 = H$, $R_2 = CH_3$, $R_3 = CH_3$

D_3 $R_1 = CH_3$, $R_2 = CH_3$, $R_3 = CH_3$

tivo da carcinogênese cutânea induzida por radiação UV em vários trabalhos em humanos e animais de laboratório.

Algumas séries clínicas com o uso cutâneo do chá verde em fotoproteção foram conduzidas, com resultados positivos estatisticamente significativos. Cerca de 20% da fração de polifenóis penetra através da epiderme, produzindo concentrações ativas tanto nas camadas profundas do epitélio quanto em nível dérmico. Estudos mostram que vários componentes do extrato de chá verde possuem atividade antioxidante, como os flavonoides, os polifenóis e os pigmentos (clorofila a e b, feofitina a e b), justificando o uso do fitocomplexo sem fracionamento.

Uso Cosmiátrico

Alguns autores já apontam o chá verde como ativo com grande potencial na área dermatológica. Pode ser usado em concentrações de 1 a 5% em veículo polar sobre a pele, como antioxidante em fórmulas para prevenir o envelhecimento da pele, ou para potencializar a fotoproteção de filtros solares.

Estudos de Segurança

Um estudo de toxicidade cutânea em camundongos SKH-1 usando os polifenóis do chá verde não evidenciou irritação dérmica primária nem cumulativa, mas na avaliação de interação tóxica com diversos ativos usados em pele, a epigalocatequina-3-galato aumentou a irritação cutânea causada por agentes depiladores. Concentrações de até 20% foram utilizadas por períodos de seis meses, sem relato de toxicidade ou efeitos adversos.

Ginkgo biloba

O *Ginkgo biloba* é uma árvore natural da Ásia, com qualidades excepcionais. É a espécie vegetal mais antiga que sobreviveu até nossos dias, tendo surgido no período Permiano (há 250 milhões de anos), além de ter sido uma das primeiras formas de vida a conseguir brotar no terreno radioativo devastado pelas explosões de Hiroshima e Nagasaki durante a Segunda Guerra Mundial. É particularmente longeva, podendo atingir até 1.000 anos de idade. Autores atribuem essas peculiaridades à eficiência do seu sistema antioxidante. Sua primeira citação médica foi feita no livro *Matéria médica do marido divino* (Shen Nong Ben Cao) de 150 a.C., no qual é descrita como "folha que repõe a energia do coração e dos pulmões".

A composição química do *Ginkgo biloba* é: flavonoides – kaempferol, rutosídeo, quercetina, epicatecol e isoramnetina, totalizando 24% do peso seco; terpenos – ginkgolides A, B, C, J e M e bilobalides, totalizando 6% do peso seco; biflavonas (pigmentos com dois anéis flavônicos) – isoginkgetina, ginkgetina, sciadopitisina, bilobelina; outros componentes – proantocianidinas, ácidos fenólicos (ácidos catéquico, para-hidroxibenzoico e vanílico) e ácido ginkgólico (Fig. 21.3).

O fitocomplexo do *Ginkgo biloba* é considerado um dos antioxidantes mais completos e eficientes estudados até o momento, sendo ativo contra uma ampla variedade de radicais livres, tais como óxido nítrico, superóxido, hidroxila, oxoferrila, cobre+, hidroperoxila e lipoperoxila. Isso se deve a vários de seus constituintes químicos, incluindo os flavonoides, os ginkgolides, as biflavonas, as antocianidinas e os ácidos fenólicos, potentes agentes antirradicais, redutores e doadores de hidrogênio. Numerosos autores têm reconfirmado esses resultados. Em ratos expostos a estresse oxidativo crônico, o extrato de *Ginkgo biloba* reduziu de forma significativa o malonildialdeído dosado nos tecidos de vários órgãos, indicando grande capacidade de proteção antirradical à membrana celular *in vivo*. Em macrófagos e células endoteliais humanas submetidas a diferentes tipos de estresse oxidativo, houve menor geração de hidroxiperóxidos e lipoperóxidos e, em hemácias de portadores de doença de Behçet, que possuem baixa capacidade antioxidante, houve normalização da glutationa intracelular.

Demonstrou-se que, na derme, o extrato de *Ginkgo biloba* – rico em flavonas e flavonoides – é efetivo em neutralizar ERO, em particular o radical superóxido gerado por radiação UV, inibindo os sinais inflamatórios locais em animais de laboratório. Em outro estudo, raios UVC foram usados em cultura de células hepáticas de rato e a adição de extrato de *Ginkgo biloba* reduziu significativamente a peroxidação lipídica. Mesmo com o uso oral, em voluntários sadios, expostos à luz solar por algumas horas, houve redução da formação de radicais livres medidos no plasma. Finalmente, um estudo clínico mostrou que, após a aplicação local de flavonoides e ginkgosídeos do *Ginkgo biloba*, houve redução da intensidade do eritema cutâneo gerado por radiação UVB, assim como recuperação dos sistemas antioxidantes fisiológicos, representados pela catalase e pela SOD.

Existem várias evidências de que o uso local do extrato de *Ginkgo biloba* pode trazer ainda vários benefícios adicionais à fisiologia da pele. Os ginkgolides são potentes inibidores do fator de ativação plaquetária (PAF, *platelet-activating factor*). O PAF é um importante mediador de respostas imunológicas e inflamatórias, potencializando citocinas, atuando como agente quimiotáxico e interferindo em processos de membrana de várias células. A inibição do PAF causa redução da resposta da pele a estímulos alérgicos e inflamatórios, protegendo as células da derme em situações como exposição à radiação ou mediadores de inflamação, como foi demonstrado em voluntários sadios. Estudos com portadores de dermatite de contato a diferentes antígenos demonstraram que a aplicação local de extrato de *Ginkgo biloba* reduziu em 68%, em média, a reatividade a *patchs* cutâneos com diferentes substâncias sensibilizantes. Demonstrou-se que, mesmo na presença de adjuvantes, não foi possível induzir resposta alérgica ao *Ginkgo biloba* em aplicações cutâneas em cobaias. Isso torna esse extrato vegetal um ativo com bom potencial para hiper-reatividade cutânea ou em pacientes com história de múltiplas alergias.

Ginkgo biloba também tem sido investigado como agente redutor do processo de envelhecimento. Foi eficiente em prevenir a apoptose, ou mesmo em reverter alterações vasculares degenerativas em ratos idosos. Outros autores mostraram que inibe a redução do sistema antioxidante da glutationa intracelular, que também ocorre em células idosas. Recentemente, autores têm apontado alterações das mitocôndrias como um dos principais eventos do envelhecimento celular, podendo ser prevenidas pela administração continuada de extrato de *Ginkgo biloba*. Outro campo de investigação reside em seus

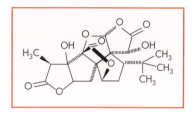

Figura 21.3 – Ginkgolide A.

efeitos na microcirculação cutânea. *Ginkgo biloba* é capaz de normalizar a microcirculação e melhorar a *performance* nutritiva de capilares. Isso foi largamente demonstrado no leito vascular cerebral, mas ocorre também em outros órgãos, como pele e coração, mesmo em situações patológicas induzidas, como diabetes, hiperviscosidade sanguínea ou isquemia. Num estudo com voluntários sadios, o extrato de *Ginkgo biloba* por via sistêmica aumentou significativamente o fluxo capilar em vasos da retina. Efeitos similares foram obtidos na pele em humanos e em camundongos após indução do vasoespasmo com difosfato de adenosina (ADP, *adenosine diphosphate*). O *Ginkgo biloba* ainda estimula o crescimento de fibroblastos humanos e a produção de fibras *in vitro*, possui aminoácidos livres com potencial nutritivo e aumenta a velocidade do crescimento de pelos em camundongos. Os flavonoides e as flavonas do *Ginkgo biloba* penetram na pele com relativa facilidade, atingindo concentrações ativas na derme.

Uso Cosmiátrico

O extrato de *Ginkgo biloba* pode ser usado em concentrações de 1 a 4% em veículo hidroglicólico, como antioxidante em fórmulas para prevenir o envelhecimento da pele, ou para potencializar a fotoproteção de filtros solares. Há um potencial na sua aplicação em indivíduos com pele sensível e hiper-reatividade cutânea.

Estudos de Segurança

Em cobaias sensibilizadas com vários alérgenos de origem vegetal, a aplicação local de extrato de *Ginkgo biloba* não resultou em reação alérgica nem irritação dérmica primária. Aplicado em *patch* cutâneo por vários dias, os extratos de *Ginkgo biloba* também não induziram irritação dérmica cumulativa. Num estudo clínico com 22 pacientes, uma formulação local de *Ginkgo biloba* foi aplicada duas vezes ao dia, sem que nenhum paciente apresentasse queixa ou alteração cutânea. Alguns casos de alergia à semente do *Ginkgo biloba* foram relatados, contudo, não foi possível induzir resposta alérgica com o material das folhas. Autores relacionam isso com seus baixos teores de ácido ginkgólico, substância considerada a mais alergênica do *Ginkgo biloba*.

Fitoextratos com Atividade Imunomoduladora

São crescentes as evidências de que o efeito imunossupressor da radiação UV é independente da formação de ERO e da produção de radicais livres. Um dos fenômenos que reforçam essa ideia consiste nas diferentes ações imunomoduladoras de radiação UVA e UVB locais e sistêmicas. Foram também identificadas moléculas com atividade fotorreceptora, particularmente ácido transurocânico, DNA e ácido ribonucleico (RNA, *ribonucleic acid*). O ácido transurocânico, com a radiação UVB, transforma-se em cis-urocânico, o qual é um potente imunossupressor. Outro mecanismo identificado é desencadeado por uma cascata de reações envolvendo interleucinas (IL), particularmente $IL-1_A$, $IL-1_B$, IL-6, IL-10 e $IL-1_{RA}$, iniciada por queratinócitos e células de Langerhans cujo DNA foi estimulado. Por fim, há ainda um mecanismo via ativação de caspases, que são enzimas do tipo cisteíno-proteinases que desencadeiam a apoptose em queratinócitos e células de Langerhans. Esses fenômenos acentuam o envelhecimento cutâneo e causam predisposição a lesões pré-malignas e malignas da pele. Por outro lado, foram utilizadas de forma experimental substâncias com atividade imunomoduladora que foram eficientes em reverter alguns desses eventos fisiopatológicos.

Recentemente foi demonstrado que plantas com atividade imunomoduladora também podem atenuar de forma significativa tanto os eventos inflamatórios quanto a própria imunossupressão causada por radiação UV. Utilizando extrato de *Aloe barbadensis*, inibiu-se a imunossupressão induzida por radiação UV. Em estudo clínico, mostrou-se que um fitoextrato contendo diversas substâncias com atividade imunomoduladora protegeu as células dendríticas de Langerhans, assim como manteve a imunorreatividade da pele. Mesmo usando o psoraleno como potencializador da radiação UV, houve redução significativa dos sinais inflamatórios dérmicos. Em 2000, usando o extrato da mesma planta, *Polypodium leucotomos*, obteve-se modificação significativa da resposta imune da pele com redução de 24% de IL-2, 53% de fator de necrose tumoral α (TNF-α, *tumor necrosis factor* α), 72% de interferon γ e 100% de IL-6, acompanhada de redução das alterações inflamatórias da pele. Utilizando-se um extrato de *Thuja plicata* e *Chamaecyparis obtusa* com propriedade de induzir metalotioneínas com ação citoprotetora, obteve-se redução da apoptose e de células com evidência de lesão em camundongos. Alguns extratos de plantas que têm sido comercializados pela indústria cosmética possuem boa atividade imunomoduladora e larga tradição de uso cutâneo na proteção da pele e no combate ao envelhecimento. A seguir, discorreremos sobre os principais.

Equinácea

A equinácea é uma planta que possui uma bela flor, utilizada pelos índios norte-americanos no tratamento de feridas, infecções cutâneas, queimaduras e uma série de problemas de pele. Duas espécies de equinácea são consideradas com atividade, em razão da pesquisa realizada até o momento: *Echinacea purpurea* e *E. angustifolia*. Essa planta foi extensivamente estudada até o momento, revelando excelentes resultados como imunomoduladora.

A composição química da equinácea é a seguinte: polissacarídeos – equinacina, inulina, arabinogalactan, O-metil-glicoroarabinoxilan (polissacarídeo I), arabinoramnogalactan (polissacarídeo II); derivados do ácido cafeico – equinacosídeo, cinarina, ácido clorogênico, ácido quínico, ácido cafeoil-tartárico, verbascosídeo; alquilamidas – cerca de 20 derivados de isobutilamina de ácidos graxos de cadeia plana (de C_{11}-C_{16}): equinaceína, neoerculina, α-sanshool, ácido chicórico; flavonoides – rutina, rutosídeo (Fig. 21.4).

As ações da equinácea como imunomoduladora são marcantes. Vários dos seus componentes possuem algum grau de atividade sobre o sistema imunológico. Entre eles, os polissacarídeos são os mais estudados. Em voluntários saudáveis, a injeção endovenosa de arabinogalactan ativa monócitos e linfócitos no sangue periférico. Isso ocorre por meio de ligação a receptores de membrana modulando a liberação de TNF-α, IL-1 e IL-6. Arabinogalactan é um potente estimulante da fagocitose que atua em macrófagos e polimorfonucleares. Contudo, na ausência de infecção, a fração polissacarídea de equinácea, constituída principalmente por arabinogalactan, atua como anti-inflamatório, inibindo o edema induzido pela carragenina em pata de rato e o granuloma induzido pelo óleo de cróton, com potência semelhante à indometacina. Polissacarídeos I e II também são responsáveis por parte das ações imunoestimulantes da equinácea. Equinacosídeo, verbascosídeo e outros derivados do ácido cafeico atuam estimulando polimorfonucleares e macrófagos. Demonstrou-se que o extrato de *E. purpurea* aumenta a destruição de *Candida albicans* por granulócitos humanos coletados de voluntários sadios, assim como a migração de leucócitos na câmera de Boyden. Extrato de *E. angustifolia* estimulou a fagocitose em granulócitos humanos e aumentou a eficiência da opsonização. Demonstrou-se que o extrato de equinácea aumentou a proliferação de linfócitos esplênicos de camundongos, modulando a liberação de IL-1 e IL-6, TNF-α e interferon *in vitro* e *in vivo*.

Os extratos de *Echinacea purpurea* exibem ação protetora da matriz do tecido conectivo. Equinacosídeos, assim como outros derivados do ácido cafeico, protegeram o colágeno contra

Pico	Composto	R	R′
1	Equinacosídeo	Glicose (1,6–)	Ramnose (1,3–)
2	Verbascosídeo	H	Ramnose (1,3–)

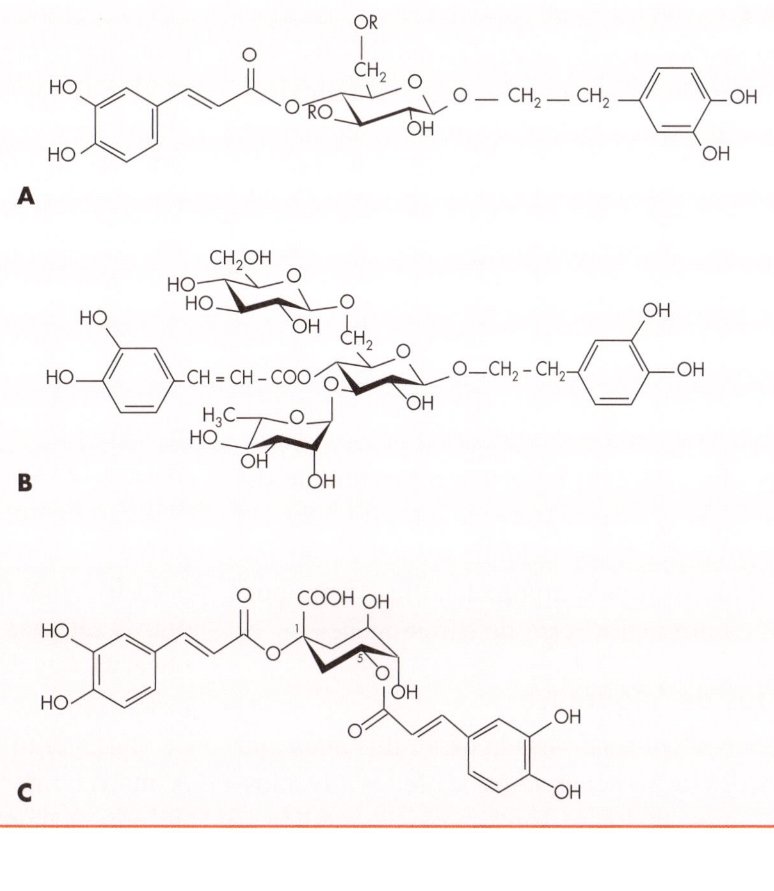

Figura 21.4 – (*A*) Equinacosídeo e verbascosídeo. (*B*) Equinacosídeo. (*C*) Cinarina (ácido 1,5-dicafeicoquínico).

978-85-7241-918-5

a degradação induzida por radicais livres *in vitro*, num estudo sobre suas ações locais. Outra ação importante é a inibição da hialuronidase, que destrói o ácido hialurônico, outra matriz importante do tecido conectivo da derme. Outros autores também relataram que o extrato de *E. purpurea* estimula a síntese de substâncias da matriz do tecido conectivo.

Os ácidos fenólicos e derivados do ácido cafeico são potentes antioxidantes, que potencializam a atividade fotoprotetora da equinácea. Ácido clorogênico e ácido cafeico possuem excepcional atividade antioxidante, prevenindo a oxidação dos ácidos graxos. Em outro estudo, o ácido clorogênico foi efetivo em evitar a oxidação e mesmo em reduzir ferro^{4+} em ferro^{3+} em ferril-hemoglobina, *in vitro*. A potência antioxidante do ácido clorogênico foi considerada igual à da vitamina C. Essa ação é efetiva na pele, prevenindo a oxidação induzida por radiação UV. Os ácidos fenólicos também foram efetivos em inibir a formação de tumores cutâneos induzidos por UV em camundongos, neutralizando o radical livre superóxido. Em outro estudo realizado na área de tecidos da derme, houve redução na incidência de necrose de bordas ou de enxertos de pele *in vitro* e *in vivo*. Os ácidos fenólicos foram eficientes em reduzir a área e a intensidade de eritema em voluntários sadios, usados em veículo aquoso com pH 7,2. A modificação do pH resultou em redução da capacidade de proteção solar.

Uso Cosmiátrico

O extrato de equinácea pode ser usado em concentrações de 1 a 2% em veículo aquoso em pH neutro, como imunomodulador e antioxidante em fórmulas para prevenir o envelhecimento da pele, ou para potencializar a fotoproteção de filtros solares. Há potencial de sua aplicação em indivíduos com pele hipomelanótica (fototipos I e II) e com maior risco de carcinogênese.

Estudos de Segurança

Equinácea vem sendo usada há muitos anos em aplicações locais sem relatos de efeitos adversos importantes, inclusive sob supervisão médica.

Envelhecimento Cronológico

A pele possui também um processo de envelhecimento natural, dependente da idade, que acompanha o envelhecimento orgânico e que exibe características diferentes das observadas no fotoenvelhecimento. Essas características já foram evidenciadas em estudos histológicos feitos em áreas não expostas ao sol. Diversos autores identificaram diferentes alterações relacionadas ao envelhecimento natural da pele, tais como redução da espessura, modificação das propriedades das fibras elásticas, redução na velocidade de renovação do colágeno dérmico, redução do colágeno tipo III com aumento do colágeno tipo I, aumento da atividade das MMP, glicação do colágeno com formação de pontes transversais, redução da celularidade da derme e senilidade celular, encurtamento dos telômeros e aumento da apoptose, aumento da formação de radicais livres e redução da atividade dos sistemas antioxidantes endógenos e, ainda, a redução dos proteossomos de queratinócitos.

O professor Ladislas Robert[4], um dos pesquisadores que mais investigam o processo de envelhecimento, relaciona três mecanismos principais, interligados entre si e que poderiam ser retardados com uma estratégia adequada. O primeiro mecanismo relaciona-se com a atuação de proteases e outras enzimas sobre a matriz intercelular e a interação entre elastina, colágeno, fibronectina e ácido hialurônico e receptores celulares. O segundo envolve a senescência celular, tanto do ponto de vista da perda da capacidade de replicação e indução da apoptose quanto sob o ponto de vista de redução da reatividade dos receptores da membrana plasmática. O terceiro mecanismo ocorre por meio do envelhecimento molecular, gerado por modificação estrutural, principalmente causada por ERO, mas também podendo ser mediada por outras reações químicas, como a glicação. As observações de Robert, assim como de outros pesquisadores, têm gerado algumas alternativas de tratamento preventivo do envelhecimento. A matriz intercelular pode ser protegida por inibidores de proteases, e a senescência celular pode ser retardada por enzimas que reparem o telômero ou bioativos que inibam a apoptose e estimulem a regeneração celular.

Fitoextratos com Atividade Antienzimática

A inibição de enzimas que degradam a matriz do tecido conectivo e o aumento da estabilidade do colágeno e da elastina são importantes no controle do processo de envelhecimento. Os peptídeos gerados pela degradação da elastina têm sido implicados em parte dos eventos que ocorrem no envelhecimento tecidual. As fibras colágenas e elásticas também perdem suas características, contribuindo para a perda do tônus e da elasticidade normais da derme. Todos esses eventos podem ser atenuados com produtos com atividade antienzimática e que melhorem a estabilidade da matriz da derme.

Procianidinas da Semente de Uva (*Vitis vinifera*)

O cultivo da uva e a produção do vinho são realizados por populações do Mediterrâneo e do Oriente Próximo, desde a Antiguidade. A importância do vinho na saúde começou a entrar em evidência a partir de diversos estudos epidemiológicos, que mostravam que o uso diário de doses moderadas de vinho reduzia a mortalidade de forma significativa. Vários autores mostraram que esse efeito relacionava-se com substâncias polifenólicas chamadas de procianidinas, com forte atividade antioxidante (Fig. 21.5).

A semente da uva é a sua parte mais rica em polifenóis. Estes podem ser de dois tipos, os flavonoides e as procianidinas, também chamadas de oligômeros procianidólicos (OPC). Os flavonoides são pigmentos amarelados formados por uma flavona ligada a um açúcar, sendo os principais: quercetina e seus glicosídeos, quercitrina, catequina, galocatequina, epicatequina e lupeolina. As procianidinas são polímeros de delfinidina, malvidina, cianidina ou peonidina, acetilados ou não acetilados. A procianidina mais abundante é a malvidina-3-O-glicosídeo. Foram descritas a procianidinas B1, B2, B3, B4, B5, B6, B7 e B8, na forma de dímeros ou trímeros. Procianidinas com quatro ou mais unidades existem, mas em pequenas quantidades e sua estrutura química não está totalmente elucidada.

A descoberta das ações protetoras cardiovasculares da uva motivou um número imenso de trabalhos científicos na última década, especialmente por autores europeus. Um dos campos investigados foi a cosmiatria. Em 1990, Masquelier relatou que as procianidinas da uva tinham aplicação na área dermatológica e que atuavam como cofatores na hidroxilação da prolina e da lisina, aumentando a eficiência da síntese de colágeno, ao mesmo tempo em que inibiam a sua destruição ou mesmo a atividade das elastases. Em 1988, o mesmo autor havia relatado uma afinidade das procianidinas por elastina e proteoglicanos da parede arterial, o que poderia significar maior estabilidade para estas moléculas. Uma extensa monografia sobre as procianidinas da uva, realizada por pesquisadores italianos, avaliou de forma profunda as atividades antienzimáticas das procianidinas. Nesses estudos, as procianidinas demonstraram atividade antie-

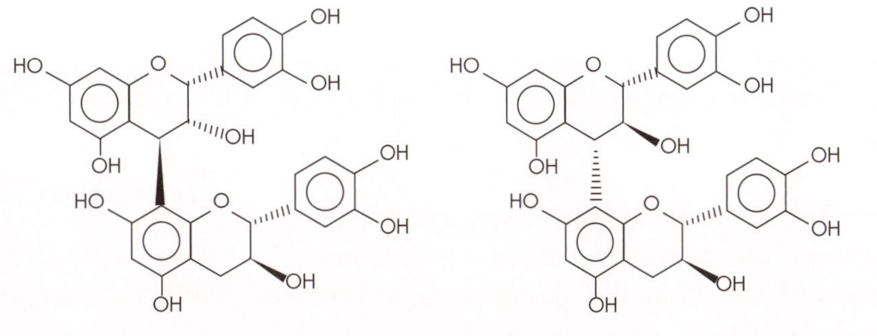

Figura 21.5 – Procianidinas B1 e B3.

lastase (IC_{50} de 4,24μmol/L), anticolagenase (IC_{50} de 38μmol/L), anti-β-glicuronidase (IC_{50} de 1,1μmol/L), anti-hialuronidase (IC_{50} de 80μmol/L) e antixantina oxidase (IC_{50} de 2,4 μmol/L). Outras evidências mostram que esses compostos podem inibir até dipeptidases e outras enzimas intestinais de forma competitiva e dose-dependente. As procianidinas aumentam a estabilidade do colágeno até mesmo contra fatores físicos, como a temperatura. Num experimento, o colágeno resistiu sozinho por 10s a uma temperatura de 75°C e, quando procianidinas são adicionadas ao meio, este tempo se eleva para 200s. Efetivamente, as procianidinas da uva se ligam de maneira ativa às fibras elásticas e colágenas e aumentam a estabilidade da sua aderência à fibronectina, laminina e elastonectina. Com isso, não só protegem a matriz conjuntiva contra proteases, como também auxiliam na manutenção da homeostase tecidual, já que a aderência celular a essas glicoproteínas é fundamental para a fisiologia de fibroblastos.

Outra atividade importante das procianidinas da uva e que se relaciona com seu efeito no envelhecimento da pele é sua atividade antioxidante. Procianidinas são antioxidantes completos, inibindo diferentes tipos de radicais livres, como a lipoperoxidação induzida por Fe^{++} ou reação de Fenton (IC_{50} de 2,5μmol/L), oxidação induzida por radical hidroxila (IC_{50} de 0,1μmol/L), superóxido e peroxila, conforme os achados de diversos autores. Outro ponto interessante é que as procianidinas são capazes de neutralizar as formas instáveis de oxigênio em qualquer momento do processo, seja na indução, na propagação (quando se formam lipoperóxidos), ou na lesão (quando os radicais lesionam moléculas estruturais), propiciando, assim, uma atividade protetora mais eficaz. O bloqueio da xantina oxidase é um aspecto importante da atividade antioxidante, já que esta enzima atua formando o ânion superóxido. Em comparação com diversos outros antioxidantes, incluindo vitaminas C e E, procianidinas de *Ribes nigrum*, catequina e outros flavonoides, as procianidinas da uva se mostraram ativas em concentrações significativamente menores, em diferentes estudos. Experimentos *in vitro* e em humanos demonstraram que as procianidinas da uva protegem contra radiação UVA e UVB se aplicadas localmente vetorizadas em fitossomos.

As procianidinas ainda possuem ações adicionais, que reforçam sua indicação em cosmiatria e no envelhecimento. Têm um tropismo pela parede vascular, inclusive os capilares da pele, melhorando sua resistência e aumentando a eficiência da nutrição tecidual. Também exibem notável atividade protetora do DNA, inibindo a apoptose, protegendo contra mutações e aumentando a sobrevida celular em queratinócitos expostos a estresse oxidativo. As procianidinas formam ponte com grupamentos fosfato do DNA, prevenindo mutações; os dímeros possuem uma conformação espacial, de forma que encaixam na parte central da sua dupla hélice, impedindo a interação com moléculas reativas. Outro mecanismo da proteção ao DNA é por inibição da formação de compostos com potencial carcinogênico, como as nitrosaminas.

Uso Cosmiátrico

As procianidinas são corantes e sua aplicação local na pele pode causar seu escurecimento. Esse efeito é passageiro, mas pode gerar desconforto nos pacientes, especialmente quando aplicadas na face. Por outro lado, sua penetração através da pele é relativamente pequena. Por isso, muitos autores indicam emulsões de fosfatidilcolina ou outros tipos de sistemas de liberação tópica para melhorar a biodisponibilidade e, com isso, reduzir a dose necessária para uma ação efetiva. Aplicadas com um sistema de veiculação ou liberação apropriado, as procianidinas da uva podem ser usadas em concentrações de 0,1 a 0,8%.

Estudos de Segurança

As procianidinas da uva foram submetidas a extenso protocolo de toxicologia em animais e *in vitro* e não foi constatada qualquer reação tóxica mesmo em dosagens superiores às terapêuticas, inclusive nos testes cutâneos.

Fitoextratos Adaptogênicos

Adaptogênico é um termo criado na década de 1970 para designar uma nova classe terapêutica, cuja principal característica é aumentar a resistência ao estresse. Apesar de ainda não estar universalmente aceito, esse termo ganha adeptos em todo o mundo à medida que a pesquisa avança e novos produtos naturais com efeitos antiestresse são investigados. Os resultados acumulados até o momento demonstraram que as plantas com efeito adaptogênico melhoram a fisiologia de vários sistemas fundamentais à longevidade, como os sistemas nervoso e imunológico, estando sob investigação seu potencial de retardar o envelhecimento natural. Algumas têm sido utilizadas como ativos em cosmética, apesar de a investigação feita até o momento ainda não sustentar seu uso dermatológico, mesmo que todas as evidências apontem para seu grande potencial nesta área.

Ginseng (Panax ginseng)

O *ginseng* é uma planta de origem asiática que alcançou fama mundial em virtude de suas qualidades. Seus usos populares são vastos e incluem seus efeitos contra fraqueza, depressão, redução da libido, diarreia crônica, choque, insuficiência cardíaca, ansiedade, asma, doenças consumptivas, tuberculose, câncer e imunodeficiências. Na China antiga e mesmo na moderna, já foi empregado por via local ou sistêmica para atenuar o envelhecimento ou com finalidade cosmética.

Sua composição química é: saponinas triterpênicas esteroidais (ginsenosídeos Rb_1, Rb_2, Rb_3, Rc, Rd, Re, Rf, Rg_1, Rg_2, Rh_1, Rh_2 e Ro), óleos essenciais – panaxinóis (panaxilol, panaxidol, panaxinol, panaxidiol, panaxitriol) e outros (limoneno, terpineol, citral, falcarinol), fitoesteróis (sitosterol), polissacarídeos (panaxanos), vitaminas (complexo B e C), açúcares livres (glicose, panose, frutose, maltose), ácidos orgânicos (acético, cítrico, málico e pirúvico), polipeptídeos, aminoácidos livres (tirosina, histidina, lisina, arginina), mucilagem e oligoelementos (selênio e outros) (Fig. 21.6).

Os efeitos antienvelhecimento do *ginseng* vêm sendo investigados por muitos autores. Em camundongos SAM com envelhecimento acelerado, *ginseng* associado a outras plantas, numa fórmula tradicional, atenuou diversos problemas como déficit motor e resposta imunológica, aumentando a taxa metabólica e a sobrevida do grupo tratado. Também normaliza a expressão de genes que costumam diminuir com o envelhecimento, como do peptídeo natriurético atrial. Esses efeitos também foram demonstrados em nível celular. Um parâmetro de envelhecimento das células é a modificação das propriedades físico-químicas da membrana, que pode ser evidenciada por sua fluidez. Camundongos usaram placebo ou ginsenosídeos ao longo de suas vidas, sendo sacrificados na velhice. A fluidez da membrana de neurônios dos camundongos do grupo tratado estava significativamente maior que a do grupo placebo. Outro mecanismo pode ser pela ativação de receptores intracelulares. A ativação de receptores do tipo corticoide no citoplasma de células de fibrossarcoma por componentes do *ginseng* inibiu a produção de

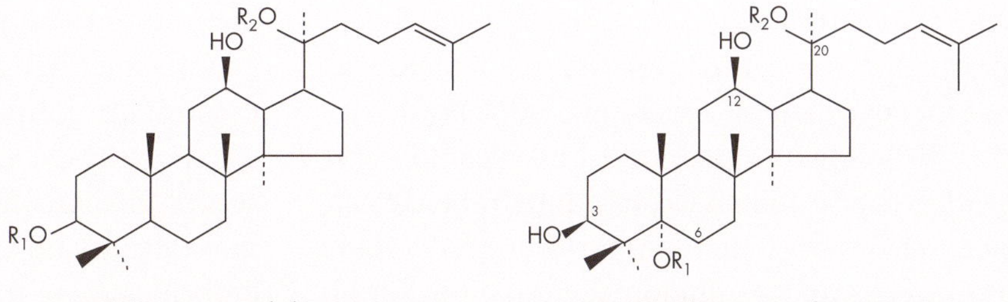

Figura 21.6 – Ginsenosídeos.

20(S)-Protopanaxadiol $R_1 = R_2 = H$

Ginsenosídeos

	R_1	R_2
Rb_1	Glc — ^{2}Glc–	Glc — ^{6}Glc–
Rb_2	Glc — ^{2}Glc–	Ara(p) — ^{6}Glc–
Rc	Glc — ^{2}Glc–	Ara(f) — ^{6}Glc–
Rd	Glc — ^{2}Glc–	Glc

20(S)-Protopanaxatriol $R_1 = R_2 = H$

Ginsenosídeos

	R_1	R_2
Re	Rha — ^{2}Glc–	Glc
Rf	Glc — ^{2}Glc–	H
Rg_1	Glc	Glc
Rg_2	Rha — ^{2}Glc–	H
Rh_1	Glc	H

MMP-9, uma metaloproteinase que degrada a matriz do tecido conectivo. Num estudo clínico, 358 pessoas com idades entre 50 e 85 anos usaram três tabletes de *ginseng* por dia (150mg de extrato seco), enquanto outras 123, na mesma faixa etária, ingeriram placebo por um período de dois anos. No final do estudo, o grupo tratado relatou melhora significativa de sintomas como fadiga, redução da memória, sintomas depressivos, palpitações, extrassístoles e dor precordial, além de parâmetros laboratoriais hematológicos e de avaliação da imunidade, enquanto os tratados com placebo não exibiram melhora na avaliação global.

Desde a década de 1980, o *ginseng* vem produzindo resultados surpreendentes que intrigaram os pesquisadores. Estudos realizados no Hospital Petersgraben, na Basileia, Suíça, revelaram que conseguia aumentar a capacidade de esforço físico em ratos. Em seguida, um teste clínico realizado em atletas, com vários parâmetros monitorados, revelou que o *ginseng* aumenta a capacidade de esforço físico, sem aumentar o consumo de O_2. A partir de então, foram feitas diversas investigações buscando entender seu mecanismo de ação, que mostraram que o *ginseng* possui vários efeitos distintos, incluindo aumento da imunidade celular e humoral, efeito inotrópico positivo e protetor da célula miocárdica, melhora da eficiência da oxidação da glicose, além de efeitos nos sistemas nervoso e endócrino.

Recentemente, tem havido maior atenção quanto às ações do *ginseng* na pele, especificamente sobre derme e epiderme. As saponinas do *ginseng* possuem potente atividade antioxidante e combatem diversos tipos de radicais livres, como ferro, lipoperóxidos e o ânion superóxido. São efetivas em bloquear radicais livres induzidos por radiação UV na epiderme de ratos, ou mesmo inibir a papilogênese induzida pelo dimetil-benzo-antraceno (DMBA), um composto com atividade carcinogênica. Resultados semelhantes foram obtidos por outros autores. *Ginseng* atua de forma intensa no metabolismo do colágeno e na fisiologia do fibroblasto. Em estudo clínico recente, o *ginseng* associado a outra planta, administrado por via oral, foi eficiente em estimular a síntese de colágeno e inibir o catabolismo proteico em idosos. Em outro estudo feito na década de 1980, a adição de ginsenosídeos à cultura de fibroblastos causou aumento do metabolismo e aumento da incorporação da glicose, mesmo que não houvesse evidência do aumento da proliferação de fibroblastos. Contudo, os achados recentes apoiam fortemente a ideia de que o *ginseng* não só estimula a produção de colágeno, como também estimula a proliferação de fibroblastos. No extrato do *ginseng* existem moléculas semelhantes ao fator básico de crescimento dos fibroblastos (bFGF, *basic fibroblast growth factor*), que interagem nesse receptor, estimulando o crescimento e a divisão dessas células. Foi identificado um tetrapeptídeo no extrato de *ginseng* com capacidade de promover o crescimento e a divisão de células epiteliais e fibroblastos. Contudo, outros mecanismos parecem estar envolvidos. Os ginsenosídeos ativam a síntese de TGF-beta 1, que determina a síntese de fibronectina e outras proteínas de adesão. Os ginsenosídeos ainda modulam os receptores de membrana, aumentando o número de locais de ligação. Com isso, há aumento da celularidade e da organização do tecido conectivo. Esse mesmo mecanismo é o apontado pelos autores para justificar as propriedades cicatrizantes dessa raiz. Há ainda uma terceira via de ativação do fibroblasto, que é a inibição da fosfolipase C de membrana pelos ginsenosídeos Rh_1 e Rh_2. Há, assim, uma elevação da proteína quinase C, que induz o crescimento celular e o aumento da síntese de colágeno e elastina. Propõe-se que algumas das atividades dos ginsenosídeos sejam mediadas por um receptor de esteroide intracelular, já que células de teratocarcinoma se diferenciaram e começaram a sintetizar colágeno e laminina após as saponinas estimularem um receptor nuclear que provoca a expressão de diversos genes. Os estímulos a receptores intracelulares também induzem enzimas que ativam a via glicolítica. Fibroblastos de embriões experimentam aceleração do metabolismo glicolítico após adição de ginsenosídeos ao meio de cultura.

O extrato de *ginseng* parece conferir alguma proteção à elastina. Em modelos de enfisema induzido pela injeção de elastase em ratos, o pré-tratamento com *ginseng* reduziu a perda de elasticidade pulmonar. Achados semelhantes foram obtidos por Sohn et al.[5], usando um modelo de administração crônica de fumaça de tabaco em ratos. Os pesquisadores atribuíram parte dos resultados à atividade antioxidante do *ginseng*. As saponinas do *ginseng* estimulam a angiogênese com aplicação local em camundongos ou em cultura de células endoteliais de veia umbilical humana. Há também aumento da circulação cutânea, mesmo em ratos submetidos a estresse de vários tipos. Receptores nucleares de esteroides também foram usados para explicar a atividade moduladora das saponinas do *ginseng* sobre células de melanoma em cultura. Há aumento da adesividade celular, aumento da síntese de melanina e redução da invasividade tumoral.

Uso Cosmiátrico

O *ginseng* vem sendo usado no tratamento de sinais de envelhecimento cutâneo, como rugas e flacidez. Apesar de haver fortes evidências farmacológicas, faltam estudos clínicos controlados para sustentar esse uso. Com a falta de experiência clínica, não é recomendável o uso de concentrações superiores a 1%. As saponinas do *ginseng* penetram na derme de forma incompleta, mas suficiente para determinar uma ação farmacológica. O uso de um sistema de vetorização, como microesferas de fosfatidilcolina, pode aumentar a permeação cutânea.

Estudos de Segurança

Por via oral, o *ginseng* apresenta excelente tolerância e baixa toxicidade. Um caso de metrorragia foi associado a uso de um creme facial com *ginseng*, mas essa associação tem sido questionada. Não foram reportados casos de alergia cutânea nem sistêmica. *Ginseng* e seus ativos não exibiram, nos testes feitos até o momento, evidências de mutagenicidade ou carcinogênese.

FITOCOSMÉTICOS NO TRATAMENTO DA ACNE

Muitas plantas são popularmente utilizadas no tratamento de acne, seborreia e outras patologias inflamatórias da pele. Os dados farmacológicos obtidos com a investigação laboratorial dessas plantas revelam que elas costumam exibir atividade anti-inflamatória, antimicrobiana e mesmo queratolítica e antisseborreica, justificando esse emprego. Existe grande número de plantas investigadas na literatura mundial com esse propósito; contudo, poucas contam com suficiente investigação para dar suporte a uma indicação formal.

Numa breve revisão sobre a etiopatogenia da acne, é conveniente destacar o papel dos hormônios esteroides, em particular os andrógenos, no aumento da secreção sebácea no folículo piloso. Além desse fenômeno, também costuma ocorrer hiperqueratinização do canal folicular, com retenção do sebo e consequente aumento da flora bacteriana local, podendo atuar de forma patogênica, em particular, o *Propionibacterium acnes*. Consequentemente, surgem alterações químicas na secreção sebácea, tornando-a mais irritativa para a pele. A concentração de AGL do sebo e a oxidação de lipídeos, em particular do esqualeno, relaciona-se com a gravidade da acne. Estabelece-se, assim, uma reação inflamatória local com o surgimento de pápulas, as quais podem vir a se transformar em pústulas e cistos, resultando, em alguns casos, em cicatrizes pequenas e deprimidas.

Evidências recentes apontam para uma multifatoriedade na etiologia da acne. Além da influência dos hormônios esteroides, fatores externos, como cosméticos e maquiagem, podem induzir à comedogênese, resultando em acne. Há ainda uma redução importante da capacidade antioxidante nos neutrófilos que se infiltram na pele, apresentando baixas concentrações de SOD e glutationa peroxidase e aumento de catalase e de formas instáveis de oxigênio. Isso pode determinar a oxidação do sebo e a ação irritativa sobre o folículo, resultando em mais atividade das glândulas sebáceas. A *P. acnes* secreta substâncias que funcionam como estímulo quimiotáxico potente para leucócitos, que migram para os cistos, transformando-os em pústulas. Por outro lado, parece haver igualmente uma relação entre estresse, concentração de substância P na derme e episódios de agravamento do quadro acneico. Isso sugere que tal substância possa atuar também como fator indutor da comedogênese.

Plantas com Atividades Antisseborreica e Antisséptica Empregadas contra a Acne

Sabugueiro (*Sambucus nigra* L.)

O sabugueiro é uma planta herbácea originária da Europa, da África setentrional e da Ásia ocidental, aclimatada no Brasil, pertencente à família das caprifoliáceas. Foram encontrados vestígios dessa planta em locais arqueológicos da Idade da Pedra na Suíça e no norte da Itália, mostrando que seu uso medicinal data de mais de 10.000 anos. Sabe-se também que era empregada com fins terapêuticos pelos médicos da Grécia Antiga.

Há notícias de que, há mais de um século, uma mistura feita de flores frescas do sabugueiro e água, para uso externo, faz parte dos cuidados diários da pele de diversas mulheres e um chá contendo 14g de flores secas e 250mL de água fervente (deixado em infusão por cerca de 1h) é aplicado localmente, com o auxílio de uma compressa, sendo muito utilizado, entre outras indicações, no tratamento de queimaduras de sol e exantemas. Os usos populares do sabugueiro incluem resfriados, gripes, febre, como diurético para alívio de edemas e também como depurativo para acne, eczema, furúnculos e outras doenças inflamatórias da pele.

Outras duas espécies do mesmo gênero são conhecidas com o nome de sabugueiro e consideradas com funções idênticas pela medicina popular, como *Sambucus canadensis*, Lineu, e *Sambucus australis*, Cham. Schlt, e usadas com o mesmo fim.

Em sua composição química, destacam-se: óleos essenciais (linalol, geraniol e nerol), flavonoides (elderina, isoquercetina, quercetina, kaempferol, astragalina e rutina), ácidos polifenólicos (ácido clorogênico, cafeico e ferrúlico), álcoois triterpênicos (lupeol, α e β-amirina), antocianidinas, mucilagens, taninos e lecitinas (Fig. 21.7).

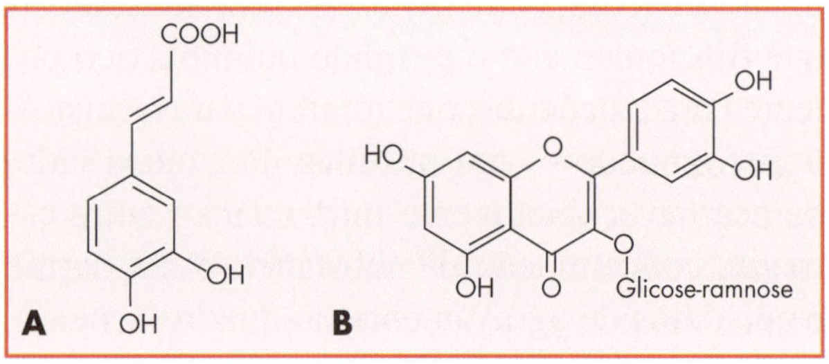

O extrato do sabugueiro exibe forte atividade anti-inflamatória e inibe a cicloxigenase, bloqueando inclusive a formação de prostaglandinas. Parte dessa atividade deve-se à inibição de liberação de citocinas, como a IL-1 α e β e o TNF-α. Em outro estudo, contudo, o extrato aumentou a liberação de TNF, IL-6 e IL-8, sugerindo que sua atividade possa ser imunomoduladora. Diversos constituintes de *Sambucus nigra* possuem atividade anti-inflamatória, como o lupeol, que inibe a fixação do complemento, a migração de leucócitos e o edema por óleo de cróton em orelha de camundongo. Lupeol ainda protege contra a carcinogênese induzida pelo peróxido de benzoíla em modelos murinos, além de promover a reepitelização da epiderme e induzir a diferenciação de queratinócitos.

Os flavonoides são considerados os principais ativos do sabugueiro. Rutina e quercetina possuem atividade anti-inflamatória bem conhecida, seja por neutralizar ERO, seja por estabilizar a parede de capilares, reduzindo a transudação de líquido. Isso explica seus efeitos no tratamento de rosácea. A fração dos flavonoides exibe igualmente ampla atividade antimicrobiana, abrangendo bactérias Gram-positivas e Gram-negativas. Esses resultados foram confirmados por outros pesquisadores. Flavonoides também inibem a liberação de ácidos butírico e propiônico pelo *P. acnes*, substâncias que podem funcionar como agentes irritantes e perpetuadores da erupção acneica.

As antocianidinas do sabugueiro são potentes antioxidantes que contribuem para reforçar o efeito anti-inflamatório dos flavonoides, atuando também na parede dos vasos, reforçando sua estrutura e reduzindo a permeabilidade vascular. Também possuem ação bloqueadora de várias enzimas, como a elastase, a colagenase e enzimas proteolíticas de leucócitos, reduzindo os danos teciduais que ocorrem como consequência dos processos inflamatórios crônicos. Por fim, ligam-se a glicoproteínas de adesão celular, como elastonectina e fibronectina, contribuindo para a manutenção da arquitetura do tecido epitelial e do conectivo que formam a pele.

Figura 21.7 – (A) Ácido cafeico. (B) Rutina.

Tanto os flavonoides quanto as antocianidinas têm-se mostrado eficientes em proteger a pele contra radiação UV e estresse oxidativo, tanto em modelos experimentais quanto no homem. Os ácidos fenólicos de *Sambucus nigra* (cafeico e clorogênico) são mais um reforço à capacidade antioxidante e protetora contra o estresse oxidativo do seu extrato.

Sambucus nigra ainda possui lecitinas, que são polipeptídeos com atividade imunomoduladora e com tropismo para o ácido siálico. Esses compostos interagem com receptores específicos da membrana de leucócitos, provocando ativação da proteína G e de fosfolipídeos de membrana, que induzem à opsonização e destruição de bactérias. A lecitina do sabugueiro liga-se de forma específica ao N-glican-α-2,6-ácido siálico, interagindo com sialil oligossacarídeos da membrana celular de bactérias, o que pode auxiliar na sua fagocitose e destruição. Esse mecanismo pode também bloquear a sialil Lewis X, molécula produzida nos tecidos inflamados que adere às células endoteliais, funcionando como fator quimiotáxico para neutrófilos e macrófagos. Essa ação potencializa os outros mecanismos que provocam o efeito anti-inflamatório do sabugueiro.

Uso Cosmiátrico

Na tradição popular, são usadas as flores secas em infusão (50 a 60g por litro), sob a forma de compressas ou banhos, para acne, furúnculos e eczema seborreico. Apesar de não existirem estudos clínicos publicados na literatura médica sobre o uso local do sabugueiro, o seu extrato glicólico tem sido largamente usado em cosmiatria especialmente na Europa. A maioria dos autores recomenda seu emprego a 5%, em loção ou gel. Relatos de concentrações de até 20% existem, mas estas devem ser empregadas com cautela. Lupeol, antocianidinas, flavonoides e ácido cafeico e derivados possuem estudos controlados de uso em dermatologia, com diferentes indicações.

Estudos de Segurança

O uso do extrato das flores em doses indicadas não causa toxicidade. As lecitinas do sabugueiro podem induzir a liberação de IL-4, IL-13 e histamina, desencadeando reações de hipersensibilidade. Não há relato na literatura científica de estudos de segurança do seu uso local.

Bardana (*Arctium lappa* L.)

Trata-se de uma planta originária da Europa e América do Norte, adaptada em todo o mundo. Pertence à família Asteraceae, podendo alcançar 2m de altura. Tem raízes grossas, as quais devem ser coletadas no primeiro ano de cultivo e que também são usadas na alimentação.

Possui várias aplicações terapêuticas conhecidas desde a Antiguidade. Conta-se, inclusive, que curou o rei Henrique III da França de uma grave doença de pele. Dioscórides, médico grego que viveu por volta do século I d.C, registrou as ações dessa planta na pele em sua famosa *Matéria Médica*. A parte mais utilizada é a raiz, que pode ser administrada por via tanto tópica quanto sistêmica. Seus usos etnofarmacológicos incluem: remédio contra febres e infecções; depurativa para sífilis e gota; como emoliente para constipação; como diurético, litagogo e no tratamento de psoríase e outras enfermidades da pele. Seus usos locais incluem impetigo, abscessos, acne, sífilis, psoríase e doenças inflamatórias da pele em geral.

Sua constituição química é a seguinte: polissacarídeos (30 a 50% do peso seco) incluindo pectina, inulina, xiloglicano e mucilagem; lignanas e derivados, como arctiína, arctigenina, isoarctigenina, daucosterol, metairesinol, lapaol, lapaolina e neoarctina B; derivados acetilênicos (policenos e poliínos); ácidos fenólicos (ácidos cafeico, clorogênico, isoclorogênico e derivados); lactonas sesquiterpênicas (arctiopricina); ácidos graxos (oleico, 19%, e linoleico, 53%); taninos, óleos essenciais, fitoesteróis e resinas. Os poliacetilenos e a mucilagem ocorrem em maior concentração nas raízes, ao passo que as lignanas e derivados são mais encontrados nos frutos (Fig. 21.8).

O emprego da bardana em infecções da pele vem de longa data. No início do século, quando a penilicina ainda não estava disponível, o extrato da bardana chegou a ser estudado por alguns autores como possível droga antimicrobiana. Casos de furunculose e outras infecções cutâneas foram tratados com eficácia por Leconte em 1914 e por Burnier em 1918. Posteriormente, estudos *in vitro* demonstraram atividade contra diversas bactérias, tais como *Escherichia coli*, *Shigella flexneri*, *Staphylococcus aureus* e *Bacillus subtilis*.

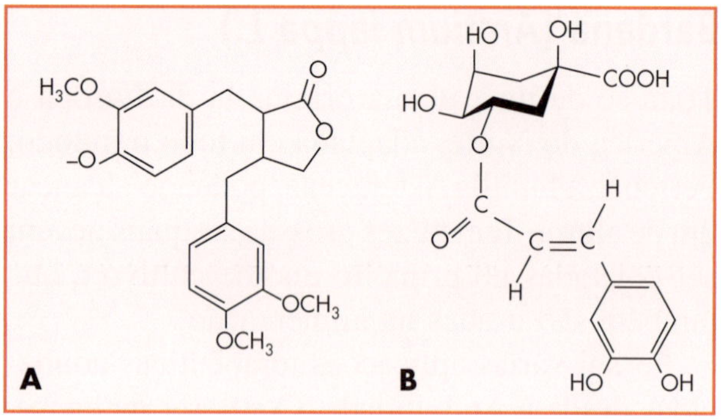

Figura 21.8 – (A) Arctiína. (B) Ácido clorogênico.

A arctiopricina foi testada demonstrando atividade sobre germes Gram-positivos. Estudos feitos na China revelam atividade contra *Streptococcus pneumoniae* e *Mycobacterium tuberculosis*, além de alguns fungos.

Autores discordam sobre a substância com atividade antimicrobiana na bardana, sendo as mais citadas os derivados poliacetilenos, a arctiopricina, ou mesmo o ácido clorogênico e as liganas e seus derivados. Contudo, as ações da bardana na acne não podem ser explicadas apenas pela sua atividade contra bactérias. Lignanas, assim como o extrato da bardana, possuem significativa atividade antagonista do PAF, que funciona como mediador de atividade inflamatória. O PAF é um importante mediador de respostas imunológicas e inflamatórias, que atua potencializando citocinas, como agente quimiotáxico ou interferindo em processos de membrana de várias células. A inibição do PAF causa redução da resposta da pele a estímulos inflamatórios, controlando a liberação de mediadores de inflamação. Outro mecanismo imunomodulador das lignanas da bardana é pela inibição do TNF-α, além de reduzir a peroxidação do óxido nítrico e a explosão respiratória de macrófagos. Isso reduz a atividade fagocitária, a migração e a proliferação de linfócitos e contribui para a redução da atividade inflamatória. O extrato de bardana exibe atividade anti-inflamatória direta, inibindo o edema em pata de rato causado pela carragenina. Parte desse efeito deve-se à atividade antioxidante. Em outro experimento, houve inibição da lipoperoxidação da membrana do hepatócito, com restauração da função da glutationa peroxidase, enzima fundamental do sistema antioxidante endógeno.

Efetivamente, os ácidos fenólicos (clorogênico e cafeico) são inibidores fracos da cicloxigenase e da lipoxigenase, reduzindo, em cerca de 35%, a atividade destas enzimas. Esses ácidos exibem igualmente forte atividade antioxidante, explicando parte das ações da bardana na acne. Arctiína protege o hepatócito contra altas doses de estradiol *in vivo*, o que pode representar uma atividade moduladora em receptores esteroides.

Os polissacarídeos da bardana também explicam seu emprego em doenças de pele. Inulina e xilogalactano e mucilagens atuam como hidratantes da epiderme, o que pode melhorar a sua aparência. Inulina é um potente ativador da via alternativa do complemento e, além de aumentar a eficiência da opsonização, auxilia os macrófagos a localizar e matar agentes agressores por meio da ligação de fragmentos de C_3-F $(ab)_2$ na sua membrana celular. Pectina inibe o fator de crescimento dos fibroblastos (FGF, *fibroblast growth factor*), ligando-se ao seu receptor e competindo com a heparina, que funciona como cofator fundamental para a sua ativação. Com isso, inibe a proliferação de fibroblastos, tendo potencial no tratamento de fibrose, cicatriz hipertrófica e queloides e auxiliando na prevenção das sequelas da acne. Pectina funciona igualmente como protetora da pele, reduzindo a atividade inflamatória e contribuindo para a resolução de úlceras na região de fístulas digestivas ou no tratamento de irritação cutânea de pacientes colostomizados. Parte dessa ação pode ser por inibição de proteases. Os taninos podem atuar como antissépticos e cicatrizantes, potencializando os outros componentes do extrato.

Uso Cosmiátrico

A polpa fresca da raiz ou sua decocção concentrada tem sido recomendada para os casos de seborreia facial, acne e até psoríase, segundo o conhecimento popular. Seu uso popular na forma de decocção é feito em concentrações de 5 a 10% para essas indicações. Fontes médicas recomendam o uso de extrato glicólico a 4% para acne e seborreia. Contudo, não existem dados clínicos controlados dando apoio a essas dosagens.

Estudos de Segurança

Diversas plantas da família Asteraceae/Compositae podem estar envolvidas com processos de sensibilidade cruzada, ocasionando quadros de dermatite de contato e outros efeitos alérgicos. Isso se deve provavelmente à presença de lactonas sesquiterpênicas. Casos de dermatite de contato foram descritos com o uso do emplastro da raiz. Testes de mutagenicidade revelaram que o extrato da bardana, além de não ser mutagênico, protege o DNA contra diversos agentes genotóxicos. Um estudo de toxicidade crônica feito em ratos que ingeriram bardana em até 33% do peso da dieta por 120 dias não apresentou qualquer sinal de toxicidade.

FITOCOSMÉTICOS NO TRATAMENTO DAS HIPERPIGMENTAÇÕES

Historicamente, as plantas são utilizadas para o tratamento de discromias, seja para camuflagem ou tratamento.

Muitas espécies de propriedades fotoativas foram e são empregadas particularmente no tratamento de hipocromias, como o vitiligo. Em meio a essas utilizações, as fitofotodermatoses, que em alguns casos provocam hipercromia, foram igualmente descritas. Classicamente, o limão é o maior responsável por essas reações, mas também há outras espécies, como o figo e a salsa.

No caso das hipercromias, o uso empírico, independentemente da etiologia da lesão, levou à descoberta de algumas substâncias com capacidade clareadora. Observando o arsenal terapêutico já disponível na medicina, percebe-se que parte dos despigmentantes provém de extratos vegetais, como o ácido kójico (do arroz), e até mesmo o ácido glicólico (da cana-de-açúcar).

Uva-ursina (*Arctostaphylos uva-ursi*)

É uma planta europeia muito empregada no tratamento de infecção urinária; as partes utilizadas são as folhas. Externamente, são utilizadas pela população como antissépticas e, no tratamento de feridas, como cicatrizantes.

Sua composição química é: heterosídeos hidroquinônicos – 6% (metilarbutina, arbutina, metilarbutosídeo, piceosídeos, hidroquinona e outras hidroxiquinolonas livres); flavonoides (quercetol, derivados do quercetol, hiperosídeo, isoquercitrosídeo, miricetina, miricitrina); triterpenos – 0,8% (ácido ursólico, lupeol, uvaol, α-amirina e β-amirina); glicosídeos iridoides e seus derivados; taninos gálicos (6%); alantoína e óleos essenciais (Fig. 21.9).

O extrato de *A. uva-ursi* possui atividade inibidora da síntese de melanina. O bioativo responsável por essa ação é a arbutina, que tem reconhecido efeito despigmentante. Além de apresentar atividade inibidora da melanogênese *in vitro*, a hidrólise da arbutina, que pode ser causada por bactérias encontradas na superfície da epiderme, libera hidroquinona, um conhecido inibidor da tirosinase. A ação da arbutina se dá por inibição competitiva da tirosinase, da polimerase do ácido 5,6-di-hidroxindol-2-carboxílico (DHICA), além de oxidação direta de dopacromo, um dos compostos básicos para síntese de melanina. A arbutina também exibe atividade protetora sobre membranas plasmáticas, possui alguma absorção UV e pode ter atividade inibitória direta sobre o metabolismo de melanócitos.

Outros componentes de uva-ursina também possuem atividade na pele. A alantoína aumenta a velocidade de reepitelização cutânea, efeito resultante de aumento do metabolismo de glicoproteínas e nucleoproteínas, observado na fase de regeneração tissular. A alantoína ainda apresenta atividade hidratante e anti-inflamatória. O ácido ursólico possui ação anti-inflamatória, inibiu a formação de tumores experimentais em rato e reverteu lesões pré-malignas da pele em modelos experimentais, por meio de um mecanismo de ação diferente do ácido retinoico.

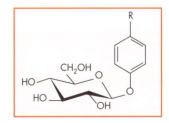

Figura 21.9 – Arbutina (R = OH) e metilarbutina (R = OCH$_3$). Piceosídeo (R = COCH$_3$).

Uso Cosmiátrico

Indicado em melasma e outros tipos de hipercromia para atenuar o grau de intensidade das manchas. A arbutina é considerada por autores japoneses como ativo seguro e eficiente no tratamento de melanoses (para informações adicionais, consulte o Capítulo 18). Contudo, para exibir atividade, precisa atingir concentrações de 100μg/mL na epiderme, o que exige concentrações de até 5% nos veículos cutâneos.

Estudos de Segurança

Não há relatos de estudos de segurança *in vivo* com o extrato de *A. uva-ursi*; contudo, em cultura de células ou de pele *in vitro* não foi evidenciada toxicidade. A arbutina também não exibe toxicidade em testes *in vitro*.

QUESTÕES

1. Por que as isoflavonas da soja são ativos potenciais em dermatocosmética?
2. Qual a principal ação cosmecêutica do chá verde?
3. Como atua a uva-ursina no tratamento de melasmas?
4. O que é um ativo adaptogênico e qual sua aplicação em dermatocosmética?
5. Qual a ação dos fitoextratos com atividade emoliente?

REFERÊNCIAS

1. PUGLIESE, P. T. *Advanced Professional Skin Care. Medical Edition*. Readin: Circadia, 2005. 480p.
2. CUMMINGS, M.; REINHARDT, J.; LOCKHART, L. Jojoba oil penetration effects. *Cosm. & Toil.*, v. 115, n. 8, p. 73-83, 2000.
3. AGARWAL, R.; KATIYAR, S. K.; KHAN, S. G.; MUKHTAR, H. Protection against ultraviolet B radiation-induced effects in the skin of SKH-1 hairless mice by a polyphenolic fraction isolated from green tea. *Photochem. Photobiol.*, v. 58, n. 5, p. 695-700, Nov. 1993.
4. ROBERT, L. *O Envelhecimento*. Lisboa: Instituto Piaget, 1994. 359p.
5. SOHN, H. O.; LIM, H. B.; LEE, Y. G.; LEE, D. W.; KIM, Y. T. Effect of subchronic administration of antioxidants against cigarette smoke exposure in rats. *Arch. Toxicol.*, v. 67, n. 10, p. 667-673, 1993.

LEITURA COMPLEMENTAR

AHMAD, N.; MUKHTAR, H. Cutaneous photochemoprevention by green tea: a brief review. *Skin Pharmacol. Appl. Skin Physiol.*, v. 14, n. 2, p. 69-76, 2001.

AKIBA, S.; KAWAUCHI, T.; OKA, T.; HASHIZUME, T.; SATO, T. Inhibitory effect of the leaf extract of Ginkgo biloba L. on oxidative stress-induced platelet aggregation. *Biochem. Mol. Biol. Int.*, v. 46, n. 6, p. 1243-1248, 1998.

AKIHISA, T.; KOIKE, K.; KIMURA, Y.; SASHIDA, N.; MATSUMOTO, T. et al. Acyclic and incompletely cyclized triterpene alcohols in the seed oils of Theaceae and Gramineae. *Lippids*, v. 34, n. 11, p. 1151-1157, 1999.

ALONSO, J. R. *Tratado de Fitomedicina: bases clínicas e farmacológicas*. Buenos Aires: Isis, 1998.

ASHOORI, F.; SUZUKI, S.; ZHOU, J. H.; ISSHIKI, N.; MIYACHI, Y. Involvement of lipid peroxidation in necrosis of skin flaps and its suppression by ellagic acid. *Plast. Reconstr. Surg.*, v. 94, n. 7, p. 1027-1037, 1994.

AZULAY, R.; AZULAY, D. *Dermatologia*. Rio de Janeiro: Guanabara Koogan, 1992.

BOORSMA, D. M.; FLIER, J.; VAN-DEN-BRINK, I. N.; SAMPAT, S. et al. IP-10 m-RNA expression in cultured keratinocytes is supressed by inhibition of protein kinase C, tyrosine kinase and elevation of c-AMP. *Cytokine*, v. 11, n. 7, p. 469-475, 1999.

BOSCHMANN, M.; MURPHY, F. P.; KRUEGER, J. G. Microdialysis can detect age-related differences in glucose distribution within the dermis and subcutaneous adipose tissue. *Dermatology*, v. 202, n. 3, p. 207-210, 2001.

BOTSARIS, A. *Fitoterapia Chinesa e Plantas Brasileiras*. São Paulo: Ícone, 1995.

BOTSARIS, A. *Segredos Orientais da Saúde e do Rejuvenescimento*. Rio de Janeiro: Nova Era, 1999.

BRAQUET, P. et al. Recent progress in ginkgolide research. *Med. Res. Rev.*, v. 11, p. 295-355, 1991.

BRINCAT, M.; VERSI, E.; MONIZ, C. F. et al. Skin collagen changes in postmenopausal women receiving different regimens of oestrogen therapy. *Obst. Gynecol.*, v. 70, p. 123-127, 1987.

BROWN, D. *Encyclopedia of Herbs and Their Uses*. London: Dorling Kindersley, 1995. 424p.

CABANES, J.; CITAZARRA, S.; GARCIA-CAMONA, F. Kojic acid a cosmetic skin whitening agent is a slow binding inhibitor of catecolase activity of tyrosinase. *J. Pherm. Pharmacol.*, v. 46, n. 12, p. 1982-1985, 1994.

CACERES, A.; MENENDEZ, H.; MENDEZ, E.; COHOBON, E. et al. Antigonorrheal activity of plants used in Guatemala for the treatment of sexually transmitted diseases. *J. Ethnopharm.*, v. 48, n. 2, p. 85-88, 1995.

CAI, Q.; WEI, H. Effect of dietary genistein on antioxidant activities in Sencar mice. *Nutr. Cancer*, v. 25, n. 1, p. 1-7, 1996.

CAJKOVAC, M.; OREMOVIC, L.; CAJKOVAC, V. Influence of emulsoid vehicle on release and activity of allantoin. *Pharmazie*, v. 47, n. 1, p. 39-43, 1992.

CARINI, M.; ALDINI, G.; BOMBARDELLI, E.; MORAZONI, P.; MAFFEI-FACINO, R. UVB induced hemolysis of rat erytrocites: protective effect from procyanidins from grape seed. *Life Sciences*, v. 67, n. 15, p. 1799-1814, 2000.

CASANOVA, M.; YOU, L.; GAIDO, K. W.; ARCHIBECHE-ENGLE, S. et al. Developmental effects of dietary phytoestrogens in sprague--dawley rats and interactions of genistein and dadzein with rat estrogen alfa and beta receptors in vitro. *Chemical Industry of Toxicology*, v. 51, n. 2, p. 236-244, 1999.

CASTELLI, D.; COLIN, L.; CAMEL, E.; RIES, G. Pretreatment of skin with a Ginkgo biloba extract/sodium carboxymethyl--beta-1, 3-glucan formulation appers to inhibit the elicitation of allergic contact dermatitis in man. *Contact Dermatitis*, v. 38, n. 3, p. 123-126, 1998.

CHEN, N. Y.; MA, W. Y.; YANG, C. S.; DONG, Z. Inhibition of arsenite-induced apoptosis and AP-1 activity by epigallo--catechin-3-gallate and theaflavins. *J. Environ. Pathol. Toxicol. Oncol.*, v. 19, n. 3, p. 287-295, 2000.

CHEN, Z.; ZENG, W.; COSTER, L. J.; DAI, Q.; SHU, X. O. et al. Usual dietary consumption of soy foods and its correlation with excretions of isoflavones in overnight urine samples among Chinese women in Shanghai. *Nutr. Cancer*, v. 33, n. 1, p. 82-87, 1999.

CHITHRA, P.; SAJTTHAL, G. B.; CHANDRAKSUN, G. Influence of Aloe vera on collagen characteristics in healing of dermal wounds in rats. *Moll. Cell Biochem.*, v. 181, n. 1-2, p. 71-76, 1999.

COUSSIO, J.; RONDINA, R.; FERRARO, G.; MARTINO, V.; RANDONI, A. *Farmacognosia: saponinas*. Farmácia & Fitoquímica. Universidade de Buenos Aires, 1996.

COUTEAU, C.; COIFFARD, L. J. Photostability determination of Arbutin, a whitening agent. *Farmaco*, v. 55, n. 5, p. 410-413, 2000.

CRUZ, G. L. *Dicionário das Plantas Úteis do Brasil*. 2. ed. Rio de Janeiro: Civilização Brasileira, 1982. p. 54-55.

DALZIEL, M.; MCFARLANE, I.; AXFORD, J. S. Lectin analysis of human immunoglobulin G n-glycan-sialycation. *Glycoconjugate Journal*, v. 16, n. 12, p. 801-807, 1999.

DANDIE, G. W.; WEIR, K. A.; O'DONOVAN, L. A.; MULLER, H. K. UV-induced changes in the skin: can they be repaired? *Redox Rep.*, v. 5, n. 2-3, p. 92-94, 2000.

DING, H.; GRAY, S. D. Senescent expression of genes coding collagens, collagen-degrading mealloproteinases, and tissue inhibitors of metalloproteinases in rat vocal folds: comparison with skin and lungs. *J. Gerontol. A. Biol. Sci. Med. Sci.*, v. 56, n. 4, p. 145-152, 2001.

DRAELOS, Z. D. *Moisturizers: cosmetics in dermatology*. 2. ed. New York: Churchill Livingstone, 1995. p. 83-95.

DREHER, F.; MAIBACH, H. Protective effects of topical antioxidants in humans. *Curr. Probl. Dermatol.*, v. 29, n. 1, p. 157-164, 2001.

FARKAS, J.; KOLOBASOVA, K. Treatment of rosacea by flavonoid venotonics. *Cesk Dermat.*, v. 50, n. 5, p. 331-333, 1975.

FISCHER, G. J.; TALWAR, H. S.; LIN, J.; VOORHEES, J. J. Molecular mechanisms of photoaging in human skin in vivo and their prevention by al l-trans retinoic acid. *Photochem. Photobiol.*, v. 69, n. 2, p. 154-157, 1999.

FITZPATRICK, T. B. *Dermatology in General Medicine*. 4. ed. New York: McGraw-Hill, 1998.

FRANZ, H. Mistletoe lectins and their A and B chains. *Oncology*, v. 43, suppl. 1, p. 23-34, 1986.

FU, Y. C.; JIN, X. P.; WEI, S. M.; LIN, H. F.; KACEW, S. Ultraviolet radiation and reactive oxygen generation as inducers of keratinocyte apoptosis: protective role of tea polyphenols. *J. Toxicol. Environ. Health A.*, v. 61, n. 3, p. 177-188, 2000.

GANDARILLAS, A. Epidermal differentiation, apoptosis and senescence: common pathways? *Exp. Gerontology*, v. 35, n. 1, p. 53-62, 1996.

GARMYN, M.; DEGREEF, H.; GILCHREST, B. A. The effect of acute and chronic photodamage on gene expression in human keratinocytes. *Dermatology*, v. 190, n. 4, p. 305-308, 1995.

GARMYN, M.; YAAR, M.; BOILEAU, N.; BACKENDORF, C.; GILCHREST, B. A. Effect of aging and habitual sun exposure on the genetic response of cultured human keratinocytes to solar-simulated irradiation. *J. Invest. Dermatol.*, v. 99, n. 6, p. 743-748, 1992.

GHERSETICH, I.; LOTTI, T. Alpha-interferon cream restores decreased levels of Langerhans/indeterminate (CD1a +) cells in aged and PUVA-treated skin. *Skin Pharmacol.*, v. 7, n. 3, p. 118-120, 1994.

GORUDKOV, I. V.; TIMOSHENKO, A. V. Effect of signaling inhibitors on the release of lysozime from human neutrophyls activated by Sambucus nigra agglutinin. *Biochimestry*, v. 65, n. 8, p. 940-945, 2000.

GRYGLEWSKI, R. J.; KORBUT, R.; ROBAK, J.; SWIES, J. On the mechanism of antithrombotic action of flavonoids. *Biochem. Pharmacol.*, v. 36, n. 3, p. 317-322, 1987.

HAAS, H.; FALCONE, F. H.; SCHRAM, G.; HAISCH, K. et al. Dietary lectins can induce in vitro release of IL-4 and IL-13 from human basophils. *Eur. J. Immunol.*, v. 29, n. 3, p. 918-927, 1999.

HARBONE, J. B.; WILLIAMS, C. A. Advances in flavonoid research since 1992. *Phytochemistry*, v. 55, n. 6, p. 481-504, 2000.

HATA, T.; KITA, T.; KAWABATA, A.; ITOH, E.; KAWASHIMA, Y. Effect of Ginseng 20S prosapogenin on tissue blood flow measured by hydrogen clearance method in sympathicotonic or parassympathicotonic type stressed mice. *Journal Pharmacobiodyn.*, v. 8, n. 12, p. 1068-1072, Dec. 1993.

HERBAGE, D.; WILLEMS, R.; FLANDIN, F. Evaluation of extracts of Ginkgo biloba and its constituents on the Fibrillogenesis and on the Stabilility of Colagen fibrils in vitro. (Article in French.) *Phlebologie*, v. 44, n. 4, p. 873-880, 1991.

HODISAN, T.; CULEA, M.; CIMPOIU, C.; COT, A. Separation, identification and quantitative determination of free amino acids from plant extracts. *J. Pharm. Biomed. Anal.*, v. 18, n. 3, p. 319-323, 1998.

HUANG, M. T.; HO, C. T.; WANG, Z. Y.; FERRARO, T.; LOU, Y. R. et al. Inhibition of skin tumorigenesis by rosemary and its constituents carnosol and ursolic acids. *Cancer Res.*, v. 54, n. 3, p. 701-708, 1994.

ISOHERRANEN, K.; PUNNONEM, K.; JANSEN, C.; VOICA, P. Ultraviolet irradiation induces cyclooxygenase 2 expression in cultured keratinocytes. *Br. J. Dermat.*, v. 140, n. 6, p. 1017-1022, 1999.

JAVED, S.; MEHROTRA, N. K.; SHUKLA, Y. Chemopreventive effects of black tea polyphenols in mouse skin model of carcinogenesis. *Biomed. Environ. Sci.*, p. 2-3, 1996.

JONES, F. A. Herbs: useful plants. *J. R. Soc. Med.*, v. 89, n. 12, p. 717-719, 1996.

JONES, L. H. Mineral components of plant cell walls. *Am. Jour. Clin. Nutr.*, v. 31, suppl. 10, S94-98, 1978.

JUNG, F.; MROWIETZ, C.; KIESEWETTER, H.; WENZEL, E. Effect of Ginkgo biloba on fluidity of blood and peripheral microcirculation in volunteers. *Arzneimittelforschung*, v. 40, n. 5, p. 589-593, 1990.

KAMIMURA, A.; TAKAHASHI, T.; WATANABE, Y. Investigation of topical application of procyanidin B2 from apple to identify its potential as a hair growing agent. *Phytomedicine*, v. 7, n. 6, p. 529-536, 2000.

KANZAKI, T.; MORISAKI, N.; SHIINA, R.; SAITO, Y. Role of transforming growth factor beta pathway in the mechanism of wound healing by the saponin from Ginseng Radix Rubra. *British J. Pharmacol.*, v. 125, n. 2, p. 255-262, 1998.

KAPLAN, A. P. Chemokines, chemokine receptors and allergy. *Int. Arch. Allergy Immunol.*, v. 124, n. 4, p. 423-431, 2001.

KASAI, H.; FUKUDA, S.; YAMAZUKI, Z.; SUGIE, S. Action of chlorogenic acid in vegetables and fruits as an inhitor of 8-hydroxy-deoxyguanoside formation in vitro and in a rat carcinogenic model. *Food Chem. Toxicol.*, v. 38, n. 5, p. 467-471, 2000.

KATIYAR, S. K.; MATSUI, M. S.; ELMETS, C. A.; MUKHTAR, H. Polyphenolic antioxidant (-)-epigallocatechin-3-gallate from green tea reduces UVB-induced inflamatory responses and infiltration of leukocytes in human skin. *Photochem. Photobiol.*, v. 69, n. 2, p. 148-153, 1999.

KAUFMAN, T.; KALDERON, N.; ULLMANN, Y.; BERGER, J. Aloe vera gel hindered wound healing of experimental second degree burns: a quantitative controled study. *J. Burn Care Rehabil.*, v. 9, n. 2, p. 156-159, 1988.

KAUL, A.; KHANDUJA, K. L. Plyphenols inhibit promotional phase of tumorigenesis: relevance of superoxide radicals. *Nutr. Cancer*, v. 32, n. 2, p. 81-85, 1998.

KELLY, G. S. Esqualen. *Altern. Med. Rev.*, v. 4, n. 1, p. 29-36, 1999.

KIM, J.; HWANG, J.; CHO, Y.; HAN, Y.; JEON, Y.; YANG, K. Protective effects of (-)-epigallocatechin-3-gallate on UVA-and UVB-induced skin damage. *Skin Pharmacol. Appll. Skin Physiol.*, v. 14, n. 1, p. 11-19, 2001.

KIM, S. J.; LIM, M. H.; CHUN, I. K.; WON, H. Effects of flavonoids of Ginkgo biloba on proliferation of human skin fibroblast. *Skin Pharmacol.*, v. 10, n. 4, p. 2000-2005, 1997.

KIM, S. J.; WON, Y. H. The effect of glycolic acid on cultured human skin fibroblasts: cell proliferative effect and increased collagen synthesis. *J. Dermatol.*, v. 25, n. 2, p. 85-89, 1992.

KLEIJINEN, J.; KNIPSCHILD, P. Ginkgo biloba. *Lancet*, v. 340, p. 1136-1139, 1992.

KOMORI, A.; YATSUNAMI, J.; OKABE, S.; ABE, S.; HARA, K.; SUGANUMA, M. Anticarcinogenic activity of green tea polyphenols. *Jpn. J. Clin. Oncol.*, v. 23, n. 3, p. 186-190, 1993. (Related)

KOOTSTRA, A. Protection from UVB induced DNA damage by flavonoids. *Plant. Moll. Biol.*, v. 26, n. 2, p. 771-774, 1994.

KOSE, K.; DOGAN, P.; ASCIOGLU, M.; ASCIOGLU, O. In vitro antioxidant effect of Ginkgo biloba extract (EGb 761) on lipoperoxidation induced by hydrogen peroxide in erythrocytes of Behcet's patients. *Jpn Pharmacol.*, v. 75, n. 3, p. 253-258, 1997.

KRUGER, A. *An Illustrated Guide to Herbs*. Limpsfield: Dragon's World, 1992.

LAPARRA, J.; MICHAUD, J.; LESCA, M. F.; BLANQUET, P. Études pharmacocinetiques des oligomeres procyanodolidiques. *Acta Therap.*, v. 4, p. 233-246, 1978.

LI, H.; MIYAHARA, T.; TEZUKA, Y.; NAMBA, T.; NEMOTO, N.; TONAMI, S. The effect of Kampo formulae on bone resorption in vitro and in vivo. I. Active constituents of Tsu-kan-gan. *Biol. Pharm. Bull.*, v. 21, n. 12, p. 1322-1326, 1998.

LIGNIERES, B. Hormones ovariennes et veillissement cutané. *Gynecol. Obstet.*, v. 86, p. 151-154, 1991.

LIN, S. Y.; CHANG, H. P. Induction of superoxide dismutase and catalase activity in different rat tissues and protection from UVB irradiation after topical application of Ginkgo biloba extracts. *Methods Find. Exp. Clin. Pharmacol.*, v. 19, n. 6, p. 367-371, 1997.

LIVIERO, L.; PUGLISI, P. P.; MORAZONI, P.; BOMBARDELLI, E. Antimutagenic activity of procyanidins from Vitis vinifera. *Fitoterapia*, v. 65, n. 3, p. 203-209, 1994.

LU, J.; SUN, Q.; SUGAHARA, K.; SAGARA, Y.; KODAMA, H. Effect of six compounds isolated from rhizome of Anemone raddeana on the superoxide generation in human neutrophil. *Biochem. Biophys Res. Commun.*, v. 280, n. 3, p. 918-922, 2001.

LU, Z. Q.; DICE, J. F. Ginseng extract inhibits protein degradation and stimulates protein synthesis in human fibroblasts. *Biochem. Biophys. Res. Commun.*, v. 126, n. 1, p. 636-640, 1985.

LUETIG, B.; STEINMÜLLER, C.; GIFFORD, G. E.; WAGNER, H.; LOHMANN-MATTHES, M. L. Macrophague activation by the polyssacaride arabinogalactan isolated form cell cultures of Echinacea purpurea. *Journal Nat. Can. Inst.*, v. 81, n. 9, p. 669-675, 1989.

MACHET, L.; VAILLANT, L.; CALLENS, A. Allergic contact dermatitis from sunflower (Helianthus annuus) with cross sensitivity to arnica. *Contact Dermatitis*, v. 28, n. 3, p. 184-200, 1993.

MAFFEI-FACINO, R.; CARINI, M.; ALDINI, G.; SAIBENE, L. et al. Echinacoside and caffeoil conjugates protect collagen from free radical induced degradation: a potential use of Echinacea extracts in the prevention of skin photodamage. *Planta Medica*, v. 61, n. 4, p. 510-514, 1995.

MAFFEI-FACINO, R. et al. Procyanidins from Vitis vinifera seeds protect rabbit heart from ischemia/reperfusion injury: antioxidant intervention and iron and copper sequestring activity. *Planta Medica*, v. 62, n. 6, p. 495-502, 1996.

MASAKI, H.; OKANO, Y.; SAKURAI, H. Generation of active oxygen species from advanced glycation end-products (AGE) under ultraviolet light A (UVA) irradiation. *Biochem. Biophys Res. Commun.*, v. 235, n. 2, p. 306-310, 1997.

MEDICAL HERB MONOGRAPHS. Sambucus nigra (Elderberry and Flower). Acesso em: 29 Jun. 2001. Disponível em: http://herbcraft.com/sambucus.html

MENG, Q. H.; LEWIS, P.; WAHALA, K.; ADLERCREUTZ, H.; TIKKANEN, M. J. Incorporation of esterified soybean isoflavones with antioxidant activity into low density lipoprotein. *Biochem. Biophys Acta*, v. 1438, n. 3, p. 369-376, 1999.

METORI, K.; FURUTSU, M.; TAKAHASHI, S. The preventive effect of Ginseng and Du Zong leaf on protein methabolism in aging. *Biol. Pharm. Bull.*, v. 20, n. 3, p. 237-242, 1997.

MEUNIER, M. T.; DUROUX, E.; BASTIDE, P. Activité anti-radicalaire d'oligomeres procyanolidiques et d'anthocyanosides vis a vis de l'anion superoxide et vis a vis de la lipoperoxidation. *Plante Medicinales et Phytothérapie*, Tome XXIII, n. 4, p. 267-274, 1989.

MILLER, E. C.; SWANSON, A. B.; PHILLIPS, P. H.; FLETCHER, T. Z. et al. Structure activity studies of the carcinogenities on the mouse and rat of some naturally and synthetic alkenyl benzene derivatives related to safrole and stragole. *Cancer Res.*, v. 43, n. 3, p. 1124-1134, 1983.

MORELL, F.; CODINA, R.; RODRIGO, M. J. Increased positivity of skin test and allergenic stability of glycerinated soybean hull extracts. *Clin. Exp. Allergy*, v. 29, n. 3, p. 388-393, 1999.

NICOLO, C.; TOMASSINI, B.; RIPPO, M. R.; TESTI, R. UVB-induced apoptosis of human dentritic cells: contribution by caspase-dependent and caspase-independent pathways. *Blood*, v. 97, n. 6, p. 1803-1808, 2001.

NIKIEMA, J. B.; VANHAELEN-FASTRE, R.; VANHAELEN, M.; FONTAINE, J.; DE GRAEF, C.; HEENEN, M. Effects of antiinflammatory triterpenes isolated from Leptadenia hastata latex on keratinocyte proliferation. *Phytother Res.*, v. 15, n. 2, p. 131-134, 2001.

NISHIBE, S.; KINOSHIT, H.; TAKEDA, H.; OKANO, G. Phenolic compounds from stem bark of Acanthopanax senticosus and their pharmacological effect in chronic swimming stressed rats. *Chem. Pharm. Bull. (Tokyo)*, v. 38, n. 6, p. 1763-1765, 1990.

NISHIMURA, N.; TOHYAMA, C.; SATOH, M.; NISHIMURA, H. Defective immune response and severe skin damage following UVB irradiation in interleukin-6-deficient mice. *Immunology*, v. 97, n. 1, p. 77-83, 1999.

OLSEN, D. L.; RAUB JR., W.; BRADLEY, C.; JOHNSON, M. et al. The effect of an Aloe vera soap versus soap alone in patients undergoing radiation therapy. *Oncol. Nurs. Forum*, v. 28, n. 3, p. 543-547, 2001.

PETROPOULOS, I.; CONCONI, M.; WANG, X.; HOENEL, B.; BREGEGERE, F.; MILNER, Y. Increase of oxidatively modified protein is associated with a decrease of proteasome activity and content in aging epidermal cells. *J. Gerontol. A. Biol. Sci. Med. Sci.*, v. 55, n. 5, p. B220-227, 2000.

PIETSCHMANN, A.; KUKLINSKI, B.; OTTERSTEIN, A. Protection from UV-light-induced oxidative stress by nutritional radical scavengers. *Z. Gesamte Inn. Med.*, v. 47, n. 11, p. 518-522, 1992.

RAVANTI, L.; HEINO, J.; LOPEZ-OHIN, C. et al. Induction of collagenase 3 (MMP13) expression in human skin fibroblasts by three dimensional collagen is mediated by p38 nitrogen activated protein kinase. *J. Biol. Chem.*, v. 274, n. 4, p. 246-255, 1999.

RONGIOLETTI, F.; REBORA, A. Fibroelatolytic patterns of intrinsic skin aging: psedoxanthoma-elasticum-like papillary dermal elastolysis and white fibrous papulosis of the neck. *Dermatology*, v. 191, n. 1, p. 19-24, 1995.

ROUPE, G. Skin of the aging human being. *Lakartidningen*, v. 98, n. 10, p. 1091-1095, 2001.

SALIOU, C.; RIMBACH, G.; MOINI, H.; MACLAUGHLIN, L.; HOSSEINI, S. Solar ultraviolet induced erythema in human skin and nuclear factor Kappa-B dependent gene expression in kerationicites are modulated by French maritime bark extract. *Free Radical Biol. Med.*, v. 30, n. 2, p. 154-156, 2001.

SANTIBANEZ, J. F.; QUINTALILLA, M.; MARTINEZ, J. Genistein and curcumin block TGF beta-1 induced u-pa expression and migratory and invasive phenotipe in mouse epidermal keratinocites. *Nutr. Cancer*, v. 37, n. 1, p. 49-54, 2000.

SASTRE, J.; PALLARDO, F. V.; GARCIA DE LA ASUNCION, J.; VINA, J. Mitochondria, oxidative stress and aging. *Free Radic. Res.*, v. 32, n. 3, p. 189-198, 2000.

SASTRE, J.; PALLARDO, F. V.; VINA, J. Mitochondrial oxidative stress plays a key role in aging and apoptosis. *IUBMb Life*, v. 49, n. 5, p. 427-435, 2000.

SEKIYA, K.; KADOTA, S.; KATAYAMA, K. et al. Study on baths with crude drugs III: the effect of ligustici chuanxiong rhizoma extract on the percutaneous absorption of some natural compounds. *Biol. Pharm. Bull.*, v. 20, n. 9, p. 983-987, 1997.

SKAPER, S. D.; FABRIS, M.; FERRARI, V.; DALLE CARBONARE, M.; LEON, A. Quercetin protects cutaneous tissue-associated cell types including sensory neurons from oxidative stress induced by glutathione depletion: cooperative effects of ascorbic acid. *Free Radical Biol. Med.*, v. 22, n. 4, p. 669-678, 1997.

TAKAHASHI, Y.; ISHIKAWA, O.; OKADA, K.; KOJIMA, Y.; IGARASHI, Y.; MIYACHI, Y. Disaccharide analysis of human skin glycosaminoglycans in sun-exposed and sun-protected skin of aged people. *J. Dermatol. Sci.*, v. 11, n. 2, p. 129-133, 1996.

TAKAIASHI, T.; KAMIMURA, A.; SHIRAI, A.; YOKOO, Y. Several protein kinase C inhibitors including procyanidin inhibit hair growth. *Skin Pharmacology*, v. 13, n. 3-4, p. 133-142, 2000.

THACHER, S. M.; VASUDEVAN, J.; CHANDRARATNA, R. A. Therapeutic applications for ligands of retinoid receptors. *Curr. Pharm. Des.*, v. 6, n. 1, p. 25-58, 2000.

THIELE, J. J.; SCHROETER, C.; HSIEH, S. N.; PODDA, M.; PACKER, L. The antioxidant network of the stratum corneum. *Curr. Probl. Dermatol.*, v. 29, p. 26-42, 2001. (Related).

THIELE, J. J.; WEBER, S. V.; PACKER, L. Sebaceous gland secretion is a major physiologic route of vitamin E delivery to skin. *J. Invest. Dermatol.*, v. 113, n. 6, p. 1006-1010, 1999.

THIELITZ, A.; HELMDACH, M.; ROPKE, E. M.; COLLNICK, H. Lipid analysis of follicular casts from cyanoacrylate strips as a new method for studying therapeutic effects of anti-acne agents. *British Journ. Dermatol.*, v. 145, n. 1, p. 19-27, 2001.

THOMAS, A. M.; HARDING, K. G.; MOORE, K. The structure and composition of chronic wound scar. *J. Wound Care*, v. 8, n. 6, p. 285-287, 1999.

THOMPSON, K. D. Antiviral activity of Viracea against acyclovir susceptible and acyclovir resistant strains of herpes simplex. *Antiviral Res.*, v. 39, n. 1, p. 55-61, 1998.

TOHDA, C.; SUGAHARA, H.; KURDISHI, Y.; KOMATSU, K. Inhibitory effect of byakko-ka-ninjin-to on itch in a mouse model of atopic dermatitis. *Phytotherapy Res.*, v. 14, n. 3, p. 192-194, 2000.

TOYODA, M.; MOROHASHI, M. Pathogenesis of acne. *Med. Electro Microscop.*, v. 34, n. 1, p. 29-40, 2001.

TRAGNI, E.; TUBARO, A.; MELIS, S.; GALLI, C. L. Evidence from two classic irritation tests for an anti-inflamatory action of a natural extract, Echinacina B. *Food Chem Toxicol.*, v. 23, n. 2, p. 317-319, 1985.

TROSHEV, K.; MARKOV, D.; SHERLEV, M. An experimental study of necrectomy in chemical injuries to the skin. (Article in Bulgarian.) *Kirurgiia*, v. 46, n. 3, p. 47-49, 1993.

TSUKUBA, T.; KAMIYA, T.; HASEGAWA, A.; YOKOO, Y. Procyanidin oligomers selectively and intensively promote proliferation of mouse hair epilelial growth in vivo. *Journal Invest. Dermat.*, v. 112, n. 3, p. 310-316, 1999.

TUBARO, A.; TRAGNI, E.; DEL-NEGRO, P.; GALLI, C. L.; DELLA-LOGIA, R. Anti-inflamatory activity of a polysaccharidic fraction of Echinacea angustifolia. *J. Pharm. Pharmacol.*, v. 39, n. 7, p. 567-568, 1987.

TZEN, J. T.; HUANG, A. H. Surface structure and properties plant seed oil bodies. *J. Cell Biol.*, v. 117, n. 2, p. 327-335, 1992.

UEHARA, M.; SUGIURA, H.; SAKURAI, K. A trail of oolong tea in the management of recalcitrant atopic dermatitis. *Arch. Dermatol.*, v. 137, n. 1, p. 42-43, 2001.

VALLET, J.; RUANET, J. M.; BESACON, P. Dietary grape seed tanins: effect of nutritional balance on some enzimatic activities on crypt villus. *Ann. Nutrit. Methab.*, v. 38, n. 2, p. 75-84, 1994.

VENENCIE, P. Y.; BONNEFOY, A.; GOGLY, B.; GROULT, N.; KUT, C.; PELLAT, B. Increased expression of gelatinases A and B by skin explants from patients with anetoderma. *Br. J. Dermatols.*, v. 137, n. 4, p. 517-525, 1997.

VERZIJL, N.; DEGROOT, J.; OLDEHINKEL, E.; BANK, R. A.; THORPE, S. R.; BAYANES, J. W. Age-related accumulation of Maillard reaction products in human articular cartilage collagen. *Biochem. J.*, v. 350, n. 2, p. 381-387, 2000.

VIDYA, L.; MALINI, M. M.; VARALAKSHMI, P. Effect of pentacyclic triterpenes on oxalate-induced changes in rat erythrocytes. *Pharmacol. Res.*, v. 42, n. 4, p. 313-316, 2000.

VIRADOR, V. M.; KOBAYASHI, N.; MATSUNAGA, J.; HEHRING, V. S. A standardized protocol for assessing regulators of pigmentation. *Anal. Biochem.*, v. 270, n. 2, p. 207-219, 1999.

WAGNER, V. H.; PROKSCH, A.; RIESS-MAUER, A.; VOLLMAR, S. et al. Immunstmulierend wirkende Polyssacharide (Heteroglykane) aus höheren Pflanzen. *Arzeimmittelforsch*, v. 34, n. 1, p. 659-661, 1984.

WALLER, T. Aloe vera in personal care products. *Cosm & Toil.*, v. 107, n. 8, p. 53-54, 1992.

WEI, H.; BOWEN, R.; CAI, Q.; BARNES, S.; WANG, Y. Antioxidant and antipromotional effects of soybeans isoflavone genistein. *Proc. Soc. Exp. Biol. Med.*, v. 200, n. 1, p. 124-130, 1995.

WEI, H.; BOWEN, R.; ZHANG, X.; LEBWOHL, M. Isoflavone genistein inhibits the initiation and promotion of two stages carcinogenesis in mice. *Carcinogenesis*, v. 19, n. 8, p. 1509-1514, 1998.

WEI, T.; NI, Y.; HOU, J.; CHEN, C.; ZHAO, B.; XIN, W. Hydrogen peroxide-induced oxidative damage and apoptosis in cerebellar granule cells: protection by Ginkgo biloba extract. *Pharmacol. Res.*, v. 41, n. 4, p. 427-433, 2000.

WEI, Y. H.; LU, C. Y.; WEI, C. Y.; MA, Y. S.; LEE, H. C. Oxidative stress in human ageing and mitochondrial disease-consequences of defective mitochondrial respiration and impaired antioxidant enzyme system. *Chin. J. Physiol.*, v. 44, n. 1, p. 1-11, 2001.

WELT, K.; FITZL, G.; SCHEPPER, A. Experimental hypoxia of STZ-diabetic rat myocardium and protective effects of Ginkgo biloba extract. II. Ultrastructural investigation of microvascular endothelium. *Exp. Toxicol. Pathol.*, v. 52, n. 6, p. 503-512, 2001.

WILLE, J. J.; KYDONIEUS, A. F.; MURPHY, G. F. Cis-urocanic acid induces mast cell degranulation and release of prefomed TNF-alpha: a possible mechanism linking UVB and cis-urocanic acid to immunosuppression of contact hypersensitivity. *Skin Pharmacol. Appl. Skin Physiol.*, v. 12, n. 1-2, p. 18-27, 1999.

WILLIAMS, M. S.; BURK, M.; LOPRINZI, C. L.; HILL, M. et al. Phase III double blind evaluation of an Aloe vera gel as a prophylatic agent for radiation induced skin toxicity. *Internat. J. Onc. Biol. Phys.*, v. 36, n. 2, p. 53-54, 1996.

WITCHL, M. *Herbal Drugs and Phytopharmaceuticals*. Stuttgart: Medpharm, 1994.

XIAOGUANG, C.; HONGYAN, L.; XIAOHONG, L.; ZHAODI, F. Cancer quemopreventive and therapeutic actions of red ginseng. *Journal of Ethnopharmacology*, v. 60, n. 1, p. 71-78, 1998.

YAGI, A.; EGUSA, T.; ARASE, M. et al. Isolation and characterization of the glycoprotein fraction with a proliferation promoting activity on human and hamster cells in vitro from Aloe vera gel. *Planta Medica*, v. 63, n. 1, p. 18-21, 1997.

YAGI, A.; ISHIZU, T.; OKAMURA, N.; NOGUSHI, S.; ITOH, H. Growth of cultured human broncogenic epitelioid CCD 14 BR cells and dermal fibroblasts NB1-RGB treated with ginseng tetrapeptide and it's isomer. *Planta Medica*, v. 62, n. 2, p. 115-118, 1996.

YAGI, A.; NAKAMORI, J.; YMADA, T.; IWASE, H. et al. In vivo metabolism of Aloemanan. *Planta Medica*, v. 65, n. 5, p. 417-420, 1999.

YAGUSHI, M.; MIYAZAWA, K.; KATAGIRI, T.; NISHIMOKI, J. et al. Vitamin K2 and its derivatives induce apoptosis in leukemia cells and enhance the effect of trans-retinoic acid. *Leukemia*, v. 11, n. 6, p. 779-787, 1997.

YESILADA, E.; USTUN, O.; SEZIK, E.; TAKAIASHI, Y.; ONO, Y.; HONDA, G. Inhibitory effects of Turkish folk remedies on inflamatory citokines: Interleukin 1 alpha, interleukin 1 beta and tumor necrosis factor alpha. *J. Ethnopharmacol.*, v. 58, n. 1, p. 59-73, 1997.

YOUDIN, K. A.; MARTIN, A.; JOSEPH, J. A. Incorporation of the Elderberry anthocyanins by endotelial cells increase protection against oxidative stress. *Free Radical Biol. Med.*, v. 29, n. 1, p. 51-56, 2000.

ZAFIROV, D.; BREDY, S.; DOBREVA, G.; LITCHEV, V. et al. Antiexudative and capillary tonic effects of procyanidins isolated from grape seeds (Vitis vinifera). *Acta Physiol. et Pharmac. Bulgar.*, v. 16, n. 6, p. 50-54, 1990.

ZHANG, Y.; TAKASHIMA, K.; SAITO, H.; NISHIYAMA, N. Anti-aging effect of DX-9386 in senescence acelerated mice. *Biol. Pharm. Bull.*, v. 17, n. 6, p. 866-868, 1994.

ZHAO, J. F.; ZHANG, Y. J.; JIN, X. H.; ATHAR, M.; SANTELLA, R. M.; BICKERS, D. R. Green tea protects against psoralen plus ultraviolet A-induced photochemical damage to skin. *J. Invest. Dermatol.*, v. 113, n. 6, p. 1070-1075, 1999.

ZHAO, X. Z. Antisenility effect of Ginseng rhizome saponin. *Zhong Xi Yi Je He Za Zi*, v. 10, n. 10, p. 986-989, 1990.

Capítulo 22

Cosmecêutica Capilar

Alberto Keidi Kurebayashi

SUMÁRIO

Os produtos capilares fazem parte do nosso dia a dia e estão presentes em todos os nossos momentos. Este capítulo aborda de forma direta a fisiologia da fibra capilar, focando cada uma das estruturas e como estas contribuem na formação de um pelo.

Conhecer a fibra capilar, sua embriologia, estruturas, ciclo de vida e composição é fundamental para entender sua interação com produtos capilares, do mesmo modo que é necessário sabermos os componentes fundamentais dos principais produtos que usamos, tais como xampus, condicionadores, fixadores e outros. Encontraremos também uma abordagem sobre os principais processos químicos e os componentes mais utilizados em alisamento, permanente, descoloração e outros.

O objetivo deste capítulo é exibir alguns conceitos e parâmetros relacionados ao tema cosmecêutica capilar. Por mais que haja esforço, é praticamente impossível abordar todas as ínfimas possibilidades do tema, mas temos certeza de que as informações aqui levantadas serão úteis para futuras pesquisas.

HOT TOPICS

- O desenvolvimento das estruturas pilosas ocorre entre 9 e 12 semanas do desenvolvimento. São derivadas da ectoderme primitiva.
- O folículo maduro está na fase metagênica, caracterizada por intensa atividade mitótica.
- A papila dérmica é o único elemento dérmico do folículo, sendo responsável pelo controle do ciclo folicular piloso.
- Bulbo piloso é a região proliferativa do folículo piloso. Encontra-se no bulbo a população celular melanocítica.
- Todos os folículos possuem um suprimento vascular rico composto de uma extensa rede de capilares.
- A haste do pelo é um longo cilindro composto de células queratinizadas responsáveis por resistir às forças degenerativas.
- O folículo piloso não apresenta crescimento contínuo, passando por várias fases ao longo de seu ciclo vital.
- Os principais tipos de pelo são: lanugo, velo e terminal.
- O pelo é composto predominantemente de fibras proteicas e queratina.
- Há dois tipos de melanina que influenciam na coloração do pelo: a eumelanina e a feomelanina.
- A coloração de cada pelo vai depender de quantidade, localização, número e forma dos grânulos de melanina no córtex do pelo e não apenas do tipo de melanina presente.
- Os principais componentes de um xampu são: agentes de limpeza, estabilizadores de espuma, agentes condicionadores, princípios ativos, espessantes, acidulantes, essência, corante e conservantes.

• A principal função de um condicionador é a neutralização de cargas estáticas presentes no cabelo após sua lavagem.

INTRODUÇÃO

A Medicina é uma ciência de verdades transitórias. O que hoje parece uma verdade imutável poderá vir a sofrer uma reestruturação de conceitos com base em novas pesquisas, resultando em novos conceitos, os quais podem levar a uma total mudança de direção e visão do fato. É essa dinâmica que fascina e que leva a buscar constantemente a pesquisa e a atualização, seja em qual tema for.

Neste capítulo pretende-se exibir alguns conceitos e parâmetros relacionados ao tema cosmecêutica capilar. Por mais que nos esforcemos, é praticamente impossível abordar todas as ínfimas possibilidades do tema, mas tem-se a certeza de que as informações aqui levantadas serão úteis para futuras pesquisas, assim como constituem uma rica fonte de referências bibliográficas.

O pelo é uma cobertura característica da pele dos mamíferos, provavelmente herdada de um passado relacionado com as escalas epidermais dos répteis.

Não há dúvida da grande importância psicológica e social que o cabelo tem na vida do homem. Há um contraste em relação a essa característica quando é enfocada a sua quase completa carência de função vital.

Os animais que se encontram logo abaixo da escala evolutiva do homem têm claramente definidas as funções do pelo. É vital para sua sobrevivência que os pelos tenham exatidão no comprimento, densidade e coloração. Toda sua importância é percebida ao longo de sua existência. Em certas espécies de animais, a maturação é reconhecida pela pelagem que apresenta. Por exemplo, com essa diferença torna-se fácil a distinção entre leões jovens e adultos; os jovens apresentam os pelos curtos e manchados para favorecer a camuflagem, enquanto o leão adulto apresenta juba. Muitos folículos produzem diferentes tipos de pelo em resposta às mudanças ambientais ou a sua maturação sexual; com esta adaptação às mudanças ambientais, as trocas de pelos velhos por novos são frequentes, características cíclicas que ainda existem em alguns pelos do homem, os quais, após formados, podem mudar significativamente de cor, espessura, volume e peso, dependendo do seu estágio de vida. Pode-se citar um tipo de cervo (veados-vermelhos) que adquire uma crina no pescoço, a qual é perdida na primavera. O intuito dessa crina nada mais é do que servir de atrativo sexual e estimular o acasalamento para a perpetuação da espécie.

Todas essas alterações são resultados de um estímulo ambiental ou hormonal com atuação direta sobre o hipotálamo e/ou a hipófise.

A produção de pelos é intrínseca aos mamíferos e uma quantidade substancial de pelo corporal carrega o propósito de conservar o calor. A engenharia no posicionamento dos pelos permite manter o ar quente próximo à superfície do corpo, fornecendo proteção contra o frio. Os pelos são importantes acessórios na proteção contra espinhos e gravetos, que são uma constante na vida selvagem. Fica muito claro que tais funções têm importância irrelevante na vida do homem moderno. Partindo de um ponto de vista evolucionário, pode-se afirmar que o crescimento de pelos no corpo do homem tem perdido sua função e importância.

O homem não tem ressentido essa gradual atrofia de seus pelos, visto que, em relação à proteção contra o frio, faz uso de vestimentas que desenvolveu para este fim.

Os antecessores do homem apresentavam densa pelagem pelo corpo em adaptação ao ambiente selvagem a que eram submetidos. Com o passar dos tempos, os antepassados buscaram novas fronteiras arriscando-se em novos ambientes, abandonando, aos poucos, os bosques e as florestas em que viviam. Essa mudança de ambiente e estímulos marca o início da transformação da pelagem no homem, sendo o início da desnudez. Pouco a pouco, os pelos do corpo começaram a se tornar mais curtos, mais claros e menos espessos. Nem todo pelo foi perdido; permaneceram os cílios e as sobrancelhas, assim como o pelo do couro cabeludo, das axilas e das zonas genitais.

As crianças apresentam pouco pelo terminal, exceto no couro cabeludo, nas sobrancelhas e nos cílios. Na adolescência observa-se o desenvolvimento de pelos axilares e púbicos e, finalmente, no homem adulto encontra-se o quadro definido, com pelos da barba, do peito e da região suprapúbica.

A permanência dos pelos no couro cabeludo, chamado cabelo, pode ser explicada como uma proteção da agressão do sol, o que caracteriza a proteção de um animal que começa a caminhar de pé, expondo a sua parte superior ao sol. Essa teoria vem ao encontro de vestígios que marcam a transformação do homem de um ser quadrúpede em um ser bípede.

EMBRIOLOGIA

Os folículos pilosos desenvolvem-se no útero durante os primeiros estágios da vida embrionária; essa organização da ectoderme primitiva resultará no desenvolvimento das estruturas pilosas entre 9 e 12 semanas.

Essas mudanças começam nas áreas que futuramente se desenvolverão e formarão o queixo, as sobrancelhas e a área superior do lábio. Nesse estágio, a ectoderme primitiva consiste apenas em três a quatro camadas celulares – a camada basal, uma ou duas camadas de células intermediárias e a periderme.

Quase simultaneamente ocorrerá uma junção das células nucleares na primitiva camada basal, juntamente com a correspondente junção das células primitivas da mesoderme, logo abaixo, chamada pré-germinal (Figs. 22.1 e 22.2). Ainda não se sabe qual desses dois eventos ocorre primeiro.

As células na camada basal tornam-se alongadas e começam a crescer na direção da mesoderme primitiva para formar o folículo germinal (Fig. 22.3).

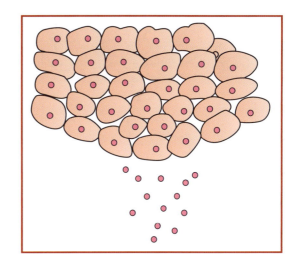

Figura 22.2 – Pelo germinal.

Essa diminuição no crescimento continua com as células juntadas da mesoderme, permanecendo em frente da ectoderme (saco piloso) (Fig. 22.4).

As células da mesoderme dão forma finalmente à bainha fibrosa do folículo, assim como da papila pilosa.

O saco piloso continua em direção descendente à mesoderme como uma extensão oblíqua e, subsequentemente, a porção mais profunda da ectoderme alarga-se em uma massa do bulbo que circunda a papila pilosa primária, formando a estrutura básica do folículo piloso (Fig. 22.5).

Esse desenvolvimento do invólucro piloso não está relacionado à invaginação da exoderme primitiva, mas ocorre por crescimento celular e divisão para formar uma sólida parede de células epiteliais.

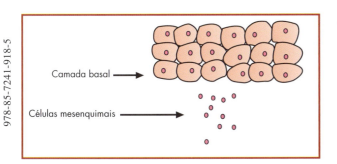

Figura 22.1 – Fase pré-germinal.

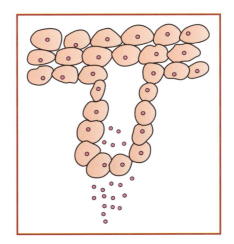

Figura 22.3 – Folículo germinal.

370 – Cosmecêuticos e Cosmiatria

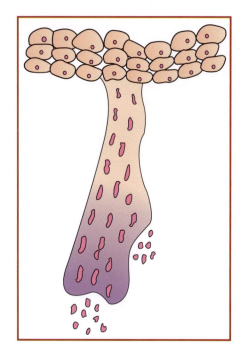

Figura 22.4 – Saco piloso.

ESTRUTURA DO FOLÍCULO PILOSO

O folículo maduro que está na fase metagênica (Fig. 22.5) apresenta-se em uma fase de intensa atividade mitótica, assim como atividade bioquímica, que conduz a haste do pelo a um estágio de desenvolvimento e crescimento. O folículo nessa fase é um arranjo complexo de linhas celulares em divisão e diferenciação, surgindo do bulbo piloso sob o controle da papila dérmica.

Papila Dérmica

A papila dérmica é composta de grupos de células do fibroblasto originadas da invaginação dentro da base da porção epitelial do folículo. É o único elemento dérmico do folículo, sendo responsável pelo controle do ciclo folicular piloso. O tamanho da fibra pilosa produzida está diretamente relacionado ao tamanho da papila. Se por alguma razão a papila dérmica é removida, tem-se uma ação negativa no ciclo de crescimento, porém nova papila pode retomar todo esse processo de crescimento, bastando para isso que reste uma terça parte do folículo depapilado. É notável perceber que todas as características do pelo desenvolvido são mantidas, assim como as características da morfologia da papila.

Durante o desenvolvimento dessas estruturas pilosas, os elementos ectodérmico e mesodérmico permanecem em íntimo contato e refletem a associação que continuará pelos anexos foliculares.

O desenvolvimento do folículo piloso mantém-se em constante atividade, em direção à parte cefalocaudal do embrião, com o objetivo de cobrir toda sua superfície corporal. Em muitas áreas, senão na maioria, pelos desenvolvem-se em grupos de três unidades; também são encontradas variedades de duas a cinco unidades.

Bulbo Piloso

Define-se como bulbo piloso a região proliferativa do folículo piloso. Duas das três camadas das células basais contornam a papila; estas células são as precursoras de todas as células que irão em direção à superfície, dentro da bainha da raiz externa. A haste do pelo é responsável por apenas um terço das células diferenciadas do bulbo. Encontra-se no bulbo a população melanocítica; são células dendríticas que doam o pigmento para todas aquelas células que se movem em direção à superfície, eventualmente para produção do córtex.

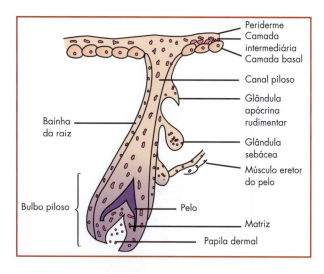

Figura 22.5 – Folículo piloso.

Na camada inferior do bulbo, as células matrizes são uniformes, mas logo acima da região do bulbo começam a se diferenciar em seis cilindros concêntricos de células – presume-se que as três internas sejam o pelo e as outras três camadas mais externas formem as camadas intrínsecas da bainha da raiz.

Bainha da Raiz

A bainha externa da raiz é contínua com a superfície epidérmica e é essencialmente similar em se tratando de estrutura. Essa capa envolve toda a extensão do folículo piloso, mas não envolve o bulbo em sua camada mais inferior. As células diferenciadas da bainha externa da raiz são ricas em glicogênio. A razão dessa composição ainda é desconhecida e está em estudo.

A bainha interna da raiz tem três camadas, sendo respectivamente, de dentro para fora: cutícula, camada de Huxley e camada de Henle. A exata função das bainhas da raiz é desconhecida, mas, quando se analisa intimamente essa relação entre as camadas, observa-se que estas fazem a ligação entre cutícula e bainha interna da raiz e tudo leva a crer que são responsáveis por fomentação do desenvolvimento do pelo, controle na cadência de movimentação das células para a região superior do bulbo e também definem a forma final das fibras dos pelos. A mais recente função é relacionada ao fato de ocorrer endurecimento preliminar nas camadas internas da bainha da raiz antes de outras camadas do pelo; se a bainha da raiz é cilíndrica, o pelo se tornará mais rígido e se queratinizará na mesma conformação dessa estrutura-base.

Enrijecimento e Queratinização

O processo de diferenciação das células da bainha interna da raiz envolve a produção de proteína queratinosa (enrijecimento) e morte celular associada à queratinização completa. A última etapa do processo ocorre imediatamente abaixo do nível do duto sebáceo, estando as células da bainha interna da raiz abrigadas no infundíbulo folicular.

Suprimento Sanguíneo

Todos os folículos têm rico suprimento vascular composto essencialmente de duas partes: primeiro, uma rede de capilares circundando um terço inferior do folículo, acima do ponto no qual a fibra e a bainha interna da raiz tornam-se rígidas; segundo, outros capilares conectados a esse plexo e envolvendo também a papila dérmica. O número de vasos que circundam a papila é diretamente proporcional ao tamanho da papila.

Nervos

Cada folículo é circundado por uma conexão de 5 a 12 fibras longitudinais que formam um cerco em volta do folículo imediatamente abaixo do nível do duto sebáceo. A parte inferior do folículo é relativamente livre de nervos. Toda a estrutura da haste do pelo está apoiada em um aglomerado de fibras de nervo sensorial. O pelo sobre a pele é, dessa maneira, importante cobertura de fibras que indiretamente fazem o papel de órgãos sensoriais (táteis).

ESTRUTURA DA HASTE DO PELO

A haste do pelo é um longo cilindro altamente organizado composto de células queratinizadas que se encontram orientadas e bioquimicamente estruturadas de modo a resistirem às forças degenerativas, como fricção, flexão, puxão e radiação ultravioleta (UV).

Cutícula

Dentro do folículo, a cutícula origina-se com uma camada de célula única. As células dessa camada tomam forma cuboide e então se nivelam e se elevam. Ao mesmo tempo em que a etapa da queratinização esteja em fase final, nova camada de células surge na parte inferior, ocasionando sobreposição de camada tal qual um telhado (Fig. 22.6). No pelo definitivo, essa estrutura multilaminada é observada com mais definição.

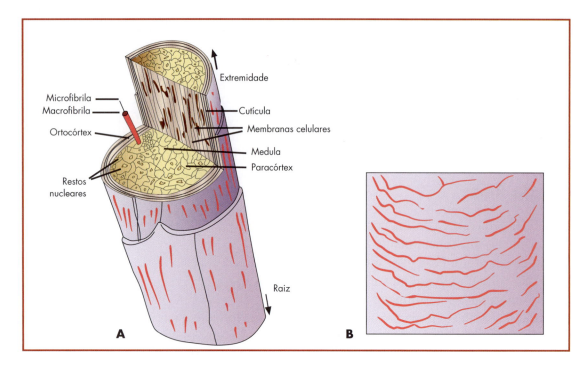

Figura 22.6 – (*A* e *B*) Estrutura do pelo.

Cada célula cuticular é composta de subcomponentes intracelulares lamelares (Fig. 22.7). A camada externa A encontra-se adjacente à membrana celular externa. Essa camada é rica em cistina, contendo grandes quantidades de proteínas sulfurosas. Essa composição bioquímica é muito estável e confere aos pelos alta resistência às agressões físicas e químicas.

A exocutícula, como a camada A, é rica em proteínas à base de sulfeto e não apresenta ultraestrutura fibrilar discernível. A superfície adjacente à endocutícula é ondulada.

A camada da endocutícula próxima à exocutícula apresenta remanescentes de algumas organelas celulares.

A estrutura da camada epicuticular é composta de serina, glicina, cistina e ácido glutâmico; apresenta resistência aos álcalis, agentes oxidantes e enzimas proteolíticas.

Córtex

O córtex constitui o corpo central da haste do pelo e é amplamente responsável pelas propriedades mecânicas da fibra. O diâmetro do córtex é determinado pelo número de células no bulbo relacionado com a capacidade mitótica e o índice de divisão celular. Desde a região suprabulbar até a morte da célula e a completa queratinização

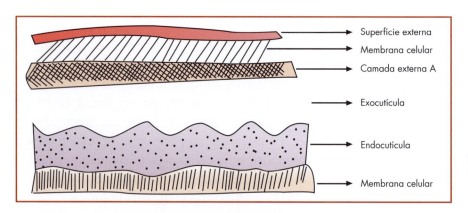

Figura 22.7 – Estrutura da célula cuticular.

terem ocorrido, as células corticais tornam-se alongadas longitudinalmente. Microfibrilas queratinosas são produzidas dentro dessas células. No córtex capilar maduro, as microfibrilas encontram-se compactadas em uma matriz rica em proteínas de enxofre. O córtex é composto aproximadamente de 40% de proteínas sulfurosas de alto peso molecular (matriz) e 60% de proteínas de enxofre de baixo peso molecular, proteínas α-helicoidais (fibrilares).

Podem ser observados dois tipos distintos de células presentes na maioria das fibras capilares queratinosas, embora esta distribuição varie de animal para animal e entre espécies também. O primeiro tipo é o paracórtex, que contém densa quantidade de microfibrilas e reduzida quantidade de intermacrofibrilas, e o segundo tipo é o ortocórtex, com clara evidência da presença de microfibrilas, cuja constituição segue padrão singular comparável à impressão digital. Para melhor visualização dessas estruturas, podem ser analisadas fibras de lã.

Medula

Na maioria dos animais a medula compreende cerca de 50% do diâmetro da fibra e apresenta importante propriedade termorregulatória. No homem, a medula é quase sempre intermitente ao longo da fibra e, às vezes, pode estar totalmente ausente, sugerindo que talvez não tenha função significativa.

Quando estão em desenvolvimento na parte inferior do folículo, as células medulares produzem grande quantidade de vesículas citoplasmáticas e vacúolos; estes são precursores dos futuros espaços que surgirão na medula definitiva, além da presença de grânulos medulares, que se agregam em toda a periferia celular; estes grânulos apresentam pequena quantidade de cistina.

Ciclo de Crescimento

O folículo piloso é bastante particular em sua característica de desenvolvimento ao longo do tempo, pois ao contrário da maioria das estruturas epiteliais, seu crescimento não é contínuo, passando por várias fases ao longo de seu ciclo vital.

A seguir, descrevem-se as fases que integram seu ciclo.

Fase Anágena

Compreende a fase de crescimento durante a qual o pelo é produzido. Chama-se metanágeno o estágio da fase anágena em que o pelo tem sua maior atividade de crescimento (Fig. 22.8). Para se ter ideia, o crescimento de um fio de cabelo é, em média, de 1cm por mês; se for considerada essa taxa em relação ao número de fios de cabelo que há no couro cabeludo, 100.000 a 150.000 fios, chega-se à fantástica soma de 1km de crescimento de fios de cabelo por mês. Para manter essa taxa de crescimento linear, o ciclo mitótico nas células populacionais na matriz do bulbo capilar deve estar em constante atividade. A cinética da matriz celular tem sido estudada em detalhes, mostrando que a velocidade desse ciclo nas células da matriz capilar é a mais rápida em comparação aos outros tecidos saudáveis; tal velocidade de crescimento e de divisão celular é encontrada na disfunção der-

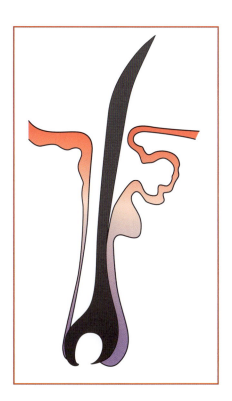

Figura 22.8 – Fase anágena.

matológica conhecida como psoríase. É conhecido que a matriz bulbar aproxima-se da máxima taxa de *turnover* celular correspondente à mínima quantidade de tempo que uma célula epitelial pode utilizar em cada fase do ciclo e ainda manter seu potencial queratogênico. O tempo de duração dessa fase no cabelo do couro cabeludo é de cerca de três a sete anos. Esse tempo de crescimento na fase anágena é variável em função das características do indivíduo, como genética, sexo, idade, além de outros importantes fatores ambientais, aos quais se está exposto, como tipo de alimentação, estresse, poluição ambiental, qualidade de vida, etc.

Em adulto normal há cerca de 80 a 95% dos fios do couro cabeludo nessa fase de crescimento.

Fase Catágena

Após a fase anágena ter cessado sua atividade, o folículo inicia sua fase de inatividade, a fase de involução (Fig. 22.9). Nessa fase, a divisão celular cessa e o folículo retrai-se em direção à superfície. Esse estágio, dura, em média, três a quatro semanas. Na fase catágena há cerca de 1 a 2% da população total dos fios de cabelo.

Fase Telógena

Essa é a fase final no ciclo de vida do fio de cabelo. Caracteriza-se pelo desprendimento do fio do couro cabeludo e tem duração de três a quatro meses. Durante esse período os fios de cabelo estão em constante queda e após o seu desprendimento, por um estímulo ainda não totalmente elucidado, ocorre o início da produção de um novo fio. Muitas vezes, antes do desprendimento do fio já se pode observar um novo fio emergindo do folículo (Fig. 22.10).

Em adulto normal encontram-se cerca de 10 a 14% do couro cabeludo nessa fase de desprendimento. Os fios na fase telógena podem ser facilmente diferenciados dos fios das fases anágena e catágena pela avaliação de sua raiz, na qual os fios na fase telógena apresentam raiz curta e branca na ponta final da haste. Dentro dessa taxa de queda há uma média de 100 a 150 fios de cabelo em desprendimento por dia, taxa considerada normal. Queda de cabelo acima dessa faixa pode estar relacionada a um fator patológico.

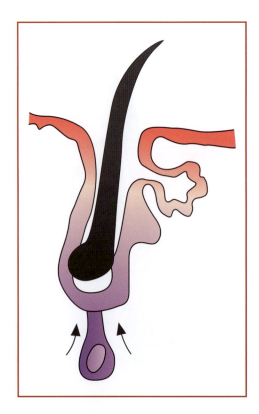

Figura 22.9 – Fase catágena.

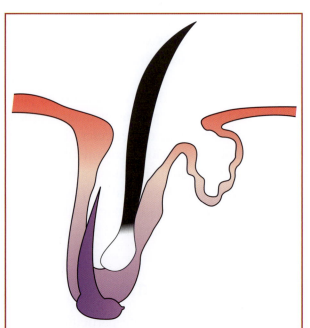

Figura 22.10 – Fase telógena.

Muitas vezes, os consumidores reclamam aos seus dermatologistas de que certo tipo de condicionador fez com que seus cabelos caíssem. Dificilmente uma fórmula balanceada e equilibrada de condicionador poderia vir a causar queda; teria de estar fora de seus parâmetros normais de qualidade. O que pode fazer com que esse produto torne-se agressivo aos fios de cabelo é apresentar pH altamente ácido ou alcalino, contaminação microbiológica, excesso de conservante e não se deve esquecer também das reações individuais de cada pessoa aos componentes da formulação, como fragrância, tensoativo, extratos, etc. Mas o que na verdade ocorre é que quando se analisam os fios de cabelo na fase telógena, observa-se que muitos deles se desprendem ao simples ato de pentear ou passar os dedos entre eles. Pela rede formada pela própria estrutura dos fios, muitos se desprendem, mas ainda ficam levemente presos pelos fios vizinhos. Ao utilizar o condicionador, cuja função é desembaraçar e diminuir o índice de atrito entre os fios de cabelo, estes que se encontram fragilmente presos aos fios vizinhos se desprenderão com mais facilidade, deixando o ambiente do couro cabeludo. Esse fato pode iludir o consumidor, fazendo-o crer que o condicionador ocasionou queda de cabelo; na verdade, esses fios já estavam soltos e só se fez notar a sua liberação graças à ação desembaraçadora do condicionador. Em se tratando de pessoas com cabelos longos, o número de fios que caem normalmente pode conduzir a uma falsa interpretação, pois 100 fios de cabelo longo aparentam volume muito maior que 100 fios de cabelo curto.

Geralmente, a fase anágena é maior nas mulheres que nos homens. Durante o período de gravidez, em razão das mudanças dos fatores hormonais, a proporção de cabelo na fase anágena aumenta, chegando a estar com valor acima de 95%, alterando, desse modo, a taxa de queda de cabelo diária, de 100 a 150 para 15 a 20 fios de cabelo por dia. É interessante lembrar que, após o nascimento do bebê, os cabelos sofrem influência hormonal e passam rapidamente da fase anágena para a fase telógena, provocando queda avolumada de fios de cabelo, chamada de eflúvio telógeno. Após um período de três meses, em média, a densidade capilar volta a se restabelecer.

TIPOS DE PELO

Lanugo

Esse tipo de pelo normalmente só existe durante a fase intrauterina, sendo o primeiro pelo a ser produzido após o desenvolvimento folicular. Inicia seu crescimento por volta da 20ª semana de vida intrauterina e continua até a maturidade fetal, em torno da 32ª à 36ª semana. Apresenta como característica estrutura fina, relativamente longa e, em geral, despigmentada, também chamada de pelo primário.

Velo

O pelo primário chamado *vellus* ou velo desenvolve-se na maior parte dos folículos do corpo, logo após o lanugo ter-se desenvolvido. Apresenta como característica estrutura fina, curta, com tamanho inferior a 1cm; contém pequena pigmentação ou, às vezes, ausência de pigmento e está presente em todo o corpo, exceto palmas e solas dos pés, regiões palmar e plantar dos dedos e em todo o folículo que desenvolverá pelo terminal.

Terminal

Após a perda do pelo lanugo no útero, couro cabeludo, sobrancelhas e cílios desenvolverão pelos grossos, pigmentados, relativamente longos e com a presença de medula, chamados pelos terminais primários. O pelo terminal secundário desenvolve-se durante a puberdade em resposta aos estímulos hormonais, andrógenos nos homens e ovários e glândulas adrenais na mulher; esses pelos são chamados de pelos sexuais secundários que se desenvolvem a partir do velo.

É interessante citar que os mesmos hormônios androgênicos que atuam na puberdade, estimulando o crescimento de pelos nas axilas, na área púbica, no abdome e na barba no homem, podem causar efeito totalmente oposto em algumas áreas do corpo, como vértice e região temporal do couro cabeludo. O grau desse mecanismo está diretamente relacionado a fatores genéticos.

COMPOSIÇÃO QUÍMICA DO PELO

Uma análise dos elementos contidos no pelo revelou a presença de carbono, hidrogênio, nitrogênio e enxofre nas seguintes proporções:

- *Carbono*: 45,2%.
- *Hidrogênio*: 6,6%.
- *Oxigênio*: 27,9%.
- *Nitrogênio*: 15,1%.
- *Enxofre*: 5,2%.

Também foi detectada a presença de outros elementos. O total de cinzas encontrado foi em torno de 0,3 a 0,9%. Os traços de elementos mais encontrados são Ca, Cd, Cr, Cu, Hg, Zn, Pb, Fe, As e Si. A maioria desses minerais provém de fontes externas, mas é provavelmente quelada à estrutura da fibra pilosa. A análise desses traços tem sido estudada como indicador do estudo de certas doenças e para monitoração da exposição aos poluentes ambientais.

O pelo é composto predominantemente de fibras proteicas e queratina, cuja composição é similar às outras estruturas, como unhas, garras, chifres, espinhos e penas. A queratina é uma substância de alto peso molecular que contém cadeias de polipeptídeos, resultantes da condensação de aminoácidos. Encontram-se também resíduos de membranas celulares, núcleos, etc., porém, formam uma fração muito pequena da matéria do pelo. Podem ser encontradas pequenas quantidades de substâncias hidrossolúveis, como pentoses, fenóis, ácido úrico, glicogênio, ácido glutâmico, valina e leucina:

$$\underset{R}{\underset{|}{CH}}\overset{NH_2}{\overset{|}{\underset{}{}}}\text{HOOC} + \underset{NH_2}{\underset{|}{\underset{HOOC}{}}}\overset{R'}{\overset{|}{CH}} \xrightarrow{-H_2O} \underset{R}{\underset{|}{CH}}\overset{NH}{\overset{|}{\underset{}{}}}\text{HOOC} - CO - \underset{NH_2}{\underset{|}{\underset{}{}}}\overset{R'}{\overset{|}{CH}}$$

R e R' são as cadeias laterais de qualquer aminoácido entre os 18 tipos que compõem a queratina do pelo.

MELANINA E COR DO PELO

O papel fisiológico da melanina compreende fundamentalmente pigmentação (cor) da pele e fotoproteção.

A melanina é um polímero de alto peso molecular, insolúvel em água e na maioria dos solventes. Apresenta baixa reatividade química e não pode ser facilmente alterada, exceto por intensos processos de oxidação ou com alta concentração de álcalis.

A coloração característica de cada pelo é influenciada pela atuação de dois tipos de melanina:

- Eumelanina, a mais comum, atua na coloração de marrom a preto (Tabela 22.1).
- Feomelanina, fornece as cores louro, ruivo e tom avermelhado.

A produção desses pigmentos é controlada geneticamente. Com exceção dos albinos, todas as pessoas apresentam melanina em seus pelos.

A coloração característica de cada pelo, seja louro, ruivo, castanho, ou preto, depende não apenas de qual tipo está presente, mas de quantidade, localização, número e forma dos grânulos de pigmento no córtex do pelo.

Esses tipos de melanina são os mesmos que se encontram distribuídos na pele e que são responsáveis pela sua cor. As pessoas que apresentam menor quantidade de feomelanina em sua pele apresentam baixa proteção quando expostas ao sol, queimam-se com facilidade e têm tendência a desenvolver danos crônicos causados pelo sol, assim como tendência a desenvolver a neoplasia. Similarmente, os cabelos louros apre-

Tabela 22.1 – Concentração de melanina em amostras de cabelo

Origem do pigmento	Concentração de eumelanina (%)
Cabelo italiano castanho	1,1
Cabelo japonês preto	2
Cabelo escocês ruivo	0,3
Cabelo escandinavo louro	0,06
Cabelo albino	0

sentam menor resistência à exposição aos raios do sol, sofrendo danos com maior facilidade.

A melanina age como dissipador de energia proveniente dos raios solares, atuando como *scavenger* (captador de radical livre), prevenindo o transporte de espécies deletérias para a matriz da queratina. As melaninas são distribuídas ao longo do córtex, concentrando-se nas regiões periféricas. A melanina constitui-se em filtro que difrata e/ou reflete parte da radiação ambiental; depois de irradiação, os melanossomos se reagrupam ao redor do núcleo (*capping*) e protegem, deste modo, o material genético da célula.

A importância da função protetora da melanina se evidencia pela presença de queratoses actínicas e câncer em pessoas albinas e pela hipersensibilidade ao sol das pessoas portadoras de vitiligo. Nota-se também que a dose eritematosa mínima nos negros é bem superior que em pessoas de cor branca.

A melanina tem ação direta no mecanismo da termorregulação, aumentando a absorção de fótons da energia solar, o que correlaciona o grau de sensibilidade ao frio com o nível de pigmentação cutânea; quanto mais escura é a pele, maior é sua sensibilidade ao frio.

INTERAÇÃO DOS TENSOATIVOS COM A PELE

Sabe-se dos benefícios que o uso dos tensoativos proporciona, mas também é preciso ter em mente a produção de reações adversas que possam causar.

Como foi visto, os tensoativos monoméricos são os que apresentam maior capacidade de interagir na estrutura da pele e, consequentemente, apresentam maior potencial de causar irritações.

Pele

A pele humana é admiravelmente estruturada para resistir a permeações por matérias das mais variadas composições. A principal barreira é a camada mais externa da pele, o estrato córneo hidrofóbico, com espessura de 20μm. A seguir, há a camada epidérmica hidrofílica e a derme. Esse modelo simples pode ser adequado para alguns trabalhos, mas não leva em consideração as variações com o estrato córneo e as camadas epidérmicas queratinócitas, que são a fonte das células do estrato córneo.

Penetração dos Tensoativos

O modelo atual de penetração na pele aborda apenas a ação de partículas relativamente pequenas. De fato, a pele intacta torna-se barreira contra algumas espécies de micróbios e a literatura não tem documentado qualquer penetração de substância com peso molecular acima de 3.000 dáltons; sendo assim, agregados micelares que contêm mais de dez moléculas de tensoativos não deveriam apresentar a capacidade de permear o estrato córneo. Muito se tem falado da habilidade dos lipossomos de penetrarem no estrato córneo; estudos mais recentes evidenciaram que os lipossomos podem alcançar os queratinócitos. A rota de passagem, pelo menos a demonstrada em ratos, é predominantemente transfolicular.

Estudos de Drogas

Muitos dos estudos que se têm a respeito da penetração cutânea derivam dos estudos realizados com a penetração de drogas. Alguns pesquisadores acreditam que a irritação causada por um tensoativo pode agir positivamente na capacidade de penetração cutânea de uma determinada droga.

Apesar de haver alguns estudos que abordam a interferência ou o aumento na penetração de tensoativos não iônicos, não há explicação mais aprofundada do modo de ação destes agentes.

Uma explicação poderia ser a de que o tensoativo aumenta a umidade do estrato córneo, que apresenta caráter hidrofóbico, facilitando assim a transferência da droga. Outra explicação seria a habilidade do tensoativo para umedecer vários dutos anexos da pele. A solubilização de drogas tem sido frequentemente citada, mas sistemas de drogas solubilizados ou em forma de vesículas podem ser muito largos para penetrar na pele, mas têm reconhecida capacidade de interferir na absorção.

Durante a passagem de alguns compostos pelo estrato córneo, alguns processos sortivos podem ocorrer, como, por exemplo, ataques hidrolíticos de enzimas presentes na pele. A natureza específica do processo sortivo epidérmico ainda é obscura. Dentre algumas das respostas tóxicas, podem ser citados: eritema, sintomas alérgicos, ou efeitos corrosivos. Isso pode resultar da presença de moléculas de tensoativos na derme ou de mensageiros (citocinas) liberados pelos queratinócitos. Uma vez que a substância alcance a camada dos queratinócitos, pode provocar efeitos bioquímicos benéficos ou adversos. Deve-se ter em mente que as respostas adversas aos tensoativos são dose-dependentes; isto foi recentemente confirmado por algumas técnicas mais sofisticadas. A penetração na derme é baixa quando se utiliza solução de 0,5 a 1% de laurilsulfato de sódio (LSS). Com solução acima de 15% de LSS, encontra-se nos queratinócitos, isto em testes *in vitro*. Testes *in vivo* realizados por Van Neste demonstraram que existe dependência entre a concentração de LSS, a perda de água transepidérmica e a capacitância da pele, quando se fala de irritação dérmica.

O importante é ter em mente que, quando se fala de formulação, é necessário saber que os tensoativos podem alterar a permeação cutânea. Secundariamente, deve-se levar em conta que ingredientes cosméticos podem ser sistematicamente absorvidos se administrados em combinação com um tensoativo. Em geral, ingredientes cosméticos apresentam nenhuma ou pequena toxicidade sistêmica. Alguns ingredientes, como alguns compostos de fragrância, conservantes, corantes e filtros solares, podem ser exceção a essa regra, pois apresentam alto potencial alergênico. A habilidade do aumento de permeação de drogas em relação aos tensoativos é específica. Por exemplo, o LSS não aumenta a permeação do nicotinato de metila, mas 0,5 a 1,2% de LSS aumenta a permeação do nicotinato de hexila. *Laureth-10* aumenta a permeação do nicotinato de metila, mas reduz a atividade do nicotinato de hexila.

A penetração de tensoativos na pele não é processo estático, sendo acompanhada de turgescências na pele. Essa alteração na atividade da água da pele não apenas contribui para a permeação do tensoativo, mas abre novos locais que permitem a penetração de agregados micelares. Alguns testes *in vitro* correlacionaram a ação do tensoativo com a firmeza da pele, mas alguns estudos ainda estão em andamento para elucidar este processo.

XAMPUS

Quando se fala de cabelo, não se pode deixar de pensar no mais popular dos produtos existentes para seus cuidados, o xampu.

Serão vistos alguns dos ingredientes que compõem uma formulação de xampu e suas ações e importância no contexto total.

Tanto o couro cabeludo quanto o cabelo estão sujeitos a várias impurezas que compõem o ambiente. Poluição do ar, fuligem de escapamento dos carros, polímeros e resíduos oriundos de produtos capilares, como gel fixador, *hair spray*, *mousse*, condicionadores, produtos *leave-in*, etc., além da sujeira que é decorrente do próprio organismo, como células mortas e sebo da glândula sebácea, contribuem para essa sujidade.

O cabelo sujo perde brilho, tornando-se opaco, pesado e oleoso e, às vezes, apresenta mau odor.

Ninguém terá consequências mais sérias se deixar de lavar o cabelo por um período, porém, a cobrança cultural e social é muito grande. Toda a aceitação social, assim como a autovalorização, a autoestima e a confiança estão intimamente ligadas às condições do cabelo.

No ano de 2006, o volume brasileiro de produção para cabelos girou em torno de 458 milhões de toneladas, movimentando R$ 4,75 bilhões (dados da *Associação Brasileira da Indústria de Higiene Pessoal, Perfumaria e Cosméticos* – ABIHPEC).

Qual a principal função do xampu?

Um xampu deve limpar o cabelo e deixá-lo com brilho e aspecto natural, certo?

Não é esta a verdade total. Quando se compra um xampu, espera-se muito mais do que simples limpeza. Espera-se condicionamento, espuma abundante, fragrância agradável, ativos diferenciados, tecnologia de última geração, inocuidade, custo baixo e tudo isto em embalagem diferenciada.

Desenvolver um produto que atenda a todas essas exigências é um grande desafio para o formulador.

Todo cabelo exige xampu específico para seu cuidado. Um xampu desenvolvido para cuidar de um cabelo de tipo normal não terá a mesma *performance* quando utilizado por uma pessoa de cabelo oleoso, por exemplo.

Quando se pensa em desenvolver um xampu, depara-se com um leque imenso de possibilidades, abrangendo a forma do xampu, se líquido ou gel, se transparente ou opaco e perolizado, se mais líquido ou mais viscoso, além de definir para qual tipo de cabelos é direcionado: secos, normais, oleosos, mistos, com permanente, alisados, descoloridos, tingidos, etc.

Para se ter definição um pouco mais abrangente do que é um xampu, pode-se dizer que se trata de produto para limpeza do cabelo e do couro cabeludo. Um produto formulado, em que se utilizam tensoativos que apresentam propriedades detergentes, umectantes, emulsificantes e de formação de espuma e que deve promover a limpeza do cabelo, enquanto o deixa macio, brilhante, solto, fácil de pentear e de ser "arrumado".

Propriedades de um Xampu

Limpeza

Um xampu deve promover a limpeza do cabelo e do couro cabeludo eficazmente em curto período de aplicação. Para se ter ideia, o xampu deve atuar sobre cerca de 100 a 120 mil fios de cabelo, que variam de um diâmetro de 10 a 100µm; caso se suponha que meça cerca de 10 a 15cm, se estará falando de uma área de 4 a 8m² em que o xampu deve atuar.

Espuma

A qualidade de um xampu é medida pelo consumidor por meio de sua capacidade espumante.

"Se há espuma, funciona; se faz pouca espuma, não tem capacidade de limpeza adequada". O segredo está em formular um xampu com espuma cremosa, que promova limpeza e agregue aspecto de espumação agradável. Nem sempre para se obter alto teor de espuma deve-se fazer uso de quantidade alta de tensoativos. O equilíbrio e a interação devem ser levados em conta quando se formula um xampu.

Fácil Aplicação e Enxágue

O xampu deve apresentar viscosidade (consistência) adequada, pois, assim como a capacidade espumante é item de avaliação da qualidade pelo consumidor, a viscosidade também o é. Xampus muito viscosos são difíceis de distribuir no cabelo, dificultando o seu espalhamento, enquanto os pouco viscosos escorrem por entre os dedos, dificultando também a sua aplicação. Sua formulação deve prevenir a precipitação de minerais no cabelo, como cálcio e magnésio, presentes na água dura (água com alto teor de cálcio ou magnésio), devendo, portanto, facilitar o enxágue e a remoção de sujidades.

Adaptação ao Tipo e à Condição do Cabelo

Cada cabelo exige formulação adequada. Produtos direcionados a cabelos oleosos não servem para o tratamento de um cabelo de tipo seco ou normal. Também cada tipo de processo químico a que o cabelo foi submetido pedirá formulação mais específica.

Fragrância Agradável

A utilização de fragrância em um xampu visa dois objetivos: mascarar possíveis odores não agradáveis das matérias-primas da formulação, assim como servir de atrativo para a escolha do produto. Muitas vezes, encontram-se consumidores que escolhem seu xampu na gôndola do supermercado somente pela fragrância. Por vezes, o xampu não é o ideal para o seu tipo de cabelo, mas o atrativo da fragrância é tão forte que supera este ponto.

Suavidade

Um xampu deve ser suave, não tóxico e com baixa capacidade de irritação. Produtos direcionados para crianças requerem maior atenção, principalmente na escolha do sistema tensoativo e pH final do produto.

Brilho

Uma boa limpeza, com a carga tensoativa adequada, devolverá o brilho natural das fibras capilares. O xampu remove as oleosidades presentes nas fibras e no couro cabeludo, porém, é necessário que haja também reposição desta camada lipídica protetora. Essa camada é responsável pelo sobre-engorduramento das fibras, que confere maciez e brilho.

Volume

Um produto balanceado não deverá causar o acúmulo de carga estática no cabelo (elétrico), deixando-o com volume natural; do mesmo modo, não deve pesar no cabelo, deixando-o opaco e sem brilho. A maciez é item que deve acompanhar a *performance* do xampu e para isto faz-se uso de polímeros, emolientes e óleos etoxilados, dentre inúmeros outros ingredientes.

Estabilidade

É necessário que se garanta a estabilidade do produto pelo prazo declarado no rótulo. Todas as condições devem ser levadas em conta, como exposição à luz e a altas temperaturas, simulação de estocagem em armazéns e transportes. Esses estudos garantirão não somente a *performance* do produto, mas a inocuidade deste, pois muitos subprodutos podem ter capacidade de irritação.

Melhorar a Penteabilidade

Um xampu condicionador deve apresentar formulação que melhore a penteabilidade, tanto a úmido quanto a seco. Produtos chamados dois em um devem ser utilizados com certas restrições, pois ao longo de um uso contínuo podem ocasionar excessiva sobredeposição de polímeros ou silicones nos fios de cabelo, acarretando aspecto "pesado", sem brilho; é quando dizem: "o cabelo acostumou-se com o xampu".

Capacidade Conservante

Tão importante quanto os itens citados, a escolha do sistema conservante é fundamental, pois muitos microrganismos são agentes causadores de irritação.

Economia

Além de todos esses aspectos, o produto deve apresentar custo consideravelmente baixo, pois este é um dos pontos valorizados pelo consumidor.

Componentes de um Xampu

Os componentes principais de uma formulação de xampu compreendem a utilização de agentes de limpeza, estabilizadores de espuma, agentes condicionadores, princípios ativos, espessantes, opacificantes, acidulantes, sequestrantes, essência, corante e conservantes.

Os agentes de limpeza usualmente utilizados são os tensoativos de caráter aniônico e não iônico. O mercado cosmético utiliza cerca de 4 a 9% de matéria ativa; esta concentração é suficiente para a produção de espuma aceitável cosmeticamente. Dependendo da formulação, alto teor de matéria ativa pode provocar excesso de remoção de gordura, ocasionando problemas não só nos cabelos, como eletricidade, aspereza, falta de brilho, mas até irritação e descamação do couro cabeludo. É interessante ressaltar que a retirada total da gordura dos cabelos com solventes não produz efeitos adversos, em termos de condicionamento, quando comparados com os efeitos dos tensoativos aniônicos. Talvez isso esteja ligado à desnaturação de proteínas ocasionada pelos tensoativos.

A espuma produzida pelos agentes aniônicos apresenta-se com alto volume, porém, é pouco estável e cremosa. Para isso, lança-se mão dos estabilizadores e da espuma.

Agentes de Limpeza

São os principais componentes responsáveis pelo poder de limpeza de um xampu.

As primeiras substâncias utilizadas como agentes de limpeza foram os sabões.

Quimicamente correspondem aos sais de ácidos graxos obtidos por saponificação de triglicerídeos de cadeia C12-C14 ou pela neutralização de ácidos graxos. A fonte de triglicerídeos pode ser de origem animal ou vegetal; nesta última, encontram-se o óleo de coco, a palma e a oliva.

Os sabões apresentam algumas desvantagens. O seu uso na presença de *água dura* (água com alto teor de cálcio ou magnésio) produz sais destes metais, ocasionando queda na formação de espuma e estes sais formados acabam se depositando nas fibras capilares, deixando os cabelos opacos e difíceis de pentear. Outra desvantagem de um sabão é a sua suscetibilidade à hidrólise, segundo a seguinte reação:

$$R - COOH + H_2O \leftrightarrow R - COOH + MOH$$

em que M representa um metal.

Essa hidrólise eleva o pH do sabão para cerca de 10; esta alcalinidade não é desejável em agente de limpeza para os cabelos, pois acarreta abertura das cutículas, além de remover em excesso a camada de gordura dos cabelos e do couro cabeludo. Uma forma de combater esse problema seria a inclusão de agentes sequestrantes, como o ácido etilenodiaminotetracético (EDTA, *ethylenediaminetetraacetic acid*) e o hexametafosfato, porém, é importante estudar a concentração do uso destes ingredientes em uma formulação, pois o uso excessivo destes ativos é indesejável e as quantidades empregadas em um xampu apresentam ineficiência quando se diluem em água dura, no caso de ser esse tipo de água utilizado para eliminar o xampu.

Muitos são os tipos de tensoativos do mercado que podem ser usados como agentes de limpeza para xampu. Neste tópico serão discutidas as propriedades e as características dos tensoativos mais frequentemente utilizados. A concentração total dos agentes de limpeza usualmente gira em torno de 12 a 20%, dependendo do tipo de xampu a ser desenvolvido.

Tensoativos Aniônicos
Sulfatos de Alquila

São tensoativos aniônicos e, há mais de 40 anos, representam a classe de tensoativos mais amplamente empregada na formulação de xampus. Em altas concentrações, esses tensoativos são irritantes, mas podem ser usados sem maiores problemas quando apropriadamente formulados.

A estrutura química é apresentada a seguir:

$$R - OSO_3 - M^+$$

em que R é usualmente uma mistura de cadeias alquila C12 (laurila) e C14 (miristila), com M podendo ser sódio, amônio, trietanolamina, dietanolamina ou monoetanolamina. Esse tipo de tensoativo foi originalmente sintetizado pela sulfatação de uma mistura de álcoois graxos do coco, com posterior neutralização por álcali apropriado e diluição em água a 30 a 40% de produto ativo.

Atualmente, esse tensoativo é obtido pela sulfatação de uma mistura controlada de álcoois graxos C12-C14 sinteticamente preparada, resultando em um produto aperfeiçoado, com maior reprodutibilidade em ampla escala. Em razão dos processos de cada indústria de sulfatação, esse mesmo produto, oriundo de diversas empresas, pode atuar diretamente na viscosidade e no poder espumante de um xampu. Esses produtos contêm também impurezas como álcoois graxos livres não sulfatados, sulfatos e cloretos. São usualmente tamponados por sistemas-tampão de citrato, fosfato e bicarbonato; muitos contêm preservativos.

O sal de sódio apresenta baixa solubilidade a baixas temperaturas, porém, o LSS é ótimo agente tensoativo, promovendo espuma, viscosidade e ponto de turvação maior que o sulfato de sódio.

O sal de amônio é mais solúvel, produzindo xampus com ótima limpidez a baixas temperaturas; o pH final da formulação deverá ser mantido entre 5 e 6,5, visto que a amônia será liberada em pH acima de 7.

O sal trietanolamina (TEA) também é muito solúvel; com este tensoativo podem ser formulados excelentes xampus, que também terão boa limpidez a baixas temperaturas. No entanto, deve-se atentar para o fato de que a parte de TEA, representando aproximadamente 30% do peso molecular do laurilsulfato de TEA, não contribui realmente para o poder detergente, mas eleva o custo do produto.

O laurilsulfato de monoetanolamina produz xampus de grande viscosidade, devendo ser considerado na elaboração de produtos em forma de gel transparente. O sulfato de sódio de álcoois C12-C15 também está disponível, sendo ligeiramente mais solúvel do que o LSS, embora com poder espumante um pouco menor.

O cetil sulfato de sódio e a mistura de cetil/estearil sulfato de sódio também são disponíveis comercialmente, sendo utilizados como emulsificantes em emulsões. Podem também ser utilizados como condicionadores na formulação de xampus líquidos opacos ou cremosos.

Éter Sulfato de Alquila

As baixas temperaturas incrementam a solubilidade dos tensoativos de sulfato de alquila e seu poder irritante pode ser reduzido pela etoxilação do álcool graxo, anterior à sulfatação. A estrutura química é apresentada a seguir:

$$R - O(CH_2CH_2O)nCH_2CH_2 - O - SO_3^- \; M^+$$

em que R geralmente é uma mistura de grupos alquila C12-14, n = 1 a 5, e M^+ é sódio, amônio, monoetanolamina, dietanolamina ou trietanolamina.

O lauril éter sulfato de sódio é o éter sulfato mais comumente utilizado, podendo conter de um a quatro grupos etoxi. Na formulação com produtos etoxilados, o grau de etoxilação deve ser rigidamente especificado para garantir produto com viscosidade e desempenho uniformes. Esse tipo de tensoativo é ligeiramente mais suave e mais solúvel do que seus correspondentes não etoxilados, produzindo espuma satisfatória, ainda que não muito rica. Pode ser praticamente desprovido de poder irritante, se pelo menos 12 moles de óxido de etileno forem incorporados à molécula. Esse grau de etoxilação, entretanto, reduz o poder espumante e pode afetar a aceitação pelo consumidor.

Sulfonato de α-olefina

Esse tensoativo está disponível como sulfonato sódico de olefina C14-16. É obtido pela sulfonação de uma mistura de olefinas C14-16, seguida de hidrólise alcalina. Uma vez que se trata de processo de fabricação muito mais complexo, existem muito menos fornecedores desse produto do que de sulfatos de alquila. Milwidsky estima que são obtidas em iguais proporções: 3-hidroxi-1-alcano sulfonato (cuja estrutura é apresentada a seguir), 4-hidroxi-1-alcano sulfonato, 2-alceno-1-sulfonato e 3-alceno-1-sulfonato.

$$R - \underset{\underset{OH}{|}}{C}HCH_2CH_2SO_3^- \; Na^+$$

em que R = mistura de grupos alquila C11-13.

Green afirma que a sulfonação de um filme delicado de α-olefinas produz uma mistura contendo 60 a 65% de sulfonatos de alceno (RCH = $CHCH_2OSO_3Na$), 35 a 40% de hidroxissulfonatos (cuja estrutura foi mostrada anteriormente) e pequenas quantidades de vários dissulfonatos. É bem provável que, no passado, os formuladores tenham colocado de lado esse tensoativo em virtude da complexidade da mistura e do receio de que não fosse reprodutível em grande escala.

Ao contrário dos sulfatos de alquila, esses compostos não possuem ligações éster e os xampus formulados com eles são muito mais estáveis em ampla faixa de pH. O baixo ponto de turvação é atribuído aos dissulfonatos, que tendem a atuar como hidrótopos, propriedade que pode ser também usada com vantagem na solubilização de certos agentes "supergordurosos", tais como álcoois graxos e ácidos graxos adicionados com agentes condicionadores. Os sulfonatos de α-olefina produzem excelente espuma, brilhante em abundância, e são bons dispersantes dos sabões de calcário. Seu desempenho é virtualmente inalterado pelos minerais da água e, de maneira geral, é considerado superior ao do éter sulfato de alquila.

Sabões

A maioria dos xampus formulados antes de 1940 era baseada em sabões. Os sabões utilizados são, em geral, os sais de potássio ou trietanolamina, de ácidos graxos derivados do óleo de coco, ou de misturas dos óleos de coco, mamona, oliva e palma, resultando em produtos altamente alcalinos. Em água branda, os xampus formulados com sabões produzem espuma abundante e deixam os cabelos bem condicionados, brilhantes e maleáveis. Entretanto, se a água for dura, formam-se sais insolúveis de cálcio e magnésio e, sob tais condições, o xampu de sabão deposita "coágulos" destes minerais no cabelo durante o enxágue, deixando-o muito opaco. Com a crescente disponibilidade de tensoativos sintéticos em meados da década de 1940, a maioria dos formuladores começou, em um primeiro momento, a usar misturas de sabão e detergentes sintéticos para, finalmente, abandonar os sabões em favor dos novos materiais, com os quais se obtêm melhores resultados, mesmo em água dura. No entanto, em decorrência da excelente ação condicionadora dos sabões, alguns formuladores continuam adicionando-o em pequenas quantidades aos xampus de tensoativos sintéticos.

Sulfossuccinatos

São obtidos pela combinação de ácido maleico anídrico com quantidade apropriada de reativo, seguida da sulfonação do meio éster ou da amida resultante com sulfito de sódio; alguns dos sulfossuccinatos mais frequentemente utilizados incluem *disodium monococamido-sulfosuccinate, disodium monococamido MIPA-sulfosuccinate, disodium monolauramido MEA-sulfosuccinate, disodium monolaurethsulfosuccinate, disodium monooleamido MEA-sulfosuccinate, disodium monooleamido PEG-2 sulfosuccinate, disodium monooleamidosulfosuccinato e disodium monoundecylenamido MEA-sulfosuccinate*. As estruturas de alguns desses tensoativos são apresentadas a seguir.

em que R = grupos alquila derivados do coco.
Dissódio monococamida-sulfoccinato

em que RC– = lauroíla
Dissódio monolauramida MEA-sulfossuccinato

em que RC– = cocoíla
Dissódio monococamida MIPA-sulfossuccinato

em que RC– = oleíla
Dissódio mono-oleamida PEG-2 sulfossuccinato

Os sulfossuccinatos não produzem tanta espuma quanto os sulfatos de alquila, os éteres sulfatos de alquila ou os sulfonatos de olefina, porém, quando utilizados em combinação com esses tensoativos, resultam em excelentes xampus, com bom poder espumante e baixo potencial de irritação dos olhos e da pele (Tabela 22.2). A proporção de 50:50 de LSS e dissódio oleamida polietilenoglicol (PEG) 2 sulfossuccinato é referida como capaz de preencher amplamente os requisitos para xampus infantis. Também proporcionam substantividade e alguma ação condicionadora aos cabelos, deixando-os com toque leve e sedoso. Os derivados oleamidos são extremamente suaves, mas têm como desvantagem a coloração mais escura e o discreto odor de óleo. Entretanto, esses tensoativos também têm ligações éster e, assim como os sulfatos de alquila, são instáveis em níveis de pH muito altos ou muito baixos. O grupo carboxila confere características de sabão a esses tensoativos, formando sabões de calcário em água dura.

Tabela 22.2 – Potencial de irritação dos tensoativos (HET/CAM irritação ocular – 5%)

Surfactante	Índice
Sodium Cocoyl Glutamate	13
Disodium oleamido MEA sulfosuccinate	14
Disodium laureth sulfosuccinate	16
Alkyl polyglucoside, C8-16	18
Disodium lauryl sulfosuccinate	21
Sodium laureth-2 sulfate	25

Sarcosinatos de N-acila

São obtidos pela reação de cloretos de ácidos graxos com N-metilglicina. A estrutura é apresentada a seguir.

$$RC(=O)-NHCH_2CO-M^+ \quad | \quad CH_3$$

O grupo acila pode ser cocoíla, lauroíla, miristoíla, oleoíla ou estearoíla. M+ é, geralmente, o íon sódio. Esses materiais são frequentemente referidos como sabões "interrompidos", sendo os produtos de sódio-lauroíla e sódio-cocoíla usados como agentes de limpeza e condicionadores em xampus, isoladamente ou combinados com outros tensoativos, sendo menos irritantes para os olhos e a pele do que os sulfatos de alquila. Ao pH de 5,5 a 6 são bons produtores de espuma e em água com baixo ou moderado teor de minerais, agentes de limpeza adequados; como os sabões, porém, em água dura, formam-se precipitados que interferem em sua atividade. Relata-se que esses tensoativos aumentam o tempo de drenagem da espuma e reforçam o poder espumante dos sulfatos de álcoois graxos em presença de oleosidade sintética.

Glutamatos de N-acila

O sódio lauroil glutamato obtido pela reação de cloreto de lauroíla com ácido glutâmico, entre os tensoativos dessa categoria, é o recomendado para elaboração de xampus. A estrutura é a que se segue:

$$CH_3(CH_2)_{10}CONHCHCOO \quad N^+ \\ | \\ CH_2CH_2COOH$$

É vendido sob a forma de pó branco contendo mais de 93% do material ativo. Entretanto, tendo solubilidade muito baixa, é utilizado para formulação dos xampus cremosos ou sólidos. Contendo somente um grupo carboxila neutralizado, desenvolve pH de aproximadamente 5,5. Esse composto é também considerado um sabão "interrompido", sendo mais suave e exibindo melhor desempenho em água com alto teor de minerais do que os sabões. É tido como possuidor de efeitos protetores restauradores da cutícula do cabelo.

Condensados de N-acil-polipeptídeos

Esses tensoativos são produtos de condensação de cloreto de ácidos graxos e hidrolisados de proteínas com baixo peso molecular, como se vê a seguir:

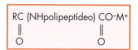

O grupo acila é geralmente derivado de ácido graxos de coco e o cátion é trietanolamina ou potássio. A nomenclatura da Cosmetic, Toiletry and Fragrance Association (CTFA) para esse produto é *potassium* ou *TEA coco-hydrolyzed animal protein*. São tensoativos suaves e conferem suavidade e ação condicionadora aos xampus quando formulados em misturas com sulfatos de alquila ou éter sulfatos de alquila. Há teste demonstrando que a substituição de 20% do *sodium laureth sulfate* por esse tensoativo reduz a irritação em cerca de 30%.

Esses produtos deixam os cabelos bem condicionados, como fazem os sabões em água branda, mas apesar de sua resistência aos minerais ser maior do que a dos sabões, formam precipitados em água dura, podendo deixar os cabelos opacos.

Isetionatos de Acila

São obtidos pela condensação de cloretos de ácidos láuricos ou de ácidos graxos de coco com o sal sódico do ácido isotiônico (ácido 2-hidroxietanossulfônico). A estrutura química é apresentada a seguir.

$$CH_3(CH_2)_{10}C-O-CH_2CH_2SO_3^- \quad Na^+$$
Sódio lauroil isetionato

Os isetionatos revelam poder espumante semelhante ao dos sabões e deixam agradável sensação aveludada na pele. Produzem boa espuma em água dura ou branda, sendo bons dispersantes dos sabões de calcário. Como todos os ésteres, hidrolisam-se facilmente em pH muito alto ou muito baixo. O empecilho mais sério é a sua limitada solubilidade à temperatura ambiente, que os torna instáveis em xampus transparentes líquidos; devem, porém, ser considerados quando da formulação de xampus cremosos ou sólidos.

Metiltauratos de N-acila

São obtidos pela condensação de cloretos de ácidos graxos com sais de N-metiltaurina. A estrutura do metil cocoil taurato de sódio é a que se segue.

$$RCONCH_2CH_2SO_3^- \; Na^+$$
$$|$$
$$CH_3$$

em que RCO = cocoil
Sódio N-metil cocoil taurato

Esses compostos têm uso limitado em xampus em consequência de sua baixa solubilidade em água e sua pequena capacidade espumante.

Benzeno Sulfonatos de Alquila

Maior utilização em detergentes para lavagem de louças e domissanitários. Sendo irritantes primários, devem ser utilizados em baixas concentrações e combinados com outros tensoativos menos irritantes. São detergentes muito eficazes e espumam bastante, mas podem provocar grande ressecamento do couro cabeludo.

A estrutura é mostrada a seguir.

$$(CH_3CH_2CH_2)_2-\langle\bigcirc\rangle-SO_3^- \; Na^+$$

Dodecilbenzeno sulfonato de sódio

Tensoativos Anfóteros

Glicinatos/Propionatos Anfóteros

Glicinatos e propionatos anfóteros são outra importante classe de tensoativos, usados para conferir propriedades como suavidade e condicionamento capilar. Por seu baixo grau de irritação dos olhos, esses tensoativos são usados na elaboração de xampus infantis que causam pouco ou nenhum ardor nos olhos. Na formação de tais xampus, é preciso ter o cuidado de ajustar o pH do produto em 6,9 a 7,5, uma vez que, em baixos valores de pH, esses compostos adquirem carga positiva, o que pode ocasionar aumento do poder de irritação. Devem ser usados em proporção superior a cerca de 50% da concentração total de tensoativos do xampu. Esses anfóteros são compatíveis com tensoativos catiônicos e polímeros, devendo ser considerados para uso em xampus condicionadores.

Quatro dos compostos mais frequentemente utilizados são (segundo a nomenclatura da CTFA): cocoanfocarboxiglicinato, cocoanfocarboxipropionato, cocoanfoglicinato e cocoanfopropionato, cujas estruturas são expostas a seguir.

$$RC-NHCH_2CH_2N^+$$

em que RC = cocoil
Cocoanfopropionato

em que RC = cocoil
Cocoanfocarboxiglicinato

em que RC = cocoil
Cocoanfoglicinato

em que RC = cocoil
Cocoanfocarboxipropionato

Betaínas

São obtidas pela condensação de uma dimetilamina de alquila, como a dimetilamina de laurila, com monocloroacetato de sódio; neste caso, obtém-se a lauril betaína, apresentada a seguir. São, na realidade, compostos nitrogenados quaternários e não anfóteros propriamente ditos, sendo aqui incluídos por questão de conveniência.

$$CH_3(CH_2)_{10}CH_2-\overset{\overset{CH_3}{|}}{\underset{\underset{CH_3}{|}}{N^+}}-CH_2COO^-$$
Lauril betaína

A betaína de cocoamidopropila, comumente utilizada, é obtida pela condensação de ácidos graxos do coco com N,N-dimetil-propilamina e subsequente reação com ácido cloroacético.

$$RCONHCH_2CH_2CH_2-\overset{\overset{CH_3}{|}}{\underset{\underset{CH_3}{|}}{N^+}}-CH_2COO^-$$
em que RCO = cocoil

As betaínas têm a qualidade de serem pouco irritantes aos olhos; são estabilizadoras de espuma, têm boa capacidade dispersante dos sabões de calcário e são bons agentes condicionadores por causa da sua substantividade. Também conferem viscosidade ao xampu, quando usadas em combinação com muitos tensoativos aniônicos. São materiais de grande utilidade, mas devem ser usados com moderação, uma vez que concentrações suficientemente altas podem provocar o ultracondicionamento, deixando os cabelos sem o corpo desejado. Formulações com níveis acima de 7% deverão ser cuidadosamente testadas.

A oleamidopropil betaína e a isostearamidopropil betaína são ambas referidas como possuidoras das melhores propriedades condicionadoras dos cabelos. Devem também ser consideradas na formulação de xampus em gel transparente. Em combinação com determinados tensoativos aniônicos, os derivados betaínicos servem como base para uma série de xampus não irritantes e com alto poder espumante. As betaínas possuem nitrogênio completamente quaternizado e, perto do ponto isoelétrico, exibem alguma incompatibilidade com tensoativos aniônicos.

Amino/Iminopropionatos

O sódio lauraminopropionato e o sódio lauriminodipropionato (cujas estruturas são apresentadas a seguir) são tensoativos anfóteros que, inicialmente, foram usados em baixas concentrações para proporcionar ação condicionadora, sendo mais eficazes em pH ácido. É dito que o uso de proporções de 1:4 de sódio lauraminopropionato ou de DEA e de sódio lauraminopropionato ou de DEA e LSS ou de DEA promove a emulsificação de gorduras e a detergência, mas o principal motivo do uso de amino/iminopropionato é pelo seu efeito condicionador capilar.

$$CH_3(CH_2)_{10}CH_2NHCH_2CH_2COO^-Na^+$$
Sódio lauraminopropionato

$$CH_3(CH_2)_{10}CH_2N\begin{matrix}CH_2CH_2COOH\\ \\CH_2CH_2COO^-Na^+\end{matrix}$$
Sódio lauriminodipropionato

Tensoativos não Iônicos

Os tensoativos não iônicos são agentes espumógenos fracos, sendo raramente utilizados como tensoativos primários de um xampu. Entretanto, são usados para modificar o agente de limpeza principal, como produtores de viscosidade, solubilizantes auxiliares, emulsificantes, dispersantes de sabões de calcário e, em muitos casos, para amenizar o ardor e a irritação dos olhos.

Polissorbato 20

Trata-se de monoéster de ácido láurico e anidrossorbitol condensado com média de 20 moles de óxido de etileno, como mostra a estrutura química a seguir. O poder espumante desses tensoativos é reduzido, mas são usados principalmente em junção com tensoativos anfóteros para elaboração de xampus infantis não causadores de ardor e para minimizar a irritação dos olhos causada por outros tensoativos. Relata-se que o ardor dos olhos causado por xampus baseados em combinações de tensoativos anfóteros e éter sulfato de alquila pode ser eliminado pela adição de tensoativos não iônicos.

$$CH_2$$
$$|$$
$$HCO(CH_2CH_2O)_aH$$
$$|$$
$$H(OCH_2CH_2)_bOCH$$
$$|$$
$$HC$$
$$|$$
$$HCO(CH_2CH_2O)_c$$
$$|$$
$$CH_2O(CH_2CH_2O)_dOC(CH_2)_{10}CH_3$$

Polissorbato 20

Em que a + b + c + d = 20 moles, em média

Nonoxinóis

São produtos de condensação de fenol nonílico com óxido de etileno. Os algarismos que se seguem ao nome do composto indicam a média de moles de óxido de etileno presentes; assim, o nonoxinol-12 contém, em média, 12 moles de óxido de etileno. São usados como solubilizantes de extratos herbais ou essências com baixa solubilidade e como dispersantes de sabões de calcário. A estrutura do nonoxinol-12 é apresentada a seguir:

$$C_9H_{19} - C_6H_4 - (OCH_2CH_2)_{12}OH$$

Nonoxinol-12

Poloxâmeros

São polímeros poliédricos formados pela condensação de "n" moles de óxido de propileno e, em seguida, de "x" moles de óxido e etileno. Esses componentes não têm boa capacidade espumante, mas são praticamente atóxicos e considerados não irritantes para a pele e os olhos. Têm-se relatado sua ação contrairritante e o uso do poloxâmero 237 na elaboração de xampus fracamente irritantes para os olhos. Esses materiais têm sido usados em concentrações de mais de 3%, principalmente como controladores de viscosidade, apesar de também proporcionarem poder de limpeza. A estrutura típica de um poloxâmero é mostrada a seguir:

$$HO(CH_2CH_2O)n(CH_2CHO)_{30}(CH_2CH_2O)_{16}\text{-n}$$
$$|$$
$$CH_3$$

Poloxâmero 182

Estabilizadores de Espuma

Muitos dos tensoativos frequentemente utilizados em xampus como agentes de limpeza produzem espuma fina e abundante em água branda; mas a abundância e a qualidade da espuma caem drasticamente em presença de resíduos oleosos, tais como a gordura natural do couro cabeludo. Por essa razão, quase todos os xampus atualmente no mercado incluem um ou mais ingredientes para melhoria de qualidade, volume e característica da espuma. Esta nada mais é do que a emulsão de ar em água; os estabilizadores de espuma agem estabilizando as bolhas e conferindo maior resistência ao filme de tensoativos da interface ar/água. Esses compostos modificam a estrutura da espuma; de frágil e rendilhada, torna-se rica, densa, com bolhas de pequeno tamanho, abundantes. A maioria dos estabilizadores de espuma que contêm nitrogênio é usada em concentrações de aproximadamente 2 a 5% do produto acabado. Surpreendentemente, muitos compostos graxos, inclusive álcoois graxos e ácidos graxos, também agem como estabilizadores de espuma em concentrações de 0,25 a 0,5%. Em muitas situações, as betaínas e outros tensoativos anfóteros, usados como agentes de limpeza ou condicionadores juntamente com sulfatos de alquila ou éter sulfato de alquila, também atuam como estabilizadores de espuma, enriquecendo-a. Alguns dos compostos mais frequentemente utilizados são discutidos a seguir.

Alcanolamidas de Ácidos Graxos

São obtidas pela condensação de ácidos graxos, tais como láurico, mirístico, coco, ou ácidos oleicos e uma alcanolamina primária ou secundária, como monoetanolamina, dietanolamina ou isopropanolamina. Existem dois tipos principais de alcanolaminas de ácidos graxos disponíveis no mercado. Originalmente, eram todas preparadas pela condensação na produção de 2:1 de alcanolamina para ácido graxo, sendo o produto resultante uma mistura complexa, contendo somente 40 a 60% de alcanolamina pura, em meio a alcanolaminas livres, sabões de alcanolaminas, ésteres de ácidos graxos e alcanolaminas e ésteres de ácido graxos de acil alcanolamidas. Essa mistura é eficiente como estabilizador de espuma, mas produz xampus muito alcalinos e sabão em sua formulação. Em decorrência de sua complexidade, essa mistura provoca variações nas propriedades de um xampu entre um lote e outro.

Atualmente, com tecnologia mais avançada, são produzidas "superamidas" mais puras a partir da condensação de 1:1 de alcanolamina e éster metílico de ácido graxo; as superamidas ainda contêm algumas alcanolaminas livres, podendo ser o pH do xampu acabado reduzido pela adição de ácido cítrico, fosfórico ou clorídrico. As alcanolamidas incrementam a solubilidade do tensoativo primário, reduzindo, assim, a temperatura do ponto de turvação, bem como dispersando os sabões de calcário, doando viscosidade ao xampu e deixando os cabelos mais bem condicionados. As monoetanolamidas são consideradas melhores estabilizadores de espuma e espessantes do que as dietanolamidas correspondentes.

A estrutura da dietanolamina de ácido láurico, uma das superamidas mais comumente utilizadas, é apresentada a seguir:

$$CH_3(CH_2)_{10}CO-N\begin{smallmatrix}CH_2CH_2OH\\CH_2CH_2OH\end{smallmatrix}$$

Dietanolamina láurica

Amino-óxidos

Obtidos pela reação de aminas terciárias com peróxido de hidrogênio (a estrutura é representada a seguir), como estabilizadores de espuma, ajudam a torná-la rica, estável, cremosa, com bolhas pequenas. Tem sido observado que os óxidos de alquildimetilaminas otimizam a viscosidade dos xampus de laurilsulfato de amônio em faixas de pH entre 3 e 5. Em baixos valores de pH, os amino-óxidos adquirem propriedades levemente catiônicas, atuando muito bem como condicionadores e agentes antiestáticos. Seu desempenho é citado como sendo comparável ou superior ao das alcanolamidas correspondentes. Em razão de sua natureza pseudocatiônica em pH baixo, os amino-óxidos podem causar alguma turvação quando usados em altas concentrações com sulfatos de alquila. Em geral, a maioria dos sulfatos ou éter sulfatos de alquila em mistura com amino-óxidos na proporção de 9:1 é límpida em pH abaixo de 4. Relata-se também que o uso de óxido de estearil dietil amina em xampus anticaspa baseados em LSS contendo piritionato de zinco reduz notavelmente a irritação dos olhos.

$$CH_3(CH_2)_{11}-N\begin{smallmatrix}CH_3\\|\\CH_3\end{smallmatrix}\rightarrow O$$

Lauramino-óxido

Agentes Condicionadores

A lavagem dos cabelos com solução de 12 a 20% de tensoativo aniônico deixa-os difíceis de pentear quando molhados e, quando penteados depois de secos, a estática elétrica faz com que fiquem armados ou "elétricos". Já se pensou que esse fenômeno fosse causado pela excessiva retirada de gordura dos cabelos e que a dificuldade de se pentear os cabelos molhados fosse decorrente da falta de lubrificação entre o pente e o fio de cabelo. Mais tarde, relatou-se que quando os cabelos eram completamente desengordurados com solventes eficientes de gorduras, como éter ou tricloroetileno, quase não se percebiam alterações, pois permaneciam macios, brilhantes e fáceis de pentear e arrumar. Entretanto, é preciso notar que, após esse tratamento, os cabelos não ficam molhados e nem intumescidos, como acontece quando são lavados com xampus. Tem-se constatado também que xampus com alto poder de limpeza removem somente 11 a 35% das substâncias extraídas dos cabelos por solventes.

Talvez, conforme mencionado anteriormente, os tensoativos desnaturem ou descamem a proteína da cutícula. A penteabilidade a úmido também é prejudicada quando as proteínas da cutícula são danificadas por produtos usados em permanentes ou por tinturas oxidantes. Apesar de não ser completamente compreendida a razão pela qual o uso de determinados tensoativos deixa os cabelos em condições precárias, não há dúvida de que os agentes condicionadores sejam necessários para dar maleabilidade aos cabelos após a lavagem.

O efeito condicionador se baseia na deposição, ao longo da superfície dos cabelos ou no interior de suas fibras, de certos componentes funcionais resistentes ao enxágue subsequente. Uma vez que o ponto isoelétrico dos cabelos é de aproximadamente 3,67, sua superfície exibe uma carga resultante negativa ao pH neutro, em que a maioria dos xampus é formulada. Assim, os tensoativos aniônicos que têm carga negativa não têm muita substantividade e deixam os cabelos imaleáveis na maioria das vezes.

Os tensoativos anfóteros e pseudoanfóteros, por outro lado, possuem grupos nitrogenados carregados positivamente que são absorvidos pelo cabelo. Provavelmente, as longas cadeias de hidrocarboneto C12-C18 promovem o deslizamento necessário para se pentear com facilidade os cabelos molhados. Em contrapartida, xampus formulados apenas com esse tipo de tensoativos podem se tornar ultracondicionadores, em razão da impregnação do cabelo, que pode ficar escorregadiço e indócil.

Xampus contendo condensados de proteína e ácido graxos, sarcosinatos, alcanolamidas e amino-óxidos também promovem o condicionamento capilar. Outros aditivos que têm sido usados como condicionadores serão discutidos a seguir.

Materiais Graxos

Pequenas quantidades (0,25 a 1,25%) de álcoois graxos, esteróis, ácidos graxos monoglicerídeos, triglicerídeos, lanolina e seus derivados, sarcorsinas, ésteres graxos, derivados graxos etoxilados, óleo mineral e esqualeno são utilizadas como aditivos para promover o condicionamento capilar. Não está claro se esses materiais atuam em decorrência de sua substantividade ou da absorção pelo cabelo em razão da diminuição da ação detergente dos tensoativos, ou pela retirada de resíduos de xampu no enxágue e revestimento dos cabelos por filme lubrificante. Tronnier demonstrou serem possíveis, simultaneamente, a limpeza e a deposição de substâncias oleosas. Deve-se notar ainda que muitos desses materiais graxos são usados na formulação de xampus líquidos cremosos.

Silicones

Silicones, tais como dimeticonas (polidimetilsiloxanos), embora bons condicionadores, são de difícil solubilização em xampus transparentes e, em níveis acima de 0,25%, podem atuar como inibidores da espuma. No decorrer da última década, entretanto, têm sido desenvolvidos derivados mais facilmente incorporados aos xampus, que melhoram a penteabilidade a seco e a úmido, reduzem a deposição de carga estática, aumentam a maleabilidade e realçam o brilho dos cabelos. A dimeticona copoliol é um desses derivados em que alguns dos grupos metila, ligados ao átomo de silício, são substituídos por cadeias laterais de poliéter, como se pode ver a seguir. Isso torna o material muito menos hidrofóbico e, de fato, confere atividade de superfície à molécula. Esse componente é usado em concentrações de 1 a 5% como agente condicionador em xampus transparentes; não interfere na capacidade espumante e tem potencial de reduzir a irritação dos olhos.

$$(CH_3)_3 SiO - \underset{\underset{CH_3}{|}}{\overset{\overset{CH_3}{|}}{Si}} O - \underset{\underset{R}{|}}{\overset{\overset{CH_3}{|}}{Si}} O - Si(CH_3)_3$$

$$\text{em que } R = -(CH_2CH_2O)_a - (CHCH_2O)_b H$$
$$\underset{CH_3}{|}$$

Dimeticona copoliol

Compostos Quaternários

Os compostos quaternários contendo cadeias alquila C12-C18 são usados há décadas na elaboração de cremes *rinse*. Esses materiais são incompatíveis com tensoativos aniônicos, mas podem ser usados em baixas concentrações em xampus baseados em misturas de tensoativos aniônicos e anfóteros (com maior concentração destes últimos), ajustados ao pH ácido. Deve-se ter cuidado na escolha de composto quaternário para inclusão em xampus, pois podem aumentar a irritação dos olhos e agir como sensibilizadores (Tabela 22.3).

Recentemente, foram desenvolvidos compostos quaternários contendo grupos hidroxila, polietileno e polioxipropileno, com maior compa-

Tabela 22.3 – Propriedades de sais de amônio quaternário

Concentração de uso [% m.a]	Penteabilidade a úmido	Condicionamento	Menor efeito build-up	Ação antiestática
Cetyltrimethylammonium Chloride	1 – 3	+ + +	+	+ +
Behentrimonium Chloride	0,5 – 2	+ +	+ + +	+
Distearyl Dimethyl Ammonium Chloride	0,5 – 2	+ +	+ +	+ +
PEG-5 Stearyl Ammonium Lactate	1 – 3	+	+	+ +

+ + + = excelente; + + = muito bom; + = bom.

tibilidade com xampus mistos aniônicos/anfóteros; um destes é o quatérnion-22 (cloreto de gliconamidopropil dimetil 2-hidroxietil amônio), que é compatível com tensoativos aniônicos, tem boa margem de segurança, muita substantividade e, em alguns casos, eleva o poder espumante. Sua estrutura é apresentada a seguir:

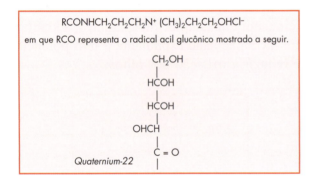

Outros compostos catiônicos usados como condicionadores em xampus incluem:

- Cloreto de dietilamônio PPG-9.
- Quatérnion-26 (cloreto de mink-amidopropil dimetil 2-hidroxietil amônio).
- Quatérnion-33 (etossulfato de lanolinamidopropil dimetiletil amônio).
- Quatérnion-60 (etossulfato de alquilamidopropildimetiletil amônio, em que o grupo alquila é uma combinação de ácido lanolínico e ácido isosteárico).
- *Benzol trimethyl ammonium hydrolyzed animal protein.*
- *Cocoamidopropyl dimethylamine propionate.*
- *Dyhydroxymethyl tallow glycinate.*
- *Isostearyl ethylimidonium ethosulfate.*
- *Isostearamidopropyl ethyldimonium ethosulfate.*
- *PPG-25 diethylmonium chloride.*
- *Ricinolamidopropyl dimethyl amine lactate.*
- *Steartrimonium hydrolyzed animal protein.*

A lecitina, um tensoativo de ocorrência natural, amplamente utilizada como emulsificante em alimentos, também tem um nitrogênio quaternário e também é usada como agente condicionador.

Proteínas Hidrolisadas

São polipeptídeos solúveis em água derivados de proteínas animais, tais como o colágeno e as proteínas do leite, de proteínas vegetais, da seda, do cabelo e da plumagem de aves. O peso molecular mais utilizado varia entre 1.000 e 10.000. Esses polipeptídeos são doadores de substância para os cabelos, especialmente aqueles descoloridos ou danificados, conferindo-lhes brilho, maleabilidade, corpo e textura.

Muitos estudos demonstram que os hidrolisados de proteína derivados do colágeno proporcionam grande substantividade ao cabelo, mas pode ser necessário tempo maior de contato do que simples aplicação e enxágue. Os xampus formulados com derivados proteicos devem ser adequadamente protegidos contra crescimento microbiano. O formaldeído e os doadores de formaldeído devem ser usados com cautela, em vista da possível inativação pela reação com polipeptídeos. Atualmente, as preferidas são as de origem vegetal e cada vez mais se deixa de falar de derivados animais.

Polímeros Quaternizados

O poliquatérnion-10 é um sal obtido da reação de sal polimérico de amônio quaternário da hidroxietil celulose com epóxido substituído do trimetilamônio. É excelente condicionador, dando maleabilidade e corpo ao cabelo, podendo auxiliar a restauração de pontas quebradas. Em geral, embora possa ser formulado com tensoativos aniônicos, ocorre maior deposição a partir de xampus elaborados com misturas de tensoativos não iônicos e anfóteros.

Possuindo grande substantividade e não sendo facilmente removidos, seu uso em alta concentração pode provocar excessiva impregnação e ultracondicionamento. Esse polímero é fornecido em vários graus de viscosidade, devendo cada um deles ser avaliado quanto ao seu efeito sobre a viscosidade do xampu.

O poliquatérnion-7 é o sal copolimérico de amônio quaternário preparado a partir de acrilamida e cloreto de dimetildialilamônio. Esse polímero também se deposita ao longo do cabelo a partir de xampus e contribui para lubrificação, melhor penteabilidade a úmido e maior brilho do cabelo. Afirma-se também que aumenta a viscosidade do xampu e deixa a espuma mais rica e abundante.

O poliquatérnion-23 é um copolímero de vinil pirrolidona e metacrilato de dimetilaminoetila quaternizado com sulfato de dimetila. Não é um material irritante para os olhos ou a pele e apresenta boa substantividade, ocasionando boa penteabilidade a úmido e maleabilidade, sendo dito não produtor de excesso de impregnação com uso continuado.

São também utilizados: poliquatérnion-8, sal polimérico de amônio quaternário dos dimetilaminoetilmetacrilatos de metila e de estearila quaternizado com sulfato de dimetila; cloreto de hidroxipropilamônio de guar e poliquatérnion-27, sal de amônio quaternário polimérico de hidroxietil celulose reagido com um epóxido substituído de dimetilamônio.

Espessantes

Como mencionado neste capítulo, muitos dos componentes usados em xampus, principalmente como estabilizadores de espuma ou condicionadores, tais como alcanolamidas e ácidos graxos, betaínas, polímeros quaternários, amino-óxido e materiais graxos, também influenciam a viscosidade do xampu. A esse respeito, um doador de viscosidade, o PEG-120 *methyl glucose dioleate* é tido como altamente eficiente em sistema de sulfonato de α-olefina, lauroil-2 sulfato de sódio, laurilsulfato de TEA e tensoativos anfóteros.

Eletrólitos

Sais orgânicos e inorgânicos, tais como cloretos de sódio, amônio, monoetanolamina e dietanolamina, sulfato de sódio, fosfato de amônio, difosfato de sódio e pentafosfato de sódio, podem ser usados para espessar xampus aniônicos. Desses, o cloreto de amônio e o cloreto de sódio são os sais mais frequentemente usados. Quando se usa o cloreto de sódio, é preciso cuidar para que o ponto de turvação do produto acabado não se eleve a níveis inaceitáveis. Além disso, a viscosidade pode se alterar rapidamente apenas com leves acréscimos de sal. A curva de viscosidade em função da concentração de sal tem o formato de um sino, em que a viscosidade se eleva rapidamente com a concentração de sal, atinge um pico e, então, cai de forma igualmente rápida quando se adiciona mais sal. Isso sugere que o aumento de viscosidade seja decorrente do intumescimento das micelas de tensoativo, consequentemente à adição de sal; com o intumescimento das micelas há maior resistência ao movimento e isto se manifesta como aumento da viscosidade. Com a elevação do nível de eletrólitos, é atingido um ponto em que o tensoativo começa a expulsar o sal, sendo a queda de viscosidade consequência da separação dos componentes do produto.

A viscosidade desses sistemas é muito sensível a mudanças de temperatura. O conteúdo de eletrólitos dos tensoativos comumente usados varia de lote e isto pode causar amplas variações nos xampus preparados com quantidade fixas de sal adicionado. Para prevenir variações, cada lote de xampu precisa ser fabricado de modo a ter sempre um conteúdo constante de sal, levando-se em conta o conteúdo de sal específico de cada tensoativo utilizado.

O cloreto de amônio é mais eficaz como espessante. Não apresenta os problemas de ponto de turvação encontrados com o cloreto de sódio, contudo, sistemas que o têm como espessante precisam, é claro, ter valores de pH final inferiores a 7. O cloreto de monoetilamina também é muito eficiente e deve ser considerado, juntamente com laurilsulfato de monoetanolamina, quando da elaboração de xampus em gel; esse sal pode ser preparado *in situ* pela adição de monoetanolamina e neutralização com ácido clorídrico, mas isso é muito dispendioso. As alcanolamidas de ácidos graxos em proporção de 2:1 contêm excesso de cerca de 25% de dietanolamina e xampus formulados com este estabilizador de espuma exibem aumento da viscosidade quando o pH é ajustado em faixas neutras; isto se deve, obviamente, à formação de sais de dietanolamina.

Derivados da Celulose

A hidroxietilcelulose é um polímero não iônico da celulose, solúvel em água, com cadeias laterais de hidroxila; é disponível em diversos graus de viscosidade, possibilitando ao formulador selecionar o grau que melhor se adapta ao xampu que está sendo desenvolvido. São materiais de fácil manipulação, dispersam-se rapidamente em água, sendo usados, em geral, em concentrações de aproximadamente 0,5 a 1,5%, dependendo do sistema do xampu e da viscosidade desejada. Esse tipo de polímero não deve ser usado na formulação de xampus com pH inferior a 5, pois poderá ocorrer hidrólise com decréscimo da viscosidade quando o produto for estocado. A hidroxipropilcelulose, éter glicolpropiônico da celulose, também é agente espessante eficaz, facilmente incorporado às formulações de xampus. A metil celulose, éter metílico da celulose, obtido pela reação da celulose com cloreto de metila, também é disponível em vários graus de viscosidade; esse polímero é mais solúvel em água fria, podendo, em altas temperaturas, transformar-se em gel ou sofrer precipitação; o melhor procedimento para incorporação da metil celulose é a formação de uma pasta da goma em água quente e posterior adição à solução de tensoativo.

Polímeros Sintéticos

Carbômeros são ácidos acrílicos com ligações cruzadas, amplamente utilizados para estabilizar e regular a viscosidade de emulsões. Os carbômeros 934 e 941, entretanto, têm reduzida compatibilidade com sais, não sendo usados como espessantes em xampus baseados em tensoativos aniônicos. Atualmente, disponibiliza-se um carbômero especificamente desenvolvido para conferir melhor rendimento com transparência a uma ampla gama de composições de tensoativos, apresentando maior poder espessante do que os carbômeros convencionais.

Outro novo derivado modificado do acrilato conhecido como copolímero de acrilato/steareth-20/metacrilato, disponível em dispersão sólida a 30%, também foi recentemente introduzido no mercado. É adicionado ao xampu à temperatura ambiente e, então, neutralizado até o pH apropriado.

A polivinilpirrolidona (PVP), polímero linear obtido a partir do monômero 1-vinil-2-pirrolidona, está disponível em vários graus de viscosidade, sendo usada como espessante em concentrações de 1 a 2%. Entre outras vantagens, tem efeitos condicionador e anti-irritante.

Outros polímeros sintéticos que devem ser lembrados como espessantes incluem o PEG-5M e o PEG-14M, contendo, respectivamente, uma média de 5.000 e 14.000 moles de óxido de etileno.

Opacificantes

O glicol-estearato de etileno, o monoestearato de glicerila e os álcoois cetílico e estearílico são usados como agentes opacificantes em combinação com LSS na formulação de xampus líquidos cremosos ou em creme. Esses materiais são fundidos e adicionados à solução tensoativa a 70 a 75°C; então, sendo sempre agitada, a mistura é resfriada à temperatura ambiente. Durante a fase de resfriamento, as ceras se cristalizam em forma de flocos ou partículas finamente cristalinas. O glicol estearato de etileno é provavelmente o material de escolha e, quando usado 1,5 a 2,5%, produz xampus com aparência rica, brilhante e perolada. Além disso, esse material também age como condicionador capilar e contribui para espuma rica e cremosa. Os álcoois de cetila e estearila são difíceis de estabilizar em xampus cremosos e líquidos, mas são muito utilizados na formulação de xampus cremosos sólidos.

Despigmentantes

Algumas vezes, a adição de essência, extrato herbal ou condicionador graxo pode ocasionar ligeira turvação em xampu transparente, o que prejudica seu apelo de venda. Pequenas quantidades de solubilizadores não iônicos, tais como os minoxinóis ou o aleol, podem ser úteis. Também são comumente usados os polióis, como o glicol propileno, o glicol butileno, a glicerina, o glicol hexileno e o sorbitol. Em algumas ocasiões, dissolver o material causador de turvação em alcanolamida na proporção de 2:1 e adicionar esta mistura à solução tensoativa antes da adição de água pode resolver o problema. Outro produto muito utilizado para evitar turvação do xampu pela essência é o óleo de mamona hidrogenado.

Acidulantes

A adição de alcanolamidas a soluções tensoativas pode elevar o pH a níveis indesejavelmente altos. Quando se utilizam sais de amônio na formulação, o pH precisa ser ajustado a valores inferiores a 7 para evitar a formação de amônia volátil. Quando se formulam xampus condicionadores ou quando se trabalha com betaínas, polímeros anfóteros ou quaternários, melhores efeitos condicionadores são obtidos em pH inferior a 6. O ácido cítrico é decididamente o ácido mais usado para ajustes de pH, visto ser de fácil manipulação e, como benefício extra, agir como sequestrante. O ácido fosfórico também é muito usado. Os ácidos bórico, lático e glicólico também se fazem presentes em alguns xampus comerciais. Surpreendentemente, pouquíssimos xampus no mercado usam o ácido clorídrico, que forma sais doadores de viscosidade – provavelmente porque é preciso muito cuidado com seu manuseio na área de fabricação.

Conservantes

Devem ser adicionados aos xampus para protegê-los do crescimento microbiano. As bactérias contaminam o sistema a partir do suprimento de água ou equipamentos que não tenham sido cuidadosamente limpos, aderem ao interior da tampa da embalagem e, possivelmente, se encontram em matérias-primas utilizadas. As proteínas e os hidrolisados de proteínas, quando adicionados aos xampus, são excelentes nutrientes para os microrganismos, precisando ser devidamente preservados.

Eventualmente, como já foi dito, conservantes como o formaldeído ou aqueles que dependem da liberação de formaldeído para sua atividade não devem ser utilizados com derivados de proteínas, pois o formaldeído se condensa com grupos amino livres, sendo inativado.

Os parabenos são os antimicrobianos mais frequentemente encontrados em xampus comerciais, porém, alguns produtos contêm formaldeído, imidazolidil-ureia, DMDM hidantoína, quatérnion-15 e a mistura de clorometilisotiazolinona e metilisotiazolinona como conservantes. Também é preciso citar que os sais de ácido benzoico e ácido sórbico, bem como os parabenos, têm atividade antimicrobiana muito pequena em pH superior a 7. O uso de imidazolidinil-ureia combinado aos parabenos potencializa a atividade antimicrobiana, da mesma forma que a adição de pequena quantidade de agente sequestrante.

Antioxidantes/Sequestrantes/ Filtros Ultravioleta

O tocoferol, o hidroxitolueno butilado (BHT, *butylated hydroxytoluene*) e o hidroxianisol butilado (BHA, *butylated hydroxyanisole*) são usados como antioxidantes para prevenir a oxidação e o ranço de componentes insaturados, tais como óleos vegetais, derivados dos ácidos linoleico e oleico. Agentes sequestrantes que formam complexos solúveis com íons metálicos são incluídos para incrementar o desempenho de agentes antimicrobianos e prevenir a descoloração do produto. Alguns agentes sequestrantes comumente utilizados incluem o EDTA e seus sais, o ácido cítrico e os tripolifosfatos. Os filtros UV são adicionados para ajudar a reduzir o desvanecimento do produto com a exposição prolongada à luz do dia.

Essências

Como já mencionado, os perfumes são adicionados aos xampus para encobrir algum odor indesejável e para elevar o nível de aceitação do produto pelo consumidor. A importância das essências não pode ser supervalorizada, mas a seleção de uma fragrância apropriada não deve ser relegada a segundo plano como tarefa menos importante no desenvolvimento do xampu. Os fatores a serem considerados na escolha de uma fragrância incluem o aroma desprendido durante o processo de lavagem, bem como o odor residual deixado nos cabelos.

Aditivos Promocionais

Existem muitos xampus excelentes no mercado. Algumas vezes, a estratégia de *marketing* necessita de um "ponto de apoio" ou *unique selling point* (USP) para vender um produto e assim recorre aos muitos itens promocionais encontrados em xampus. Alguns deles: bálsamo, camomila, ácidos nucleicos, extratos herbais, vitaminas e sumo de vegetais – e todos dão a impressão de contribuir para limpeza, condicionamento e saúde dos cabelos.

CONDICIONADORES

Um condicionador é um produto cosmético que, ao ser aplicado sobre os cabelos, facilita sua penteabilidade, reduzindo danos causados por ações mecânicas e, dentro do possível, reduzindo a ação negativa promovida pelo uso de produtos ou procedimentos agressivos, deixando o cabelo suave, maleável, macio, com brilho, aumentando sua resistência e contribuindo para um penteado mais duradouro.

Em tempos passados utilizavam-se como agentes condicionadores clara e gema de ovo, além de tutano de boi e óleos vegetais. Atualmente, a gama de produtos condicionadores é imensa, apresentando diversas formas e modos de uso, alguns utilizados após o uso de xampu, outros aplicados antes do uso deste.

A utilização principal de um condicionador deve-se à necessidade de neutralização de cargas estáticas presentes no cabelo após a sua lavagem com detergente aniônico. Diversos estudos buscam estudar e caracterizar essas interações entre tensoativo e cabelo.

Como os cabelos mudam? Por meio de ações mecânicas, agentes externos e processamentos químicos. Vale lembrar que o cabelo, assim como a pele, reflete a qualidade da alimentação. Se ela for equilibrada resultará em pele e cabelo com aspectos saudáveis.

Em relação a ações mecânicas pode-se citar o uso inadequado de pentes e escovas, principalmente com os cabelos úmidos, os quais se encontram mais suscetíveis a rupturas e danos.

Agentes externos como poluição, vento, água do mar, água da piscina, sol e altas temperaturas favorecem a aparição de aspectos não agradáveis ao cabelo. A luz solar provoca principalmente a alteração de cor em razão da produção de radicais livres que danificam a matriz proteica, aumentando, assim, a sua porosidade, tornando o cabelo mais frágil; esses danos serão mais perceptíveis se houver processos químicos nos cabelos e poderão causar diminuição do grau de extensibilidade do cabelo.

Os processamentos químicos são os mais prejudiciais quando se fala na manutenção das características ideais do cabelo. Processos químicos, como alisamento, permanente, descoloração, tintura, entre outros, tornam o cabelo mais frágil a tensões, dificultam a sua penteabilidade, aumentam o embaraçamento, deixam-no áspero, ressecado, com falta de brilho e promovem alteração gradual da cor.

Substâncias Condicionadoras

Tradicionalmente indica-se que o efeito condicionador é baseado na deposição de certos grupos funcionais sobre a fibra capilar e sua resistência à eliminação ao enxágue posterior ao seu uso. Trabalhos realizados em 1994 demonstraram que o condicionamento do cabelo é consequente ao processo contínuo de troca de cargas, o qual está influenciado pelas propriedades hidrofóbicas do composto; a natureza exata da reação dependerá principalmente da estrutura do composto adsorvido e do pH do sistema (Fig. 22.11).

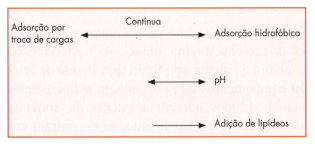

Figura 22.11 – Condicionamento capilar.

Ácidos Orgânicos

Foram as primeiras substâncias utilizadas com a finalidade de condicionar os cabelos. Na época do uso dos sabões era costume fazer o último enxágue com vinagre ou suco de limão, prática que devolvia brilho e maciez aos cabelos por agir diretamente nas cutículas, além de dissociar os sais de cálcio. É comum a utilização de ácidos orgânicos em formulações de condicionador, como ácidos acético, lático, tartárico, málico, etc.

Compostos Graxos e Derivados

Para tratamento dos cabelos secos, em épocas passadas costumavam-se utilizar óleos vegetais, gema e clara de ovo para condicioná-los. A finalidade do uso desses compostos é devolver o sobre-engorduramento retirado por um xampu ou mesmo repor a lubrificação necessária para o bom aspecto do cabelo.

O sebo humano está assim composto:

- 57,5% de glicerídeos.
- 25% de ésteres graxos.
- 3% de colesterol.
- 2,5% de ésteres de colesterol.
- 12% de esqualeno.

Podem-se encontrar essas substâncias condicionadoras em ácidos graxos (ácidos linoleico, oleico, linolênico, etc.), triglicerídeos naturais (óleos de rícino, de abacate, de oliva, etc.), ésteres graxos (estearato e diestearato de glicol), álcoois graxos, fosfolipídeos (lecitina de soja), lanolina e seus derivados e outros ingredientes.

Tensoativos Catiônicos

A queratina apresenta caráter anfótero, contendo grupos ácidos e básicos.

Sabe-se que a fibra completa do cabelo neutraliza as cargas de seus diferentes grupos funcionais em pH 5,5 (ponto isoiônico), enquanto a cutícula do cabelo neutraliza suas cargas em pH 3,8 (ponto isoelétrico). Muitos fatores direcionam predomínio de grupos ácidos na fibra capilar, tais como detergentes aniônicos, radiação ultravioleta, processos químicos (descoloração, luzes, etc.).

Os tensoativos catiônicos apresentam uma parte lipofílica e outra parte catiônica hidrofílica. Ao entrar em contato com as cargas negativas da fibra capilar, estabelece-se união eletroquímica. Com essa interação, fica exposta a parte lipofílica, que é responsável por lubrificação, penteabilidade e maciez do condicionador.

Polímeros Catiônicos

Os tensoativos catiônicos atuam como irritantes da mucosa ocular e se mostram incompatíveis com os detergentes aniônicos. Recentemente, dispõe-se de compostos quaternários que contêm grupos hidroxil, polioxietileno e polioxipropileno, que mostram compatibilidade com tensoativos anfóteros e aniônicos. Permitem flexibilidade na formulação, fornecendo benefícios como penteabilidade, elasticidade, etc. Esses compostos apresentam grupos catiônicos ligados a um polímero com boa solubilidade em água.

Podem-se citar os poliquatérnions 5, 6, 7, 10, 11, 16, 24, etc.

Tensoativos não Iônicos

Alguns compostos não iônicos apresentam propriedades condicionadoras. São econômicos e compatíveis com a maioria das formulações. Como exemplos, têm-se PEG-7M, PEG-14M, PEG-45M, PEG-90M, etc.

Agentes Umectantes

A glicerina e outros agentes com capacidade retentora da umidade têm sido utilizados como condicionadores. Apresentam vantagens como preço acessível, não possuírem efeito cumulativo e não serem graxosos. Apresentam ótimos resultados em produtos para cabelo étnico.

Proteínas Solúveis

As proteínas de origem animal ou vegetal, com peso molecular entre 500 e 10.000 dáltons, apresentam grande substantividade à fibra capilar.

Encontra-se mais do que uma deposição sobre as fibras capilares, além de ligações covalentes relacionadas à queratina.

O maior grau de interação é observado em cabelos danificados e quando se submete o cabelo normal a um pH entre 9 e 11 e os cabelos danificados a um pH em torno de 6. Alguns trabalhos correlacionam o tempo de contato com os efeitos benéficos. Deve-se lembrar que produtos contendo proteínas estão mais suscetíveis à contaminação microbiana.

Silicones

Constituem os grandes auxiliares na formulação, pois apresentam amplo leque de aplicação. Podem ser utilizados em cremes condicionadores, xampus, produtos sem enxágue, etc.

Creme *Rinse*

A perda excessiva de oleosidade do cabelo pela ação de sabões e detergentes e também pela ação da fricção durante a lavagem deixa o cabelo áspero, embaraçado, sem brilho e difícil de pentear. O creme *rinse* é produto dessa categoria utilizado com a finalidade de recuperar as propriedades perdidas pelos processos citados, devolvendo suavidade, maciez, penteabilidade e maleabilidade. É à base de tensoativos catiônicos empregados em forma de creme ou solução, atuando nas cargas eletrostáticas criadas durante o ato da lavagem capilar com tensoativos aniônicos (Quadro 22.1).

Quadro 22.1 – Creme *rinse*

- Cloreto de cetil trimetil amônio 50%: 4g
- Miristato de isopropila: 1g
- Lanolina etoxilada: 2g
- Álcool cetoestearílico: 4g
- Ceteareth 20: 0,5g
- Fragrância: 0,5g
- Metilcloroisotiazolinona e metilclorotiazolinona: 0,05g
- Ácido etilenodiaminotetracético dissódico: 0,1g
- Água desmineralizada: qsp 100g

Brilhantina Capilar

Produto muito utilizado no início do século passado, quando a moda era cabelo "colado", liso e brilhante. Apresenta alguns inconvenientes como sensação pruriginosa, podendo induzir a acne na região frontal, além de manchar a roupa. Como benefício, tem-se a proteção contra agressões do meio ambiente. A composição é à base de vaselina, variando de formas sólidas a líquidas (Quadros 22.2 a 22.4).

Quadro 22.2 – Brilhantina líquida

- Lactato de laurila: 2g
- Monoleato de poliglicol 400: 4g
- Vaselina líquida: 74g
- Álcool etílico: 20g
- Corante e conservante: qs
- Fragrância: qs

Quadro 22.3 – Brilhantina sólida

- Vaselina líquida: 23g
- Lanolina etoxilada: 16g
- Álcool cetílico etoxilado: 10g
- Glicerina: 2g
- Polietilenoglicol 600: 2g
- Fragrância: qs
- Água destilada: qsp 100g

Quadro 22.4 – Brilhantina umectante em creme

- Óleo mineral: 30g
- Lanolina etoxilada: 6g
- Nonoxinol-4 e polietilenoglicol-29 cocoamida: 7g
- Polietilenoglicol-75 lanolina: 1g
- Álcool benzoato C12-C15: 5g
- Água desmineralizada: 24,35g
- Poliaminopropil de guanidina e clorozilenol: 0,2g
- Metilparabeno: 0,2g
- Propilparabeno: 0,2g
- Acetamida MEA quaternizada: 1g
- Hidrolisado de proteína, lanolina e propilenoglicol: 5g
- Propilenoglicol: 20g
- Fragrância: 0,05g

> **Quadro 22.5 – Fixador líquido**
> - Álcool etílico: 60g
> - Polivinilpirrolidona: 1g
> - Cloreto de cetil trimetil amônio: 0,4g
> - Cocoato de glicerila: 1,5g
> - Água desmineralizada: qsp 100g
> - Fragrância: qs

> **Quadro 22.6 – Fixador gel com efeito molhado**
> - Polímero carboxivinílico: 1g
> - Trietanolamina: 2,7g
> - Metilparabeno: 0,1g
> - Metileterglicose PPG-10: 15g
> - Propilenoglicol: 12g
> - Polivinilpirrolidona: 2g
> - Etanol: 15g
> - Água desmineralizada: qsp 100g
> - Corante e fragrância: qs

Fixadores Capilares

São produtos destinados a manter a forma do cabelo e o penteado diante de influência externa, como vento, umidade, etc.

Inicialmente se utilizava a goma, atualmente se utiliza o polímero carboxivinílico, que apresenta alta tolerância ao álcool, fator que auxilia em um melhor aspecto sensorial durante a aplicação do produto, produzindo toque mais seco e reduzindo o tempo de secagem do produto. Atuam formando filme em volta dos fios de cabelo, devendo ser flexíveis e proporcionar estabilidade ao penteado. Devem proteger e resistir à umidade, não deixar o cabelo pegajoso, doar brilho e efeito molhado quando necessário, além de evitar a formação de *flakes*, que seriam resíduos do polímero facilmente confundidos com caspa (Quadros 22.5 e 22.6).

PROCESSOS QUÍMICOS

Embora os cabelos não tenham uma função vital, seu aspecto tem forte influência na autoestima. O cabelo é uma das poucas características que podemos mudar e manipular atendendo aos costumes de uma cultura ou da moda.

Vimos que as estruturas e as proteínas que constituem a fibra capilar são responsáveis pelas suas propriedades físicas. As células do córtex determinam as propriedades mecânicas do cabelo e para se obter uma alteração nesta estrutura, os cosméticos devem atuar quimicamente na fibra capilar.

A busca pela beleza e por uma maneira de se expressar singularmente tem levado as pessoas a fazerem uso de processos químicos que alteram não somente o aspecto físico do cabelo, mas alteram também as propriedades estruturais da fibra capilar. Quem possui cabelos naturalmente lisos quer encaracolar, quem possui cabelos cacheados quer alisar, quem os tem claros quer escurecê-los, quem tem cabelos volumosos quer reduzir este volume, enfim, na busca incessante de um penteado ou aspecto ideal dos cabelos, os consumidores têm ao seu alcance um número grande de opções de processos a serem aplicados nas fibras.

Hoje em dia é cada vez mais raro encontrarmos uma mulher que não tenha feito algum tipo de processo em seus cabelos, como alisamento, relaxamento, permanente, coloração, descoloração, luzes, reflexos e outros.

Esses processos químicos agem sobre as pontes dissulfídicas que são responsáveis pela manutenção da coesão e da estrutura da fibra. Mesmo que, após a aplicação dos processos, as fibras aparentem estarem "saudáveis" e intactas, quando observamos através de um microscópio, vemos que o processo contribuiu para uma alteração estrutural que pode deixar os cabelos fragilizados, ásperos, difíceis de pentear, sem brilho, dentre outros danos. Antes da aplicação de um processo químico é necessário que o profissional cabeleireiro verifique algumas particularidades do seu cliente, por exemplo, verificar se a pessoa teve recentemente aplicado algum processo químico e qual foi a substância utilizada, pois podem ocorrer incompatibilidades entre o produto aplicado e o que será aplicado. Alisantes à base de tioglicolato de amônio são incompatíveis com produtos à base de hidróxido de sódio, hidróxido de potássio, hidróxido de cálcio, hidróxido de lítio ou carbonato de guanidina.

Vamos abordar alguns dos processos mais utilizados.

Coloração

Esse processo é muito utilizado tanto pelos homens como pelas mulheres. Nos homens, com a finalidade de encobrir os primeiros cabelos brancos que aparecem e nas mulheres, além desta finalidade, para dar aos cabelos um tom diferenciado, de acordo com a personalidade da pessoa.

Desde os primórdios da civilização, o homem já buscava a utilização de plantas e outras substâncias para a produção de corantes para os cabelos.

Os egípcios utilizavam diferentes colorantes de animais e vegetais para coloração de suas roupas e cabelo.

Na Roma Antiga, o louro era considerado nobre e a busca de produtos para tornar os cabelos mais claros era incessantemente pesquisada: utilizava-se hena, camomila, índigo e açafrão. Os sais metálicos foram utilizados na China Antiga.

O desenvolvimento dos colorantes para cabelo evoluiu a partir de 1945. Todas as formulações, por terem tecnologia envolvida, estão sob patente, o que restringe o uso de corantes concentrados em algumas indústrias.

Um colorante deve apresentar inocuidade, não deve apresentar efeito sistêmico, nem atuar como irritante primário, nem ser agente sensibilizante, daí a importância cada vez maior do uso dos testes dermatológicos para garantir sua segurança.

Deve doar brilho, mantendo a textura natural da fibra capilar, atuar uniformemente em toda parte do fio de cabelo, ser estável no período de armazenamento e, além disto, deve ser compatível com outros produtos cosméticos (xampus, condicionadores, géis, etc.) e ser de fácil aplicação (Quadro 22.7).

Os corantes podem ser de origem natural ou à base de metais, estes últimos já em fase de abandono devido às suas características prejudiciais à saúde, sendo substituídos em larga escala por derivados orgânicos sintéticos. Os corantes podem atuar sobre a cutícula ou no interior da fibra, ou seja, no córtex. Os itens que determinam onde esses corantes irão atuar são o tamanho da molécula do corante, a alcalinidade da tintura e o grau de intumescimento da fibra. De acordo com a resistência à lavagem e o tempo de permanência na fibra, as tinturas podem ser classificadas em permanente, semipermanente, temporária e gradual.

A hena é a tintura natural mais comum, doando ao cabelo um tom laranja-avermelhado; já a camomila pode doar uma cor amarelada aos cabelos; o chá de casca de cebola, um tom avermelhado; e tinturas à base de nogueira conferem um tom mais escuro, muito utilizado pelos asiáticos para escurecer seus cabelos. Infelizmente as tinturas naturais não conseguem atender e fornecer uma ampla cartela de cores, sendo necessário o uso de corantes sintéticos.

No início dessa técnica eram utilizadas tinturas metálicas à base de sais de prata, chumbo ou bismuto, hoje em fase de proibição legal devido aos seus efeitos prejudiciais à saúde.

As *tinturas temporárias* duram aproximadamente uma semana e são retiradas durante o uso de xampus resistindo de uma a duas lavagens. Geralmente são formadas por corantes de alto peso molecular, solúveis em água, com caráter ácido, não penetram na cutícula, apenas depositam-se ao longo dela. Apresentam pouco risco no que tange à sua composição, porém, costumam

---

Quadro 22.7 – Colorante para cabelos

Parte 1
- Lauril éter sulfato de sódio: 40g
- Cocoamidopropilbetaína: 10g
- Sulfato de amônio ferroso: 1g
- Sulfato de cobre: 0,2g
- Tioureia: 0,1g
- Ácido etilenodiaminotetracético dissódico: 0,1g
- Fragrância: 0,5g
- Cloreto de sódio: qs
- Metilcloroisotiazolinona e metilclorotiazolinona: 0,05g
- Água desmineralizada: qsp 100g

Parte 2
- Cloreto de cetil trimetil amônio: 3g
- Cloreto dietilamônio PPG-9: 0,3g
- Goma guar: 0,9g
- Ácido tânico: 0,5g
- Catecol: 0,5g
- Tioureia: 0,1g
- Ácido etilenodiaminotetracético dissódico: 0,1g
- Glicerina: 4,5g
- Fragrância: 0,5g
- Metilcloroisotiazolinona e metilclorotiazolinona: 0,05g
- Água desmineralizada: qsp 100g

manchar o couro cabeludo. Pessoas com couro cabeludo oleoso podem sentir que, após uma aplicação de hena, seu couro cabeludo tornou-se menos oleoso, normal ou às vezes seco, o que se deve ao efeito do corante.

As *tinturas semipermanentes* são sintéticas, de baixo peso molecular, o que permite a sua penetração na cutícula e sua difusão no córtex. Sua aplicação visa alterar o tom dos cabelos, não têm função de clarear, pois não usam agentes clareadores, e deste modo atuam mais no sentido de escurecer os cabelos. Não existe um processo oxidativo na aplicação da tintura semipermanente. A mistura do corante está em uma solução alcalina na faixa de pH entre 9 e 10, o que facilita a difusão dos pigmentos através da cutícula. A cor pode durar de quatro a seis semanas ou cinco a seis lavagens por xampu. As tinturas semipermanentes têm potencial para causar dermatite de contato, razão pela qual as bulas orientam os consumidores a realizarem a prova de toque que consiste em aplicar o produto no antebraço ou atrás das orelhas e esperar de 30 a 40min antes de retirar, depois aguardar por 24h para observar se não houve reação.

As *tinturas permanentes* são a forma mais comum de coloração. Devido à sua forma de atuação, podem cobrir qualquer tom de cinza. Geralmente reaplica-se o produto a cada seis semanas para cobrir a raiz dos cabelos. Esse tipo de tintura tem o potencial para danificar os cabelos, desde uma alteração mínima na cutícula até um dano mais grave, inclusive a remoção total da cutícula, expondo o córtex. A mistura da tintura aplicada nos cabelos sofre uma reação oxidativa no interior da fibra; essas tinturas são misturadas ao peróxido de hidrogênio, elemento fundamental para sua eficácia e ação. As tinturas permanentes são compostas de intermediários primários, acopladores e oxidantes. Os intermediários primários são os para-aminofenóis e para-fenilenediaminas; estes sofrem oxidação pelo peróxido de hidrogênio e assim formam uma determinada cor. Os compostos resultantes reagem com acopladores (meta-aminofenóis e meta-diaminobenzenos) para então formarem o corante que penetrará nas fibras. Como as soluções de tinturas permanentes são altamente alcalinas, isto faz com que as fibras capilares intumesçam, facilitando a penetração das moléculas de tintura no córtex. Os complexos formados no interior da fibra são muito grandes para se difundir para a parte externa, portanto, esse processo é permanente, ou seja, permanecerá no fio ao longo de sua fase cronológica. Para dar um tom mais claro aos cabelos, é necessário, antes de tingir, realizar um processo de remoção de cor denominado decapagem e depois é introduzida a cor desejada. Os cabelos brancos são naturalmente mais resistes aos processos de tintura.

Descoloração

A *descoloração* pode ser aplicada em conjunto com a tintura. O processo consiste em oxidar a melanina existente no córtex através da liberação de oxigênio no local. Os cabelos ruivos têm maior resistência ao processo de descoloração quando comparados aos castanhos. Juntamente com a mistura de peróxido de hidrogênio, que em geral encontra-se a uma concentração de cerca de 12%, encontramos um ativador como o persulfato de amônio ou potássio. Esse processo é o mais danoso de todos, pois a reação que ocorrer no interior do córtex também destrói as pontes de sulfeto que são os elementos que dão sustentação e firmeza à fibra capilar. Somente a presença do peróxido de hidrogênio seria suficiente para clarear os pelos, porém, esse processo tem ação muito lenta; para acelerá-lo, adiciona-se produto alcalino (Quadro 22.8). O uso de produtos condicionadores é essencial para recuperar a fibra capilar desses danos.

Permanente

Tanto a *permanente ondular* como o alisamento envolvem o processo de desnaturação das pontes de sulfeto, ou seja, causam danos aos cabelos,

Quadro 22.8 – Líquido descolorante
- Lanolina hidroxilada: 2g
- Álcool cetílico: 5g
- Lauril pirrolidona: 2g
- Peróxido de hidrogênio 35%: 17,1g
- Água desmineralizada: qsp 100g

> **Quadro 22.9 – Ondulador**
> - Lauril éter sulfato de sódio: 5g
> - Glicerina: 5g
> - Água desmineralizada: qsp 100g
> - D-pantenol: 0,5g
> - Proteína hidrolisada: 0,5g
> - Fragrância: qs
> - Tioglicolato de amônio 60%: 4g

alteram também a propriedade hidrofóbica dos cabelos, assim como removem os lipídeos presentes nas fibras, alteram a superfície dos cabelos de hidrofóbica para hidrofílica. A solução utilizada é alcalina, utilizam-se tioglicolatos, guanidinas e até hidróxido de sódio. Após o uso da solução da permanente, lava-se com um agente oxidativo neutralizante que é o peróxido de hidrogênio. Esse processo de neutralização é muito mais danoso aos cabelos do que o processo de permanente. Após o processo de permanente, pode ficar um odor residual de enxofre nos cabelos que pode perdurar dias ou semanas. Um modo de mascarar esse efeito é o uso de fragrâncias mais fortes adicionadas à solução de permanente. É importante obedecer ao tempo de permanência do produto nos cabelos estipulado pelo fabricante, pois extrapolar este período poderá acarretar sérios problemas não somente à fibra capilar, mas ao couro cabeludo.

Para a permanente a frio, geralmente se utiliza o ácido tioglicólico com um pH final em torno de 9,5. É processo que pode danificar os cabelos; antes de aplicá-lo, devem-se avaliar as reais condições do cabelo, assim como realizar o pré-teste para verificar a sensibilidade da pessoa aos ingredientes da permanente (Quadros 22.9 e 22.10).

Conforme a Figura 22.12, *A*, temos a fibra capilar intacta; em *B*, com a aplicação da solução alcalina ocorre a ruptura das pontes dissulfídicas; em *C*, inicia-se a curvatura da fibra capilar nos rolos até o formato desejado; em *D*, observamos que o ato de curvar a fibra capilar acaba forçando o "despareamento" das ligações; e em *E*, o cabelo é submetido à ação de um agente oxidante que força o fechamento destes pares. Quando comparamos o resultado dos pares de *A* com *E*, vemos que ocorreu um arranjo entre as pontes, porém, não se manteve a conformação original e ainda observamos que existem estruturas que não encontraram seu par e, deste modo, alteram a carga da fibra capilar. Essa nova conformação de ligações S-S foi forçada e não é a original; deste modo, por mais que tenham sido respeitadas as condições de aplicações do produto para permanente, essas pontes finais não terão a força e as características das originais e, assim, a fibra capilar pode se apresentar mais suscetível à quebra durante o pentear, pode ficar mais porosa, absorver mais água e demorar para secar; além disso, outros danos podem ser observados, como perda de brilho, carga estática, difícil maleabilidade e outros. Radicais que se encontram sem par doam uma carga negativa aos cabelos, tornando-os mais elétricos devido à repulsão entre eles. Cabe aos formuladores de produtos cosméticos entenderem esse processo e suas características para formularem produtos que tratem cosmeticamente esses cabelos. Os novos pares de S-S formados doam porosidade à fibra capilar e reduzem sua resistência à tração. Observando essa necessidade, é possível desenvolver produtos com baixo peso molecular que penetrem na fibra e façam conjugações com as estruturas internas, fortalecendo assim a fibra capilar e preenchendo as estruturas danificadas; geralmente utilizam-se polímeros, aminoácidos e silicones, agentes estes que devem ter uma carga catiônica para aumentar a sua aderência às estruturas internas da fibra capilar. Isso também vale para os radicais sem par, que por terem carga negativa estão ávidos por estruturas positivas. O fornecimento de um agente catiônico em uma formulação é correto, uma vez que formará um complexo reestruturante na fibra, devolvendo brilho, maciez, facilidade de pentear, resistência e manutenção da permanente.

> **Quadro 22.10 – Permanente suave a frio**
> - Oleth-5: 1g
> - Oleth-10: 1g
> - Álcool cetoestearílico: 10g
> - Óleo mineral: 4g
> - Água destilada: qsp 100g
> - Ácido tioglicólico: 6,25g
> - Amoníaco: 24g

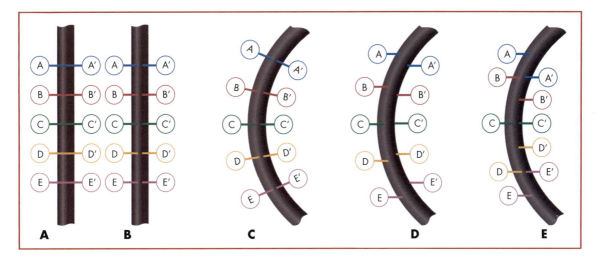

Figura 22.12 – (*A* a *E*) Etapas de uma permanente ondular.

Alisamento

O *alisamento* pode ser obtido através de substâncias químicas ou métodos físicos e seu objetivo é alisar, amaciar, relaxar ou reduzir o volume dos cabelos. Recebe outras denominações, como amaciante, relaxante e desfrisante.

Durante o processo físico faz-se uma tração com a escova e mantêm-se os cabelos sob a alta temperatura de um secador. Esse processo alisa temporariamente os cabelos, podendo causar sérios danos à fibra capilar, fragilizando sua estrutura e deixando-a mais suscetível à quebra, além de perder o brilho, a maleabilidade e a penteabilidade. O processo químico é semelhante ao processo de permanente. No alisamento faz-se a extensão dos cabelos ao invés de encaracolá-los em rolos.

O processo de relaxamento consiste basicamente em três componentes: uma fase alcalina, uma fase de óleo e uma de água. A fase alcalina pode ser de hidróxido de sódio, de lítio ou de guanidina. A fase de óleo protege o couro cabeludo de possíveis irritações. O agente relaxante deve ter uma consistência mais cremosa para facilitar sua aplicação nas mechas.

Conforme a Figura 22.13, *A*, temos a fibra capilar intacta; em *B*, com a aplicação da solução

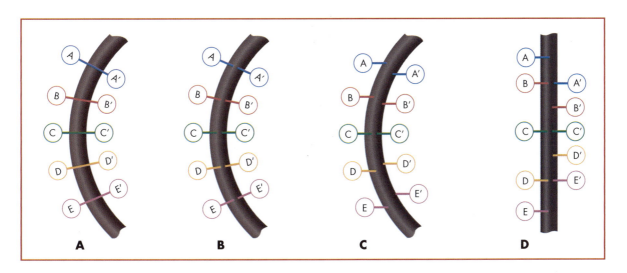

Figura 22.13 – (*A* a *D*) Etapas de um alisamento.

alcalina, ocorre a ruptura das pontes dissulfídicas; em C inicia-se o alongamento da fibra capilar, o que acarreta o "despareamento" das ligações; e em D o cabelo é submetido à ação de um agente oxidante que força o fechamento destes pares. Os mesmos efeitos em relação a esse pareamento forçado são observados aqui a exemplo dos efeitos vistos no processo de uma permanente ondular.

Escova Progressiva

Escova progressiva é um método de alisamento capilar, atual modismo, como o foram a escova francesa, o alisamento japonês, a escova definitiva e outros. Todos esses métodos referem-se a alisamento de cabelo e não são registrados na Agência Nacional de Vigilância Sanitária (ANVISA). Apenas os produtos utilizados nesses procedimentos necessitam de registro.

Utilização do Formaldeído em Alisantes

Não poderíamos deixar de citar o tema formaldeído em alisantes. Seu uso foi praticado em produtos manipulados em alguns salões em concentrações superiores ao permitido pela legislação. A ANVISA agiu prontamente contra essa irregularidade e divulgou folhetos de orientação direcionados ao público leigo. Quanto à incidência da substância formaldeído em cosméticos, a legislação permite sua utilização apenas como conservante ou endurecedor de unhas e proteção de cutículas, em condições específicas, a partir de concentrações baixíssimas e contendo as devidas advertências na rotulagem nos produtos. A utilização indevida do formol na composição de alisantes, conforme foi detectado pela Vigilância Municipal do Rio de Janeiro nas fórmulas apreendidas e segundo a literatura técnico-científica atual, representa sérios riscos. Os vapores dessa substância são altamente agressivos às mucosas, aos olhos e ao aparelho respiratório, podendo provocar asma. Além de irritação e dermatites, o uso tópico – em soluções concentradas – causa branqueamento e endurecimento da pele, originando reações de sensibilização, aumento de rigidez e perda de sensibilidade no local exposto ao contato da fórmula clandestina. Esses fatos afetam não somente o usuário, mas também a pessoa que aplica o produto.

Sobre o formol:

- O formol é uma solução de formaldeído, matéria-prima com uso permitido em cosméticos nas funções de conservante (limite máximo de uso permitido: 0,2% – Resolução 162/01) e agente endurecedor de unhas (limite máximo de uso permitido: 5% – Resolução 79/00, Anexo V).
- O uso do formol com função diferente das citadas e em limites acima dos permitidos pode causar danos à saúde, não podendo ser usado em produtos cosméticos.
- Todos os produtos registrados pela ANVISA que apresentem o formol na sua composição têm as concentrações da substância dentro dos limites previstos na legislação vigente.
- Quando o produto não é registrado, sua composição não foi avaliada e pode conter substâncias proibidas ou de uso restrito, em condições e concentrações inadequadas ou não permitidas, acarretando riscos à saúde da população.

Riscos do Formol

As reações ao uso do formol podem ser:

- *Contato com a pele*: tóxico. Causa irritação à pele, com vermelhidão, dor e queimaduras.
- *Contato com os olhos*: causa irritação, vermelhidão, dor, lacrimação e visão embaçada. Altas concentrações causam danos irreversíveis.
- *Inalação*: pode causar câncer no aparelho respiratório. Pode causar dor de garganta, irritação do nariz, tosse, diminuição da frequência respiratória, irritação e sensibilização do trato respiratório. Pode ainda causar graves ferimentos nas vias respiratórias, provocando edema pulmonar e pneumonia. Fatal em altas concentrações.

- *Exposição crônica*: a frequente ou prolongada exposição pode causar hipersensibilidade, provocando dermatite. O contato repetido ou prolongado pode causar reação alérgica, debilitação da visão e aumento do fígado. No caso da escova progressiva, dependendo da concentração do formol, pode ainda causar queda capilar.

O risco na aplicação indevida do formol é tanto maior quanto maior a concentração e a frequência do uso e se dá pela inalação dos gases e pelo contato com a pele, sendo perigoso para profissionais que aplicam o produto e para usuários.

CONSIDERAÇÕES FINAIS

Uma das características da medicina estética e em particular da cosmiatria capilar é o seu nível de atualização constante. A cada dia, novas matérias-primas são desenvolvidas, seja na área farmacêutica, seja nas áreas cosmética e cosmecêutica. Isso obriga a busca constante de renovação de conhecimento e o acompanhamento das novas diretrizes que são sustentadas por estudos. É importante verificar se as novas citações são baseadas em evidências, pois só assim se terá a certeza de que não se trata de citação fadada ao erro.

Importante: As formulações demonstradas neste capítulo são apenas sugestivas, com base na literatura e estão sujeitas à alteração de eficácia e à estabilidade em razão de trocas de matérias-primas de diferentes fornecedores. Recomenda-se realizar testes de *performance*, de estabilidade e dermatológicos para sua utilização.

QUESTÕES

1. Quais as principais estruturas do folículo piloso?
2. Como as seguintes estruturas atuam nas características de um fio de cabelo: córtex, cutícula e medula?
3. Quais as características do lanugo, do velo e do pelo terminal em relação a comprimento, cor, pigmentação, medula e espessura?
4. Quais os principais ingredientes de um xampu e quais suas características dentro de uma formulação?
5. Quais as consequências na estrutura capilar de um alisamento ou permanente mal feito? Como corrigir essas danificações?

LEITURA COMPLEMENTAR

DIAS, T. C. S.; BABY, A. R.; KANEKO, T. M.; VELASCO, M. V. R. Relaxing/straightening of Afro-ethnic hair: historical overview. *Journal of Cosmetic Dermatology*, v. 6, n. 1, p. 2-5, 2002.

DRAELOS, Z. D. *Cosmeceuticals*. Philadelphia: Elsevier Saunders, 2005.

HARRISON, S.; SINCLAIR, R. Hair colouring, permanent styling and hair structure. *Journal of Cosmetic Dermatology*, v. 2, n. 3-4, p. 180-185, 2003.

KUREBAYASHI, A. K.; MATHEUS, L. G. M. *Fotoproteção, a Radiação Ultravioleta e sua Influência na Pele e nos Cabelos*. São Paulo: Tecnopress, 2002.

LEONARDI, G. R.; KUREBAYASHI, A. K.; BABY, A. R.; MATHEUS, L. G. M.; VELASCO, M. V. R.; BEDIN, V.; ZAGUE, V. *Cosmetologia Aplicada*. 2. ed. São Paulo: Santa Isabel, 2007.

OLSEN, E. A. *Disorders of Hair Growth-Diagnosis and Treatment*. New York: McGraw-Hill, 1994.

VIGLIOLA, P. A.; RUBIN, J. *Cosmiatria II*. Buenos Aires: AP Americana de Publicaciones, 1989.

WILKINSON, J. B.; MOORE, R. J. *Cosmetologia de Harry*. Madrid: Diaz de Santos, 1990.

ZVIAK, C. *The Science of Hair Care*. New York: Marcel Dekker, 1986.

Seção 4

Cosmiatria

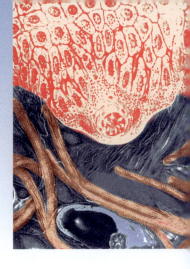

Capítulo 23

Terapia Tópica com Retinoides

Maurício de Maio

SUMÁRIO

O ácido retinoico é um dos compostos atuais utilizado contra os efeitos do envelhecimento. Derivado da vitamina A, promove a esfoliação e estimula a produção de colágeno, substância que é responsável pela firmeza da pele. Outra função atribuída ao ácido é a de reorganizar as fibras elásticas danificadas pela exposição solar e ainda melhorar a irrigação da pele. Esse tratamento pode ser feito em rosto, pescoço, colo e mãos, em concentrações diferentes. Melhora a qualidade da pele, ajudando na prevenção do processo de envelhecimento.

O uso excessivo ou, ainda, a exposição ao sol da região em que o ácido está sendo utilizado pode ser prejudicial, causando graves irritações, deixando a pele ressecada, exibindo manchas vermelhas e uma sensação de ardência.

Além do tratamento do envelhecimento, os retinoides podem ser utilizados para o tratamento de acne, câncer e em casos de atrofia causada pelo uso de corticosteroides.

HOT TOPICS

- Os retinoides são formados a partir da vitamina A e são moléculas hidrofóbicas, as quais se ligam aos receptores esteroides, promovendo a transcrição de genes específicos.
- A vitamina A é um regulador de crescimento e sua deficiência tem como consequência o comprometimento da função da barreira da pele.
- O uso de ácido retinoico é capaz de reverter muitas das alterações estruturais associadas à exposição crônica aos raios ultravioleta (UV).

- A regulação gênica dos retinoides inclui: ativação da transcrição de certos genes e repressão de certos fatores de transcrição.
- A resposta celular à ação retinoica varia de acordo com o tipo de célula e seu estado de diferenciação.
- Os danos à pele pelos raios UV envolve a degradação do colágeno seguida de processos de reparo imperfeitos.
- Além do tratamento do processo de envelhecimento cutâneo, os retinoides são utilizados amplamente no tratamento da acne.
- A ação retinoica afeta o epitélio sebáceo, acelera a descamação folicular e elimina os comedões.

INTRODUÇÃO

Esteroides, hormônios tireóideos, *retinoides* e vitamina D são pequenas moléculas hidrofóbicas muito diferentes entre si, tanto sob o ponto de vista estrutural como funcional. Entretanto, todas elas agem por um mecanismo similar: difundem-se diretamente através da membrana plasmática das células-alvo e se ligam a receptores proteicos intracelulares, os quais são relacionados estruturalmente e constituem a *superfamília de receptores esteroides*. A ligação mencionada, por mudança de conformação, ativa os receptores e regula a transcrição de genes específicos, estimulando ou reprimindo-a, dependendo da natureza da célula-alvo e da molécula sinalizadora. Em termos mais específicos, os retinoides, como o ácido retinoico, que são formados a partir da vitamina A, assumem importante papel como mediadores do desenvolvimento dos vertebrados[1].

Há mais de 40 anos sabe-se que a vitamina A é um crítico regulador do crescimento e da diferenciação da pele de aves e mamíferos, resultando sua deficiência ou excesso em alterações nos mecanismos normais de homeostase celular, tendo como consequência o comprometimento da função de barreira de pele. Em estudos mais recentes, demonstrou-se que o ácido *trans*-retinoico é a principal forma biológica ativa da vitamina A e que receptores retinoicos nucleares são os mediadores mais importantes de sua ação. Essas descobertas têm servido de base para grandes avanços na pesquisa a respeito de retinoides, potencializando a compreensão dos fundamentos moleculares de sua fisiologia e farmacologia na pele e permitindo sua aplicação cada vez mais extensa na prática médica[2].

O sucesso do tratamento tópico com ácido retinoico (tretinoína) para alterações associadas à diferenciação anormal do epitélio foi constatado, pela primeira vez, no início da década de 1960, por Krause Stuttgen, o qual fez utilização da substância para combater uma série de distúrbios envolvendo queratinização epitelial. Embora os resultados positivos tivessem sido confirmados em seguida, o uso de tretinoína tópica não conseguiu adesão em consequência da irritação local produzida pelas concentrações e formulações empregadas nos estudos apresentados. Mais tarde, Kligman et al.[3] demonstraram que a resposta terapêutica não era relacionada à irritação, a qual seria um efeito colateral comum, provavelmente em razão das formulações hidroalcoólicas. No final da década de 1960 e no início da década de 1970, frequentes relatos confirmaram a eficácia da tretinoína tópica no tratamento de diversas doenças da pele, inaugurando a era da terapia tópica com retinoides: as observações clínicas conduziram a trabalhos investigativos de laboratórios dermatológicos de todo o mundo com o objetivo de definir a maneira pela qual uma molécula específica afetava tantas condições.

No final da década de 1970, ao mesmo tempo em que crescia o interesse pelo uso de tretinoína em uma grande variedade de distúrbios cutâneos, os laboratórios de pesquisa voltavam sua atenção para seus efeitos na diferenciação celular e carcinogênese, descobrindo diversos de seus efeitos bioquímicos e farmacológicos nos sistemas epiteliais. Várias linhas de pesquisa sugeriram que o mecanismo primário de ação dos retinoides, na modulação da diferenciação celular, relacionava-se aos efeitos da expressão de oncogenes e fatores peptídicos de crescimento. Com a descoberta de que a tretinoína podia modular a diferenciação epitelial anormal, não foi surpreendente que se descobrisse sua eficácia no tratamento do que é conhecido como fotoenvelhecimento (queratose actínica) e no combate a carcinomas.

A eficiência da tretinoína tópica na melhora de algumas das alterações dérmicas associadas aos danos induzidos pela radiação UV, como enrugamento e elastose, não é imediatamente aparente, mas uma quantidade substancial de dados já foi reunida, de modo a indicar seus efeitos profundos na derme, entre eles o estímulo ao aumento da síntese de colágeno. A hipótese da utilidade de tretinoína no tratamento de elastose dérmica induzida por UV foi testada por Kligman et al.[3] em animais (ratos sem pelos). Foi mostrado que a irradiação com raios ultravioleta B (UVB) produzia mudanças similares às encontradas em peles danificadas pela exposição ao sol, e observou-se que nos ratos tratados topicamente com ácido retinoico ocorreu aumento no número de fibroblastos e formação de colágeno na derme superior, empurrando material potencialmente elastoico para o fundo dela. Demonstrou-se também que melhores resultados eram obtidos com o aumento das doses, não só em termos de concentração, como também de duração. Paralelamente ao estudo em animais, foi iniciado o uso tópico de tretinoína em uma recém-formada clínica da University of Pennsylvania, devotada ao estudo e ao tratamento do envelhecimento da pele, e, depois de muitos anos de pesquisa, emergiram evidências convincentes da capacidade moderadora da substância em muitas das mudanças associadas ao fotoenvelhecimento. Concluiu-se, ao final de extensos estudos clínicos e histológicos, que o ácido retinoico é capaz, de maneira ao menos parcial, de reverter muitas das alterações estruturais associadas à exposição crônica aos raios UV, verificando-se, em análise ao microscópio eletrônico de amostra de tecido tratado, que a atrofia epidérmica é substituída por hiperplasia; a atipia e outras mudanças da displasia são revertidas; os melanossomas são dispersos; há deposição de novo colágeno nas papilas dérmicas e angioneogênese[4].

CONSIDERAÇÕES

Mecanismos Moleculares de Ação dos Retinoides na Pele

Quando foram realizadas as primeiras constatações dos benefícios clínicos do uso de ácido *trans*-retinoico tópico para o fotoenvelhecimento, pouco se sabia sobre as formas pelas quais ele afetava tantos aspectos da pele. Entretanto, atualmente se sabe que os retinoides participam de múltiplas funções biológicas, como diferenciação e crescimento celular pela regulação de genes específicos. Receptores retinoides nucleares já foram bem descritos e duas maneiras distintas pelas quais os retinoides exercem regulação gênica incluem: ativação da transcrição pela ligação a eles de elementos responsivos nas regiões primárias dos genes; a outra consiste na repressão de certos fatores de transcrição. A complexidade dessas interações retinoicas com a função dos genes integra uma importante frente de estudos na pesquisa do câncer.

Os retinoides se ligam aos receptores nucleares ligante-dependentes causando mudança conformacional e expondo no receptor um local de ligação ao ácido desoxirribonucleico (DNA, *deoxyribonucleic acid*). O receptor, então ativado, controla as funções celulares ligando-se diretamente a locais específicos do DNA e estimula a expressão de determinados genes. Duas classes de receptores foram identificadas, os receptores para ácido retinoico (RAR), aos quais ácidos *trans*-retinoico e 9-*cis*-retinoico se ligam, e os receptores retinoicos X (RXR, *retinoid X receptor*), que se ligam apenas ao ácido 9-*cis*-retinoico. A distinção dessas duas classes é importante para a química sintética envolvida na fabricação de retinoides terapêuticos, já que as respostas celulares dependem do tipo de receptor-alvo. De modo geral, os retinoides podem ser descritos como ativadores de transcrição: a sua ligação a receptores nucleares ativa (ou, de vez em quando, suprime) a transcrição genética, resultando na conversão do DNA em ácido ribonucleico mensageiro (mRNA, *messenger ribonucleic acid*), que, por sua vez, será traduzido em proteínas. A resposta aos ácidos retinoicos, no entanto, costuma acontecer com uma cascata de ativação genética. Há uma resposta primária que consiste na indução direta de um gene específico e uma resposta secundária, que é a ativação de novos genes pelo primeiro.

É válido notar que a resposta celular à ação retinoica varia com o tipo de célula e seu estado de diferenciação celular; normalmente, mais de um tipo de proteínas regulatórias de genes pre-

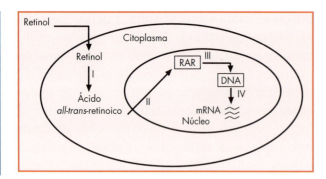

Figura 23.1 – Modelo simplificado da ação dos retinoides. Após o transporte através de proteínas carregadoras, o retinol é convertido em ácido *all-trans*-retinoico (I). O ácido retinoico entra no núcleo (II) e liga-se ao receptor para ácido retinoico (RAR). Essa ligação ativa o receptor, permitindo a ligação do RAR ativado a um segmento específico de ácido desoxirribonucleico (DNA) (III). A ligação do DNA facilita a transcrição (IV) do DNA em ácido ribonucleico mensageiro (mRNA), a partir do qual as proteínas são eventualmente construídas.

cisa se ligar ao DNA eucariótico para ativar a transcrição, dependendo esta da presença de todas elas[5] (Fig. 23.1).

ASPECTOS CLÍNICOS DO ENVELHECIMENTO DA PELE

A preocupação pelas manifestações do envelhecimento tem-se tornado um motivo cada vez mais frequente para consulta médica. Muitos pacientes têm a impressão incorreta de que todos os efeitos do envelhecimento são reversíveis, seja por uma mudança de hábitos, intervenção cirúrgica ou aplicação de uma droga tópica milagrosa. É fundamental, para que seja possível lidar com esse tipo de problema, que médicos e pacientes, igualmente, entendam as diversas manifestações da idade e como elas ocorrem[6].

Com o avanço da idade, uma variedade de alterações dérmicas pode ser observada. A pele garante sua capacidade de restringir a evaporação de água mantendo sua barreira essencial, o estrato córneo e o número de estratos celulares. Contudo, ocorre aumento no tamanho dos corneócitos em consequência da queda da proliferação celular na epiderme, a qual, com o tempo, dá sinais de atrofia, resultando em redução do número de células de Langerhans e de melanócitos. Com isso, há diminuição da função imunológica e surgimento de cabelos brancos. A derme vai se tornando mais fina, mais acelular e avascular. As fibras elásticas se tornam mais grossas e numerosas, progredindo para uma situação de acúmulo anormal de fibras. Havendo exposição prolongada à radiação UV, as moléculas de colágeno são danificadas e degradadas por enzimas proteolíticas secretadas pelo infiltrado inflamatório, por indução do UV (essa condição é conhecida como heliodermatite)[7].

Existem dois processos que provocam modificações cutâneas associadas ao envelhecimento. O primeiro, chamado envelhecimento cronológico intrínseco, responsável pela verdadeira aparência da idade avançada, é determinado em grande parte por fatores genéticos e inclui os efeitos naturais da gravidade, linhas de expressão (aprofundadas no decorrer de anos de uso), marcas deixadas durante as horas de sono, mudanças hormonais e programação genética responsável pelas atrofias dérmica e subcutânea. O segundo componente do processo de envelhecimento é o extrínseco, resultado de influências ambientais como radiação UV, fumo, vento e exposição a agentes químicos. Exposição crônica a raios UV constitui a contribuição mais significativa ao envelhecimento extrínseco, sendo consenso do fórum da American Academy of Dermatology que ela é responsável pelas características mais indesejáveis do processo: aspereza, enrugamento, pigmentação em manchas, telangiectasia e neoplasias pré-malignas e malignas. Na verdade, sob o ponto de vista da população comum, tais características são consideradas sinônimo do envelhecimento cronológico/biológico "verdadeiro", e estimou-se que os danos por luz solar são responsáveis por cerca de 90% dos problemas estéticos da pele associados à idade.

Dada a considerável importância psicológica e médica do fotoenvelhecimento, sua prevenção e reversão são de grande interesse. Para melhorar a qualidade da pele envelhecida, o médico deve não só levar em conta a etiologia do problema, como também quais os problemas que o paciente prefere abordar. Desse modo, o plano apropriado para o tratamento cirúrgico ou tópico pode ser instituído. Bastante atenção tem sido focada na vasta gama de cremes antirrugas e curas antienvelhecimento que é divulgada todos os dias, porém, infelizmente, a maioria não tem nenhuma evidência científica para fundamentar suas alegações. Alguns desses produtos contêm protetores solares, que por razões óbvias possuem papel importante em qualquer programa visando aos cuidados com a pele. O compromisso com o uso diário de bloqueadores solares é um primeiro passo para o rejuvenescimento da pele, na medida em que promove proteção contra luz solar e é imprescindível antes que se decida por qualquer tratamento tópico adicional. Várias preparações para aplicação cutânea são hoje utilizadas ou investigadas para a melhora das condições da pele envelhecida, incluindo os retinoides tretinoína (*Retin-A®*) e o creme emoliente de tretinoína (*Renova®*)[6,7].

APLICAÇÃO TÓPICA DE RETINOIDES NA PRÁTICA MÉDICA

Tratamento do Envelhecimento da Pele

O papel da exposição crônica à luz UV (UVB, UVA I e UVA II) na danificação dos componentes estruturais e funcionais da pele já é bem estabelecido. A expressão clínica de tais danos é múltipla e aparece depois de muitos anos de exposição: o estrato córneo afina e racha, tendo como resultado uma pele escamosa, referida com frequência como seca; tanto melanomas como também crescimentos epidérmicos benignos podem se desenvolver; surgem "manchas senis", ou seja, hiperplasia melanocítica. Na derme, há substituição de colágeno por quantidades excessivas de um tipo de tecido elástico pouco funcionante, determinando o enrugamento da pele e perda de vasculatura dérmica. Durante décadas, numerosos estudos clínicos e histológicos foram realizados buscando comprovar que o uso tópico de tretinoína poderia produzir uma aparência cutânea mais macia, menos enrugada e pigmentada em alguns meses de tratamento; esses estudos conseguiram obter resultados consistentes suficientes para que a Food and Drug Administration (FDA) aprovasse formalmente o uso da substância, em associação a protetores solares, a fim de evitar futuras lesões, para o tratamento de pele fotoenvelhecida.

Sabe-se hoje que uma parte dos danos à pele por raios UV envolve a degradação de colágeno seguida de processos de reparo imperfeitos. Luz UV ativa uma série de fosfoquinases, as quais ativam genes, que, por sua vez, ativam o chamado fator de transcrição da proteína 1 do ativador (AP-1, *activator protein 1*). Este causa a ativação de uma variedade de metaloproteases, como colagênese, gelatinase e estromalise, que agem na quebra de colágeno. A tretinoína resulta em inibição de 70% da ligação de AP-1 ao DNA, reduzindo com significância o nível de síntese das mencionadas proteinases e, portanto, amenizando a degradação e potencializando o reparo de moléculas.

A tretinoína é disponível em cremes de três concentrações diferentes (0,025; 0,05 e 0,1%), existindo um emoliente à concentração de 0,05% para o tratamento específico de fotoenvelhecimento. É relevante destacar que pacientes interessados no tratamento com ácido retinoico devem, por dois motivos, se tornar usuários "devotos" de protetores solares de amplo espectro. Essa substância aumenta os efeitos dos raios UV na pele e, com proteção da pele contra o sol, processos de reparo podem reverter danos preexistentes. Muitos indivíduos toleram sem problemas a concentração de 0,1%, que pode, então, ser preferível, tendo em vista que quanto maiores a concentração e a liberdade com que o produto pode ser aplicado, maiores serão os avanços clínicos. Estudos mostram que as respostas clínicas não estão correlacionadas com a magnitude da irritação. A longo prazo, observou-se que alguns efeitos do tratamento, como aumento da espessura epidérmica e do estrato granular, retornam eventualmente a níveis basais; contudo, outras alterações, como compactação do estrato córneo (envolvida na maciez da pele), queda dos níveis de melanina e elevação de mucina dérmica (ácido hialurônico, que se liga à água e é um possível agente da atenuação de linhas de tempo finas) permanecem. Outras formulações como 0,01× e 0,071× podem ser obtidas por meio de manipulação.

Pacientes responsivos ao tratamento devem concordar em minimizar a exposição solar, além de usar protetores. Os que exibem melhores respostas são aqueles que apresentam uma combinação de pele áspera e escamosa, pigmentações amarronzadas claras, e rugas e linhas de expressão leves, as quais se acentuam com mudanças na conformação facial, como em um sorriso (Fig. 23.2). Os pacientes referidos como de pele sensível, tendo história de sensibilidade a detergentes, protetores solares e cosméticos, têm maior propensão a desenvolver reações irritantes ao tratamento (Fig. 23.3). Esses pacientes, que costumam ter como fatores predispositores doenças atópicas e tendências rosáceas, devem iniciar com cuidado, utilizando pequenas quantidades do produto um dia sim, outro não, até que haja habituação da pele e diminuição dos riscos de irritação. As regiões nasolabiais e os cantos da boca costumam ser os mais sensíveis, mas o mesmo não pode ser dito da pele suborbital.

Pacientes que fazem uso tópico de tretinoína e não têm problemas iniciais de irritação podem esperar melhora da textura da pele logo nas duas primeiras semanas de tratamento. Indivíduos de características pálidas notarão em quatro ou seis semanas uma definida mudança de coloração, assumindo aspecto róseo, resultante do aumento do número de novos vasos sanguíneos formados na derme. As "manchas senis" apresentam melhora significativa nos dois primeiros meses de tratamento e continuarão melhorando, embora não desapareçam, se houver continuidade dele e proteção solar adequada. Rugas devem melhorar com cerca de quatro meses e manter-se progres-

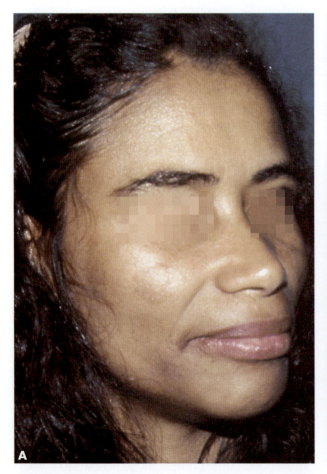
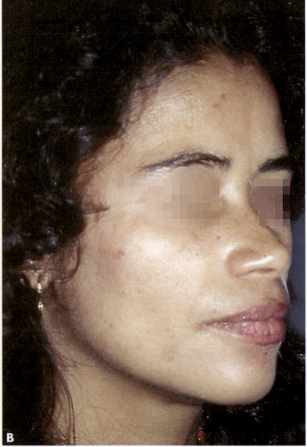

Figura 23.2 – Paciente com melanoses na face com alterações leves de textura. (*A*) Aparência inestética no pré-tratamento. (*B*) Melhora do aspecto global no pós-tratamento.

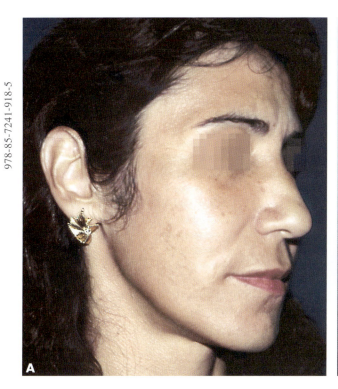
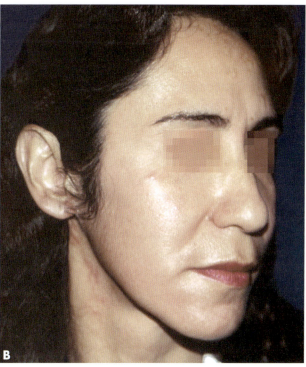

Figura 23.3 – Paciente com pele sensível no pré (A) e no pós-tratamento (B). Notar que, apesar da melhora do aspecto estético da pele, o eritema é muito constante durante o tratamento.

sivamente conforme se continue a aplicação de ácido retinoico. A manutenção e a continuidade dos benefícios dependem de um paciente motivado e consciente do compromisso a longo prazo, que se estabelece ao escolher esse tipo de tratamento[5].

Tratamento de Acne

Este trabalho focaliza sua atenção na utilização dos retinoides no tratamento do envelhecimento da pele; no entanto, é importante notar que substâncias da família, como a tretinoína (ácido

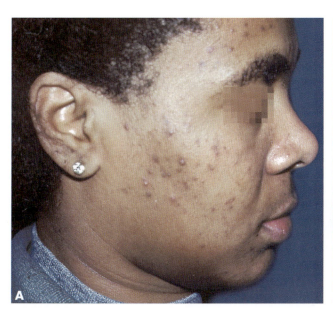
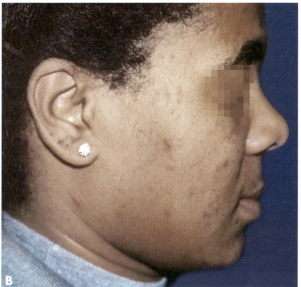

Figura 23.4 – Paciente com acne ativa no pré (A) e no pós-tratamento (B) com ácido retinoico.

trans-retinoico) e a isotretinoína (ácido 13-*cis*-retinoico), têm sido amplamente utilizadas no combate à acne. A ação retinoica afeta o epitélio sebáceo folicular, acelerando a descamação folicular e culminando na eliminação dos comedões. Como estes são precursores de todas as lesões por acne, a drenagem dos comedões existentes evita a formação de novas lesões. O afrouxamento das cápsulas foliculares solta o folículo, tornando-o menos anaeróbico e mais acessível à penetração de agentes antimicrobianos que inibem o crescimento e os efeitos inflamatórios da *Propionibacterium acne*. O uso de tretinoína também minimiza a ruptura de comedões aos tecidos vizinhos, diminuindo as possibilidades de respostas inflamatórias[3,4] (Fig. 23.4).

CONSIDERAÇÕES FINAIS

Foi demonstrada a eficácia no uso de retinoides para o tratamento de diversas condições da pele, entre elas a acne, o fotoenvelhecimento e o câncer, assim como para redução da atrofia causada por corticoesteroides no tratamento de doenças inflamatórias. Dado o conhecimento, já de razoável extensão, do funcionamento molecular de ação da substância em questão, o desenvolvimento de retinoides sintéticos para essas e outras condições é bastante promissor, mas a pele é um alvo particularmente apropriado em decorrência da possibilidade de aplicação tópica. Sendo lenta a absorção sistêmica quando é realizado esse tipo de administração, o surgimento de efeitos colaterais sistêmicos indesejados é minimizado e, quando eles aparecem, não só são suportáveis, como também compensados pelos resultados do tratamento.

Por fim, como se avalia pela ampla aceitação da tretinoína e seus efeitos hoje encontrados nos meios médico e científico, grande satisfação pode derivar do tratamento tópico de fotoenvelhecimento que a utiliza, desde que metas realistas sejam inicialmente definidas por médico e paciente, e que este, compreendendo os resultados que ele de fato pode esperar, siga fidedignamente as instruções recebidas, nunca se esquecendo da importância da proteção contra a radiação UV.

QUESTÕES

1. Qual é o principal precursor do ácido retinoico?
2. Qual é a função da vitamina A sobre a pele?
3. Quais são os dois processos que provocam modificações cutâneas associadas ao envelhecimento?
4. Qual é o fator mais significativo ao processo de envelhecimento extrínseco da pele?
5. Cite os principais usos do ácido retinoico nas afecções cutâneas.

REFERÊNCIAS

1. ALBERTS, B.; BRAY, D.; LEWIS, J.; RAFF, M.; ROBERTS, K.; WATSON, J. D. *Molecular Biology of the Cell*. 3. ed. New York: Garland, 1994. p. 729-731.
2. FISHER, G. J.; VOORHEES, J. J. Molecular mechanisms of retinoid action in skin. *FASEB J.*, v. 10, n. 9, p. 1002-1013, Jul. 1996.
3. KLIGMAN, A. M. How to use topical tretinoin in treating acne. *Cutis*, v. 56, n. 2, p. 83-84, Aug. 1995.
4. LEYDEN, J. J. Tretinoin therapy in photoaging: historical perspective. *Br. J. Dermatol.*, v. 122, n. 35P, p. 83-86, Apr. 1990.
5. LEYDEN, J. J. Treatment of photodamaged skin with topical tretinoin: an update. *Plast. Reconstr. Surg.*, v. 102, n. 5, p. 1667-1671, Oct. 1998.
6. GENDLER, E. C. Topical treatment of the aging face. *Dermatol. Clin.*, v. 15, n. 4, p. 561-567, Oct. 1997.
7. LEYDEN, J. J. Clinical features of the aging skin. *Br. J. Dermatol.*, v. 122, n. 35P, p. 1-3, Apr. 1990.

LEITURA COMPLEMENTAR

KANG, S.; FISHER, G. J.; VORRHEES, J. J. Photoaging and topical tretinoin: therapy, pathogenesis and prevention. *Arch. Dermatol.*, v. 133, n. 10, p. 1280-1284, Oct., 1997.

Capítulo 24

Terapia Tópica com Alfa-hidroxiácidos

Karime Marques Hassun

SUMÁRIO

Nos últimos anos, formulações cosméticas contendo alfa-hidroxiácidos têm sido amplamente utilizadas.

Estes produtos, se adequadamente preparados, são utilizados no controle da pele seca, ictiose, acne e outras condições caracterizadas por hiperqueratose. Aplicados de várias maneiras, os alfa-hidroxiácidos reduzem significativamente os sintomas da pele fotoenvelhecida.

HOT TOPICS

- Os alfa-hidroxiácidos correspondem aos ácidos glicólico, lático, cítrico, málico, mandélico e tartárico.
- O ácido glicólico é o mais utilizado no tratamento do fotoenvelhecimento, enquanto o ácido lático é mais empregados nos estados xeróticos da pele.
- Em concentrações altas, o ácido glicólico aumenta a síntese de colágeno e mucopolissacarídeos na derme.
- A principal utilidade do ácido glicólico é na prevenção e no tratamento do fotoenvelhecimento.
- O ácido lático pode melhorar a barreira cutânea por induzir a descamação celular e aumentar os corpos lamelares.

INTRODUÇÃO

Os alfa-hidroxiácidos representam um grupo de produtos químicos formado por ácidos carboxílicos orgânicos, no qual o radical hidróxi está na posição alfa. Fazem parte deste grupo os ácidos glicólico, lático, cítrico, málico, mandélico e tartárico. O ácido glicólico é derivado da cana-de-açúcar, o lático vem do leite fermentado, o cítrico é encontrado em frutas cítricas, o málico em maçãs ainda verdes, o ácido mandélico é um extrato de amêndoas amargas e o tartárico está presente em uvas fermentadas. Os ácidos usados atualmente para tratamento são sintetizados em laboratório[1].

São poucos os trabalhos científicos controlados e bem conduzidos nesta área[2], apesar da grande divulgação, principalmente pela imprensa leiga, dos efeitos benéficos dos alfa-hidroxiácidos no tratamento do fotoenvelhecimento em baixas concentrações.

A grande popularidade obtida pelos alfa-hidroxiácidos se deve, principalmente, ao fato de os pacientes apreciarem seu uso, tanto pelos efeitos subjetivos de melhora do aspecto geral da pele, quanto pela facilidade e comodidade de sua aplicação[3].

Ridge *et al.*, comparando o uso de uma solução de lactato de amônio a 12% em uma hemiface com a outra metade da face sem tratamento, verificaram uma melhora leve a moderada de rugas finas periorais, além de uma suavização da textura da pele[4].

Stiller *et al.*, utilizando cremes com ácido lático a 8% ou glicólico a 8% ou apenas veículo, duas vezes ao dia, na face ou na face extensora dos antebraços, por 22 semanas, obtiveram uma melhora do fotoenvelhecimento na face com o uso de ambos os ácidos comparados ao veículo, porém sem significância estatística. Já nos antebraços, a diferença foi estatisticamente significante, sendo que apenas o ácido glicólico se mostrou efetivo no tratamento da hiperpigmentação moteada nos antebraços[5].

Em um estudo aberto no qual foram empregados, por seis meses, ácido glicólico, lático ou cítrico a 25% em loção contra apenas o veículo nos antebraços, observou-se melhoras clínica e histológica da espessura da pele nos grupos tratados com os alfa-hidroxiácidos. No entanto, alterações em glicosaminoglicanos, densidade de fibras colágenas e elásticas e número de fibrilas de ancoragem apresentaram alterações sem significância estatística na pele tratada[6].

Os mecanismos de ação dos alfa-hidroxiácidos na pele fotoenvelhecida ainda não são totalmente conhecidos, bem como o real papel do fator irritação. Enquanto o ácido lático a 5% promove alterações epidérmicas, a 12% age também na derme[7]. Ocorre aumento de substância intercelular na derme e de glicosaminoglicanos na epiderme[8]. Os achados de Griffin *et al.*, de que tanto o ácido glicólico quanto o lático ou o cítrico a 25% acarretam degranulação de mastócitos e um aumento da expressão do fator XIIIa transglutaminase por células dendríticas da derme, corroboram sua ação dérmica[9].

Dos alfa-hidroxiácidos, o ácido glicólico é o mais utilizado no tratamento do fotoenvelhecimento, seja na forma de produtos cosméticos, cosmecêuticos ou prescrições médicas. Já o ácido lático é bastante empregado no tratamento dos estados xeróticos da pele.

Do ponto de vista de custos de diversos tratamentos para o fotoenvelhecimento, o único relato disponível na literatura médica, realizado a partir de dados da Nova Zelândia, mostra serem comparáveis os custos dos tratamentos com alfa-hidroxiácidos e tretinoína[10].

Estima-se atualmente que nos Estados Unidos haja aproximadamente 70 companhias comercializando diversos produtos com alfa-hidroxiácidos, em concentrações que variam de 1 a 30%. Portanto, é importante ressaltar que a prescrição médica seja baseada nos dados disponíveis na literatura médica, na experiência pessoal e no conhecimento do produto, de suas características (concentração, pH, biodisponibilidade) e sua procedência[3].

A seguir são abordados alguns tópicos referentes aos ácidos glicólico e lático, por serem estes os dois alfa-hidroxiácidos mais empregados na prática diária.

ÁCIDO GLICÓLICO

O menor dos alfa-hidroxiácidos, contendo dois carbonos ($H_2C(OH)COOH$), é o ácido glicólico, representado a seguir:

$$H_2C(OH)-C(=O)-OH$$

Pode ser utilizado em concentrações bastante variáveis, mais frequentemente de 4 a 15%, isolado ou em combinação com outros princípios ativos, incluindo-se outros alfa-hidroxiácidos.

É importante ressaltar que seu pH diminui com o aumento da sua concentração e, quanto maior a quantidade de ácido livre, menor o pH e maior a capacidade irritativa do ácido[11,12].

Apesar de opiniões divergentes, é mais seguro que as formulações para uso facial sejam parcialmente tamponadas até atingirem um pH desejável entre 2,8 e 4,8.

Pode ser empregado em diversos tipos de produtos, em diferentes veículos, como hidratantes (cremes, loções, géis), produtos para higiene da pele (sabões, géis, loções, soluções) ou cosméticos vários (tônicos, adstringentes).

Em baixas concentrações, sua principal ação é epidérmica, ocorrendo diminuição da coesão dos queratinócitos, provavelmente causada por alteração em suas ligações iônicas. Esse efeito é predominante nas células das camadas mais inferiores do estrato córneo[13].

Por esses efeitos, pode ser empregado no tratamento de estados xeróticos, ictiose, acne, fotoenvelhecimento, melanoses solares e outras condições nas quais ocorra hiperqueratose. Para o controle da hiperqueratinização é importante ressaltar que o uso constante dos alfa-hidroxiácidos, em baixas concentrações, é capaz de prevenir um reespessamento córneo após sua disjunção inicial[14].

Em concentrações mais altas (produtos de 50 a 70% para *peelings*), ele apresenta outros efeitos, como o aumento na síntese de colágeno e de mucopolissacarídeos na derme[15].

Uma de suas melhores indicações é na prevenção e no tratamento do fotoenvelhecimento nos seus graus leve a moderado. Neste tratamento, sua ação se traduz em uma melhora do aspecto geral da pele com diminuição de rugas finas, suavização da textura e uniformização da coloração da pele (ação despigmentante)[16].

Sua principal utilidade nos tratamentos do fotoenvelhecimento, das discromias ou mesmo da acne é a possibilidade de ser utilizado em combinação com vários princípios ativos, como a tretinoína, a hidroquinona e os demais alfa-hidroxiácidos, entre outros. Sua ação epidérmica promove maior penetração e consequentemente melhor *performance* destes produtos na pele.

É bastante comum que no início do tratamento com qualquer dos alfa-hidroxiácidos ocorra uma sensação de ardor leve e transitório após sua aplicação. A persistência do sintoma por mais de 1min, em média, significa que ele é demasiadamente potente para a pele do paciente. Desta forma é sempre conveniente iniciar seu uso com concentrações baixas e gradativamente promover pequenos aumentos até se chegar aos níveis desejados. Vale lembrar que, além da concentração, o pH e o veículo empregado também deverão ser adequados a cada situação.

ÁCIDO LÁTICO

O ácido lático, com três carbonos ($CH_3CH(OH)COOH$), fisiologicamente se converte em sua forma ceto, o ácido pirúvico ($CH_3C(O)COOH$) e vice-versa[14], conforme a estrutura a seguir:

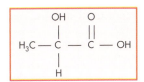

Estudos recentes em pele de cobaia demonstram que tanto o ácido glicólico quanto o lático a 5% podem melhorar a barreira cutânea (pele de cobaias) por meio da indução do aumento da descamação celular e do número de corpos lamelares[17].

É empregado em diversos produtos hidratantes (cosméticos e cosmecêuticos), isolado ou, mais frequentemente, em combinação com outros princípios ativos. Está principalmente indicado no tratamento e prevenção da xerose cutânea.

QUESTÕES

1. Qual a definição de hidroxiácidos?
2. Quais são os dois hidroxiácidos mais utilizados na prática diária?
3. Quais são as principais indicações do ácido glicólico?
4. Qual a principal indicação do ácido lático?

REFERÊNCIAS

1. DRAELOS, Z. D. Photoaging, sunscreens, and cosmeceuticals. In: *Cosmetics in Dermatology*. 2. ed. New York: Churchill Livingstone, 1995. cap. 23, p. 233-244.
2. GRIFFITHS, C. E. M. Treatment of photoaged skin. *Drugs & Aging*, v. 14, p. 297-301, 1999.
3. RUBIN, M. G. Reversal of photodamage with chemical nonpeel techniques. In: *Manual of Chemical Peels*. Philadelphia: Lippincott, 1995. cap. 3, p. 26-43.
4. RIDGE, J. M.; SIEGLE, R. J.; ZUCKERMAN, J. Use of α-hydroxiacids in the therapy for "photoaged" skin. *J. Am. Acad. Dermatol.*, v. 23, p. 932, 1990.
5. STILLER, M. J.; BARTOLONE, J.; STERN, R. Topical 8% glycolic acid and 8% L-latic acid creams for the treatment of photodamaged skin. *Arch. Dermatol.*, v. 132, p. 631-636, 1996.
6. DITRE, C. M.; GRIFFIN, T. D.; MURPHY, G. F. Effects of α-hydroxiacids on photoaged skin: a pilot clinical, histologic and ultrastructural study. *J. Am. Acad. Dermatol.*, v. 34, p. 187-195, 1996.
7. SMITH, W. P. Epidermal and dermal effects of topical lactic acid. *J. Am. Acad. Dermatol.*, v. 35, p. 388-391, 1996.
8. LAVKER, R. M.; KAIDBEY, K.; LEYDEN, J. J. Effects of topical ammonium lactate on cutaneous atrophy from a

potent topical corticosteroid. *J. Am. Acad. Dermatol.*, v. 26, p. 535-544, 1992.

9. GRIFFIN, T. D.; MURPHY, G. F.; SUEKI, H. Increased factor XIIIa transglutaminase expression in dermal dendrocytes after treatment with α-hydroxiacids; potential physiologic significance. *J. Am. Acad. Dermatol.*, v. 34, p. 196-203, 1996.

10. HELANDER, S. D. Treatment of photoaged skin. *Drugs & Aging*, v. 8, p. 6-12, 1996.

11. DRAELOS, Z. D. Hydroxiacid update. *Cosmet. Dermatol.*, v. 11, p. 27-29, 1998.

12. DINARDO, J. C.; GROVE, G. L.; MOY, L. S. Clinical and histological effects of glycolic acid at different concentrations and pH levels. *Dermatol. Surg.*, v. 22, p. 421-428, 1996.

13. VAN SCOTT, E. J.; RUEY, J. U. Hyperkeratinization corneocyte cohesion and α-hydroxiacids. *J. Am. Acad. Dermatol.*, v. 11, p. 867-879, 1984.

14. VAN SCOTT, E. J.; RUEY, J. U. α-hydroxiacids: therapeutic potentials. *J. Canadian Dermatol.*, v. 1, p. 108-112, 1989.

15. MOY, L. S.; MURAD, H.; MOY, R. L. R. Effect of glycolic acid on wrinkles and photoaging. *J. Dermatol. Surg. Oncol.*, v. 19, p. 243-246, 1993.

16. VAN SCOTT, E. J.; YU, R. J. α-hydroxiacids: procedures for use in clinical practice. *Cutis*, v. 43, p. 222-229, 1989.

17. KIM, T. H.; CHOI, E. H.; KANG, Y. C.; LEE, S. H.; AHN, S. K. The effects of topical α-hydroxiacids on the normal skin barrier of hairless mice. *British J. Dermatol.*, v. 144, p. 267-273, 2001.

Capítulo 25

Terapia Tópica com Despigmentantes

Adriana de Cerqueira Leite

SUMÁRIO

O tratamento despigmentante é utilizado para tratar todas as manchas de origem melânica, sendo sua principal indicação o melasma, uma hiperpigmentação que afeta, predominantemente, a região facial.

O fato de clarear e uniformizar a tonalidade da pele está associado à pureza e à beleza. Neste capítulo serão abordados os principais e mais frequentes métodos despigmentantes utilizados na obtenção de uma pele homogênea.

HOT TOPICS

- A radiação ultravioleta (UV) aumenta a quantidade de melanócitos detectáveis na pele, aumentando também a taxa de transferência da melanina para os melanócitos.
- A melanina é o mais importante dos pigmentos a determinar a cor da pele e divide-se em dois tipos: eumelanina e feomelanina.
- As hipercromias são divididas em melanóticas (aumento da melanina) e melanocitóticas (aumento do número de melanócitos).
- A hiperpigmentação pós-inflamatória resulta da alteração da coloração pelo trauma do melanócito, que aumenta a quantidade de melanina como modo de defesa.
- Os lentigos são conhecidos como manchas senis, bem circunscritas, que surgem a partir da terceira década de vida.
- As efélides são pequenas manchas que surgem nas áreas expostas à luz.
- Melasma é uma desordem hipermelanótica desencadeada pela radiação UV e também por alterações hormonais, como na gestação ou pelo uso de anticoncepcionais.
- Os principais métodos despigmentantes são os *peelings* e o *laser*.
- Os *peelings* mais indicados são aqueles que provocam menor eritema reacional.
- Os *peelings* mais utilizados são os superficiais e médios, que atuam principalmente na epiderme e derme papilar.
- O alvo do tratamento com o *laser* são os melanossomos, a organela celular que contém a melanina.
- Os principais efeitos colaterais da laserterapia são: atrofia, cicatriz hipertrófica, hipopigmentação e hipercromia residual.

INTRODUÇÃO

Quando nossa pele é exposta à luz solar e a outras fontes de radiação UV, ocorrem várias reações que aumentam a transferência de melanina para os queratinócitos. A radiação UV aumenta a quantidade de melanócitos detectáveis na pele. É descrito que a radiação UV aumenta a taxa de transferência da melanina dos melanócitos para os queratinócitos. O hormônio estimulador de melanócitos (MSH, *melanocyte-stimulating hormone*) ou melanotropina[1] desempenha papel muito importante na regulação da pigmentação. Já é bem estabelecido que a exposição à radiação UV aumenta não apenas a melanogênese mas também a quantidade de melanócitos ativos, de tal forma que o MSH regula a pigmentação e também a proliferação de melanócitos[2].

A melanina tem sido apontada como o primeiro sistema de autodefesa do organismo, por meio da pigmentação da pele. Os melanócitos estão localizados na camada basal e são células dendríticas que produzem grânulos de melanina e, ao serem transferidos para a camada córnea, ficam expostos ao processo oxidativo desencadeado pela luz (Fig. 25.1).

A pigmentação se produz por meio da formação da melanina pela transformação da L-tirosina e da L-cisteína, principais substratos do processo. Há formação de dois tipos de melanina, a eumelanina (componente escuro; preto) e a feomelanina (componente vermelho).

A proporção entre eumelanina e feomelanina determina a cor da pele e dos cabelos[3]. A melanina funciona como um cromóforo controlando a cor da pele e como proteção das células da epiderme contra o dano solar. A pigmentação imediata ocorre pela oxidação da melanina pré-formada, na maior parte desencadeada pelos raios UVA, uma radiação γ de pouca energia, porém, de longa penetrância. Esse mecanismo é conhecido como fenômeno de Meirowsky.

Já a pigmentação tardia (24 a 72h) ocorre após o desaparecimento do eritema e envolve tanto a radiação UVA como a UVB, proporcionando aumento no número, no tamanho e na atividade dos melanócitos. O desaparecimento da pigmentação tardia pode variar de meses a anos, conforme características individuais (Fig. 25.2).

A hiperpigmentação da pele tem como possíveis mecanismos etiopatogênicos vários fatores

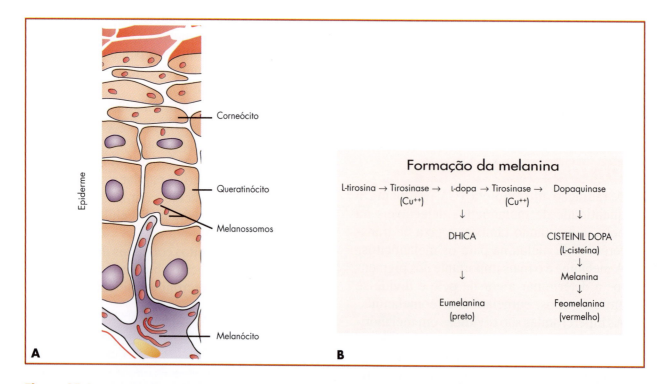

Figura 25.1 – Síntese da melanina. (*A*) A melanina é conhecida por ser sintetizada nos melanócitos epidérmicos, transferida para os queratinócitos e eliminada da pele pelos processos de queratinização e descamação. (*B*) A tirosinase, uma das monoxigenases, é uma das enzimas responsáveis pelo desenvolvimento da melanogênese. DHICA = ácido 5,6-di-hidroxindol-2-carboxílico.

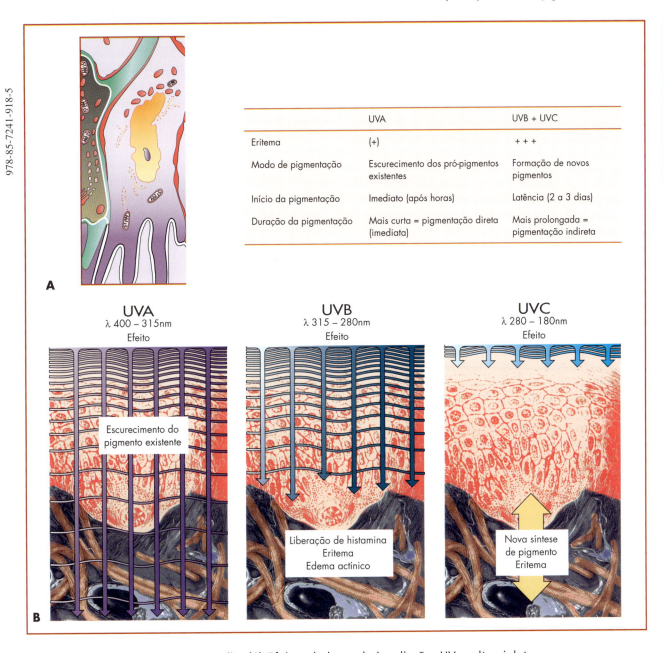

Figura 25.2 – (*A*) Pigmentação tardia. (*B*) Efeitos da luz e da irradiação. UV = ultravioleta.

como envelhecimento, gravidez, distúrbios endócrinos, tratamentos com hormônios sexuais, queimaduras de sol de diferentes graus, medicamentos, entre outros.

FISIOPATOLOGIA DA HIPERPIGMENTAÇÃO

Supostamente, a coloração da pele de diferentes raças é uma resposta às condições do meio ambiente. Quanto maior a exposição solar ao longo dos anos, melhor a adaptação do sistema de pigmentação da pele. A cor da pele deriva da combinação de quatro pigmentos: hemoglobina dioxigenada, oxiemoglobina, carotenoides e melanina[3]. A melanina é o mais importante dos pigmentos a determinar a cor da pele e, como já citado, existem dois tipos de melanina: a eumelanina, que varia do marrom ao preto, e a feomelanina, variando do tom amarelo-avermelhado ao marrom. Geralmente, na pele morena a negra predomina a eumelanina[4]. A melanina é um biopolímero heterogêneo produzido por células especializadas chamadas melanócitos e encontrado na pele, no bulbo folicular e nos olhos. O hipercromismo corresponde à hiperpigmentação da pele em razão do aumento do pigmento de melanina ou de hemossiderina ou hipercarotemia.

A cor da pele nas diferentes raças é determinada pela quantidade desses dois pigmentos presentes na epiderme. A cor da pele constitucional é nossa cor natural sem influência dos raios UV. Já a cor da pele facultativa é a extrapigmentação acima do nível constitucional estimulada pelos raios UV e pelas variações hormonais refletidas na capacidade determinada geneticamente da pele de escurecer, em resposta aos raios UV.

A cor da pele depende da quantidade e da distribuição dos melanossomos, organelas produzidas pelos melanócitos. Os melanossomos nos caucasianos são pequenos, com menos melanina, e apresentam-se de forma agregada aos queratinócitos. Já nos melanodérmicos, os melanossomos são maiores, com grande quantidade de melanina, e estão solitários nos queratinócitos. Embora os melanossomos variem entre raças, a densidade de melanócitos é a mesma, com variações apenas nas diferentes partes do corpo.

Dividem-se as hipercromias em melanóticas (aumento da melanina) ou melanocitóticas (aumento do número de melanócitos).

Uma delas, a hiperpigmentação dérmica melanótica (quando o número dos melanócitos é normal, mas a quantidade de melanina é aumentada), supõe que a melanina sintetizada na epiderme pelos melanócitos seria transferida para a derme. Outra hipótese seria a hiperpigmentação dérmica melanocitótica, em que há aumento dos melanócitos ativos na camada basal.

PROTEÇÃO CONTRA LUZ E IRRADIAÇÃO

A hiperpigmentação dérmica apresenta-se azulada por causa do decréscimo da reflexão da região de ondas largas, comparando-se com a área ao redor. Quando a pigmentação é epidérmica, predomina uma coloração variando do acastanhado ao preto. Como são parâmetros subjetivos, alguns autores sugerem a lâmpada de Wood (354mm) para a diferenciação. O pigmento epidérmico fica mais evidente no exame, enquanto o componente dérmico desaparece. Nos pacientes de fototipos V e VI, às vezes, a biópsia é necessária, pois a lâmpada de Wood se torna pouco eficaz.

Estudos recentes revelam outros caminhos pelos quais a produção de melanina pode ser estimulada[2,5] e um dos mais promissores seria a inibição da endotelina (ET). Os queratinócitos, em resposta à radiação UV, produzem citocinas, mais especificamente ET-1 e 2, as quais, em ciclos, atuam nos melanócitos e estimulam a produção de melanina. Portanto, um antagonista das ET seria teoricamente capaz de suprir a pigmentação UV induzida.

Em estudos anteriores, a ET-1 demonstrou ser crucial para a melanogênese induzida por UV[1], assim como o L-MSH é absolutamente necessário para que o efeito melanogênico dos raios UV ocorra nos melanócitos humanos. ET-1 significa fator derivado do endotélio, ou seja, ET; L-MSH corresponde à melanotropina; o bFGF é o fator básico de crescimento dos fibroblastos (bFGF, *basic fibroblast growth factor*) e todos são fatores derivados dos queratinócitos que interagem sinergicamente no estímulo da proliferação dos melanócitos humanos.

ET-1 tem efeito mitogênico dependente e efeito bifásico na melogênese: um efeito estimulante em concentrações subnanomolares e um efeito inibidor em concentração ≥ 1 mol.

ET-1 modula a resposta dos melanócitos humanos ao estímulo dos raios UV. ET-1 age sinergicamente a L-MSH e bFGF como estímulo proliferativo do melanócito humano.

Já o L-MSH é classicamente conhecido como um derivado que aumenta a pigmentação intrategumento. Tanto o L-MSH como o hormônio adrenocortical são também sintetizados pelos queratinócitos e melanócitos e são mitogênicos e melanogênicos para os melanócitos humanos[6-10].

Ambos os peptídeos atuam ligando a proteína G aclopada ao receptor de melanocortina 1 (MC1R, *melanocortin 1 receptor*), resultando na ativação da via do monofosfato cíclico de adenosina (cAMP, *cyclic adenosine monophosphate*)[11-13].

O bFGF é um mitógeno derivado dos queratinócitos que ativa o receptor tirosina quinase[14,15]. A cooperação desses três fatores epidérmicos sugere fortemente a existência de um mecanismo paralelo que regula a proliferação e a melanização dos melanócitos humanos.

Compreendendo, então, o mecanismo da biossíntese da melanina, no qual sua formação se restringe aos melanossomos, podem-se avaliar os diversos mecanismos possíveis na patogênese da hiperpigmentação.

As anormalidades que podem provocar hipercromias são:

- Malformação de melanossomos nos melanócitos.
- Falha na melanização dos melanossomos.
- Falha na secreção dos melanossomos nos queratinócitos.
- Falha no transporte dos melanossomos nos queratinócitos com e sem degradação em organelas lisossomos-*like*.

É importante lembrar que, na maioria das desordens da pigmentação, mais de um mecanismo biológico é envolvido e não se pode ignorar a herança e a influência genética, racial e ambiental que também atuam nesse processo pigmentar.

ALTERAÇÕES HIPERPIGMENTARES MAIS FREQUENTES

Todas essas alterações são correlatas ao depósito de melanina na epiderme e, em alguns casos, de melanina adicional na derme. Se a melanina está localizada na porção superior da epiderme, predomina uma coloração variando do marrom ao preto. A reposição de melanina na derme papilar resulta em tonalidade azul-acinzentada, porém, esses aspectos são bastante variáveis (Fig. 25.3).

Existem quatro alterações comuns que resultam em hiperpigmentação:

- Hiperpigmentação pós-inflamatória.
- Lentigens.
- Efélides.
- Melasma.

Hiperpigmentação Pós-inflamatória

Resulta da alteração da coloração pelo trauma do melanócito, que, de maneira defensiva, aumenta a quantidade de melanina na epiderme por meio de elevação de quantidade de melanossomos nos queratinócitos epidérmicos.

A exposição à luz UV intensifica a tonalidade escura e faz o processo durar ainda mais tempo. A pigmentação dérmica costuma se instalar de

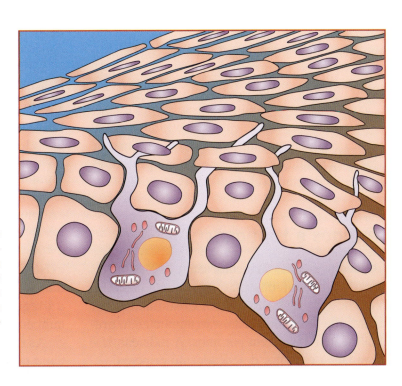

Figura 25.3 – As variações de pigmentação da pele são consequências das diferentes capacidades funcionais do melanócito. Este tem a capacidade de produzir melanina suficiente para abastecer cerca de 35 queratinócitos com pigmento protetor. Os melanócitos injetam os melanossomos repletos de melanina no interior dos queratinócitos.

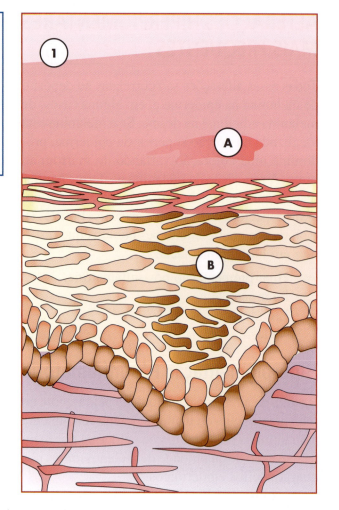

Figura 25.4 – A = Mudança da coloração na epiderme (reflexo do depósito de pigmentação). B = Depósito de pigmento na derme papilar. 1 = Estrato córneo.

A distribuição típica é a presença na face, no "V" do decote, no dorso das mãos e no couro cabeludo dos calvos (Fig. 25.5). Lentigens solares são encontradas em 75% dos caucasianos e asiáticos com idade em torno dos 60 anos[16].

Tanto o UV natural quanto o psoraleno + UVA (PUVA) podem induzir o aparecimento das lesões. O histopatológico demonstra proliferação tanto dos melanócitos quanto dos queratinócitos com aumento das cristas epiteliais. A união e a fusão das extremidades inferiores frequentemente forma pontes.

As lentigens, uma vez tratadas, não costumam reincidir no mesmo local, mas novas lesões podem se desenvolver.

Já os lentigos, se tratados de maneira definitiva e cautelosa, param de crescer. Pode-se tentar os despigmentantes, porém, a lesão poderá progredir lentamente.

As modalidades terapêuticas serão discutidas a seguir, porém, independentemente do método escolhido, deve-se sempre considerar a possibilidade de a hiperpigmentação pós-inflamatória ocorrer em resposta ao tratamento.

Efélides

Efélides ou sardas são pequenas manchas (2 a 4mm de diâmetro) castanho-claras ou castanho-escuras, bem delimitadas, presentes nas áreas da pele expostas à luz, que costumam surgir entre 6 e 18 anos de idade.

Embora sejam mais comuns em caucasianos, os asiáticos podem desenvolvê-las como resposta ao estímulo luminoso, pois a exposição ao UV eventualmente predispõe à formação dessas lesões quando há queimadura solar (exposição esporádica, porém intensa) (Fig. 25.6). A menor dose luminosa que produz efélides experimentalmente[17] é seis a dez vezes menor que a dose mínima eritematosa (DME). São causadas pelos raios UVB (290 a 320nm), embora os raios UVA (320 a 400nm) provoquem o escurecimento das preexistentes. As efélides decorrentes de queimadura solar são maiores, com aparência salpicada e irregular. Já em indivíduos de pele clara, há também influência hereditária.

As efélides parecem proteger a pele contra o dano provocado pela luz UV. O exame histopa-

maneira definitiva na derme e os melanossomos estão depositados nos melanófagos. Esse processo também é conhecido como pigmentar[5].

Nos pacientes asiáticos, essa pigmentação costuma desaparecer em meses, mas alguns pacientes evoluem em um ano ou mais. O uso de despigmentantes é favorável e o de protetores solares, indispensável (Fig. 25.4).

Lentigos e Lentigens

Conhecidos como manchas senis, são manchas bem definidas circunscritas, que variam do castanho-claro ao castanho-escuro. Costumam surgir a partir da terceira década, vão aumentando gradualmente e persistem por anos. A radiação UV cumulativa é o fator desencadeante principal.

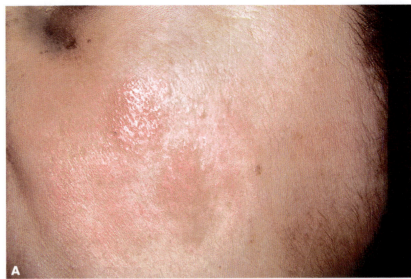
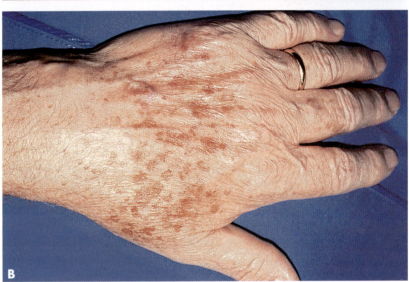

Figura 25.5 – (A) Lentigo na face. (B) Melanoses (manchas senis) no dorso das mãos.

tológico indica aumento na melanina da camada basal sem o alongamento das cristas epiteliais. O número de melanócitos é normal. Ocasionalmente, com uso de fotoprotetores ou evitando a exposição, pode-se reduzir sua intensidade (as modalidades terapêuticas serão discutidas a seguir) (Fig. 25.7).

Melasma

É uma desordem hipermelanótica comum que costuma acontecer mais frequentemente nas mulheres e se desenvolve lenta e simetricamente. É uma alteração da pele adquirida, que se manifesta por hipermelanose marrom, circunscrita e macular. É encontrada nas zonas do rosto, do pescoço e dos antebraços expostas ao sol. As manchas são grandes e suas bordas, em geral, aciformes ou policílicas (Fig. 25.8). A pigmentação pode ser linear e dar a impressão de estar espalhada ao longo da face ou ter a forma de gotas e pastilhas. A cor é uniforme e vai do marrom-acinzentado ao escuro, embora, às vezes, possa apresentar aspecto jaspeado, com diferentes tonalidades de marrom, e que se assemelha ao lentigo maligno. Esse tipo de pigmentação é frequentemente observado nos asiáticos, embora caucasianos possam desenvolvê-lo.

A radiação UV é, sem dúvida, o principal fator desencadeante, embora alterações hormonais influenciem uma parcela de pacientes a desenvolver o quadro (8 a 29%), assim como alterações endocrinológicas, mas nenhuma correlação está

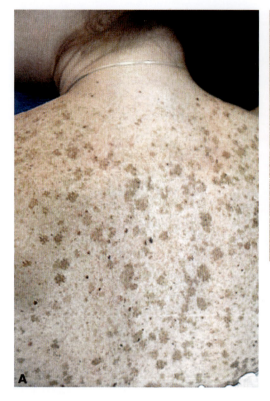
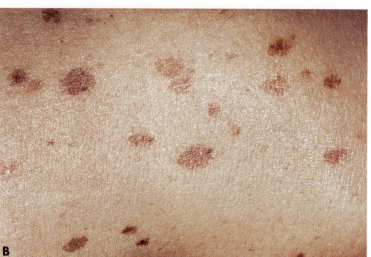

Figura 25.6 – (*A*) Paciente do sexo feminino com múltiplas lesões lentiginosas no dorso, decorrentes de fotoexposição intensa (efélides). (*B*) Lentigos solares.

bem estabelecida. Quando existe um componente hormonal, como gestação ou uso de contraceptivos, a hiperpigmentação é chamada cloasma. Em muitos casos, no período pré-gestacional ou após a suspensão do uso do medicamento, o quadro pode regredir e até desaparecer (Fig. 25.9).

São conhecidos três padrões de melasma: a forma mais comum é a centrofacial presente em dois terços dos casos e predominante na região temporal, no nariz e nas regiões supralabial, mentual e medial da face. Em 20% dos pacientes, um padrão malar é encontrado envolvendo a região da face e o dorso nasal. A outra forma compromete predominantemente a região mandibular. As mucosas são respeitadas em todos os casos.

Clínica e histologicamente existem dois padrões de melasma: dérmico e epidérmico[18]. A maioria dos casos possui padrão misto. O epidérmico proporciona coloração castanha à pele, com aumento da melanina nos melanócitos e queratinócitos da epiderme. Já o melasma dérmico possui nuanças variando do castanho ao

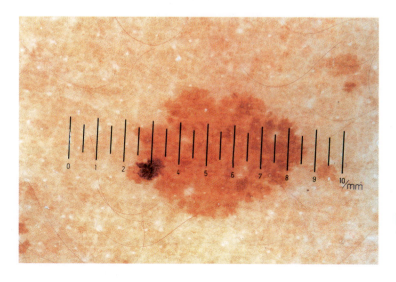

Figura 25.7 – Aspecto dermatoscópico de lesão lentiginosa.

Terapia Tópica com Despigmentantes – **425**

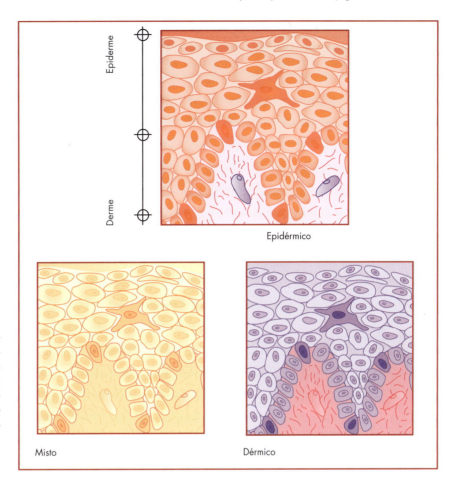

Figura 25.8 – O depósito de melanina em excesso pode ser localizado na epiderme, na derme, ou em ambas as camadas da pele; essas diferenças modificam a resposta do paciente à terapia. Esse fato contempla as bases da classificação do melasma.

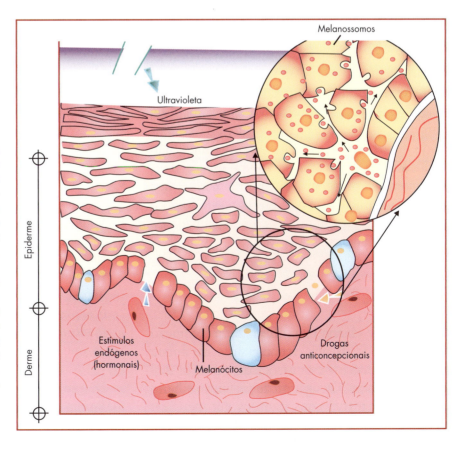

Figura 25.9 – O melasma é uma hiperpigmentação melânica da pele caracterizada por máculas (manchas) marrons, de fácil localização. Apesar de sua etiologia ser desconhecida, fatores como exposição solar, anticoncepcionais hormonais e gravidez, entre outros, predispõem a seu aparecimento. O melanócito, célula produtora de melanina, é encontrado em número normal na epiderme do melasma. A hiperpigmentação decorreria de um aumento na produção e na transferência de melanina por estímulos hormonais, ambientais e outros ainda não muito bem estabelecidos.

Tabela 25.1 – Tipos de pigmentos e localização

Tipos de pigmentos	Exame com lâmpada de Wood (345mm)	Localização do pigmento	Prognóstico do tratamento
Epidérmico	Útil	Predominantemente na epiderme. Poucos melanófagos/melanina na suprabasal e camada córnea	Bom a excelente
Misto	Útil	Mais dérmico que epidérmico	Componente epidérmico responde melhor que o dérmico
Dérmico	Inconclusivo	Melanófagos abundantes na derme superficial e profunda e vacuolização das células basais	Pobre

Tabela 25.2 – Fatores etiológicos associados ao melasma

Fator	Frequência (%)
Hormonal	
Gravidez	30 – 33
Alterações hormonais (estrógeno e progesterona)	9 – 20
Autoimunidade e outras anomalias tireóideas	58
Familiar	
Exacerbação pela luz solar	100
Fatores cosméticos	80
Agentes fototóxicos	Não conhecida

azulado, às vezes até acinzentado, em razão do aumento de melanina nos macrófagos da derme. Como citado anteriormente, a lâmpada de Wood pode auxiliar na determinação do tipo de melasma com quatro padrões. No epidérmico, há aumento do contraste da cor e este tipo é encontrado em 70% dos pacientes. No dérmico, não há alterações no contraste. No tipo misto, algumas áreas são responsáveis, outras não. E nos fototipos de pele V e VI de Fitzpatrick não é possível detectar diferenças com a lâmpada de Wood[16-20] (Tabelas 25.1 e 25.2).

TRATAMENTOS

A questão de clarear ou uniformizar a coloração e a tonalidade da pele é universal e na língua inglesa (*whiteness*) está associada a pureza, beleza e inocência. O conceito de perfeição e beleza não está restrito aos padrões europeus ou americanos. Na Índia, uma pele clara é muito valorizada e no Japão, a tonalidade clara e uniforme é um conceito de beleza. Numerosas tribos africanas também admiram uma pele mais clara, influenciando até o preço dos dotes de suas noivas. E a valorização se torna similar em quase todas as sociedades em todo o mundo.

Essa obsessão impulsionou um enorme mercado comercial traduzido em inúmeros produtos, na forma de cremes clareadores, muitos deles com princípios ativos duvidosos e ocasionalmente até muito tóxicos, como os sais de mercúrio, já abandonados. A maioria dos clareadores contém hidroquinona como principal agente, em concentrações variadas, mas existe um crescente interesse em tentar substituí-la por ingredientes alternativos que não possuam os efeitos colaterais que a hidroquinona possui.

Os despigmentantes são substâncias que atuam diretamente na região discrômica e hiperpigmentada. Esses princípios ativos podem ser combinados entre si e com outros componentes que otimizam sua potência e modo de ação, variando conforme as diversas apresentações e indicações.

Seguem os mais frequentes tipos de despigmentantes utilizados (Tabelas 25.3 e 25.4).

Importante: os tratamentos citados podem ser combinados para otimizar resultados; não se deve deixar de considerar o fototipo, o grau de fotoenvelhecimento e a idade do paciente, fatores determinantes na opção terapêutica.

Não se deve esquecer que não há inibidor de melanina que atue de modo definitivo, independentemente do mecanismo de ação. Uma vez

Terapia Tópica com Despigmentantes – **427**

Tabela 25.3 – Hipercromias: resumo das modalidades terapêuticas possíveis

Patologia	Agentes tópicos (despigmentantes)	Peelings superficiais	Peelings médios	Pulsed dye laser 510nm	Laser ND:Yag 532nm	Laser de rubi 694nm
Efélides	Efeito adjuvante	v	v	v	V	V
Melanoses	Efeito adjuvante	v	v	v	v	V
Lentigos senis	Efeito adjuvante	v	v	v	V	V
Melasma	1ª escolha (V)	v	–	0	0	0
Manchas café-com-leite	Não indicado	0	0	V	v	v

Nd:YAG = neodímio ítrio alumínio granada; v = resultados variáveis; V = melhor indicação; 0 = não indicado/sem efeito.

suspenso o tratamento, pode haver recidiva e isto varia dependendo da patologia, da localização e do caráter individual. Outro aspecto importante a ser destacado é a fragilidade do melanócito perante o trauma; uma vez lesionado, dificilmente se recupera, resultando em hipocromias, na maioria das vezes, definitivas.

Peelings

Como existem várias opções, deve-se optar sempre pela realização de testes prévios com a substância escolhida. Os *peelings* mais indicados são aqueles que provocam menor eritema reacional. O eritema intenso pode se traduzir tardiamente

Tabela 25.4 – Despigmentantes cutâneos

Ativo	Nome químico/ composição	Ação	Dosagem usual (%)
Ácido fítico	Ácido inositol Hexafosfórico	Inibe a ação da tirosinase, despigmentando manchas por depósito de fucsina. Agente antioxidante, sequestrante de ferro e cobre	0,5 – 1
Ácido kójico	5-hidroxi, 2 (hidroximetil), 4-pironona	Atua quelando os íons cobre	1
Antipollon HT	Silicato de alumínio sintético	Adsorve a melanina já formada	1 – 4
Biowhite	Composto por extratos vegetais de *Morus nigra, Saxifra stolonifera, Scutellaria baicalensis* e *Vitis vinifera*	Inibe a ação da tirosinase	0,1 – 10
Dermawhite HS	Aminoácidos peptídeos, vegetais, ácido kójico e EDTA	Inibe a ação da tirosinase	0,1 – 2
Hidroquinona	1,4-benzenodiol	Inibe a ação da tirosinase, além de produzir radicais livres que danificam as membranas das organelas citoplasmáticas dos melanócitos citológico e fotossensibilizante	Até 2 (em produtos cosméticos) Até 10 (em formulações médicas)
Nano White	Arbutina lipossomada	Inibe a ação da tirosinase	2 – 5
Melfade	Extrato vegetal de uva-ursina e *bearberry*	Inibe a ação da tirosinase e degrada a melanina já formada	2,5 – 5
Licorice PT 40	Extrato de alcaçuz (*Glycyrrihiza glabra*)	Atividade antitirosinase Atividade antidopacromo-teutomerase	0,4 – 1
Ácido elágico	Polifenol de fonte natural (uvas, morango, chá verde)	Inibe a ação da tirosinase quelante de Cu^{++}	Em estudo[4,21]
Arbutina	Hidroquinona Beta-D-glicopiranosídeo	Inibe a ação da tirosinase	4 – 7

EDTA = ácido etilenodiaminotetracético.

num quadro de hiperpigmentação pós-inflamatória, principalmente nos fototipos III a VI de Fitzpatrick.

Os *peelings* também podem ser combinados, de forma que duas ou mais substâncias sejam utilizadas de maneira complementar no tratamento das hiperpigmentações. Os pigmentos podem estar localizados na epiderme, na derme, ou em ambas e também com padrão de distribuição localizada, como nas melanoses, ou difusa, como no fotoenvelhecimento.

Os *peelings* mais utilizados são os superficiais a médios, que atuam predominantemente na epiderme e derme papilar. Os agentes mais seguros são o ácido tricloroacético, o ácido kójico, a solução de Jessner, o ácido glicólico e os *peelings* modificados que possuem marcadores coloridos, os quais permitem a visualização da aplicação do produto, e saponinas que controlam sua penetração.

Pode-se combinar a aplicação de um agente de maneira localizada (por exemplo, ácido tricloroacético, fenol, etc.) e complementar com outro agente em toda a área a ser tratada para maior uniformidade (Jessner, ácido glicólico, ácido retinoico, etc.). Deve-se sempre considerar os fatores que influenciam na profundidade dos *peelings*: seleção do paciente, seleção do agente, técnica de desengorduramento, integridade da barreira epidérmica e uso de medicamentos via oral (por exemplo, isotretinoína) ou tópicos (como o ácido retinoico).

Lasers

O alvo do *laser* é o melanossomo, a organela celular que contém melanina. O tempo de relaxamento térmico é estimulado entre 10 e 100ns, mas qualquer comprimento do pulso menor que 1ns pode atingir seletivamente o melanossomo.

Em geral, entende-se que se requer menos energia para lesionar o melanossomo usando comprimento curto de ondas, enquanto maior energia será necessária para causar o mesmo efeito com comprimentos mais longos, porque há decréscimo no coeficiente de absorção da melanina quando o comprimento de onda aumenta.

Tabela 25.5 – Exemplos de *lasers*

Laser	Comprimento de onda (nm)	Mecanismo ação/cromóforo
Pulsed dye laser	510	+ hemoglobina
Vapor de cobre	511	+ hemoglobina
Nd:YAG (frequência dobrada)	532	+ hemoglobina
Q-switched rubi	694	+ hemoglobina/ melanina
Q-switched alexandrita	755	+ melanina
Q-switched Nd:YAG	1.064	+ melanina

Nd:YAG = neodímio ítrio alumínio granada.

A vantagem do *laser* de comprimento de onda longo é que afeta o pigmento dérmico, enquanto comprimentos mais curtos tratam pigmentos superficiais (epidérmicos).

A Tabela 25.5 traz alguns exemplos de *lasers* com os respectivos comprimentos de onda e mecanismos de ação.

Exemplo:

Nd:YAG (1064nm) → penetração dérmica → indicação: nevo Ota.

Lasers para melasma representam um novo enfoque. Embora alguns estudos tenham demonstrado sucesso com a laserterapia no tratamento de hiperpigmentações como efélides, lentigos e manchas café-com-leite, sua eficácia não está bem estabelecida para o melasma. Na maioria dos casos, há necessidade de realizar mais de um tratamento (número variável de sessões) e pode haver recidiva, inclusive com as novas apresentações fracionadas dos *lasers*, que são versões ablativas menos agressivas que as anteriores, mas que também apresentam risco de repigmentação no caso dos melasmas dérmicos.

Os efeitos colaterais da laserterapia incluem atrofia, cicatriz hipertrófica, hipopigmentação (hipocromia) e hipercromia residual.

Portanto, ainda é preciso maior investigação para obter informações a fim de determinar as razões de tamanha variação nas respostas clínicas para lesões que histologicamente parecem similares.

QUESTÕES

1. Quais são os principais mecanismos etiopatogênicos da hiperpigmentação da pele?
2. Quais os fatores que determinam a cor da pele nas diferentes raças?
3. Quais são as anormalidades mais frequentes que podem provocar hipercromias?
4. Quais são as quatro alterações mais comuns que resultam em hiperpigmentação?
5. O que é melasma?
6. Quais são os *peelings* mais utilizados e quais os locais em que atuam predominantemente?
7. Qual é o principal alvo do tratamento com *laser*?
8. Quais os principais efeitos colaterais da laserterapia?

REFERÊNCIAS

1. TADA, A.; SUZUKI, I.; IM, S.; DAVIS, M. B.; CORNELIUS, J.; BABCOCK, G.; NORDLUND, J. J.; ABDEL-MALEK, Z. A. Endothelin-1 is a paracrine growth factor that modulates melanogenesis and participates in their responses to UV radiation. *Cell Growth Differ.*, v. 9, n. 7, p. 575-584, 1988.
2. PAWCICK, J. M.; CHAKIABORT, Y.; OSBERRMP, A. K. Light and pigmentators of the skin. *JJ.VV. (Bologna)*, v. 107, n. 11, 1992.
3. BONTÉ, F. Phytoterapie. *Européenee*, p. 16-19, Mai./Jun. 2001.
4. SHIMOGAKI, H.; TANAKA, Y.; TAMAI, H.; MASUDA, M. In vitro and in vivo evaluation of ellagic acid on melonogenesis. *Int. J. Cos. Sci.*, v. 22, p. 291-303, 2000.
5. ORTONNE, J. P.; NORDLUND, J. J. Mechanisms that cause abnormal skin color. In: CHAMPIÓN, R. H.; BURTON, J. L.; BURNS, D. A.; BREATHNACH, S. M. (eds.). *Rook/Wilkinson/Ebling. Textbook of Dermatology*. 6. ed. Oxford: Blackwell Science, 1998. p. 489-492.
6. SCHAUER, E.; TRAUTINGER, F.; KOCK, A.; SCHWARZ, T.; LUGER, T. A. Proopiomelanocortin-derived peptides are synthesized and released by human keratinocytes. *J. Clin. Invest.*, v. 93, p. 2258-2262, 1994.
7. CHAKRABORTY, A. K.; FUNASAKA, Y.; SLOMINSKI, A.; ERMAK, G.; HWANG, J.; PAWELEK, J. M. And release of proopiomelanocortin (POMC) derived peptides by human melanocytes and keratinocytes in culture: regulation by ultraviolet. *B. Biochim. Biophys. Acta*, v. 1313, p. 130-138, 1996.
8. DE LUCA, M.; SIEGRIST, W.; BONDANZA, S.; MATHOR, M.; CANCEDDA, R.; EBERLE, A. N. α-Melanocyte stimulating hormone (aMSH) stimulates normal human melanocyte growth by binding to high-affinity receptors. *J. Cell Sci.*, v. 105, p. 1079-1084, 1993.
9. HUNT, G.; TODD, C.; CRESSWELL, J. E.; THODY, A. J. α-Melanocyte stimulating hormone and its analogue Nle4Dphe7aMSH affect morphology, tyrosinase activity and melanogenesis in cultured human melanocytes. *J. Cell Sci.*, v. 107, p. 205-211, 1994.
10. ABDEL-MALEK, Z.; SWOPE, V. B.; SUZUKI, I.; AKCALI, C.; HARRIGER, M. D.; BOYCE, S. T.; URABE, K.; HEARING, V. J. Mitogenic and melanogenic stimulation of normal human melanocytes by melanotropic peptides. *Proc. Natl. Acad. Sci. USA*, v. 92, p. 1789-1793, 1995.
11. CHHAJLANI, V.; WIKBERG, J. E. S. Molecular cloning and expression of the human melanocyte stimulating hormone receptor cDNA. *FEBS Lett.*, v. 309, p. 417-420, 1992.
12. MOUNTJOY, K. G.; ROBBINS, L. S.; MOUTRUD, M. T.; CONE, R. D. The cloning of a family of genes that encode the melanocortin receptors. *Science*, v. 257, p. 1248-1251, 1992.
13. SUZUKI, I.; CONE, R.; IM, S.; NORDLUND, J.; ABDEL-MALEK, Z. Binding capacity and activation of the MC1 receptors by melanotropic hormones correlate directly with their mitogenic and melanogenic effects on human melanocytes. *Endocrinology*, v. 137, p. 1627-1633, 1996.
14. IMOKAWA, G.; MIYAGISHI, M.; YADA, Y. Endothelin-1 as a new melanogen: coordinated expression of its gene and the tyrosinase gene in UVB-exposed human epidermis. *J. Invest. Dermatol.*, v. 105, p. 32-37, 1995.
15. IM, S.; MORO, O.; PENG, F.; MEDRANO, E. E.; CORNELIUS, J.; BABCOCK, G.; NORDLUND, J.; ABDEL-MALEK, Z. Activation of the cAMP pathway by α-melanotropin mediates the response of human melanocytes to UVB light. *Cancer Res.*, v. 58, p. 47-54, 1998.
16. SANCHEZ, N. P.; PATHAK, M. A.; SATO, S.; FITZPATRICK, T. B.; SANCHEZ, J. L.; MIHM JR., M. C. Melasma: a clinical, light microscopic, ultrastructural and immunofluorescence study. *J. Am. Acad. Dermatol.*, v. 4, p. 698, 1981.
17. BLEEHEN, S. S. Disorders of skin colour. In: CHAMPIÓN, R. H.; BURTON, J. L.; BURNS, D. A.; BREATHNACH, S. M. *Rook/Wilkinson/Ebling – Textbook of Dermatology*. 6. ed. Oxford: Blackwell Science, 1998. p. 1753.
18. GILCHNEST, B. A.; FITZPATRICK, T. B. et al. Localization melanin pigmentatum in skin with Wood's lamp. *Br. J. Dermatol.*, v. 86, p. 245-248, 1977.
19. ALBESI, A.; CASTELANICH, D. Melasma: um problema terapêutico? *Act. Terap. Dermato.*, v. 22, p. 300-306, 1999.
20. SAMPAIO, S. A. P.; RIVITTI, E. A. *Dermatologia*. São Paulo: Artes Médicas, 1998.
21. SHIMOGAKI, H.; YANAGAWA, T. Inhibitory effect of ellagic acid on tyrosinase activity. American Academy of Dermatology. In: LIV ANNUAL MEETING, 1996. Washington. *Proceedings of LIV Annual Meeting*, 1996. p. 280.

LEITURA RECOMENDADA

FITZPATRICK, R. E.; GOLDMAN, M. P.; RUIZ-ESPARZA, J. Laser treatment of benign pigmented epidermal lesions using a 300-nsecond pulse and 510-nm wavelength. *J. Dermatol. Surg. Oncol.*, v. 18, p. 341-347, 1993.

GREKIN, R. C.; SHELTON, R. M.; GISSE, J. K.; FRIEDEN, I. 510nm pigmented lesion dye laser: its characteristics and clinical uses. *J. Dermatol. Surg. Oncol.*, v. 19, p. 380-387, 1993.

IMOKAWA, G.; KOBAYASHI, T.; MIYAGISHI, M.; HIGASHI, K.; YADA, Y. The role of endothelin-1 in epidermal hyperpigmentation and signaling mechanisms of mitogenesis and melanogenesis. *Pigment Cell Res.*, v. 10, n. 4, p. 218-228, 1977.

IMOKAWA, G.; YADA, Y.; KIMURA, M. Signalling mechanisms of endothelin-induced mitogenesis and melanogenesis in human melanocytes. *Biochem. J.*, v. 314, p. 305-312, 1996.

JIMBOW, K.; OBATA, H.; PATHAK, M. A.; FITZPATRICK, T. B. Mechanism of depigmentation by hidroquinone. *J. Invest. Dermatol.* 62: 436-449, 1974.

LAWRENCE, N.; COX, S. E.; BRODY, H. Tratamiento del melasma con solución de Jessner versus el ácido glicólico. Estudo comparativo de la eficácia clínica e evaluación con luz de Wood. *J. Am. Acod. Dermatol.*, v. 36, p. 589-593, 1997.

MAEDA, K.; FUKUDA, M. Arbutin: mechanism of its depigmenting action in human melanocyte. *J. Pharm. Exp. Ther.*, v. 276, p. 765-769, 1996.

MAEDA, K.; FUKUDA, M. In vitro effectiveness of several whitening cosmetic compounds in human melanocytes. *J. Soc. Cosmet. Chem.*, v. 42, p. 361-368, 1991.

MCBURNEY, E. L. Clinical usefulness of the argon laser for the 1990s. *J. Dermatol. Surg. Oncol.*, v. 19, p. 358-362, 1993.

TAYLOR, C. R.; ANDERSON, R. R. Ineffective treatment of refractory melasma and postinflammatory hyperpigmentation by Q-switched ruby laser. *J. Dermatol. Surg. Oncol.*, v. 20, p. 592-597, 1994.

Capítulo 26

Fotoproteção

Audrey Katherine Worthington ♦ Maurício de Maio

SUMÁRIO

A radiação solar ultravioleta (UV) pode causar danos irreversíveis que podem e devem ser minimizados com tratamentos tópicos específicos. A radiação ultravioleta B (UVB) gera uma reação inflamatória aguda seguida de vasodilatação e alterações do sistema imunológico. Como resposta, ocorre espessamento do estrato córneo.

A dose mínima eritematosa (DME) é a mínima quantidade de energia requerida para produzir um demarcado e uniforme eritema em 24h com resposta à radiação UV.

O bronzeado é a melanização dos queratinócitos, e isso protege o núcleo celular dos efeitos da exposição excessiva ao sol. A radiação pode causar, agudamente, eritema, fotossensibilidade e alterações imunes.

Dados epidemiológicos admitem a exposição solar como fator causal da maioria dos carcinomas baso e espinocelulares (não melanoma), bem como melanoma maligno em menor porcentagem.

As células tentam promover o reparo no ácido desoxirribonucleico (DNA, *deoxyribonucleic acid*) danificado pela excisão de nucleotídeos alterados, e hoje isso também pode ser feito com cremes contendo enzimas reparadoras de DNA.

O fotoenvelhecimento acaba por desorganizar as fibras colágenas e pode ocorrer por ação de radicais livres e por formação de metaloproteinases (enzimas que degradam colágeno).

Os fotoprotetores atenuam os efeitos da radiação, prevenindo carcinogênese e fotoenvelhecimento e podem ser filtros físicos, químicos ou biológicos. É importante combinar seu uso com mudanças comportamentais, como roupas, sombras, horários, para evitar exposição exagerada e prevenir câncer de pele e envelhecimento cutâneo.

HOT TOPICS

- A exposição à luz solar causa eritema, queimaduras, fotossensibilidade e alterações imunes.
- Radiações com menores comprimentos de onda possuem maior energia por fóton.
- O espectro solar possui três zonas fundamentais: luz visível, raios UV e raios infravermelhos.
- O pigmento melânico compreende três tipos de melanina: eumelanina, feomelanina e tricocromos.
- O bronzeado corresponde à melanização dos queratinócitos.
- A pigmentação solar pode ser imediata ou tardia.
- O número de melanócitos é constante nas diferentes raças.
- A proteína p53 possui a capacidade de inibir a progressão do ciclo celular após a exposição do DNA aos agentes lesivos.
- A radiação solar pode agravar doenças como porfiria, vitiligo e herpes simples.
- A exposição solar diminui os linfócitos T e a atividade das células *natural killer*.

- Os comprimentos de onda mais potentes para induzir a carcinogênese encontram-se na faixa de raios UVB.
- Fotoprotetores são agentes que atenuam o efeito da radiação UV, prevenindo o eritema solar e os efeitos cumulativos carcinogênicos.

INTRODUÇÃO

A exposição à luz solar causa efeitos agudos como eritema, queimaduras, fotossensibilidade e até alterações imunes. A longo prazo, os efeitos cumulativos da radiação podem traduzir-se em envelhecimento precoce por dano actínico e carcinogênese.

As lesões histológicas resultantes da exposição crônica ao sol são irreversíveis, embora possam ser minimizadas com tratamentos tópicos específicos.

Atualmente, aparência física e atributos cosméticos são de grande importância para boa autoestima e saúde mental, o que estimula a crescente preocupação com as opções para prevenir o fotoenvelhecimento.

Nas últimas décadas, o conhecimento das alterações em nível molecular sobre DNA, ácido ribonucleico (RNA, *ribonucleic acid*) e proteínas, que tanto a luz visível como as radiações ultravioleta causam, incluindo o câncer de pele, trouxe preocupação a biólogos, médicos e população leiga. O conceito de fator de proteção solar (FPS) foi introduzido por Franz Greiter, da Áustria, sendo posteriormente adotado pela Food and Drug Administration (FDA) em 1978.

O uso adequado de protetores solares pode reduzir as consequências tanto agudas como crônicas que o sol traz ao ser humano. As medidas preventivas devem começar já na infância e programas educativos devem orientar a fotoproteção para evitar, principalmente, o câncer de pele.

Embora, originalmente, os fotoprotetores tenham sido considerados cosméticos, atualmente enquadram-se na categoria de drogas que protegem a estrutura e a função da pele do dano actínico.

FÍSICA DAS RADIAÇÕES

As radiações solares alcançam a Terra sob a forma de ondas eletromagnéticas. A radiação é uma forma de propagação da energia formada por fótons.

O fóton consiste na energia liberada quando um elétron passa para uma órbita mais próxima do núcleo.

Cada onda eletromagnética tem características específicas, como amplitude, frequência e comprimento de onda (λ).

O comprimento de onda, medido em nanômetros (1nm = 10^{-9}m), é o que diferencia cada tipo de radiação e determina sua frequência. A frequência da onda é, portanto, o número de ciclos por segundo, sendo medida em hertz (Hz).

A Figura 26.1 mostra as características de uma onda eletromagnética.

A energia é inversamente proporcional ao comprimento de onda da radiação e diretamente proporcional à sua frequência. Assim sendo, radiações com menor comprimento de onda possuem maior energia por fóton (o fóton não possui massa, apenas energia).

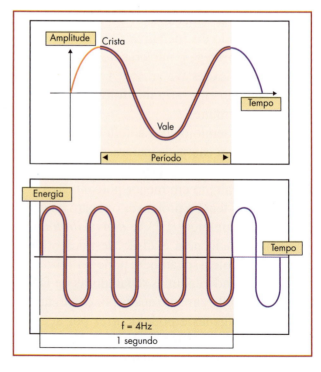

Figura 26.1 – Onda eletromagnética com seus elementos: amplitude, frequência e comprimento de onda.

ESPECTRO ELETROMAGNÉTICO

O espectro solar terrestre compreende três zonas fundamentais:

- Luz visível.
- Raios UV.
- Raios infravermelhos.

Os raios UV têm o menor comprimento de onda das radiações não ionizantes e, portanto, representam o componente de maior poder energético do espectro emitido pelo sol, sendo responsáveis pela maioria das alterações fotocutâneas.

A penetração das radiações em camadas mais profundas da pele cresce com o aumento dos comprimentos de onda e os raios UV e infravermelhos penetram até a derme em porcentagens de 30% e 85%, respectivamente, alterando as características do colágeno.

As radiações UV dividem-se em UVA, UVB e UVC.

A Figura 26.2 mostra o espectro eletromagnético.

EFEITOS DA RADIAÇÃO

Diversos componentes da pele, conhecidos como cromóforos, absorvem as radiações. Dentre eles estão melanina, oxi-hemoglobina, tirosina, triptofano, histidina, porfirinas, carotenos, desidro-

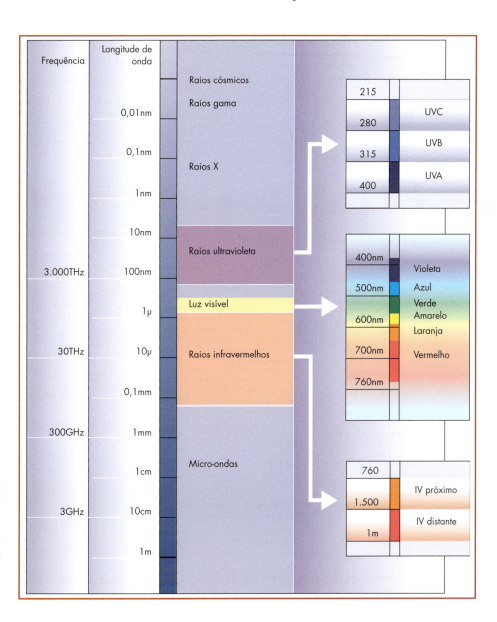

Figura 26.2 – Espectro eletromagnético pela ordem crescente de seus comprimentos de onda, especificando a faixa dos raios ultravioleta (UV) aos raios infravermelhos (IV).

colesterol, DNA, RNA, ácido urocânico, queratina e outras proteínas da epiderme.

O desidrocolesterol absorve ondas em torno de 270 a 280nm, utilizando-as para a síntese de vitamina D. A melanina tem poder de absorção máxima de ondas abaixo de 300nm e a oxi-hemoglobina, por sua vez, na faixa de 420nm.

A Figura 26.3 mostra a penetração das radiações nas diferentes camadas da pele.

Raios infravermelhos. De 760 a 17.000nm – Representam 44% do total de energia solar que chega à superfície terrestre e sua absorção através da pele é paulatina, chegando até 15% de absorção pela hipoderme. Em intensidade normal, provocam sensação de calor; em intensidades maiores, causam eritema; e, em intensidades extremas, podem causar até queimaduras.

Não provocam reações patológicas, mas contribuem para aceleração dos efeitos negativos da radiação UV (fotoadição).

Luz visível. De 400 a 760nm – Representa 39% da energia solar. Seu poder de penetração é inferior ao da radiação infravermelha. Pode desencadear reações fototóxicas.

Raios ultravioleta A. De 320 a 400nm – Representam 3,1% da energia solar e têm poder de penetração maior que os UVB. Afetam basicamente a derme, alterando sua vascularização e as fibras colágenas. Causam pigmentação cutânea direta, desencadeiam fotossensibilização e potencializam os efeitos dos UVB. Os raios UVA podem ser absorvidos pelo cristalino dos olhos e desenvolver cataratas, que são áreas opacas decorrentes da desnaturação proteica, já que, normalmente, as fibras de proteína são transparentes.

Raios ultravioleta B. De 290 a 320nm – Representam 4% da energia solar. Somente 10% de UVB alcança a derme. Sua principal ação é melanogênica. Provocam eritema com lesões nas paredes celulares e ácidos nucleicos, pigmentação indireta, espessamento do estrato córneo, diminuição da competência do sistema imunológico e carcinoma de pele.

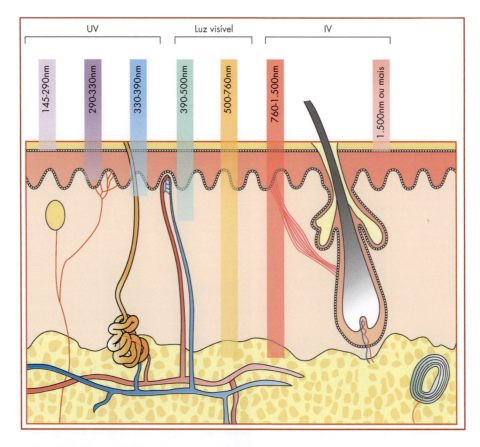

Figura 26.3 – Poder de penetração de algumas radiações eletromagnéticas nas camadas da pele. IV = infravermelho; UV = ultravioleta.

EFEITOS FISIOLÓGICOS

Formação de Melanina

A melanina é um pigmento escuro (*melas* em grego significa "negro") sintetizado pelos melanócitos.

Os melanócitos são as células que dão pigmentação à pele. Essas células têm origem neuroectodérmica, localizam-se na camada basal da epiderme e contêm melanossomos, organelas em que ocorre a síntese de melanina. Cada melanócito relaciona-se, em média, com 36 queratinócitos, constituindo uma unidade epidermomelânica da pele.

Em presença de oxigênio molecular, a tirosinase oxida a tirosina em dopa (3,4-di-hidroxifenilalanina) e esta em dopaquinona. Em seguida, surgem os dopacromos e o composto tirosina-melanina que se combina com proteínas, originando melanoproteínas que serão polimerizadas em melanina.

Os melanossomos repletos de melanina são levados ao interior dos queratinócitos através dos dendritos do melanócito.

No interior dos queratinócitos, os lisossomos realizam a degradação dos complexos melanossômicos, resultando em um pó fino melânico que tende a cobrir a parte superior do núcleo para proteger o DNA dos danos que as radiações UV podem causar.

A melanina é, posteriormente, eliminada na superfície cutânea, através dos queratinócitos descamantes e outra parte excretada em nível de derme por via linfática.

A atividade da unidade melanoepidérmica é regulada por fatores genéticos, pela radiação UV e por hormônios [hormônio adrenocorticotrófico (ACTH, *adrenocorticotrophic hormone*), hormônio estimulador de melanócitos (MSH, *melanocyte-stimulating hormone*) e hormônio luteotrófico (LTH, *luteotrophic hormone*)].

A Figura 26.4 mostra a formação da melanina.

Síntese de Vitamina D

A vitamina D aumenta a absorção de cálcio pelo trato gastrointestinal e exerce efeitos importantes sobre deposição e reabsorção ósseas. Para que isso ocorra, essa vitamina precisa ser convertida, por meio de reações sucessivas na pele, no fígado e nos rins, ao produto final: 1,25-di-hidroxicolecalciferol.

A vitamina D_3, também denominada colecalciferol, é formada na pele, em consequência da irradiação do 7-desidrocolesterol pelos raios UV.

EFEITOS AGUDOS DA EXPOSIÇÃO SOLAR

A radiação solar pode causar, agudamente, eritema, fotossensibilidade e alterações imunes.

Dentre os efeitos agudos que o sol causa na pele, o *eritema* é a reação clínica mais aparente, além dos danos às membranas celulares, ao DNA, ao RNA e à síntese proteica. Uma exposição inadequada, que exceda o nível de tolerância da

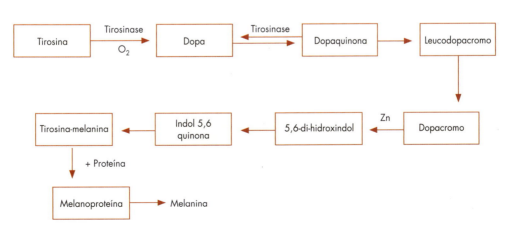

Figura 26.4 – Formação da melanina. Dopa = 3,4-di-hidroxifenilalanina.

pele, pode causar queimadura solar, que se caracteriza, além do eritema, por sensação de calor, edema e, eventualmente, flictenas e descamação (Fig. 26.5).

O eritema é o rubor congestivo da pele decorrente do aumento de sangue nos capilares do plexo subpapilar da derme.

Os raios UVB causam lesão de células epiteliais com formação de substâncias vasodilatadoras, particularmente as prostaglandinas, que iniciam uma reação inflamatória aguda. Os raios UVA agem diretamente sobre os vasos da derme, determinando vasodilatação e eritema, sem a interferência de mediadores.

A radiação UVA é aproximadamente 1.000 vezes menos capaz de produzir eritema do que os raios UVB.

O eritema provocado pelos UVB se inicia algumas horas após a exposição e atinge o pico em 12 a 24h. O desenvolvimento do eritema é influenciado pela quantidade de melanina presente na pele.

O eritema é utilizado como parâmetro para que se presuma o espectro de ação dos outros eventos fotobiológicos na pele humana, como bronzeamento, carcinogênese e fotoenvelhecimento.

A DME é a mínima quantidade de energia requerida para produzir um demarcado e uniforme eritema em 24h como resposta à exposição. Nos indivíduos de raça branca, a DME varia de 0,02 a 0,07 joules/cm^2. A radiação UVA também pode causar reação eritematosa, mas com DME de 20 a 30 joules/cm^2.

Pigmentação e Bronzeamento

O pigmento melânico compreende três tipos de melanina: eumelanina (marrom), feomelanina vermelha) e tricocromos (amarelos).

O bronzeado é a melanização dos queratinócitos. É importante salientar que essa função biológica protege o organismo contra os efeitos nocivos da radiação excessiva, em conjunto com aumento de espessura da camada córnea.

Os raios UVB estimulam a produção dos corpúsculos de melanina, a qual deverá ser oxidada para escurecer. Os UVA são imprescindíveis para

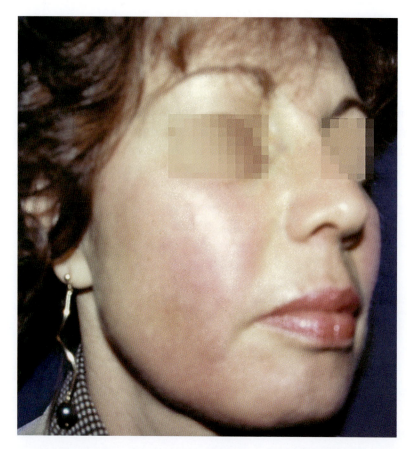

Figura 26.5 – Paciente de fototipo I com exposição solar sem fotoproteção. A resposta aos efeitos agudos do sol inclui eritema, sensação de calor e edema.

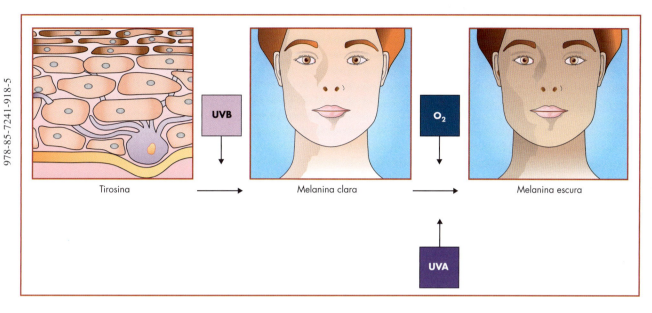

Figura 26.6 – Níveis de atuação das radiações nos distintos estágios do bronzeado. UVA = ultravioleta A; UVB = ultravioleta B.

completar o processo de bronzeado, pois oxidam a melanina, causando a pigmentação direta.

A Figura 26.6 mostra os níveis de atuação das radiações UV nas diferentes etapas do bronzeado.

A pigmentação solar pode ser imediata ou tardia:

- *Pigmentação imediata*: o bronzeamento pigmentar imediato ou fenômeno de Meirowsky inicia-se após alguns minutos da exposição solar e desaparece gradualmente após algumas horas. É mais evidente em indivíduos morenos ou pardos. Esse efeito deve-se à foto-oxidação da melanina pré-formada e à transferência aos queratinócitos. O espectro responsável situa-se na faixa de UVA e luz visível, particularmente até 450nm.
- *Pigmentação tardia*: o escurecimento da pele pode ser notado a partir do terceiro dia e decorre de aumento da produção de melanina. Há aumento de número, tamanho e atividade dos melanócitos. A pigmentação tardia depende, principalmente, dos UVB, mas há participação de UVA e espectro da luz visível.

O número de melanócitos é relativamente constante nas diferentes raças e as diferenças de cor se devem à quantidade de melanina produzida. A capacidade de adquirir a pigmentação é racial e genética, sendo maior na tez escura.

Além da quantidade de melanina presente na epiderme, a cor da pele é influenciada pelo conteúdo de pigmentos carotênicos na gordura subcutânea, pela concentração e o estado de oxigenação da hemoglobina e pelos pigmentos biliares.

A classificação de Fitzpatrick mostra a resposta de cada tipo de pele à exposição solar, podendo ser visualizada na Tabela 26.1.

Tabela 26.1 – Classificação dos fototipos de pele

Tipo	Características	Reação ao sol
I	Cabelo ruivo e pele branca com sardas	Sempre queima Nunca bronzeia
II	Cabelo loiro, olhos claros e pele branca	Geralmente queima Dificilmente bronzeia
III	Cabelo castanho, olhos claros ou castanhos e pele branca	Queimadura moderada Bronzeamento médio
IV	Cabelo preto, olhos castanhos ou pretos e pele jambo	Raramente queima Bronzeia com facilidade
V	Mulato	Queima raramente Bronzeia facilmente
VI	Negro	Não queima Bronzeia muito

ALTERAÇÕES E REPARAÇÕES DO ÁCIDO DESOXIRRIBONUCLEICO

Cada gene é chamado de DNA e é formado por um nucleotídeo composto de três partes: um ácido fosfórico, um açúcar (desoxirribose) e uma base nitrogenada. As bases nitrogenadas são quatro: duas *purinas* (adenina e guanina) e duas *pirimidinas* (timina e citosina). Os raios UV provocam a dimerização da timina, uma das bases nitrogenadas, induzindo uma falha na união da cadeia normal do DNA, com consequente distorção das cadeias helicoidais. Esses dímeros de pirimidina podem provocar mutações celulares.

A pele se defende das agressões sofridas pela radiação através da fotorreparação.

A célula desenvolveu diversos mecanismos regenerativos, controlados enzimaticamente, para eliminar os danos sofridos e reparar o DNA lesionado. Esse processo identifica as partes danificadas e as substitui por elementos intactos. Se esses mecanismos são ativados com frequência, em exposições repetidas, podem esgotar as enzimas, produzindo alterações permanentes.

O reparo sem erros do DNA, através da replicação deste, é um evento fundamental de proteção e ocorre por várias vias, das quais a mais versátil é o reparo pela excisão de nucleotídeos alterados.

Estudos sugerem que a proteína p53 tem a capacidade de inibir a progressão do ciclo celular após a exposição do DNA aos agentes lesivos. Se o reparo não acontece, esta proteína é quem dá o gatilho para a apoptose (morte programada) das células que contêm mutações.

Há um aumento na expressão da proteína p53 no núcleo de queratinócitos irradiados por radiação UVB.

O estudo da expressão imunoistoquímica da p53 na epiderme constitui modelo para avaliar a fotoproteção contra os raios UV em condições fisiológicas. A aplicação de um fotoprotetor com FPS 15 determina redução de 33% na quantidade de radiação que atinge a pele, enquanto a oclusão obtida por uma calça *jeans* (FPS 1.700) consegue redução de 66%. Persiste a expressão residual da p53 em alguns queratinócitos até dois meses depois de mantida uma fotoproteção total.

A fotoliase do DNA é uma enzima fotorreativadora que repara o dano ao DNA, utilizando a energia da luz visível para romper os dímeros de pirimidina e transformá-los em monômeros. Essa enzima está ausente nos seres humanos e, recentemente, foi proposto seu uso com finalidades fotoprotetoras e fotorreparadoras.

FOTOSSENSIBILIDADE

A fotossensibilidade pode ser definida como um processo no qual uma reação à radiação é induzida por substância fotossensibilizante, podendo causar fotodermatoses.

A radiação solar pode agravar doenças como porfiria, vitiligo e herpes simples.

Agentes fotossensibilizantes causam reações de fototoxicidade ou de fotoalergia:

- *Fototoxicidade*: reação cutânea sem base imunológica. Clinicamente, manifesta-se por eritema inicial após período de latência de horas ou dias, pigmentação e até flictenas. O quadro manifesta-se somente no local irradiado, ocorrendo na primeira exposição. Frutas como lima, limão, bergamota, figo, aipo e drogas (tiazidas, griseofulvina, anti-inflamatórios, tetraciclinas, psoralenos, sulfonamidas) podem causar esse tipo de reação (Fig. 26.7).
- *Fotoalergia*: reatividade cutânea que envolve o sistema imune, mediada por linfócitos e caracterizada como reação de hipersensibilidade retardada, podendo apresentar-se como *rush* ou urticária. O quadro clínico é eczematoso, com eritema, edema, infiltração e vesiculação (Fig. 26.8).

As principais diferenças entre fototoxicidade e fotoalergia encontram-se na Tabela 26.2.

As reações fototóxicas têm incidência muito superior às fotoalérgicas. Os espectros de ação para a maioria das fototoxinas e fotoalérgenos estão localizados na faixa das radiações UVA, motivo pelo qual é fundamental a aplicação de fotoprotetores que protejam a pele precisamente contra este espectro de radiações.

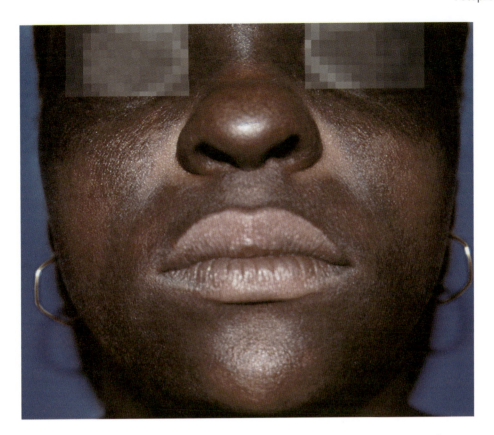

Figura 26.7 – Paciente de fototipo escuro que apresenta reação a produto tópico contido em maquiagem específica para pele negra. Como seu sistema pigmentar é altamente reativo, a fotossensibilização evolui com manchas hipercrômicas.

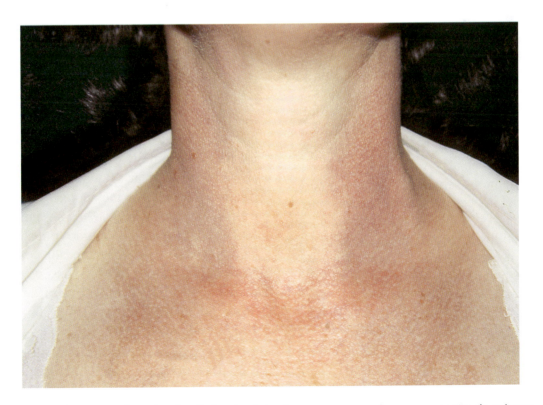

Figura 26.8 – Paciente com fotoalergia. O simples fato de se expor ao sol provoca reação de eritema, edema e infiltração.

Tabela 26.2 – Diferenciação entre fototoxicidade e fotoalergia

Reações	Fototoxicidade	Fotoalergia
Na primeira exposição	Sim	Não
Período de incubação	Horas/dias	Dias/semanas
Quadro clínico	Eritema e hiperpigmentação	Edema, urticária
A distância	Não	Sim
Persistente à luz	Não	Sim
Concentração da droga para produzir reação	Elevada	Baixa
Incidência	Alta	Baixa

ALTERAÇÕES IMUNES

Os raios UV provocam alterações imunes que contribuem para a instalação de doenças como herpes simples, candidíase e hanseníase.

A radiação solar diminui o número de células de Langerhans da epiderme em 20 a 50%, o que pode contribuir para o risco de câncer de pele. Essas células possuem estrutura imunológica, sendo capazes de reconhecer antígenos, processá-los e apresentá-los aos linfócitos T, iniciando sua ativação.

Em seres humanos, a exposição ao sol diminui os linfócitos T OKT4-positivos, bem como a atividade de células *natural killer* contra melanoma por duas semanas. Alterações similares ocorrem em indivíduos submetidos a bronzeamento artificial por UVA.

O efeito imunossupressor da luz solar parece ter um papel importante no desenvolvimento do câncer cutâneo. Pacientes transplantados, que são submetidos à imunossupressão, têm risco aumentado de carcinomas de pele.

FOTOCARCINOGÊNESE

Dados epidemiológicos extensos admitem a exposição solar como fator causal da maioria dos carcinomas baso e espinocelulares (não melanomas), bem como de melanoma maligno em menor porcentagem ainda não estabelecida.

Os comprimentos de onda mais potentes para induzir carcinogênese encontram-se na faixa dos raios UVB.

Os raios infravermelhos também possuem ação oncogênica, que vem sendo demonstrada, principalmente, nos processos degenerativos em que haja reações termodependentes.

O desenvolvimento de câncer cutâneo está ligado ao acúmulo de numerosas alterações genéticas decorrentes de lesões não reparadas do DNA. Os fotoprodutos mutagênicos do DNA causam a liberação de citoquinas que suprimem respostas celulares imunes e ativam oncogenes.

Pesquisas atmosféricas têm evidenciado progressiva depleção da camada de ozônio e, a cada diminuição de 1% desta, há um aumento de 1,3% no risco de fotocarcinogênese. Dentre os fatores que contribuem para a destruição da camada de ozônio, estão a injeção direta de poluentes na estratosfera pelos aviões a grandes altitudes e pela emissão de freon e clorofluorocarbonos (CFC). Esses compostos podem durar de 50 a 250 anos e são utilizados como propelentes em *sprays*, fluidos para instalação de refrigeradores, entre outros.

No Brasil, o câncer mais frequente é o de pele, não melanoma, correspondendo a cerca de 25% de todos os tumores diagnosticados em todas as regiões geográficas (Instituto Nacional do Câncer – INCA). O clima tropical, a grande quantidade de praias, a ideia de beleza associada ao bronzeamento, principalmente entre os jovens, e o trabalho rural favorecem a exposição excessiva à radiação solar. O número de casos novos de câncer de pele não melanoma estimados para o Brasil em 2008 é de 55.890 casos em homens e 59.120 em mulheres, de acordo com a *Estimativa de Incidência de Câncer* publicada pelo Instituto Nacional do Câncer (INCA). Esses valores correspondem a um risco estimado de 62 casos novos a cada 100 mil homens e 60 para cada 100 mil mulheres.

O grupo de risco para o câncer não melanoma é de pessoas de pele clara, com dificuldade de bronzeamento, exposição solar excessiva, idade avançada, história familiar de câncer de pele e exposição a agentes químicos como arsênio.

Embora a neoplasia maligna de pele não melanoma seja de baixa letalidade, tendo elevada taxa de cura se tratada precoce e adequadamente, constitui-se em problema de saúde pública, pois pode provocar deformidades e ulcerações, onerando os serviços públicos.

O melanoma cutâneo é um tipo de câncer que tem origem nos melanócitos e sua gravidade se deve à sua alta possibilidade de metástase.

O melanoma é dez vezes mais comum na raça branca do que na negra, e a incidência entre brancos é maior em locais próximos à linha equatorial (INCA).

Os fatores de risco em ordem de importância são sensibilidade ao sol, pele clara, exposição excessiva, história familiar de melanoma, nevo congênito, xeroderma pigmentoso e nevo displásico.

Queimaduras solares na infância têm sido associadas a maior risco de melanoma; no entanto, análises de distribuição anatômica deste tipo de neoplasia não estão totalmente relacionadas a áreas de maior exposição ao sol.

A exposição intermitente ao sol parece estar mais correlacionada ao desenvolvimento de um melanoma do que a exposição crônica cumulativa, já que os melanócitos têm maior resistência à apoptose e, mesmo com alterações de DNA, permanecem vivos.

O desenvolvimento de novos fotoprotetores com amplo espectro otimizará a ação preventiva destes contra todos os danos actínicos e as neoplasias de pele.

FOTOENVELHECIMENTO

A pele, diferentemente dos outros órgãos, apresenta dois tipos de envelhecimento: o intrínseco (endógeno), decorrente de fatores genéticos e do processo cronológico; e o extrínseco, decorrente a fatores ambientais como vento, frio, baixa umidade, radiação solar, poluição e tabagismo (Fig. 26.9).

As funções da pele incluem proteção, excreção, secreção, absorção, termorregulação, pigmentação, percepção sensorial e regulação de processos imunológicos, que se reduzem na pele envelhecida.

O fotoenvelhecimento ou dermato-heliose consiste em alterações na aparência e na função da pele como resultados de exposições repetidas à luz solar. As radiações solares que atingem a derme são as responsáveis pelas alterações nas fibras elásticas e colágenas.

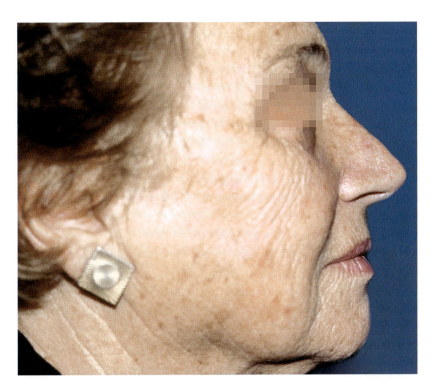

Figura 26.9 – Paciente com fotoenvelhecimento. A falta de fotoproteção e a exposição solar extrema causam alterações epidérmicas e dérmicas, principalmente em indivíduos de pele clara. Além de ressecamento, rugas e manchas, esta paciente apresenta lesões pré-malignas.

Clinicamente, o fotoenvelhecimento traduz-se por rugas, telangiectasias, atrofia e áreas de despigmentação. Além dessas alterações, podem ocorrer xerose, queratose seborreica, acne rosácea, veias varicosas superficiais, pterígios e uma variedade de lesões orais.

Contrastando com as alterações associadas ao envelhecimento intrínseco, o envelhecimento causado pela exposição aos fatores ambientais é caracterizado, histologicamente, por: acantose com evidentes atipias celulares e perda de polaridade; espessamento epidérmico; maciço espaçamento e desorganização das fibras colágenas superficiais (elastose); vasos superficiais dilatados e tortuosos e grande aumento de proteoglicanos e aminoglicanos. Alterações histológicas agudas podem ser observadas 1h após a irradiação por raios UV e incluem proeminência nucleolar dos queratinócitos, exocitose linfocítica, vacuolização dos melanócitos, diminuição da densidade de células de Langerhans, edema perivascular dérmico e infiltrado inflamatório.

Os sinais histológicos patognomônicos de uma pele fotoenvelhecida são a deposição de material elastótico na derme e a desorganização das fibras colágenas.

A Tabela 26.3 mostra as diferenças entre as alterações do fotoenvelhecimento e o envelhecimento intrínseco.

O fotoenvelhecimento depende de fototipo cutâneo, intensidade da radiação recebida, estilo de vida e capacidade de adaptação da pele. Assim, pessoas mais claras mostram sinais de envelhecimento mais precocemente que indivíduos com fototipos maiores.

Evidências recentes demonstram a redução da incidência de queratoses actínicas, promovida por protetores solares.

A Figura 26.10 mostra uma paciente que se expôs ao sol, sem fotoproteção, durante muitos anos e compara a pele de seu braço com a pele da mama que nunca ficou exposta à radiação UV.

TEORIA DOS RADICAIS LIVRES

Há amplas evidências de que a radiação UV induz à formação de espécies reativas de oxigênio (ERO) que atuam como intermediárias na patogênese do fotoenvelhecimento. Os radicais livres constituem o conjunto de moléculas químicas que possuem um elétron livre, não ligado. Tais substâncias são muito reativas e podem ser a origem de um desgaste considerável, ao reagir com diferentes constituintes da célula.

Os radicais livres são produzidos pela respiração mitocondrial na cadeia de óxido-redução e pela irradiação solar. A radiação UV é responsável pela formação de radicais lipoperóxidos que modificam as características da membrana celular e provocam alterações no DNA, o que causa danos cromossômicos e até a morte da célula.

Esses radicais não só peroxidam os lipídeos, como afetam as macromoléculas (polissacarí-

Tabela 26.3 – Alterações de pele no fotoenvelhecimento e no envelhecimento intrínseco

	Envelhecimento intrínseco	Fotoenvelhecimento
Epiderme	Atrofia	Atrofia da camada de Malpighi
	Proliferação celular diminuída	Distribuição irregular do pigmento
	Diminuição dos melanócitos	Displasias frequentes
		Camada córnea mais espessa
Derme	Atrofia	Atrofia
	Diminuição da atividade dos fibroblastos	Elastose com massas amorfas de fibras
Anexos	Menor número de glândulas sudoríparas	Alteração da parede dos vasos
	Diminuição da vascularização	Diminuição das glândulas sudoríparas
	Diminuição das terminações nervosas	Aumento das glândulas sebáceas
	Diminuição de pelos	
Imunidade	Diminuição da resposta imune	Diminuição das células de Langerhans
		Diminuição dos linfócitos T

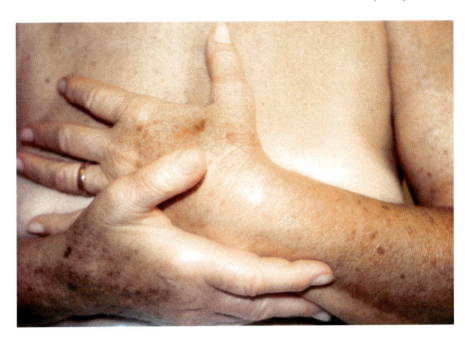

Figura 26.10 – Comparação entre pele fotoenvelhecida e pele não exposta à radiação.

deos, proteínas, ácidos nucleicos) e atacam a substância fundamental extracelular. O ácido hialurônico se despolimeriza e o colágeno e a elastina são degradados.

Os níveis de peróxido de hidrogênio, um radical livre, chegam ao dobro na pele após 20min da exposição ao sol. Esse radical livre pode gerar rapidamente outras ERO, como o radical hidroxila.

Para se proteger contra as agressões dos radicais livres, o organismo conta com mecanismos de defesa endógenos e exógenos:

- *Mecanismos endógenos*: sistemas enzimáticos como glutationa peroxidase, catalases e superóxido dismutase (SOD).
- *Mecanismos exógenos*: antioxidantes como vitamina E, coenzima Q10, carotenoides, glutationa, taurina, vitamina C.

O envelhecimento intrínseco e o fotoenvelhecimento se superpõem nas áreas cutâneas expostas, e os radicais livres estão envolvidos nos dois processos.

TEORIA DAS METALOPROTEINASES

As metaloproteinases da matriz extracelular constituem uma família de enzimas proteolíticas que degradam colágeno, elastina e outras proteínas do tecido conectivo e dos ossos. A remodelação do colágeno é fundamental em ferimentos e também para manter adequado funcionamento do tecido conectivo.

Alguns estudos recentes demonstram que uma única exposição à radiação UV, mesmo com doses suberitematosas, induz à formação de três metaloproteinases que podem degradar o colágeno. Essas metaloproteinases são a colagenase, a 92-kd gelatinase e a estromelisina 1.

A exposição aos raios UV aumenta fatores de transcrição como a proteína 1 do ativador (AP-1, *activator protein 1*) e o fator nuclear κB (NF-κB, *nuclear factor κB*). A AP-1 é importante para a resposta inflamatória, já que induz citoquinas como as interleucinas e algumas metaloproteinases, além de inibir a formação do procolágeno.

O NF-κB é um fator de transcrição responsável por regular a expressão de algumas citoquinas e recrutar células (neutrófilos) da circulação para a pele, o que amplifica a expressão das metaloproteinases.

O reparo dessas pequenas destruições na matriz dérmica após a exposição solar resulta em uma cicatriz. O acúmulo de cicatrizes solares na derme ocorre pelas exposições múltiplas aos raios UV durante anos. Em determinado ponto dessa sequência, as cicatrizes tornam-se visíveis e são as causas do fotoenvelhecimento.

FOTOPROTETORES

Os fotoprotetores são agentes que atenuam o efeito da radiação UV (290 a 400nm), prevenindo o eritema solar e os efeitos cumulativos carcinogênicos, por mecanismos de absorção, reflexão ou dispersão da radiação e, possivelmente, com papel na prevenção do fotoenvelhecimento na pele exposta. A efetividade de um fotoprotetor é expressa através do FPS, o qual é o resultado da razão entre a DME com o fotoprotetor e a DME sem o fotoprotetor em um número significativo de indivíduos normais.

$$FPS = \frac{DME\ com\ proteção}{DME\ sem\ proteção}$$

O FPS é, portanto, uma indicação de quanto tempo um indivíduo protegido com um fotoprotetor pode permanecer exposto ao sol sem que apresente queimadura, em comparação com o tempo que poderia permanecer exposto caso não estivesse protegido.

O homossalato a 8% é utilizado pela FDA como padrão para os testes de cálculo de FPS devido à sua estabilidade e boa reprodutibilidade de leitura de resultados. O homossalato a 8% tem FPS 4.

Um protetor solar com FPS 2 é capaz de dobrar o tempo necessário ao desenvolvimento de eritema. Se um indivíduo desenvolve eritema após 10min de exposição ao sol, com um protetor solar de FPS 2, este indivíduo passará a apresentar eritema 20min após a exposição solar.

Proteção contra Ultravioleta A

O conceito de FPS aplica-se somente à radiação UVB. Não há uma metodologia internacionalmente aceita para indicar o grau de proteção ante a radiação UVA.

A dificuldade de uma adequação metodológica baseia-se no fato de que a resposta cutânea aos danos ocasionados pela radiação UVA é pouco perceptível a curto prazo. Além disso, para produzir eritema, são necessárias altas doses de UVA.

No entanto, a Japan Cosmetic Industry Association (JCIA) interpretou um método que calcula a dose pigmentógena mínima (DPM). A DPM é definida como o tempo de exposição de irradiação de luz UVA suficiente para produzir uma primeira reação de pigmentação perceptível, sem ambiguidade, com bordas bem definidas na pele não tratada.

A determinação do fator de proteção UVA (FPUVA) é feita através da seguinte razão:

$$FPUVA = \frac{DPM\ da\ pele\ protegida}{DPM\ da\ pele\ desprotegida}$$

A Tabela 26.4 mostra uma classificação para a proteção contra raios UVA.

Os fotoprotetores podem ser classificados em sistêmicos e tópicos, e estes últimos se dividem em físicos, químicos e bioquímicos.

Filtros Físicos

Filtros físicos, também chamados de barreira, são formulações opacas que refletem as radiações e devem ter amplo espectro. Dentre os protetores físicos, encontram-se dióxido de titânio, talco, óxido de zinco, caulim e ictamol.

Em virtude de essas preparações serem oclusivas e visíveis, seu uso cosmético não é bem aceito. Além disso, ao interagirem com o sol, tornam-se pastosas, o que limita seu efeito. Esse tipo de fotoprotetor pode causar milio e foliculite, além da possibilidade de manchar roupas.

A adição de dióxido de titânio micronizado ao filtro solar proporciona um grau de proteção superior contra a luz visível e as radiações UVA em relação aos fotoprotetores químicos eficazes contra os raios UVA e UVB. Ao adicionar pigmentos aos fotoprotetores físicos, incrementa-se a proteção e a aceitabilidade cosmética.

Tabela 26.4 – Classificação da proteção contra a radiação ultravioleta A

FPUVA	Classificação
2 a 4	Baixa proteção
4 a 8	Moderada proteção
8 ou mais	Alta proteção

FPUVA = fator de proteção UVA.

É importante ressaltar que o termo "bloqueador solar" foi banido pela FDA, uma vez que poderia fornecer a falsa impressão de total proteção solar. Por maiores que sejam o FPS e a proteção contra a radiação UVA oferecidos, não há total bloqueio das radiações que incidem sobre a pele.

Filtros Químicos

Os fotoprotetores químicos absorvem as radiações, primordialmente as UVB.

Esses tipos de filtro são compostos que contêm um anel aromático conjugado a um grupo carbonílico.

As moléculas desses produtos têm duas porções: uma porção cromófora e uma porção auxocrômica. A porção cromófora é capaz de absorver radiações de determinado comprimento de onda e a porção auxocrômica modifica a capacidade de absorção do componente cromófobo.

O filtro absorve a radiação UV de comprimento de onda curto (250 a 340nm) para convertê-la em radiação de menor energia, ou seja, com comprimento de onda maior (> 380nm). Essa energia é, então, emitida pela pele na forma de calor.

Os filtros químicos não apenas atenuam os efeitos dos raios UV, mas alteram o espectro de radiação que penetra na pele.

Atualmente, a maioria dos filtros solares contém mais de um agente químico, bem como associações a filtros físicos, a fim de bloquear maior porcentagem de radiações de comprimentos de onda variáveis.

Os agentes químicos estão agrupados em categorias:

- Ácido para-aminobenzoico (PABA, *para-aminobenzoic acid*) e seus ésteres.
- Benzofenonas.
- Cinamatos.
- Antranilatos.
- Salicilatos.
- Dibenzoil metano.
- Derivados da cânfora.
- Miscelânea.

A avobenzona é a proteção UVA avaliada como a mais efetiva e absorve UVA longo.

As benzofenonas absorvem UVB e até 60% de UVA.

Cinamatos e antranilatos absorvem UVB e pequena quantidade de UVA.

O metoxicinamato de isoamila apresenta eficiência e segurança máxima em UVB.

Filtros Bioquímicos

Alguns óleos vegetais absorvem radiações UVB na faixa compreendida entre 290 e 320nm.

O óleo de coco absorve 23%, o óleo de amendoim, 24%, o óleo de algodão, 26% e o óleo de gergelim, 39%.

Extratos vegetais também possuem substâncias químicas capazes de absorver radiações UV. Alguns desses extratos são, a seguir, enumerados:

- Extrato de aloé (UVB): derivados antracênicos (aloína, aloemodina, isomodina, crisofanol).
- Extratos de camomila e calêndula (UVB): flavonoides (apigenina, quercimetrina).
- Extratos de hamamélis e ratânia (UVB): derivados do ácido gálico.
- Extrato de alecrim (UVB).
- Extrato de frângula (UVB): derivados antracênicos (glicofrangulina).
- Extrato de própolis (UVB).
- Extratos de hena e nogueira (UVB): naftoquinonas (lawsona e juglona).
- Extrato de café verde (UVB).
- Extrato de amor-perfeito (UVA).
- Extratos da alga *Corallina officinalis*: Phycocorail® (infravermelho).

A utilização de filtros solares naturais ainda é discutível, mas podem ser utilizados como coadjuvantes, associados aos filtros sintéticos. Os extratos vegetais representam o grupo mais extenso de princípios ativos cosméticos. Plantas que possuem glicosídeos, poliglicosídeos e componentes mucilaginosos como *Aloe vera*, tília, malva e algas são muito adequadas como umectantes.

Os *sais de ácidos carboxílicos* têm a propriedade de reter a umidade junto à pele. Os mais utilizados são o fator de hidratação natural (NMF, *natural moisturizing factor*) e o ácido carboxílico pirrolidona-sódio (PCA-Na, *pyrrolidone carboxylic acid-sodium*).

A vitamina E tem ação antioxidante por ser um inibidor da peroxidação lipídica e proteger o sistema imune (com FPS de 1,2), indicando que a oxidação dos lipídeos está envolvida na imunossupressão induzida pelos raios UV.

A vitamina C neutraliza o ânion superóxido, o oxigênio *singlet* e o radical hidroxila, que são radicais livres. A epiderme contém cinco vezes mais ácido ascórbico (vitamina C) do que o nível encontrado na derme. Depois da exposição aguda à luz UV, os níveis de ácido ascórbico se esgotam na derme e na epiderme. Essa vitamina, usada topicamente, proporciona proteção relativa contra UVB e UVA.

Os betacarotenos têm propriedades antioxidantes que ajudam a neutralizar os radicais livres.

A eumelanina é um notável varredor de radicais livres e, aplicada topicamente, protege a pele dos efeitos da radiação UV. É obtida do molusco *Sepia officinalis*, sendo denominada, comercialmente, Sepiamelanink® e disponível na forma de suspensão coloidal para ser associada a filtros químicos.

O D-pantenol é uma pró-vitamina que penetra na pele e se transforma em ácido pantotênico (vitamina B_5). Sua presença é fundamental para o funcionamento do tecido epitelial e confere proteção contra eritema.

Efeitos Adversos

Efeitos adversos dos protetores solares incluem dermatite de contato, reações de sensibilidade cruzada (pacientes alérgicos a benzocaína, procaína e sulfonamidas podem ter alergia ao PABA), sensação de secura na pele, descoloração e manchas nas roupas. Fragrâncias e conservantes adicionados aos filtros podem causar sensibilização.

Reações de natureza alérgica são mais frequentes em atópicos, pacientes do sexo feminino e pessoas com história anterior de reação a outros tipos de cosméticos. As substâncias mais comumente envolvidas são PABA, benzofenonas, padimato O e parsol MCX.

Os protetores solares são submetidos a testes de alergenicidade a fim de verificar o potencial de sensibilização cutânea destes produtos.

Entretanto, é importante ter em mente que o fato de um produto ser considerado não alergênico não exclui a possibilidade de ocorrência de sensibilização cutânea em indivíduos mais sensíveis.

AUTOBRONZEADORES

O primeiro produto autobronzeador apareceu no mercado em 1959 e continha di-hidroxiacetona (DHA). Esse produto é utilizado até hoje para dar efeito de bronzeamento, sem causar danos à derme, e o mercado dos autobronzeadores vem crescendo.

Quando uma emulsão com aproximadamente 5% de DHA é aplicada à pele, uma coloração marrom se forma depois de 2 a 3h. Essa cor continua a escurecer por aproximadamente 6h. Esse efeito é resistente à água e apenas diminui com a descamação da camada córnea.

O creme de DHA se liga aos aminoácidos de queratina, modificando a cor da epiderme, sem interferir nos melanócitos. A DHA se conjuga à histidina e ao hidrogênio e sofre oxidação, o que deixa a cor da camada córnea alaranjada.

A proteção contra a radiação UV que a DHA confere é pequena (menor que FPS 6), embora possa ser útil para pacientes portadores de fotoporfiria eritropoiética.

Extratos de hena e nogueira (lawsona e juglona) podem ser incorporados aos cremes com DHA, pois também produzem discreto escurecimento artificial da pele.

FOTOPROTEÇÃO CAPILAR

O sol resseca o cabelo pela perda de água e enfraquece o fio pela destruição das pontes de enxofre, deixando-o áspero, com perda de brilho e cor. Cabelos irradiados possuem menor resistência à tensão e menor elasticidade por prejuízo das proteínas da cutícula.

A descoloração do cabelo castanho é atribuída ao clareamento promovido pela foto-oxidação da melanina e, no cabelo loiro, à fotodegradação de resíduos de cistina, tirosina e triptofano.

O fator de proteção do cabelo (FPC) baseia-se na modificação das propriedades mecânicas do cabelo em decorrência da ruptura de ligações de queratina. O FPC é medido pela relação da força tensora sobre o cabelo sem proteção *versus* a força tensora sobre o cabelo tratado; os dois recebem radiação solar ou similar.

As benzofenonas protegem melhor a cor e a morfologia do fio, sendo as mais estáveis.

GRUPOS ESPECIAIS

Como os filtros solares são considerados substâncias seguras e eficazes, insignificantemente absorvidos pela pele, não apresentam potencial sistêmico de toxicidade e são recomendados, inclusive, para mulheres grávidas, a fim de ajudar na prevenção do melasma.

Sob circunstâncias normais, as crianças se expõem anualmente ao sol três vezes mais que os adultos. Pesquisas indicam que a exposição cumulativa e excessiva durante os primeiros 10 a 20 anos de vida aumenta o risco de câncer; portanto, a infância é fase vulnerável aos efeitos nocivos do sol.

O uso de fotoprotetores em crianças exige consideração especial, devido às suas características cutâneas peculiares e à maior proporção de área superficial em relação ao volume corporal. A FDA não recomenda o uso de protetores em crianças com menos de seis meses de idade, devido à maior absorção percutânea e ao seu sistema excretório, que não é totalmente desenvolvido. Os protetores solares com FPS 15 fornecem a melhor proteção para as crianças, sendo a loção cremosa, preferencialmente constituída por filtros físicos, a forma farmacêutica mais adequada, pois as loções alcoólicas e os géis podem ser irritantes à pele e à mucosa ocular e, portanto, não são recomendados para crianças com idade inferior a 12 anos.

Estima-se que o uso de filtros solares em áreas passíveis de exposição solar nos primeiros anos de vida reduza em até 85% o risco de desenvolvimento de câncer de pele não melanoma. Após os 20 anos de idade, deve-se continuar usando fotoprotetores, pois o dano celular causado pelas radiações UVA e UVB é cumulativo e indivíduos de pele mais sensível devem se proteger de maneira mais eficaz.

PROTEÇÃO POR SOMBRAS, ROUPAS E JANELAS DE VIDRO

A proteção natural de sombras, roupas e chapéus é considerada a melhor.

As roupas são o meio mais simples e prático de fotoproteção.

A transmissão da radiação UV através dos tecidos e, consequentemente, o FPS conferido por estes dependem do tipo de fibra, da densidade do tecido e da cor. Os tecidos mais trançados, ou tricotados de maneira mais fechada, possuem FPS mais alto do que aqueles mais espaçados, por serem mais opacos à luz. A adição de pigmentos aumenta significativamente o efeito protetor oferecido. A proteção dos tecidos decresce em um terço quando são molhados.

As janelas de vidro bloqueiam virtualmente toda a radiação UVB e pelo menos a metade das radiações UVA.

Os olhos devem ser protegidos com óculos de sol que confiram 100% de proteção contra UVA e UVB.

Dias nublados e guarda-sóis oferecem proteção moderada, pois podem reduzir a radiação UV em apenas 20 a 40%.

Grandes altitudes requerem cuidados extras. A cada 300m de altitude, aproximadamente, aumenta em 4% a intensidade do eritema produzido pela luz UV. A neve, a areia branca e as superfícies pintadas de branco são refletoras dos raios solares.

ASPECTOS CLÍNICOS

A proteção solar é mandatória para pessoas de pele clara, que vivam em locais ensolarados, com história de queimaduras solares, câncer de pele na família, ou em vigência de tratamento imunossupressor.

Na prática, os fotoprotetores devem ser aplicados em quantidades suficientes e de forma sistemática. Há necessidade de um determinado tempo para que ocorra a reação do filtro solar com a pele; portanto, este deve ser aplicado pelo menos 20min antes da exposição solar, para garantir a formação do filme protetor. Para preservar o FPS da formulação, que vai perdendo sua estabilidade e sua eficácia fotoprotetora, o fotoprotetor deve ser reaplicado em quantidade adequada a cada 2h de exposição solar contínua, após mergulhos e transpiração excessiva, independentemente do FPS do produto. A reaplicação dos cremes, géis e loções fotoprotetoras potencializa seu efeito, já que a segunda aplicação de um fotoprotetor resulta em proteção três vezes superior.

Deve-se evitar a exposição ao sol entre 10h da manhã e 3h da tarde, pico de incidência dos raios UVB; utilizar chapéus, óculos e roupas que protejam; e, quando não for possível, aplicar o fotoprotetor com FPS 15, desde a infância.

Na realidade, o FPS que se consegue é substancialmente menor do que o estimado para um determinado produto. Isso se deve ao fato de que a quantidade utilizada sobre a pele é menos da metade da preconizada pela FDA (espessura de $2mg/cm^2$). Além disso, os testes com fotoprotetores são realizados em laboratórios por simuladores solares e, ao testar os mesmos produtos com a luz solar, o FPS diminui até 50% em relação ao calculado experimentalmente.

Protetores com FPS 20 filtram 95% da radiação e os com FPS 50 filtram 98%, o que evidencia que a diferença de proteção é pequena e pouco significativa.

Os filtros solares podem estar em vários produtos, como maquiagens, hidratantes e repelentes de insetos.

Pessoas idosas que usem fotoprotetores devem receber suplementos de vitamina D por via oral.

PERSPECTIVAS FUTURAS

O carcinoma de pele é passível de prevenção primária por meio de proteção contra a luz solar, o que tem sido objeto de programas educativos conduzidos no Brasil pelo INCA, em ambientes de trabalho, escolas e unidades de saúde. Esse tipo de trabalho deve ser incentivado e propagado em todos os meios.

Para otimizar o uso dos fotoprotetores, com a finalidade de prevenir o câncer cutâneo, o conhecimento dos usuários sobre sua correta aplicação deveria ser ainda maior. Como a carcinogênese nem sempre requer o surgimento prévio de eritemas, é importante combinar o uso de fotoprotetores com mudanças de comportamento que evitem exposição exagerada aos raios UV. Apesar de todas as evidências dos efeitos deletérios da exposição ao sol, protetores solares ainda não são utilizados por toda a população de crianças e adultos jovens, os mais beneficiados por esse tipo de prevenção.

Recentemente, combinações de filtros com agentes reparadores de DNA têm melhorado a fotoproteção.

Com a finalidade de contribuir para a modificação dos maus hábitos de exposição excessiva ao sol, poderia ser bastante útil a divulgação dos índices de exposição aos raios UV nas diferentes cidades do país, como parte integrante dos boletins meteorológicos. Estudos mostram que essa simples medida poderia trazer mudanças nas práticas de fotoproteção em até 38% dos pacientes.

Ainda há a necessidade de fotoprotetores específicos para total proteção contra a radiação UVA e para o controle dos pacientes fotossensíveis. O custo dos protetores solares deve ser minimizado, para que seu uso se popularize.

O entendimento dos mecanismos de envelhecimento e dos danos causados pelo sol proporcionará, aos médicos, o reconhecimento, a prevenção e até a eliminação de modificações morfológicas e funcionais decorrentes da radiação actínica.

QUESTÕES

1. Quais são as radiações solares que têm maior possibilidade de causar carcinoma cutâneo e de que forma?
2. O que significa a sigla DME?
3. Cite o câncer mais frequente no Brasil e as previsões estatísticas de casos em 2008.
4. Qual é o sinal histológico patognomônico de fotoenvelhecimento?
5. Defina o conceito de fator de proteção solar.

LEITURA COMPLEMENTAR

BERNE, B.; PONTEN, J. E.; PONTEN, F. Decreased p53 expression chronically sun-exposed human skin after topical photoprotection. *Photodermatol. Photoimmunol. Photomed.*, v. 14, p. 148-153, 1998.

BURREN, R.; SCALETTA, C. et al. Sunlight and carcinogenesis: expression of p53 and pyrimidine dimmers in human skin following UVA I, UVA I + II and solar simulating radiations. *Int. J. Cancer*, v. 76, p. 201-206, 1998.

DAVIS, S.; CAPJACK, L. et al. Clothing as protection from ultraviolet radiation: which fabric is most effective? *Int. J. Dermatol.*, v. 136, p. 239-241.

DREHER, F.; MAIBACH, H. Protective effects of topical antioxidants in humans. *Curr. Probl. Dermatol.*, v. 29, p. 157-164, 2001.

GILCHREST, B. A.; ELLER, M. S. et al. The pathogenesis of melanoma induced by ultraviolet radiation. *N. Engl. J. Med.*, v. 340, p. 1341-1348, 1999.

GONZALEZ, E.; GONZALEZ, S. Drug photosensitivity, idiopathic photodermatoses and sunscreens. *Journal of the American Academy of Dermatology*, v. 35, n. 6, p. 871-885, 1996.

HOTING, H.; ZIMMERMANN, M.; HILTERHAUS-BONG, S. Photochemical alterations in human hair. Artificial irradiation and investigation of hair proteins. *J. Soc. Cosmet. Chem.*, v. 46, p. 85-99, 1995.

IBBOTSON, S. H.; MORAN, M. N.; NASH, J. F.; KOCHEVAR, I. E. The effects of radicals compared with UVB as initiating species for the induction of chronic cutaneous photodamage. *The Journal of Investigative Dermatology*, v. 112, n. 6, p. 933-939, 1999.

KANG, S.; FISHER, G.; VOORHEES, J. J. Photoaging. *Clinics in Geriatric Medicine*, v. 17, n. 4, p. 643-659, 2001.

LOWE, N. J. An overview of ultraviolet radiation, sunscreens, and photo-induced dermatosis. *Dermatol. Clin.*, v. 24, n. 1, p. 9-17, 2006.

MAIER, T.; KORTING, H. C. Sunscreens – which and what for? *Skin Pharmacol. Physiol.*, v. 18, n. 6, p. 253-262, Nov./Dec. 2005.

PRUIM, B.; GREEN, A. Photobiological aspects of sunscreen re-aplication. *Australas. J. Dermatol.*, v. 40, p. 14-18, 1999.

SARASIN, A. The molecular pathways of ultraviolet-induced carcinogenesis. *Mutat. Res.*, v. 428, p. 5-10, 1999.

SORIANO, M. C.; PÉREZ, S. C.; BÁQUES, M. I. *Eletroestética Profesional Aplicada*. Barcelona: Sorisa, 2000.

STEGE, H.; ROZA, L. et al. Enzyme plus light therapy to repair DNA damage in UVB-irradiated human skin in. *Proc. Natl. Acad. Sci. USA*, v. 97, p. 1790-1795, 2000.

Capítulo 27

Cosmiatria da Pele Étnica

Flávia Alvim S. Addor

SUMÁRIO

O estudo e o conhecimento dos diferentes tipos de pele são de fundamental importância para o desenvolvimento de produtos específicos e adequados para cada etnia, obtendo assim os melhores tratamentos e resultados estéticos.

Neste capítulo serão vistas as principais diferenças entre as peles branca, negra e amarela e a escolha do melhor tratamento e terapêutica para cada situação.

HOT TOPICS

- O arranjo e o tamanho dos queratinócitos não parecem diferir entre as raças.
- A camada córnea é mais espessa na raça negra.
- Os melanossomos na pele negra são maiores, mais maduros e ovoides.
- Os folículos pilosos na raça negra são mais tortuosos e mais pigmentados.
- A derme na pele branca é mais delgada e menos densa do que na pele negra. As fibras elásticas estão em menor número e os fibroblastos são menores.
- Na pele negra, há maior coesão entre os corneócitos, conferindo maior resistência à penetração de substâncias.
- O padrão de reações irritativas cutâneas tende a ser mais tardio na raça negra.
- As queixas cosmiátricas mais frequentes são: melasma, discromias residuais, xerose cutânea, acne, pseudofoliculite, alopecias traumáticas e estrias.

INTRODUÇÃO

As diferenças encontradas no aparelho tegumentar entre as raças vêm sendo estudadas e documentadas, devendo ser muito bem conhecidas por qualquer médico que se proponha a tratá-las esteticamente.

Além da evidente diferença na coloração e na resposta à radiação ultravioleta (UV), há diferenças relevantes de ordens estrutural e funcional que devem ser reconhecidas no paciente. Esse fato se torna ainda mais importante quando se observa o fenômeno da miscigenação, tão frequente em nosso meio. Indivíduos de aspecto caucasoide podem ter, por exemplo, respostas hiperpigmentares de padrão negroide, que podem ser decorrentes de fatores de ordem genética.

Paralelamente, a demanda por tratamentos estéticos cresceu muito, assim como proliferaram técnicas e produtos para estas finalidades. No entanto, são poucas as inovações que possuem bibliografia suficiente para orientar os procedimentos diante das variações fisiológicas raciais.

Por outro lado, há algumas dermatoses mais comuns associadas à raça, assim como há achados fisiológicos que podem ser considerados inestéticos ou mesmo patológicos pelos menos avisados, por exemplo, as linhas de Futcher (pigmentação linear em membros superiores e inferiores) ou a hiperpigmentação pontuada palmoplantar, muito vistas em indivíduos melanodérmicos.

A escolha da melhor abordagem para cada caso deve passar por vários critérios. O exame acurado das características raciais do paciente, completado por história familiar pormenorizada, deve ser rotineiro no atendimento cosmiátrico.

Da mesma forma, o conhecimento profundo das técnicas e drogas utilizadas permitirá cuidadosa escolha do melhor tratamento disponível. Esses cuidados, se não garantem inteiramente o êxito do tratamento proposto, facilitam o diagnóstico precoce e o pronto controle de qualquer evento adverso.

CONCEITUANDO A "PELE NEGRA"

A intensa variação de tonalidades da pele humana pode advir basicamente de fatores genéticos (raciais) e ambientais (exposição solar). Considerando-se a classificação de Fitzpatrick[1], que agrupa os indivíduos de acordo com sua resposta à radiação UV (fototipos), indivíduos de pele negra seriam considerados fototipos V e VI, como se observa na Tabela 27.1.

Entretanto, o fenômeno da miscigenação observado nos povos da América proporciona um gradiente de tonalidades distintas, muito próximas de fototipos mais claros. A raça negra sem antecedentes de miscigenação é um achado raro em nosso meio. Entretanto, os padrões de resposta pigmentar da pele negra podem estar presentes em indivíduos aparentemente brancos.

Mesmo na raça negra, há uma gama de tonalidades observadas e cerca de 35 já foram documentadas[2].

Na raça amarela, o fenômeno se repete; há indivíduos orientais que seriam considerados de fototipos III a V, mesmo sem miscigenação. Não se poderia dizer, por exemplo, que todos os indivíduos da raça amarela têm o mesmo padrão de resposta, sem considerar essas diferenças. Stern já afirmava não haver raças puras[3].

Esse fato deve sempre ser lembrado na anamnese do paciente, pois padrões de resposta pigmentar negroide são predominantes na miscigenação e podem interferir em resultados de tratamentos cosmiátricos. Sinais como tipo de cabelo, antecedentes de cicatriz com queloide e resposta à exposição solar são bons indícios para essa investigação.

DIFERENÇAS ESTRUTURAIS ENTRE AS RAÇAS NEGRA E BRANCA

Epiderme

O arranjo e o tamanho dos queratinócitos não parecem diferir entre as raças. Com relação à camada córnea, alguns estudos afirmavam que esta seria mais espessa na raça negra. Alguns trabalhos de Maibach demonstram que a espessura é a mesma; a diferença está na capacidade de coesão intercelular, que confere maior resistência e maior número de camadas de células. Essa maior coesão se deve ao conteúdo lipídico do estrato córneo[4].

Os melanócitos epidérmicos não diferem em quantidade entre as raças. Os melanossomos na pele negra são maiores e mais maduros (estágios III e IV), ao passo que na pele branca os melanossomos são menores, mais imaturos (estágios I e II) e se agrupam no citoplasma. Em preparações histológicas com a coloração de Fontana-Masson, observa-se que todas as

Tabela 27.1 – Fototipos correspondentes à pele negra

Fototipo	Resposta à exposição solar	Cor da pele em área não exposta
V	Raramente se queima, sempre se bronzeia	Castanho moderado
VI	Nunca se queima, sempre se bronzeia	Marrom-escuro ou preto

camadas epidérmicas contêm melanossomos. Na raça branca, aparecem agrupados e pequenos e na raça negra os melanossomos são maiores, únicos e ovoides.

Anexos Epidérmicos

- *Folículos pilosos*: os folículos terminais tendem a ser mais tortuosos, com bulbos muito pigmentados. O pelo terminal tem configuração elíptica, comparado ao da raça branca.
- *Glândulas sudoríparas*: embora todos os estudos não tenham encontrado diferenças significativas na morfologia das glândulas sudoríparas écrinas e apócrinas entre as raças[5], a pele negra abriga número maior de glândulas mistas e apócrinas[6].
- *Glândulas sebáceas*: tanto a morfologia da glândula quanto a quantidade e a distribuição são semelhantes entre as raças[7].

Derme

Na pele negra, a derme como um todo é mais espessa e densa. Os feixes de fibras colágenas se arranjam de forma ortogonal e correm em sua maioria paralelamente à superfície da pele. A microcirculação é maior do que na raça branca.

As fibras elásticas estão presentes em menor número na raça negra e não há achados de fenômenos de elastose em pele fotoexposta na raça negra. A distribuição em candelabro invertido das fibras oxitalânicas e elaunínicas na derme papilar, características da pele branca jovem, não é encontrada na pele negra.

Quanto aos fibroblastos, há presença mais frequente na raça negra de células maiores e multinucleadas[8] (Tabela 27.2).

DIFERENÇAS RACIAIS: RESPOSTAS FISIOLÓGICAS

As diferenças estudadas explicam muitos dos padrões de resposta cutânea encontrados na pele negra. Os padrões mais importantes no campo da cosmiatria são apresentados a seguir.

Estrato Córneo e Permeabilidade Cutânea

Pela maior capacidade de coesão dos corneócitos, a barreira córnea no melanodérmico é mais resistente à permeação de algumas substâncias, mesmo as altamente lipossolúveis. Esse fenômeno confere também maior resistência a irritantes primários[9].

O padrão de reações irritativas cutâneas na raça negra tende a ser mais tardio. Os achados clínicos predominantes são a liquenificação e a hiperpigmentação, pois o eritema muitas vezes não é percebido.

Pigmentação

O fenômeno de hiperpigmentação é via comum para uma série de lesões cutâneas na pele negra. Dermatoses, como líquen plano, dermatites de contato, acne ou mesmo traumas (escoriações, queimaduras superficiais), podem resultar em hiperpigmentações importantes e, muitas vezes, permanentes. O tempo de evolução da hipercromia também deve ser levado em conta, pois quanto mais antiga, maior a chance de o pigmento estar concentrado em nível dérmico, o que dificulta o tratamento.

Tabela 27.2 – Algumas diferenças estruturais entre peles branca e negra na microscopia eletrônica

Estrutura	Pele negra	Pele branca
Melanossomos	Ovais, largos e em estágios 3 e 4	Pequenos, agrupados e em estágios 1 e 2
Folículo piloso	Folículos tortuosos, com melanina nos bulbos, mesmo nos folículos velosos	Folículos com discreta curvatura, sem pigmento nos bulbos de folículos velosos ou mesmo intermediários
Fibroblastos	Numerosos, grandes e multinucleados	Vários tamanhos; alguns binucleados
Fibras elásticas	Esparsas; não há evidência de elastose	Abundantes; elastose presente na pele fotoexposta

Em razão do grande desconforto que as manchas podem causar esteticamente, a hipercromia pós-inflamatória é uma das queixas mais comuns nos pacientes de raça negra. Qualquer abordagem terapêutica deve ser cuidadosa, pois há duas importantes particularidades a serem destacadas:

1. A hiperpigmentação tende a ser mais duradoura e resistente a despigmentantes.
2. A tendência de usar formulações clareadoras mais agressivas pode ser um fator de piora, pois eritema eventual (sinal de irritação) pode não ser percebido, evoluindo para hiperpigmentação.

Tabela 27.3 – Resposta melânica à radiação ultravioleta: variação racial

Raça	Produção de melanossomos
Branca	Aumento principalmente de melanossomos tipo 4
Amarela	Aumento principalmente de melanossomos tipos 2 e 3
Negra	Aumento de melanossomos em todos os estágios (1 a 4)

Fotoenvelhecimento

Como resposta à agressão solar, há diferenças básicas na melanogênese entre as raças[10], conforme mostra a Tabela 27.3.

Há farta distribuição de melanossomos em todas as camadas epidérmicas. Esses fenômenos, associados a uma camada córnea mais coesa, resultam em algumas diferenças na transmissão de luz através da epiderme. Para a radiação UVA, hoje reconhecida como a principal responsável pelo fotoenvelhecimento, a transmissão epidérmica na raça negra é de 17,5%, enquanto na raça branca chega a 55,5%. Em outras palavras, a pele branca é mais "transparente"[11].

A derme estruturalmente mais resistente e mais "protegida" pela melanina também mantém a firmeza e a elasticidade por muito mais tempo, pois não são observados fenômenos de elastose na raça negra. As rugas finas podem estar presentes, mas muito mais tardiamente, e lesões como lentigos solares e queratoses actínicas são muito raras e, quando ocorrem, muito discretas.

Reações Foliculares

As peculiaridades anatômicas do folículo piloso, além de fatores ainda indeterminados, favorecem processos inflamatórios foliculares, que, em geral, evoluem com hiperqueratose (infundibulofoliculite). Esse quadro comumente se segue a depilações por arrancamento de pelos ou mesmo por traumas superficiais, como escoriações no barbear.

A pele negra apresenta reatividade folicular diferente. Na exposição a uma substância reconhecidamente comedogênica, o padrão de reação na pele caucasiana é o aparecimento de processo inflamatório anterior aos comedões, ao passo que na pele negra há resposta hiperqueratótica folicular precoce. Esse fenômeno explica, em grande parte, a maior tendência à comedogenicidade e à acne cosmética observada na pele negra.

QUEIXAS COSMIÁTRICAS MAIS FREQUENTES

Melasma

Essa melanodermia é condição frequente em todas as raças. As manchas acastanhadas de distribuição simétrica são mais frequentes nas áreas malar, frontal, supralabial e mesmo em queixo e área pré-esternal, com predomínio no sexo feminino, embora possa ocorrer no sexo masculino.

Sua etiologia ainda não está muito bem esclarecida, mas fatores hormonais e radiação solar parecem ter muita importância tanto no aparecimento como na recidiva.

Embora não seja significativamente mais comum na raça negra, o melasma causa muito mal-estar nesses pacientes, principalmente naqueles de compleição mais clara, pelo contraste que apresenta.

O tratamento é feito nos mesmos moldes, independentemente da cor da pele normal, mas na raça negra há algumas particularidades que devem ser consideradas:

- O melasma pode ser mais resistente, exigindo maior tempo de tratamento ou associações de medicamentos. Esse fato deve ser comunicado ao paciente, para que colabore com o tratamento e não alimente falsas expectativas.
- O emprego de formulações com altas concentrações de despigmentantes pode representar risco, pois, em sua maioria, são irritantes. A irritação pode piorar o quadro e em suas fases iniciais pode não ser notada, pois o eritema é de difícil visualização.
- A hidroquinona ainda é o despigmentante de eleição. Sua associação ao ácido retinoico pode ser muito proveitosa, desde que as concentrações sejam aumentadas gradativamente.
- O ácido azelaico, associado ou não à hidroquinona, pode conduzir a resultados mais duradouros. O uso diurno já foi proposto por alguns autores, mas em nosso meio deve-se dar preferência à utilização noturna, mais segura.
- Jamais se deve negligenciar o uso dos protetores solares, dando preferência aos de amplo espectro (proteção UVA). A camada córnea (barreira) muitas vezes está comprometida pelo próprio medicamento, o que facilita a irritação e a consequente hiperpigmentação.
- A maquilagem corretiva é um aliado poderoso para diminuir a ansiedade do paciente e permitir maior tranquilidade durante o tratamento, ajudando inclusive na proteção da pele. Em nosso meio, é mais fácil recorrer aos *covers* manipulados, pois a maquilagem comum não disfarça efetivamente as manchas. Muito cuidado deve ser tomado com a tonalidade escolhida, em consequência da grande variedade de tons que a pele negra pode assumir em nosso meio.
- *Peelings*: os *peelings* químicos superficiais podem ser utilizados para amenizar o contraste da mancha com a pele normal, mas não provocam regressão completa da mancha. *Peelings* mais profundos, bem como o *laser*, devem ser evitados, pois o índice de efeitos adversos é muito significativo.
- O índice de recidiva nesses casos é muito alto e acaba dificultando tratamentos subsequentes. Para minimizar esse risco, recomenda-se o uso de bloqueador solar sempre e monitoramento para voltar ao despigmentante nos primeiros sinais de repigmentação.

Discromias Residuais

Como já ressaltado anteriormente, a hiperpigmentação é via final comum de uma série de dermatoses inflamatórias, como líquen plano, dermatite seborreica, dermatite de contato, acne, assim como traumas. Esse fenômeno está relacionado na maioria dos casos à incontinência pigmentar até a derme. A hipopigmentação já é resultante de processos inflamatórios agudos, nos quais os queratinócitos lesionados não estão aptos a receber a melanina produzida pelos melanócitos[12].

O diagnóstico diferencial com hiper/hipocromias fisiológicas é fundamental.

Ambos os fenômenos podem ser transitórios. Há necessidade de orientar o paciente no sentido de aguardar resolução ou melhora espontânea, o que pode ocorrer em alguns meses, dependendo da dermatose que originou o transtorno.

No caso da hipopigmentação, a exposição solar moderada pode contribuir para a melhora do quadro, assim como a fototerapia [psoraleno + UVA (PUVA)] e psoralênicos[13]. A escolha do tratamento deve levar em conta alguns critérios, como patologia de base, extensão e localização das lesões, tempo de evolução, tratamentos anteriores, etc.

Seja qual for a modalidade terapêutica escolhida, há necessidade de monitoração cuidadosa, no sentido de evitar processos inflamatórios mais exuberantes que possam agravar o quadro e que não sejam visualizados em sua fase inicial.

Em fenômenos de hiperpigmentação mais frequentes, a proteção solar de amplo espectro é imprescindível. O uso de agentes despigmentantes, como a hidroquinona, pode ter efeito discreto, sobretudo se a lesão tiver longo tempo de duração. O uso de ácido retinoico, ácido glicólico ou ácido salicílico pode ser tentado com o intuito de potencializar a ação da hidroquinona, em formulações de uso doméstico ou em forma de *peelings*. O ácido azelaico, opção muito interessante em casos em que há acne ativa, também pode ser empregado em casos nos quais a hidroquinona pode ser irritante.

Os *peelings* seriados, de periodicidade semanal ou quinzenal, podem ser boa escolha na medida em que permitem ajuste crescente das concentrações e monitoramento de reações. O tempo de tratamento, nesses casos, nunca é inferior a dois meses. O preparo da pele com formulações contendo ácido retinoico isolado ou associado à hidroquinona é fundamental, por 30 dias no mínimo. A suspensão da medicação antes do início dos *peelings* pode ser indicada para evitar irritações, ou em casos de sensibilidade subjetiva do próprio paciente.

Xerose Cutânea

Não há evidências estatisticamente provadas de que a pele seca seja mais comum na raça negra. A perda de água transepidérmica é maior na raça negra em condições experimentais, mas somente esse fato não levaria a uma maior tendência de ressecamento. Entretanto, essa queixa é muito comum nos pacientes melanodérmicos, pois a pele ressecada adquire aspecto acinzentado, conhecido como *ashy skin*. Quanto mais escura a tonalidade da pele, mais evidente é esse achado. Essa aparência pode se acentuar com o uso de sabões com alta capacidade detergente, lavagens frequentes ou uso de água muito quente.

Há tendência de procurar produtos com alta carga de oleosidade, não sendo rara a utilização de óleo de cozinha para mascarar o aspecto manchado. O uso de produtos com potencial comedogênico é frequente.

Na orientação desses pacientes, o uso de hidratantes não oleosos deve ser recomendado sempre após o banho; formulações com ureia e lactato de amônia são eficientes, proporcionando melhora rápida. O emprego de fotoprotetores evita que essas áreas evoluam para hipopigmentação propriamente dita.

Os cuidados durante o banho devem ser enfatizados. É frequente nesses casos a utilização de buchas ou esfoliantes, na tentativa de "uniformizar" o tom da pele.

Acne

Apesar de não haver diferenças na atividade das glândulas sebáceas entre as raças, há diferença racial na reatividade folicular, o que facilita a comedogênese. O uso de produtos com altos teores de óleos e ceras facilita esse fenômeno. Com a hiperproliferação dos queratinócitos ductais e com a presença de sebo, frequentemente se instala um processo inflamatório conhecido como acne cosmética. Clinicamente, há predomínio de comedões e pápulas, com lesões pustulosas esparsas, em especial nas áreas malares.

Esse fato, associado à hiperpigmentação residual e às lesões queloidianas mais comuns na pele negra, pode colaborar para a impressão de que a acne seja mais comum em indivíduos melanodérmicos.

O tratamento da acne, seja qual for sua etiologia, é basicamente o mesmo, independentemente da cor da pele. Entretanto, alguns cuidados devem ser tomados:

- O uso de queratolíticos deve ser cauteloso, no sentido de evitar irritações que possam evoluir para hipercromias.
- Sabonetes desengordurantes e lavagens repetidas devem ser evitados, exceto em casos específicos; o ressecamento excessivo pode colaborar para o aspecto "manchado".
- A manipulação deve ser evitada; limpezas de pele devem ser feitas com muita cautela, sem abordar lesões pustulosas.

O uso de *peelings* de ácido salicílico em concentrações de 20 a 30% tem se mostrado um tratamento dos mais seguros e eficazes nos casos de acne vulgar ativa, pele oleosa e hipercromias residuais[14]. A periodicidade pode ser quinzenal, o que permite melhor monitoramento de eventuais desconfortos. A proteção solar sempre deve ser orientada.

Pseudofoliculite

A raça negra apresenta pelos de conformação espiral. Quando cortados muito próximos à pele, podem penetrar com mais facilidade durante o crescimento na camada córnea, originando o chamado "encravamento". Esse fenômeno pode desencadear reação do tipo corpo estranho, originando processo inflamatório, clinicamente caracterizado por pústulas.

Esse fenômeno é muito comum no sexo masculino, atingindo cerca de 45% dos homens adultos, na face e no pescoço[15]. Eventualmente, pode coexistir com acne vulgar, confundindo o diagnóstico. A hipercromia é frequente, assim como podem ocorrer cicatrizes hipertróficas.

A pseudofoliculite pode ocorrer em áreas de pelos terminais submetidas à remoção de pelos e ao atrito frequente, como as áreas inguinal e glútea no sexo feminino.

Esteticamente, a pseudofoliculite causa distúrbios sociais e emocionais, sobretudo naqueles indivíduos que precisam, por necessidade profissional, manter-se sempre barbeados.

O tratamento das lesões existentes se faz com queratolíticos e antibióticos tópicos. A polêmica reside em como prevenir, pois os autores se dividem em preconizar o barbear esporádico (em torno de duas vezes por semana) ou diariamente, no intuito de evitar crescimento e consequente encravamento[15]. Há maior tendência em aceitar o barbear diário, desde que alguns cuidados sejam observados:

- Manter certa distância da pele no corte dos pelos.
- Evitar puxar a pele com a outra mão, para facilitar o corte: essa manobra facilita o retraimento do pelo, favorecendo o encravamento precoce.
- A utilização de água morna antes do barbear facilita o amolecimento dos pelos; produtos com leve ação queratolítica podem ser usados no pré-barbear.
- Com o advento do *laser*, áreas mais críticas podem ser epiladas definitivamente, por exemplo, nas regiões submentual e cervical anterior. Essas áreas são mais rebeldes ao tratamento, pois os pelos crescem em vários sentidos, dificultando o barbear uniforme.

Alopecias Traumáticas

O cabelo negroide tem conformação comumente helicoidal (forma rolos do mesmo diâmetro) ou espiral (rolos progressivamente menores). Esse fato diminui a migração do sebo produzido no couro cabeludo até as pontas, o que resulta em toque seco nos cabelos, sobretudo os mais longos. Além disso, o cabelo negroide é mais opaco, pois sua conformação diminui o reflexo da luz (menor brilho).

Cabelos ressecados, sem brilho e muito crespos têm sido alvo de toda a sorte de processamentos químicos, como "alisamento", "relaxamento" e "hidratação", todos interagindo intimamente com a estrutura do fio para mudar sua aparência, ainda que momentânea e parcialmente. Esses procedimentos não raro provocam fragilização e fratura dos fios, como também podem desencadear dermatites no couro cabeludo, conferindo quedas de cabelo de maior ou menor intensidade; felizmente, em sua maioria, de resolução fácil. Entretanto, há vários casos descritos de alopecia cicatricial após o uso de técnicas a quente para alisamento (as populares "chapinhas").

Há uma modalidade de alopecia comum em indivíduos de cabelo negroide, em razão da contínua tração dos fios em penteados ou uso de fivelas, rolos, etc. Essa alopecia de tração se deve à indução de uma foliculite irritativa crônica, em que todos os elementos cutâneos são preservados, mas há destruição progressiva do folículo, que chega a estar ausente em biópsias do local. Clinicamente, o quadro se localiza de maneira predominante na orla do couro cabeludo, com progressivos (e irreversíveis) enfraquecimento e perda dos fios[16].

O diagnóstico precoce ainda é a melhor forma de ter êxito na regressão do quadro. A descontinuação de procedimentos que tracionem os fios e o tratamento da foliculite com corticosteroides e antibióticos tópicos podem reduzir a inflamação, prevenindo a atrofia folicular.

Em casos muito extensos, o único tratamento consiste em rotação de retalhos ou mesmo transplante capilar.

Estrias

Não há estudos na literatura comparando a incidência entre as raças; entretanto, em consequência da cor mais escura, as estrias não são tão visíveis, principalmente em sua fase aguda, que na raça branca assume aspecto eritematoso.

Um fato a ser assinalado é que se tem conhecimento de que a derme na raça negra, quer pela maior atividade dos fibroblastos, quer pela disposição das fibras colágenas, é mais densa, exibindo maior firmeza. Se esse fato poderia de certa forma atenuar o aparecimento de estrias, assim como sinais de lipodistrofia ginoide ("celulite"), é mera especulação.

CUIDADOS NA REALIZAÇÃO DE PROCEDIMENTOS

Proteção Solar

Se a melanina constitui um "protetor solar natural", que protege a pele dos danos solares, é importante frisar que a pele negra absorve 34% mais energia radiante que a pele branca. O eritema visível na pele negra é 33 vezes maior que o eritema visível na pele branca. Esses dados demonstram que a pele negra se expõe muito mais sem dano aparente imediato. Entretanto, não há diferenças quanto aos efeitos imunológicos decorrentes da radiação UVB entre as raças. Os fenômenos de depleção de células de Langerhans estão presentes nas mesmas proporções em todos os fototipos. A melanina é importante como protetora contra os efeitos mutagênicos da radiação UVB, mas não protege do ponto de vista imunológico.

O uso de fotoproteção durante a exposição solar direta e prolongada, bem como durante tratamentos com queratolíticos e despigmentantes, deve ser observado. O uso de drogas fotossensibilizantes deve ser cuidadoso, sempre acompanhado de orientação para evitar a exposição solar.

O fotoprotetor deve ter amplo espectro para radiação UV, não ter potencial comedogênico e não conter perfume nem corantes.

Reações Inflamatórias

A dificuldade de visualizar o eritema na pele melanodérmica retarda, muitas vezes, o diagnóstico de reações adversas a produtos tópicos, sejam cosméticos ou medicamentos. É comum, principalmente na face, a dermatite de contato ser percebida apenas quando já ocorreu a hipercromia. A liquenificação, precoce nesses indivíduos, também pode ser o primeiro sinal de inflamação, mesmo sem haver referência de prurido.

Na prática, o uso de queratolíticos e irritantes potenciais deve ser cauteloso, exigindo monitoramento próximo, no sentido de evitar hipercromias. A utilização de retinoides e alfa-hidroxiácidos não é contraindicada na pele melanodérmica e o regime de sua utilização é mais seguro quando:

- Evita-se a associação de vários ativos na mesma formulação.
- Usam-se concentrações crescentes dos ativos, conforme a evolução.
- Restringem-se ao uso noturno as formulações potencialmente irritantes.
- Associa-se o uso de um fotoprotetor diurno.
- Usa-se maquilagem corretiva.

Em decorrência da grande multiplicidade de tonalidades da pele negra, é difícil encontrar bases de maquilagem próximas à cor da pele, que confiram aparência natural. Essa escolha fica muito mais difícil quando há manchas ou cicatrizes a camuflar ou, ainda, dermatoses ativas.

A maquilagem corretiva pode ser grande aliada nos casos de discromias, que, quase sempre, são bem mais evidentes na pele melanodérmica. De modo geral, esses casos são mais resistentes aos tratamentos, demandando mais tempo para melhora, que na maioria dos casos não é total.

Em nosso meio, a manipulação ainda é a principal forma de se obter esses cosméticos, que, caso não tratem a pele, auxiliam muito reduzindo a ansiedade do paciente e obtendo sua cooperação no tratamento.

LASER NAS RAÇAS NEGRA E AMARELA

Como na maioria dos procedimentos em cirurgia estética, o grau de pigmentação cutânea pode constituir um problema em potencial na realização de qualquer procedimento com *laser*. Assim, a raça negra e as tonalidades escuras de pele (compreendidas entre os fototipos V e VI de Fitzpatrick) e mesmo os indivíduos moreno-claros (próximos ao fototipo IV de Fitzpatrick) têm grau maior de efeitos adversos, sendo os mais comuns as discromias e, mais raramente, as cicatrizes hipertróficas.

Como o fotoenvelhecimento nesses pacientes é muito mais discreto, o *resurfacing* é um procedimento pouco indicado. Nos raros casos em que poderia se esboçar alguma indicação, os riscos superam os eventuais benefícios, que poderiam ser obtidos com métodos menos agressivos[17].

No caso de remoção de pelos, o risco de hipopigmentação é real, pois o pigmento cutâneo compete com o folículo. No sentido de minimizar essa complicação, os equipamentos que empregam resfriamento epidérmico, bem como duração mais longa do pulso, são mais indicados, pois a energia atinge os níveis mais baixos da derme, poupando a epiderme. Nesses casos, também são recomendáveis fluxos mais baixos de energia, em maior número de sessões[18].

CONSIDERAÇÕES FINAIS

Além dos exigentes padrões de beleza vistos na atualidade, há uma demanda social velada, em que a aparência conta de forma nunca vista antes. Seja para obter um emprego, seja para manter um relacionamento, a aparência vem sendo muito valorizada em nossa cultura, de modo muitas vezes agressivo, em que aspectos naturais não necessariamente indesejáveis devem ser modificados, ou pelo menos ocultados.

Características raciais, que porventura fujam desse padrão ou que em dado momento estejam fora "da moda", devem ser dissimuladas.

Por outro lado, qualquer imperfeição que afaste o indivíduo do padrão de beleza imposto pode incomodar muito, chegando até a desencadear, em muitos casos, distúrbios de ordens social e emocional.

A cosmiatria trouxe algumas respostas a esses anseios, principalmente na última década. Cabe a nós médicos, no sentido mais digno da nossa missão, prover o bem-estar de nosso paciente, distinguir os tratamentos que realmente possam trazer alguma melhora, a partir de fatos científicos e éticos, e quais dermatoses ou "imperfeições" são passíveis de melhora real com os tais tratamentos.

QUESTÕES

1. Quais são as principais diferenças quanto à pigmentação na pele branca e na pele negra?
2. Quais são as diferenças básicas na melanogênese entre as raças?
3. Qual a definição de melasma?
4. Quais as principais diferenças da utilização do *laser* na pele negra e na pele amarela?

REFERÊNCIAS

1. FITZPATRICK, E.; WOLFF, F. *Dermatology in General Medicine*. 4. ed. New York: Mc Graw-Hill, 1998.
2. MCLAURIN, C. I. Cosmetic for blacks: a medical perspective. *Cosmet & Toillet.*, v. 98, p. 47-53, 1983.
3. STERN, C. Genetic aspects of race. In: DOLHINO, P.; SARICH, V. M. (eds.). *Background for Man*. Boston: Little, Brown, 1992.
4. BERARDESCA, E.; MAIBACH, H. I. Racial differences in sodium lauryl sulphate-induced irritation: black and white. *Contact Dermatitis*, v. 18, p. 65-70, 1988.
5. MCDONALD, C. J. Structure and function of the skin. Are there differences between black and white skin? *Dermatol. Clin.*, v. 6, n. 3, p. 343-347, 1988.
6. MONTAGNA, W.; PROTA, G.; KENNEY JR., J. A. *Black Skin – Structure and Function*. Orlando: Academic, 1993.
7. POCHI, P. E.; STRAUSS, J. S. Sebaceous gland activity in black skin. *Dermatol. Clin.*, v. 6, n. 3, p. 349-351, 1988.
8. MONTES, G. S.; BEZERRA, M. F. F.; JUNQUEIRA, L. C. U. Collagen distribution in tissues. In: RUGGIERI, A.; MOTTA, P. (eds.). *Ultrastructure of the Connective Tissue Matrix*. New York: Springer, 1984.

9. WEIGAND, D. A.; GAYLOR, J. R. Irritant reaction in negro and caucasian skin. *South Med. J.*, v. 67, p. 548, 1974.
10. KELLY, A. P. Aesthetic considerations in patients of color. *Dermatol. Clin.*, v. 15, n. 4, p. 687-693, 1997.
11. KAIDBEY, K. H.; AGIN, P. P.; SAYRE, R. M. et al. Photoprotection by melanin-a comparison of black and caucasian skin. *J. Am. Acad. Dermatol.*, v. 1, p. 249-260, 1979.
12. SYBERT, V. Skin manifestations in individuals of African or Asian descent. *Ped. Dermatol.*, v. 13, n. 2, p. 158-168, 1996.
13. MCLAURIN, C. I. Cutaneous reaction patterns in blacks. *Dermatol. Clin.*, v. 6, p. 353-362, 1988.
14. GRIMES, P. E. The safety and eficacy of salicilic acid chemical peels in darker racial ethnic groups. *Dermatol. Clin.*, v. 25, p. 1, p. 18-22, 1999.
15. COMTE, M. S.; LAWRENCE, J. E. Pseudofolliculitis barbae. No pseuproblem. *JAMA*, v. 241, p. 53-54, 1979.
16. SLEPYAN, A. H. Traction alopecia. *Arch. Dermatol.*, v. 78, p. 395-398, 1998.
17. KAIDBEY, K. H.; KLIGMAN, A. M. A human model for coaltar acne. *Arch. Dermatol.*, v. 109, p. 212, 1974.
18. HO, C.; NGUYEN, Q.; LOWE, N. J.; GRIFFEN, M. E.; PASK, G. Laser resurfacing in pigmented skin. *Dermatol. Surg.*, v. 21, p. 1035-1037, 1995.

LEITURA COMPLEMENTAR

HENDERSON, A. L. Skin variations in blacks. *Cutis*, v. 32, n. 4, p. 376-377, 1983.

NANNI, C. A.; ALSTER, T. S. Laser assisted hair removal: side effects of Q-switched ND:YAG long pulsed ruby and alexandrite. *J. Am. Acad. Dermatol.*, v. 41, p. 165-171, 1999.

POCHI, P. E.; STRAUSS, J. S. Sebaceous gland activity in black skin. *Dermatol. Clin.*, v. 6, p. 349, 1988.

VAUGHN, N. *Cosmetic Plastic Surgery in Non-white Patients*. New York: Grune & Stratton, 1982. p. 245.

Capítulo 28

Terapia Tópica das Hipocromias

Dacio Broggiato Júnior

SUMÁRIO

A melanina é o principal pigmento que dá cor à pele e aos olhos de mamíferos. É sintetizada dentro dos melanócitos localizados predominantemente na camada basal da epiderme e na matriz dos folículos pilosos e depositada numa organela denominada melanossomo. Anomalias na função (albinismo), bem como no desenvolvimento e na migração dos melanócitos (piebaldismo), podem acarretar patologias decorrentes dessas disfunções. Alterações provocadas por fungos (*P. versicolor*), radiação ultravioleta (hipomelanose gotada) e alterações imunológicas ou citotóxicas (vitiligo) completam esse grupo de patologias. Iatrogenia decorrente de tratamentos médicos podem ainda acarretar hipocromia transitória ou definitiva.

A terapêutica varia de acordo com a etiologia de cada patologia, respondendo favoravelmente com corticosteroides tópicos ou inibidores da citoneurina (vitiligo insipiente) ou com uso de antimicótico no tratamento da pitiríase versicolor.

HOT TOPICS

- Melanócitos derivam dos melanoblastos originários da crista neural.
- A quantidade de melanócitos não varia entre as raças.
- A pigmentação da pele depende da quantidade de melanina produzida pelos melanócitos.
- Albinismo é uma genodermatose autossômica recessiva.
- Síndrome de Chediak-Higashi é autossômica recessiva, tirosinase-positiva, manifestada clinicamente por hipopigmentação de pele e íris, cabelos cor de prata, alterações imunológicas e hematológicas (plaquetopenia e anemia).
- Piebaldismo é autossômico dominante e decorre de uma anomalia na embriogênese de melanoblastos.
- Vitiligo acomete 1 a 2% da população.
- Vitiligo pode estar associado a outras doenças autoimunes (tireoide, pâncreas, hipófise, hematológicas).
- Síndrome de Vogt-Koyanagi-Harada é caracterizada por manchas de vitiligo periorbiculares, meningismo asséptico, disacusia e zumbido.
- A dose de psoraleno é de 0,5mg/kg de peso.
- As manchas da pitiríase versicolor apresentam sob a lâmpada de Wood coloração amarelo-ouro.

INTRODUÇÃO

A melanina é o principal pigmento que dá cor à pele e aos olhos de mamíferos. É sintetizada dentro dos melanócitos localizados predominantemente na camada basal da epiderme e na matriz dos folículos pilosos e depositada numa organela denominada melanossomo. Os melanócitos da pele, da mucosa oral e da úvea são derivados dos melanoblastos originários da crista neural embrionária. O depósito de melanina na retina ocorre durante o desenvolvimento fetal. Na pele, a melanina é processada continuamente. Além da pele, células produtoras de melanina estão localizadas nas mucosas, no trato uveal do olho, na leptomeninge, na cóclea e no labirinto vestibular do ouvido.

A melanina é sintetizada a partir da tirosina por meio da clássica via Mason-Raper, por intermédio de uma enzima contendo cobre na sua estrutura – a tirosinase, que é sintetizada no retículo endoplasmático celular e transportada para o aparelho de Golgi.

A tirosinase converte a tirosina em 3,4-di-hidroxifenilalanina (dopa), que, por sua vez, é convertida em dopaquinona, uma molécula muito reativa e chave na formação dos vários tipos de melanina. Também converte 5,6-di-hidroxindol em indol-5,6-quinona[1]. Todos esses compostos sofrem reações químicas para formar a melanina.

Os melanossomos também são sintetizados no retículo endoplasmático e, juntamente com a melanina, são depositados nos dendritos dos melanócitos. Cada melanócito municia um número finito de queratinócitos da epiderme com uma quantidade de melanossomos, que são fagocitados, constituindo a unidade epidermomelânica (Fig. 28.1).

A quantidade de melanócitos na pele não varia entre indivíduos, bem como entre os vários grupos étnicos. A pigmentação da pele depende da quantidade de melanina produzida pelos melanócitos dentro dos vários grupos raciais comandados geneticamente. O estímulo solar e a influência hormonal complementam a coloração da pele.

A cor da pele humana tem várias funções, entre elas camuflagem, absorção de calor e proteção contra os raios ultravioleta (UV).

Serão apresentadas, a seguir, as patologias mais importantes relacionadas à leucodermia cutânea, terminologia também usada para alterações acrômicas e hipocrômicas da pele, bem como sua etiologia e tratamento.

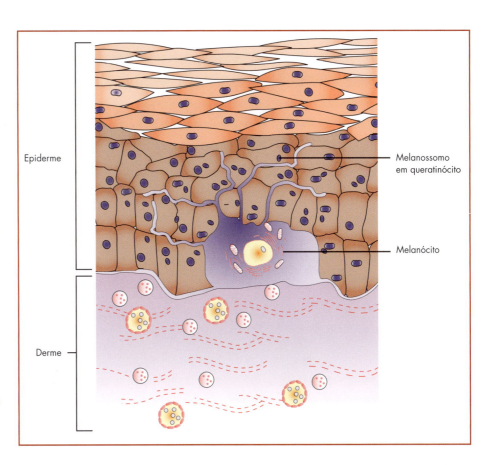

Figura 28.1 – Unidade epidermomelânica.

SEÇÃO 4

ANOMALIAS RELACIONADAS AO DESENVOLVIMENTO OU À FUNÇÃO DOS MELANÓCITOS

Albinismo

Manifestações clínicas em razão da irregularidade da pigmentação cutânea podem estar relacionadas à *função* dos melanócitos produzindo reduzida pigmentação, geralmente em decorrência da deficiência na biossíntese de melanina, produzindo diminuição da pigmentação cutânea observada, por exemplo, nos casos de albinismo.

Outras patologias podem ser decorrentes de falha ou anomalia no *desenvolvimento* e também na migração dos melanócitos, caracterizando a distribuição heterogênea de pigmentos, em consequência das irregularidades na embriogênese. Patologias decorrentes das irregularidades no desenvolvimento de melanócitos são raras, e como representante deste grupo pode ser citado o piebaldismo.

O albinismo envolve um grupo de anomalias genéticas caracterizadas por diminuição da pigmentação ocular e, quase sempre, da pigmentação cutânea. Classifica-se em albinismo ocular (AO) e albinismo oculocutâneo (AOC), dependendo dos órgãos acometidos. É uma genodermatose autossômica recessiva caracterizada pela incidência de 1:20.000 indivíduos[2].

A enzima tirosinase regula a produção de melanina para um número normal de melanócitos na epiderme. Em alguns casos, a tirosinase está ausente e, em outros, pode estar diminuída. Mutações gênicas que codificam a produção de melanina são as causas mais comuns de AOC em brancos[3-5], embora em outras raças também tenham sido descritas[3,4].

Cerca de pelo menos dez tipos de albinismo foram descritos, podendo apresentar, ao exame histopatológico quando submetidos à incubação com levodopa, tirosinase-positivo ou fenótipo 1A. O albinismo (tirosinase-negativo) é mais comprometedor pela ausência de melanina ser quase completa, apresentando pele alva, fotofobia,

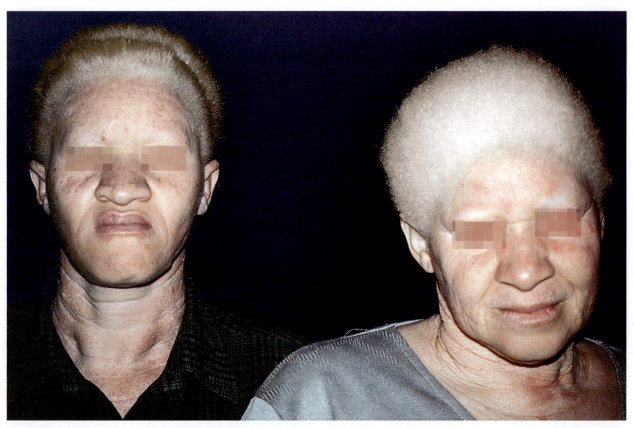

Figura 28.2 – Albinismo.

nistagmo e acuidade visual prejudicada. Seus melanócitos não respondem à UV para formação de melanina, prejudicando a proteção natural exercida pela melanina e deixando esses indivíduos mais suscetíveis aos efeitos deletérios da radiação UV, podendo ter risco elevado de desenvolvimento de câncer cutâneo, especialmente carcinoma espinocelular.

Os pacientes com albinismo tirosinase-positivo mostram, com o desenvolvimento, pele e cabelos amarelados e íris azulada.

A rara síndrome de Chediak-Higashi, autossômica recessiva e tirosinase-positiva, apresenta hipopigmentação de pele e íris, cabelos claros cor de prata, alterações imunológicas e hematológicas com plaquetopenia e anemia. No exame histopatológico, os melanócitos exibem grânulos gigantes patognomônicos no citoplasma celular (Fig. 28.2).

Piebaldismo

É entidade clínica rara, provavelmente a primeira anomalia genética reconhecida como autossômica dominante. Caracteriza-se por manchas hipocrômicas ou acrômicas presentes no nascimento. Essas manchas atingem áreas no couro cabeludo e produzem cabelos brancos, especialmente na região frontal (poliose circunscrita), podendo acometer sobrancelhas e cílios, e áreas na parte anterior do tronco e no abdome, provocando manchas de contorno triangular características. Estas podem ainda atingir membros superiores e inferiores. Ao contrário do vitiligo, as lesões existem no nascimento e não sofrem transformação importante com o desenvolvimento.

Paradoxalmente, podem apresentar ilhotas de pigmentação com número normal de melanócitos, mas com morfologia aberrante[6]. Erroneamente chamadas de albinismo parcial, histologicamente mostram número reduzido de melanócitos, muitas vezes ausentes.

O piebaldismo decorre de anomalia na embriogênese de melanoblastos derivados da crista neural envolvendo erros no desenvolvimento e na migração de melanócitos. Estudos de genética molecular desenvolvidos na última década possibilitaram entender melhor essa patologia, com a descoberta da mutação do chamado gene *kit*[6]. Deve ser diferenciado do vitiligo.

A anomalia na distribuição e no desenvolvimento de melanócitos pode atingir outras áreas ou órgãos como o bulbo do olho (íris) e o nervo acústico, expressando manchas hipocrômicas ou acrômicas, heterocromia da íris, confluência e hipertricose das sobrancelhas, surdez sensorial e afastamento dos cantos internos, caracterizando a síndrome de Waardenburg. A síndrome de Woolf é variante da síndrome de Waardenburg, mas originária da mesma mutação gênica.

O piebaldismo não responde favoravelmente aos tratamentos de estímulo à melanogênese, como o uso de psoraleno + UVA (PUVA). Contudo, pode ser tratado com transplante autólogo ou por meio de cultura de melanócitos, quando a área a ser tratada for pequena e justificar o tratamento.

Vitiligo

É doença adquirida que provoca irregularidade na pigmentação. Caracteriza-se por manchas brancas que aumentam de tamanho, de forma lenta e progressiva; atinge 1 a 2% da população[7]. A idade de início do quadro pode variar entre 10 e 30 anos, com 25% dos casos tendo início antes dos 10 anos de idade. Embora o vitiligo tenha características benignas, o seu envolvimento cosmético pode provocar sérios problemas emocionais, interferindo na vida particular e profissional desses pacientes.

Múltiplas hipóteses tentam explicar a sua etiologia. O primeiro fator importante é a hereditariedade, evidenciando-se possível transmissão poligênica[1], sendo em torno de 30% a ocorrência familiar em mais de um indivíduo.

A perda da pigmentação cutânea é acompanhada por perda da função de melanócitos na camada basal[8], existindo evidências de que os melanócitos têm anormalidades intrínsecas, uma vez que melanócitos de pessoas portadoras de vitiligo apresentam dificuldade no cultivo *in vitro*[9]. A catalase, uma enzima que reduz radicais livres da água, tem se mostrado em níveis baixos no vitiligo, podendo causar a morte celular[10] em decorrência do aumento de radicais livres.

Queratinócitos em lesões vitiligoides manifestam irregularidade na sua morfologia em áreas 15cm distantes das manchas acrômicas, evidenciando-se que os queratinócitos podem contribuir para o processo da doença, com suporte insuficiente na transferência de melanossomos.

A teoria neural, como fator etiológico do vitiligo, é demonstrada por observações clínicas em pacientes com vitiligo segmentar que apresentam distribuição em área dermatomosal, na qual um mediador neuroquímico e alterações no nervo simpático na área atingida causariam destruição de melanócitos.

A etiologia autoimune, pela formação de anticorpos antimelanócitos[11,12], foi demonstrada pela presença de anticorpos contra antígenos localizados na superfície de melanócitos, sendo ainda apoiada pela associação com outras doenças conhecidas, de cunho autoimune, como tireoidite de Hashimoto, hipertireoidismo (doença de Graves), diabetes melito, anemia perniciosa, doença de Addison e alopecia em áreas.

Está mais relacionada com o vitiligo vulgar, em que o comprometimento ocular é mais evidente[13]. Outras formas de vitiligo se relacionariam com outras possíveis etiologias.

Vitiligo Perinévico

O nevo halo ou nevo de Sutton é uma mancha vitiligoide ao redor de nevos melanocíticos, geralmente no tronco, evidenciando agressão de anticorpos contra melanócitos e células névicas produtoras de pigmento (Fig. 28.3).

Apresenta-se quase sempre na adolescência, podendo estar associado ao vitiligo. Anticorpos antimelanócitos no vitiligo e no nevo halo, comprovados por diversas técnicas, apontam a participação desses anticorpos na patogênese do vitiligo, não se podendo descartar a possibilidade de que esses anticorpos sejam secundários à agressão melanocítica[13].

Atualmente existe a tendência de indicação da retirada cirúrgica de todo nevo central dos casos de vitiligo perinévico, contudo, não é conduta universalmente aceita.

Clínica e Diagnose

Todos os pacientes devem ser submetidos a exame dermatológico em toda a superfície cutânea com a lâmpada de Wood, especialmente os portadores de pele tipos I e II, para perfeita avaliação da extensão do quadro clínico. Em razão da associação do vitiligo com outras doenças autoimunes, investigações clínica e laboratorial devem ser exploradas, relacionadas particularmente com tireoide, hipófise, pâncreas e sangue.

As manchas são hipocrômicas no início, evoluindo para acrômicas com limites precisos e de tamanho variado, podendo ter distribuição diversificada, atingindo a face, inclusive regiões periorificiais, e o couro cabeludo, provocando despigmentação dos cabelos (*vitiligo vulgar*). As manchas comprometem punhos, superfícies

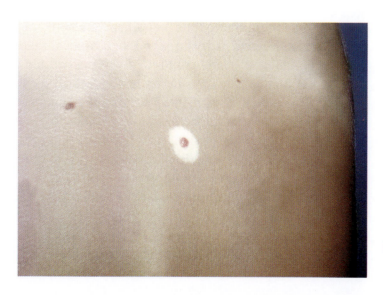

Figura 28.3 – Vitiligo perinévico.

maleolares, dorso das mãos, genitais e axilas. Raramente atingem palmas e plantas (Fig. 28.4).

A localização unilateral, geralmente única, atingindo, na maioria das vezes, o tronco em área de dermátomo (*vitiligo segmentar*) é considerada tipo especial de vitiligo e apresenta difícil resposta terapêutica. O bulbo do olho pode apresentar anomalias como uveíte, com incidência superior em pacientes acometidos de vitiligo em comparação com a população normal, com lesões pigmentares em torno de 22%[13].

O labirinto membranoso da orelha interna contém melanócitos e no vitiligo essas células podem ficar comprometidas. Em estudo feito em pacientes com vitiligo, com menos de 40 anos de idade, verificou-se que 16% apresentavam certo grau de hipoacusia[14].

A síndrome de Vogt-Koyanagi-Harada é quadro clínico caracterizado por manchas de vitiligo periorbiculares, atingindo sobrancelhas e cílios, mostrando alterações oculares e nervosas, apresentando, pela ordem de frequência, meningismo, diacusia e zumbido[15]. O meningismo asséptico pode ser secundário e a destruição de melanócitos possivelmente possa ser de origem autoimune. Aparece, em geral, na 4ª ou na 5ª década de vida, com incidência maior em mulheres.

Tratamento

O vitiligo pode ser tratado de várias maneiras e, a despeito da dificuldade na resposta terapêutica, deve ser encarado como doença e como tal deve ser tratado tão logo o diagnóstico seja feito. A escolha do tratamento dependerá da extensão e localização da doença, bem como da idade do paciente e de sua motivação para o tratamento[16]. Existem variações individuais diante da mesma terapêutica. O tempo de evolução do quadro clínico mostra respostas mais favoráveis nos casos

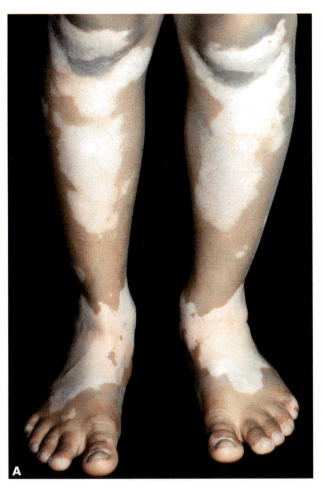
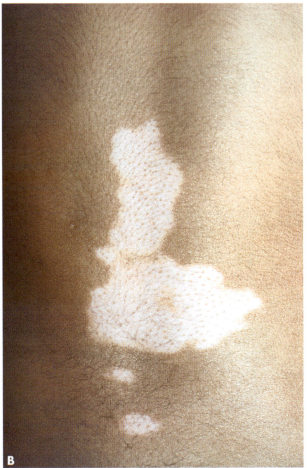

Figura 28.4 – (*A* e *B*) Vitiligo.

mais recentes[16]. As crianças respondem mais favoravelmente do que os adultos, porém, o prognóstico a longo prazo pode ser mais obscuro.

Fotoquimioterapia

Tratamento dos mais eficazes para o vitiligo, deve ser usado somente em pacientes acima de 12 anos de idade. A ingestão de psoraleno pode influir no desenvolvimento de estruturas oculares.

A exposição ao UVA (320 a 400nm) em combinação com psoraleno, ingerido 2h antes (PUVA sistêmico), induz à pigmentação da epiderme, estimulando a migração de melanócitos dos folículos pilosos, produzindo pigmentação perifolicular[17] e aumentando a atividade da tirosinase e a transferência de melanossomos para os queratinócitos (Fig. 28.5). O uso de psoraleno tópico (PUVA tópico) é aconselhado somente em pacientes com menos de 20% de área corporal comprometida. A PUVAterapia deve ser usada ambulatorialmente e seu uso doméstico, apesar de viável, deve ser desencorajado em decorrência de possíveis efeitos fototóxicos e problemas médico-legais.

PUVA Sistêmico

A dose de psoraleno (trixoraleno, 5-metoxipsoraleno e 8-metoxipsoraleno) é de 0,5mg/kg de peso corporal; o trixoraleno e o 5-metoxipsoraleno (*bergapteno*), apesar de efetivos, apresentam menos efeitos colaterais por serem menos absorvidos pelo trato intestinal. O 8-metoxipsoraleno é mais sensibilizante, sendo o mais usado atualmente. A dose inicial de UVA é de $2J/cm^2$, aumentando-se $0,25J/cm^2$ por aplicação para peles de tipos I e II e $0,5J/cm^2$ para peles de tipos III, IV e V. A aplicação deve ser feita duas vezes por semana até atingir eritema róseo, quando então se deve permanecer por este mesmo tempo nas aplicações frequentes.

Apenas 20% dos pacientes tratados exibem pigmentação total e os demais, pigmentação parcial[18,19]. Áreas pilosas respondem melhor à PUVAterapia e lesões acrais de vitiligo não têm boa resposta, bem como as áreas periorificiais.

Os efeitos colaterais mais comuns da PUVAterapia são prurido, náusea, xerodermia e bronzeamento difuso. Tratamentos prolongados aumentam o risco do câncer de pele, especialmente o carcinoma espinocelular[20]. Contraindicações à PUVAterapia: gravidez, catarata, história anterior de câncer cutâneo, fotossensibilidade e exposição anterior a radiações ionizantes.

PUVA Tópico

O uso tópico do 8-metoxipsoraleno a 1% em propilenoglicol deve ser diluído a 1:10 e aplicado pelo médico ou técnico treinado, evitando-se sobrepassar a área da lesão para não estimular a hiperpigmentação da borda. Após 30min da aplicação do psoraleno, a exposição ao UVA deve ser iniciada com $0,12J/cm^2$ e depois com

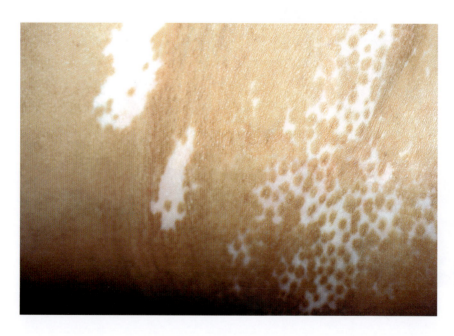

Figura 28.5 – Repigmentação perifolicular após PUVAterapia.

a mesma dose (0,12J/cm^2), repetida duas vezes por semana, nunca em dias seguidos, até atingir eritema róseo, mantendo esse tempo até o início da pigmentação. O controle da energia luminosa (UV) é calculado por radiômetro específico (UVA ou UVB) e o tempo de exposição determinado dependerá da leitura observada no radiômetro e do tipo de pele do paciente.

O uso de câmaras de bronzeamento para o tratamento do vitiligo é contraindicado pela falta de medidores da radiação UV e do seu emprego correto e, ainda, pela ausência de supervisão médica especializada. A pigmentação é lenta e demorada e o tratamento é longo, devendo o paciente estar informado de que a resposta terapêutica é variável para cada caso.

O tratamento com PUVA tópico, apesar de muitas vezes ser mais trabalhoso, pode diminuir efeitos colaterais[21] decorrentes do psoraleno sistêmico, especialmente as náuseas.

Fototerapia

O uso do UVB (280 a 320nm) mostrou-se eficaz no tratamento do vitiligo[21]. O ultravioleta denominado *narrow-band* NB-UVB, com espectro entre 310 e 315nm e pico de energia em 311nm (banda estreita), pode ser ministrado sem medicamento, duas vezes por semana, na dose inicial de 0,25J/cm^2, independentemente do tipo de pele. Pode ser administrado em pacientes com menos de 12 anos de idade, mostrando-se eficaz e seguro[16].

Corticosteroide Tópico

Pode ser tratamento efetivo, principalmente no caso de vitiligo inflamatório, podendo ser usado em pacientes de todas as idades. Corticosteroides potentes devem ser utilizados somente em cotovelos, joelhos e mãos, poupando áreas intertriginosas para evitar estrias atróficas. Corticosteroides de média potência podem ser usados em crianças, evitando-se áreas intertriginosas e face. Podem ser empregados por vários meses com a devida supervisão médica.

Corticosteroide Sistêmico

O uso de corticosteroide sistêmico mostrou-se eficaz nos casos de vitiligo de rápida expansão clínica. Recentemente[22] utilizou-se corticosteroide na forma de pulso na dose de 10mg pela manhã, durante dois dias seguidos na semana, por um período não superior a 24 semanas, com resultados positivos contra o avanço do vitiligo, mas não se observou a repigmentação desejada. Efeitos adversos leves a moderados foram observados em decorrência do corticosteroide, porém, não se observou a supressão endógena do cortisol plasmático.

Fenilalanina + PUVA e Pseudocatalase

A administração de 50 a 200mg/kg de fenilalanina, precursora da tirosina, foi usada em combinação com UVA, três vezes por semana, com resultados animadores em 25% dos pacientes[23,24]. Estudos posteriores não confirmaram sua eficácia nem a da pseudocatalase no tratamento do vitiligo.

Em trabalho recente, Njoo *et al.*[25] fizeram observações por metanálise, avaliando tratamentos para o vitiligo extenso. Verificaram resultados favoráveis e aproximados usando PUVA sistêmico, UVB e NB-UVB e resultados mais animadores nos pacientes que apresentavam pele de tipos IV e V.

Tratamento Cirúrgico

Os tratamentos anteriormente expostos são os mais indicados para o vitiligo. O tratamento cirúrgico é indicado para vitiligo estabilizado comprometendo pequenas áreas que não obtiveram boa resposta aos tratamentos anteriores.

- *Enxerto autólogo*: enxertos de pele saudável na área comprometida utilizando *punch*, usado para biópsia cutânea, com tamanho de 1,2cm[26]. Os espécimes doadores são colocados em solução de Monsel e depois na área receptora previamente preparada. A PUVAterapia, após esse procedimento, estimula a pigmentação na área enxertada[27].
- *Cultivo de epiderme e de melanócitos* in vitro: a epiderme doadora pode ser obtida por congelamento com nitrogênio líquido, formando uma bolha, que deve ser coletada na parte superior (teto) e transferida à área receptora. Esse material pode ainda ser tratado com tripsina e os melanócitos isolados, cultivados por três semanas[28,29]

e depois colocados na área desnudada receptora. São descritas[29] outras variáveis dessa técnica.

Camuflagem

O uso de cosméticos próprios, não removíveis facilmente com água (Covermark®), para cobrir área de acromia, especialmente em local anatômico visível como face e dorso das mãos, é recomendação útil quando esta anomalia comprometer as esferas psíquica e social.

Nevo Acrômico

Apresenta-se como manchas hipocrômicas ou acrômicas com forma e tamanho variados, atingindo especialmente o tronco, mas podendo localizar-se em qualquer área anatômica. É a anomalia congênita autossômica dominante observada mais frequentemente em áreas expostas à luz solar.

Esclerose Tuberosa

É caracterizada por apresentar hamartomas em múltiplos órgãos, especialmente pele, cérebro, olho, coração e rim. É autossômica dominante, mas cerca de 80% dos casos surgem de mutação espontânea[30]. Apresenta ainda manchas hipocrômicas circunscritas com formato de folhas poligonais, localizadas principalmente na parte posterior do tronco, sendo mais evidentes após os dois anos de idade. São sinais importantes no diagnóstico precoce dessa anomalia.

A hipopigmentação é causada pela diminuição da atividade de melanócitos que mostram densidade normal, mas número reduzido de melanossomos e dendritos pouco desenvolvidos.

Hipopigmentação Pós-inflamatória

A hipopigmentação cutânea após processo inflamatório quase sempre é observada em várias patologias cutâneas, bem como em alguns procedimentos cirúrgicos e traumas (Quadro 28.1). A etiologia dessas alterações não é bem conhecida; alguns autores[31] acreditam na mudança da função dos melanócitos que, depois do processo inflamatório, sofrem alterações, com a formação de melanossomos menores e em menor quantidade. Quando determinada patologia provoca intensa inflamação cutânea, pode ocasionar acromia muitas vezes definitiva e uma série de patologias inflamatórias pode causar hipopigmentação que, na maioria das vezes, é transitória (Fig. 28.6).

Pitiríase Versicolor

A pitiríase versicolor, também chamada de micose de praia e pano branco, é causada por levedura (*Malassezia furfur*) com tropismo por áreas seborreicas da pele. É caracterizada por manchas hipocrômicas lenticulares e numulares coalescentes com descamação superficial, podendo apresentar tonalidade variada, daí o nome versicolor.

A diagnose é feita pelo exame clínico auxiliado pela lâmpada de Wood, evidenciando fluorescência amarelo-ouro na área comprometida. Após clarificação pelo hidróxido de potássio a 10%, pode ser feito o exame micológico direto.

Quadro 28.1 – Algumas patologias de diferentes etiologias que podem desenvolver lesões hipocrômicas ou acrômicas

- Infecções:
  - Impetigo
  - Hanseníase
  - Herpes-zóster
  - Pitiríase versicolor
- Alérgicas/imunológicas:
  - Picada de inseto
  - Dermatite atópica
  - Lúpus eritematoso
  - Líquen plano
  - Psoríase
  - Pitiríase alba
  - Pitiríase liquenoide
- Agentes físicos/químicos:
  - Pequenos traumas
  - Queimaduras
  - Crioterapia
  - Laserterapia
  - *Peelings* químicos
  - Monobenzil éter de hidroquinona

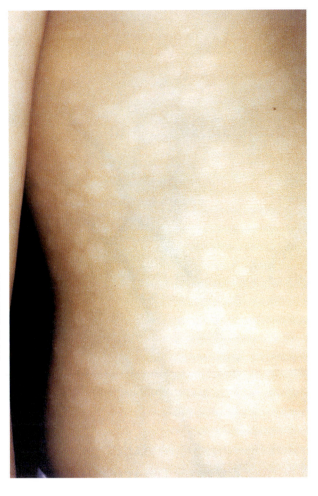

Figura 28.6 – Hipocromia pós-inflamatória (psoríase).

A hipopigmentação é decorrente da inibição da tirosinase pelo ácido dicarboxílico formado pelo agente *M. furfur* por oxidação de ácidos graxos insaturados da superfície cutânea. No lúpus eritematoso e no líquen plano, a hipocromia e a acromia são provocadas pela perda funcional dos melanócitos.

Tratamento

- *Tratamento tópico*: sulfeto de selênio a 2% na forma de xampu, três vezes por semana, durante quatro semanas, é bastante efetivo. Hipossulfito de sódio a 40%, diariamente, durante três semanas, é uma alternativa de baixo custo e eficaz.
- *Tratamento sistêmico*: itraconazol, 200mg/dia, por cinco dias, especialmente quando extensa área corporal estiver comprometida. É recomendável orientar o paciente para se expor ao sol após o tratamento a fim de estimular a despigmentação residual decorrente, provocada pela levedura.

Cremes com ureia a 10% e estímulo melanogênico com UVB ou UVA podem ser úteis em alguns casos.

Pitiríase Alba

É afecção comum especialmente na infância, manifestada por manchas hipocrômicas redondo-ovaladas de limites imprecisos e descamação central. Geralmente, localizam-se em áreas expostas à luz solar – face e membros superiores. A exposição solar é fator importante na sua etiologia. Pode estar relacionada à atopia e atinge crianças acima de dois anos de idade (Fig. 28.7).

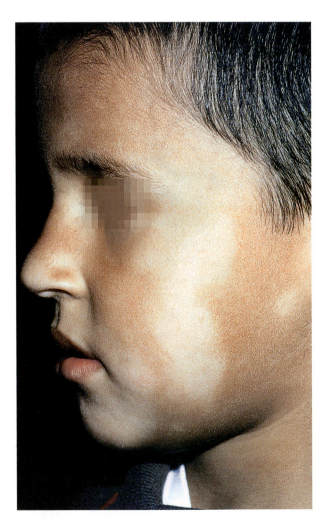

Figura 28.7 – Pitiríase alba.

Várias hipóteses existem para explicar a hipopigmentação nessa doença, como bloqueio da transferência de melanossomos dos melanócitos para os queratinócitos como resultado de processo inflamatório ou filtragem irregular na superfície cutânea da luz UV por hiperqueratose e paraqueratose irregular. Não há evidências sugerindo possível etiologia bacteriana ou fúngica.

O diagnóstico é diferencial daquele da pitiríase versicolor e a hipopigmentação é pós-inflamatória. A resposta terapêutica é variável quanto aos queratolíticos (ureia a 5 a 10%), não respondendo favoravelmente a corticosteroides tópicos. A resposta terapêutica à fototerapia é variável e inconstante.

Peelings químicos, crioterapia, dermabrasão e laserterapia são as causas mais comuns de descoloração iatrogênica cutânea; contudo, a terapêutica é a pedra angular nesses processos, devendo o médico estar familiarizado com o método usado e o paciente deve ser devidamente alertado sobre possíveis efeitos adversos transitórios ou definitivos do processo.

Hipomelanose Gotada

A hipomelanose gotada, também chamada de leucodermia pontuada solar, caracteriza-se por manchas acrômicas, lenticulares e difusas em áreas de extensão dos braços, mais especificamente nos antebraços e na face anterior das pernas. Atinge preferencialmente o sexo feminino, em especial após exposição solar prolongada e crônica. As causas mais comuns são trauma e exposição solar.

O tratamento resume-se em proteção contra UV e cuidados com o trauma. O uso de nitrogênio líquido na forma de atomização por 5 a 10s provoca pequena inflamação no local, favorecendo a migração de melanócitos vizinhos.

Hipomelanose Macular Progressiva do Tronco

Manchas hipocrômicas, ovaladas ou arredondadas numulares, localizadas na região lombossacra e no abdome de pacientes de pele morena. Sua etiologia é indefinida. Diferencia-se da pitiríase versicolor pela ausência de escamas e pela localização mais inferior no tronco. Diferencia-se da leucodermia *punctata* pela localização e o tipo da lesão. Essa patologia é menos frequente, respondendo favoravelmente à fototerapia (UVA ou UVB). A resolução terapêutica também se observa após alguns anos, espontaneamente[32].

Despigmentação Química

Compostos químicos com fenol, hidroquinona e monobenzil éter de hidroquinona podem provocar despigmentação cutânea, especialmente em áreas em contato com luvas de borracha que contêm monobenzil éter de hidroquinona como antioxidante (Fig. 28.8). Vários produtos, como germicidas e reveladores fotográficos, contêm substâncias que

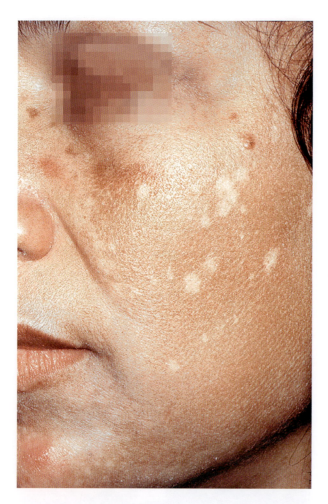

Figura 28.8 – Despigmentação química por monobenzil éter de hidroquinona.

causam efeito citotóxico para células produtoras de pigmento, podendo provocar hipocromia.

A hidroquinona como uso terapêutico pode causar a destruição de melanócitos, mas sua atuação é limitada à área de aplicação. A hipopigmentação provocada é reversível, especialmente quando usada a concentração de 3 a 5%.

QUESTÕES

1. Vitiligo tem cura?
2. O que é albinismo?
3. Piebaldismo é um tipo de vitiligo?
4. O uso do *laser* pode provocar hipocromia?
5. Que outros métodos terapêuticos podem provocar hipocromia?

REFERÊNCIAS

1. PAWELEK, J. M.; KÖNER, A. M. The biosynthesis of mammalian melanin. *Am. Sci.*, v. 70, p. 136-145, 1982.
2. SAMPAIO, S. A. P.; RIVITTI, E. A. *Dermatologia Básica*. São Paulo: Artes Médicas, 1998. parte IV, p. 267.
3. TRIPATHI, R. K.; STRUNK, K. M.; GIEBEL, L. M. et al. Tyrosinase gene mutation in type 1 (tyrosinase-deficient) oculocutaneous albinism define two clusters of missense substitutions. *Am. J. Med. Genet.*, v. 43, p. 865-871, 1992.
4. OETTING, W. S.; KING, R. A. Molecular basis of type 1 (tyrosinase-related) oculocutaneous albinism: Mutations and polymorphisms of human tyrosinase gene. *Hum. mutat.*, v. 2, p. 1-6, 1993.
5. JAY, B.; WITCOP, C. J.; KING, R. A. Albinism in England. Birth defects: original article series, v. 18, p. 319-325, 1982.
6. SPRITZ, R. A. The molecular basis of human piebaldism. *J. Invest. Dermatol.*, v. 103, suppl., p. 137S-140S, 1994.
7. KOVACS, S. O. Vitiligo. *J. Am. Acad. Dermatol.*, v. 38, p. 647-666, 1998.
8. LE POOLE, I. C.; VAN DEN LE, W.; WESTERHOF, W. et al. Presence or absence of melanocytes in vitiligo lesions: an immunohistochemical investigation. *J. Invest. Dermatol.*, v. 100, 816-822, 1993.
9. HARNING, R.; CUI, J.; BYSTRYN, J. Relation between the incidence and level of pigment cell antibodies and disease activity in vitiligo. *J. Invest Dermatol.*, v. 97, p. 1078-1080, 1991.
10. SHALLREUTER, K.; LEVENING, C. Keratinocyte involvement in the pathophysiology of vitiligo. *J. Invest. Dermatol.*, v. 96, p. 1024, 1991.
11. NAUGHTON, G.; EISINGER, M.; BYSTRYN, J. Antibodies to normal human melanocytes in vitiligo. *J. Exp. Med.*, v. 158, p. 246-251, 1983.
12. NAUGHTON, G.; REGGIARDO, D.; BYSTRYN, J. Correlation between vitiligo antibodies and extent of pigmentation in vitiligo. *J. Am. Acad. Dermatol.*, v. 15, p. 978-981, 1986.
13. SOUZA FILHO, L. G. C. *Vitiligo. Aspectos Imunológicos e Correlações com Alterações Oculares*. São Paulo: USP, 1991. Tese (Doutorado) – Faculdade de Medicina da Universidade de São Paulo, 1991.
14. TOSTI, A.; BARDAZZI, F.; TOSTI, G. et al. Audiologic abnormalities in cases of vitiligo. *J. Am. Acad. Dermatol.*, v. 17, p. 230-233. 1987.
15. MOORTHY, R. S.; INOMATA, H.; RAO, N. A. Vogt-Koyanagy-Harada syndrome. *Surv. Ophthalmol.*, v. 39, p. 265-292, 1995.
16. NJOO, M. D.; BOS, J. D.; WESTERHOF, W. Treatment of generalized vitiligo in children with narrow-band (TL 01) UVB radiation therapy. *J. Am. Acad. Dermatol.*, v. 42, p. 245-252, 2000.
17. CUI, J.; SHAN, L.; WANG, G. Role of hair follicles in the repigmentation. *J. Invest. Dermatol.*, v. 97, p. 410-416, 1991.
18. ORTONE, J. P. Psoralen therapy in vitiligo. *Clin. Dermatol.*, v. 7, p. 120-135, 1989.
19. HONIG, B.; MORISON, W. L.; KARP, D. Photochemotherapy beyond psoriasis. *J. Am. Acad. Dermatol.*, v. 31, p. 775-790, 1994.
20. MORISON, W. L.; BAUGHMAN, R. D.; DAY, R. M.; FORBES, P. D.; HÖNISGMANN, H.; KRUGER, G. G. et al. Consensus workshop on the toxic effects of long-term PUVA therapy. *Arch. Dermatol.*, v. 134, p. 595-598, 1998.
21. WESTERHOF, W.; NIEUWEBOER-KROBOTOVA, L. Treatment of vitiligo with UVB radiation vs topical psoralen plus UVA. *Arch. Dermatol.*, v. 133, p. 1525-1528, 1997.
22. RADOKOVIC-FINJAN, S.; FURNSINN-FRIEDL, L.; HÖNIGSMANN, H.; TANEW, A. Oral dexamethasone pulse treatment for vitiligo. *J. Am. Acad. Dermatol.*, v. 44, p. 814-817, 2001.
23. CORMANE, R. H.; SIDDIQUI, A. H.; NENGERMANN, I. M. Photochemotherapy of vitiligo with oral phenylalanina. *J. Invest. Dermatol.*, v. 80, p. 367, 1983.
24. ANTONIOU, C.; SCHULPIS, H.; MICHAS, T. et al. Vitiligo therapy with oral and topical phenylalanina with UVA exposure. *Int. J. Dermatol.*, v. 28, p. 545-547, 1989.
25. NJOO, M. D.; SPULS, P. I.; BOS, J. D.; WESTERHOF, W.; BOSSUYT, P. M. M. Non surgical repigmentation therapies in vitiligo: meta-analysis of the literature. *Arch. Dermatol.*, v. 134, p. 1532-1540, 1998.
26. FALABELLA, R. Treatment of localized vitiligo by autologous minigrafting. *Arch. Dermatol.*, v. 124, p, 1649-1655, 1988.
27. BOERSMA, B. R.; WESTERHOF, W.; BOS, J. D. Repigmentation in vitiligo vulgaris by autologous minigrafting: results in nineteen patients. *J. Am. Acad. Dermatol.*, v. 33, p. 990-995, 1995.
28. FALABELLA, R.; ESCOBAR, C.; BORRERO, I. Treatment of refractory vitiligo by transplantation of in vivo cultured epidermal autografts bearing melanocytes. *J. Am. Acad. Dermatol.*, v. 26: p. 230-236, 1992.
29. OLSSON, M. J.; JUHLIN, L. Vitiligo. *Br. J. Dermatol.*, v. 135, p. 587-591, 1995.
30. ROACH, E. S.; DELGADO, M. R. Tuberous sclerosis. *Dermatol. Clin.*, v. 13, p. 151-161, 1995.
31. RUIZ-MALDONADO, R.; OROZCO-COVARRUBIAS, M. L. Postinflammatory hipopigmentation and hyperpigmentation. *Seminars in Cutaneous Medicine*, v. 16, p. 36-46, 1997.
32. GUILLET, A. et al. Hipomelanosis. *J. Cut. Pathol.*, v. 15, p. 286-289, 1988.

Capítulo 29

Cosmiatria na Gestação

Patricia Rizzo Credidio

SUMÁRIO

A beleza na gravidez é um sinônimo de saúde. O uso de cosméticos é importante tanto para manutenção da beleza, limpeza e proteção da pele e anexos como para a prevenção de alterações na aparência.

Uma situação muito comum em mulheres grávidas é o aparecimento de manchas na pele, estrias, celulite e pintas e o aumento da sensibilidade, com coceira e vermelhidão. Isso acontece porque a crescente produção de hormônios influencia indiretamente os hormônios reguladores da síntese da melanina (pigmentação da pele) e a síntese de colágeno (distensão da pele), predispondo ao aparecimento de estrias e manchas, principalmente.

Uma boa orientação quanto ao uso de cosméticos nessa fase garante a prevenção de problemas para o bebê e possibilita a manutenção de uma pele saudável, livre de manchas e sinais indesejáveis.

HOT TOPICS

- As alterações cutâneas mais comuns durante a gravidez são a hiperpigmentação e a formação de estrias.
- Hiperpigmentações transitórias ocorrem nas aréolas da mama, na genitália externa, na região axilar e nas dobras cutâneas.
- Durante a gestação ocorre maior absorção de produtos tópicos, em decorrência do maior volume extracelular e do maior fluxo sanguíneo para a pele.
- O aparecimento do melasma facial pode ser evitado pela restrição da exposição solar excessiva e pelo uso de filtros solares potentes.
- O uso de retinoides tópicos durante a gravidez não é recomendando, uma vez que existe maior risco teratogênico com seu uso.
- O uso de tinturas de cabelo não está contraindicado na gestação, porém, por precaução, deve ser recomendado somente após o segundo trimestre.

MUDANÇAS DA PELE NA GESTAÇÃO

As drásticas mudanças endócrinas, metabólicas e imunológicas que ocorrem durante a gestação são associadas com as alterações da pele.

Essas mudanças, de frequência muito alta, podem ser chamadas de "mudanças fisiológicas da pele"[1]. Ocorrem em consequência da produção de várias proteínas e hormônios esteroides pela unidade fetoplacentária e, também, em razão do aumento da atividade das glândulas pituitária, tireoide e adrenais[2].

As alterações cutâneas mais comuns são a hiperpigmentação[1] e a formação de estrias, que ocorrem em até 90% das mulheres[3].

A hiperpigmentação é provavelmente decorrente de estímulo dos hormônios estrógeno, progesterona e hormônio estimulador de melanócitos (MSH, *melanocyte-stimulating hormone*).

> **Quadro 29.1 – Padrão de mudanças fisiológicas ocorridas em mulheres caucasianas**
>
> - Hiperpigmentação (aréolas, genitália, axilas, linha alba, pescoço): 90,7%
> - Estrias: 77,1%
> - Edema: 48,5%
> - Melasma: 46,4%
> - Mudanças vasculares e outras: 34,2%

Hiperpigmentações transitórias ocorrem nas aréolas da mama, na genitália externa, na região axilar e nas dobras cutâneas. A linha alba se transforma na pigmentada linha *nigra*[2]. Essas alterações tendem a regredir após o parto, mas algumas podem permanecer. Nevos e efélides têm intensificações de sua cor e muitas vezes aumentam de tamanho[1].

A mudança pigmentar mais notada durante a gestação é a hiperpigmentação da face, conhecida como cloasma ou melasma, que ocorre em mais de 50% das mulheres[2]. Essa tendência é exacerbada por exposição solar e suscetibilidade individual.

As mulheres de pele mais clara costumam ter alterações pigmentares menos intensas[2]. Em trabalho feito no Paquistão, com 140 mulheres caucasianas, fototipos III e IV, mostrou-se incidência de 90,7% de hiperpigmentação induzida pela gestação[1]. O autor procurou um padrão de mudanças "fisiológicas" ocorridas nessa comunidade e o resultado pode ser visto no Quadro 29.1.

Nesse estudo, o melasma foi observado em 46,4% das gestantes, mas segundo outros autores esta ocorrência pode chegar até 50 a 75%[1,3-5]. A região mais frequentemente acometida é a centro-facial, podendo afetar as regiões labial superior, frontal, malar, mandibular e cervical (Fig. 29.1).

A pele da gestante apresenta tendência ao ressecamento e ao incremento da sensibilidade, sendo comum o aparecimento de prurido, dermatite de contato (como por exemplo, com elástico e rendas de roupas íntimas ou roupas de tecidos sintéticos) e hipersensibilidade a cosméticos como xampus, sabonetes e cremes hidratantes anteriormente utilizados. Essas reações costumam desaparecer após o parto.

A mudança mais comum no tecido conectivo é o desenvolvimento de estrias em abdome, quadril, glúteos e mamas, que ocorre em até 90% dos casos[2] (Fig. 29.2).

Existem fatores extrínsecos e intrínsecos que predispõem a ocorrência dessa alteração. O principal fator extrínseco é o trauma mecânico ("estresse" mecânico), porém, ainda mais importantes que este são os fatores intrínsecos, como a predisposição genética e a própria atividade adrenocortical da gestante, já que ocorre au-

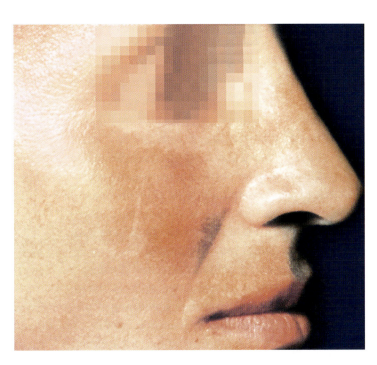

Figura 29.1 – Melasma.

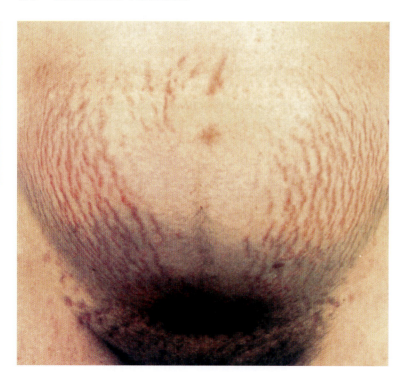

Figura 29.2 – Estrias.

mento dos hormônios esteroides ("estresse" fisiológico), que acaba provocando este quadro tão comum[6].

As estrias gravídicas variam de rosadas a púrpuras, podendo estar associadas a prurido leve. Após o parto, se tornam pálidas e menos aparentes.

Alterações vasculares, como o desenvolvimento de telangiectasias em face, colo e pernas, também são frequentes. Hemangiomas preexistentes podem aumentar de tamanho.

O desenvolvimento de varizes e microvarizes em membros inferiores é comum no terceiro trimestre em razão do aumento abdominal e da compressão nas artérias ilíacas, aumentando a pressão nas veias e dificultando o retorno venoso dos membros inferiores, o que resulta em edema.

O desenvolvimento ou agravamento do quadro da celulite é comum, já que ocorre retenção maior de líquidos pela ação hormonal (estrógeno e progesterona) e pela dificuldade de retorno venoso nos membros inferiores provocada pelo útero gravídico. O aumento exagerado de peso nesse período piora ainda mais o quadro.

Quadros leves de celulite surgidos durante a gestação tendem a desaparecer após o parto. Durante a gestação, a mulher usualmente não apresenta queda anormal de cabelos, a não ser que tenha algum tipo de deficiência nutricional.

Geralmente, os cabelos se tornam mais escuros e brilhantes e tendem a crescer mais rapidamente.

No entanto, no período pós-parto, ocorre o chamado eflúvio telógeno em menor ou maior grau[2]. Dependendo das condições individuais e de alguns fatores externos como ausência de estresse, boa alimentação e sono regular, o volume volta a ser como antes do parto. Em geral, isso ocorre dentro do período de um ano.

A hipertricose ocorre em praticamente todo o corpo e na face, em menor ou maior grau, causando a necessidade de depilação em axilas, virilhas e pernas[2].

Absorção Cutânea

Algumas condições que causam maior absorção são o uso tópico quando há solução de continuidade ou inflamação da pele e, ainda, quando se aplica o produto sobre áreas extensas.

USO TÓPICO DE MEDICAÇÕES DURANTE A GESTAÇÃO

Considera-se uso tópico de algum produto quando sua exposição tem ação apenas local e não quando a substância é utilizada na pele como via de administração sistêmica (por exemplo, *patches* transdérmicos).

Como se sabe, a pele é uma membrana com várias camadas, cada uma com suas características quanto à absorção. A fração de um produto que pode ser absorvida pela pele é de difícil previsão, pois existem inúmeros fatores que influenciam seu grau de absorção.

Esses fatores estão relacionados tanto às propriedades físico-químicas das substâncias em questão, quanto às características da pele[7].

Algumas situações estão associadas à maior absorção de produtos tópicos, sendo a gestação uma delas, em consequência de suas alternações fisiológicas próprias, que resultam em aumento do volume extracelular e maior fluxo sanguíneo para a pele.

A prescrição durante a gestação deve ser sempre muito cuidadosa e a avaliação da relação risco/benefício deve ser critério indispensável.

Em 1979, a Food and Drug Administration (FDA) propôs uma classificação para avaliar o risco fetal[8,9] no uso tópico de medicações durante a gestação. São consideradas cinco categorias designadas pelas letras A, B, C, D e X (Tabela 29.1).

Muitos autores consideram essa classificação de difícil aplicação prática, entretanto, ainda é adotada pela maioria dos trabalhos referentes ao assunto[8].

TRATAMENTO OU PRODUTOS FACIAIS

Orientações importantes devem ser dadas à gestante para a prevenção de problemas de ordem estética.

Hidratantes

Os hidratantes melhoram a aparência e a textura de uma pele ressecada ou envelhecida por ter ação no estrato córneo. Geralmente, a hidratação inibe a perda de água transepidérmica por um processo de oclusão.

A perda de lipídeos intercelulares (por exemplo, ceramidas, colesterol e ácidos graxos) danifica a função de barreira, promovendo perda excessiva de água para o meio ambiente[10].

As formas mais comuns de hidratantes são as emulsões água em óleo (A/O) ou óleo em água (O/A). Os hidratantes A/O formam uma película oclusiva na superfície cutânea. Esse tipo de hidratante é usado apenas para pele muito seca e principalmente para o corpo. Os hidratantes mais utilizados para o rosto são do tipo O/A.

A temperatura ambiente deve ser levada em consideração, já que, por exemplo, no inverno, com o clima seco e a temperatura da água do banho elevada, a pele tende a estar mais ressecada.

Tabela 29.1 – Categoria da Food and Drug Administration (FDA) (1979) relativa ao uso de medicações durante a gestação

Categoria	Definição
A	Estudos adequados feitos em mulheres gestantes não demonstraram risco para o feto durante o primeiro trimestre da gestação e não há indício de risco nos trimestres subsequentes
B	Estudos com animais demonstraram risco para o feto, mas não há estudos adequados realizados em gestantes ou em animais demonstrando efeito adverso. No entanto, estudos adequados realizados com gestantes não demonstraram risco para o feto durante o primeiro trimestre e não há indícios de risco nos trimestres subsequentes
C	Estudos com animais demonstraram efeito adverso para o feto, mas não há estudos adequados realizados em seres humanos. Os benefícios do emprego da droga em gestantes podem ser aceitáveis, apesar dos riscos potenciais, ou não há estudos de reprodução animal ou não há estudos adequados realizados em seres humanos
D	Há indícios de risco para o feto humano, mas os benefícios potenciais do emprego da droga em gestantes podem ser aceitáveis apesar dos riscos potenciais
X	Estudos realizados com animais ou seres humanos demonstraram anomalias fetais, ou os relatórios sobre reações adversas indicam sinais de risco para o feto. O risco do emprego da droga em gestantes é obviamente maior do que qualquer possível benefício

Os hidratantes podem e devem ser utilizados durante a gestação e podem estar associados a outros princípios ativos em sua composição, por exemplo, protetores solares, antioxidantes e vitaminas[7].

Protetores Solares

O aparecimento do melasma facial poderá ser evitado pela restrição da exposição solar excessiva e pelo uso de filtros solares potentes.

A proteção artificial se faz com a utilização de roupas e objetos que ajudam a refletir os raios solares como, por exemplo, chapéu, guarda-sol e sombrinha (os de material sintético protegem mais contra a radiação ultravioleta [UV] do que os de tecido de algodão).

O uso de fotoprotetores, principalmente na gestação, é indispensável. Há dois tipos de protetores solares tópicos conhecidos: o químico e o físico.

Os fotoprotetores químicos são substâncias incolores que absorvem os raios solares. Existem vários grupos de substâncias com essa ação, como o ácido para-aminobenzoico (PABA, *para-aminobenzoic acid*) e os ésteres de PABA, que, em razão de frequentes relatos de dermatite alérgica de contato, foram abandonados. Atualmente, são empregados filtros dos seguintes grupos: salicilatos, antranilatos, cinamatos, benzofenonas e outros.

Os fotoprotetores físicos agem refletindo e dispersando a radiação UV, impedindo assim sua absorção. São mais conhecidos como bloqueadores solares, têm amplo espectro de proteção contra a radiação UV e contêm ingredientes como dióxido de titânio e óxido de zinco. De forma geral, pelo grau de segurança e proteção, têm seu uso associado às peles sensíveis e à gestação. São considerados pouco sensibilizantes, sendo o dióxido de titânio o mais utilizado.

Hidroxiácidos

Os hidroxiácidos (alfa-hidroxiácidos e beta-hidroxiácidos) são considerados agentes queratolíticos comuns nos cosméticos para a pele e encontrados em produtos naturais como a cana-de-açúcar e algumas frutas.

Os alfa-hidroxiácidos (ácidos lático, málico, mandélico, glicólico, cítrico e glicurônico), além de diminuírem a adesão dos corneócitos do estrato córneo, podem estimular os glicosaminoglicanos e promover a síntese de colágeno.

Os pacientes percebem melhora de textura, brilho e firmeza da pele quando usam esses ácidos, que, além de amenizar rugas mais finas, podem agir para uniformizar a pigmentação da pele.

São úteis para as peles acneicas tanto os alfa-hidroxiácidos como o ácido salicílico, o qual é um beta-hidroxiácido. No geral, quanto mais baixo o pH e mais alta a concentração do hidroxiácido em questão, maior será a sua penetração[10].

Os hidroxiácidos com pH maior ou igual a 3,5 e concentração menor ou igual a 10% são seguros para uso, inclusive durante a gestação[7].

Retinoides

Os retinoides são derivados sintéticos da vitamina A que, por si só, ou por meio de conversão metabólica, ligam-se e ativam os receptores intranucleares de ácido retinoico, provocando respostas biológicas específicas[7].

Os principais retinoides de uso tópico são a tretinoína, a isotretinoína e o adapaleno. O tazaroteno é o mais novo retinoide[11].

São utilizados no tratamento de acne e na pele envelhecida, agindo nas rugas finas e em alterações da pigmentação[12]. Já se conhece bem o risco teratogênico dos derivados do ácido retinoico administrados por via sistêmica, que se caracteriza por malformações craniofaciais, do timo e do sistema nervoso central[11], além de aborto espontâneo[11,13,14].

Alguns estudos farmacocinéticos sugeriram que é mínima a absorção de alguns derivados do ácido retinoico, administrados por via tópica, em pele não lesionada.

Em outros estudos não foi possível demonstrar essa associação de aumento de risco teratogênico com o uso tópico de retinoides.

Porém, foram publicados vários casos de recém-nascidos com malformações, cujas mães foram tratadas com retinoides tópicos no primeiro trimestre da gestação, não se permitindo assim ter certeza absoluta da ausência de risco.

Existem ainda outros relatos demonstrando a ligação de malformações congênitas com o uso de retinoides tópicos, como em um caso no qual o único suposto teratógeno usado pela mãe durante a gestação foi a tretinoína a 0,05% em creme, para tratamento de acne vulgar grave na face, aplicado duas vezes ao dia, por dois anos, incluindo todo o período da gestação[15].

É sempre bom lembrar que alguns fatores como o veículo da fórmula, o estado da pele, a administração conjunta de outros fármacos, ou outras circunstâncias não controladas poderiam influenciar a maior absorção dessas substâncias[11].

Logo, enquanto não houver dados novos, deve-se continuar desaconselhando o uso de retinoides tópicos durante a gestação.

Nos casos em que o paciente informa ao médico que utilizou retinoides tópicos no início da gestação, este médico deve posicionar-se de maneira tranquilizadora e não alarmista. Deve-se fazer um seguimento exaustivo dessa gestação, com diagnóstico ecográfico pré-natal o mais confiável possível[11].

A grande efetividade dos retinoides tópicos na acne, no melasma, em doenças despigmentantes e até nas estrias comprova o seu valor, mas parece prudente esperar por este tratamento após o parto[12].

Despigmentantes da Pele

Hidroquinona

A hidroquinona é usada como agente redutor na indústria fotográfica e na produção de borracha. Em dermatologia é empregada como despigmentante e encontrada na natureza, nas plantas e no solo[16]. Age sobre a tirosinase, inibindo a conversão de dopa em melanina.

Cremes cosméticos contendo esse princípio ativo até 2% são liberados para o uso em gestantes com efeitos despigmentantes considerados moderados[7]*.

---

* Apesar do relato em literatura autorizar o uso de hidroquinona em gestantes, deve-se aguardar estudos mais consistentes autorizando sua utilização.

Em estudo realizado em ratas grávidas, foram administradas doses via oral de 0, 30, 100 e 300mg/kg de hidroquinona, do 6º ao 15º dia de gestação.

Observou-se redução significativa no ganho de peso corporal nas mães e nos fetos do grupo de 300mg/kg, o que foi associado à menor ingestão de alimentos pela mãe e não ao possível efeito tóxico da hidroquinona.

Outras variações como índices reprodutivos (por exemplo, aborto, peso do útero gravídico, locais de implantação e sexo fetal) e alterações dermatológica, renal e musculoesquelética não apresentaram alterações significativas na incidência em comparação com o grupo-controle.

Os autores concluíram que a hidroquinona não é tóxica para a formação do feto, mostrando que doses de até 300mg/kg não foram consideradas teratogênicas, mesmo quando administradas durante a organogênese fetal[16].

Por outro lado, alguns autores enquadram a hidroquinona no grupo C da Tabela 29.1[17].

Em decorrência dessa controvérsia, o profissional deve ser muito cauteloso quanto ao uso da hidroquinona em gestantes.

Ácido Kójico

Isolado de algumas espécies de *Aspergillus*, *Penicillium* e *Acetobacter*, está presente em muitos alimentos da comida japonesa como a pasta e o molho de soja (missô e *shoyu*) e na bebida conhecida como saquê.

Foi mostrado o efeito despigmentante do ácido kójico na supressão da melanogênese, por meio da quelação do cobre.

É empregado geralmente na concentração 1 a 3% em forma de emulsão; associado ao ácido glicólico, confere resultados semelhantes à hidroquinona a 2% no tratamento de melasmas.

É importante lembrar que o ácido kójico pode causar alergias de contato e tem alto potencial de sensibilização[18].

Ácido Azelaico

É um inibidor competitivo da tirosinase, sendo assim utilizado para dermatoses hiperpigmentantes. Tem também ação antimicrobiana contra o *Propionibacterium acnes*, inibindo a formação dos comedões, além de regular a oleosidade e a queratinização da pele.

Os efeitos benéficos não são observados antes de quatro semanas de tratamento e esse ácido deve ser utilizado por vários meses[18].

A redução da hiperpigmentação do ácido azelaico é equivalente à hidroquinona a 4%, com a vantagem de não agir nos melanócitos normais e fibroblastos, o que evita a ocorrência de leucodermias e ocronose[7].

Segundo a Tabela 29.1, correspondente ao grupo B[17], há concordância entre os autores de que os exames toxicológicos referentes a fertilidade, embriotoxicidade e teratogenicidade em animais não indicaram qualquer risco de uso durante a gestação. Em teoria, a quantidade desse princípio ativo que passa para o leite materno é insignificante, não indicando riscos também durante a lactação.

Antioxidantes

No intuito de neutralizar a ação dos radicais livres formados principalmente pela radiação UV na pele, são utilizadas formulações contendo vitaminas C, E e seus derivados. Não apresentam contraindicações de uso durante a gestação[7].

TRATAMENTO CORPORAL

A pele da gestante, tendo maior tendência ao ressecamento, muitas vezes necessita de cuidados especiais com a hidratação.

Além de o banho diário constituir necessidade higiênica, este pode ser vivenciado como ritual de relaxamento e cuidados com a pele. Alguns parâmetros devem ser considerados importantes, como a temperatura da água, que deve estar entre 36,5 e 37,5°C para evitar ressecamento da pele e dermatoses. O sabonete escolhido não deve ser irritante nem agressivo, de modo a não remover a camada de proteção e hidratação natural da pele[17].

Os hidratantes melhoram as propriedades táteis na pele ressecada, diminuindo sua descamação e aumentando seu teor hídrico[10].

Os cremes hidratantes geralmente contêm uma mistura de água e substâncias gordurosas como petrolato, lanolina e derivados, glicerina e propilenoglicol.

A lanolina e seus derivados são bons emulsificantes, mas podem causar alergias em 2 a 5% dos pacientes em testes realizados com *patches* cutâneos. A glicerina e o propilenoglicol funcionam como umectantes.

A ureia é outro hidratante muito importante por sua propriedade higroscópica. Os agentes queratolíticos como os alfa-hidroxiácidos podem ser considerados como ativos hidratantes, já que minimizam a aspereza da pele e os sinais de envelhecimento[10,17]. Além disso, por diminuírem a espessura do estrato córneo, proporcionam maior flexibilidade à pele.

Entre os ativos hidratantes liberados para uso na gestante destacam-se:

- Os alfa-hidroxiácidos (os mais utilizados são o glicólico, o lático e o málico).
- Lactato de amônio a 12%.
- Silícios orgânicos.
- Fator de hidratação natural (NMF, *natural moisturizing factor*).
- Ureia.
- Ácido hialurônico.
- Ácido carboxílico pirrolidona-sódio (PCA-Na, *pyrrolidone carboxilic acid-sodium*).
- Lipídeos como ceramidas, fosfolipídeos, colesterol e ácidos graxos.
- Glicerina, sorbitol e propilenoglicol[17].

As formulações utilizadas principalmente para prevenir o desenvolvimento de estrias, mais comumente encontradas em mamas, abdome, glúteos e região superior das coxas, são feitas à base de ácido glicólico ou lático até 12% (pH 3,8 a 4,4), vitaminas F ou óleos emolientes em concentrações elevadas como, por exemplo, os óleos de cereja, maracujá, amêndoas doces, gergelim, jojoba, gérmen de trigo, semente de uva, castanha-do-pará, rosa-mosqueta, macadâmia, prímula, abricó e *kalaya*[17].

Um estudo realizado em 100 mulheres durante o primeiro trimestre de gestação comparou o uso de um creme específico que continha extrato de centelha-asiática, α-tocoferol e hidrolisado de colágeno e elastina com um creme placebo com as mesmas características de cor, odor e consistência do primeiro.

Os resultados mostraram que as mulheres com antecedentes de estrias na puberdade tiveram boa resposta em relação ao grupo-placebo e ao grupo que não tinha estrias anteriores à gestação[19].

Apesar dos retinoides tópicos serem descritos em muitos livros para o tratamento de estrias, alguns autores mostraram ineficácia no uso da tretinoína a 0,025% em mulheres jovens[5].

De qualquer modo, assim como mencionado anteriormente, os retinoides só devem ser utilizados após o parto[10].

PRODUTOS E TRATAMENTOS PARA CABELOS

Xampus e Condicionadores

A rotina de limpeza e condicionamento dos cabelos pode ser mantida durante toda a gestação, pois não há contraindicações para o seu uso.

Vale lembrar que a gestante pode apresentar dermatite de contato com cosméticos anteriormente utilizados, em razão de seu peculiar estado de hipersensibilidade[7].

Gestação

As tinturas são hoje amplamente utilizadas para adicionar luminosidade, mudar a cor e disfarçar cabelos grisalhos. Podem ser classificadas como temporárias, progressivas, semipermanentes e permanentes.

As temporárias ou rinçagens são depositadas na superfície dos cabelos e removidas na lavagem. São pouco efetivas no disfarce dos cabelos grisalhos e constituídas por corantes ácidos, formados por moléculas grandes e geralmente inofensivos.

As progressivas são mais utilizadas por homens e alcançam o tom desejado após sucessivas aplicações.

As tinturas semipermanentes mantêm-se nos fios por 4 a 12 lavagens[7-10]. São compostas de produtos sintéticos ou naturais de baixo peso molecular que penetram na cutícula dos fios.

Os de origem sintética incluem derivados do alcatrão da hulha, como as nitroanilinas, nitrofenilenodiaminas e aminoantraquinonas; o de origem natural (vegetal) é um derivado da *Lawsonia alba*, conhecida como "hena". Substituída, na indústria moderna, por produtos sintéticos do "tipo hena", geralmente misturados a sais metálicos.

As permanentes contêm precursores incolores que reagem com o peróxido de hidrogênio dentro do fio, o que produz coloração permanente[10].

Numerosas formulações para cabelos podem ser encontradas no mercado, constituídas por uma grande variedade de químicos; os mais comuns são fenilenodiamina, toluenodiamina, resorcinol, ácido oleico, álcool isopropílico, hidróxido de amônio, ácido ascórbico e outros[20].

Alguns componentes como a fenilenodiamina, compostos de tolueno, aminofenol e resorcinol são considerados potencialmente mutagênicos e teratogênicos, sem estudos suficientes em humanos[20,21].

Nenhuma formulação conhecida apresenta evidência de efeitos sistêmicos, mesmo quando aplicada na pele de animais gestantes.

Estudos realizados em animais e humanos não identificaram, durante a gestação, riscos específicos relacionados a esses produtos; entretanto, é preciso muita atenção para as ocorrências de hipersensibilidade cutânea a esses agentes[20,22].

Outros estudos tentaram associar o aparecimento de neuroblastoma[23] e tumor de Wilms[24], embora o risco estivesse associado a outros fatores como cigarros, café ou chá, hipertensão sistêmica materna, infecção vaginal, uso de drogas neuroativas, hormonais e diuréticas e consumo de álcool.

Dessa maneira, não está contraindicado o uso de tinturas de cabelos na gestação, porém, por precaução, deve ser recomendado o seu uso só a partir do segundo trimestre.

Não se devem misturar duas ou mais cores de tinta para não se obter compostos sobre os quais não se tem controle[7].

Foram feitos trabalhos específicos sobre gestantes cabeleireiras e cosmetólogas, no exercício de suas profissões, que estão sempre em contato com as tinturas, corantes e solventes.

Enquanto alguns trabalhos mostraram maior incidência de aborto espontâneo, crianças com baixo peso e malformações[25,26], outro falhou ao tentar demonstrar uma associação de risco a essas profissões[27].

Ondulação, Permanente ou Alisamento

A elasticidade dos cabelos é determinada pelas chamadas pontes de dissulfeto entre as cadeias de polipeptídeos dos filamentos de queratina. Essas pontes são rompidas no processo de alisamento e ondulação dos cabelos.

O tempo de permanência necessário varia conforme o efeito desejado e a espessura do fio. A ondulação dura cerca de três a quatro meses, porém, na gestante esse tempo pode ser menor em razão do crescimento mais acelerado dos cabelos.

Essas substâncias geram, frequentemente, danos aos cabelos, devendo ser utilizadas com intervalos longos e com atenção a possíveis dermatites de contato de difícil controle, pois o produto permanece nos fios por dois a três meses.

Em estudo realizado na Carolina do Norte com mulheres negras, comparando-se usuárias e não usuárias de alisantes de cabelos, demonstrou-se não haver risco aumentado de parto prematuro e baixo peso do concepto entre as usuárias.

Por outro lado, muitos autores sugeriram absorção sistêmica de químicos tóxicos por meio do couro cabeludo, em quantidade suficiente para aumentar os riscos de efeitos adversos sistêmicos, incluindo o desenvolvimento de câncer[28].

Até o momento, não existem estudos conclusivos na literatura mundial sobre essas substâncias durante a gestação, portanto, conclui-se que o seu uso deve ser muito cauteloso[7].

PRODUTOS PARA AS UNHAS

Poucas informações estão disponíveis quanto aos riscos para o feto ocasionados por produtos para as unhas. O amplo uso em gestantes indica que não há toxicidade específica desses cosméticos[21].

A única alteração que pode ser mencionada é a dermatite de contato alérgica não prejudicial à gestação[7].

CONSIDERAÇÕES FINAIS

A gestação é um estado especial, sublime e único na vida da mulher; mas é, acima de tudo, passageiro.

Por esse motivo, o ideal nessa fase, para o médico que trata uma gestante, é procurar prevenir as possíveis alterações inestéticas. Nesse período, os cuidados básicos efetuados diariamente pela gestante, sob orientação médica, com certeza garantirão uma gestação segura e prazerosa.

As alterações que porventura venham a ocorrer poderão ser oportunamente tratadas após a gestação e a lactação, o que conferirá ao médico e à própria paciente uma conduta de prudência e tranquilidade.

QUESTÕES

1. Quais são as principais mudanças na pele durante a gestação?
2. Quais são os fatores extrínsecos e intrínsecos que predispõem à ocorrência dessas alterações?
3. Qual é a principal mudança pigmentar mais notada durante a gravidez?
4. Qual a importância do uso de protetores solares durante a gestação?
5. Quais produtos podem ser utilizados ou devem ser evitados durante a gestação?

REFERÊNCIAS

1. FARHANA, M.; HUSSAIN, I.; HAROON, T. S. Physiologic skin changes during pregnancy: a study of 140 cases. *International Journal of Dermatology*, v. 37, p. 429-431, 1998.
2. LOWLEY, T. J.; YANCY, K. B. Skin changes and diseases in pregnancy. In: FREEDBERGER, I. M. et al. *Fitzpatrick's Dermatology in General Medicine*. 5. ed. New York: McGraw Hill, 1999. v. 2, cap. 168, p. 1963-1969.
3. WINTON, G. B.; LEWIS, C. W. Dermatoses of pregnancy. *J. Am. Acad. Dermatol.*, v. 6, p. 977-988, 1982.
4. WONG, R. C.; ELLIS, C. N. Physiologic skin changes in pregnancy. *J. Am. Acad. Dermatol.*, v. 8, p. 7-11, 1989.
5. BLACK, M. M.; WILKINSON, J. D. Skin diseases in pregnancy. In: KAMINETSKY, H. A. *Principles and Practice of Obstetrics and Perinatology*. Philadelphia: John Wiley, 1987. p. 1361-1379.

6. PRIBANICH, S.; SIMPSON, F. G.; HELD, B.; YARBROUGH, C. L.; WHITE, S. N. Low-dose tretinoin does not improve striae distensae: a double-blind, placebo-controlled study. *Therapeutics for the Clinician*, v. 54, p. 121-124, 1994.
7. DUARTE, I.; BUENSE, R.; LAZARINI, R. Cosméticos na gravidez. In: TEDESCO, J. A. *A Grávida, suas Indagações e as Dúvidas do Obstetra*. São Paulo: Atheneu, 1999. cap. 8, p. 143-165.
8. ANON. Pregnancy categories for prescription drugs. *FDA Drugs Bulletin*, v. 12, p. 24-25, 1982.
9. BRIGGS, G. G.; FREEMON, R. K.; YAFFE, S. J. *Drugs in Pregnancy and Lactation: a reference guide to fetal and neonatal risk*. 5. ed. Baltimore: Williams & Wilkins, 1998.
10. ENGASSER, P. G.; MAIBACH, H. I. Cosmetic and skin care in dermatologic practice. In: FREEDBERGER, I. M. et al. *Fitzpatrick's Dermatology in General Medicine*. 5. ed. New York: McGraw Hill, 1999. v. 2, cap. 251, p. 2772-2782.
11. SABATE, M.; AGUILERA, C. Seguridad de los derivados del acido retinoico administrados por via topica durante el embarazo. *Med. Clin. (Barc.)*, v. 112, p. 595-596, 1999.
12. KANG, S.; VOORHEES, J. Topic tetinoids. In: FREEDBERGER, I. M. et al. *Fitzpatrick's Dermatology in General Medicine*. 5. ed. New York: McGraw Hill, 1999. v. 2, cap. 245, p. 2726-2733.
13. MITCHELL, A. A. Oral retinoids: what should the prescriber know about teratogenic hazards among women of child-bearing potential? *Drug Safety*, v. 7, p. 79-85, 1992.
14. CHAN, A. et al. Oral retinoids and pregnancy. *Med. J. Aust.*, v. 165, p. 164-167, 1996.
15. COLLEY, S. M.; WALPOLE, I.; FABIAN, V. A.; KAKULAS, B. A. Topical tretinoin and fetal malformations. *Med. J. Aust.*, v. 168, n. 9, p. 467, 1998.
16. KRASAVAGE, W. I.; BLACKER A. M.; ENGLISH, C.; HURPTHY, S. J. Hydroquinone: a developmental toxicity study in rats. *Fundam. Appl. Toxicol.*, v. 18, n. 3, p. 370-375, 1992.
17. SCHOR, A. C. A. *Tratamentos Estéticos para a Mulher Gestante*. São Paulo: Senac, 2000.
18. KONGSIRI, A. S.; CLESIELSKI-CARLUCCI, C.; STILLER, M. J. Topical nonglucocorticid therapy. In: FREEDBERGER, I. M. et al. *Fitzpatrick's Dermatology in General Medicine*. 5. ed. New York: McGraw Hill, 1999. v. 2, cap. 244, p. 2717-2726.
19. YONG, G. L.; JEWELL, D. Creams for preventing stretch marks in pregnancy. *The Cochrane Library*, 2001.
20. KOREN, G. Hair care during pregnancy. *Canadian Family Physician*, v. 42, p. 625-625, 1996.
21. HUESTON, W. J.; EILERS, G. M.; KING, D. E.; MACGLAUGHLIN, V. G. Common questions patients ask during pregnancy. *American Family Physician*, v. 51, p. 1465-1470, 1995.
22. DINARDO, J. C.; PICCIANO, J. C.; SCHNETZINGER, R. W.; MORRIS, W. E.; WOLF, B. A. Teratological assessment of five oxidative hair dyes in the rat. *Toxicol. Appl. Pharmacol.*, v. 78, n. 1, p. 163-166, 1985.
23. KRAMER, S.; WARD, E.; MEADOWS, A. T.; MALONE, K. E. Medical and drug risk factor associated with neuroblastoma: a case-control study. *J. Nat. Cancer Inst.*, v. 78, n. 5, p. 797-804, 1987.
24. OLSHAN, A.; BRESLOW, N. Risk factors for Wilm's tumor. *Cancer*, v. 72, p. 938-944, 1993.
25. JOHN, E. M.; SAVITZ, D. A.; SHY, C. M. Spontaneous abortions among cosmetologists. *Epidemiology*, v. 5, n. 2, p. 147-155, 1994.
26. KERSEMAEKERS, W. M.; ROELEVELD, N.; ZIELHUIS, G. A. Reproductive disorders among hairdressers. *Epidemiology*, v. 8, n. 4, p. 936-401, 1997.
27. TIKKANEN, J.; HEINONEN, O. P. Risk factors for hypoplastic left heart syndrome. *Teratology*, v. 50, n. 2, p. 112-117, 1994.
28. BLACKMORE-PRINCE, C.; HARLOW, S. D.; GARGIULLO, P.; LEE, M. A.; SAVITZ, D. A. Chemical hair treatments and adverse pregnancy outcome among black women in Central North Caroline. *Am. J. Epidemiol.*, v. 149, n. 8, p. 712-716, 1999.

Capítulo 30

Cosmiatria no Climatério

Ana Cláudia de Agostine Schor

SUMÁRIO

O climatério pode ser definido como uma fase da evolução biológica feminina em que ocorre a transição da mulher do período reprodutivo (ovulatório) para o não reprodutivo. Essa fase é caracterizada por alterações menstruais, fenômenos vasomotores e alterações físicas, ósseas, cardiovasculares e psicológicas que podem afetar a qualidade de vida e não apresenta limites definidos de tempo de ocorrência, sendo variável para cada mulher.

Neste capítulo serão vistos os principais medicamentos e avanços na medicina estética para combater os efeitos indesejáveis e melhorar a qualidade de vida das mulheres que estão passando por essa fase.

HOT TOPICS

- Os principais sintomas do climatério são: calores, sudorese noturna, perda da libido, diminuição da memória, envelhecimento cutâneo, labilidade emocional, insônia e depressão.
- A terapia hormonal consiste na reposição de hormônio ovariano com o objetivo de normalizar o metabolismo das células e tecidos.
- As fases da terapêutica de reposição hormonal são duas: perimenopausa e anticoncepção e reposição hormonal de longa duração.
- A reposição hormonal pode ser feita basicamente de duas formas: cíclica e contínua.
- Os hormônios podem ser administrados sob a forma oral, transdérmica (selo ou gel) e implantes subcutâneos.
- O principal efeito da diminuição de estrógenos sobre a pele é a flacidez cutânea.
- A reposição hormonal sistêmica mantém o colágeno em quantidade normal, preserva a propriedade das fibras elásticas e conserva a espessura normal da epiderme.
- O uso de estrógenos tópicos deve ser evitado em pacientes com rosácea, pois aumentam a vasodilatação local, podendo piorar a doença.
- O uso de *peelings* tem como objetivo a retirada de manchas, espessamentos, queratoses e diminuição de rugas superficiais.
- Drenagem linfática, mesoterapia, eletrolipólise e endermoterapia são técnicas utilizadas para controlar as alterações corporais resultantes do climatério.

INTRODUÇÃO

Quando se analisam os últimos censos demográficos brasileiros, alguns dados chamam a atenção: a expectativa de vida da mulher hoje chega a 72,3 anos. A porcentagem da população brasileira de mulheres com 60 anos de idade passou de 8,5% em 1992 para 9,8% em 1999 e a porcentagem de mulheres na faixa de 45 a 55 anos já é de 4,35% da população total. Tais dados explicam por que tem sido maior a cada ano a procura por tratamentos que previnam os efeitos do envelhecimento corporal, não apenas nas clínicas de estética, mas também nos consultórios médicos.

A mulher de 40 anos de idade ou mais busca melhor qualidade de vida. Geriatras, ginecologistas, endocrinologistas, cirurgiões plásticos e dermatologistas são confrontados diariamente com questões referentes ao envelhecimento que se intensifica muito com a chegada das alterações hormonais do climatério.

Antes de um maior aprofundamento no assunto, é preciso definir alguns termos utilizados nesta área.

Climatério é o período da vida da mulher que se estende desde o início da perda da função dos ovários até a ausência total da secreção de estrógenos nos ovários. É uma etapa que marca a transição da idade fértil ou reprodutiva para a fase não reprodutiva.

Síndrome do climatério é a sintomatologia que aparece associada a esse quadro de alteração hormonal, caracterizada principalmente por alterações hipotalâmicas, cuja atuação em vasos sanguíneos gera a sensação de calor e suores.

O termo menopausa é muitas vezes empregado indistintamente para se referir à menopausa e ao climatério.

Menopausa é uma menstruação que corresponde ao último ciclo menstrual, seu diagnóstico é feito após 12 meses de amenorreia (falta de menstruação) e marca a perda definitiva da função ovariana. Ocorre por volta dos 50 anos de idade (45 a 55 anos); é *tardia* quando ocorre após os 55 anos e *precoce* quando ocorre antes dos 40 anos. Na mulher histerectomizada com conservação dos ovários, para se diagnosticar a menopausa, pode-se esperar o aparecimento dos sintomas e/ou dosar no sangue os níveis de hormônio folículo-estimulante (FSH, *follicle-stimulating hormone*) e estradiol. Na menopausa, esses valores são: FSH > 50µUI/mL e estradiol < 20pg/mL. A partir do diagnóstico, pode-se decidir melhor a conduta terapêutica.

A palavra cosmético deriva do grego *kosmētikós* que significa adornar; cosmética deriva do grego *kosmētiké* e significa a arte de preparar cosméticos e enfeites. O uso de produtos cosméticos cresceu muito nos últimos anos e sua finalidade também se modificou. Os cosméticos meramente decorativos deram lugar a produtos desenvolvidos com base em conhecimentos fisiológicos da pele, com apoio científico e preocupação de qualidade, segurança e demonstração de eficácia. O termo cosmiatria foi proposto pelo professor romeno Voina, em 1957, no 9º Congresso Internacional de Dermatologia, em Estocolmo. A associação da raiz grega *iatria* à palavra cosmético tem a intenção de dar ao termo uma característica biológica e médica. A cosmiatria tem um campo ampliado em relação à cosmetologia, preocupando-se com a resolução de problemas estéticos cutâneos nascidos tanto em simples desvios da normalidade quanto em verdadeiras enfermidades, utilizando, para isso, todos os recursos reservados ao médico. Entende-se por cosmiatria um conceito mais amplo, englobando não apenas cosméticos de atuação decorativa, mas também o uso de medicamentos para se obter melhorias estéticas.

Cosmiatria no climatério é o emprego de medicamentos e técnicas médicas e cosméticas para prevenir ou reverter os efeitos indesejáveis causados pelas alterações hormonais na mulher de 45 anos de idade ou mais.

O climatério ocorre em todas as mulheres, e o profissional de medicina estética deve estar preparado para tratar essa mulher. Em geral, a expectativa é maior do que é possível oferecer dentro do consultório médico. Muitas mulheres esclarecidas buscam a prevenção dos efeitos indesejáveis da alteração hormonal, mas é muito comum a mulher que busca o tratamento por não aceitar o processo de envelhecimento fisiológico. A cosmiatria de hoje modifica a história de envelhecimento natural e externo, mas o elixir da longa vida não existe, não é possível voltar no tempo, e sim evitar os efeitos extremos do passar dos anos associados às alterações hormonais no organismo feminino.

Os sintomas do climatério variam de tipo e intensidade, dependendo de cada mulher. Os mais comuns são:

- Calores: sensação de calor no peito, colo e rosto, que pode durar vários minutos com

real elevação da temperatura de 0,5 a 2,5°C, presente em 80% das mulheres no climatério.
- Suores noturnos: seguem-se aos calores e caracterizam-se por intensa produção sudoral nas regiões já descritas.
- Perda da libido.
- Diminuição da memória.
- Envelhecimento da pele: flacidez, perda da elasticidade e do brilho e discromias.
- Diminuição da capacidade de produção lacrimal e sintomas de olho seco.
- Labilidade emocional.
- Atrofias genital e urinária.
- Insônia.
- Depressão.

Serão tratadas neste capítulo as alterações estéticas que ocorrem em pele, cabelos, pelos e aspecto corporal (distribuição de gordura e alterações musculares) da mulher durante o climatério.

PAPEL DO GINECOLOGISTA OU ENDOCRINOLOGISTA

Reposição Hormonal

Com o aumento da expectativa de vida da mulher, torna-se cada vez mais importante encontrar terapêuticas que lhe proporcionem qualidade de vida melhor. Para isso, é necessário que se compreendam cada vez mais as doenças que aparecem e/ou se agravam no período do climatério, principalmente após a falência definitiva da produção hormonal ovariana. A meta da assistência à mulher nesse período é aumentar ao máximo sua expectativa de vida ativa, a duração do seu bem-estar funcional e a manutenção de sua independência nas atividades diárias. O climatério não é sempre sintomático, por isso é falsa a ideia de que algumas mulheres não apresentam qualquer alteração durante essa fase da vida; as alterações metabólicas evoluem silenciosamente e comprometem o bem-estar e a saúde cardiovascular, óssea e cerebral, acelerando o envelhecimento orgânico. Para se manter o equilíbrio corporal e compensar a diminuição da produção hormonal ovariana, ocorre a ativação de fontes alternativas de produção hormonal que são o estroma ovariano, as glândulas adrenais e a gordura periférica. Essa produção, porém, é insuficiente na maioria das mulheres, já que, além dos níveis serem menores, o hormônio secretado é um estrógeno de menor potência biológica. As repercussões da insuficiência ovariana podem ser tratadas e, antes de tudo, prevenidas com a reposição hormonal a longo prazo. O tratamento do climatério é visto atualmente como algo mais amplo que a simples prescrição de hormônios para todas as mulheres nessa fase da vida e cada caso deve ser considerado em particular. Entende-se por terapia hormonal de reposição a administração de hormônio ovariano quando este está em níveis baixos, com o objetivo de alcançar níveis sanguíneos suficientes para manutenção e/ou normalização das células e tecidos corporais, evitando-se assim a instalação de patologias relacionadas com essa deficiência.

Objetivos Finais da Reposição Hormonal

- Prevenção ou atenuação da síndrome climatérica e da atrofia dos tecidos e suas consequências.
- Proteção do sistema cardiovascular, do metabolismo ósseo e das funções cerebrais.
- Redução da velocidade e da intensidade dos efeitos do envelhecimento.
- Melhoria da qualidade de vida.

Estratégias

- Controles anuais da mulher saudável.
- Controles preventivos da mulher que envelhece.
- Diagnóstico e tratamento das doenças crônico-degenerativas.
- Identificação dos fatores de risco de doenças que ocorrem na terceira idade.

Alguns médicos ainda apresentam resistência a essa tendência, seja por desinformação, seja por apego a sua formação mais antiga. A tendência atual é de aumento crescente nos consultórios médicos do número de mulheres que procuram esse tipo de tratamento. A adaptação ao esquema de reposição pode demorar até seis meses e diferentes esquemas podem e devem ser tentados até que se encontre o mais adequado para cada mulher. Sintomas como dores de cabeça, náuseas, aumento de peso e retenção hídrica e o medo do desenvolvimento de câncer de mama não podem ser ignorados. A relação médico-paciente é imprescindível para que se consigam bons resultados durante o tratamento.

Fases da Terapêutica de Reposição Hormonal

- *Perimenopausa e anticoncepção*: a irregularidade menstrual no período que antecede o último ciclo menstrual é muito comum. Nessa fase é importante a realização de terapêutica anticoncepcional, já que a gravidez é indesejada em razão da grande incidência de mortalidade materna e anomalias fetais. Como alternativas anticoncepcionais, têm-se a cirurgia (laqueadura tubária), os espermicidas, o uso de *condom*, o dispositivo intrauterino (DIU), os anticoncepcionais injetáveis e os orais (que podem já atuar diminuindo a sintomatologia da síndrome). Os métodos naturais não são seguros por causa da irregularidade menstrual.
- *Reposição hormonal de longa duração*: administra-se estrógeno por todos os motivos anteriormente citados, associado à progesterona, com o objetivo de prevenir a hiperplasia e o câncer de endométrio (útero). Os principais objetivos da reposição hormonal de longa duração são a prevenção da osteoporose com menor perda óssea e diminuição da incidência de fraturas, a prevenção das doenças cardiovasculares pelo efeito antioxidante e manutenção do perfil lipídico (diminui o colesterol total e as lipoproteínas de baixa densidade, aumentando as lipoproteínas de alta densidade) e prevenção da síndrome de Alzheimer (demência precoce), caso em que a reposição é observada epidemiologicamente, apesar de não totalmente comprovado.

Iniciando a Reposição Hormonal

Como foi afirmado, as perturbações que ocorrem no climatério são decorrentes da falta de estrógeno, portanto, este deve ser o hormônio a ser reposto. Em algumas situações, com o intuito de prevenir os efeitos decorrentes do estrógeno no endométrio, ou seja, a hiperplasia benigna ou maligna, utiliza-se também a progesterona.

A reposição hormonal pode ser feita basicamente de duas formas:

- *Cíclica*: o esquema de administração da medicação faz a mulher menstruar todo mês.
- *Contínua*: evita-se o sangramento mensal.

Os hormônios podem ser administrados das seguintes formas:

- Uso oral.
- Transdérmico – selos.
- Transdérmico – gel.
- Implantes subcutâneos.

Contraindicações

- Histórico de câncer estrógeno-dependente: do endométrio, endometrioide de ovário e de mama.
- Doença cardiovascular prévia: ainda é controverso o uso da reposição hormonal em mulheres que sofreram infarto do miocárdio, acidente vascular cerebral (derrame) ou embolia.
- Função hepática (fígado) prejudicada: hepatites, cirrose.
- Doença vascular aguda: a reposição hormonal deve ser evitada na vigência de um episódio de infarto, derrame, embolia ou trombose.

PAPEL DO PREPARADOR FÍSICO E DO NUTRICIONISTA

A prática de atividade física pela mulher destina-se a diferentes finalidades: manutenção da saúde, modificação estética e melhoria de desempenho. O exercício de atividade física pelo ser humano aumenta espontaneamente até a adolescência, estabiliza-se na vida adulta e declina nos indivíduos idosos. A modificação do gasto calórico altera-se nas mesmas proporções. O declínio no gasto calórico diário ocorre como consequência da perda de massa muscular. A sarcopenia, nome dado a essa redução, tem sua velocidade reduzida ou elevada de acordo com a atividade física imposta. A atividade física que impõe ao organismo uma carga de esforço superior ao repouso determina um estímulo capaz de minimizar essa perda muscular e, consequentemente, há diminuição do gasto calórico. Na mulher, a diminuição do nível de estrógenos acentua a perda de massa muscular e os fenômenos de osteopenia e osteoporose. Estudos recentes demonstram que a prática regular de atividade física, aliada à ingestão adequada de cálcio e vitamina D, promove a reversão desse fenômeno e não muito raramente apresentam dados de elevação na densidade mineral óssea. Além disso, a atividade física ajuda a reequilibrar os níveis de colesterol, aumentando consideravelmente as lipoproteínas de alta densidade (HDL, *high-density lipoproteins*), consideradas como colesterol protetor do sistema cardiovascular. Outro ponto relevante está relacionado com a maior concentração de gordura na região central do corpo feminino (abdome superior, dorso e braços) durante o climatério. Essa adiposidade, caracterizada como androide (típica do homem), ocorre pela transformação do perfil hormonal feminino, modificando a relação estrógeno/testosterona, pela diminuição do estrógeno. A atividade física interfere nesse processo por modificar as proporções de gordura e massa muscular corporais.

Estudos recentes demonstram que a população de mulheres pré-menopausadas apresenta perfil de ingestão alimentar com elevada concentração de gordura e reduzida prática regular de atividade física. A combinação desses fatores favorece o aumento da adiposidade intra-abdominal e consequentemente as alterações metabólicas correlatas. Verificou-se que cerca de 96% da população avaliada de mulheres pré-menopausadas dizem gostar da prática de atividade física, mas apenas 17% a fazem regularmente.

Outro ponto que chama a atenção nesse estudo é que a maioria dessas mulheres realiza técnicas de redução de peso com inibidores de apetite, apresentando a recuperação completa desse peso ou, o que é pior, o aumento do peso corporal após a interrupção da droga. A modificação da composição corporal das mulheres na fase anterior e durante o climatério depende da prática regular de atividade física e da alteração do comportamento alimentar, prevenindo alterações de ordens estética e metabólica, bem como distúrbios cardiovasculares.

PAPEL DO CLÍNICO GERAL, GERIATRA, ENDOCRINOLOGISTA

Como as alterações metabólicas são diversas em cada mulher e suas necessidades de reposição de cálcio, oligoelementos e hormônios e as patologias associadas ao climatério são mais diversas ainda, são imprescindíveis o acompanhamento clínico e o tratamento individualizado. Esses profissionais são responsáveis pela detecção de doenças comuns nessa faixa etária, sua prevenção e conduta. Clínicos que exercem a medicina ortomolecular têm ocupado o espaço deixado por profissionais da área médica que não se prepararam para cuidar dessa nova mulher, que não se conforma mais com os processos degenerativos rápidos advindos das alterações hormonais. Terapêuticas que prometem resultados mágicos divulgadas pela mídia só serão limitadas quando profissionais bem preparados em medicina estética realmente ocuparem seus lugares.

PAPEL DO DERMATOLOGISTA/CIRURGIÃO PLÁSTICO-COSMIATRA

Sem sombra de dúvida, o papel principal na terapêutica das alterações estéticas do climatério é exercido por dermatologistas e cirurgiões plásticos. Isso acontece porque é na pele que são observadas mais facilmente as modificações causadas pelas alterações hormonais. A cosmiatria deixou de ser exercida apenas pelo dermatologista. Os cirurgiões plásticos são os profissionais que mais modificaram sua postura em relação ao tratamento clínico do envelhecimento. Atualmente, é raro o cirurgião plástico que não associe ao procedimento cirúrgico o uso de produtos tópicos que melhorem a qualidade da pele ou que ignore os benefícios de um procedimento como a drenagem linfática na recuperação pós-cirúrgica.

Para que se compreendam os benefícios do tratamento cosmiátrico no climatério, é necessário entender profundamente as alterações cutâneas e corporais deste período.

Alterações Cutâneas e de Anexos

O principal efeito da diminuição de estrógenos sobre a pele é a flacidez cutânea. Os hormônios sexuais exercem na pele um efeito trófico importante. Tanto os andrógenos quanto os estrógenos induzem o aumento da atividade de mitose das células, acelerando a renovação do tecido cutâneo e promovendo aumento da espessura da epiderme e derme e estimulando a atividade dos fibroblastos e de enzimas, aumentando a quantidade de colágeno. Os estrógenos produzem ainda retenção hídrica e melhoram a qualidade e a organização das fibras elásticas. Os andrógenos (testosterona, androstenediona e sulfato de desidroepiandrosterona) estimulam a secreção sebácea e aumentam a proliferação celular, mas, apesar de um efeito mais intenso dos andrógenos, observa-se o ressecamento da pele nessa fase da vida, em razão principalmente do envelhecimento fisiológico das glândulas sebáceas.

Em consequência da queda do nível estrogênico, surgem as alterações nos cabelos como afinamento e diminuição na região frontoparietal, principalmente em mulheres que tenham calvície como herança genética. Os pelos das regiões púbica e axilar tendem a afinar e pelos grossos e escuros podem aparecer na região supralabial e do mento (hirsutismo).

Qualquer tentativa de tratamento em medicina estética deve levar em conta a prescrição médica associada ao tratamento cosmético realizado pelo profissional esteticista. Muitos médicos oferecem esse serviço dentro do próprio consultório, mas acertos podem ser feitos e os profissionais de diversas áreas devem trabalhar juntos, apesar de não dividirem o mesmo espaço físico. Um tratamento multidisciplinar é importante para se obter melhores resultados. Ginecologista, geriatra ou endocrinologista têm o papel de orientar a reposição hormonal, de oligoelementos e de vitaminas. O nutricionista tem a função de orientar a dieta, e o preparador físico deve adequar a atividade física ao perfil da mulher. O profissional de medicina estética tem a função de cuidar da pele, dos cabelos e do corpo. Muitas vezes, a ajuda de um psicólogo é necessária, já que sintomas depressivos são frequentemente observados.

Formulações Tópicas para Tratamento da Pele

Hormônios

Estudos mostram que a reposição hormonal sistêmica mantém o colágeno em quantidade normal, preserva a propriedade das fibras elásticas, mantendo assim a elasticidade da pele e conservando a espessura normal da epiderme. O uso tópico de hormônios ainda é controverso e deve ser encarado como tratamento médico, e não como simples indicação cosmética. A quantidade de receptores para estrógenos e andrógenos em queratinócitos, fibroblastos e células dos folículos pilossebáceos é bastante significativa, principalmente em pele de face e pescoço, regiões comumente tratadas. O problema atual tem sido encontrar uma formulação cuja ação se limite à pele e não traga efeitos indesejáveis. Estudo realizado comparando o efeito de diferentes tipos de estrógenos (estriol ou estradiol) aplicados topicamente na pele de mulheres perimenopausadas, por um período de aproximadamente cinco meses, mostrou melhoria da vascularização, da elasticidade e da umidade da pele tratada. Os controles realizados nesse estudo mostraram aumento significativo do colágeno de tipo III, aumento de mucopolissacarídeos ácidos e de ácido hialurônico, contribuindo para o aumento do conteúdo hídrico da derme e epiderme, aumento da espessura da epiderme e maior vascularização. Os níveis hormonais de estradiol e FSH sistêmicos não se modificaram, mas o de prolactina sofreu aumento. Esses resultados são promissores, porém, o tempo de tratamento, a dose diária utilizada e a área a ser tratada devem ser cuidadosamente controlados. As mesmas contraindicações da hormonioterapia sistêmica devem ser respeitadas e as avaliações ginecológica e endócrina são necessárias. O uso de estrógenos tópicos deve ser evitado em pacientes portadores de rosácea, já que seu efeito vasodilatador pode provocar piora desta doença.

A reposição hormonal tradicional vem convivendo cada vez mais com a reposição hormonal dita mais natural, utilizando-se fitormônios como a isoflavona de soja, considerada um estrógeno vegetal. Estudos recentes mostram também o efeito dessa substância sobre a recuperação da pele envelhecida, quando usada topicamente.

Retinoides

Os retinoides tópicos continuam sendo os medicamentos de escolha quando se pretende reverter ou prevenir a flacidez, a atrofia e a perda de elasticidade cutânea. Têm efeito já comprovado, promovendo renovação epidérmica, aumento da quantidade e melhora da qualidade do colágeno produzido, bem como melhora da elasticidade da pele por reorganização de fibras elásticas. Formulações menos irritantes para a pele estão atualmente disponíveis. O retinol pode ser incorporado em cosméticos, não necessitando de prescrição médica, por não apresentar efeitos indesejáveis como fotossensibilidade e irritação da pele. O retinaldeído também é muito menos irritante e está disponível em diversas formulações cosméticas. Os retinoides mais efetivos são, porém, a tretinoína e a isotretinoína, exclusivos de prescrição médica. São proibidos durante a gravidez e requerem cuidados no manejo da prescrição, já que são muito irritantes nos primeiros meses de uso, além de causarem fotossensibilidade. O início do tratamento deve ser feito com doses baixas que são aumentadas progressivamente e podem ser mantidas durante anos tomando-se precauções em relação à exposição solar. O desenvolvimento de queratoses solares e carcinomas é dificultado pelo uso crônico de retinoides tópicos, por isso, quando se faz este tipo de prescrição, a preocupação não se limita a flacidez cutânea e rugas, mas também à prevenção dessas patologias.

Vitaminas

O uso tópico das vitaminas E e C tem se mostrado eficaz. Ambas têm excelente penetração na pele, efeito antioxidante e hidratante; a vitamina C, quando utilizada na sua forma ácida (ácido ascórbico), tem efeito de estimulação de produção de colágeno e normalização da função de melanócitos com diminuição de manchas. A vitamina K tópica atua melhorando a circulação sanguínea local e pode ser utilizada em região das pálpebras para clareamento de olheiras ou em pele do restante do corpo para melhorar a absorção de púrpuras, hematomas espontâneos e trofismo cutâneo.

Filtros Solares

Levando-se em conta a exposição solar crônica a que a pele da mulher de 40 anos de idade foi submetida e as alterações na produção de colágeno e elastina, além da modificação na renovação celular e no funcionamento de melanócitos decorrente do envelhecimento cronológico e da diminuição hormonal, o uso de filtros solares é imprescindível durante um tratamento cosmiátrico. Evitará o aparecimento de manchas por conter a estimulação inadequada de melanócitos, diminuirá o desenvolvimento da atrofia cutânea por reduzir a destruição de colágeno e de queratinócitos e evitará a perda de elasticidade cutânea ou o aparecimento da elastose solar por lesão e desorganização de fibras elásticas.

Alfa e Beta-hidroxiácidos

Os alfa-hidroxiácidos são substâncias extraídas de frutas ou do leite. Promovem hidratação e aumento da renovação epidérmica quando utilizados em doses baixas e têm ação queratolítica quando utilizados em doses mais altas.

Os principais representantes desse grupo de substâncias são o ácido glicólico, mais utilizado na face, e o lactato de amônio, mais utilizado no corpo. Melhoram a elasticidade e diminuem a flacidez cutânea por aumentarem a quantidade de glicosaminoglicanos na derme, mas não alteram a quantidade de fibras elásticas ou colágenas. Melhoram a textura cutânea por regularizarem a renovação epidérmica. O lactato de amônio vem sendo utilizado com sucesso em tratamentos corporais em que se deseje uniformização e hidratação da pele.

Os beta-hidroxiácidos são essencialmente queratolíticos e seu maior representante é o ácido salicílico, utilizado quando a pele está irregular e espessada.

Outras Substâncias

Outros princípios ativos podem e devem ser acrescentados ao tratamento cosmiátrico: hidroquinona e outros agentes despigmentantes como ácido kójico, arbutina, fosfato de ascorbil magnésio, quando se deseja clareamento de manchas; ácido carboxílico pirrolidona-sódio (PCA-Na, *pyrrolidone carboxilic acid-sodium*), ácido hialurônico, fator de hidratação natural (NMF, *natural moisturizing factor*), ureia, ceramidas, vitamina F (ácidos graxos essenciais), colágeno e elastina, quando se deseja aumentar a umectação cutânea.

Formulações Tópicas para Tratamento da Alopecia Androcronogenética Feminina

A alopecia androcronogenética feminina aparece principalmente durante o climatério. As formulações tópicas são coadjuvantes importantes na reposição hormonal para a reversão desse quadro. As principais substâncias tópicas utilizadas são o minoxidil, vasodilatador potente de uso seguro e que promove resultado em 30% dos tratamentos realizados, os antiandrogênicos flutamida e espironolactona, os estrógenos (estriol e estradiol) e outros ativos como pantenol e rubefacientes (cápsico, jaborandi). Os mesmos tópicos podem ser utilizados em sobrancelhas e na área pubiana.

Formulações Tópicas para Tratamento do Hirsutismo

O uso de antiandrogênicos tópicos, como flutamida e espironolactona, pode causar afinamento e diminuição da quantidade de pelos indesejáveis, mas seu efeito não é muito significativo.

Mesoterapia

Técnica descrita pela primeira vez em 1958, pelo médico clínico francês Dr. Michel Pistor, foi reconhecida em 1987 pela Academia Francesa de Medicina como parte da medicina clássica e não como técnica alternativa. Desde 1994 é oficialmente reconhecida no Brasil como uma técnica médica a partir da fundação da Sociedade Científica Brasileira de Mesoterapia. Consiste na injeção de medicamentos por via intradérmica, diretamente no local afetado pela patologia que se deseja tratar. As doses e a frequência de uso são menores que em técnicas tradicionais de administração de medicamentos como as vias oral, intramuscular ou endovenosa. Por via intradérmica, os medicamentos são absorvidos mais lentamente e atuam de modo direto na lesão, já que este é o local da aplicação. Utiliza-se a mesoterapia visando à chegada dos princípios ativos ao local a ser tratado e ao incremento dos resultados obtidos com o tratamento tópico, sem o desenvolvimento de efeitos colaterais, que poderiam ser obtidos com o uso sistêmico de determinadas substâncias. A mesoterapia é usada no tratamento das seguintes alterações no climatério:

- *Flacidez cutânea facial e rugas*: uso de silícios orgânicos, ácidos hialurônico e condroitim sulfúrico, vitamina C, oligoelementos e vasodilatadores como buflomedil e rutina.
- *Alopecia androcronogenética*: uso de minoxidil, flutamida, finasterida e biotina.
- *Adiposidades regionais*: uso de fosfatidilcolina e ioimbina.

Preenchimentos Injetáveis ou Enxertos

Para o tratamento das rugas, podem ser utilizadas diversas substâncias que promovam seu preenchimento. São classificadas em homólogas, quando obtidas a partir do organismo humano, e heterólogas, se obtidas de outras fontes. A escolha do material a ser utilizado cabe ao profissional médico, e não ao paciente, devendo-se levar em conta sua experiência no manejo da substância escolhida, o tipo de ruga a ser preenchida, o grau de envelhecimento cutâneo e o custo *versus* a expectativa do paciente quanto ao resultado.

Homólogas

- Autocolágeno: produzido a partir de aspirado de área com tecido adiposo e fibroso (por exemplo, joelho interno).
- Derme autóloga injetável: produzida a partir de um fragmento de pele retirada do paciente.
- Lipoescultura: redistribuição intraoperatória de material adiposo.
- Dermoimplante.
- Alloderm® (enxerto de pele humana).

Heterólogas

- Colágeno bovino, porcino ou a associação de colágeno de boi e elastina.
- Ácido hialurônico polimerizado.
- Silicone e derivados.
- Metacrilatos.
- Gel sintético de polioxietileno e polioxipropileno.
- Fio de poliéster.
- Fio de politetrafluoretileno.
- Cilindro oco de politetrafluoretileno.

Denervação Biológica – Toxina Botulínica

A toxina botulínica é uma substância há muitos anos utilizada em tratamentos neurológicos. Essa toxina produzida por uma bactéria vem sendo utilizada nos últimos anos pela medicina estética com o objetivo de fazer desaparecer certas rugas de expressão, principalmente em regiões glabelares e perioculares. Atua paralisando a musculatura da mímica facial por impedir a liberação do transmissor neuromuscular acetilcolina. Seu efeito é reversível após aproximadamente quatro ou cinco meses. Apesar da grande aceitação dessa técnica pelos pacientes em razão dos excelentes efeitos obtidos e de sua segurança, seu uso deve ser bem avaliado. A longo prazo, a atrofia muscular produzida pode se traduzir em uma queda ainda maior do tecido facial, principalmente na área temporal; além disso, o seu uso em musculatura da metade inferior da face pode interferir no processo de mastigação. O efeito pode também ser revertido de forma diferencial nos dois lados da face, provocando repuxamento de um dos lados, semelhante ao observado na paralisia facial.

Peelings

Visando à renovação da epiderme e da porção superior da derme, utilizam-se diversas técnicas de *peelings*. O objetivo é a retirada de manchas, espessamentos e queratoses e a diminuição de rugas superficiais.

Peelings Químicos

Processo de abrasão de pele produzido a partir da aplicação de diversas substâncias químicas com diferentes graus de penetração que produzem danos em diversas profundidades (apenas esfoliação, superficial, médio e profundo). Utilizado para tratamento de cicatrizes, rugas, manchas e flacidez cutânea. No climatério, é indicado para mulheres com pele fotoenvelhecida. Substâncias utilizadas: ácido salicílico, ácido retinoico, solução de Jessner, resorcina, ácido tricloroacético, alfa-hidroxiácidos e fenol. Em decorrência do perfil da mulher nos dias de hoje, que não pode se ausentar de seus compromissos, procedimentos mais extremos como *peelings* profundos são cada vez menos procurados. *Peelings* superficiais seriados com alfa ou beta-hidroxiácidos ou esfoliações seriadas com ácido retinoico produzem resultados satisfatórios na remoção de espessamentos de pele, manchas, queratoses e rugas finas e não comprometem as atividades habituais. Recentemente está disponível uma pasta de ácido tricloroacético que pode ser utilizada nas mãos como coadjuvante da crioterapia para retirada de melanoses solares.

Peelings Físicos

Os *peelings* físicos são feitos com o uso de cosméticos friccionados sobre a camada córnea e produzem efeitos de afinamento, devolvendo o viço à pele ou atingindo efeitos mais profundos com diversos tipos de aparelhos: microdermabrasão, dermabrasão, radioeletrocirurgia, termocautério (uso mais localizado), laserterapia (CO_2). As indicações são as mesmas dos *peelings* químicos. Dependendo do método utilizado, significa o afastamento de atividades habituais por período de até um mês. A esfoliação corporal realizada pelo profissional esteticista denomina-se *gommage* corporal e é importante quando se deseja aumentar a permeabilidade corporal a substâncias tópicas clareadoras e umectantes.

Técnicas de Eletroestimulação

Diversas técnicas de eletroestimulação são utilizadas para tratamentos corporais e faciais. Todas são contraindicadas em pacientes portadores de marca-passo, com transtornos do ritmo ou condução cardíaca.

Eletroestimulação Facial

A flacidez muscular e a diminuição do conteúdo de gordura subcutânea associam-se à flacidez da pele para determinar o aspecto de queda facial. A utilização de técnicas de eletroestimulação facial pode amenizar esse efeito. A prática regular de ginástica facial seria a melhor terapêutica, mas a adesão a este tipo de prática é muito baixa, por isso, praticam-se algumas técnicas de microestimulação. A mais efetiva é, sem dúvida, a isometria facial. A estimulação isométrica ocorre quando não há mobilização de qualquer articulação nem alteração no comprimento do músculo quando este sofre aumento de tensão por uma força de resistência a ele imposta. O aparelho emite uma corrente farádica pulsada que é transmitida por duas pequenas placas acopladas a duas canetas colocadas nas extremidades de cada músculo. Essa técnica requer do profissional esteticista amplo conhecimento da musculatura facial.

Principais músculos trabalhados na isometria facial:

- *Cervicais*: músculos que formam a porção anterior e uma parte da porção posterior do pescoço:
  - *Esternocleidomastóideo*: inicia-se no esterno e na clavícula, indo inserir-se nessa região temporo-occipital (mastóidea). Funções: flexão, extensão e rotação do pescoço e ajuda na respiração. O espasmo desse músculo provoca o aparecimento de torcicolo.
  - *Platisma*: é uma faixa quadrilátera que se estende sobre a frente e a lateral do pescoço. Funções: recobre os músculos cervicais da porção profunda; eleva e puxa para a frente a pele do pescoço e do ombro; a perda de sua tonicidade pode provocar o aparecimento de rugas, principalmente no pescoço.
  - *Supra e infra-hióideos*: conjunto de músculos da face anterior do pescoço. Função: auxiliares da deglutição.
- *Mastigador*: músculo responsável pela mastigação, movimentando o maxilar inferior.
- *Masseter*: inserção na borda inferior da arcada zigomática, até a face lateral da mandíbula. Função: músculo levantador da mandíbula.
- *Cuticulares*: são assim denominados por estarem intimamente relacionados com a pele, sendo os responsáveis pela mímica facial:
  - *Mental*: inserção no osso maxilar inferior e em cima da pele do lábio inferior. Função: oclusão do lábio inferior.
  - *Orbicular da boca*: circunscreve a abertura bucal. Função: funciona na preensão de alimentos, na sucção, no beijo e no assobio.
  - *Risório*: inserção na pele do ângulo da boca. Função: dirige a comissura labial para fora e para trás, concorrendo para a expressão do riso.

- *Zigomático maior*: estende-se, obliquamente, do osso malar à comissura labial. Função: sua contração dirige a comissura para fora e para cima; quando os dois zigomáticos entram em ação, dão à fisionomia o aspecto próprio do riso.
- *Orbiculares dos olhos*: inserção na parte nasal do osso frontal e na frente do sulco lacrimal. Função: protegem os olhos da luz intensa pelo fechamento, que quando forçado, junto com o frontal e o temporal, provoca o aparecimento dos pés de galinha.
- *Supraciliar*: inserção na parte interna da arcada supraciliar, formada pelos músculos prócero e corrugador. Função: franzir a sobrancelha; a diminuição da tonicidade provoca o aparecimento de rugas nesta região.
- *Piramidal*: ocupa a parte superior do dorso do nariz. Funções: quando se contrai, abaixa a pele da fronte e forma uma ruga transversal entre os supercílios; auxilia as pálpebras na diminuição da fenda; diminuição da fotofobia.
- *Frontal*: insere-se no osso frontal. Função: elevação dos supercílios (expressão de surpresa). Essa posição, quando viciosa, resulta na formação de rugas na testa.

A estimulação isométrica dos músculos da face produz não só a recuperação da musculatura, como também minimiza os efeitos da mímica facial, harmonizando a expressão. A associação dessa técnica ao preenchimento de rugas produz um resultado muito satisfatório.

A estimulação facial com uso de microcorrentes também tem sido muito utilizada atualmente. Diversos aparelhos estão disponíveis no mercado, os quais geram correntes de microamperagem, no que se conhece por estimulação neuromuscular por microcorrente elétrica (MENS, *microcurrent electrical neuromuscular stimulation*), com intensidade compreendida entre 50 e 1.000 microamperes e frequência de 0,3 a 300 hertz. O principal efeito nos tecidos é a ativação do metabolismo das células, incrementando a produção de trifosfato de adenosina (ATP, *adenosine triphosphate*) em até 500%, aumentando a síntese de proteínas em 30 a 40% e o transporte de membranas, promovendo aumento na oxigenação e nas trocas iônicas, favorecendo a revitalização celular. O objetivo da microcorrente é a melhora da flacidez cutânea, atuando também na musculatura. Estudos mais profundos devem ser aguardados para a comprovação dos benefícios dessa técnica, mas a experiência clínica mostra resultados muito promissores em relação à melhora da qualidade da pele.

Eletroestimulação de Musculatura Corporal

Visando à recuperação ou à manutenção do tônus de músculos corporais associada à prática da atividade física, a técnica de mioestimulação ou corporal de melhores resultados empregada atualmente é o uso de aparelhos que emitam corrente farádica alternada, com pulsos de média frequência (500 a 4.000Hz), modulados em baixa frequência (1 a 250Hz) e ritmados (0,5 a 60s). A isometria corporal é mais desagradável para o paciente, mas, para alguns grupos musculares específicos, como a região interna de coxas e braços, traz resultados impressionantes.

Tratamentos Corporais

As alterações da forma corporal durante o climatério incluem não só o quadro de flacidez cutânea e muscular, como também a deposição localizada de gordura. A mulher no climatério percebe que a forma de seu corpo está se modificando independentemente de um processo de obesidade. Essa deposição alterada do tecido gorduroso ocorre pelas mesmas alterações hormonais descritas anteriormente. Os andrógenos promovem deposição mais centralizada da gordura no abdome superior, na região dorsal, na cintura e nos braços. Também por alterações de metabolismo, dieta e atividade física, a mulher no climatério sente que tem mais dificuldade em manter o peso.

A mulher frequentemente procura atendimento médico. A lipoaspiração e a cirurgia plástica com fixação da musculatura abdominal resolvem o problema na grande maioria dos casos, principalmente em mulheres que tiveram filhos e apresentam grande flacidez tecidual do abdome. Para aquelas que não desejam um procedimento cirúrgico, as opções são tratamentos realizados em consultórios médicos e/ou cabines de estética. Em geral, é necessário que se faça associação de várias técnicas; os resultados são bons, mas dependerão da colaboração da mulher no sentido de controlar o ganho de peso e manter alguma atividade física. As técnicas médicas mais empregadas são mesoterapia, eletrolipólise e endermologia associadas a técnicas estéticas como mioestimulações e drenagem linfática.

Drenagem Linfática Corporal

Os transtornos circulatórios, principalmente em membros inferiores, com aparecimento de varizes e edema, bem como a retenção hídrica no início da terapia de reposição hormonal, fazem da drenagem linfática corporal manual ou com aparelhos o tratamento mais indicado nessa fase. Pode ainda ser utilizada com o intuito de melhorar a qualidade da pele e promover relaxamentos físico e mental; neste caso deve ser manual.

Mesoterapia

A mesoterapia corporal visa diminuir a obesidade regional. Princípios ativos lipolíticos são injetados em locais em que a deposição de gordura é maior. Entre os mais utilizados, estão a fosfatidilcolina e a ioimbina.

Eletrolipólise

Técnica destinada fundamentalmente ao tratamento de adiposidades localizadas. Uma corrente de baixa frequência (em torno de 25Hz) é aplicada nos adipócitos e lipídeos armazenados, produzindo sua destruição e consequente eliminação. Seus efeitos são basicamente: produção de vasodilatação local, ativando a microcirculação; modificações na polaridade das membranas celulares dos adipócitos que, na tentativa de manter seu potencial elétrico, gastam energia; estimulação do sistema nervoso simpático com consequente liberação de catecolaminas, aumento do monofosfato cíclico de adenosina (cAMP, *cyclic adenosine monophosphate*) intra-adipocitário e aumento da hidrólise dos triglicerídeos armazenados. Em conjunto, observa-se aumento do catabolismo local com redução do tecido adiposo.

Endermoterapia

Técnica que utiliza dupla massagem mecânica, o apalpar-sugar-rolar, combinando vacuoterapia com massagem eletromecânica, possibilita o tratamento de adiposidades regionais, flacidez cutânea corporal e celulite. Por serem essas as principais queixas da mulher em fase de climatério, a endermoterapia é considerada a técnica mais completa para os tratamentos corporais neste período. A drenagem de líquidos em tecido subcutâneo, a melhora na qualidade do tônus cutâneo e a redistribuição da gordura corporal produzem resultados tão significativos que, em muitos casos, esta é a opção em relação a tratamentos cirúrgicos.

QUESTÕES

1. O que é a síndrome do climatério?
2. Quais são os objetivos finais da reposição hormonal?
3. Quais são as contraindicações da reposição hormonal?
4. Quais são as principais alterações cutâneas e dos anexos no climatério?
5. Qual é a principal indicação do uso de retinoides?
6. Quais são as contraindicações da eletroestimulação?

LEITURA COMPLEMENTAR

ALBESI, A. V. Envejecimiento y hormonas. *Act. Terap. Dermatol.*, v. 21, p. 26-27, 1998.

ALSINA, J. C. Benefits of hormone replacement therapy overview and update. *Int. Journal of Fertility Women Med.*, v. 42, n. 2, p. 329-346, 1997.

BACARAT, E. C.; HAIDAR, M. A.; LIMA, G. R. Climatério: conceito e fisiopatologia/terapia de reposição hormonal. In: Laboratório Fleury Climatério. p. 4-7, 1999.

BENNETT, S.; SCHOLZ, D.; BROOKS, D. F. Extratos mistos de frutas: novo enfoque para renovação da pele. *Cosmetics & Toiletrie*, v. 7, n. 5, p. 59-63, 1995.

BRICAL, M. Modificações do colágeno cutâneo na menopausa com e sem estrogenioterapia. *Revista Oficial da Sociedade Brasileira de Medicina Estética*, v. 4, n. 2, p. 16-23, 1995.

CAMPOS, O. G.; URZUA, E. A.; CASTRO, P. C. *Menopausia y Longevidade*. Santiago: Sociedad Chilena de Climatério, 1998.

CIPORKIN, H.; PASCHOAL, L. H. *Atualização Terapêutica e Fisiopatogênica da Lipodistrofia Ginóide*. São Paulo: Santos, 1992.

CUCÉ, L. C.; FESTA NETO, C. *Manual de Dermatologia*. São Paulo: Atheneu, 1990. p. 108-123.

DAWBER, R.; VAN NESTE, D. *Hair and Scalp Disorders*. Philadelphia: JB Lippincott, 1995, p. 96-106.

DOWNING, D. T. Função dos lipídeos na estrutura epidérmica. *Cosmetics & Toiletries*, v. 4, n. 2, p. 39-44, 1992.

DRAELOS, Z. D. *Cosmetics in Dermatology*. 2. ed. New York: Churchill Livingstone, 1995.

ESTEVE, M. M. Radicais livres, o que são, como se formam e sua incidência no processo de envelhecimento. *Aerosol & Cosméticos*, v. 12, n. 71, p. 6-12, 1990.

FEDERAÇÃO BRASILEIRA DAS ASSOCIAÇÕES DE GINECOLOGIA E OBSTETRÍCIA (FEBRASCO). *Climatério: manual de orientação*. São Paulo: Febrasco, 1995, p. 33-36.

FONSECA, A.; PRISTA, L. N. *Manual de Terapêutica Dermatológica e Cosmetologia*. São Paulo: Roca, 1984.

GILCHREST, B. A. *Photodamage*. Boston: Blackwell Science, 1995.

HALBE, H. W. *Tratado de Ginecologia*. São Paulo: Roca, v. 2, 1987, p. 923-927.

HORIBE, E. K. Mesoterapia em dermatoses inestéticas da face e mesoterapia em envelhecimento cutâneo da face. In: *Estética Clínica e Cirúrgica*. São Paulo: Revinter, 2000, p. 219-228.

IDSON, B. Vitaminas e a pele. *Cosmetics & Toiletries*, v. 6, n. 2, p. 59-68, 1994.

INSTITUTO BRASILEIRO DE GEOGRAFIA E ESTATÍSTICA (IBGE). *Tábua de Vida – 1999*. Disponível em: www.ibge.gov.br

KLIGMAN, A. M.; GROVE, G. L.; HIROSE, R. et al. Topical tretinoin for photoaged skin. *J. Am. Acad. Dermatol.*, v. 15, p. 836-859, 1986.

KLIGMAN, L. H.; KLIGMAN, A. M. Skin changes in photoaging: characteristics, prevention and repair. In: *Aging and Skin*. New York: Raven, 1989, p. 331-346.

LAURITZEN, C. Conduta na paciente pré e pós menopáusica. In: *Envelhecimento e Estrogênios*. São Paulo: Medisa, 1975, p. 2-20.

MAGGIORE, S. Tratamento mesoterápico de los xantelasmas com fosfatidil colina poliinsaturados. In: CONGRESSO INTERNACIONAL DE MESOTERAPIA, 1988. Paris. *Anais do Congresso Internacional de Mesoterapia*, p. 364-365, 1988.

MAIA CAMPOS, P. M. B. G. Vitaminas lipossolúveis em cosméticos. *Cosmetics & Toiletries*, v. 4, n. 1, p. 30-33, 1992.

MAIA CAMPOS, P. M. G. M.; LEONARDI, G. R. Emprego de α-hidróxiácidos em produtos cosméticos e dermatológicos. *Revista de Cosmiatria e Medicina Estética*, v. 5, n. 3, p. 26-29, 1997.

ODO, M. E. Y.; CHICHIERCHIO, A. L. *Práticas em Cosmiatria e Medicina Estética. Procedimentos Cirúrgicos de Pequeno Porte*. São Paulo: Tecnopress, 1998.

ORDIZ GARCIA, I. *Tratado de Mesoterapia*. Alicante: PGP Campelo, 1993.

PINNEL, S. R. Vitamina C tópica. *Revista de Cosmiatria e Medicina Estética*, v. 3, n. 4, p. 31-36, 1995.

PISTOR, M. *Un Dèfi Therapeutique Mésothérapie*. Paris: Maloine, 1997.

PREFEITURA DE PORTO ALEGRE (RS). *Densidade Populacional – 1996*. Disponível em: www.portoalegre.rs.gov.br

REBELLO, T.; BEZERRA, S. V. *Guia de Produtos Cosméticos*. São Paulo: Senac, 1996.

RIBEIRO, D. R. *Drenagem Linfática Manual da Face*. São Paulo: Senac, 1996, p. 21-23.

SCHOR, A. C. A.; COHEN, R. *Apostilas dos Seminários: vitaminas, discromias, acne e climatério*. São Paulo: Senac, 1997.

SMITCH, W. P. Hidroxiácidos e o envelhecimento cutâneo. *Cosmetics & Toiletrie*, v. 7, n. 5, p. 72-78, 1995.

SORIANO, M. C. D.; PEREZ, S. C.; BAQUES, M. I. C. *Electroestética Professional Aplicada*. Barcelona: Sorisa, 2000, p. 67-138.

SPEROFF, L.; GLASS, R. H.; KASE, N. G. O Ovário desde a concepção até a senilidade. In: *Endocrinologia Ginecológica Clínica e Infertilidade*. 4. ed. São Paulo: Manole, 1991, cap. 4.

TABATA, Y.; UJI, K.; TAGAWA, M. Fosfato de ascorbil magnésio em preparações dermatológicas. *Revista de Cosmiatria e Medicina Estética*, v. 2, n. 2, p. 36-42, 1994.

TONG, P. H. S.; HOROWITZ, M. S.; WHELLER, L. A. Transretinoic acid enhances the growth responses of epidermal keratinocytes to epidermal growth factor and transforming growth factor beta. *J. Invist. Dermatol.*, v. 87, p. 663-667, 1990.

VIGLIOGLIA, P. A.; RUBIN, J. *Cosmiatria II*. 2. ed. Buenos Aires: Editora Americana de Publicaciones AS, 1991, p. 303-313; p. 366-374.

WEI, H. et al. The isoflavone genistein a new agent in dermatology? *Cosmetic Dermatology*, v. 14, n. 2, p. 13-19, 2001.

WEISS, J. W.; ELLIS, C. N.; HEADINGTON, J. T. et al. Topical tretinoin in the treatment of aging skin. *J. Am. Acad. Dermatol.*, v. 19, p. 169-175, 1988.

YU, R. J.; VAN SCOTT, E. J. Biodisponibilidade de α-hidroxiácidos em formulações tópicas. *Cosmeticos on Line*, v. 19, n. 104, p. 38-44, 1997.

ZATZ, J. L. Aumento da penetração cutânea. *Cosmetics & Toiletries*, v. 7, n. 5, p. 52-58, 1995.

Capítulo 31

Cosmiatria no Idoso

Marcia Ramos-e-Silva ♦ Sueli Coelho da Silva Carneiro

SUMÁRIO

O envelhecimento é ainda um enigma e suas alterações aparecem gradativamente, resultando da diminuição gradual do tamanho e do número de células, ao lado do decréscimo ou até mesmo da total cessação de muitas das funções orgânicas. Esse fenômeno ocorre em todos os indivíduos, sendo um fenômeno contínuo tempo-dependente e multifatorial que se passa nos níveis celular e molecular. Como a expectativa de vida vem aumentando, os problemas pertinentes ao envelhecimento cutâneo têm preocupado dermatologistas, cirurgiões plásticos, geriatras e gerontólogos. O estigma do envelhecimento afeta os indivíduos do ponto de vista mental e emocional, na imagem corporal e na qualidade de vida. O médico, portanto, deve levar em consideração, sempre, não só a situação geral da vida, mas também as repercussões emocionais e psicológicas que levam à distorção da imagem corporal do indivíduo.

Vários processos patológicos da pele são vistos mais comumente na velhice, portanto, esses pacientes necessitam de maior atenção. A pele sofre transformações fisiológicas e estruturais à medida que a idade aumenta e o conhecimento destas alterações é essencial para a correta interpretação dos sinais físicos e dos sintomas que podem estar presentes no idoso. Em razão de a resposta inflamatória cutânea e as sensações subjetivas poderem diminuir na pele envelhecida, um grau elevado de vigilância no exame físico é necessário para aumentar a acurácia diagnóstica. Como muitos sinais cutâneos do envelhecimento e a maioria dos cânceres da pele são dependentes da exposição solar, o melhor conselho que o médico pode dar ao seu paciente de qualquer idade é a orientação de evitar o sol durante os picos (entre 10h e 16h) e usar roupas protetoras quando ao ar livre. As pessoas idosas, no entanto, contam com o progresso da cosmética médica, cada vez mais rápido e mais eficiente, para atenuar os efeitos do passar dos anos com produtos cada vez mais sofisticados.

HOT TOPICS

- Ácido glicólico, ácido cítrico, ácido málico, ácido pirúvico e ácido lático são exemplos de alfa-hidroxiácidos.
- Os lábios do idoso tornam-se ressecados e apresentam atrofia da gordura labial.
- As onicodistrofias mais comuns nos idosos são opacificação das unhas, estriações longitudinais, infecções, onicogrifose, hemorragias em estilhaço.

INTRODUÇÃO

O envelhecimento é ainda um enigma e suas alterações aparecem gradativamente, resultantes da diminuição gradual do tamanho e do número de células ao lado do decréscimo ou até mesmo da total cessação de muitas das funções orgânicas. Esse fenômeno ocorre em todos os indivíduos, sendo um fenômeno contínuo tempo-dependente e multifatorial que se passa nos níveis celular e molecular.

As alterações cutâneas clinicamente detectáveis relacionadas à idade são resultantes de dois processos não interdependentes: o envelhecimento intrínseco, ou seja, a idade cronológica e o extrínseco representado principalmente pela exposição ao sol. Esses dois processos podem interagir no envelhecimento da pele (Fig. 31.1), fornecendo um modelo de somação dos fatores endógenos e exógenos representados pela radiação ultravioleta (UV). Esta é a responsável pela enorme gama de alterações denominadas fotoenvelhecimento, actinossenescência ou fotossenescência e é evidente sua relação com a carcinogênese. Os estudos da matriz extracelular sugerem que esses dois processos têm mecanismos biológicos, bioquímicos e moleculares diferentes.

O envelhecimento ocorre nas células da pele, assim como nas de outros órgãos e sistemas e as alterações no meio ambiente na produção de proteínas e na expressão dos genes em resposta aos estímulos têm sido observadas em culturas de células cutâneas derivadas de doadores jovens e doadores idosos, de áreas fotoexpostas e de áreas protegidas.

Como a expectativa de vida vem aumentando, os problemas pertinentes ao envelhecimento cutâneo têm preocupado dermatologistas, cirurgiões plásticos, geriatras e gerontólogos. O estigma do envelhecimento afeta os indivíduos do ponto de vista mental e emocional, na imagem corporal e na qualidade de vida. O médico, portanto, deve levar em consideração, sempre, não só a situação geral da vida, mas também as repercussões emocionais e psicológicas que levam à distorção da imagem corporal do indivíduo.

Estima-se que, no Brasil, a população de indivíduos com idade acima de 60 anos poderá ser superior a 30 milhões nos próximos 20 anos. No entanto, as pessoas contam e contarão certamente com o progresso da cosmética médica que é cada vez mais rápido e mais eficiente para atenuar os efeitos do passar dos anos com produtos cada vez mais sofisticados.

Muitos fatores afetam a idade da pele: hereditariedade, exposição solar, idade cronológica, estresse emocional, perdas e ganhos de peso repetidos, suplementos nutricionais, dieta e exercícios. Quanto ao fumo, há relação direta entre o número de anos de consumo do cigarro e o grau de enrugamento da pele. Lentiginoses solares, rugas, telangiectasias e várias outras alterações são resultados das exposições repetidas à luz solar (fotoenvelhecimento ou actinossenescência). A diminuição do nível dos estrógenos nas mulheres a partir da menopausa exerce efeito deletério na estrutura e na função da epiderme e da derme.

Vários processos patológicos da pele são vistos mais comumente na velhice, portanto, esses pacientes necessitam de maior atenção. A pele sofre transformações fisiológicas e estruturais à medida que a idade aumenta e o conhecimento destas alterações é essencial para a correta interpretação dos sinais físicos e dos sintomas que podem estar presentes no idoso. Em razão de a

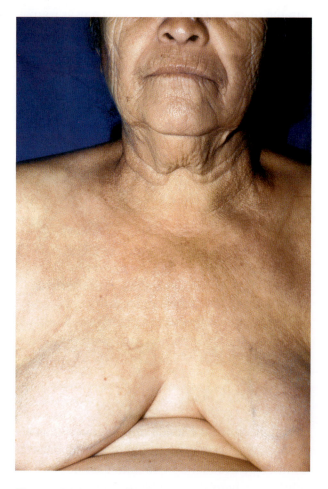

Figura 31.1 – Envelhecimento intrínseco pela idade cronológica na região das mamas e extrínseco, em especial pela ação do sol, na face e demais áreas.

resposta inflamatória cutânea e as sensações subjetivas poderem diminuir na pele envelhecida, um grau elevado de vigilância no exame físico é necessário para aumentar a acurácia diagnóstica. Como muitos sinais cutâneos do envelhecimento e a maioria dos cânceres da pele são dependentes da exposição solar, o melhor conselho que o médico pode dar ao seu paciente de qualquer idade é limitar essa exposição solar e fazer uso de fotoprotetores de alto fator de proteção solar (FPS), evitando o sol durante os picos (entre 10h e 16h), além de orientar sobre o uso de roupas protetoras quando ao ar livre.

CRONOSSENESCÊNCIA (TABELAS 31.1 A 31.3)

A pele jovem é caracterizada por sua aparência sem marcas, uniformemente pigmentada, lisa e rósea. Todas essas características contrastam com a pele envelhecida intrinsecamente que se apresenta fina, inelástica e enrugada, com aprofundamento das linhas de expressão facial. Essas alterações são evidentes histologicamente como epiderme adelgaçada e derme com achatamento das papilas e da junção dermoepidérmica.

Tabela 31.1 – Alterações clínicas cutâneas observadas na pele fotoexposta e na pele fotoprotegida

Pele fotoexposta (fotossenescência)	Pele fotoprotegida (actinossenescência)
Espessada e nodular	Fina e lisa
Amarela e pálida	Clara, quase transparente
Enrugamento grosseiro	Enrugamento fino
Áspera	Lisa
Telangiectasias e equimoses frequentes	Telangiectasias e equimoses menos frequentes
Lentigos múltiplos	Lentigos mínimos
Pigmentação moteada	Pigmentação uniforme
Pele frouxa e elastótica	Pele redundante e inelástica
Comedões	Milio
Sudorese diminuída	Sudorese diminuída
Ressecamento intenso e descamação	Algum ressecamento e descamação
Traumatismos e cortes fáceis da pele	Pele frágil
Aumento do número de queratoses	Poucas queratoses seborreicas e outras queratoses
Aumento do número de lesões pré-malignas	Lesões pré-malignas ocasionais
Aumento do número de lesões malignas	Lesões malignas ocasionais

Adaptado de Benedetto[1].

Tabela 31.2 – Alterações histológicas da epiderme na pele fotoexposta e na pele fotoprotegida

Pele fotoexposta (fotossenescência)	Pele fotoprotegida (actinossenescência)
Espessamento com marcante atrofia epidérmica	Discreta diminuição de espessura
Discreto alongamento das cristas epidérmicas	Apagamento das cristas epidérmicas
Atipia celular	Achatamento da junção dermoepidérmica
Perda de polaridade	Diminuição do contato dermoepidérmico
Variabilidade na morfologia da célula basal	Células basais quase normais
Melanogênese aumentada	Diminuição do número e da função dos melanócitos
Diminuição marcante do número e da função das células de Langerhans	Diminuição moderada do número e da função das células de Langerhans

Adaptado de Benedetto[1].

Tabela 31.3 – Alterações histológicas da derme na pele fotoexposta e na pele fotoprotegida

Pele fotoexposta (fotossenescência)	Pele fotoprotegida (actinossenescência)
Presença de faixa de elastose	Ausência de faixa de elastose
Fibras elásticas não funcionantes degradadas e espessas	Diminuição do volume total
Aumento do material elastótico amorfo	Diminuição da celularidade
Aumento da colagenogênese	Degeneração da elastina
Aumento do colágeno solúvel	Perda das fibras oxitalânicas
Fibroblastos ativados	Fibroblastos menos proeminentes
Diminuição do colágeno maduro (insolúvel)	Aumento do colágeno maduro (insolúvel)
Aumento da atividade da colagenase	Diminuição do colágeno solúvel
Colágeno fragmentado	Feixes colágenos *haphazard rope-like*
Aumento dos glicosaminoglicanos e proteoglicanos	Diminuição dos glicosaminoglicanos e proteoglicanos
Regressão e desorganização marcante dos pequenos vasos sanguíneos	Regressão e desorganização menos marcante dos pequenos vasos sanguíneos
Espessamento marcante das paredes venulares pós-capilares com aumento do número de *veil cells*	Espessamento menos marcante e mesmo afinamento das paredes dos pequenos capilares com diminuição do número de *veil cells*
Inflamação crônica perivenular	Sem evidência da inflamação
Redução marcante no número e na função das glândulas sudoríparas	Redução de número e função das glândulas sudoríparas
Aumento marcante do tamanho das glândulas sebáceas, mas diminuição na função	Aumento do tamanho das glândulas sebáceas, mas diminuição na função

Adaptado de Benedetto[1].

Gilchrest, em 1984, sumarizou as alterações morfológicas atribuídas ao envelhecimento, como modificação da espessura e afilamento da epiderme com diminuição dos cones interpapilares e redução do número de várias células, incluindo melanócitos e células de Langherans. Há decréscimo do volume da derme e da celularidade com poucos fibroblastos, mastócitos e vasos sanguíneos, assim como redução das alças capilares e terminações nervosas. A pele tem sua estrutura e sua função intimamente ligadas aos sistemas cardiovascular, endócrino, renal e hepático e outros órgãos e sistemas.

ACTINOSSENESCÊNCIA (TABELAS 31.1 A 31.3)

A actinossenescência pode ser definida como uma condição funcional e microscópica da pele produzida em indivíduos suscetíveis por exposições repetidas a radiações do espectro eletromagnético, principalmente radiação UV, em especial a UVB. Recentemente, a radiação UVA também tem sido implicada. Na atualidade, a actinossenescência é considerada como produzida por exposição cumulativa de UV de origem tanto natural (solar) quanto artificial. Por várias razões, incluindo a exposição e os fatores de penetração tecidual, a radiação UVB com comprimento de onda de 280 a 320nm é tida como o mais importante espectro na produção do envelhecimento cutâneo. Dentro desse espectro, alguns comprimentos de onda são considerados mais danosos que outros: UVB de 310nm e UVA de 320 a 340nm. O UVB, sem dúvida alguma, danifica a epiderme e, ainda que tenha penetração limitada, provavelmente tem efeito em cascata com alteração do ácido desoxirribonucleico (DNA, *deoxyribonucleic acid*) da membrana lipídica e das proteínas celulares de muitas células, incluindo células dendríticas e queratinócitos. Como as células epidérmicas são ricas em citocinas, a liberação destas moléculas, resultante de lesão por UV, pode ser imediata e provocar efeitos sistêmicos. A UVA penetra na derme e 40 a 50% do total da exposição são transmitidos, sendo, por isso, teoricamente possível o dano proveniente desta radiação isolada. A radiação UVC e outras radiações solares altamente danosas para as células não penetram ordinariamente na atmosfera e, por esta razão, não contribuem para a actinossenescência, a menos que, no futuro, haja aumento da depleção da camada de ozônio que provoque alteração dessa dinâmica já bem estabelecida. A radiação infravermelha também tem sido incriminada como somadora do efeito deletério da radiação total. Modelos animais, nos quais o processo de fotoenvelhecimento é acelerado, foram desenvolvidos para estudar os efeitos dessa radiação e medir a elastose.

A pele com envelhecimento extrínseco pela ação da exposição solar aparece clinicamente manchada, espessada, amarelada, frouxa, áspera e rugosa. Essas alterações podem ser tão precoces a ponto de já se iniciarem na segunda década. Aos fatores ambientais pode se somar o hábito de fumar.

As alterações actínicas da pele podem ser divididas em quatro grupos segundo a classificação de Glogau (Quadro 31.1) que inclui também lesões pré-cancerosas e cancerosas, assim como telangiectasias e lentigos.

A actinossenescência é caracterizada histologicamente por displasia epidérmica com vários graus de atipia citológica, perda da polaridade dos queratinócitos, infiltrado inflamatório, diminuição do colágeno, aumento da substância fundamental (matriz extracelular) e elastose. A elastose é a degeneração das fibras elásticas que se apresentam espessadas, torcidas e degradadas.

Dessa maneira, enquanto a cronossenescência produz uma pele fina resultante da atrofia, a actinossenescência se caracteriza pela hipertrofia. Tal distinção nem sempre é muito visível clinicamente.

PROCEDIMENTOS E PRODUTOS PARA REJUVENESCIMENTO DO IDOSO

Draelos questiona se o rejuvenescimento é a preservação da proporção facial vista na infância ou se é uma aparência infantil num indivíduo mentalmente adulto. Conclui que a melhor

> **Quadro 31.1 – Classificação de Glogau para os grupos de actinossenescência**
>
> - Grupo 1 – discreta:
>   - Ausência de queratose
>   - Fotoenvelhecimento inicial com manchas
>   - Rugas discretas
>   - Pouca ou nenhuma maquilagem
>   - Idade entre 28 e 35 anos
> - Grupo 2 – moderada:
>   - Queratoses actínicas iniciais palpáveis, mas não visíveis
>   - Pele com coloração discretamente amarelada
>   - Rugas iniciais (paralelas às linhas do sorriso)
>   - Rugas quando a face se movimenta
>   - Pouca maquilagem
>   - Idade entre 35 e 50 anos
> - Grupo 3 – avançada:
>   - Queratoses actínicas
>   - Coloração amarelada da pele bem evidente com telangiectasias
>   - Rugas moderadas
>   - Rugas mesmo com a face em repouso
>   - Uso frequente de maquilagem
>   - Idade entre 50 e 65 anos
> - Grupo 4 – grave:
>   - Queratoses actínicas e cânceres da pele
>   - Fotoenvelhecimento grave
>   - Rugas acentuadas sem áreas de pele normal
>   - Maquilagem não cobre bem as imperfeições
>   - Idade entre 60 e 75 anos
>
> Adaptado de Glogau[2].

resposta é a preservação da estrutura da pele da infância numa face de adulto, sem deixar de levar em conta a perda subcutânea que ocorre com a maturidade.

Peelings Químicos

Remoção dos corneócitos pode melhorar a aparência da pele. Os alfa-hidroxiácidos, tais como ácido glicólico e ácido lático, foram os primeiros cosmecêuticos a aumentar a esfoliação cutânea através da dissolução química das pontes intercorneócitos. Enquanto aumentam a descamação, aumentam a irritação devido à rápida penetração na derme, facilitada pelo pH baixo.

Novos cosmecêuticos, que melhoram a textura e preservam a barreira cutânea, como a niacinamida, forma amida da vitamina B_3, estão entrando no mercado. É um derivado da niacina, precursor para a família de cofatores enzimáticos, como dinucleotídeo de nicotinamida e adenina (NAD, *nicotinamide adenine dinucleotide*) e seus derivados fosforilados reguladores do metabolismo celular e da regeneração celular.

Os *peelings* químicos são procedimentos usados com frequência para tratar as alterações cutâneas decorrentes da actinossenescência e cicatrizes pós-acne, assim como as queratoses seborreicas e as verrugas planas. Vários agentes químicos são usados, dependendo da profundidade do *peeling* a ser obtido. Os mais comuns são os alfa-hidroxiácidos, resorcinol, solução de Jessner, ácido tricloroacético, ácido retinoico, fenol e ácido salicílico. O objetivo é obter primeiro a destruição e, a seguir, a regeneração de parte da epiderme e da derme.

Os alfa-hidroxiácidos são um grupo de ácidos derivados de vegetais, representados por ácido glicólico, o mais comum, ácido cítrico, ácido málico e ácido pirúvico. Essas substâncias aumentam a espessura da epiderme e a densidade do colágeno, melhoram a qualidade da fibra elástica e aumentam os mucopolissacarídeos dérmicos, tornando a pele mais saudável e com menos rugas, ou seja, uma pele de aspecto mais jovem. Com o ácido glicólico, além da concentração, o pH é muito importante, pois na sua dependência pode haver até necrose tecidual extensa e profunda.

As técnicas de *peeling* envolvem primeiramente o preparo do paciente. Semanas antes do *peeling*, pode ser feito preparo com ácido retinoico ou ácido glicólico. No dia, usa-se um solvente apropriado para remover a oleosidade e os restos celulares e o agente é então aplicado. Depois do procedimento, às vezes prescreve-se hidroquinona localmente. Para os mais profundos, pode ser necessário um esquema profilático para infecção por herpes simples. As complicações mais frequentes desse procedimento são modificação da pigmentação, infecções, erupções acneiformes, reações alérgicas, eritema persistente e cicatrizes.

Hidratantes e Agentes Queratolíticos

O mais antigo agente queratolítico é o ácido salicílico, usado em pomada ou creme a 3 a 20%. Outros agentes que atuam como queratolíticos são propilenoglicol e ácido lático, que também atua como hidratante. Os queratolíticos diminuem a coesão entre as células. A hidratação ajuda a diminuir o aspecto das rugas finas e a manter o nível apropriado de umidade da pele. Os hidratantes agem ao desacelerar a perda de umidade da superfície da pele, pois há depósito de camada de óleo que evita a evaporação. Além disso, quando a pele está excessivamente seca, as rugas finas ficam mais visíveis, aspecto que fica menos óbvio com a hidratação.

Vitamina C e Vitamina E

Considerando o papel que os radicais livres reativos de oxigênio têm na gênese do fotoenvelhecimento cutâneo, espera-se que os inibidores destes radicais possam ser úteis na terapêutica antienvelhecimento. Há vários derivados da vitamina C no mercado e, além da fotoproteção contra os raios UVB, têm demonstrado estimular a produção dos colágenos tipos I e III em cultura de fibroblastos humanos.

Os tocoferóis suprimem a peroxidação lipídica. As pesquisas sobre a ação da vitamina E como bloqueador de radicais livres e seu papel na prevenção dos danos causados por estes radicais datam de 1960 e, desde então, várias publicações foram feitas. Ainda que muitos estudos animais e *in vitro* tenham demonstrado um efeito protetor da vitamina E, há poucas investigações epidemiológicas em humanos e, menos ainda, especificamente sobre o câncer da pele. O uso de antioxidantes tópicos para reduzir a formação de radicais livres é uma promessa para prevenir a actinossenescência e a fotocarcinogênese. É verdade também que o uso de vitamina E pode ser vantajoso como tem sido verificado, mas a melhor maneira de utilizá-la ainda não está perfeitamente esclarecida.

Protetores e Bloqueadores Solares

A fotoproteção pode diminuir e até mesmo reverter os efeitos da actinossenescência e isto tem estimulado a adição de várias substâncias fotoprotetoras e bloqueadoras nas mais diferentes preparações cosméticas. O primeiro protetor solar apareceu nos Estados Unidos em 1928 e o ácido para-aminobenzoico (PABA, *para-aminobenzoic acid*) em 1943, o que iniciou inúmeras formulações. Os protetores solares podem ser divididos em dois tipos: bloqueadores químicos e físicos. Os primeiros contêm moléculas que absorvem a energia radiante, enquanto os físicos refletem a luz. A vestimenta pode funcionar como um protetor físico.

A eficácia dos protetores é medida de acordo com o seu FPS. Os mais potentes protetores são produzidos pela combinação de substâncias químicas e físicas.

ÁREAS ESPECIAIS NA COSMÉTICA DO IDOSO

Face

As pessoas idosas devem limpar a pele com sabonete suave ou líquido, não mais de uma vez por dia. A pele idosa é fina, amarelada e transparente, portanto, a base pode alterá-la. Os pós faciais podem cobrir as telangiectasias e os lentigos, mas não conseguem camuflar as rugas profundas e tendem a migrar para os orifícios cutâneos, tornando a aparência pior. Bases líquidas ou cremosas discretas e suaves, da tonalidade da pele, devem ser utilizadas, porém, até mesmo os cremes com elevado poder de cobertura não conseguem dar uma aparência uniforme à pele. Massagens faciais não melhoram o tônus da pele, não previnem o envelhecimento cutâneo e nem revertem as alterações ocorridas.

Outros procedimentos para melhorar o aspecto da pele da face do idoso incluem preenchimento com várias substâncias, como colágeno, silicone, gordura, metacrilato, ácido hialurônico e ácido polilático; aplicação de toxina botulínica com resultados muito bons para as rugas frontais (Fig. 31.2); ritidectomia; dermabrasão; e o uso de *laser*.

Trabalhos recentes de investigação mostram que ácido fólico e creatinina são capazes de acelerar a regeneração epidérmica.

Lábios

Uma das alterações mais frequentes que ocorre no lábio dos idosos, mais evidente no superior, é a atrofia da gordura labial (Fig. 31.3). Os delineadores de lábio, riscando o contorno dos lábios, podem e devem ser usados para evitar a impressão de que são finos, além de prevenir que o batom se espalhe para os sulcos das rugas perilabiais. Nos idosos, podem também ser feitos preenchimentos nessa região para aumentar os lábios e melhorar o aspecto das rugas perilabiais e do sulco nasogeniano, o que rejuvenesce bastante a fisionomia.

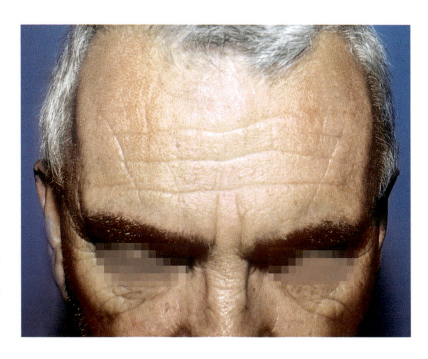

Figura 31.2 – Rugas da região frontal e da glabela apresentam, em geral, bons resultados com a aplicação da toxina botulínica.

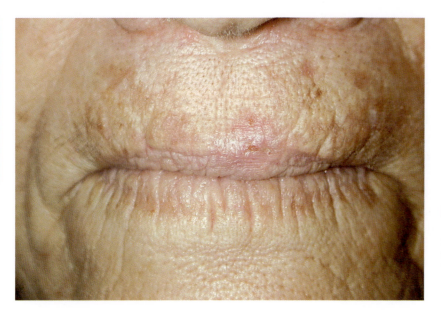

Figura 31.3 – Atrofia da gordura labial mostrando lábios finos com rugas periorais profundas e carcinoma basocelular e melanoses no lábio superior.

Comum é também seu ressecamento (Fig. 31.4), em especial no lábio inferior, que pode provocar quadros de queilite actínica e, mais tarde, carcinoma espinocelular. Como umas das grandes causas desse ressecamento é a exposição solar em excesso, fotoprotetores labiais que incluam substâncias gordurosas ou hidratantes devem ser prescritos para se tentar minimizar essa situação.

Olhos

Na terceira idade, os cosméticos para os olhos devem ser utilizados com muito cuidado, já que a maquilagem pesada dá um aspecto mais envelhecido à paciente. As cores devem ser discretas e a maquilagem deve ser leve e em pó. O uso de delineador em lápis no contorno dos olhos deve ser incentivado. Devem ser evitadas sombras de cores fortes ou brilhantes. Para os cílios, a cor deve ser marrom leve ou marrom escuro, em vez de azul escuro ou preto. Alterações pigmentares ao redor dos olhos (olheiras) interferem com a aparência, dando aspecto de cansaço, doença ou desleixo e podem ser escondidas por cremes para camuflagem à venda em farmácias especializadas. As bolsas abaixo dos olhos podem ser retiradas com blefaroplastia. Outros tratamentos

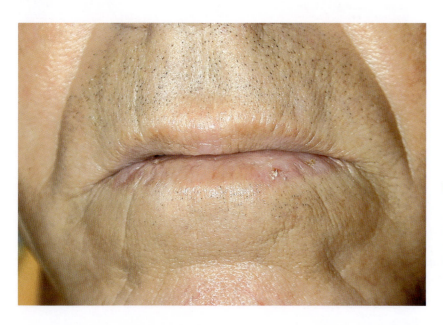

Figura 31.4 – Queilite actínica evidenciando-se por ressecamento e erosões nos lábios, em especial o inferior, e perda da nitidez do limite da semimucosa do vermelhão do lábio com a pele. Presença de rugas periorais.

são cremes clareadores, ácidos retinoides tópicos, *peelings* químicos e, recentemente, terapia com *laser* e luz intensa pulsada.

Unhas

À medida que o indivíduo envelhece, ocorrem alterações de cor, contorno, crescimento, superfície, espessura e histologia das unhas As onicodistrofias mais comuns no idoso são: opacificação das unhas, estriações longitudinais (Figs. 31.5 e 31.6), infecções, onicogrifose, hemorragias em estilhaço, hematomas subungueais e outras. Essas deformações que aparecem com a idade são atribuídas em parte a alterações da circulação sanguínea e microtraumas repetidos ao longo da vida e alterações posturais. Unhas distróficas, atróficas ou infectadas podem ter seu aspecto melhorado cosmeticamente. Muitos dos cosméticos usados para disfarçar essas deformações das unhas, como esmalte, *kits* de reparo, unhas e pontas postiças e esculturas, podem por si só prejudicá-las. Cuidados com as unhas, no entanto, têm muitos benefícios, melhorando também a autoestima do paciente.

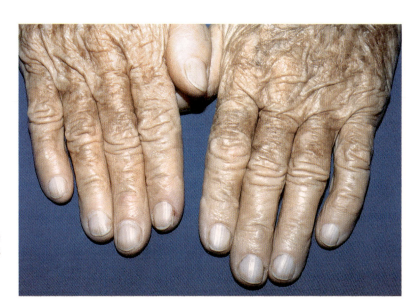

Figura 31.5 – Pele fotoenvelhecida no dorso das mãos e estrias longitudinais em todas as unhas das mãos.

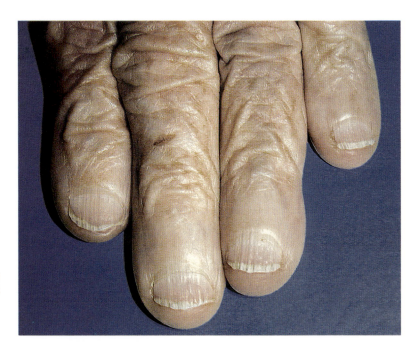

Figura 31.6 – Pele fotoenvelhecida no dorso dos dedos e estrias longitudinais muito evidentes nas unhas das mãos.

Cabelos

Xampus são substâncias que contêm quelantes para íons de magnésio e cálcio, além de sabões insolúveis e sais. Na sua fórmula pode haver também detergentes, agentes para fazer espuma, amaciantes, fragrâncias, preservativos e outros aditivos. A dificuldade de lavar eficientemente os cabelos, frequente nos idosos, pode causar dermatite seborreica e foliculite bacteriana.

Dentre os xampus, os melhores para os idosos são aqueles não muito eficazes na retirada de óleo e que não irritam os olhos como os não iônicos. Deve-se também usar um condicionador que, assim como os xampus, raramente cause dermatite de contato.

Outro fator muito importante para grande parte dos idosos é a questão do uso de tinta para disfarçar os cabelos brancos (Fig. 31.7). As cores não devem ser muito escuras para não carregar a expressão e chamar mais atenção para rugas e marcas faciais. Os produtos para tingir os cabelos, em especial para os idosos, devem ser de boa qualidade e antialergênicos, para não causar efeitos adversos alérgicos ou irritativos.

Os chamados "permanentes", muito usados pelas mulheres para dar mais volume, os alisantes ou qualquer outro que seja utilizado nos cabelos dos idosos, por vezes, também podem provocar intensa queda dos cabelos. As perucas e os apliques podem disfarçar perdas totais ou parciais de cabelos, como é o caso da alopecia androgenética, para a qual já há várias medicações disponíveis.

EFEITOS ADVERSOS DOS COSMÉTICOS NO IDOSO

O estrato córneo no idoso não é capaz de agir como uma barreira. Uma vez que uma substância nociva penetra, não consegue ser eliminada rapidamente e, com frequência, provoca reações tegumentares ou reações dolorosas. Os indivíduos idosos são, portanto, vulneráveis às agressões ambientais e também falham em reconhecer aquilo que possa afetá-los de forma adversa. Produtos cosméticos, como removedores de maquilagem, esfoliantes, máscaras, tonificadores, hidratantes e mesmo antiperspirantes e/ou desodorantes, podem prejudicar ou ajudar o tratamento de doenças cutâneas. Alguns produtos podem até causar problemas cutâneos.

Substâncias aplicadas na pele podem alterar a função de barreira e a permeabilidade, aumentar a perda de água transepidérmica, modificar a resposta imune, retardar a reparação de cicatrizes, prejudicar a vasoestabilidade e alterar a deposição de colágeno, o *turnover* epidérmico

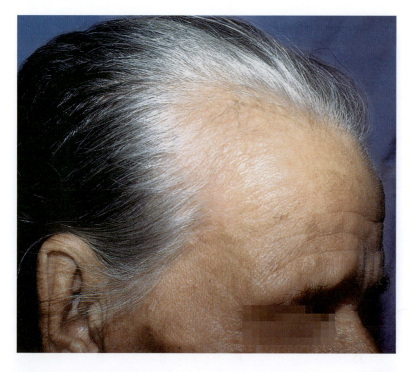

Figura 31.7 – Pele fotoenvelhecida na face, alargamento da região frontal por alopecia androgenética e cabelos tingidos. As cores muito escuras carregam a expressão e tornam mais evidentes as rugas e as marcas faciais, assim como a alopecia.

e a formação de melanina. Entre os efeitos adversos dos cosméticos, inclui-se a síndrome de irritação primária de aspecto eczematoso, heterogênea, não mediada pelo sistema imune e causada por fatores exógenos e ambientais. Além disso, pode-se observar clinicamente erupção acneiforme, sensação de queimação, prurido, urticária de contato e, até mesmo, reação característica de hipersensibilidade retardada.

CONSIDERAÇÕES FINAIS

O envelhecimento, inclusive de pele, cabelos e unhas, é uma alteração constante e continuada desde o nascimento até a velhice. É aceito como normal e tais alterações são esperadas desde que o bebê se torna uma criança quando perde o aspecto infantil da pele e do cabelo; progride para a adolescência com o aparecimento de acne; e daí para a maturidade com recessão da linha temporal e aparecimento de rugas e manchas, entre outras manifestações. Essas alterações, particularmente as associadas ao afinamento da pele e ao embranquecimento dos cabelos, são de alguma forma aceitas.

As modificações da pele associadas à idade se manifestam como problemas cosméticos. À medida que a população de idosos cresce, essas insatisfações dos pacientes aumentam e isto deve orientar a atenção médica para os cuidados primários. Entre as estratégias de atuação, é necessário minimizar o impacto psicológico, particularmente a autopercepção.

Os estigmas cutâneos do envelhecimento podem afetar o bem-estar mental, a imagem corporal e a qualidade de vida. Os cosméticos e os artigos de toalete constituem uma parte importante na vida do idoso e os médicos, em especial dermatologistas, geriatras, gerontólogos e cirurgiões plásticos, devem saber usá-los e recomendá-los para esta faixa de idade.

QUESTÕES

1. Como ocorre o envelhecimento cutâneo?
2. O que é actinossenescência?
3. Quais os principais procedimentos e produtos para o rejuvenescimento do idoso?
4. Qual a função dos queratolíticos na pele do idoso?
5. Quais os efeitos adversos mais comuns no tratamento cosmiátrico no idoso?

REFERÊNCIAS

1. BENEDETTO, A. The environment and skin aging. *Clin. Dermatol.*, v. 16, n. 1, p. 129-139, 1998.
2. GLOGAU, G. G. Systematic evaluation of the aging face. In: BOLOGNIA, J. L.; JORIZZO, J. L.; RAPINI, R. P. *Dermatology*. London: Elsevier, 2008. p. 2295-2299.

LEITURA COMPLEMENTAR

ANTONIOU, C.; STEFANAKI, C. Cosmetic camouflage. *J. Cosm. Dermatol.*, v. 5, p. 297-301, 2006.

BARNETT, J. M.; SCHER, R. K.; TAYLOR, S. C. Nail cosmetics. *Dermatol. Clin.*, v. 9, p. 9-17, 1991.

BOLOGNIA, J. L. Dermatologic and cosmetic concerns of the older woman. *Clin. Geriatr. Med.*, v. 9, n. 1, p. 209-229, 1993.

BRAUER, E.; BARAN, R. Cosmetics: the care and adornment of the nail. In: BARAN, R.; DAWBER, R. P. R. *Diseases of the Nails and their Management*. Oxford: Blackwell Scientific, 1994. p. 285-296.

CARNEIRO, S. C.; PASCARELLI, B. M. et al. Increase of dermal collagen fibrils diameter and elastogenesis with UVB exposure: an optical and ultrastructural study in albino Balb/C mice. *Acta Dermatovenerol. Croatica*, v. 15, n. 2, p. 65-71, 2007.

CESTARI, T. F.; TROPE, B. M. The mature adult. In: PARISH, L. C. C.; BRENNER, S.; RAMOS-E-SILVA, M. *Women's Dermatology: from infancy to maturity*. Nova York: Parthenon, 2001. p. 72-80.

DONOFRIO, L.; WEINKLE, S. The third dimension in facial rejuvenation: a review. *J. Cosm. Dermatol.*, v. 5, p. 277-283, 2006.

DRAELOS, Z. D. The facial rejuvenation algorithm. *J. Cosm. Dermatol.*, v. 5, p. 195, 2006.

DRAELOS, Z. D. The latest cosmeceutical approaches for anti-aging. *J. Cosm. Dermatol.*, v. 6, p. 2-6, 2007.

DRAELOS, Z. K. Cosmetics and cosmeceuticals. In: BOLOGNIA, J. L.; JORIZZO, J. L.; RAPINI, R. P. *Dermatology*. London: Elsevier, 2008. p. 2301-2312.

FREITAG, F. M.; CESTARI, T. F. What causes dark circles under the eyes. *J. Cosm. Dermatol.*, v. 6, p. 211-215, 2007.

GILCHREST, B. A. Cellular and molecular changes in aging skin. *J. Geriatric Dermatol.*, v. 2, p. 3, 1994.

HANEKE, E. Skin rejuvenation without a scalpel. I. Fillers. *J. Cosm. Dermatol.*, v. 5, p. 157-167, 2006.

KNOTT, A.; KOOP, U.; MIELKE, H. et al. A novel treatment option for photoaged skin. *J. Cosm. Dermatol.*, v. 7, p. 15-22, 2008.

MONHEIT, G. D.; CHASTAIN, M. A. Chemical and mechanical skin resurfacing. In: BOLOGNIA, J. L.; JORIZZO, J. L.; RAPINI, R. P. *Dermatology*. London: Elsevier, 2008. p. 2313-2327.

NICOLAIDOU, E.; KATSAMBAS, A. Vitamins A B C D E F trace elements and heavy metals: unapproved uses or indications. *Clin. Dermatol.*, v. 18, n. 1, p. 87-94, 2000.

O'DONOGHUE, M. N. Cosmetics for the elderly. *Dermatol. Clin.*, v. 9, p. 29-34, 1991.

RAMOS-E-SILVA, M.; CARNEIRO, S. C. S. Elderly skin and its rejuvenation: products and procedures for the aging skin. *J. Cosm. Dermatol.*, v. 6, p. 40-50, 2007.

SADICK, N. S. Poly-L-lactic acid: a perspective from my practice. *J. Cosm. Dermatol.*, v. 7, p. 55-60, 2008.

WOLF, R.; WOLF, D.; RUOCCO, V. Vitamin E: the radical protector. *J. Eur. Acad. Dermatol. Venereol.*, v. 10, p. 103-110, 1998.

Capítulo 32

Cosmiatria Masculina

Maurício de Maio

SUMÁRIO

O consumo de cosméticos masculinos cresce a cada ano, mostrando que os homens estão cada vez mais interessados em produtos e tratamentos estéticos para se sentirem bem e mais jovens.

A pele masculina apresenta características próprias e é de fundamental importância o desenvolvimento de produtos e técnicas voltadas para este tipo de pele, a fim de obter os melhores resultados estéticos e a satisfação do paciente.

HOT TOPICS

- A pele masculina possui maior quantidade de colágeno, de forma que o envelhecimento ocorra de maneira mais lenta do que nas mulheres.
- O processo de envelhecimento compreende principalmente a redução do colágeno e a diminuição da espessura da pele.
- A maior produção de sebo nos homens resulta em acne mais intensa e mais grave.
- Os produtos destinados aos homens devem ter textura suave, não ser oleosos, espalhar-se na pele e ser absorvidos com rapidez.
- Foliculite é uma doença inflamatória dos folículos e é extremamente comum em homens negros.
- O mau odor do suor é ocasionado pela decomposição bacteriana dos produtos das glândulas apócrinas e écrinas.

INTRODUÇÃO

A cosmiatria desenvolve-se de acordo com os padrões culturais vigentes e, atualmente, é muito mais limitada para a população masculina do que para a feminina. Mas, pouco a pouco, se notam as mudanças de atitude masculina diante da cosmiatria. Essa alteração comportamental decorre da influência da mídia, da introdução de uma variedade enorme de produtos cosméticos para homens e, como não poderia deixar de ser, decorre também da influência feminina. Os homens estão cada vez mais tomando conta de sua aparência, de forma gradual, fruto do condicionamento de produtos direcionados exclusivamente ao público masculino.

O uso de cosméticos inicia-se muito precocemente nos homens, a partir de 14 anos de idade. Cremes de barbear e loções pós-barba são o primeiro contato masculino com cosméticos. Além disso, uma vasta gama de produtos inclui emulsões, géis, águas de colônia, desodorantes, sabonetes, entre outros.

Cosméticos masculinos e femininos são tradicionalmente formulados de maneira diferente. Produtos masculinos são caracterizados quase sempre pela presença de álcool, o qual é raramente utilizado em cosméticos femininos. A busca de cada um também difere; os homens buscam bem-estar e saúde e as mulheres, saúde e beleza.

O uso de cosméticos para homens, em geral, estabelece-se para atender a determinada necessidade, como fazer a barba, proteger-se contra sudorese excessiva, limpar a pele, etc. Não há a preocupação do uso de cosmecêuticos para combater o envelhecimento ou promover melhor aparência estética. É claro que esse padrão vem mudando, mas de maneira muito tímida. Vale ressaltar que a abordagem estética masculina está sempre ligada a interesse e *performance* profissionais.

ASPECTOS GERAIS DA PELE MASCULINA

A pele masculina difere da pele feminina tanto nos aspectos macroscópicos quanto nos microscópicos[1]. Há variações cronológicas importantes quando se analisa a pele masculina.

Na pele do adulto, os sinais clínicos do envelhecimento estão diretamente relacionados ao conteúdo total de colágeno. A pele feminina tem menor conteúdo de colágeno e isso faz com que a mulher pareça envelhecer mais precocemente do que o homem. Analisando somente a pele, as mulheres são 15 anos mais velhas do que os homens de mesma idade, durante toda a vida adulta. Um dos motivos da diferença sexual sobre o conteúdo de colágeno pode ser a diferença da produção de andrógenos[2]. A pele masculina é cerca de 25% mais espessa do que a pele feminina.

Com o processo de envelhecimento, há primeiramente a redução de colágeno e, depois, a diminuição da espessura da pele. Há decréscimo linear na concentração de colágeno com a idade e redução de cerca de 1% no conteúdo de colágeno por ano durante toda a idade adulta. A pele masculina apresenta afinamento constante com a idade e, na mulher, a espessura permanece relativamente constante até a quinta década; a partir desta fase, há afinamento incessante com a idade.

O aspecto macroscópico da pele masculina também difere do da pele feminina. A textura da pele nos homens é mais áspera e o estrato córneo é mais espesso (Fig. 32.1). Após a puberdade, a produção de sebo é mais pronunciada nos homens do que nas mulheres[3]. A maior produção

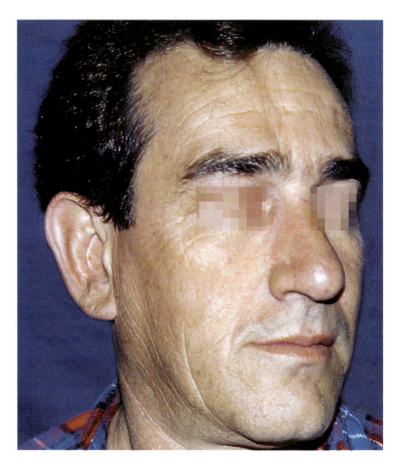

Figura 32.1 – Pele masculina característica: espessa, com irregularidades de superfície e pouca flacidez, mesmo após os 50 anos de idade.

de sebo nos homens resulta em acne mais intensa e mais grave do que nas mulheres (Fig. 32.2). Há também diferenças na secreção sudorípara entre homens e mulheres.

Os homens apresentam menor quantidade de glândulas sudoríparas écrinas e apócrinas. Apesar disso, a taxa de sudorese masculina é o dobro da feminina. A secreção sudorípara écrina masculina é mais ácida, com pH 0,5 mais baixo. Essas diferenças estão relacionadas ao estímulo durante a puberdade e não mais pela modulação de andrógenos durante a idade adulta. A pele masculina, em geral, necessita de mais hidratação do que a feminina, nos casos de sudorese excessiva.

ASPECTOS GERAIS DOS PRODUTOS MASCULINOS

O tipo de produto destinado ao público masculino deve obedecer a determinadas características. O produto deve ter textura suave, não ser oleoso, espalhar-se muito bem na pele e, principalmente, ser absorvido com rapidez. Máscaras e outros produtos que requerem longo tempo de permanência sobre a pele não são populares entre os homens. Qualquer produto deve ser, preferencialmente, incolor, sem qualquer tipo de corante. Como a pele masculina é um pouco ácida, os produtos devem tender ao pH neutro. Não há tanto problema em os preparados para homens conterem álcool. A maior espessura do estrato córneo e o maior conteúdo lipídico fazem com que o álcool não agrida a pele masculina.

Os cosméticos masculinos incluem água de colônia, produtos para barbear, para cabelo e para o banho, antiperspirantes e desodorantes, produtos para depilação, para o sol e de rejuvenescimento.

Produtos para a Barba

Acima de tudo, as necessidades masculinas se concentram no barbear. A barba está ligada a fatores psicológicos e sexuais que se desenvolvem

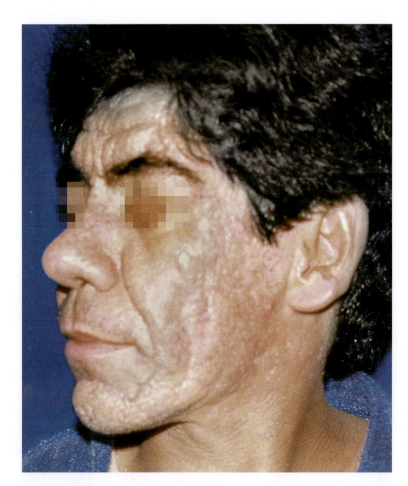

Figura 32.2 – A pele espessa com acne intensa produz sequelas cicatriciais mais graves em homens do que em mulheres, que apresentam pele mais fina ou atrófica. Com a idade e a atrofia dérmica, haverá melhora e maior regularidade de superfície na pele masculina.

a partir da puberdade. É uma fase importante e todos os homens se lembram de seu primeiro barbear. O crescimento da barba está ligado a diversos estados psicológicos, como estresse emocional e tensão nervosa. O abuso do álcool promove lentidão do crescimento de pelos da barba. Em geral, a barba cresce 2mm por dia e o ato de barbear se torna necessidade diária. Acredita-se que os homens passem seis meses de sua vida se barbeando.

O ato constante de barbear produz lesões sobre a pele da face e do pescoço. As camadas mais superficiais do estrato córneo são removidas à força antes que as células estejam prontas para descamar espontaneamente. Há aumento de cerca de 35% da renovação celular e consequente exposição de células ao ambiente.

Uma das principais fases do barbear, manual ou elétrico, é a preparação da pele e da barba. Quanto mais se prepara a barba antes do procedimento, mais fácil será o ato de barbear. No barbear úmido, o objetivo é suavizar e edemaciar o pelo para que ofereça a menor resistência possível e, consequentemente, menor trauma à pele. Produtos de barbear contêm sabão, tensoativos sintéticos e lubrificantes.

Lavar a pele com água quente e sabão antes do barbear torna o procedimento bem mais fácil. Com o barbeador elétrico, é melhor endurecer o pelo, secar e desengordurar a pele. O pelo pode ser endurecido com substâncias adstringentes. Para minimizar a irritação cutânea é necessário o uso de lipídeos. A concentração de álcool nos produtos pós-barba deve ser menor do que nos produtos pré-barba.

As espumas de barbear não apresentam função detergente. São mais compactas, mais absorventes, não secativas e de duração mais prolongada. Os cremes de barbear são especialmente adaptados para peles secas e sensíveis, uma vez que apresentam maior conteúdo lubrificante do que as espumas. As *mousses* de barbear são emulsões altamente espumógenas, com cerca de 40 a 50% de ácidos graxos. Cremes de barbear com *sprays* empregam tensoativos que são muito solúveis em água para manter sua efetividade em baixa temperatura.

Loções pós-barba e toalhas mornas são necessárias para auxiliar na remoção do excesso de pelo e creme, além de relaxarem a pele. As loções substituíram o lápis hemostático e a barra de vinagre. Algumas peles sangram com muita facilidade e a aplicação de sulfato de alumínio pode ser de serventia nestas situações. As loções pós-barba fecham os poros que foram abertos pela água quente, aliviam a sensação de queimação, impedem o sangramento e perfumam a pele.

Problemas de Pele Relacionados ao Ato de Barbear

O uso de barbeador elétrico pode propiciar alergia de contato a perfumes, provavelmente por se tratar de produto de longa permanência sobre a pele[4].

Há dois aspectos diferentes e que podem provocar confusão em relação à barba: o sombreamento relativo ao pelo em indivíduos de barba espessa e o excesso de pigmentação proveniente da irritação cutânea somado à fotorreatividade dos perfumes. Além da terapêutica normal de tratamento da hiperpigmentação, pode-se utilizar recurso cosmético de aplicação de pó transparente facial para clarear áreas escuras[5].

Alguns problemas preexistentes podem ser agravados por infecções bacterianas na área da barba, geralmente após lesões de pele provocadas pelo ato de barbear ou por pseudofoliculite (Fig. 32.3).

A foliculite é causada por infecção estafilocócica que compromete o folículo piloso. Produtos antimicrobianos tópicos são efetivos para redução do número de bactérias, diminuindo a necessidade de antibióticos sistêmicos. A pseudofoliculite é uma doença inflamatória dos folículos, comumente ocorrendo quando o pelo é muito enrolado ou em formato de mola. Após o barbear, a ponta dos pelos penetra na parede folicular ou apresenta crescimento retrógrado, reentrando na pele próximo ao folículo[6]. A pseudofoliculite também pode ocorrer nos pelos removidos com pinça. Esse quadro, extremamente comum em homens negroides, apresenta erupções de pápulas foliculares ou pústulas ao lado do pescoço e sobre o ângulo da mandíbula.

Homens que não podem ou não desejam parar de se barbear devem evitar o barbear rente à

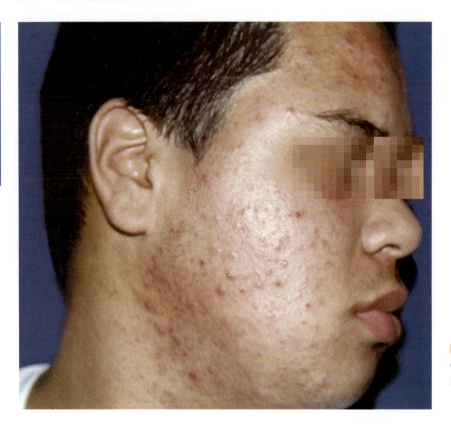

Figura 32.3 – Além da acne, o ato de barbear propicia piora do aspecto estético da face.

pele. Cremes à base de corticoide e antibióticos podem ser usados em casos leves. O uso de ácido retinoico e lactato de amônio também é muito útil. A aplicação de ácido glicólico, entre 6 e 8% em loção, duas vezes ao dia, auxilia o ato de barbear diário[7]. O uso de cremes depilatórios pode ser uma alternativa ao barbear; devem ser utilizados em dias alternados ou a cada três dias, associados a corticoides, para diminuir a irritação causada pelos agentes depilatórios químicos.

Produtos para o Cabelo

Ao toque, o cabelo natural e saudável é firme e suave, facilmente desembaraçável quando está seco ou molhado. O propósito básico dos produtos capilares é restaurar a beleza natural dos cabelos, promovendo brilho, volume, maleabilidade e suavidade[8].

A quase totalidade dos homens com cabelos secos ou oleosos não considera esse tipo de qualidade capilar como problema. O conceito estético de cabelo "normal" é muito amplo, subjetivo e depende de fatores pessoais, profissionais, sociais e culturais.

Xampus

Um xampu pode ser definido como um detergente apropriado para lavar o cabelo e deixá-lo em boas condições. Os xampus originais eram somente para lavar o cabelo, porém, recentemente ampliou-se seu uso para funções de condicionamento e tratamento de doenças capilares e de couro cabeludo.

O princípio do xampu é remover o sebo, pois a presença deste é fator de atração de sujeira e partículas. O grupo polar do detergente desloca o óleo da superfície pilosa. O objetivo fundamental de qualquer produto capilar é livrar o folículo piloso de sua carga estática. Nos homens, os xampus anticaspa são os produtos de maior utilização nesse grupo.

Condicionadores

Cabelos secos apresentam ausência de brilho e são difíceis de arrumar. Esse fato resulta do desgaste natural associado ao agravamento de processos químicos e físicos aplicados ao cabelo. Os condicionadores consistem em ácidos graxos e álcoois; triglicerídeos naturais (óleo de amêndoa, abacate, oliva); ceras (cera de abelha); óleo de jojoba; lanolina; fosfolipídeos (soja); vitaminas A, B e E; hidrolisados proteicos da seda; colágeno; queratina; gelatina e polímeros catiônicos. Os condicionadores estão disponíveis em várias formas e são amplamente utilizados.

Promovem lubrificação e brilho e possibilitam melhor pentear do cabelo. Comumente são cremes ou emulsões aplicados por alguns minutos e enxaguados. Condicionadores mais densos podem ser aplicados por até 30min sob aquecimento. Fluidos, géis e espumas tornaram-se populares recentemente. Óleos capilares são condicionadores tradicionais. Homens, em geral, usam géis e *mousses* ou, mesmo, óleos para dar brilho e caimento ao cabelo[9].

Tonalizantes Capilares

Há duas tendências no mercado cosmético masculino, que incluem tonalizar o cabelo grisalho e mantê-lo bem aparado. Apesar do visual "maduro", muitos homens ainda preferem o aspecto jovial e escondem as áreas grisalhas. Os produtos estão divididos em compostos metálicos, não metálicos e repigmentantes (Fig. 32.4).

A tonalização capilar progressiva, conhecida como restauração de cor, é muito comum entre homens com cabelos grisalhos. Esses produtos são compostos metálicos e consistem em solução aquosa de acetato de chumbo contendo uma suspensão de enxofre. São de aplicação diária com o penteado e de fácil utilização. Infelizmente, o sombreado final é difícil de controlar[10].

Os produtos não metálicos baseiam-se na tecnologia do colorimento tom-sobre-tom, que é a oxidação sem clareamento ou branqueamento. É um fluido gel espumoso que colore o cabelo grisalho em torno de 5min, dando sombreamento similar ao cabelo normal. É capaz de promover cobertura de cerca de 50% do cabelo. É permanente, quer dizer, resiste a lavagens com xampu e dura até haver crescimento do cabelo. O colorimento tom-sobre-tom requer somente compostos levemente alcalinos, em contraste com os produtos convencionais de tingimento que utilizam a amônia para produzir quantidade suficiente de oxigênio ativo do peróxido de hidrogênio

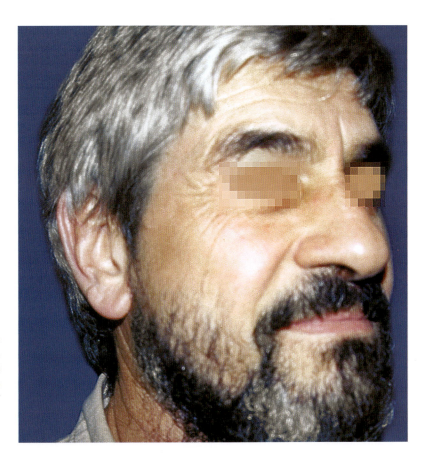

Figura 32.4 – Cabelos grisalhos são bem aceitos para os homens, o que é bem diferente para o sexo feminino. Homens que desejam tonalizar os cabelos devem iniciar o mais rápido possível para obter algum efeito.

para clarear os cabelos. O colorimento tom-sobre-tom não requer nem envolve clareamento ou branqueamento do cabelo.

Os produtos repigmentantes são obtidos por meio de um intermediário-chave da biossíntese natural de melanina, chamado de 5,6-di-hidroxindol (DHI). Esse produto é incolor e reage facilmente com oxigênio e produz um pigmento preto semelhante à eumelanina do cabelo. O DHI é um composto muito instável e sofre oxidação quando exposto ao ar em temperatura ambiente. Qualquer traço de impureza metálica causa rápida oxidação. Sua ação é repigmentar gradualmente o cabelo por induzir à formação de pigmento de aparência natural dentro do próprio fio. Cabelos grisalhos são progressivamente pigmentados, restaurando o tom natural. A aplicação (10 a 15min) é realizada duas vezes por semana durante duas semanas e, depois, a cada duas ou três semanas.

Produtos Antiqueda

Um dos compostos mais conhecidos é o minoxidil, um derivado piperidinopirimidino e um potente vasodilatador. Quando é aplicado topicamente, transforma o folículo de velo em terminal. Não são observados muitos efeitos benéficos na área frontal do couro cabeludo. Irritação local ocorre quando se associa ácido retinoico a 0,025%[11]. É rara a hipertricose em áreas não usuais, como fronte, têmporas ou bochechas. Os pacientes devem ser informados de que, para manter o efeito benéfico do minoxidil, as aplicações devem ser diárias por toda a vida (Fig. 32.5).

A fibrose do tecido conectivo, que rodeia o folículo piloso, foi recentemente identificada como fator associado ao envelhecimento e à perda capilar em pacientes com alopecia. Há diminuição do suprimento sanguíneo a partir da derme profunda. A fibrose perifolicular é o resultado de alterações na produção e na maturação de colágeno. O óxido de 2,4-diaminopirimidina (2,4-DPO), que inibe a expressão da enzima lisil hidroxilase, promove eficiente controle da queda de cabelo e contribui para a melhora e a manutenção da densidade capilar.

Cabelo Seco

Quando a secreção sebácea é insuficiente, o couro cabeludo parece esticado e seco. O cabelo torna-se sem vida e quebradiço ao toque. Esse tipo de aspecto pode ocorrer em consequência de causas fisiológicas ou pós-trauma. Traumas mecânicos ou químicos incluem aplicação de loções ou xampus com alta detergência, uso de descolorantes, escovação frequente e excessiva, temperatura da água excessivamente quente e secagem intensa com secador.

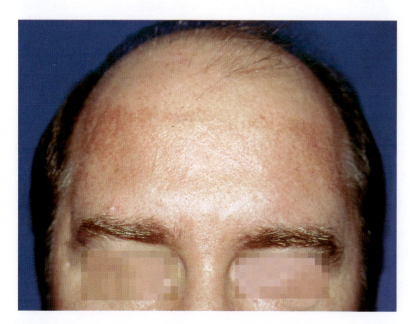

Figura 32.5 – Pacientes masculinos devem compreender que produtos antiqueda devem ser usados toda a vida. Casos mais graves não respondem bem a esse tipo de tratamento.

O cabelo seco é suscetível a embaraçamento, formação de ponta dupla, cutícula frágil e quebradiça. O efeito cumulativo ambiental é deletério, como sol, poluição, vento, água do mar e de piscina com cloro. O sol é o principal fator prejudicial, pois além de clarear o cabelo castanho e amarelar cabelos loiros, induz à foto-oxidação das ligações de cisteína, libera radicais livres contra a matriz e aumenta a porosidade da cutícula. A maioria das alterações não se refere ao sebo, mas a alterações de textura da fibra.

Essas alterações físico-químicas apresentam características como perda de brilho, descamação da cutícula, aumento do coeficiente de fricção e da porosidade com subsequente aumento do tempo de secagem, quebra mais fácil e mais baixa do cabelo (cisteína, ligações de hidrogênio), diminuição no conteúdo de enxofre e degradação das cadeias polipeptídeas, provocando a eliminação de oligoproteínas.

Tratamento

É extremamente difícil tratar as causas do cabelo seco, sejam fisiológicas, como a falta de sebo, mecânicas, químicas ou ambientais. Não há produto capaz de restaurar o tamanho normal e a função das glândulas sebáceas, nem a degradação dos produtos químicos aplicados sobre os cabelos ao longo dos anos. Dessa forma, é mais fácil tratar as consequências, como por exemplo, se há deficiência dos componentes gordurosos, tenta-se promover a fixação destes compostos sobre a fibra capilar. Isso também se aplica ao uso de aminoácidos e microelementos. Portanto, o tratamento do cabelo seco visa à restauração dos componentes perdidos.

A efetividade do tratamento do cabelo seco está relacionada à fixação dos componentes à fibra capilar por processos químicos ou físico-químicos, para evitar a perda após a lavagem. Há possibilidade de reconstituir ligações químicas, restaurar cadeias proteicas ou substituir ligações químicas quebradas. Os compostos mais frequentemente utilizados são ácidos orgânicos, componentes graxos e derivados, vitaminas, derivados proteicos, tensoativos catiônicos e polímeros catiônicos.

Os ácidos orgânicos mais usados são os ácidos acético, lático, málico, cítrico, tartárico, entre outros. A função básica é devolver o pH alcalino após a limpeza em níveis normais, promovendo brilho e maciez. Os componentes graxos e derivados mais usados incluem os ácidos graxos, como os ácidos oleico, esteárico, ricinoleico, linoleico e linolênico; álcoois como lauril, miristil, cetil e estearil; triglicerídeos naturais, como óleos de karité, amêndoa e abacate; ceras naturais como a de abelha e óleo de jojoba; estearatos ou oleatos de glicol; glicerol; lanolina e seus derivados; fosfolipídeos, especialmente a lecitina; sais minerais, entre outros.

As vitaminas são principalmente dos grupos A e B. O gérmen do trigo contém vitaminas lipossolúveis e hidrossolúveis. Promovem regulação do fenômeno de oxirredução e facilitam a irrigação sanguínea do couro cabeludo. Os derivados de proteína são muito grandes para penetrarem no cabelo e se fixarem na queratina. Podem ser utilizados como uma mistura de peptídeos ou como aminoácidos pós-hidrólise total. Hidrolisados de queratina, proteínas da seda, colágeno, gelatina e caseína são comumente utilizados.

O cabelo normal pode ser visto como um gel anfotérico que possui grupos básicos e ácidos de forças quase similares e inversas. Um leve predomínio dos grupos ácidos promove natureza de resina aniônica ao cabelo. A exposição intensa ao sol pode alterar as ligações de cisteína pela radiação ultravioleta (UV) e aumentar a sensibilidade capilar. Quando componentes catiônicos entram em contato com cabelos danificados com vários locais aniônicos, pode-se neutralizar e melhorar o aspecto capilar.

Basicamente, a ação dos tensoativos catiônicos é fixar um filme monomolecular ao cabelo por meio de ligações eletroquímicas. Imediatamente, mesmo cabelos muito danificados apresentam penteabilidade agradável. Além disso, normalizam a superfície capilar, protegem áreas danificadas, suavizam descamações e facilitam o desembaraçamento, o penteado e a escovação.

Os polímeros catiônicos apresentam vantagens sobre os tensoativos por atuarem na textura capilar e serem menos irritativos para os olhos.

Além disso, cobrem a superfície capilar com um filme contínuo, fornecendo corpo, textura e firmeza. Os tipos de polímeros catiônicos mais usados são derivados de amido e celulose catiônicos e amido, silicones catiônicos e hidrolisados proteicos quaternizados.

Cabelo Oleoso

O termo seborreia refere-se à hipersecreção de glândulas sebáceas. Em geral, está restrita ao couro cabeludo, que adquire aparência oleosa e produz o cabelo oleoso. As consequências estéticas da seborreia são muitas. O cabelo torna-se rapidamente oleoso, há acúmulo de pó, tornando-o sujo com muita rapidez. O sebo sofre transformação oxidativa e adquire odor desagradável.

Sendo uma glândula holócrina, a célula sebácea desintegra-se ao liberar mistura estéril de lipídeos no duto sebáceo, ainda com resíduos proteicos e lipídicos e povoado de microrganismos da flora cutânea normal.

A concentração de glândulas sebáceas no couro cabeludo é igual à da fronte, com cerca de 400 a 900/cm^2, bem como a síntese de lipídeos. Porém, a cinética da produção do sebo após a lavagem é muito diferente. O processo de formação do sebo é muito mais lento no couro cabeludo e independe do tipo de xampu ou da quantidade de lavagem. Já a cinética de recuperação do sebo no cabelo varia bastante de acordo com o tipo de xampu e o tratamento aplicado.

O sebo atinge o cabelo a partir do couro cabeludo pelo processo passivo, migrando por contato direto entre estas duas estruturas. O ato de pentear ou escovar os cabelos acelera o processo de migração do sebo. Há transformações químicas após a aplicação de xampu. A hidrólise enzimática dos triglicerídeos libera as cadeias mais saturadas de ácidos graxos e há formação de sais de cálcio insolúveis a partir destes componentes.

Essas alterações reológicas do sebo, que podem variar desde óleo mais ou menos líquido até cera sólida, somam-se a outros fatores que devem ser levados em consideração: condicionamento da superfície capilar, influência dos corneócitos do couro cabeludo, fatores ambientais que regulam a excreção e o nível do sebo, etc.

Tratamento

Não há produto que possa resolver definitivamente a seborreia no couro cabeludo. Compostos relativamente tóxicos com muita restrição podem reduzir a secreção sebácea quando administrados por via sistêmica, tais como os antiandrógenos e o ácido 13-*cis*-retinoico. Porém, casos leves de seborreia podem ser tratados com agentes que devem apresentar as seguintes características: ser não tóxico, eliminar o excesso de sebo sem ação detergente excessiva ou secativa, eliminar o prurido, apresentar propriedades bactericidas e fungicidas, conter elementos que auxiliem no retorno da síntese normal de queratina e a descamação fisiológica do couro cabeludo.

Os produtos mais amplamente utilizados para controle da oleosidade capilar e do couro cabeludo incluem enxofre e seus derivados, aminoácidos sulfurados e tioéteres, alcatrão, substâncias que retardam a recuperação do sebo e os modificadores reológicos absorvedores de oleosidade.

O enxofre e seus derivados apresentam muitas vantagens, como o fato de serem antiparasitários, antipruriginosos, queratolíticos, queratoplásticos, vasomotores, oxirredutores, entre outras. A maior desvantagem está relacionada às ações secativa e irritante excessivas, por isso devem ser usados com muita cautela.

Os aminoácidos que contêm enxofre, como cisteína e metionina, apresentam papel importante no processo de queratinização, por serem fundamentais no processo de maturação da estrutura capilar. As formulações, entretanto, apresentam algumas dificuldades como instabilidade e alta sensibilidade à oxidação. Além do odor desagradável, causam certo grau de irritação na pele. Assim sendo, produziram-se moléculas, como a 2-benziltiotilamina, capazes de reduzir o nível de secreção sebácea ao inibir lipases bacterianas.

O alcatrão é muito importante no tratamento de seborreia e caspa e nos casos de ressecamento do couro cabeludo. Por anos, tem sido utilizado para alterações crônicas como psoríase, eczema e dermatite atópica. Provenientes de várias origens, os alcatrões têm composição sempre muito complexa. Contêm polifenóis, ácidos e álcoois de alto peso molecular, ésteres, cetonas, ceras e hidrocarbonetos. Apresentam propriedades antissépticas, antipruriginosas e adstringentes, além de tornar lenta a proliferação celular.

As substâncias que retardam a recuperação do sebo consistem no depósito de um filme na superfície do cabelo. Os compostos mais utilizados incluem os ácidos graxos perfluorados ou resinas acrílicas. Ambos são hidrofóbicos e lipofóbicos e quando usados em baixas concentrações retardam a transferência do sebo do couro cabeludo para o cabelo.

Os modificadores reológicos absorvedores de oleosidade são constituídos de proteínas, como gelatina ou caseína, associadas a amidos e sílicas com a função de absorver o sebo e fornecer consistência de cera para tornar a seborreia menos óbvia. São considerados efetivos e satisfatórios, apesar de deixarem o cabelo com aparência desagradável.

Produtos de Limpeza

O homem atual requer cuidados com a aparência, deseja permanecer jovem e atlético e ainda manter imagem refinada e viril. Os produtos para atender a essas exigências devem ser agradáveis, eficientes e simples para uso diário. Os produtos de higiene corporal incluem sabonetes, sabões, soluções de limpeza, sais e espuma de banho, cremes corporais e óleos de banho. Estes últimos são raramente utilizados por homens. Os sais de banho são sais de sódio solúveis, na forma cristalina e podem ser coloridos. "Suavizam" a água.

Esses produtos apresentam função dupla: suavizam a pele e a tornam maleável. São particularmente recomendados para atletas e pessoas com alta exposição ambiental que sofrem trauma da pele por sol, vento, água do mar, neve e suor.

Os sabões são compostos de sais de ácidos graxos obtidos por saponificação. Nos sabonetes, o sabão é substituído por ingredientes tensoativos sintéticos não iônicos denominados *syndets*. As loções de limpeza são aquosas e contêm agentes tensoativos, de pH ácido ou neutro, que podem ser adicionados a várias substâncias.

Desodorantes e Antiperspirantes

O suor é uma preocupação muito masculina, especialmente quando há mau cheiro nos pés e axilas. O odor é causado pelos componentes das glândulas apócrinas de certas áreas, principalmente as axilas; raramente é causado por componentes anormais do suor em doenças metabólicas.

O odor resulta da decomposição bacteriana do suor produzido pelas glândulas apócrinas e écrinas. A bromidrose geralmente emana dos pés. A secreção excessiva produz amolecimento do estrato córneo e a bromidrose resulta da ação bacteriana sobre a queratina úmida e amolecida. Isso explica a predisposição nas solas dos pés e espaços interdigitais. A bromidrose écrina tende a ser máxima nos jovens e adultos de meia-idade e aumenta com a elevação ambiental da temperatura.

O pé de atleta resulta da presença de bactérias, dermatófitos e hiperidrose. Esta deve ser tratada juntamente com a infecção. A higiene do pé pode ser melhorada com uso de ácido tânico e pó antifúngico.

Há dois tipos principais de tratamento médico: os antiperspirantes, que tentam atuar sobre a causa, e as fragrâncias, que procuram mascarar o suor. A diferença entre antiperspirantes e desodorantes geralmente é confusa para o consumidor. Isso pode explicar algumas das insatisfações com o resultado. Antiperspirantes que contêm sais de alumínio tendem a suprimir a produção do suor. Os desodorantes que contêm antibactericidas suaves, como o cloreto de benzetônio ou triclosan, geralmente são perfumados. Atuam mascarando o odor corporal ao competir com ele.

Produtos para Maquilagem

Produtos de maquilagem têm pouca penetração junto ao público masculino. Estão reduzidos aos géis bronzeantes, pós faciais transparentes e corretivos para disfarçar defeitos na pele.

Os pigmentos verdes auxiliam na camuflagem da cor avermelhada da pele, produzindo tom amarronzado mais adequado.

Depilação

Antigamente, só os atletas utilizavam essa técnica. Atualmente, há tendência de remoção de pelos nas costas e na barba dois dedos abaixo da borda mandibular. Há várias formas para remoção de pelos: depilação mecânica com uso da cera; depilação química, utilizada especialmente para tratar a pseudofoliculite; eletrólise, que produz destruição da raiz pilosa por meio de corrente elétrica; eletrocoagulação, que utiliza corrente elétrica de alta frequência e depilação a *laser*.

Depilação a *Laser*

Recentemente, há a possibilidade de fazer depilação a *laser* da região da barba. Comumente, trata-se somente a região imediatamente abaixo da borda mandibular para melhora do aspecto estético cervical e para evitar quadros de pseudofoliculite.

Há homens que desejam remoção a *laser* de pelos de toda a barba. Esses candidatos devem compreender as limitações do método, que incluem variado número de aplicações e possibilidade de resultado não uniforme ao final do tratamento. Devem também ser notificados da possibilidade de resultado não uniforme, o que prejudicaria o aspecto estético da barba.

Outras regiões muito solicitadas por homens para remoção de pelos são a região dorsal e os ombros. Por se tratar de áreas amplas, ainda é necessário tempo prolongado de aplicação, geralmente acompanhada de dor.

Há vários tipos de comprimentos de onda que possibilitam a remoção de pelos a *laser*, pelo simples fato de que não estão na mesma altura da camada dérmica da pele. Dessa forma, comprimentos de onda entre 755 e 1.064nm podem ser encontrados em inúmeros equipamentos a *laser*. Atualmente, o laser semicondutor de diodo de 800nm aparentemente é o sistema que atende melhor a esse tipo de aplicação.

Em geral, não há necessidade de preparação da pele antes desse tipo de procedimento. Os aspectos mais favoráveis para remoção a *laser* da barba são a presença de pele mais branca possível e os pelos mais grossos e escuros possíveis. Nesse tipo de paciente, o resultado da primeira sessão é surpreendente, com redução de crescimento que pode chegar a 70%. Deve-se evitar a aplicação do *laser* em pacientes com pele bronzeada ou escura. Nesse grupo especial de pacientes é mais prudente clarear a pele antes com despigmentantes ou utilizar sistemas a *laser* que apresentem maior largura de pulso ou maiores comprimentos de onda.

O pós-*laser* imediato apresenta eritema e edema perifolicular. Não é incomum a presença de folículos pilosos carbonizados que permanecem aderentes à pele por algumas horas ou dias após a aplicação. Também pode ocorrer a formação de pequenas pústulas, em casos isolados.

As sessões podem ser mensais ou bimestrais, dependendo das condições da pele. Não se pode garantir ao paciente que não haverá mais crescimento de pelos nas áreas tratadas. Porém, com o *laser* de diodo, há redução surpreendente no número e no diâmetro dos pelos. Não é incomum, após a primeira aplicação, haver redução de 70 a 80%. As sessões subsequentes geralmente mostram redução inferior, porém constante. O número de sessões é muito difícil de predizer. Após três aplicações há redução importante do número de pelos e crescimento abundante depois de alguns meses da aplicação. Dessa forma, há necessidade de seis, sete e até dez sessões para se obter um resultado realmente prolongado.

QUESTÕES

1. Quais são as principais diferenças entre a pele masculina e a feminina?
2. Quais são os principais cosméticos masculinos?
3. Quais são as características fundamentais das espumas de barbear?
4. Quais são os principais problemas de pele relacionados ao ato de barbear?
5. Como é a divisão dos produtos tonalizantes?
6. Quais são as principais indicações para a depilação a *laser* nos homens?

REFERÊNCIAS

1. SHUSTER, S.; BLACK, M. M.; MCVITIE, E. Influence of age and sex on skin thickness, skin collagen and density. *Br. J. Dermatol.*, v. 93, p. 639-643, 1975.
2. BURTON, J. L.; JOHNSON, C.; LIBMAN, L.; SHUSTER, S. Skin virilism in women with hirsutism. *J. Endocrinol.*, v. 53, p. 349, 1972.
3. CUNLIFFE, W. J.; SHUSTERS, S. Pathogenesis of acne. *Lancet*, p. 685-687, 1969.
4. EDMAN, B. The influence of shaving method on perfume allergy. *Contact Dermatitis*, v. 31, p. 291-292, 1994.
5. DRAELOS, Z. K. *Cosmetics in Dermatology*. 2. ed. Edinburgh: Churchill Livingstone, 1995.
6. ROOK, A.; DAWBER, R. P. R. (eds.). *Diseases of the Hair and Scalp*. 2. ed. Oxford: Blackwell, 1991.
7. PERICONE, N. V. Treatment of pseudofoliculites barbae with topical glycolic acid. *Cutis*, v. 52, p. 232-235, 1993.
8. ZVIAK, C.; BOUILLON, C. Hair treatment and hair care products. In: ZVIAK, C. (ed.). *The Science of Hair Care*. New York: Marcel Dekker, 1986. p. 87-114.
9. DAWBER, R. P. R. *Shampoos – Scientific Basis and Clinical Aspects*. London: Royal Society of Medicine, 1996.
10. CORBETT, J. F. Hair care products. In: DEMIS, J. (ed.). *Clinical Dermatology*. Philadelphia: Lippincott-Raven, 1996. p. 2-44.
11. BARAN, R. Explosive eruption of pyogenic granuloma on the scalp due to a topical combination therapy of minoxidil and retinoic acid. *Dermatologica*, v. 179, p. 76-78, 1989.

Capítulo 33

Cosmiatria da Unha

Alessandra Haddad

SUMÁRIO

A unha é uma estrutura composta de queratina presente na ponta dos dedos, na pele e nos cabelos. Unhas em boas condições podem ser muito atraentes e refletem a saúde do indivíduo, além de hábitos pessoais.

As mulheres, com mais frequência que os homens, dão grande importância à aparência de suas unhas e gastam tempo e dinheiro para mantê-las em boa forma. Além de seu apelo cosmético, as unhas têm muitas importantes funções: ajudam a pegar e manipular objetos, protegem os tecidos das pontas dos dedos das mãos e dos pés e, muito importante, refletem nosso estado geral de saúde, pois muitas doenças e condições sérias podem ser detectadas por mudanças nas unhas.

HOT TOPICS

- O aparelho ungueal desenvolve-se entre a 19ª e a 24ª semana de vida intrauterina.
- As unhas dos dedos crescem a uma taxa de 0,1mm/dia; nos dedos dos pés, a velocidade é de um a dois terços menor.
- Unhas hipocráticas (em vidro de relógio) podem decorrer de cirrose, bronquiectasias, enfisema pulmonar, insuficiência cardíaca e neoplasias.
- Coiloníquia pode ser ocasionada por deficiência de ferro, hemocromatose, porfiria, acromegalia, líquen plano e doença de Darier ou ser apenas fisiológica no neonato.
- Prevenção da unha encravada: manter cantos mais longos que o centro da unha, criando um formato côncavo.
- Formaldeído e tolueno sulfonamida são os principais causadores de dermatite de contato por esmalte.
- A alergia ao esmalte provoca sensibilidade nas pontas dos dedos, dermatites em pálpebras, na face lateral do pescoço, nos lábios e no mento.
- Resina de poliéster ou celulose acetil butirato são utilizadas em produtos hipoalergênicos.
- Metacrilatos e 2-cianoacrilato podem causar dermatites de contato por sensibilização.
- Unhas adesivas podem provocar onicólise e distrofia da placa ungueal.

INTRODUÇÃO

As unhas funcionam primariamente para proteção da ponta delicada dos dedos, contribuem com a sensibilidade tátil e auxiliam na manipulação de pequenos itens, além de ser uma área importante para o uso de cosméticos. São principalmente as mulheres que valorizam as unhas compridas, embora alguns homens do Mediterrâneo deixem crescer a unha do dedo mínimo da mão para indicar sua condição de importância.

O aparelho ungueal desenvolve-se entre a 19ª e a 24ª semana de vida intrauterina; sua estrutura está sumarizada na Figura 33.1. Consiste em uma placa ungueal retangular endurecida que emerge da região ungueal proximal, cujo maior eixo é normalmente longitudinal nas unhas das mãos e transversal nas unhas dos pés. A superfície dorsal da unha é lisa e recoberta por três bordas aderidas aos tecidos moles: a borda oculta (prega proximal, é o ponto em que a placa se justapõe à camada germinativa, em forma de meia-lua esbranquiçada, chamada de lúnula) e duas pregas laterais que formam as bordas laterais da unha e, juntas, conferem um aspecto convexo que, aliado à maleabilidade dos constituintes da unha, determina uma estrutura flexível protetora. Distalmente, a placa ungueal é firmemente aderida aos tecidos moles pela faixa onicocórnea que mede de 0,5 a 1mm de largura, para então terminar em uma margem livre que é a parte esbranquiçada visível da unha. A zona rósea observada por meio da placa ungueal translúcida chama-se leito ungueal.

A cutícula representa a margem distal da borda oculta e sua importância biológica é grande, pois proporciona a selagem que impede o acesso de fragmentos e de microrganismos na área próxima à matriz.

O hiponíquio é uma extensão da epiderme abaixo da placa ungueal que marca o ponto em que a unha se separa do tecido subjacente e no qual se depositam fragmentos queratinosos.

As unhas dos dedos crescem a uma taxa de 0,1mm/dia; nos dedos dos pés, a velocidade é de um a dois terços menor; cerca de 3g de unha são produzidos a cada ano e, diferentemente do ciclo capilar que passa por uma fase de quiescência (telógena), a matriz ungueal continua a se proliferar por toda a vida. Há fatores que alteram a taxa de crescimento da unha (Quadro 33.1). As unhas são vulneráveis a tarefas rotineiras, procedimentos cosméticos, microtraumas repetidos,

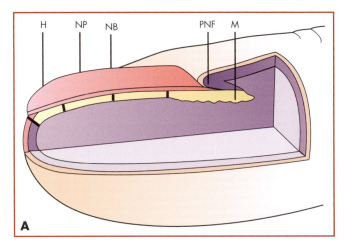

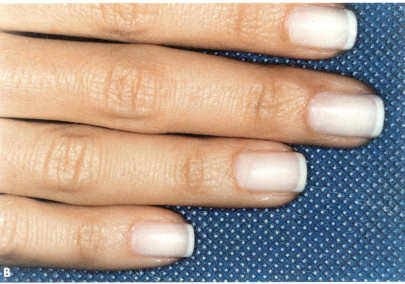

Figura 33.1 – (*A*) Anatomia da unha. H = hiponíquio; M = matriz ungueal; NB = leito ungueal; NP = placa ungueal; PNF = prega ungueal. (*B*) Aspecto da placa ungueal no adulto.

Quadro 33.1 – Fatores que afetam a taxa de crescimento da unha

- Aceleração
  - Dia
  - Obesidade
  - Infância/adolescência
  - Sexo masculino
  - Mão dominante
  - Dedos médio, anular e indicador
  - Verão
  - Hipertireoidismo
  - Onicólise
  - Psoríase
  - Pitiríase rubra pilar
  - Dermatite herpetiforme
  - Hipertrofia arteriovenosa
  - Microtraumas
  - Levodopa
  - Ciclosporina, itraconazol
  - Etretinato, acitretina
  - Gelatina, biotina, cisteína
  - Metionina
  - Gestação
- Retardo
  - Noite
  - Febre
  - Neonatos/idosos
  - Sexo feminino
  - Polegar, dedo mínimo
  - Hálux
  - Inverno ou frio
  - Hipotireoidismo
  - Ferramentas vibratórias
  - Dedos imóveis
  - Linhas de Beau
  - Desnervação acidental
  - Trauma ou eczema na matriz
  - Paquioníquia congênita
  - Onicosteodisplasia
  - Doença infecciosa
  - Policondrite recidivante
  - Citotóxicos

anticoncepcionais orais, gestações, doenças sistêmicas e deficiências nutricionais. Portanto, espera-se maior incidência de problemas entre o sexo feminino. A beleza das unhas parece depender de três aspectos: forma, textura e ornamentação (Fig. 33.2).

FORMA DA UNHA

A forma depende da proporção e do contorno. A velocidade e o sentido de crescimento devem ser semelhantes para que as unhas tenham uma estética agradável. Antigamente, a margem livre da unhas era oval; atualmente, a tendência é deixá-las mais retas. O comprimento dá ao dedo um aspecto alongado e gracioso, embora unhas muito longas possam interferir na eficiência das manobras realizadas pelas mãos, bem como facilitar o descolamento da unha do leito ungueal (onicólise).

Alterações da forma, como unhas hipocráticas (em vidro de relógio), podem ocorrer quando há convexidade exagerada tanto transversal quanto longitudinal em casos de cirrose, bronquiectasias, enfisema pulmonar, insuficiência cardíaca e neoplasias. A forma coiloníquia (unha em colher) mostra-se como uma concavidade central em sentido transversal e longitudinal e pode apresentar deficiências de ferro, hemocromatose, porfiria, acromegalia, líquen plano e doença de Darier ou apenas ser fisiológica no neonato.

TEXTURA DA UNHA

A unha pode apresentar consistência anormal: dura, mole ou frágil. As unhas duras são espessadas e deformadas. O depósito de substâncias

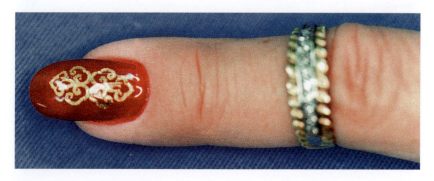

Figura 33.2 – Unha ornamentada.

subungueais (hiperqueratose subungueal) pode provocar espessamento adicional e descolamento da unha de seu leito (Fig. 33.3).

MANICURE

O tratamento profissional das unhas de homens e mulheres é conhecido como manicure. O objetivo é cortar as unhas de acordo com os padrões da moda e melhorar sua aparência cosmética. No entanto, muitos problemas ungueais podem advir dessa técnica.

As unhas são primeiramente embebidas em água e sabão para que amoleçam, de modo a prevenir rachaduras e fendas horizontais que possam ocorrer quando se corta as unhas secas. Embora a moda mande remover os cantos das unhas para dar a elas efeito de alongamento, isto predispõe a fraturas da placa ungueal, unhas encravadas e infecções. As unhas devem ser lixadas idealmente com uma discreta curvatura e os cantos deveriam permanecer intocáveis. Isso é particularmente importante nas unhas do pé, em que a pressão externa exercida pelo calçado pode aumentar a possibilidade de a unha encravar. Uma maneira de prevenir unhas encravadas recidivantes é manter os cantos mais longos que o centro da unha, criando quase um formato côncavo.

O corte da unha deve ser evitado, pois pode causar rachaduras nas unhas, sendo melhor lixá-las. O lixamento deve ser perpendicular à superfície da unha, de modo a evitar o descolamento das camadas ungueais que predispõe a onicosquizia. A cutícula não deve ser removida ou traumatizada, pois pode favorecer onicomicose, paroníquia e onicodistrofia. O último passo é o tratamento da superfície da unha, que pode ser feito esfregando-se cremes esfoliantes à base de talco, caulim ou outros grânulos finos acrescidos de ceras para aumentar o brilho final.

Cuidados com o Instrumental

O espaço subungueal é densamente colonizado por microrganismos, fato que pode ser agravado pela falta de esterilização adequada do instrumental para diferentes clientes, podendo causar infecções fúngicas e bacterianas por *Staphylo-*

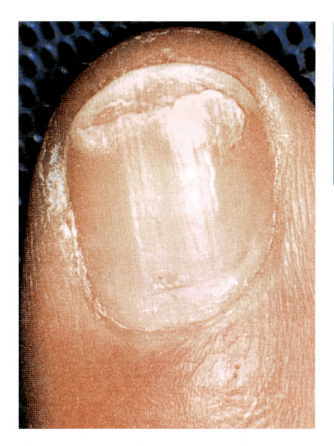

Figura 33.3 – Distrofia lamelar.

coccus aureus, *S. epidermidis* e *Pseudomonas*. Há relatos de infecções oculares e até de endocardites bacterianas após infecções pelo aparato ungueal. Verrugas virais também podem ser transmitidas por material contaminado, além da possibilidade de transmissão de vírus da imunodeficiência humana (HIV, *human immunodeficiency virus*), hepatite e herpes. Para evitar a contaminação, os instrumentos de manicure devem passar por três etapas: *sanitarização*, que consiste na lavagem em água corrente com sabão; *desinfecção*, que visa eliminar bactérias (exceto esporos) pelo contato com soluções desinfetantes; e *esterilização*, que efetivamente eliminaria todos os microrganismos virais, bacterianos (incluindo esporos) e fúngicos, em calor seco ou soluções apropriadas.

Cosméticos para Unhas

As bases de unha contêm mais resina e menos nitrocelulose que os esmaltes e servem para aplicação na unha nua antes do esmalte, melhorando sua aderência e reduzindo a coloração marrom-alaranjada causada pelos esmaltes coloridos. Em contrapartida, as coberturas são líquidos de secagem rápida com mais nitrocelulose e menos resinas, que são aplicadas após o esmalte para aumentar a resistência a forças mecânicas e o brilho final. Os esmaltes consistem basicamente em pigmentos suspensos em um solvente volátil no qual formadores de filme como nitrocelulose, metacrilato ou polímeros de vinil são adicionados. O filme é semipermeável ao oxigênio, permitindo a troca do gás com a atmosfera, o que garante a saúde da placa ungueal. Para aumentar a durabilidade da pintura, resinas e plásticos como tolueno sulfonamida ou formaldeído são colocados no esmalte. São, em geral, os principais causadores das reações adversas aos esmaltes, sendo substituídos por resina de poliéster ou celulose acetil butirato nos produtos hipoalergênicos.

Reações Adversas aos Esmaltes

As reações adversas incluem a *coloração da placa ungueal*, manchas alaranjadas mais proeminentes na metade distal em consequência da impregnação por determinados corantes vermelhos, se aplicados diretamente na unha. São reversíveis com o crescimento da unha após remoção do esmalte e prevenidas pela aplicação de bases antes do esmalte. Em pacientes que usam xampus para dermatite seborreica, contendo cloroquina, a reação desta substância com os óxidos de ferro dos esmaltes pode descolorir as unhas.

A combinação de tratamentos dermatológicos com minociclina, resorcina e esmaltes de unha contendo ferro pode ocasionar discromias ungueais secundárias ao depósito deste metal.

A *dermatite alérgica de contato* com edema e eritema da prega ungueal provoca sensibilidade da ponta dos dedos e/ou dermatite de pálpebras. Há descrições de locais ectópicos de dermatite de contato por esmaltes, descritos por Bonu, como face lateral do pescoço, parte superior do tórax, lábios e queixo, entre outros (Fig. 33.4). Nas baterias de testes cutâneos de contato realizadas, as resinas de tolueno sulfonamida formaldeído são rotineiramente avaliadas. Como alergias a esmaltes são frequentes, produtos na versão hipoalergênica ou antialérgica estão disponíveis no mercado e atualmente apresentam inclusive uma vasta gama de cores (Fig. 33.5).

Granulações finas de queratina aparecem como um depósito esbranquiçado na superfície da placa, que fica friável em razão da aplicação contínua de novas camadas de esmalte sem remoção das antigas por períodos longos, ou no

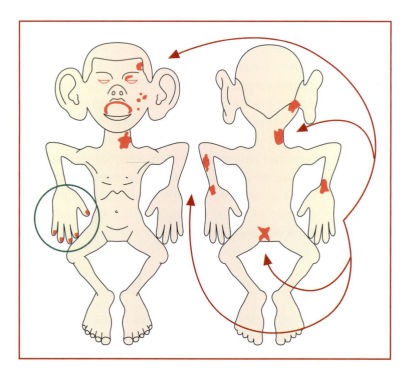

Figura 33.4 – Localização característica da dermatite alérgica de contato.

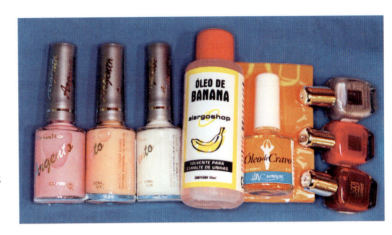

Figura 33.5 – Cosméticos hipoalergênicos para ornamentação de unhas.

caso de produtos com formulações de qualidade inferior. As granulações podem ser evitadas trocando-se o esmalte semanalmente e deixando dois dias de intervalo entre as trocas.

Endurecedores de Unhas

São produtos usados para aumentar a força de unhas quebradiças, permitindo que atinjam comprimentos mais longos. A base deles é o formol, que pode ser usado em concentrações de até 10%, considerando-se o risco de onicólise, hiperqueratose e hemorragias subungueais que dão tonalidade azulada à placa, com elevada possibilidade de desencadearem dermatite de contato. As concentrações em torno de 5% são suficientes, embora a maioria das preparações industriais contenha apenas 1 a 2% de formol (concentração permitida pela Food and Drug Administration), combinado com nitrocelulose, acetatos, tolueno, acrílico, resinas de poliamida e fibras de náilon, além de proteínas hidrolisadas e extratos vegetais modificados, glicerina, propilenoglicol e sais de metais.

Removedores de Esmalte

São líquidos destinados a remover o esmalte e que contêm acetona, álcool ou acetatos. Quando substâncias graxas, como álcool cetil, palmitato cetil, lanolina, óleo de castor ou sintéticos, são adicionadas aos removedores, agem como umidificadores oclusivos de unhas, retardando a evaporação da água. Como efeitos adversos, o removedor pode retirar a camada lipídica protetora natural da unha, ressecando e irritando a placa ungueal e os tecidos paroniquiais. Para minimizar esses efeitos, aconselha-se seu uso uma vez por semana. Os removedores também apresentam toxicidade sistêmica quando inalados excessivamente.

Removedores de Cutículas

Os removedores de cutículas são formulados como líquidos ou cremes que contêm substâncias queratolíticas como sódio ou hidróxido de potássio em concentrações de 3 a 5% que são aplicadas com algodão, deixadas na placa da unha por 10min e, depois, removidas junto com o tecido dissolvido. Seu contato por mais de 20min tem função apenas irritativa. Relembre-se que a remoção total e a manipulação das cutículas, embora sejam partes do procedimento de manicure, não são recomendadas por facilitar inflamação paroniquial, possibilitando infecções secundárias por bactérias ou leveduras.

Seu principal efeito adverso é a dermatite de contato irritante, em razão do teor alcalino desses produtos.

Um subgrupo consiste em amaciantes de cutícula que têm íons de amônio quaternário e são usados como emolientes para manter a cutícula macia.

Branqueadores

São destinados a remover manchas das unhas, secundárias a tabaco, manipulação de alimentos ou materiais industriais. Têm como princípio ativo altas concentrações de peróxido de hidrogênio em altos volumes e são possíveis causas de dermatite de contato irritativa.

Óleo Secante

É destinado a acelerar o tempo de secagem do esmalte. É escovado ou espirrado sobre as unhas recém-pintadas e induz o endurecimento rápido, retirando o solvente presente no esmalte. Os principais constituintes são óleos vegetais, álcoois e derivados do silicone, motivo pelo qual não há relatos de reações adversas a esse produto.

Creme de Polimento

Os cremes de polimento são usados para suavizar sulcos na placa das unhas. São compostos por uma substância abrasiva, como pedra-pomes finamente granulada, caulim, talco ou giz precipitado e ceras, acrescentada para aumentar o brilho das unhas. O polimento remove parte da placa ungueal e, portanto, não deve ser feito com frequência. Sulcos longitudinais são especialmente comuns em idosos e parecem decorrer das configurações de células degenerativas na matriz ungueal. A presença desses sulcos é indicativa de placa ungueal doente e fragilizada, portanto, o polimento deve ser desencorajado nesses pacientes por causa do risco de fratura ungueal.

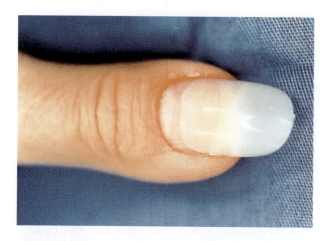

Figura 33.6 – Unha sintética.

TÉCNICAS COSMÉTICAS PARA UNHAS ANORMAIS OU PATOLÓGICAS

Técnicas cosméticas podem ser aplicadas para alongamento e embelezamento, podendo também funcionar como camuflagem eficaz para unhas discrômicas, distróficas, malformadas ou perdidas em razão de traumas (Brauer). Constituem-se em boa opção, embora possam danificar unhas previamente saudáveis e mascarar ou exacerbar condição patológica preexistente.

Unhas Adesivas

Unhas adesivas ou artificiais pré-formadas são unhas sintéticas feitas de plástico ou metal resistente. São usadas nas mesmas circunstâncias que as unhas esculpidas, mas é necessária uma área substancial de placa ungueal para assegurar sua aderência. São mais oclusivas que as unhas esculpidas e não devem ser utilizadas por períodos prolongados (podem provocar onicólise e distrofias da placa ungueal) e quando são longas estão sujeitas ao efeito de alavanca, podendo ser perdidas após trauma leve (Figs. 33.6 e 33.7).

Em razão da diferença entre as placas ungueais, vários modelos, cores, cortes e formas estão disponíveis (Fig. 33.8). São coladas com cola de metacrilato ou 2-cianoacrilato, substâncias que muitas vezes causam dermatites alérgicas de contato e por isso devem ser testadas previamente (Fig. 33.9).

A remoção das unhas adesivas deve ser cuidadosa para evitar onicosquizia e escavação da unha.

Unhas Esculpidas

Esculpir as unhas tornou-se um método cada vez mais popular de manter longas unhas ou realizar curativos em unhas quebradas. A palavra "esculpida" é usada porque a unha artificial pré-fabricada é esculpida em um anteparo fixado à placa ungueal natural.

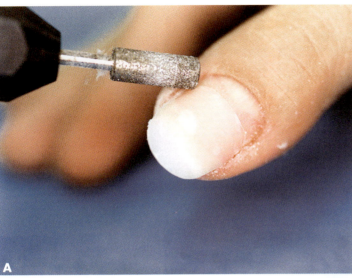
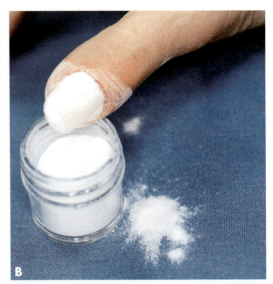
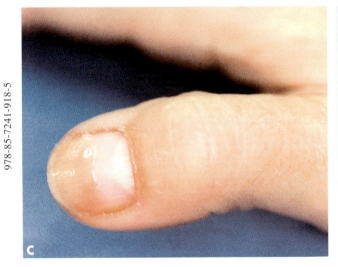
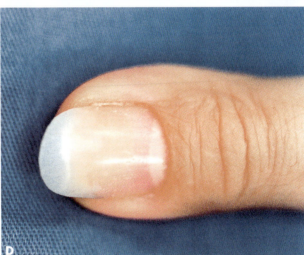

Figura 33.7 – (*A* a *D*) Processo de preparação de unhas sintéticas.

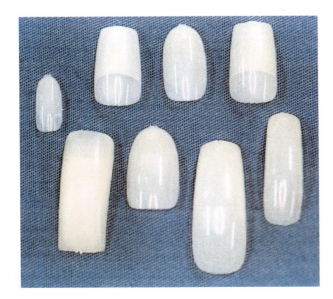

Figura 33.8 – Modelos de unhas sintéticas.

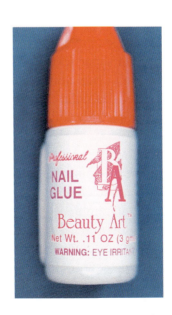

Figura 33.9 – Cola à base de metacrilato.

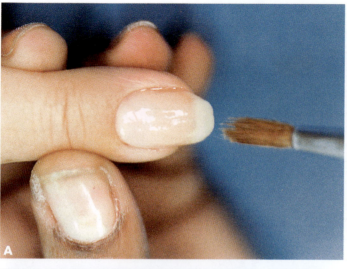
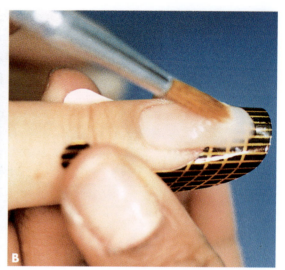
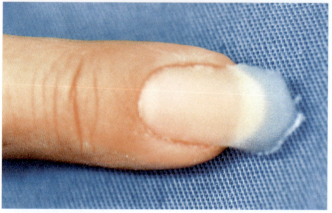

Figura 33.10 – (*A* a *C*) Processo de preparação da unha esculpida.

A aplicação é um processo meticuloso, feito por aplicadores treinados, levando cerca de 2h para esculpir dez unhas, cujos passos são descritos a seguir:

- Remoção do esmalte e do óleo das unhas.
- Lixamento da superfície com pedra-sabão ou broca para criar uma superfície ideal para aderência da unha esculpida.
- Aplicação tópica de iodo (antimicótico e bactericida).
- Remoção parcial ou total das cutículas.
- Aplicação de monômero líquido misturado a um pó e a um acelerador, que se solidificam em temperatura ambiente em 7 a 9min, ou de resina fotopolimerizável que endurece na exposição aos raios ultravioleta (UV). Várias camadas são colocadas sucessivamente até que o comprimento desejado seja atingido (Fig. 33.10).
- Escultura final e polimento (Fig. 33.11).

As unhas esculpidas precisam de mais cuidados que as naturais; a cada três semanas, as bordas livres devem ser lixadas e o acrílico reaplicado para prevenir infecções. À medida que

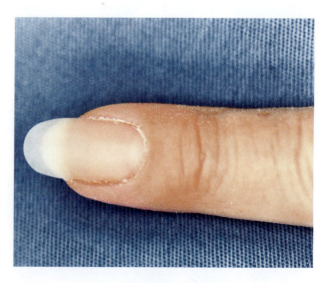

Figura 33.11 – Resultado final após o polimento.

a unha natural cresce, a artificial cresce junto e mais polímero deve ser acrescentado proximalmente (técnica de enchimento). No uso prolongado, pode ocorrer dano à placa e adelgaçamento ungueal, portanto, são recomendáveis períodos máximos de três meses intercalados com um mês de descanso.

Novamente, as reações alérgicas aos polímeros podem ocorrer principalmente com os mais antigos derivados do metacrilato.

AGRADECIMENTOS

Hands Care
Alergo Shop

QUESTÕES

1. Quais os elementos principais na anatomia da unha?
2. Quais fatores aceleram ou retardam o crescimento ungueal?
3. Quais os cuidados para evitar iatrogenia durante a manicure?
4. Quais os sintomas de dermatite alérgica a cosméticos de unha?
5. Quais agentes cosméticos da unha podem causar sensibilidade?

LEITURA COMPLEMENTAR

BARAN, R. Cosmetology of abnormal and pathological nails. In: BARAN, R.; MAIBACH, H. I. *Cosmetic Dermatology*. 2. ed. Baltimore: Williams & Wilkins, 1994. cap. 6, p. 584.

BARAN, R. Cosmetology of normal nails. In: BARAN, R.; MAIBACH, H. I. *Cosmetic Dermatology*. 2. ed. Baltimore: Williams & Wilkins, 1994. cap. 6.7, p. 584.

BARAN, R.; BERKER, D.; DAWBER, R. *Doenças da Unha – Tratamento Clínico e Cirúrgico*. Rio de Janeiro: Revinter, 2000. p. 92.

BRAUER, E. W Selected prostheses of cosmetic interest. *Cutis*, 1970. v. 6, p. 521.

DANIEL, D. R.; OSMET, L. S. Nail pigmentation abnormalities. *Cutis*, 1980. v. 25, p. 595.

DOLONSKY, H. J. Onycholisis due to nail hardener. *Canad. Med. Assoc.*, 1967. v. 96, p. 1375.

DRAELOS, Z. D. Cosméticos para unhas. In: *Cosméticos em Dermatologia*. 2. ed. Rio de Janeiro: Revinter, 1999. cap. 10, p. 329.

DRAELOS, Z. D. Técnicas cosméticas para unhas. In: *Cosméticos em Dermatologia*. 2. ed. Rio de Janeiro: Revinter, 1999. cap. 11, p. 329.

DRAELOS, Z. Nail cosmetic issues. *Dermatol. Clin.*, v. 18, n. 4, 2000. p. 675-683.

FISHER, A. A. Cross reactions between methyl metacrilate monomer and acrylic monomers used in acrylic nail preparations. *Contact Dermatitis*, 1980. v. 6, p. 345.

GUIN, J. D. Eyelid dermatitis from benzophenone used in nail enhancement. *Contact Dermatitis*, 2000. v. 43, p. 308-309.

HAUSEN, B. M.; MILBRODT, M.; KOENIG, W. A. The allergens of nail polish. *Contact Dermatitis*, 1995. v. 33, p. 157-164.

SCHOLOSSMAN, M. Nail varnish. In: BARAN, R.; MAIBACH, H. I. *Cosmetic Dermatology*. 2. ed. Baltimore: Williams & Wilkins, 1994. cap. 6.6, p. 584.

SITTART, J. A.; PIRES, M. C. *Dermatologia para o Clínico*. 2. ed. São Paulo: Lemos, 1998. p. 436.

SOCIEDADE BRASILEIRA DE ANATOMIA. *Terminologia Anatômica*. São Paulo: Manole, 2001. p. 248.

Índice Remissivo

Volume I

A

Abdome
  artérias, 75f
  músculos, 117
    oblíquo externo, 118
    reto, 13, 117
      diástase, 183
  nervos, 77f
  parede anterolateral, 80f
  tela subcutânea, 80
  veias, 76f
Ácido
  acético, 237f, 240t, 241
  acetoacético, 247
  aminoetilfosfínico, 276
  ascórbico, 446
  azelaico, 212, 273, 454, 455, 477, 478
  biolático, 241t
  cafeico, 358f
  carboxílico, 241
    pirrolidona-sódio, 312
  cítrico, 237f, 239, 242, 413, 414, 500
  clorogênico, 360f
  de frutas, 236, 243
  1,5-dicafeicoquínico, 351f
  esteárico, 315
  etanoico, 237f
  gálico, 347f
  galotânico, 347f
  glicólico, 214, 235-244, 246-251, 361, 413-415, 428
  fítico, 277
  hialurônico, 38, 214
  kójico, 246, 267, 361, 428, 477
  lactobiônico, 235, 238
  lático, 235-237t, 239-241t, 243, 248, 249, 413-415
  linoleico, 277
  málico, 237f, 241t, 243, 249, 413, 500
  mandélico, 214, 237, 242, 413
  oxálico, 237f

Ácido (*Cont.*)
  pirúvico, 237f, 240t, 415, 500
  polilático, 214
  retinoico, 222, 226, 242, 245, 246, 278, 405-407, 409, 411, 454
  salicílico, 214, 240t, 241, 455
  tartárico, 237f, 413
  trans-retinoico, 244
  tricloroacético, 214, 237f, 240t, 428
  ursólico, 361
Acitretina, 222
Acne, 182, 200, 211, 212, 214, 222, 228, 229, 231, 359, 412, 455
  adulta, 242
  ativa, 411f, 455
  cicatrizes, 216
  etiopatogenia, 357
  nodular, 210
Acrocórdone, 179, 192t
Acromia, 167, 169
Actina, 107
Actinossenescência, 496-499q
Adapaleno, 212, 227
Adipócitos, 62
Adipogênese, 7
Agentes umectantes, 395
Água
  difusão, 52f
  emulsões, 320, 322, 328
  loção protetora solar resistente à, 297t
  perda transepidérmica, 56
Alantoína, 361
Albinismo, 462
Alcatrão, 514
Álcoois graxos, 295, 312
  etoxilados, 317
Alfa
  e beta-hidroxiácidos, 488
  -hidroxiácidos, 235-239, 241-245, 247, 248, 250, 413-415, 457, 499, 500

As letras *f*, *t* e *q* que se seguem aos números de páginas significam, respectivamente, *figura*, *tabela* e *quadro*.

Aloe
  barbadensis, 341, 346
  vera, 335, 341-343, 346
Aloesina, 276
Alopecia
  androcronogenética feminina, 489
  de tração, 456
Alquil glicosídeos, 317
Amêndoas
  amargas, 413
  doces, óleo, 340
Amônia, lactato, 242, 489
Andrógenos, 487
Anexos cutâneos, 191*t*
  desenvolvimento, 4
Angioma, 192*t*
  aracniformes, 181
Antebraço
  pele, 243*t*
  veias e nervos, 86*f*, 88*f*
Antienvelhecimento, 249
Antioxidantes, 244, 246, 320, 478, 500
  fitoextratos, 346
Antiperspirantes, 515
Apêndices cutâneos, 43
Aponeurose glútea, 118
Aquaporinas, 52
Arabinogalactan, 351
Arbutina, 269, 361*f*, 362
Arctiína, 360*f*
Arctium lappa L., 359
Arctostaphylos uva-ursi, 361
Aréola, 78
Arotinoides, 222
Arroz, 361
Artéria
  abdome, 75*f*
  axilar, ramos, 81*f*
  circunflexa ilíaca superficial, 96
  couro cabeludo, 69*f*
  coxa, 98*f*
  face, 69*f*
  facial, 72
  femoral, 96
  joelho, 98*f*
  mama, 79*f*
  mão, 90*f*
  plantar, 102
  poplítea, 100
  pudenda externa superficial, 96
  região glútea, 93, 96*f*
  tórax, 75*f*
Articulação temporomandibular, 149
Ashy skin, 455
Asiáticos, 200, 202, 207-212, 214, 216
Assa-fétida, 271
Atividade física, 486
Atrofia, 169
  gordura labial, 502*f*
  gordurosa, 213
Autobronzeadores, 446

Aveia, óleo, 335
Avena sativa, 343
Avobenzona, 292

B

Babosa, 341, 346
Barba, produtos, 508
Bardana, 359-361
Barreira cutânea, função, 239, 240
Bases autoemulsificantes, 318
Biometrologia cutânea, 54
Bochechas, 154
Braço
  inervação cutânea, 89*f*, 91
  nervos, 83*f*
Branqueadores, 523
Brilhantina capilar, 396
Bromidrose, 515
Bronzeamento, 255

C

Cabeça
  músculos, 112
  nervos subcutâneos, 70
Cabelo, 43, 207, 480
  alisamento, 401
  apliques, 504
  ciclo, 180
  colorante, 398*q*
  cor, 418
  descoloração, 399
  escova progressiva, 402
  gestação, 180, 479
  grisalho, 191, 511
  idosos, 504
  negroide, 456
  oleoso, 514
  permanente, 399, 504
  perucas, 504
  processos químicos, 397
  produtos, 510, 512
  seco, 510
    produtos antiqueda, 512
  tinturas, 398, 472, 479
Cafeína, 347*f*
Camada
  córnea, 451
  de Malpighi, 208
Camellia sinensis, 346
Cana-de-açúcar, 235, 236, 241*t*, 346, 361
Capilares linfáticos, 132
Carbômeros, 319
Carcinoma
  basocelular, 209, 502*f*
  de células escamosas, 200
  epidermoide, 209
Cartilagem, alteração, 196
Caucasianos, 200, 201, 205-209, 214, 422
Cavidade oral primitiva, 144

Célula
  adiposa
    estrutura microscópica, 63
    modificações citológicas, 65
    propriedades fisiológicas, 67
  apresentadoras de antígenos, 22, 51
  associadas, epiderme, 20
  de Langerhans, 17, 22, 37, 48, 172, 191
  de Merkel, 22, 37
  escamosas, carcinoma, 200
  -tronco, 32
Celulite, 474
  tratamento, produtos cosmiátricos, 327
Ceramida, 277
Ceras, 295
Cetoácidos, 237
  pirúvico, 241
Chá verde, 346-348
  extrato, 241
Cianose, 168
Cicatriz, 169
  acne, 216
  hipertrófica, 228
  queloideana, 211, 213
Cinarina, 351f
Citoqueratinas, 20
Classificação
  de Fitzpatrick, 161, 162t, 293, 451
  de Glogau, 185, 197, 499q
  pele, 157
  sistema Baumann, 167
Climatério, 337, 339, 483
  síndrome, 335, 338, 483
  sintomas, 482, 483
Cloasma, 178, 260, 424, 473
Coceira, 44
Coemulsificantes, 319
Colágeno, 38, 507
Condicionadores, 394, 479, 504, 510
  agentes, 388
  silicones, 396
  xampus, 389, 396
Conservantes, 320, 393
Consistência, agentes, 319
Corneócitos, 239
Cosmecêutica, 309
  capilar, 367
Cosmecêuticos, 335, 336
Cosmetologia, 309
Cosmiatria, 309, 483
  gestação, 472
  idosos, 495
  masculina, 506
  retinoides, 226
  unhas, 518
Couro cabeludo, 22
  artérias e veias superficiais, 69f
  tela subcutânea, 68
Coxa
  artérias, 98f
  correntes linfáticas, 137t
  músculos, 119f
  tela subcutânea, 93

Crânio, 11
Creme, 311
  acidorresistentes, 329
  de massagem, 329
  de polimento, 524
  gel, 323
  protetores, 328
  rinse, 396
Crista ectodérmica apical, 11
Cristais líquidos, 315
Cromóforos, 215t
Cronossenescência, 497, 499
Cutícula, 29
  removedores, 523

D

Daidzeína, 338, 339f
Dentes, 150
  alvéolos, 151
  cemento, 147
  embriologia, 144
  esmalte, 145
  polpa, 148
Dentina, 146
Depilação, homens, 516
Dermatite
  de contato, 208
  seborreica, 163
Dermatoglifos, 6
Dermatopatologia, 208q
Derme, 17, 22, 38, 51, 171, 172, 191t, 498t
Descamação, 240
Desmossomos, 35
Desodorantes, 515
Desordens capilares, 211
Despigmentação química, 470
Despigmentantes, 255, 417, 426, 477
  avaliação in vivo, 282
  cutâneos, 427t
  estabilidade e aplicação, 283
  mecanismos de ação, 261t
  principais, 262
  xampu, 393
Diabetes gestacional, 183
Diáfise, 124
Dimorfismo, 7
  sexual, 23
Discromias, 167
Distúrbios hiperpigmentares, 260
Doença de Bowen, 209
Drenagem linfática, 133
  corporal, 493
  da mama, 140, 142f

E

Echinacea
  angustifolia, 351
  purpurea, 351
Ectoderme, 4
Edema, 169, 473q

Efélides, 260, 417, 422, 424f
Eflúvio telógeno, 180, 474
Elastina, 38
Eletrolipólise, 493
Embriões humanos, morfologia, 12f
Emoliência, 344
Emolientes, 295, 296
  polaridade, 314t
Emulsificantes
  aniônicos, 315
  não iônicos, 317
  poliméricos, 318
Emulsionantes, 250, 291, 296-298
Emulsões, 311, 314
  água
    em óleo, 320
    em silicone, 322
    resistentes à, 328
  componentes, 312
  estruturas lamelares, 315
  múltiplas, 323
  transparentes, 326
Enantema, 168
Endermoterapia, 493
Endotelina, 420
Envelhecimento, 56, 185, 188f, 194, 195, 408, 495, 505, 507
  alterações, 193f
  cutâneos, 52
    lesões proliferativas, 192t
  extrínseco, 189, 190f, 196
    face, 496f
    intenso, 197f
    pele, 198t
  formato facial, 187f
  intrínseco, 189, 190f, 193f
    mamas, 496f
    pele, 191
  mãos, 189f
  natural, pele, 352
Enxofre, 514
Epiblasto, 4
Epicatecol, 347f
Epiderme, 4, 17, 18, 31, 47, 171, 172, 191t, 497t
  células associadas, 20
  coloração, 422f
  espessura, 206
Epidermomelânica, unidade, 461f
Epífises, 124
Epimísio, 107
Epitríquio, 4
Epúlide, 182
Equação, Handerson-Hasselbach, 250
Equinácea, 351, 352
Equinacosídeo, 351f
Eritema, 411f, 435
  figurado, 168
  gengival, 177
  palmar, 177, 182
Eritrodermia, 168
Escamometria, 55
Esclerose tuberosa, 468

Esfoliação, 251
Esmalte
  reações adversas, 522
  removedores, 523
Espectrofotômetro, 293
Espectroscopia, 58
Espessantes, 319
  inorgânicos, 320
  xampu, 391
Esplancnocrânio, derivados, 10t
Estabilizantes, 320
Ésteres, 295, 313, 319
  de sorbitan, 317, 321
  fosfóricos, 318
Esterificação, reações, 250
Estrato
  basal, 32
  córneo, 36, 44, 57, 206q, 208, 239, 240, 244, 249, 340, 452, 504
  espinhoso, 33
  granuloso, 35
Estrias, 177-180f, 226, 228, 457, 473q, 474f
  unhas, 503f
Estrógenos, 487
Etilenoglicol, 312
Etretinato, 222
Eumelanina, 376, 417-419
Exantema, 168
Excipiente, 309
Exposição solar, 52

F

Face
  artérias e veias superficiais, 69f
  eletroestimulação, 491, 492
  envelhecimento extrínseco, 496f
  idosos, 501
  irrigação e inervação, 72
  lentigo, 423f
  melanose, 410f
  músculos, 112
  pele fotoenvelhecida, 504f
  telangiectasias, 181f
  terço
    equilíbrio, 186f
    inferior, 194
    médio, 194
    superior, 192, 193
Fascículos, 107
Fator
  de proteção solar, 316, 432
    determinação, 291, 293
  de Fitzpatrick, 204t
Fenômeno de Meirowsky, 418
Feomelanina, 22, 376, 417-419
Ferormônios, secreção, 17
Fibras
  elásticas, 452t
  musculares, 108
    características, 109t
Fibroblastos, 6, 206, 452t
Fibrose perifolicular, 512

Filtros, 292
  bioquímicos, 445
  físicos, 444
  químicos, 445
  solares, 291, 294, 298, 488
    bloqueio de fótons, 295f
Fitocomplexo, 336, 348
  hidratante, 341
Fitocosméticos, 336
  acne, 357
  hidratantes, 340
  hiperpigmentações, 361
Fitoestrógeno, 335, 337, 338
Fitoextratos, 335, 336
  adaptogênicos, 354
  antioxidante, 346
  atividade, 353
  hidratante, 340
Fixadores capilares, 397
Flacidez, 56, 194,196f
Foliculite, 509
Folículo piloso, 25, 452, 453
  crescimento, 176
    ciclo, 373
  estrutura, 370
Formol, 402
Fossa poplítea, vasos e nervos, 95f
Fotocarcinogênese, 440
Fotodermatoses, 196
Fotoenvelhecimento, 166, 185, 188-190f, 196, 204t,
  210, 213, 215, 216, 229, 242, 346, 407-409, 412, 431,
  441, 453, 496
  prevenção, 291
Fotoproteção, 205, 431
  capilar, 446
Fotoprotetor, 291, 293, 320, 444, 457
  formulação, 331
Fotossenescência, 496-498
Fotossensibilidade, 438
Fototipos, 161, 202
Fitzpatrick, classificação, 161, 162t, 293, 451
Frutas
  ácido, 236, 243
  cítricas, 413
  extrato, 241t

G

Gel, 326
  creme, 323
  oleoso ou lipofílico, 327
Gengiva, 152
Gengivite, 182
Genisteína, 338, 339f
Gergelim, óleo, 340
Gestação, 477, 478, 480
  cabelo, 180, 479
  cosmiatria, 472
  ganho de peso, 183
  hiperpigmentação, 177
  medicações, 474, 475t
  pele, 177, 472, 473, 476
  período neonatal, 171, 172

Gestante, nutrição, 184
Ginkgo biloba, 272, 348-350
Ginkgolide A, 349f
Ginseng, 336, 355-357
Ginsenosídeos, 355f, 356
Girassol, 345
Glândulas
  apócrinas, 173, 207
  écrinas, 207
  mamárias, 7
  palatinas, 72f
  sebáceas, 26, 173, 177, 182, 452
    distendidas, 174
  sudoríparas, 27, 171-173
  tarsais, 69, 71f
Glicerila, estearato, autoemulsionável, 251
Glicerina, 312, 325
Gliciteína, 338
Gliconolactona, 235, 238
Glicosaminoglicanos, 40
  características estruturais, 42t
Glogau, classificação, 185, 197, 499q
Gomas naturais e derivados, 320, 326
Gordura
  labial, atrofia, 502f
  subcutânea, alteração, 194
Granuloma da gravidez, 182

H

Harmonia facial, 186f
Helianthus annuus, 345
Heliodermatite, 408
Hemangiomas, 182, 474
Hemorroidas, 182
Hena, 398
Hidratação, 344, 500
  pele, 239, 244
Hidratantes, 475, 478
  fitocomplexo, 341
  fitocosméticos, 340
Hidrocarbonetos, 312
Hidrocoloides minerais, 326
Hidroquinona, 246, 260, 262, 454, 477
  monobenzil éter, 277
  uso, legislação brasileira, 267t
4-hidroxianisol, 276
Hilo, 132
Hipercromia, 169, 417, 420, 452, 456
  modalidade terapêutica, 427t
Hiperpigmentação, 167, 177, 211, 229, 418, 452-454,
  472, 473q
  dérmica, 420
  fitocosméticos, 361
  pós-inflamatória, 212, 417, 421
Hiperplasia
  melanocítica, 409
  sebácea, 192t
Hiperqueratinização, 245
Hiperqueratose, 453
Hipertricose, 181, 177
Hipocromia, 169, 361

Hipoderme, 17, 23, 62, 171, 173
  desenvolvimento, 6
Hipoestrogenismo, 337
Hipomelanose, 470
Hipômero, 13
Hiponíquio, 29
Hipopigmentação, 167, 454
  pós-inflamatória, 468
Hirsutismo, 181

I

Idebenona, 275
Idosos
  cabelo, 504
  cosmiatria, 495
  face, 501
  lábio, 495, 501
  olhos, 502
Impressões digitais, 20
Imunoglobulinas, 48f
Incontinência pigmentar acrômica, 211
Índice de Breslow, 210
Infiltração, 169
Infundibulofoliculite, 453
Irradiação
  efeitos, 419
  proteção, 420
Isoflavonas, 335, 338, 339
Isometria facial, 491
Isotretinoína, 212, 222, 227, 412

J

Joelho
  artérias, 98f
  tela subcutânea, 93
Jojoba, 335, 344
  óleo, 345
Junção dermoepidérmica, 43

L

Lábio, 153
  idosos, 495, 501
  músculos, 116
  proporção, 186f
  superior, melanoses, 502f
Lâmina
  dental, 144
  vestibular, 144
Lâmpada de Wood, 420, 426, 464
Lanolina, 313
Lanugo, 5
Laser, 215, 417, 428t
Laserterapia, 417, 428
Leite
  açúcar, 238
  fermentado, 413
Lentigo, 192t, 417, 422, 423f
  melanoma acral, 210
  senis, 260
  solares, 424f

Lesão
  lentiginosa, 424f
  solar, 189
Leucodermia, 169
Linfócitos, 17
  T, 49
Linfonodos, 132
  axilares, 135
  funções, 133
  profundos, 134
Língua, 154
Linha
  de Futcher, 451
  mamilar, 79
  nigra, 178f, 473
Linhaça, óleo, 340
Lipídeos epidérmicos, 340
Lipodistrofia ginoide, 339
Lipogênese, 65
Lipossomos, 329
Liquenificação, 169
Lúnula, 29
Lupeol, 358
Luz
  efeitos, 419f
  penetração, 208q
  proteção, 420

M

Maçã
  extrato, 241t
  verde, 413
Mama, 7, 74, 78f
  alterações, 182
  artérias, 79f
  drenagem linfática, 140, 142f
  envelhecimento intrínseco, 496f
Manchas, 168
  café-com-leite, 211
  hipopigmentadas, 229
  mongólicas, 211
  senis, 409, 410, 422, 423f
Manicure, instrumentos, 521
Mão
  artérias e nervos, 90f
  envelhecimento, 189f
  manchas senis, 409, 410, 422, 423f
  melanose, 423f
  pele fotoenvelhecida, 503f
Maquilagem
  corretiva, 454, 457
  público masculino, 515
Massagem, 329
  facial, 501
Mastogênese, 8f
Mel, extrato, 241
Melanina, 17, 20, 36, 169, 203, 205, 207, 209, 255, 376, 417, 418-421
  excesso, 425f
  formação, 268f, 435

Melanócitos, 20, 36, 172, 200, 256, 417, 421f
　hormônio estimulador, 418
Melanodermia, 453
Melanogênese, 255
　fotoinduzida, 338
　química, 257
Melanoma, 210, 441
　maligno, 209
Melanose
　de Becker, 211
　face, 410f
　lábio superior, 502f
　mãos, 423f
Melanossomos, 203, 204t, 207, 420, 451, 452t
Melanotropina, 418
Melasma, 177-179f, 210, 211, 260, 417, 423, 424, 428, 453, 473f
　facial, 472, 476
　fatores etiológicos, 426t
Melatonina, 276
Membrana vítrea, 26
Membro
　inferior
　　centros linfonodais, 140q, 141f
　　tela subcutânea, 90
　superior
　　centros linfonodais, 135t
　　correntes linfáticas, 134t
　　tela subcutânea, 82
Menopausa, 336, 338, 483
Mesênquima, 4
Mesoderme, 4
Mesoterapia, 489, 493
Metáfise, 124
Metilarbutina, 361f
Metilxantinas, 347f
Microlipoenxertia, 195
Mílio, 174
Mioblastos, 6
Miocele, 8
Mioglobulina, 109
Miosina, 107
Miótomos, 12
Miscigenação, 450
Mitose, 192
Moluscos fibrosos gravídicos, 179
Mucosa bucal, 150
Musculatura
　alterações, facial, 195
　eletroestimulação, corporal, 492
　esquelética, 12
Músculo, 106
　abaixador
　　do septo nasal, 115
　　do supercílio, 115
　adutor
　　curto, 120
　　longo, 120
　　magno, 120
　　mínimo, 120
　auricular anterior, 115

Músculo (Cont.)
　bíceps femoral, 121
　biomecânica, 111
　bucinador, 116
　contração, 108
　　velocidade, 111
　corrugador do supercílio, 115
　da cabeça, 112
　da coxa, 119f
　da face, 112
　da mímica, 114f
　do pescoço, 116
　do quadril, 119f
　epicrânio, 112
　esquelético, 107
　glúteo, 118
　grácil, 120
　ilíaco, 118
　iliopsoas, 118
　levantador
　　do lábio superior e da asa do nariz, 116
　　do ângulo da boca, 116
　mentual, 116
　nasal, 115
　obturador externo, 120
　occipitofrontal, 112
　oblíquo externo do abdome, 118
　orbicular do olho, 115
　pectíneo, 120
　piramidal, 118
　platisma, 116
　prócero, 114
　propriedades mecânicas, 110
　psoas maior, 118
　quadríceps femoral, 120
　reto
　　do abdome, 13, 117
　　　diástase, 183
　　femoral, 120
　risório, 115
　sartório, 118
　semimembranáceo, 121
　semitendíneo, 121
　temporoparietal, 114
　tensor da fáscia lata, 118
　vasto
　　intermédio, 120
　　lateral, 120
　　medial, 120
　zigomático, 116

N

n-acetil-4-s-cisteaminilfenol, 276
Negros, 200, 205, 207-212, 214
　características biológicas, 213
　estrato córneo, 206q
Neoagarobiose, 276
Neonato
　a termo, 174f, 175f
　pele, 171, 175, 176
　　prematuros, 173

Nervo
  cutâneo
    femoral
      lateral, 96
      posterior, 93
    sural medial, 100
  do ombro, 83f
  da cabeça, subcutâneos, 70
  da fossa poplítea, 95f
  da mão, 90f
  da perna, face
    anterior, 92f
    posterior, 94f
  da região glútea, 96f
  do abdome, 77f
  do antebraço, 86f, 88f
  do braço, 83f
  do pescoço
    subcutâneos, 70f
    superficiais, 74f
  do tórax, 77f
  femoral, 96
  fibular, 100f, 102
  genitofemoral, 96
  plantar, 102
  safeno, 96
  tibial, 102
Neuroblasto, 4
Neurocrânio, derivados, 10t
Nevo
  acrômico, 468
  de Ota, 211
  melanocítico, 177, 178
Niacinamida, 276, 499

O

Oclusividade, 344
Octil triazona, 298
Odontologia estética, 143
Oil free, conceito, 323
Óleo, 325, 340
  de aveia, 335
  de jojoba, 345
  de rícino, 318
  vegetais, 343, 344
  viscosidade, 314t
  secante, 524
Oleóleos, 325
Ombro, nervos, 83f
Onicodistrofias, 495, 503
Ossificação, 126
Osso
  alteração, 196
  anatomia macroscópica, 129
  classificação, 123
  composição, 124
  inervação e irrigação, 125
  remodelação, 126
  resistência e biomecânica, 128
Osteogênese, 126
Oxiresveratrol, 272

P

Palato, 72f, 154
Pálpebra, 69-71f
  excesso de pele, 193f
Panax ginseng, 355
Panículo adiposo, 23
Paper mulberry, 272
Papila
  dérmica, 22, 370
  mamária, 8
Pápulas, 171
Pastas, 324
Pé
  de atleta, 515
  tela subcutânea, 102
Peelings, 212-215, 236, 237, 242, 245-247, 251, 417, 427, 428, 454, 455
  químicos, 499, 500
Pele, 172, 340, 377, 486
  alteração, 166
    de cor, 168
    fotoprotegida, 497t, 498t
  amarela, 450, 451, 458
  anexos, 17, 24
  aspectos moleculares, 30
  branca, 450, 451, 453, 457
    e negra, diferenças, 452t
  câncer, 200, 204t, 208
  classificação, 157
    de Fitzpatrick, 161
  composição bioquímica, 159
  cor, 255, 417-420
    funções, 461
  criança, 171
  delgada, 22
  desenvolvimento, 4
  diferenças
    adulto, 175
    de gênero, 158
    funcionais, 160
    neonato, 175
  discromias, 167
  do antebraço, 243t
  efeito de barreira, 55
  elasticidade, perda intrínseca, 195
  envelhecimento
    extrínseco, 198t
    intrínseco, 191
    natural, 352
  estrutura, 16
  étnica, 200, 201, 204, 214q, 215
  excesso, pálpebra, 193f
  fotoenvelhecida
    face, 504f
    mãos, 503f
  fotoexposta, alterações, 497t, 498t
  fotoproteção, 205
  funções, 17, 44
    fisiológicas, 192q
    sensoriais, 160
  gestação, 177, 472, 473, 476

Pele (*Cont.*)
  hidratação, 239, 244
  idade, 496
  imunologia, 46
  inervação, 102*f*
  irritabilidade, 208
  limpeza, 330
  manchas, 168
  masculina, 507
  melanodérmica, 457
  melanossomos, cor, 204*t*
  microcirculação, 160
  mista, 164
  negra, 256, 450, 451*t*, 453-455, 457, 458
  neonato, 171, 176
    prematuros, 173
  neoplasia, 192
  normal, 162
  oleosa, 162
  pigmentos, 203
  propriedades biomecânicas, avaliação, 54
  seca, 164
  sensível, eritema, 411*f*
  sistema Baumann, classificação, 167
  tipos, 162
  variação pela região anatômica, 159
Pelo, 24, 368, 376
  embriologia, 369
  encravamento, 456
  estrutura, 372*f*
  funções, 26
  haste, 371
  raça negra, 456
  tipos, 375
Periderme, 4
Perimísio, 107
Periodonto de proteção, 152
Perna
  correntes linfáticas, 137*f*
  tela subcutânea, 100
  veias e nervos, face
    anterior, 92*f*
    posterior, 94*f*
Pescoço
  músculos, 116
  nervos
    subcutâneos, 70*f*
    superficiais, 74*f*
  veias, 74*f*
  tela subcutânea, 73
Pés-de-galinha, 195
Piceosídeo, 361*f*
Piebaldismo, 463
Pigmentação
  imediata, 437
  melanínica, 256
  tardia, 418, 419*f*, 437
Pigmentos, 426*t*
  pele, 203
Pitiríase
  alba, 469
  versicolor, 468

Platisma, músculo, 116
Plexo
  cutâneo, 62
  infrapatelar, 96
  subsartorial, 96
Poiquilodermia, 196*f*
Poli-hidroxiácidos, 238
Polímeros
  acrílicos, 319
  sintéticos, 326
Polissacarídeos, 341
Pomadas, 324
Preenchedores faciais, 213
Processo axilar, 74
Procianidinas, 353*f*, 354
Propilenoglicol, 312
Propionibacterium acne, 357, 412
Proteção solar
  componentes, 299*t*
  fator, 316, 432
    determinação, 291, 293
Proteína, p53, 438
Proteoglicanos, 42*t*
Protetor solar, 292-298, 307, 454, 476, 501
Pseudofoliculite, 211, 456
Psoríase, 222
Púrpura, 169
PUVAterapia, efeitos colaterais, 466

Q

Quadril, músculos, 119*f*
Queilite actínica, 502*f*
Queimadura, 342
Queloide, 211
Queratina, 17, 31, 340
Queratinização, 19
  distúrbios, 242
Queratinócitos, 47, 172, 451
Queratoialina, grânulos, 20
Queratolíticos, 500
Queratose, 169
  seborreica, 192*t*

R

Raças, 201*t*
  negra, pelo, 456
Radiação
  efeitos, 433
  infravermelha, 499
  solar, 196
  ultravioleta, 185, 417
    resposta melânica, 453*t*
Radicais livres, 244
Raios
  infravermelhos, 434
  ultravioleta, 434
Reatividade cutânea, 204*t*
Rede de Haller, 182

Região axilar
  centro linfonodal, 136q
  tela subcutânea, 82
Rejuvenescimento, 499
Renovação
  celular, 240t, 241, 251
  epidérmica, 249
Reposição hormonal, 484, 485
Resposta imune cutânea, 51
Resurfacing, 216, 458
Retinaldeído, 227
Retinoides, 212, 222, 405-408f, 411, 412, 457, 472, 476, 477, 479
  ação, mecanismo, 225
  acne. tratamento, 231
  associações indicadas, 229
  cosmiatria, 226
  efeitos adversos, 230, 231
  indicações, 228
  interações medicamentosas e incompatibilidades, 230
  precauções e contraindicações, 229
  propriedades anti-inflamatórias e imunomoduladoras, 226
Retinol, 222, 226
Ritidoplastias, 188
Rubor, 168
Rugas, 56, 190f, 194, 197, 198, 213, 215, 501f
  orbitais laterais, 195
  periorais, 502f
Rutina, 358f

S

Sabugueiro, 358, 359
Sal sódico, 239
Salicilato de metila, 298
Sambucus
  australis, 358
  canadensis, 358
  nigra, 358, 359
Sarcolema, 108
Sarcoma de Kaposi, 209
Sarcômero, 107
Sardas, 260, 422
Sebo, 26, 164
  teor, 56
Seborreia, 514
Secreção sebácea, 160
Sequestrantes, 320
Séruns, 324
Silicones, 295, 296, 291
  condicionadores, 396
  emulsões, água, 322
  xampus, 389
Simmondsia chinensis, 344
Sinal de Hunter, 182
Síndrome
  da imunodeficiência adquirida, 209
  de Chediak-Higashi, 463
  de Vogt-Koyanagi-Harada, 465
  de Waardenburg de Woolf, 463
  do climatério, 335, 338, 483

Sistema
  Baumann, 167
  enzimático cutâneo, inativação, 247
  esquelético, desenvolvimento, 8
  estomatognático, 143
  fototipos cutâneos, Fitzpatrick, 202
  linfático, 131
  muscular, 106
    desenvolvimento, 12
  musculoaponeurótico, flacidez, 194, 196f
Soalho bucal, 154
Sódio, lactato, 312
Soja, 338, 340, 335
Solução
  de Jessner, 215, 325q, 428
  fluida, 324
Sorbitol, 312, 325
Sorriso, 143
  envelhecido, 154
Spiders, 181, 182
Sting test modificado, 248
Sudâmina, 174
Sudorese, 207
Suor, 43

T

Tabagismo, 198
Tato, 173
  receptores, 24
Tazaroteno, 228
Tecido
  adiposo, 7, 62
    multilocular, 64f
    unilocular, 63, 64f
  conectivo, 17
    embrionário, 4
  epitelial, 17
  muscular, 17
  nervoso, 17
  ósseo, 123
Tela, 68
  subcutânea, 62
    da pálpebra, 69
    da parede do tórax, 73
    da perna, 100
    da porção livre do membro superior, 82
    da região
      axilar, 82
      da coxa e joelho, 93
      deltóidea, 82
      escapular, 82
      glútea, 93
      infraclavicular, 82
      posterior, 87
    do abdome, 80
    do couro cabeludo, 68
    do membro inferior, 90
    do pé e tornozelo, 102
    do pescoço, 73
Telangiectasias, 166, 181f, 474

Telotismo, 78
Tensoativos
  anfóteros, 385
  aniônicos, 381
  catiônicos, 395
  equilíbrio hidrófilo-lipófilo, 315
  não iônicos, 386, 395
Teobromina, 347f
Teofilina, 347f
Termorregulação, 17, 43
Tetania, 108
Tirosinase, 20, 37, 258
Tocoferóis, 500
Tonalizantes capilares, 511
Tórax
  artérias, 75f
  nervos, 77f
  tela subcutânea, 73
  veias, 76f
Toxemia gravídica, 183
Toxina botulínica, 195, 490
Tretinoína, 226, 406, 407, 409-412
Triglicerídeos, 62, 313
Tubérculos de Montgomery, 182
Tumorigênese cutânea, por ultravioleta, 244

U

Ultravioleta
  radiação, 185, 417
  raios, 434
    resposta melânica, 453t
    tumorigênese induzida, 244
Umectantes, 312, 395
Unhas, 5, 29, 174, 182, 480
  adesivas, 524
  cosméticos, 521
  cosmiatria, 518
  endurecedores, 523
  esculpidas, 524
  estrias, 503f
  forma, 520
  funções, 518
  textura, 520
Ureia, 312
Útero gravídico, 183
Uva, 353, 354
  fermentada, 413
  ursina, 361

V

Varizes, 182, 474
Vasodilatação cutânea, 175f
Veia
  abdome, 76f
  antebraço, 86f, 88f
  couro cabeludo, 69f
  face, 69f
  facial, 73
  perna, face
    anterior, 92f
    posterior, 94f
  pescoço, 74f
  poplítea, 100
  safena
    magna, 90
    parva, 93
  tórax, 76f
Velame, 5
Verbascosídeo, 351f
Verniz caseoso, 5, 174
Vinho, 353
Vitamina, 488
  A, 222, 226, 405, 406
    propriedades farmacocinéticas, 223
  C, 278, 500
    nanosferas, 279
  D, 17, 435
  D3, 435
  E, 446, 500
Vitiligo, 463
  perinévico, 464
  segmentar, 465
  tratamento cirúrgico, 467
  vulgar, 464
Vitis vinifera, 353

X

Xampu, 378, 393, 479, 504, 510
  agentes de limpeza, 381
  componentes, 380
  condicionadores, 389, 396
  espessante, 391
  opacificantes, 392
  propriedades, 379
  silicones, 389
Xerose, 340, 455

Índice Remissivo

Volume II

A

Ablação, 731, 733q
  fenômeno, 726
Ácido
  acetilsalicílico, 1114f
  ascórbico, 646
  azelaico, 643
  carboxílico, 560
  glicólico, 559-562, 616, 641
    peeling, 563f, 622, 624
      fórmula pré-, 642q
  hialurônico, 824, 996, 1006, 1033, 1034, 1043, 1066
    gel, 1042f
  kójico, 643
  lático, 559, 560
  pirúvico, 561
  polilático, 999, 1007, 1034
    hidrogel, 1045f
  poli-L-lático, 1007
  retinoico, 531, 535, 639, 641, 646, 921
    peeling, 550
  salicílico, 579
    peeling, indicações, 572
  tricloroacético, 579, 616, 687, 921
    peeling, 584, 634
Acne, 682, 695, 732, 733f, 769, 773f, 828
  cicatrizes, 665f
    atróficas, 785, 928f
  juvenil, 620f
  laser, 817
  sequelas, 619f
  wash, 563, 564f
Acromia, 773f
  permanente, 914f
  pós-*peeling*, 906f
  temporária, *laser*, 909f
Alfa-hidroxiácido, 535, 559, 560, 641, 687, 689, 692, 921
  peeling, 561
AlloDerm®, 1041, 1042
Alpha Beta Complex Gel®, 627

Analgesia, 1123
Anestesia, 1123, 1131
  auricular, 1139
  avaliação, 1123, 1124
  geral, 1128
  laser, 812, 1154
  para lipoaspiração, 1133
  tópica, 1133
Anestésicos
  inalatórios, 1130
  locais, grupos, 1132
Angina pectoris, 531, 536
Anticoagulantes, 537, 689, 690
Anticoncepcionais, 689, 690
Anti-inflamatórios, 537
Arcada dentária, deformidade, 1071
Artecoll®, 1024
Aspirina, 537
Autocolágeno, 1038
Autologen®, 1038, 1039

B

Bandas platismais, 1096
Benzodiazepínicos, 1129
Beta-hidroxiácido, 559, 560
Bioplastique®, 1031
Blefaroplastia, 1118
  laser, 817
  superior, 814f, 816f, 818f-821f
Bloqueadores neuromusculares, 1129
Bloqueio
  nervo ciático, 1148, 1150
  no nível
    do cotovelo, 1139
    do punho, 1142
    do tornozelo, 1150
  plexo lombar, 1146
  "três em um", 1149
  troncular, 1135

As letras *f*, *t* e *q* que se seguem aos números de páginas significam, respectivamente, *figura*, *tabela* e *quadro*.

Blue Peel, 591, 592
Boca, funções, prejuízo, 1118
Bola de Bicha*t*, 1058*f*
Botox®, 1101
  e lidocaína, 1120
Bronzeamento, 856
Buço, 924*f*
Bulge, 886

C

Camada
  córnea, 639
  de Malpighi, 639
Cana-de-açúcar, 560, 641
Cantopexia, 814, 818-821*f*
Carcinomas, *peeling*, 582
Cárie, prevenção, 958
Células-tronco, tipos, 1052
Cetamina, 1129
Cicatrização, 539
  citocinas e fatores de crescimento, 541*t*
  peeling, aceleradores, 646
  tempo, 543
Cicatrizes, 539
  acne, 665*f*
    atróficas, 785, 928*f*
  deprimidas, 665
  elevadas, 665, 666*f*
  hiperpigmentação pós-inflamatória, atróficas, 929*f*
  hipertróficas, 546, 603, 700, 824, 831
    tratamento, 921
  laser, 822
  remodelação, 545
  trauma, 733*f*
Cirurgia
  apical, 963
  laser, 805
  tecido mole, 965
Clareador sem hidroquinona, 643*q*, 644*q*
Clareamento dental, 971
Classificação
  de Fitzpatrick, 534, 668*t*, 750, 810*t*, 856
  de Glogau, 535*q*, 671*q*, 810*t*
  laser, 985
  lesões, 834
    pigmentadas, 874
  peeling, 585
  rugas faciais, 736*t*
  varizes, 858
Clostridium botulinum, 1077, 1085, 1099
Colágeno, 994, 1036*f*
  autólogo, 1038
  bovino, 1024, 1035*f*-1037
  e polimetilmetacrilato, 1032
  humano homólogo, 1039
  síntese, 544
  subepidérmico, 777*f*
  superficial, 775
  técnica, 1037*f*

Consentimento
  informado, 864
  termo, 912*q*
    livre e esclarecido, 1126
    peeling, 640*f*, 641*f*
Corticosteroides, injeções, 679
Creme emoliente, 648*q*
Crio-*laser* e crioescleroterapia, 865
Cromóforo, 805, 808
  água, 936
Cróton, óleo, 610

D

Dano térmico
  pontual, 763
  residual, 816*f*
Dentina, 961
Dentística restauradora, 958
Depilação a *laser*, 924
Dermabrasão, 664-668*f*, 675, 681
  autorização, 691*q*
  complicação, 680, 695*q*
  cuidados, 689
  efeitos adversos, 698
  indicação, 531, 532, 676
  pacientes, 663, 667, 669, 670, 673
  pós-
    -operatório, 691*f*-694*f*
    -período exsudativo, 694*f*
  pré-operatório, 690-692
  química, indicações, 587
  região perioral, 691*f*, 693*f*
  técnica, 676
Dermalogen®, 1039
Dermatite, 921
  de contato, 828
Derme, 639
  autóloga, 1040
  homóloga, 1040
  papilar, 579
Dermoimplante, 1040
Dermopigmentação, *laser*, 906*f*
Despigmentações pós-operatórias, 918
Despigmentantes, 643, 692
Diabetes, *peeling*, 583
Diastema, 966*f*
Dimetilpolissiloxano, 997, 1031
Dimetilsiloxano, 1023
Dióxido de carbono
  laser, 740, 743, 813, 817, 826, 836, 907
    fracionado, 762, 763*f*, 774
      biópsia, 775-778*f*
    pixel, 763
Diplopia, 1113, 1116
Disfagia, 1113, 1118
Documentação, 864
  fotográfica, *peeling*, 622
Doença periodontal, 956
Dosimetria, fatores, 952
Dwell Time, 808

E

E2000, 890
Ectrópio, 771, 824, 831
Edema, 541
Efeito
  adversos
    dermabrasão, 698
    tretinoína, 554
  luz solar, envelhecimento, 1014f
  radiação, 723
    ultravioleta, 979
  retinoides, 552
  skin tightening, 763
Efélides, 682
Elastina, 996
Elastose, 682
Eletrodissecação, 679
Eletromiografia, 1117
Emissor de luz
  diodos, 932, 971
  intensa pulsada, 855
Endodontia, 955
  redução microbiana, 962
Energia, 808
  densidade, 805, 808
  luz pulsada de alta, 911, 914f
Envelhecimento, 1013, 1014f, 1064, 1070
  cutâneo, 682
    das mãos, laser de Er:YAG, 786
  extrínseco, 1100
Enxerto
  livre dermogorduroso, 1040
  ósseo, 1047
Epibolia, 543
Epiderme, resfriamento seletivo, 889
Epífora, 1116
Epitélio folicular, 775
Epitelização, 542, 696
Equimose, 1068
Equipamento
  a laser, 991
    eletromédicos, 983
      fabricação, 985, 986
      legislação sanitária brasileira, 981, 982
    informações, 987, 988
  segurança
    normas, 983
    precauções, 989
Érbio
  fracionado
    glass não ablativo, 801
    ítrio alumínio granada, 793
    laser, 792
  ítrio alumínio granada, laser, 779, 792, 813, 817, 826, 936
  laser, 712, 755
Eritema, 623, 647, 699, 823, 827, 1068
  pigmentar fixo, 1120
  prolongado, 609
Erupção psoriasiforme, 1120
Escleroterapia, 853
Esfoliação, preparo prévio, 660
Espectro
  eletromagnético, nomes, 977t
  óptico, faixas, 979t
Espongiose, 579
Esporos, 1077
Estomatologia, 967
Estrabismo, 1085
Estrias, 665, 667f, 682
Estrógeno, 537
Etomidato, 1129
Exposição
  radiação, laser, limites, 977
  solar, 736, 856
    alterações, 670f
    peeling, 582
Expressão
  desenvolvimento, 1071
  linhas de, nariz, 1093

F

Face
  assimetria, 1117
  expressividade, diminuição, 1116
  musculatura, 1100f
  terço
    inferior, 1075
    médio, 1073
    superior, 1072
Fenol, 579
  peeling, 605-607, 609, 611f-613
    Baker-Gordon, 606, 608
    light, 611
Feridas, cura, 539
Fibroblastos, 544
Fibronectina, 547
Fibroplasia, 544
Fibrose, 853
Filtros solares, 644t
Fissuras labiais, 1071
Fitzpatrick, classificação, 534, 668t, 750, 810t, 856
Flacidez, 734f, 821f, 942f
  facial e cervical, 818f, 820f
  palpebral, 815f, 819f
  panfacial, 818f
Flebectomia, 865
Folículo, 886
  piloso, fotodestruição, 887
Fórmula
  de Baker, 606
    -Gordon, 607
  de Kligman, 580f
    e Willis, 643q
  pré-peeling de ácido glicólico, 642q
  queratolítica, 642q
Fotocoagulação não laser, 855
Fotoenvelhecimento, 535, 536, 606, 611f, 617f, 633, 732f-734f, 814f, 815f, 818f-820f, 937, 1013, 1100
  cutâneo, 939f
Fotografia, 639
Fotomodulação, 932

Fóton, 703
Fototerapia, *lasers* em baixa intensidade, 957
Fototermólise
　fracionada, 793, 918, 924
　seletiva, 827, 856, 886, 888, 905
　　teoria, 809
Fóvea, 980
Fronte, 1091
Frosting, 608

G

Gânglio de Gasser, 1135
Gengivoplastia, 965f
Glabela, 1091
Glicocorticosteroides, 646
Glicosaminoglicano, 617
Glogau, classificação, 535q, 671q, 810t
Gore-tex®, 1027
Granuloma de corpo estranho, 1066
Gravidez, 669

H

Hemangiomas, tratamento, 851
Hematoma, área periorbital, 1114f
Hemostasia, 540
Herpes, 682, 823, 829
　labial, 738
　peeling, 583
　simples, 537, 669, 968
Hialurano, 1042, 1043
Hialuronatos, 1044
Hidrocortisona, 1065
Hidrogel, 1031
　ácido polilático, 1045f
　propriedades, 999
Hidroquinona, 643, 921
　clareador sem, 643q, 644q
Hidroxiácidos, 531
　alfa-, 535, 559, 560, 641, 687, 689, 692, 921
　　peeling, 561
　beta-, 559, 560
Hidroxiapatita, 1011
　de cálcio, 1034, 1047
　porosa, 1055
Hidroxietilmetacrilato, 1033
Hipercromia, 695
　melânica, 602
　peeling, 582
Hiperidrose, 1086, 1119
Hiperpigmentação, 609, 647, 689, 695, 824, 918
　pós-
　　-inflamatória, 830, 921
　　　cicatrizes atróficas, 929f
　　-*peeling* químico, 618f
Hipersensibilidade
　dentinária, 961
　reações, 1065
Hipertricose, 885
Hipocromia, 695, 773f
Hipopigmentação, 609, 824, 921
　tardia, 830

Hirsutismo, 885, 940f
Hormônios, 537
Hylan, 997, 1042, 1043

I

Imiquimode, 913
Implantes, 1023
　biodegradáveis, 994
　não biodegradáveis, 994
　semissintéticos, 1065
Impregnação asfáltica, 906f
Índice
　de Goldman, 1125t
　de Mallampati, 1124
Infecção, 700, 823
　herpética, 647
　preenchimento, 1065
Inflamação, 540
Injeção
　cefaleia, 1115
　corticosteroides, 679
　náuseas, 1115
　reações localizadas, 1114
Ionização, 705
Isotretinoína, 537
　oral, 669

L

Lábios
　dificuldade em movimentar, 1118
　rugas, 1096
　superior, ptose, 1118
Lâmpada de Wood, 573
Laser, 701, 735, 806, 814-821f, 854, 924, 938
　a gás, 714
　ablativo, complicações, 826
　absorção, 808
　acromia temporária, 909f
　anestesia, 812, 1154
　branqueamento, 913f
　cicatrizes, 822
　cirurgia, 805
　classificação, 985
　complicações, 790, 826, 883
　contínuo, 809
　crio-, 865
　de alexandrita, 908, 923
　　de pulso longo, 894
　de alta potência, 956
　de argônio, 836, 854
　de baixa potência, 957
　de CO_2, 780, 854
　de corante pulsado, 836, 919
　de diodo, 712, 936, 940f
　　pulsado, 894
　de dióxido de carbono, 740, 743, 813, 817, 826, 836, 907
　　fracionado, 762, 763f, 774
　　　biópsia, 775-778f

Laser (Cont.)
  de érbio, 712, 755
    fracionado, 792
    ítrio alumínio granada, 779, 792, 813, 817, 826, 936
  de Er:YAG, 786
    complicações, 790
  de estado sólido, 709
  de excímero, 717, 914
  de hólmio, 712
  de neodímio ítrio alumínio granada
    de 1.064nm, 849
    de 532nm, 836
    de pulso longo, 895
    Q-switched, 896
  de rubi, 908, 955
    modo normal, 890
    Q-switched, 927
  de vapor de cobre, 836
  dermopigmentação, 906f
  diâmetro, 809
  dye, 911
    pulsed, 926, 938
      flashlamp, 1154
      flashlamp-pumped, 873
  em baixa intensidade, 945
  em odontologia, 954
  endovenoso, 858, 866, 867, 869
  epilação, 885
  equipamento, 991
    eletromédicos, 983
      fabricação, 985, 986
      legislação sanitária brasileira, 981, 982
  física, 807
  fotocoagulação, 855
  fototerapia, 957
  fracionado, 743
  instrumental, 753
  intercorrências, 823
  lesões
    cutâneas, 733q
    vasculares, 925
  maquilagem definitiva, 906f
  não
    ablativos, 943
    eletivos, 879
  neodímio ítrio alumínio granada, 936
  nos dias de hoje, 858
  operação
    regime, 976, 978
    riscos, 990
  oxidação, 915f
  pacientes, 731, 732, 736, 737, 739
    contraindicações, 738
  pele
    mista e seca, ki*t*
      pós-, 823
      pré-, 812
    oleosa, ki*t*
      pós-, 822
      pré-, 811
    pigmentada, 917
  pré-orientações, 811

Laser (Cont.)
  propriedades, 807
  pulsado, 741, 809, 880
    de alexandrita, 837
    de diodo, 837
    Q-switched, 809, 880
    quase contínuos, 880
  radiação, 978, 979
    limites de exposição, 977
    uso seguro, 981
  resurfacing, 626, 766, 818f, 819f, 921, 928, 937
  segurança, 813
    normas, 882
  seletivos, 879
  subablativo, 939f
  subclasses, 986
  superpulsado, 741
  tatuagens, 926
    amadora, 905f
    aplicação, 912
    multicolorida, 910f
    profissional, 908f, 909f
    remoção, 904, 907, 908, 911, 913
    traumática, 906f
  tecnologias fracionadas, 774t
  termo de autorização, 823
  testes, 985
  tipos, 741, 908t
  transdérmico, 858, 867
  ultrapulsado, 741
  uso
    dicas, 869
    riscos, 984
    segurança, 976
Laserterapia, indicação, 740
Lay peelers, 650
Lei de Beer, 727, 808
Leite azedo, 560
Lentigo
  senil, 682
  solar, 922f
Lesões
  acneicas e telangiectásicas, 941f
  classificação, 834
  cutâneas, *laser*, 733q
  de depósito, 665
  dérmicas, 875
  dermoepidérmicas, 878
  epidérmicas, 667, 874
  hiperplásicas, 665
  pigmentadas, 873, 874
    classificação, 874
  superficial, 667
  tratamento, 834
  vasculares, 834
    laser, 925
Linha
  de demarcação, 700, 824
  de expressão, nariz, 1093
  de marionete, 1096
  de Tuffier, 1146

Lipoaspiração, 1049
  anestesia, 1133
Lipoinjeção de sulco nasogeniano, 814f, 818f
  e labial, 816f, 819f
  e labiomentual, 821f
Loção de Whitfield, 569
Luz
  coeficientes de absorção, 857
  diodos emissores, 932, 971
  infravermelha, 936, 941-943
  pulsada
    de alta energia, 911, 914f
    emissor, 855
    intensa, 850, 895, 938, 939-941f
    uso, dicas, 869
  solar, envelhecimento, efeito, 1014f
  termo, 978

M

Mancha
  senil, 1014
  tratamento, 850
  vinho do Porto, 834, 835, 850, 919
Maquilagem definitiva, 905, 1117
  laser, 906f
Maser, 806
Material
  aloplástico, 1054
  de inclusão, características, 1001
  de preenchimento, 1065
  qualidades, 1054
Matriz extracelular, 544
Medicação pré-anestésica, 1126
Melanina, 621, 645, 856, 918
Melanócitos, 544, 645
Melanossomo, 874, 879
Melasma, 533, 633, 667, 881, 924, 930f
Metacrilato, 1021, 1024
Miastenia gravis, 1119
Microdermabrasão, 681, 683, 687
  indicações, 682
Milio, 602, 609, 645, 647, 683, 695, 699, 824, 828
Mímica
  facial, 1069
  musculatura, 1070f
    fenômenos adaptativos, 1071
  músculo, 1105
  peribucal, 1071
Miofibroblastos, 544
Modelo
  de Arrhenius, 724
  de Karu, 947
  de Smith, 947
Monilíases, 647
Movimentos, dificuldade, 1119
Músculo
  cinético, 1070
  corrugador, 1072
  da mímica, 1105
  frontal, 1072
  orbicular do olho, 1072

Músculo (*Cont.*)
  platisma, 1075
  prócero, 1072

N

Nariz, linhas de expressão, 1093
Necrose, 775f, 1067
Neoformação colagênica subepidérmica, 777f
Nervo
  ciático, bloqueio, 1148, 1150
  periférico, estimulador, 1153
Neurotransmissão, 1078
Nevo
  de Becker, 881
  de Ota, 881, 923
  spilus, 881

O

Oclusão, 607
  da pálpebra, dificuldade, 1116
  dentária, síndrome da má, 1015
Óleo de cróton, 610
Onda
  comprimento, 976
  eletromagnética, 702
Opioides, 1130
Osteoporose, 1066
Oxigênio singleto, 946
Oxi-hemoglobina, 834

P

Paciente
  ambulatorial, 1126
  avaliação psicológica, 1119
  dermabrasão, 663, 667, 669, 670, 673
  laser, 731, 732, 736, 737, 739
    contraindicações, 738
  peeling, 532, 534, 535, 537, 538
    informações, 622
  toxina botulínica, 1085-1088
Pálpebra
  inferior, 1092
    definitiva, 1118
  oclusão, dificuldade, 1116
Pápula, antebraço, 1036f
Paralisia, 1101
  facial, 1087, 1088, 1104, 1105
  flácida, 1085, 1086
  graves, 1105
Pasta de Lassar, 569
Peeling, 531, 559, 560, 562, 565-567, 582, 669, 689
  antecedentes pessoais, formulário, 640f, 641f
  cicatrização, aceleradores, 646
  classificação, 585
  com alfa-hidroxiácidos, 561
  como fazer, 623
  complicações, 649, 658
    imediatas, 653
    precoces, 655
    tardias, 656

Peeling (Cont.)
  contraindicações, 621
  corporal, 624
  cuidados, 582*t*, 638
  de ácido, 568
    glicólico, 563*f*, 622, 624
      fórmula pré-, 642*q*
    retinoico, 550
    salicílico, indicações, 572
    tricloroacético, 584, 634
  de fenol, 605-607, 609, 611*f*-613
    Baker-Gordon, 606, 608
  de Jessner, 578, 580*t*
    ardência, 581
  de tretinoína, 554
  diabetes, 583
  documentação fotográfica, 622
  facial, 622
  gestação, 583
  herpes, 583
  iluminação do ambiente, 621
  indicações, 650
  não facial, 593, 658
  objetivo, 585
  paciente, 532, 534, 535, 537, 538
    informações, 622
  pele, preparo, 621, 642
  pós-
    acromia, 906*f*
    cuidados, 567, 623, 645, 646
    depressão psicológica, 648
    máscaras, 566*f*
    pele, 822, 823
    prevenção, 647
  pré-, 643
    ácido glicólico, fórmula, 642*q*
    considerações, 563, 588
    cuidados, 621, 639, 644
  profundidade, indicação, 532*t*
  profundo, 610
  químicos, 649, 650, 653, 655, 656
    combinados, 615
    contraindicações, 571
    divisão, 553
    hiperpigmentação, 618*f*
    indicações, 570
    profundos, 616
  superficial, 623
  tabagismo, 583
  técnicas, 589
  termo de consentimento, 640*f*, 641*f*
Pele, 805
  asteatósica, 648
  contração, 645
  desengorduramento, 565*f*
  mista e seca, kit
    pós-*laser*, 823
    pré-*laser*, 812
  oleosa, kit
    pós-*laser*, 822
    pré-*laser*, 811
  oleosidade, 537

Pele *(Cont.)*
  peeling
    preparo, 621, 642
    pós-, 822, 823
  propriedades ópticas, 721
  seca, 648
Periodontia, 955, 964
Pérolas epiteliais, 645
Pescoço
  assimetria, 1117
  flacidez, 942*f*
  fletir, dificuldade, 1113, 1118
Pés-de-galinha, 1073, 1092
Pigmentação, distúrbios, 699
Platisma, 1099, 1100*f*
  músculo, 1075
Pletismografia, 861
Poiquilodermia, 824
  de Civatte, 837, 850
Polietileno poroso de alta densidade, 1056
Poli-hidroxietilmetacrilato, 999
Poli-hidroxivinil, 1027
Polimetilmetacrilato, 999, 1002, 1021
  e colágeno, 1032
Politetrafluoretileno, 1021, 1027
Polivinilpirrolidona, 998
Preenchimento, 1065
  extrusão, 1067
  necrose, 1067
  por enxertia, 1013, 1016
  princípios básicos, 1023
  receptor, 1015
  substâncias, 1034, 1064
    associação, 1032
  técnicas, 1022
Pregas, 535
Prilocaína, 683
Propofol, 1130
Protetores solares, 644
Prurido, 609, 610, 828, 1068
Ptose
  lábio superior, 1118
  palpebral, 1113, 1115*f*, 1116
  superciliar, 1116
Pulsoterapia, 1066
Punch
  elevation, 678
  graft, 679

Q

Queloides, 546, 732
  luz pulsada de alta energia, 914*f*
  peeling, 582
  tratamento, 921
Queratinócitos, 542
Queratite punctata superficial, 1116
Queratólise, 579
Queratose actínica, 682, 732*f*, 1014
Quimioabrasão, 559
Quimiocirurgia, 559
Quimioesfoliação, 559

R

Radiação, 537, 976
  efeitos, 723
  eletromagnética, 977
  infravermelha média e distante, 980
  invisível, 978
  laser, 978, 979
    limites de exposição, 977
    uso seguro, 981
  óptica, 978, 979
  ultravioleta, efeitos, 979
  visível e infravermelha, 980
Radiodermites, 667
Radiofrequência, 932*f*
  não ablativa, 931
Rejuvenescimento, 605
  facial, 805, 806, 809
Relaxamento térmico, 858
  tempo, 809
Remodelação
  cicatrizes, 545
  dérmica não ablativa, 930
Resorcinol, 579
Resurfacing, 741, 763, 780, 806, 826
  ablativo, 920
  facial, 689
  fracionado, 918
    não ablativo, 936
  laser, 626, 766, 818*f*, 819*f*, 921, 928, 937
  modalidades, 690*t*
  parcial, 745
  total, 746
Retinoides, 552, 689
Rinofima, 665, 666*f*, 682
Ritidoplastia, 817-821*f*
Rudolph Virchow, 1001
Rugas, 682, 736*f*, 824
  actínicas, 673
  categorias, 743
  de colo, 1099-1102
  dinâmicas, 671
  distinção, 535
  estáticas, 735
  faciais, classificação, 736*t*
  glabelares, 1086
  gravitacionais, 673
  intermediárias, 735
  lábios, 1096
  nasais, 1118
  periorais, 816*f*, 821*f*, 1073
  periorbitais, 939*f*
  por pressão, 673
  profundas, 664*f*, 735
  superficiais, 664*f*
  zigomáticas, 1118

S

Salicilismo, 569, 579, 653
Silicone, 998, 1022, 1031
Sinaptobrevina, 1080

Síndrome
  da má oclusão dentária, 1015
  de Lambert-Eaton, 1119
  de Romberg, 1052
  do olho seco, 1116
Sinéquias, 776*f*
Sistema
  pigmentar, distúrbio, 737*f*
  musculoaponeurótico superficial, 1073
Softligh*t*, 896
Solução
  aplicação, 581
  de Baker, 610
  de Jessner, 571, 579, 642*q*, 651, 653, 687
Sorriso gengival, 1094
Spot size, 809
Subcision®, 679
Substâncias
  biodegradáveis, 1034, 1065
  de preenchimento, 1034, 1064
    associação, 1032
  sintéticas, 1065
Sulco, 535
  nasogeniano, 1074
    lipoinjeção, 814*f*, 818*f*
  nasolabial, 1094
Supercílios, 1091
  cauda, elevação, 1117*f*
  configuração, 1073

T

Tabagismo, 532, 538, 669
  peeling, 583
Tatuagem, 667, 668*f*, 926
  características, 907*t*
  laser, 926
    amadora, 905*f*
    aplicação, 912
    multicolorida, 910*f*
    profissional, 908*f*, 909*f*
    remoção, 904, 907, 908, 911, 913
    traumática, 906*f*
  tipos, 905
Tecido
  adiposo, atrofia, 1066
  mole, cirurgia, 965
Técnica
  anestésica, escolha, 1127
  colágeno, 1037*f*
  dermabrasão, 676
  peeling, 589
  preenchimento, 1022
Telangiectasias, 535, 604, 609
  combinadas, 859, 863
  simples, 859, 864
  tratamento, 853
Teoria
  da fototermólise seletiva, 809
  quântica, 854
Terapia fotodinâmica, 932, 950, 969
  vantagem, 897

Termo
  de autorização, *laser,* 823
  de consentimento, 912q
    livre e esclarecido, 1126
    peeling, 640f, 641f
Testes
  de sensibilidade, colágeno, 1036
  laser, 985
Titan®, 941, 943
Toxina
  alvos de ação, 1080
  botulínica, 669, 769, 824, 1077, 1078, 1080, 1082, 1097, 1099, 1101-1103f, 1117f
    aplicação, estética, 1106, 1089
    complicações, 1113-1115
    eventos adversos, 1109
    interações medicamentosas, 1119
    pacientes, 1085-1088
    pontos de aplicação, 1091f
    tipos, 1106
  estrutura, 1079
  imunologia, 1082
  sinal, 1118
  tipos, 1078
Tretinoína, 550, 607, 689, 690, 921
  efeitos adversos, 554
Trietanolamina, 623
Tumores benignos, 769

V

Varicela, 682
Varioderm®, 1044
Varizes, 859
  classificação, 858
  diagnóstico, 861
Visão, perda, 1067
Vitaminas, 646
Vitiligo, 737, 738

X

Xeroderma pigmentoso, 667
Xilocaína, 786

Y

Yellow Peel®, 630

Z

Zona de Grenz, 641
Zyderm®, 1035, 1036
Zyplast®, 1036, 1037

Índice Remissivo

Volume III

A

Abdominoplastia, 1536
Accent®, 1171
  -ultra, 1204
Ácido
  ascórbico, 1393
  azelaico, 1392, 1393
  glicólico, 1270, 1393, 1399, 1400
  graxo
    acne, 1501
    essenciais, emagrecimento, 1493
    poli-insaturado, 1412
  hialurônico, 1347, 1388, 1399, 1402
  kójico, 1393
  L-ascórbico, 1399
  linoleico conjugado, obesidade, 1494
  peracético, 1467, 1468, 1476
  polilático, 1347
  poli-L-lático, 1402
  retinoico, 1392
  tricloroacético, 1346, 1394, 1400
Acne, 1540, 1580
  ácidos graxos, 1501
  ativa, 1257
  causas, 1336
  cicatrizes, 1335
    classificação, 1336, 1337q
    tratamento, 1339
  comedoniana inflamatória, 1336
  dietas, alto índice glicêmico, 1500
  fenômenos imunológicos, 1261
  graus, 1261
  manifestações clínicas, 1258, 1261
  produtos lácteos, 1501
  tratamento, 1258, 1264
  variantes, 1270
  vulgar, 1499
Adipócitos, 1174
Adrenopausa, 1422, 1426
Água, cloração, 1470

Aldeídos, 1468, 1475
Alfa-hidroxiácidos, 1392, 1399
Alimentos
  emagrecimento, 1490
  pirâmide, 1483, 1488
Alopecia, 1185, 1275, 1277, 1290
  androgenética, 1286, 1287
  areata, 1284
  artefacta, 1275, 1283
  classificação, 1282
  generalizada, 1283f
  mucinosa, 1275, 1285
  pré-auricular, 1313
  temporal, 1313
  tonsurante, 1285
Amassamento, 1512, 1517f
  superficial, 1518f
Ameias, 1621
  incisivos, 1629f
Aminoácidos, 1412
Aminofilina, 1178
Amônia
  lactato, 1351, 1399
  quaternários, 1469
Anabolizantes, 1350
Anafilaxia, 1254
Anamnese, 1786
Androgênios, 1431, 1432
Andropausa, 1425, 1426
Anóxia cerebral, 1239
Antiandrogênico, 1286
Anticelulíticos, 1178
Antioxidantes, 1406, 1420
  endógenos, pele, 1497
Aparelho pilossebáceo, 1275, 1308, 1309
Aponeurose superficial, 1531
Arco de cupido, 1386
Área médica, provas, 1780
Arteriosclerose, 1419
Assistência multidisciplinar, aspectos éticos, 1745
Atendimento, 1732

As letras *f*, *t* e *q* que se seguem aos números de páginas significam, respectivamente, *figura*, *tabela* e *quadro*.

Atividade física, coeficiente, 1489
Ato cirúrgico, complicações, 1778
Atrofia urogenital, 1430

B

Barba, transplante, 1316
Beleza, 1386
  busca, 1624
  conceito, 1626, 1631
  notícias, 1739
  valores numéricos, 1632
Bigode, transplante, 1316
Bindegewebsmassage, 1524
Bioética, 1748, 1756
Blefaropigmentação, 1381, 1382
  de pálpebras, 1379*f*
Boca, 1386
Bombeamento, 1571
Bracelete, 1571
Bulbo, 1310*f*
  piloso, 1276
Bulge, 1276, 1309

C

Cabelo, 1293, 1308
  agressões, 1283
  clareamento, 1284
  enxertos, 1305
  importância simbólica, 1309
  queda, 1278
  transplante, 1287, 1296
    casos desfavoráveis, 1302
    laser, 1318, 1319*t*
Calor
  seco, 1474
  úmido, 1472
Calvície, 1288, 1290, 1296
  tratamento, 1293
    técnicas, 1296
Camada
  de Henle, 1277
  de Huxley, 1277
Carbamida, peróxido, 1682*f*, 1684
Carboxiterapia, 1229
  corporal, 1243
  facial, 1240
Carcinoma prostático, 1427, 1429
Carotenoides, 1498
Células de Langerhans, 1357, 1364
Celulite, 1167, 1170-1172, 1185, 1199, 1203, 1216, 1227, 1245, 1246, 1502, 1519, 1531, 1541-1543
  classificação, 1226, 1247*q*
  cremes, 1350
  difusa, 1212
  etiologia, 1161
  fisiopatologia, 1161, 1164*f*
  hereditariedade, 1163
  influência
    ambiental, 1165
    hormonal, 1163
  radiofrequência, 1225, 1226
  teorias, 1162
  tratamento tópico, 1173

Centella asiatica, 1505
Chá verde, obesidade, 1494
Cicatriz, 1365, 1559
  acne, 1335-1337*q*, 1339
  atrófica, 1349, 1350
  hipertrófica, 1369
  patológica, 1538
  tratamento, 1354
Cicatrização, 1231, 1560
Cílios, transplante, 1316
Circulação, sanguínea, 1522
Cirurgia plástica, estética, pós-operatório, 1532, 1533
Clareadores, 1687*t*
  dentes, 1682*q*, 1684, 1685, 1687*t*
Clareamento, 1675, 1684, 1690
  cabelo, 1284
  dentes, 1675, 1680, 1683, 1684, 1690, 1691
Classificação, Nathoo, 1678*t*
Cliente
  conquista, 1719
  lealdade, 1721
  perdidos, reconquista, 1729
  -profissional, relação, 1749
Clorexidina, 1680
Coagulação, 1231
Coenzima
  A, 1178
  Q10, 1498, 1505
Colágeno, 1231, 1368, 1388, 1399, 1430
  função, 1363
Colo, 1392, 1393
  pele, avaliação, 1391
  rugas, 1390*f*, 1391, 1394
  senil, 1390
Coluna egípcia, aspecto, 1541
Comedão, 1259
Complicações, ato cirúrgico, 1778
Condições
  inestéticas, técnicas manuais, 1511, 1532, 1547
  psiquiátricas, pacientes, 1592
Consentimento
  termo, 1755, 1762
    dispensa, 1765
    validade, 1764
Contorno gengival, 1635*f*, 1636*f*
Contraceptivos, 1350
Corpo, 1610, 1611
  construção emocional, 1603
Corredor bucal, 1628, 1629*f*
Cosmética, 1628
  conceito, 1627
Couro cabeludo, 1294
  anatomia, 1291
Crioterapia, 1402

D

Dano
  conceito, 1777
  perícia médica, 1787
Databacks, 1707
Demência senil, 1419
Dentes, 1621, 1623, 1626*f*, 1628*f*, 1659
  clareadores, 1684, 1685, 1687*t*
    tipos, 1682*q*

Dentes (Cont.)
　clareamento, 1675, 1680, 1683, 1684, 1690
　　manutenção, 1691
　contato, pontos, 1630f
　cor, 1622, 1637-1639f, 1659, 1675, 1676
　escala, 1677
　esmalte, 1675, 1677
　　descalcificação, 1683
　　hipocalcificação, 1681f
　　hipoplasia, 1689
　forma, 1639f, 1659
　hipersensibilidade, 1683
　incisivos
　　ameias, 1629f
　　diastema, 1634f
　inclinação, 1636
　jovem, 1631f
　linha mediana, 1633f
　manchas, 1675, 1679
　　de Wetterwald, 1525, 1526
　　extrínsecas, 1678t
　　intrínsecas, 1680t
　　pigmentos, 1682t
　polpa, 1675, 1676
　restaurações, 1640
　tamanho, 1639f, 1659
　textura, 1631
Dentição natural, aspectos estéticos, 1628
Dentina, 1676, 1677
Depilação definitiva, 1459
Dermatite
　de contato, 1381
　seborreica facial, 1350
Dermatografia, 1375
Dermatologia, 1443
　enfermagem, 1442
Derme, 1234, 1360, 1397
　propriedades mecânicas, 1362
Dermabrasão, 1340
Dermografia, 1375, 1377
Dermógrafo, 1376
Dermolipectomia, 1536
　pós-operatório, 1537, 1538f
Dermopigmentação, 1375, 1376, 1379f, 1380f, 1382f
　aréola, 1377, 1378f
　lábios, 1378f
Descolamento dérmico, 1353
Desinfecção, 1462, 1465
Desinfetantes
　de ambiente, 1471
　princípios ativos, 1468
Despigmentante, 1392
Diálogo interdisciplinar, 1606
Diastema, incisivos, 1634f
Documentação médica, 1707
Doença
　de Parkinson, 1259
　novas, mundo contemporâneo, 1608
Dor
　alívio, 1512, 1523, 1524
　perióstica, 1201

Drenagem
　fisiológica, 1528f
　linfática, 1166, 1168, 1205, 1512, 1526, 1567, 1570, 1578
　　manual, 1526, 1527-1529f, 1537f, 1538f, 1545f, 1571
　　mecânica, 1536
　　reversa, 1527
　linfonodos, 1571, 1579
Dutos linfáticos, 1569
Dye laser, 1352

E

Edema de Quincke, 1185
Efeito termogênico, 1490
Eflúvio, 1275
　anágeno, 1283
　telógeno, 1282
Elastina, 1362
Elastose focal linear, 1350
Eletricidade, 1195
Eletroestética, 1205f
Eletrolipoforese, 1197, 1207
　aparelho, 1209
　com agulhas, 1212
　função, 1211
Eletrolipólise, 1170, 1197, 1212
Eletrólise, efeitos colaterais, 1331
Eletromioestimulação muscular, 1195
Eletroterapia, princípios físicos, 1187
Emagrecimento, dieta
　ácidos graxos essenciais, papel, 1493
　alimentos, 1490
Embrasuras, 1621
Endermologia, 1169, 1543, 1544
Enfermagem, 1441-1443, 1454, 1456, 1457, 1462
　atuação, 1454
　diagnóstico, 1449
　processo, 1446
Entropia, 1423
Envelhecimento, 1386, 1396, 1414-1416, 1418, 1420, 1422-1424, 1554
　controle genético, 1417
　cutâneo, 1580
　dieta, 1420
　hormônios, 1425
　precoce, 1419
　saudável, 1421
　teorias, 1424
Enzima
　5-α-redutase, 1259, 1326
　D5-desaturase, 1493
Epicrânio, 1291
Epiderme, organização, 1234, 1397
　dinâmica, 1358
　estrutural, 1357
Epigastralgia, 1182
Epilepsia, 1239
Epitelização, 1231
Equimoses, 1182
Erro, 1777
　médico, 1756, 1776
Escleroterapia, 1252-1255

Escovas, 1283
Esfoliação, 1399
Esterilização, 1462, 1472
 eficácia, controle, 1478
Esterilizantes químicos, 1475
Estética, 1559, 1604, 1628
 cirurgia plástica, pós-operatório, 1532, 1533
 exames, 1644
 facial, 1551, 1642, 1644
 massagem clássica, 1513-1515
 medicina, 1698, 1718, 1749
  enfermagem, 1441, 1462
  interação multidisciplinar, 1437
  ultrassom, 1203
 nutrição, 1483
 odontologia, 1621
 padrão, 1624f
 terapia tópica, 1371
Estrato córneo
 fisiologia, 1358
 propriedades biomecânicas, 1359
Estresse, 1415, 1416, 1425
Estrias, 1349-1351
 tratamento, 1351-1354
Estrogenioterapia, 1430
Estrógenos, 1425, 1431, 1432
Ética
 códigos, 1747
 conceito, 1746
Etileno, óxido, 1477
Evacuação, 1527
Exame médico, 1786
Expansores teciduais, 1350
Expressão
 facial, 1552
 marcas, 1555
Extratos vegetais, 1180

F

Face, 1552, 1626f
 divisão, terços, 1387f, 1555
 fotografia, enquadramento, 1712
 linha mediana, 1633
Fáscia, 1531
Fatedema, 1541
Fenólicos, 1469
Fibroblastos, 1231, 1561
Fibroedema, geloide, 1519, 1541
Fibroesclerótica, 1162
Fibroplasia, 1231, 1561
Fibrose, 1562
Ficha médica, 1279q
Finasterida, 1294
Fisionomia, 1552
Fisioterapeuta, posição, 1514
Fisioterapia
 complexa descongestiva, 1527
 dermatofuncional, 1533
  manual, 1513
Fito-hormônios, 1432
Flacidez, 1185
Flavonoides, 1499

Folículo
 piloso, 1275-1277f, 1291, 1310f
 pilossebáceo, embriogênese, 1309f
Fonoaudiologia, 1551, 1560
Formaldeído, 1468
Fosfatidilcolina, 1168
Fotoenvelhecimento, 1396
 cutâneo, enfermagem, 1454
Fotografia, 1698, 1707
 documentação, 1697
 face, enquadramento, 1712
Fotomologia, 1171
Fotoproteção, 1392, 1399
Fototermólise seletiva, 1342
Fricção, 1517

G

Gás, aplicação, 1239
Germe capilar, formação, 1309f
Glicose, 1253
Glutaraldeído, 1467, 1468
Gordura
 acúmulo, zonas, 1200f
 enxerto, 1346
 excesso, 1175
 localizada, 1168, 1170f
Grade de Levin, 1632f

H

Hemossiderose, 1250
Hidrogênio, peróxido, 1684
Hidrolipoclasia, 1188
Hidroquinona, 1391, 1392, 1400
Hiperandrogenismo, 1326
Hipercapnia, 1239
Hiperestrogenismo, 1167
Hiperpigmentação, 1254
Hipertricose facial, 1287
Hipoclorito, 1470
Hipoderme, 1234
Hipogonadismo, 1428
Hirsutismo
 causa, principal, 1325,
 fases, 1327
 testes laboratoriais, 1329
 tratamento, 1330
Hormônios
 envelhecimento, 1425
 grupos, 1417

I

Iatrogenia, 1350
Ice globes, 1457
Imagem
 armazenamento digital, 1716
 corporal, 1609
 somática, 1609
Imperícia, 1757
Imprudência, 1757
Ingestão, 1488
Injeção dérmica, 1183
Intradermoterapia, 1168, 1182, 1185

Iodo, recomendação, 1501
Isoflavonas, 1433
Isotretinoína, 1339, 1399

K

Kneading, 1517

L

Lábio, 1385
  dermopigmentação, 1378f
  superior, 1574f
Lactato de amônia, 1351, 1399
Laser, 1402, 1690
  de dióxido de carbono, 1342, 1352
  de neodímio ítrio alumínio granada, 1352
  enfermagem, uso, 1457
  flashlump pumped dye, 1352
  tecnologia, 1319
  transplante de cabelo, 1318, 1319t
Laserlipólise, 1170f
L-carnitina, 1178
Leitura corporal, 1613
Leucotrieno B4, 1502
Liberação tecidual funcional, 1536
Licopeno, 1498
Lidocaína, 1297
Linfa, 1526, 1530, 1567, 1568, 1570
  transporte, 1569
Linfonodos
  drenagem, 1571, 1579
  parotídeos, 1573f
  submentuais, 1574f
Linha
  alta, sorriso, 1635
  capilar, planejamento, 1297
  mediana, 1622, 1633f, 1634
Lipedema, 1541
Lipoabdominoplastia, 1537, 1538
Lipoaspiração, 1169, 1170, 1188, 1246, 1533-1535, 1537f
Lipodistrofia, 1170, 1185, 1203
  abdominais, 1213
  androide, 1185
  dorso, 1205f
  ginoide, 1162, 1166-1169f, 1171, 1172, 1185, 1200f, 1216, 1246, 1459
    suplementos orais, 1504
    tratamento nutricional, 1502
    ultrassom, 1199, 1201, 1202, 1204
Lipólise, 1175, 1207
Lipolíticos, aplicação tópica, 1177
Longevidade, impacto sociológico, 1418
Luz, 1188
  diodos emissores, 1690
  intensa pulsada, 1353, 1399
  ultravioleta B, 1353

M

Mamelões, 1631
Mamilo, reconstrução, 1377
Mão, 1396
  senil, 1397
    classificação, 1398f
    tratamento, 1399
Maquilagem, 1376
Margem
  gengival, zênite, 1636
  incisal, 1621
Marketing, 1718, 1728
Massagem, 1512, 1578
  amassamento, 1512, 1517f
    superficial, 1518f
  anticelulítica, 1542
  clássica
    estética, 1513-1515
    facial, 1539, 1540
  contraindicações, 1590
  deslizamento
    profundo, 1516f
    superficial, 1515f
  efeitos, 1522-1524
  inadequada, 1546
  kneading, 1517
  manobra
    de palpar-rolar, 1525, 1526f
    palmadas, 1520
  pétrissage, 1517, 1523
  pinçamentos alternados, 1520f
  queimaduras, 1539
  rejuvenescedora, 1539
  tecido conectivo, 1524
  terapêutica, 1513
Massoterapia, 1168
Materiais
  limpeza, 1462
    objetivos, 1464
  potencial de contaminação, 1462
Medicina
  antienvelhecimento, 1414, 1415
  estética, 1698, 1718, 1749
    enfermagem, 1441, 1443, 1462
    interação multidisciplinar, 1437
    ultrassom, 1203
  fotografias, 1698
  relação cliente-profissional, 1749
Mélange, 1184
Melanina, 1234
  síntese, 1364
Melatonina, 1426
Melilotus officinalis, 1505
Menopausa, 1164, 1399, 1422-1426, 1430-1432
Mesclas, 1184
Mesoterapia, 1182, 1205f
Metilxantinas, 1179
Método
  de Willis, 1656
  fonético de Silverman, 1657
Microabrasão, 1688
Microdermabrasão, 1340, 1399
Microdermopigmentação, 1375
Microlipoenxertia, 1389
Microtransplante capilar, 1297
Microvarizes, 1252-1254

Mídia, 1738
Minerais, 1410
Minoxidil, 1293
Miofibroblastos, 1231, 1561
Motricidade orofacial, 1552, 1560
Músculo
  da face, 1552
  eretor do pelo, 1291
  esquelético, 1553
  tipos, contração, 1554
Mycobacterium
  chelonei, 1185
  fortuitum, 1185

N

Narcisismo, 1607
Necessidade
  energética total, 1489
  média estimada, 1488
Negligência, 1757
Negócios, ambiente, 1717
Nicotina, 1681*f*
Nitrogênio líquido, 1402
Nutracêuticos, 1405
Nutrição, estética, 1483

O

Obesidade, 1350, 1483, 1484
  abdominal, 1491
  ácido linoleico conjugado, efeitos, 1494
  cálcio, papel, 1493
  chá verde, benefícios, 1494
  diagnóstico, 1485
  fitoestrógenos, 1496
  suplementação
    acessórios, 1496
    picolinato de cromo, 1495
  terapia nutricional, 1487
Oclusão, 1637
Odontologia, 1621
  ameias, 1621
    incisivos, 1629*f*
Oleato de etanolamina, 1253
Osso zigomático, 1576*f*
Osteopenia, 1430
Osteoporose, 1430
Óxido
  de etileno, 1477
  nítrico, 1425

P

Pacientes
  caráter
    esquizoide, 1613
    fálico-narcisista, 1615
    ficha médica, 1279*q*
    histérico, 1614
    masoquista, 1614
    oral, 1613
    psicopático, 1615

Pacientes (*Cont.*)
  condições psiquiátricas, 1592
  grupos, 1590
  insatisfeito, 1593
  tipos, 1591
Palmadas, manobras, 1520
Pálpebras
  blefaropigmentação, 1379*f*
  inferiores, 1577*f*
Paniculite edematofibroesclerótica, 1225
Paniculopatia, 1162
Papila interdental, 1636
Peeling, 1393, 1394, 1399
  de cristais, 1340
Pele, 1406, 1419, 1522
  anatomia, 1235*f*
  antioxidantes endógenos, 1497
  características reológicas, 1363
  casca de laranja, 1226
  colo, avaliação, 1391
  cuidados nutricionais, 1496
  envelhecimento, 1396
  estiramento suave, 1535*f*
  exame geral, 1448
  nutrientes não antioxidantes, 1499
  queimada, 1365
    alterações pigmentares, 1366
  rejuvenescimento, 1188
  rolamentos, 1518*f*
Pelo, 1275, 1308, 1310*f*
  anatomia, 1291
  ciclo, 1278*f*
    biológico, 1310
    de crescimento, 1292, 1326
  estrutura, 1276-1278*f*
  músculo eretor, 1291
  transplante
    não convencionais, 1308
    púbico 1316
Perfil
  de polichinelo, 1645
  estético, 1667
  reconstrução, 1667
Perícia, 1758
  médica, 1781, 1785
    danos, 1787
Perimenopausa, 1429, 1431
Permanentes, 1283
Pescoço, 1572*f*
Pétrissage, 1517, 1523
Pigmentos, 1376
  dentes, 1682*t*
  reação, 1381
Pinçamentos alternados, 1520*f*
Pirâmide dos alimentos, 1483, 1488
Plano de Camper, 1654
Plantago major, 1252
Plasma, arco, 1690
Poluição ambiental, 1416
Polypodium leucotomos, 1409
Pompage, 1531, 1532*f*, 1535*f*, 1536
Postura, 1552

Prebióticos, 1412
Preenchimento, 1388
  cutâneo, 1347
Pressão, 1193
  terapêutica, 1370
  vapor saturado, 1472
Pressoterapia, 1168
Prisma, adamantino, 1675, 1677
Probióticos, 1412
  ações, 1504
Procedimentos
  enfermagem, 1456
  estéticos, implicações jurídicas, 1775
    processo judicial ou administrativo, 1757
    provas, 1758
Profissional
  cliente-, relação, 1749
  de saúde e jornalista, relação, 1743
  e erro médico, 1777
  sigilo, 1759
Progestágenos, 1431, 1432
Progesterona, 1422
Prolapso genital, 1430
Prontuário médico, 1758, 1776
Propionibacterium acnes, 1259
Proporção, 1386
  dental, 1632
  dourada, 1627f, 1632f
  termo, 1631
Proteção solar, 1391
Próteses mamárias, 1350
Psicanálise, 1611
Psique, 1610
Punch grafting, 1345t

Q

Quadril, 1174, 1225
Quadro de Frush e Fisher, 1639f
Quaternários de amônia, 1469
Queimaduras
  massagem, 1539
  sequelas, 1356
Queixo, 1386
Queloides, 1538
  de fibras elásticas, 1350
Queratina, 1234
Queratinócitos, 1357

R

Radiação, 1188
Radicais livres, 1414, 1425, 1484
  teoria, 1416
Radiofrequência
  bipolar, 1353
  celulite, 1225, 1226
Reabsorção
  óssea alveolar, 1646
  radicular, 1683
Reação
  de Maillard, 1680
  eritematosa, 1182
  pigmentos, 1381

Recursos humanos, 1723
Reflexo de Hoffmann, 1523
Rejuvenescimento
  facial, 1623
  pele, 1188
Relatório médico-legal, 1785
Repigmentação, 1380
Reposição
  androgênica, 1427
  hormonal, 1422, 1427, 1429
  tibolona, 1432
Resina, fotopolimerizador, 1688f
Resurfacing, 1342
Retinoides, 1392
  tópicos, 1399
Rodete, 1654
Rosácea, 1272, 1541, 1580
Rotação, 1571
Rugas, 1555
  colo, 1390f, 1391, 1394

S

Saliva, proteínas, aderência, 1678f
Saw palmetto, 1287
Serenoa repens, 1287
Serviços, dimensões, qualidade, 1732q
Shaving, 1339
Sigilo profissional, 1759
Silanóis, 1178
Silício, função, 1504
Simetria, 1622, 1626, 1633-1635
Sinal de Widy, 1275, 1284
Síndrome
  de Cushing, 1325, 1329, 1330
  de tensão pré-menstrual, 1431
  do climatério, 1423
  dos ovários policísticos, 1328
  plurimetabólica, 1350
Sistema
  cicatricial, 1368
  estomatognático, 1560
  linfático, 1568, 1569
  muscular, 1523
  vácuo-rolamento, 1216, 1218
    componentes, 1217
    manobras, 1220
    tratamento, 1219
Skin tightening, 1353
Smoothshape®, 1171
Sobrancelha, 1308, 1310, 1311
  transplante, 1313f
Sódio
  cloreto, recomendações, 1503
  perborato, 1684
Soja, 1432
Solução
  de Jessner, 1393, 1394, 1400
  de tanchagem, 1252
  esclerosante, 1253
Som, 1188
Somatopausa, 1422, 1426
Sonoforese, 1202

Sonoporação, 1202
Sorriso, 1623, 1627, 1632, 1636, 1675
   assimetria, 1634f
   feminino, 1622, 1631
   linha alta, 1635
   partes, 1628
   simetria, 1633, 1634
   tipos, 1630f
      altura, 1635f
Striae
   albae, 1350
   caeruleae, 1350
   distensae, 1349
   nigrae, 1350
   rubrae, 1350
Subcisão, 1346, 1353
   ação, mecanismos, 1245
   contraindicações, 1245, 1247
   indicações, 1247
Subincisão, 1166, 1169f
Supercílios, dermopigmentação, 1382f
Suplementos, 1407
   orais, lipodistrofia ginoide, 1504

T

Tanino, 1678
Tapping, 1520, 1521
Tatuagem, 1375
   aparelho, 1376
   camuflagem, 1380
   decorativa, 1381
Tecido
   adiposo, 1522
      técnicas manuais, 1543, 1544
   biológicos, ultrassom, efeitos, 1192
   conectivo, 1522
      massagem, 1524
   gorduroso, 1175
   linfático, 1567, 1568
Técnica
   da elevação, 1342
   de *nappage*, 1183
   manual
      condições inestéticas, 1511, 1532, 1547
      iatrogênica, 1546
      tecido adiposo, 1543, 1544
      tratamento da calvície, 1296
   walking bleach, 1683
Tecnologia
   da informação, 1726
   laser, 1319
Telangiectasias, 1252, 1253
Têmporas, 1575f
Teoria
   celulite, 1162
   da "unidade olho", 1627f
   de Hayflick, 1418
   de uso e desgaste, 1415
   endocrinológica, 1423
   envelhecimento, 1424
   neuroendócrina, 1417
   radicais livres, 1416
   tóxica de Laroche, 1162

Terapia
   fotodinâmica, 1402
   nutricional, obesidade, 1487
   princípios, 1371
   termo de consentimento, 1755, 1762
   tópica estética, 1371
Testosterona, 1422, 1425-1427, 1429
Tetraciclina
   coloração, 1680t
   mancha, 1681f
Thermacool®, 1171
Thermage®, 1171
Tibolona, 1432
Toxina botulínica, 1394, 1458
Tretinoína, 1351, 1352, 1392, 1399
Tricotilomania, 1275, 1284f

U

Ultracontour-R, 1204
Ultrassom, 1168, 1188
   absorção, 1192
   aplicação, 1204f
   efeitos em tecidos biológicos, 1192
   energia e fluência, 1191
   geração, 1191
   lipodistrofia ginoide, 1199, 1201, 1202, 1204
   medicina estética, 1203
Unidade folicular, 1292
Uniform®, 1171

V

Vácuo-rolamento, sistema, 1216, 1218
   componentes, 1217
   manobras, 1220
   tratamento, 1219
Vapor saturado sob pressão, 1472
Varizes, 1253
Velashape®, 1171
Vias
   linfáticas, 1567, 1568
   principais, descongestionamento, 1571f
   submandibulares, 1575f
Vibração, 1512, 1520, 1521f
Vibromassagem, 1544
Vida, estilo, 1420
Vísceras abdominais, 1523
Vitaminas, 1409
   C, 1393, 1399
Voz, 1552

W

Wilhelm Reich, 1612

Z

Zonas
   de acúmulo de gordura, 1200f
   de Head, 1524